Kostformen &Rezepte

Diätetik: verstehen
Ernährung: beraten

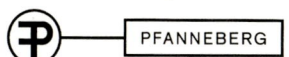

Bestell-Nr.: 05328

Autoren
Erika Kretschmar, München
Claudia Kirst, Landau
Susann Opitz-Gersch, Wuppertal
Prof. Dr. Christel Rademacher, Bonn
Michael Hummel, Brieselang

Unter Mitarbeit von
Renate Killinger, München
(Erstellen der Tageskostpläne)

Verlagslektorat
Anke Vöpel

Fotografien
Michael Hummel, Brieselang
Guido Adolphs, Wuppertal
Antje Voß, Wuppertal (Foodstyling)

Illustrationen
Martha Kosthorst, Borken
Dave Vaughan, München

Ein besonderes Dankeschön gilt dem Caritas-Altenzentrum St. Suitbertus, Kölner Straße 4, 42119 Wuppertal, für die Bereitstellung von Küche und Räumlichkeiten während der Fotoproduktion.

1. Auflage 2010
Druck 5 4 3 2 1
ISBN 978-3-8057-0532-5
© 2010 by Fachbuchverlag Pfanneberg GmbH & Co. KG, 42781 Haan-Gruiten
http://www.pfanneberg.de
Satz und Gestaltung: tiff.any GmbH, Berlin
Druck: Media-Print Informationstechnologie, 33100 Paderborn
Umschlaggestaltung: tiff.any GmbH, Berlin

Vorwort

Das umfassende Lehrbuch richtet sich an Auszubildende und Fachleute, die sich mit Diätetik, Ernährung und Beratung befassen – während der Ausbildung und als Nachschlagewerk. Konkret: Diätassistenten, diätetisch geschulte Köche, Ernährungsberater sowie Mitarbeiter in Gesundheits- und Pflegeberufen.

Inhaltliche Struktur

Teil 1

- In diesem Teil des Buches werden die verschiedenen Krankheitsbilder mit je einem exemplarischen Tageskostplan vorgestellt. Dabei wird auf ein bestehendes Ernährungswissen aufgebaut, das durch den **„Wissensspeicher"** aktualisiert wird und die Fakten beinhaltet, die für das Verständnis der Krankheit wichtig sind.
- Das **„Fallbeispiel"** mit einem fiktiven Patienten verdeutlicht die Symptome.
- Das jeweilige Kapitel **„Krankheitslehre"** stellt die charakteristischen Züge der Erkrankung dar, erläutert beispielsweise die Häufigkeit, Entstehung sowie Begleiterkrankungen.
- Im jeweiligen Kapitel **„Ernährungstherapie"** werden die Ziele der Ernährungstherapie verdeutlicht, die Kostform mit möglichen Abwandlungen vorgestellt sowie Hinweise zur Ernährungsberatung gegeben.
- Im Anschluss an die Fachinformationen wird für den Patienten aus dem anfänglichen Fallbeispiel ein beispielhafter **Tageskostplan** vorgestellt, der sämtliche Berechnungen für die Nährstoffe, Vitamine und Mineralien enthält.

Teil 2

- In diesem Teil werden die **Basis-Kostformen**, wie z. B. Vollkost, Reduktionskost und konsistenzdefinierte Kostformen vorgestellt. Ergänzt werden die Informationen um einen exemplarischen Tageskostplan pro Kostform. Erläutert werden das Prinzip und die Anwendung, sodass der Leser selbst in der Lage ist, die Kostform anzuwenden und eigene Tageskostpläne zu erstellen.

Teil 3

- Im **Anhang** werden allgemeine Informationen zur Speisenzubereitung, zu Garverfahren, zu diätetischen Lebensmitteln und rund um die Erstellung von Tageskostplänen gegeben. Des Weiteren ist hier das **Glossar** zu finden, das die im Buch blau markierten Fachbegriffe alphabetisch sortiert mit Erläuterungen wiedergibt – gut geeignet zum strukturierten Erlernen.

Tageskostpläne

- Das Lehrbuch soll sowohl das Erlernen des Hintergrundwissens (Ernährungslehre, Krankheitslehre) mit einem geführten fachgerechten Zusammenstellen von Tageskostplänen unterstützen, als auch über eine Rezeptsammlung individuell zusammengestellte Tageskostpläne ermöglichen.
- Zwischensummen erlauben es, dass der Anwender die einzelnen Mahlzeiten auch in eigene Tageskostpläne und Berechnungen einfließen lässt. Die einzelnen Mahlzeitenkomponenten sind deutlich als „Baustein" zu erkennen und somit einfach miteinander zu kombinieren. Nachdem die Leser wissen, welche Bedingungen bei welchem Krankheitsbild zugrunde liegen und welche Lebensmittel einzusetzen sind (Lebensmittel-Box) können sie Mahlzeiten-Bausteine für weitere Tageskostpläne zu dem vorliegenden oder einem anderen Krankheitsbild zusammenstellen.
- Die Inhalte ergeben ein „Baukastensystem", sodass das Buch zum Lernen, zum Üben und auch später als Rezeptsammlung mit praxisgerechten Zusatzinformationen dienen kann.

Das Buch enthält zahlreiche Aufgaben und weiterführende Hinweise, wie Tipps zur Beratung und Internet-Adressen. Es enthält das theoretische Grundwissen und berücksichtigt dabei immer wieder die Praxis.

Wir wünschen allen, die mit dem vorliegenden Buch arbeiten und lernen wollen, viel Freude und Erfolg. Auch kritische Hinweise, die der Weiterentwicklung des Buches dienen, nehmen wir dankbar entgegen.

Januar 2010   Autoren und Verlag

Inhalt

4

Teil 2 – Basis-Kostformen mit Rezepten

Teil 3 – Anhang

Teil 1 – Krankheits-bilder

mit ernährungs-therapeutischer Behandlung und Rezepten

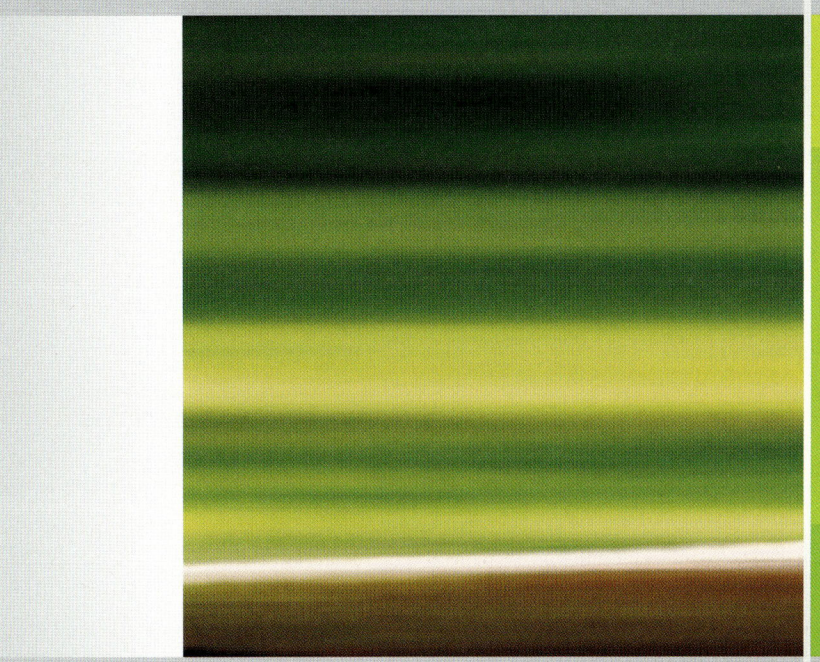

1

1.1 Refluxösophagitis

Wissensspeicher

Der Mageneingang (Sphinkter)

Ist die Nahrung gut gekaut und geschluckt, wird sie von der Speiseröhre durch peristaltische Bewegungen zum Magen transportiert. Sie rutscht nicht einfach in den Magen hinein, sie hat eine Pforte zu passieren, den Mageneingang (Sphinkter). Es ist die Aufgabe dieses Ringmuskels, den Speisebrei in den Magen hinein zu lassen und nach der Mahlzeit dafür zu sorgen, dass der Speisebrei nicht zurückfließt.

Der Sphinkter öffnet sich durch den mechanischen Reiz, den die geschluckte Nahrung auslöst. Ist die Mahlzeit beendet, sorgt zum einen das Hormon Gastrin dafür, dass der Sphinkter geschlossen bleibt, zum anderen wird der Mageneingang durch eine dünne Muskelplatte gehalten, dem Zwerchfell.

Das Zwerchfell trennt Brustraum von Bauchraum, es ist der Muskel, der am stärksten das Einatmen beeinflusst, es unterstützt das Husten, wenn ein Verschlucken geschieht. Der Mageneingang, ein Ringmuskel, liegt inmitten des Zwerchfells. Durch einen Schlitz tritt er hindurch und mündet im Magen. Des Weiteren ist ein bestimmter Zelldruck, auch Tonus genannt, nötig, um den Mageneingang verschlossen zu halten.

Der Tonus wird von der Nahrung beeinflusst und durch die Umgebung des Zwerchfells gehalten.

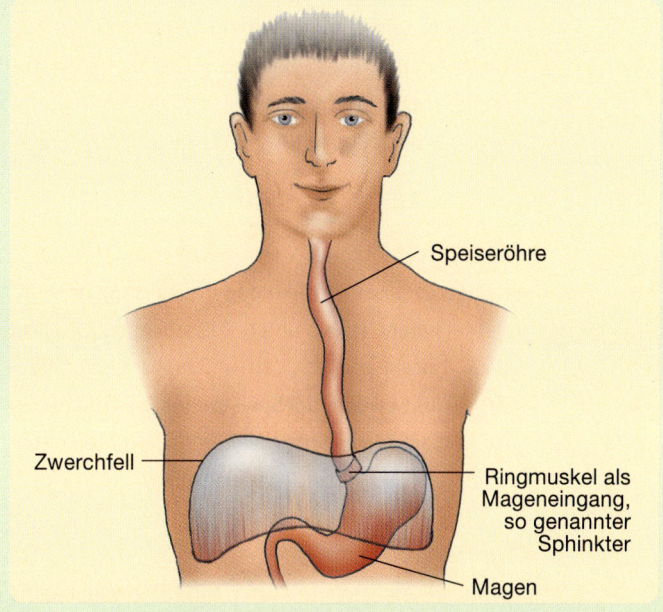

Speiseröhre

Zwerchfell

Ringmuskel als Mageneingang, so genannter Sphinkter

Magen

Bild 1 *Der Zelldruck des Mageneingangs ist bei Refluxösophagitis verringert*

Fallbeispiel

Frau Katharina P. ist 48 Jahre alt und klagt bei ihrem Hausarzt über starkes Brennen in der Magengegend nach den Mahlzeiten. Nach ihren Ernährungsgewohnheiten befragt, gibt sie an, gerne scharfe und fettreiche Gerichte zu essen. Sie vermutet bei sich selbst einen empfindlichen Magen und hat als Hausmittel dagegen häufig Vollmilch nach dem Essen getrunken. Ihre Beschwerden sind in den letzten Jahren stärker geworden. Der Arzt überweist Frau P. an einen Gastroenterologen, um die Ursache abklären zu lassen. Bei einer Magenspiegelung stellt sich heraus, dass der Mageneingang nicht richtig schließt und die Beschwerden von einem Reflux des Speisebreies kommen. Durch diesen ständigen Rückfluss hat sich die Speiseröhre entzündet.

Als Maßnahmen bekommt Frau P. magensäurehemmende Medikamente verschrieben und einen Termin bei einer Ernährungsberaterin. Sie erfährt, dass sie durch eine Umstellung ihrer Ernährung und durch Abbau von Übergewicht entscheidend dazu beitragen kann, wieder beschwerdefrei zu werden.

Krankheitslehre

Beschreibung

Nach dem Essen stößt man häufig auf oder spürt einen brennenden Druck hinter dem Brustbein. Manche Betroffene fühlen den Speisebrei aus dem Magen aufsteigen, müssen häufig schlucken und bemerken, wie „scharf" die Flüssigkeit ist, als hätten sie eine hochprozentige Spirituose zu sich genommen.

Meist treten die Beschwerden nach fettreichen Speisen auf, aber auch der Genuss von Schokolade, frischen süßen Backwaren, Kaffee und Alkohol führt zu Sodbrennen. Tritt es häufig auf, so regeneriert sich die Speiseröhre nicht, sie hat keine schützende Schleimschicht wie der Magen. Es kommt zu Entzündungen der Speiseröhre, die Beschwerden werden stärker und die Speiseröhre schmerzt schon bei der Nahrungsaufnahme, nicht erst nach der Mahlzeit. Refluxösophagitis, also eine Entzündung der Speiseröhre, entsteht durch wiederholtes Sodbrennen, immer dann, wenn durch starken Druck im Bauchraum das Zwerchfell nach oben gedehnt wird. Der enge Schlitz, der normalerweise den Sphinkter hält, weitet sich und die Muskelspannung im Mageneingang sinkt. Speisebrei kann in die Speiseröhre zurück fließen, wo er wegen seines niedrigen pH-Wertes zu Entzündungen führt. Dieses Phänomen wird als Refluxösophagitis bezeichnet und leitet sich ab von Reflux = Rückfluss und Ösophagitis = Entzündung der Speiseröhre.

Häufigkeit

Etwa 10 % der Bevölkerung in den westlichen Industrieländern leidet unter Refluxösophagitis. Bei einem Prozent kommt es zu entzündlichen Veränderungen des Gewebes der Speiseröhre. Daraus können sich Vernarbungen entwickeln, in dauerhaften unbehandelten Fällen kann Krebs entstehen.

Entstehung

Die wesentlichen Ursachen für Refluxösophagitis sind Übergewicht, Schwangerschaft, schlechte Ernährungsgewohnheiten, chronische Obstipation. Auch im Alter lässt der allgemeine Zelldruck nach, sodass es zu vermehrtem Sodbrennen kommen kann. Chronische Bronchitis führt über das starke Husten zu einem Rückfluss des Speisebreies. Bei Übergewicht drückt das im Bauchraum gespeicherte Fett auf das Zwerchfell und der Mageneingang kann nicht mehr schließen.

In der Schwangerschaft ist es die großartige Ausdehnung der Gebärmutter, die auf den Magen und das Zwerchfell drückt. Sodbrennen tritt meistens im letzten Drittel der Schwangerschaft auf und kann gut durch säurebindende Medikamente behandelt werden.

Eine Ernährung, die weitgehend auf fettreichen und kohlenhydratreichen Speisen beruht, senkt den Tonus des Sphinkters, sodass der Speisebrei leicht zurück fließen kann. Wird außerdem wenig Obst und Gemüse sowie Vollkornprodukte gegessen, entsteht Obstipation. Durch den starken Druck bei der Defäkation kommt es zu Reflux bzw. Refluxösophagitis.

Symptome

- Häufiges Aufstoßen
- Mundgeruch
- Scharfes Brennen in der Magen- und Speiseröhrengegend
- Starker Druck hinter dem Brustbein

Begleiterkrankungen

Im Grunde ist die Refluxösophagitis eine Begleiterkrankung, die bei Übergewicht und Adipositas, Alkoholismus sowie allgemeinen schlechten Ernährungsgewohnheiten auftreten kann. Durch Gewichtsabnahme und einer Umstellung der Ernährung können die unangenehmen Beschwerden ganz aufhören. In einzelnen Fällen kann es zur Aspiration des zurückfließenden Speisebreies kommen. Dabei wird durch ein Verschlucken und ungünstiges Husten etwas Mageninhalt in die Lunge eingeatmet, was zu Lungenentzündung führt. Refluxösophagitis ist deshalb ernst zu nehmen und durch ernährungsmedizinische Maßnahmen zu therapieren.

Besonders zu beachten/Therapie

Einer Umstellung der Ernährung kommt eine besondere Bedeutung zu, weil die rein medikamentöse Therapie über säurebindende Medikamente langfristig zu keiner Besserung führt. Die Medikamente können zu Verdauungsstörungen führen und die Entwicklung einer chronischen Gastritis fördern.

Die Schleimhaut der Speiseröhre wird normalerweise durch Schlucken von Speichel gereinigt. Der nahezu neutrale pH-Wert des Speichels von 6–7 bewirkt diese Reinigung, auch Clearance genannt. Bei Refluxösophagitis gelangt Magensaft mit einem pH-Wert zwischen 1–1,5 in die Speiseröhre. Die enthaltene Salzsäure schädigt die Schleimhaut der Speiseröhre. Deshalb ist die Funktion des Sphinkters so wichtig, damit es zu keinem Reflux kommt. Der natürliche niedrige pH-Wert des Magens sollte gewahrt werden, damit die Keime, die mit der Nahrung aufgenommen werden, reduziert werden. Der Magen selbst produziert genügend Schleimstoffe, um sich vor dem sauren Milieu zu schützen.

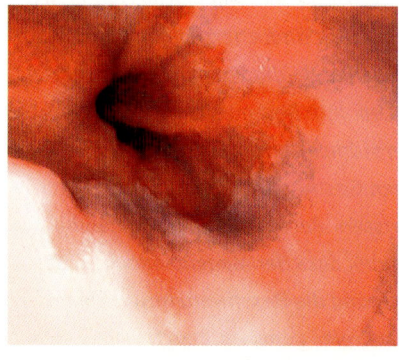

Bild 1   *Geschädigte Schleimhaut der Speiseröhre*

Ernährungstherapie

Ziele

- Steigerung des Druckgefälles zwischen Magen und Speiseröhre
- Linderung des Sodbrennens
- Vermeiden von Entzündungen der Speiseröhre durch wiederholten Reflux des Mageninhaltes
- Abbau von Übergewicht
- Beseitigung von Obstipation
- Meiden von Lebensmitteln, die sich tonussenkend auf den Sphinkter auswirken
- Verschieben der Nährstoffrelation und Mahlzeitenfrequenz um Sphinktertonus günstig zu beeinflussen

Kostform

Angestrebt wird eine leichte Vollkost mit verschobener Nährstoffrelation, bei Übergewicht/Adipositas auch energiereduziert. Das bedeutet, dass in etwa 25 % Fett, bis zu 20 % Eiweiß und 55 % Kohlenhydrate den Beschwerden am meisten entgegen wirken. Die Zuckermenge sollte auf unter 10 % der aufgenommenen Energiemenge reduziert werden. Die Ballaststoffmenge muss hoch sein, also mindestens 30 g pro Tag, um einen geschmeidigen Stuhlgang zu erzielen. Zu meiden sind alle reizenden Lebensmittel und Zubereitungen mit scharfen Gewürzen, hohen Zuckerkonzentrationen, säurereiches Obst, Salate mit Mayonnaisen, fettes Fleisch. Liegen noch andere Erkrankungen des Magen-Darm-Traktes vor, die eine Ernährung mit mittelkettigen Triglyceriden (MCT-Fette) erforderlich machen, so gilt es zu beachten, dass MCT-Fette den Sphinktertonus senken und nur durch eine langsame Dosissteigerung, d. h. maximal 10 Gramm pro Tag Steigerung, eingesetzt werden sollten. In einer akuten Phase der Refluxösophagitis wird mit einer vorübergehend pürierten Kost gute Beschwerdelinderung erzielt.

Ernährungsempfehlungen

Häufig entsteht Sodbrennen nach umfangreichen und fettreichen Mahlzeiten. Für Patienten mit Refluxösophagitis gilt daher, lieber kleinere und über den Tag verteilte Mahlzeiten zu essen. Legt man sich nach einer Mahlzeit hin, so sollte besser schon eine halbe Stunde vergangen sein, um nicht direkt einen Reflux durch horizontale Körperhaltung auszulösen.

Am Abend sollte nicht zu spät gegessen werden. Das Hausmittel „Vollmilch trinken", wie die Patientin aus dem Fallbeispiel es benutzte, wirkt verstärkend auf Sodbrennen, weil Vollmilch zum einen die Säureproduktion im Magen anregt, zum anderen den Tonus des Sphinkters senkt.

Nach Erfahrungsberichten von Patienten ist eher lauwarme Magermilch geeignet, das Sodbrennen zu lindern. Süßigkeiten und besonders Schokolade wirken ebenfalls Tonus senkend und verstärken daher das Sodbrennen. Alkohol sollte konsequent gemieden werden. Kohlensäurehaltige Limonaden und Mineralwässer sind bei Refluxösophagitis ungünstig. Koffeinhaltige und entkoffeinierte Getränke wirken sehr unterschiedlich, der Patient sollte hier ausprobieren, was ihm gut tut.

Hinweise zur Ernährungsberatung

- Kleine Mahlzeiten, die fettarm und ballaststoffreich sind, eigenen sich besonders gut in dieser Kostform.
- Als Getränke werden stilles Mineralwasser und Kräutertee empfohlen. Kaffee kann je nach Verträglichkeit genossen werden, Alkohol ist strikt zu meiden.
- Frisches Brot sollte einen Tag lagern, bevor es verzehrt wird, bei zuckerhaltigen Backwaren ist Zurückhaltung geboten.
- Refluxösophagitis kann durch Gewichtsreduktion und Kostumstellung nahezu vollständig behoben werden.

Aufgaben

1. Begründen Sie, warum Braten und Frittieren in der Kost bei Refluxösophagitis ungünstig sind.

2. Stellen Sie ein farblich ansprechendes Mittagessen zusammen, das der leichten Vollkost mit verschobener Nährstoffrelation bei Refluxösophagitis entspricht.

3. Erstellen Sie Rezepte für zwei abwechslungsreiche ballaststoffreiche Zwischenmahlzeiten bei Refluxösophagitis.

4. Warum eignet sich Magerquark bei Refluxösophagitis besser als Joghurt? Nehmen Sie eine Nährwerttabelle zu Hilfe.

5. Schädigungen der Speiseröhre sind eine Folge der Refluxösophagitis. Erläutern Sie die Entstehung ausführlich.

6. Bilden Sie Zweiergruppen und üben Sie ein Beratungsgespräch zur Refluxösophagitis (s. Fallbeispiel S. 9). Tauschen Sie anschließend die Rollen.

7. Welche Getränke eignen sich bei Refluxösophagitis? Begründen Sie Ihre Auswahl.

Tageskostplan – Refluxösophagitis

Patientin: Katharina P., 48 Jahre, ohne Kaffee, kleine Mahlzeiten

Wünschenswerte Energie- (D-A-CH Referenzwerte) und Nährstoffzufuhr:

Gesamtenergiebedarf	*2 300 kcal/Tag bzw. 9775 kJ*
Eiweiß 20 %	*460 kcal = 115 g EW/Tag*
Fett 30 %	*690 kcal = 77 g F/Tag*
Kohlenhydrate 50 %	*1150 kcal = 316 g KH/Tag*
Zucker	*< 10 %*
Ballaststoffe	*≥ 30 g / Tag*

Frühstück

Ziegenfrischkäseaufstrich mit getoastetem Feinschrotbrot, frische Melone, Kräutertee

Zwischenmahlzeit

Milchreis mit frischen Heidelbeeren

Mittagessen

Broccolipüreesuppe, Putentäschchen mit Mozzarella-Salbei-Füllung, Tomatenreis, Karottensalat, stilles Mineralwasser

Zwischenmahlzeit

Strudel mit Birnen-Haselnussfüllung, Rooibostee

Abendessen

Mangoldröllchen mit Grünkernfüllung, Käsesauce, Petersilienkartoffeln

Spätmahlzeit

Aprikosenquark, Vollkornbutterkekse, Lindenblütentee

Gesamtsumme Tageskostplan

kcal	2 391	B1	1,53 mg
kJ	10006	B2	2,14 mg
EW	114,73 g	B6	2,58 mg
F	82,52 g	Chol	362,91 mg
KH	291,05 g	B12	4,60 µg
GFS	24,10 g	EUFS	30,15 g
MUFS	22,20 g	NiaÄ	50824,57 µg
Bst	36,38 g		

Nährstoffrelation

Eiweiß	115 g	19 %
Fett	83 g	31 %
Kohlenhydrate	291 g	49 %

Frühstück:

■ Ziegenfrischkäseaufstrich mit getoastetem Feinschrotbrot

Menge	Zutaten
15 Gramm	Ziegenfrischkäse (Wert von Frischkäse verwendet) 30 % Fett
20 Gramm	Quark 0,2 % Fett
15 Gramm	Joghurt 1,5 % Fett
1 Prise	Jodiertes Salz
1 Prise	Kümmel, Paprika edelsüß
60 Gramm	Graubrot-Roggenmischbrot mit Schrotanteilen, getoastet

kcal	188	B1	0,10 mg
kJ	788	B2	0,17 mg
EW	8,92 g	B6	0,10 mg
F	4,08 g	Chol	11,90 mg
KH	28,18 g	B12	0,38 µg
GFS	2,25 g	EUFS	1,14 g
MUFS	0,36 g	NiaÄ	2279,65 µg
Bst	3,05 g		

Ziegenfrischkäse mit Quark und Joghurt verrühren und mit den Gewürzen abschmecken. Auf ein getoastetes Feinschrotbrot geben.

■ Frische Melone

Menge	Zutaten
200 Gramm	Melone frisch

kcal	76	Bst	0,48 g
kJ	320	B1	0,08 mg
EW	1,20 g	B2	0,10 mg
F	0,40 g	B6	0,14 mg
KH	16,56 g	EUFS	0,04 g
GFS	0,12 g	NiaÄ	534,00 µg
MUFS	0,12 g		

Melonenschale entfernen und Fruchtfleisch in mundgerechte Stücke schneiden.

■ Kräutertee

Menge	Zutaten
250 Milliliter	Kräutertee

kcal	3	B1	0,03 mg
kJ	8	B2	0,01 mg
KH	0,50 g		

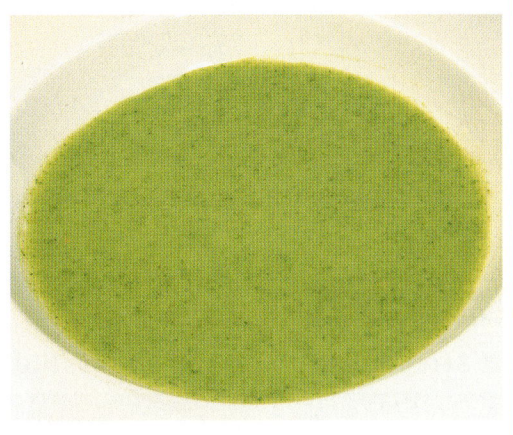

Zwischenmahlzeit:

■ Milchreis mit frischen Heidelbeeren

Menge	Zutaten
125 Milliliter	Trinkmilch 1,5 % Fett
1 Prise	Jodiertes Salz
5 Gramm	Zucker weiß
15 Gramm	Rundkornreis (Wert von Reis parboiled verwenden)
25 Gramm	Heidelbeeren, frisch
30 Gramm	Löffelbiskuits (Wert von Biskuitplätzchen verwendet)

kcal	267	B1	0,14 mg
kJ	1119	B2	0,28 mg
EW	8,77 g	B6	0,17 mg
F	4,29 g	Chol	82,20 mg
KH	47,26 g	B12	0,63 µg
GFS	1,82 g	EUFS	1,41 g
MUFS	0,51 g	NiaÄ	2649,15 µg
Bst	2,03 g		

Milch mit 1 Prise Jodsalz und Zucker zum Kochen bringen, gewaschenen Milchreis dazu geben, aufkochen lassen, Hitze reduzieren. Milchreis ausquellen lassen. Kurz vor dem Servieren frische Heidelbeeren darauf geben. Dazu schmecken die Löffelbiskuits.

Mittagessen:

■ Broccolipüreesuppe

Menge	Zutaten
150 Milliliter	Gemüsebrühe
50 Gramm	Broccoli frisch
5 Gramm	Weizenmehl Type 405
10 Milliliter	Kaffeesahne 10 % Fett
1 Prise	Jodiertes Salz
1 Prise	Muskat

kcal	70	B1	0,06 mg
kJ	295	B2	0,11 mg
EW	2,78 g	B6	0,11 mg
F	3,90 g	Chol	3,90 mg
KH	5,97 g	B12	0,05 µg
GFS	0,94 g	EUFS	0,91 g
MUFS	1,79 g	NiaÄ	1 169,35 µg
Bst	2,36 g		

Bild 1 *Broccolipüreesuppe*

Broccoli in der Brühe weich garen. Mehl mit Kaffeesahne anrühren und zur Brühe geben. Mit dem Mixstab pürieren, aufkochen und auskochen lassen. Abschmecken.

■ Putentäschchen mit Mozzarella-Salbei-Füllung

Menge	Zutaten
150 Gramm	Pute Brust frisch Schnitzel
1 Prise	Jodiertes Salz
1 Prise	Paprika edelsüß
3 Stück	Salbeiblätter frisch
40 Gramm	Mozzarella 45 % F. i. Tr.
125 Milliliter	Gemüsebrühe
3 Gramm	Weizen Mehl Type 405
5 Milliliter	Kaffeesahne 10 % Fett

kcal	302	B1	0,08 mg
kJ	1262	B2	0,32 mg
EW	44,47 g	B6	0,74 mg
F	12,22 g	Chol	110,35 mg
KH	2,96 g	B12	1,58 µg
GFS	6,24 g	EUFS	3,16 g
MUFS	2,11 g	NiaÄ	25 744,54 µg
Bst	0,67 g		

Putenschnitzel würzen, Salbeiblätter und Mozzarella in Scheiben darauf geben und zu einem Täschchen formen. Mit Zahnstocher oder Schaschlikspieß fixieren. In Gemüsebrühe legen und garen. Täschchen entnehmen, Mehl mit Sahne anrühren und in die Gemüsebrühe einlaufen lassen. Aufkochen und auskochen lassen und die Täschchen wieder erwärmen.

■ Tomatenreis

Menge	Zutaten
100 Milliliter	Gemüsebrühe
	Lorbeerblatt
40 Gramm	Reis ungeschält, roh
40 Gramm	Tomaten frisch, concassée
1 Prise	Jodiertes Salz
1 Prise	Zucker weiß

kcal	169	Bst	1,71 g
kJ	711	B1	0,19 mg
EW	3,49 g	B2	0,06 mg
F	2,79 g	B6	0,32 mg
KH	32,17 g	Chol	0,00
GFS	0,44 g	EUFS	0,62 g
MUFS	1,46 g	NiaÄ	2959,20 µg

Gemüsebrühe mit Lorbeerblatt zum Kochen bringen. Reis im Sieb waschen und in die kochende Brühe geben. Hitze reduzieren und Reis ausquellen lassen. Lorbeerblatt entnehmen und gehäutete, entkernte Tomate in kleine Würfelchen schneiden. Mit einer Prise Jodsalz und Zucker zum Reis geben.

Fortsetzung ⟶

13

---→ *Fortsetzung*

■ Karottensalat

Menge	Zutaten
80 Gramm	Karotte gegart
25 Milliliter	Gemüsebrühe
1 Prise	Jodiertes Salz
1 Prise	Zucker weiß
1 Prise	Anis
1 Gramm	Petersilienblatt frisch
3 Milliliter	Rapsöl

kcal	52	Bst	3,04 g
kJ	219	B1	0,04 mg
EW	0,85 g	B2	0,04 mg
F	3,58 g	B6	0,06 mg
KH	4,07 g	Chol	0,06 mg
GFS	0,31 g	EUFS	1,76 g
MUFS	1,32 g	NiaÄ	526,03 µg

Karotte in Wasserdampf (Dampfdrucktopf) garen. Marinade aus warmer Gemüsebrühe und Gewürzen herstellen und Karotten in gewünschte Form schneiden und einlegen. Pflanzenöl dazugeben und ziehen lassen.

■ Getränk stilles Mineralwasser

Menge	Zutaten
300 Milliliter	Natürliches Mineralwasser still

kcal	–	Bst	–
kJ	–	B1	–
EW	–	B2	–
F	–	B6	–
KH	–	Chol	–
GFS	–	EUFS	–
MUFS	–	NiaÄ	–

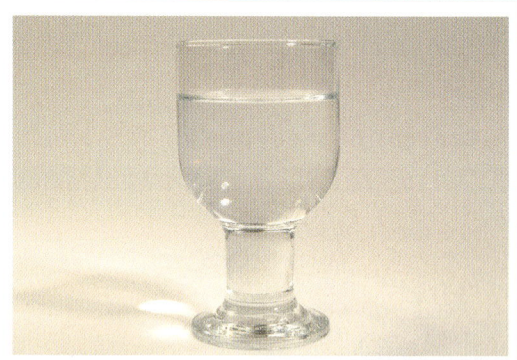

Bild 1   *Stilles Mineralwasser*

Zwischenmahlzeit:

■ Strudel mit Birnen-Haselnussfüllung

Menge	Zutaten
50 Gramm	Weizen Mehl Type 405
25 Milliliter	Trinkwasser
1 Prise	Jodiertes Salz
5 Milliliter	Rapsöl
150 Gramm	Birne frisch
5 Milliliter	Zitrone Fruchtsaft
10 Gramm	Haselnuss frisch gemahlen
1 Prise	Zimt gemahlen
5 Gramm	Vanillinzucker
10 Milliliter	Trinkmilch 1,5 % Fett

kcal	384	B1	0,12 mg
kJ	1 608	B2	0,10 mg
EW	7,21 g	B6	0,14 mg
F	12,24 g	Chol	0,70 mg
KH	61,58 g	B12	0,05 µg
GFS	1,03 g	EUFS	7,79 g
MUFS	2,65 g	NiaÄ	1 970,65 µg
Bst	7,03 g		

Strudelteig zubereiten, 30 Minuten abgedeckt ruhen lassen. Birne schälen, entkernen und in Blättchen schneiden. Mit den restlichen Zutaten vermengen und auf den ausgezogenen Strudelteig geben. Strudel an den Seiten einschlagen, aufrollen und auf ein mit Backtrennpapier ausgelegtes Backblech geben. Im vorgeheizten Ofen bei 180 °C etwa 15 Minuten backen. Mit Milch bestreichen und weitere 5 Minuten backen.

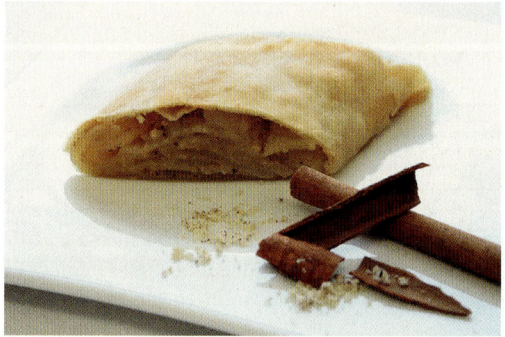

Bild 2   *Strudel mit Birnen-Haselnussfüllung*

■ Rooibostee

Menge	Zutaten
250 Milliliter	Rooibostee (Wert von Kräutertee verwendet)

kcal	3	B1	0,03 mg
kJ	8	B2	0,01 mg
KH	0,50 g		

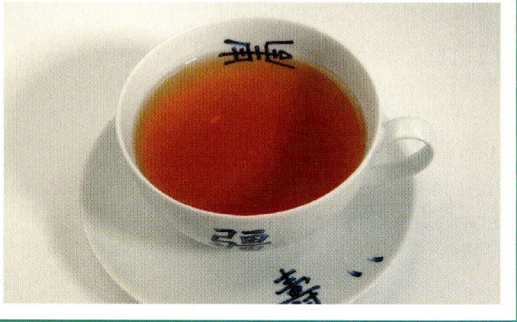

Bild 3   *Rooibostee*

Abendessen:

■ Mangoldröllchen mit Grünkernfüllung

Menge	Zutaten
45 Gramm	Grünkern Schrot
5 Milliliter	Rapsöl
100 Milliliter	Gemüsebrühe
1 Prise	Jodiertes Salz
	Lorbeerblatt
30 Gramm	Hühnerei Vollei frisch
5 Gramm	Hafer Flocken
1 Prise	Jodiertes Salz
1 Prise	Muskat
1 Gramm	Estragon, frisch (Wert von Peter-silienblatt verwendet)
120 Gramm	Mangold frisch gegart
5 Milliliter	Rapsöl
50 Milliliter	Gemüsebrühe

kcal	314	Bst	8,51 g
kJ	1316	B1	0,28 mg
EW	12,57 g	B2	0,29 mg
F	13,02 g	B6	0,28 mg
KH	35,70 g	Chol	118,90 mg
GFS	2,01 g	EUFS	4,98 g
MUFS	4,63 g	NiaÄ	4 108,33 µg

Grünkernschrot in Öl anrösten und mit Gemüsebrühe aufgießen. Gewürze zugeben und alles etwa 15–20 Minuten quellen lassen. Ei, Haferflocken und Gewürze zugeben und eine gleichmäßige Masse herstellen. Blanchierte Mangoldblätter mit der Grünkernmasse befüllen und aufrollen. In Pflanzenöl andünsten, mit Gemüsebrühe aufgießen und etwa 25 Minuten garen.

■ Käsesauce

Menge	Zutaten
125 Milliliter	Gemüsebrühe
8 Gramm	Weizen Mehl Type 405
5 Gramm	Butter
20 Gramm	Edamer 30 % F. i. Tr.
1 Prise	Jodiertes Salz
1 Prise	Muskat

kcal	139	B1	0,02 mg
kJ	583	B2	0,08 mg
EW	6,55 g	B6	0,04 mg
F	9,77 g	Chol	19,40 mg
KH	6,34 g	B12	0,44 µg
GFS	4,76 g	EUFS	2,74 g
MUFS	1,71 g	NiaÄ	1 566,74 µg
Bst	0,87 g		

Butter zerlaufen lassen und Mehl dazu geben. Mit kalter Gemüsebrühe aufgießen, aufkochen und auskochen lassen. Käsescheibe hinein geben und schmelzen lassen. Gut verrühren und mit Gewürzen abschmecken.

■ Petersilienkartoffeln

Menge	Zutaten
160 Gramm	Kartoffeln geschält gegart
5 Gramm	Butter
1 Gramm	Petersilienblatt frisch

kcal	148	B1	0,13 mg
kJ	616	B2	0,07 mg
EW	3,21 g	B6	0,34 mg
F	4,32 g	Chol	12,00 mg
KH	22,87 g	EUFS	1,26 g
GFS	2,56 g	NiaÄ	2 164,13 µg
MUFS	0,24 g		
Bst	3,67 g		

Salzkartoffeln zubereiten und mit zerlassener Butter übergießen und mit Petersilie bestreuen.

Spätmahlzeit:

■ Aprikosenquark, Vollkornbutterkekse

Menge	Zutaten
20 Milliliter	Trinkmilch 1,5 % Fett
80 Gramm	Quark 0,2 % Fett
50 Gramm	Aprikose Konserve abgetropft
25 Gramm	Vollkornbutterkekse (Wert von Vollkornkeksen verwendet)

kcal	230	B1	0,21 mg
kJ	963	B2	0,49 mg
EW	14,69 g	B6	0,13 mg
F	6,95 g	Chol	3,40 mg
KH	25,89 g	B12	0,88 µg
GFS	1,24 g	EUFS	1,59 g
MUFS	3,71 g	NiaÄ	5 152,80 µg
Bst	2,96 g		

Quark mit Milch glatt rühren. Aprikosen abtropfen lassen und in mundgerechte Stücke schneiden. Aprikosen unterheben. Butterkekse dazu reichen.

■ Lindenblütentee

Menge	Zutaten
250 Milliliter	Lindenblütentee (Wert von Kräutertee verwendet)

kcal	3
kJ	8
KH	0,50 g
B1	0,03 mg
B2	0,01 mg

Zusätzlich sollte über den Tag verteilt 1 Liter stilles (Mineral-)Wasser getrunken werden.

1.2 Dysphagie (Schluckstörungen)

Wissensspeicher

Das Schlucken

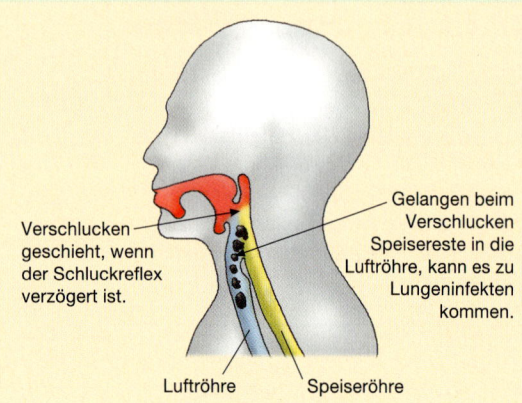

Verschlucken geschieht, wenn der Schluckreflex verzögert ist.

Gelangen beim Verschlucken Speisereste in die Luftröhre, kann es zu Lungeninfekten kommen.

Luftröhre   Speiseröhre

Bild 1   *Bei Schluckstörungen kann Nahrung in die Luftröhre gelangen*

Jeder von uns schluckt jeden Tag bis zu 2000 Mal, eine Handlung, die im Alltag so ganz nebenbei geschieht und der erst Beachtung geschenkt wird, wenn irgend etwas daran unangenehm ist. Wir schlucken, um Nahrung und Getränke zu uns zu nehmen, um Speichel abzutransportieren oder wenn emotional etwas „geschluckt" werden muss.
Um zu wissen, wie es zu Dysphagie, also Schluckbeschwerden und Schluckstörungen kommt, muss der Vorgang des Schluckens verdeutlicht werden: Kay Combes, eine englische Sprachtherapeutin, hat für das Schlucken eine Einteilung in vier Phasen vorgenommen. Allgemein versteht sie unter Schlucken den Transport von Nahrung von der Mundhöhle zum Magen.

- *Anfangsphase: Als erstes erfolgt die Wahrnehmung des Essens, das Sehen und Riechen, hierbei wird der Speichelfluss angeregt, der Körper stellt sich auf die Nahrungszufuhr ein. Dazu gehört auch, dass der Mund automatisch entsprechend der Größe des Bissens geöffnet wird.*

- *Orale Phase: Die Nahrung befindet sich im Mund, die Zunge schiebt die Speise zwischen den Zähnen umher, durchmischt sie mit Speichel und die Zähne erfüllen ihre Aufgabe des Zerkleinerns. Die Kraft, die vom Kiefer für das Kauen aufgewendet wird, ist der Festigkeit der Nahrung angepasst. Dieser zweite Abschnitt des Schluckens endet mit dem Zusammenballen der zerkleinerten Nahrung zu einem Klumpen, der sich gut weitertransportieren lässt. Dieser Klumpen, auch Bolus genannt, wird von der Zunge weiter in den hinteren Mundbereich Richtung Rachen geschoben.*

- *Rachenphase: Hier findet das eigentliche Schlucken statt. Der Bolus löst durch die Berührung am Rachen den Schluckreflex aus. Fünfzig verschiedene Muskeln kommen nun zum Einsatz: Das Gaumensegel hebt sich und verschließt die Verbindung des Mundes zur Nase, gleichzeitig legt sich der Kehlkopfdeckel über die Luftröhre, damit keine Nahrung oder Flüssigkeit in die Lunge geraten kann. Das schützt außerdem die Stimmbänder. Der Bolus rutscht in die Speiseröhre.*

- *Speiseröhrenphase: Die letzte Phase ist der Transport zum Magen. Die Nahrung oder das Getränk passiert den 21–24 cm langen Muskelschlauch durch peristaltische Bewegungen bis zum Mageneingang.*

Das Schlucken ist ein komplexer Vorgang. Die ersten beiden Phasen hat der Mensch unter willentlicher Kontrolle, die beiden anderen Abschnitte laufen weitgehend automatisch ab und sind bei Störungen schwieriger zu beeinflussen.

Fallbeispiel

Herr Albert V. ist 78 Jahre alt und lebt seit fünf Monaten in einem Pflegeheim. Die Mahlzeiten im Gemeinschaftsraum hat er dazu genutzt, seine Mitbewohner kennen zu lernen und sich in der neuen Umgebung einzuleben. Seit drei Wochen jedoch isst er auf seinem Zimmer, häufiges Husten und Verschlucken beim Essen sind ihm unangenehm.

Er isst weniger, verliert an Gewicht und fühlt sich nicht mehr so integriert in die Hausgemeinschaft. Albert V. leidet unter Schluckbeschwerden. Er ist ein bescheidener Mensch und spricht diese Schwierigkeiten nicht bei der Visite an. Das sehr beschäftigte Pflegepersonal bemerkt schon eine gewisse Appetitlosigkeit bei Herrn V., führt das jedoch auf den ganz normalen Alterungsprozess zurück.

Krankheitslehre

Beschreibung

In allen Phasen des Schluckens können Störungen auftreten. Allgemein treten sie als Begleiterkrankung bei neurologischen Störungen auf. Weiterhin sind Schluckstörungen vermehrt bei älteren Menschen zu finden.

Dysphagie bleibt als eigenes behandlungsbedürftiges Krankheitsbild oft unerkannt. Zum einen fehlt dazu das Bewusstsein bei Pflegekräften, zum anderen nehmen die Betroffenen selbst die Beschwerden nicht genügend ernst. Dabei sind Schluckstörungen häufig die Ursache für einen schlechten Ernährungszustand, wird zu wenig getrunken, entstehen Dehydration und damit verbundene Verwirrtheitszustände. Am gefährlichsten ist das Verschlucken, wenn Nahrung versehentlich in die Luftröhre gelangt und so zu lebensbedrohlichen Lungenentzündungen führt.

Häufigkeit

Etwa fünf Millionen Menschen in der Bundesrepublik leiden unter Schluckstörungen, bestimmte Gruppen sind in starkem Maße betroffen. Menschen über 55 Jahren haben eine Häufigkeit von 16 bis 22 %. Schlaganfallpatienten leiden in der Akutphase zu 50 % darunter, in der chronischen Phase haben noch 25 % Schluckstörungen. Menschen mit Morbus Parkinson haben zu 50 % solche Beschwerden, bei Multipler Sklerose sind es 40 %. Schluckstörungen treten nach Schädelhirntrauma und bei Demenz auf. Laut Bericht der Krankenkassen von 2004 fühlen sich 41 % aller Pflegebedürftigen nicht richtig mit Essen und Trinken versorgt, ein Großteil davon dürfte auf unerkannte Schluckstörungen zurück zu führen sein.

Entstehung

Schlucken übt der Mensch schon im Mutterleib, indem er Fruchtwasser schluckt. Dieser wichtige Reflex ist nur dann gestört, wenn eine andere Erkrankung zu Grunde liegt (siehe Häufigkeit), oder im Alter die Spannung der Muskulatur nachlässt. Schluckbeschwerden treten auf, wenn die Nahrung nicht mehr richtig gekaut werden kann und dadurch kein gut schluckbarer Bolus gebildet wird. Die Speichelbildung ist häufig verringert, weil Geruchs- und Geschmackssinn nachlassen, die Nahrung ist weniger gleitfähig und der Appetit der Person geringer. Diese Faktoren zusammen bewirken eine eingeschränkte Nahrungsaufnahme. Besonders betroffen ist der Flüssigkeitshaushalt, weil Getränke am leichtesten zum Verschlucken führen. Sie sind im Mundraum nur schwer zu kontrollieren, weil sie sich so leicht verteilen und nicht als Bolus geschluckt werden.

An der Schwelle zur Speiseröhre ereignet sich dann das eigentliche Verschlucken: Nahrung gelangt in die Luftröhre, weil der Kehlkopfdeckel nicht richtig schließt, dieses führt zu starkem Husten, um die Nahrung wieder heraus zu transportieren.

Schluckbeschwerden werden von vielen älteren Betroffenen oftmals gar nicht als behandelbar wahrgenommen, sie führen häufig zum persönlichen Rückzug von gemeinschaftlichen Mahlzeiten, um nicht durch Husten zu stören. Häufige Ursachen für Dysphagie sind folgende Erkrankungen: Schlaganfall, Morbus Parkinson, Demenz, Infektionen wie AIDS, Candida, Herpes, Verbrennungen, Vergiftungen, Krebs (bei Strahlentherapie).

Symptome

- Heiserkeit
- Appetitlosigkeit, geringe Nahrungszufuhr
- Husten, Würgen und Räuspern bei Mahlzeiten
- Nahrung oder Speichel läuft aus dem Mund
- Malnutrition und Dehydration
- Schlechte Wundheilung und allgemeines Schwächegefühl

Begleiterkrankungen

Dysphagie führt häufig zu lebensbedrohlichen Lungenentzündungen. Gelangt beim Verschlucken Nahrung in die Luftröhre anstatt in die Speiseröhre, so spricht man von Aspiration – Nahrung wurde eingeatmet. In der Lunge verursacht das Entzündungen. Besonders gefährdet sind Schlaganfallpatienten. Aspiration führt bei 20 % von ihnen im ersten Jahr zum Tod.

Besonders zu beachten/Therapie

Ein Schlucktraining über mehrere Stufen soll den Patienten wieder an das normale, weitgehend beschwerdefreie, Schlucken heranführen. Dysphagiebetroffene sollten durch ein interdisziplinäres Team, bestehend aus Hals-Nasen-Ohren-Arzt, Physiotherapeut, Logopäde sowie Ergotherapeut und Diätassistent, behandelt werden. Je nach Ausprägung der Beeinträchtigung ist zu Beginn eine orale Ernährung gar nicht möglich, sondern zunächst ein Stimulieren des Geruchs- und Geschmackssinnes, verbunden mit Kauübungen, um die Muskulatur zu stärken, angezeigt. Der Patient muss bei seinen ersten Schluckversuchen begleitet und angeleitet werden. Wichtig ist, vor den Mahlzeiten zu prüfen, ob die Zähnen richtig sitzen, eine aufrechte Sitzposition einzunehmen und genügend Zeit einzuräumen. Unter Stress entsteht sehr viel schneller ein Verschlucken.

Ernährungstherapie

Kostform

Die stufenweise Gewöhnung an störungsfreies Schlucken erfolgt durch Anpassung der Konsistenz der Nahrung. Breiige halbfeste Speisen sind am leichtesten zu schlucken. Getränke dürfen zunächst nur angedickt verabreicht werden, weil die Gefahr der Aspiration bei ihnen besonders hoch ist. Grundsätzlich gilt, keine bröseligen oder krümeligen Lebensmittel zu geben, wie Kekse oder knusprige Brötchen. Zu vermeiden sind zu Beginn Milch oder Milchpudding, weil sie den Speichel zähflüssiger machen. Sauermilchprodukte hingegen regen einen guten Speichelfluss an, sie sollten jedoch ohne Fruchtstücke sein.

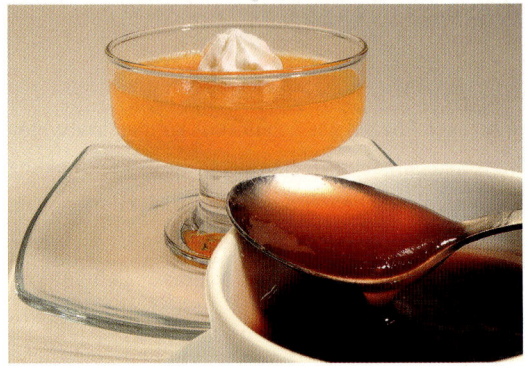

Bild 2 *Weiche Kost (Rezepte s. S. 22)*

Manche Kliniken beginnen mit einem reinen Kau- und Beißtraining, ohne das geschluckt wird. Man möchte eine Stärkung des Kauapparates bewirken und den Geruchssinn trainieren. Die im Folgenden vorgenommene Einteilung mehrerer Phasen ist als Vorschlag zu verstehen und sollte je nach Durchführbarkeit in der Klinik und Fähigkeiten der Patienten abgeändert werden. Eine vollwertige Mischkost kann nur bedingt angestrebt werden, Rohkost bleibt für viele, besonders ältere Patienten, nur schwer kau- und schluckbar.

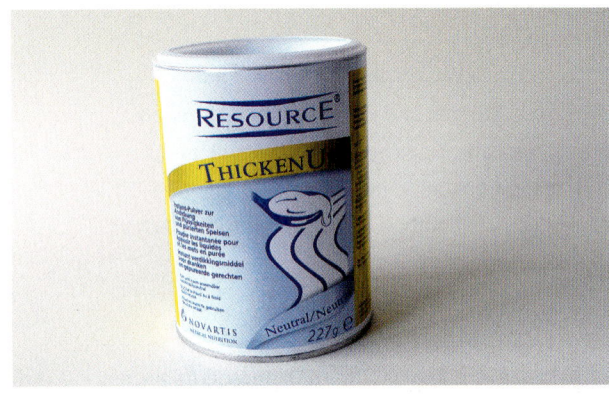

Bild 1 *Beispiel für ein Dickungsmittel für Getränke*

Allgemein sollten die Speisen eine weitgehend homogene Konsistenz aufweisen. Zum Beispiel sind Cremesuppen ohne Einlage geeignet, Eintopf mit verschiedenen stückigen oder faserigen Zutaten überfordert Dysphagie-Patienten und kann leicht zum Verschlucken führen. Fleisch wird als feinstes Püree gereicht. Viele Betroffene kommen am Anfang gut mit kalten leicht säuerlichen Speisen zurecht, hier bewirkt der Kältereiz eine Stimulation der Muskulatur und des Speichelflusses. Pikante Speisen lösen eher den Schluckreflex aus als süße.

Ziele

- Vermeiden von Aspiration
- Appetitanregende und Speichelfluss fördernde Speisen anbieten
- Schrittweise Gewöhnung an beschwerdefreies Schlucken
- Verbesserung des Ernährungszustandes um Gewichtsabnahme zu stoppen und Dehydration zu vermeiden
- Wiederherstellung der normalen Schluckfähigkeit

Ernährungsempfehlungen

Diese Tabelle bietet eine Orientierungshilfe und kann je nach individuellen Vorlieben und Schluckbeschwerden modifiziert werden.

Phase	Besonders geeignete LM/Speisen	Ungeeignete LM/Speisen
Kau- und Beißtraining ohne Schlucken	*Luftgetrockneter Schinken (2 cm dick)* *Apfel, feste Birne, Stangensellerie*	
Erste Schluckübungen	*Götterspeise, Fruchtsorbet sehr fein püriert*	*Fruchtstücke, Milch, Sahne*
Passierte Kost	*Cremesuppen, Gemüsepüree leicht fließend, Fleischpüree, Quarkspeisen, Joghurt, dickflüssige Kaltschale, angedickter Tee*	*Gebratene Lebensmittel, Brot, Milch, Quarkspeisen und Joghurt mit Fruchtstücken, Nudeln, dünnflüssige heiße Getränke*
Weiche Kost	*Cremesuppen, weich gekochtes Gemüse in Stücken, Tomate ohne Schale, weich gekochtes Fleisch z. B. Frikassee, Rührei, Tofu, weicher Fisch, Weißbrot ohne Rinde, weicher Biskuit, eingeweichte Cornflakes, Milchpudding ohne Haut, Quarkspeisen, Joghurt*	*Quarkspeisen und Joghurt mit Fruchtstücken, Graubrot, Nudeln*
Leicht schluckbare Kost	*Klöße, Kartoffelauflauf, -salat ohne Zwiebelstückchen, weiche Fleischstücke, Fisch leicht gebacken, weiche Brötchen und Brotsorten, Streichwurst- und Käse, Kompott mit wenig Flüssigkeit*	*Eintopf mit sehr verschiedenen Konsistenzen*

Aufgaben

1. Stellen Sie ein farblich ansprechendes Mittagessen für einen Dysphagie-Patienten zusammen, der pürierte Kost bekommt.

2. Überlegen Sie, welche Bedeutung Gewürze bei Dysphagie-Kost haben und stellen Sie eine Liste gut einsetzbarer Gewürze zusammen.

3. Begründen Sie, warum das dekorative und appetitanregende Garnieren mit gehackten Kräutern nicht in der Dysphagie-Kost angewendet wird.

4. Informieren Sie sich in der Apotheke über Verdickungsmittel für Getränke.

5. Fertigen Sie eine Tabelle an, die Gartechniken auflistet und erläutern Sie jede Gartechnik bezüglich ihrer Eignung für Dysphagie-Patienten.

6. a) Erläutern Sie den Begriff „Aspiration".
   b) Überlegen Sie, wie man Aspiration verhindern kann.

Hinweise zur Ernährungsberatung

- Um Schluckbeschwerden zu lindern, bedarf es einer guten Mitarbeit der Betroffenen. Die Besserung ist davon abhängig, in wie weit der Patient in der Lage ist, aktives Schlucken zu üben und sich unterstützen zu lassen.

- Es gibt Essgeschirr, das die Nahrungsaufnahme erleichtert. Dazu gehören verschiedene Becherarten, Teller mit elastischem Rand, angewinkeltes Besteck und rutschfeste Unterlagen, damit das Essgeschirr nicht wegrutscht (Bild 1).

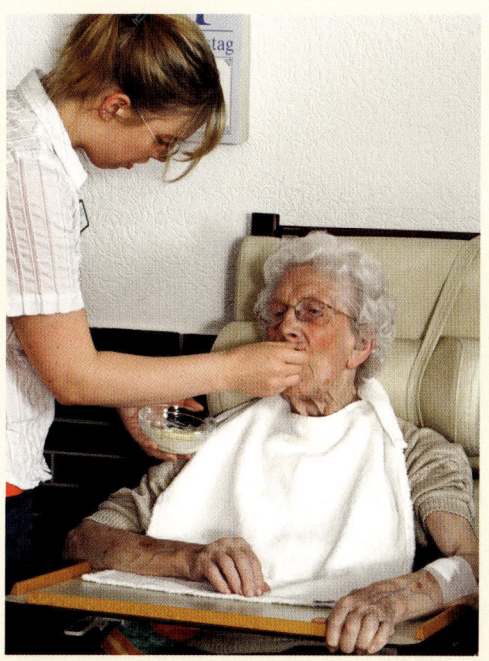

Bild 2   *Essen anreichen braucht Zeit*

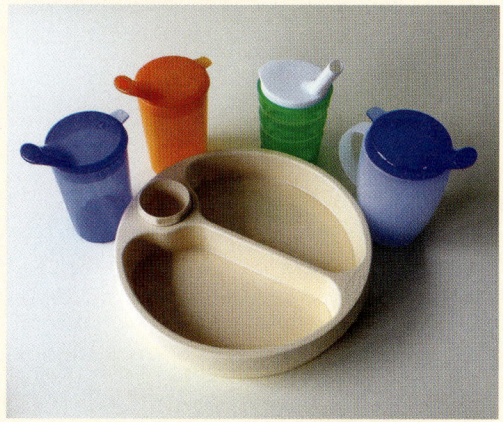

Bild 1   *Teller und verschiedene Trinkbecher*

- Das Trinken mit Trinkhalmen birgt ein geringes Risiko des Verschluckens und ist deshalb geeignet.

- Bei Schlaganfallpatienten, die halbseitig gelähmt sind, empfiehlt sich ein gezieltes Platzieren der Nahrung im Mund auf der Seite, die nicht vom Schlaganfall betroffen wurde. So ist die Nahrung fühlbar und kann gekaut und geschluckt werden.

- Essen anreichen und Schlucken üben braucht Zeit und Geduld. Der Betroffene sollte sich nicht bedrängt fühlen.

- Ist eine ausreichende Flüssigkeits- oder Nahrungsaufnahme nicht möglich, so sollte Sondenkost über die Nase oder die Magensonde zugeführt werden.

- Zahlreiche Internetadressen findet man, wenn man unter dem Stichwort „Arbeitskreis Dysphagie" sucht. Hier haben sich Ärzte und andere Therapeuten zusammengeschlossen.

Internetadressen zum Thema Dysphagie

http://arbeitskreis-dysphagie.de
http://www.medizin-forum.de/
http://www.egdg.org/
http://www.dysphagie-ag.de
http://www.dysphagie-forum.de

Tageskostplan – Dysphagie

Patient: Albert V., 78 Jahre, Pflegeheim, angedickte Getränke, keine Suppe, Stufe 4

Wünschenswerte Energie- (D-A-CH Referenzwerte) und Nährstoffzufuhr:

Gesamtenergiebedarf	*2 300 kcal/Tag bzw.*
	9 500 kJ/Tag
Eiweiß 12–15 %	*276–345 kcal*
	= 69–86 g EW/Tag
Fett 30–35 %	*690–805 kcal*
	= 77–89 g F/Tag
Kohlenhydrate 53–58 %	*1 219–1 334 kcal*
	= 305–334 g KH/Tag

Gesamtsumme Tageskostplan Dysphagie

kcal	2415	B1	0,93 mg
kJ	10 114	B2	1,97 mg
EW	77,55 g	B6	1,44 mg
F	90,51 g	Chol	457,65 mg
KH	312,98 g	B12	5,12 µg
GFS	48,36 g	EUFS	27,95 g
MUFS	7,87 g	NiaÄ	22 194,34 µg
Bst	23,30 g		

Nährstoffrelation

Eiweiß	78 g	13 %
Fett	91 g	34 %
Kohlenhydrate	313 g	53 %

Frühstück
- Toastbrot mit Butter und Pflaumenmus, angedickter Milchkaffee

Zwischenmahlzeit
- Erdbeerdickmilch, angedickter Mandarinennektar

Mittagessen

Hauptgang (warme Hauptmahlzeit)
- Fischklößchen, Senfsauce, Broccoli-Blumenkohl-Karottengemüse, Butterkartoffeln

Nachspeise
- Aprikosengelee mit Quarktupfer, angedickter Malventee

Zwischenmahlzeit
- Biskuit mit Flammeri-Pfirsich-Belag und Sahne, angedickter Milchkaffee

Abendessen
- Nudel-Gemüse-Salat, Roggenmischbrot ohne Rinde mit Butter, angedickter Kräutertee

Spätmahlzeit
- Apfelquark

Frühstück:

■ Toastbrot mit Butter und Pflaumenmus

Menge	Zutaten
50 Gramm	Weizentoastbrot abgelagert (1 Tag alt)
20 Gramm	Butter
40 Gramm	Pflaumenmus ohne Schalen

kcal	353	Bst	2,45 g
kJ	1477	B1	0,05 mg
EW	4,19 g	B2	0,08 mg
F	18,39 g	B6	0,04 mg
KH	43,16 g	Chol	48,00 mg
GFS	10,68 g	EUFS	5,52 g
MUFS	1,09 g	NiaÄ	1 089,00 µg

Toastbrot mit Butter und Pflaumenmus bestreichen.

■ Angedickter Milchkaffee

Menge	Zutaten
200 Milliliter	Kaffee (Getränk)
100 Milliliter	Trinkmilch 1,5 % Fett
8 Gramm	Maisstärke (Wert zur Berechnung verwendet für pflanzliches Dickungsmittel)

kcal	80	B1	0,04 mg
kJ	339	B2	0,20 mg
EW	3,83 g	B6	0,05 mg
F	1,61 g	Chol	6,00 mg
KH	12,37 g	B12	0,50 µg
GFS	0,97 g	EUFS	0,48 g
MUFS	0,05 g	NiaÄ	2 229,40 µg
Bst	0,08 g		

Zwischenmahlzeit:

■ Erdbeerdickmilch

Menge	Zutaten
60 Gramm	Erdbeeren frisch
5 Gramm	Zucker weiß
150 Gramm	Dickmilch 1,5 % Fett

kcal	108	B1	0,08 mg
kJ	455	B2	0,29 mg
EW	5,58 g	B6	0,11 mg
F	2,49 g	Chol	9,00 mg
KH	14,44 g	B12	0,75 µg
GFS	1,36 g	EUFS	0,71 g
MUFS	0,21 g	NiaÄ	1674,30 µg
Bst	1,20 g		

Erdbeeren waschen und vom Stiel befreien, mit Zucker und Dickmilch mixen.

■ Angedickter Mandarinennektar

Menge	Zutaten
200 Milliliter	Mandarinen Fruchtnektar
8 Gramm	Maisstärke (Wert zur Berechnung verwendet für pflanzliches Dickungsmittel)

kcal	156	B1	0,04 mg
kJ	656	B2	0,02 mg
EW	0,67 g	B6	0,02 mg
F	0,25 g	Chol	0,00 mg
KH	36,33 g	B12	0,00
GFS	0,04 g	EUFS	0,04 g
MUFS	0,10 g	NiaÄ	296,40 µg
Bst	0,24 g		

Mittagessen:

■ Fischklößchen

Menge	Zutaten
100 Gramm	Kabeljau frisch
15 Gramm	Hühnerei Eiweiß frisch
30 Milliliter	Kaffeesahne 10 % Fett
1 Prise	Jodiertes Salz
500 Milliliter	Fischfond (zum Garen)

kcal	100	B1	0,06 mg
kJ	420	B2	0,13 mg
EW	15,35 g	B6	0,16 mg
F	3,03 g	Chol	37,20 mg
KH	1,30 g	B12	0,92 µg
GFS	1,83 g	EUFS	0,91 g
MUFS	0,11 g	NiaÄ	661,05 µg
Bst	0,00 g		

Gekühltes Fischfilet auf Grätenfreiheit überprüfen und durch den Fleischwolf drehen. Anschließend im Mixer mit Eiklar und Sahne fein pürieren. Mit Jodsalz abschmecken. Kalt stellen.
Fischfond zum Sieden bringen, Probeklößchen in leicht siedenden Fischfond geben und gar ziehen lassen.

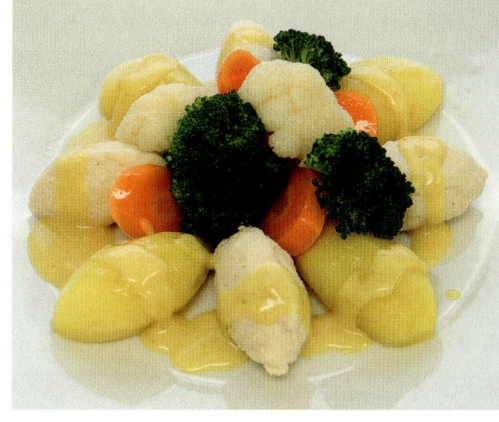

Bild 1 *Fischklößchen in Senfsauce*

■ Senfsauce

Menge	Zutaten
5 Gramm	Butter
8 Gramm	Weizen Mehl 405
5 Gramm	Senf mittelscharf
125 Milliliter	Gemüsebrühe
20 Gramm	Saure Sahne 10 % Fett
1 Prise	Jodiertes Salz

kcal	115	B1	0,02 mg
kJ	483	B2	0,06 mg
EW	2,01 g	B6	0,04 mg
F	8,73 g	Chol	19,40 mg
KH	7,30 g	B12	0,10 µg
GFS	4,02 g	EUFS	2,50 g
MUFS	1,71 g	NiaÄ	861,74 µg
Bst	0,92 g		

Butter schmelzen lassen, Mehl und Senf dazu geben und glatt rühren. Mit Gemüsebrühe aufgießen.
Kurz vor dem Servieren mit saurer Sahne und Jodsalz verfeinern.

Fortsetzung →

----> *Fortsetzung*

■ Broccoli-Blumenkohl-Karotten-Gemüse

Menge	Zutaten				
60 Gramm	Broccoli frisch Röschen	kcal	74	Bst	4,63 g
60 Gramm	Blumenkohl frisch Röschen	kJ	310	B1	0,14 mg
30 Gramm	Karotte frisch	EW	3,78 g	B2	0,18 mg
1 Prise	Jodiertes Salz	F	4,51 g	B6	0,25 mg
1 Prise	Muskat	KH	4,38 g	Chol	12,00 mg
5 Gramm	Butter	GFS	2,58 g	EUFS	1,27 g
		MUFS	0,34 g	NiaÄ	1 838,00 µg

Broccoli-, Blumenkohlröschen und Karotte weich dämpfen, mild mit Gewürzen abschmecken und Butter darüber geben.

■ Butterkartoffeln

Menge	Zutaten				
160 Gramm	Kartoffeln geschält gegart, weich	kcal	147	Bst	3,63 g
1 Prise	Jodiertes Salz	kJ	614	B1	0,13 mg
5 Gramm	Butter	EW	3,17 g	B2	0,07 mg
		F	4,32 g	B6	0,34 mg
		KH	22,80 g	Chol	12,00 mg
		GFS	2,56 g	EUFS	1,26 g
		MUFS	0,23 g	NiaÄ	2 138,80 µg

Geschälte Kartoffeln mit Salz bestreuen und der Größe entsprechend lange weich dämpfen. Ausdampfen lassen und zerlassene Butter darüber geben.

■ Aprikosengelee mit Quarktupfer (s. S. 18, Bild 2)

Menge	Zutaten				
100 Gramm	Aprikose Konserve abgetropft	kcal	148,06	B1	0,03 mg
2 Gramm	Gelatine, weiß	kJ	622,90	B2	0,05 mg
80 Milliliter	Apfel Fruchtsaft	EW	3,34 g	B6	0,07 mg
5 Gramm	Zucker weiß	F	0,35 g	Chol	0,05 mg
5 Gramm	Quark 0,2 % Fett	KH	31,27 g	B12	0,05 µg
		GFS	0,07 g	EUFS	0,05 g
		MUFS	0,15 g	NiaÄ	800,57 µg
		Bst	1,67 g		

Aprikosen abtropfen lassen und im Mixer pürieren. In eine Dessertschale geben. Gelatine in kaltem Wasser einweichen, Apfelsaft mit Zucker erhitzen und ausgedrückte Gelatine darin auflösen. Über das Aprikosenmus geben, unterrühren und kalt stellen. Vor dem Servieren mit einem Tupfer Quark garnieren.

■ Angedickter Malventee (s. S. 18, Bild 2)

Menge	Zutaten				
300 Milliliter	Malventee	kcal	31	Bst	0,08 g
8 Gramm	Maisstärke (Wert zur Berechnung verwendet für pflanzliches Dickungsmittel)	kJ	127	B1	0,03 mg
		EW	0,03 g	B2	0,01 mg
		F	0,01 g	NiaÄ	6,40 µg
		KH	7,47 g		

Zwischenmahlzeit:

■ Biskuit mit Flammeri-Pfirsich-Belag und Sahne

Menge	Zutaten				
5 Gramm	Hühnerei Eigelb frisch	kcal	296	B1	0,05 mg
5 Milliliter	Trinkwasser	kJ	1242	B2	0,16 mg
8 Gramm	Zucker weiß	EW	4,62 g	B6	0,06 mg
10 Gramm	Hühnerei Eiweiß frisch	F	11,75 g	Chol	93,30 mg
5 Gramm	Weizen Mehl Type 405	KH	42,59 g	B12	0,36 µg
5 Gramm	Kartoffelstärke	GFS	6,55 g	EUFS	3,67 g
1 Gramm	Backpulver	MUFS	0,65 g	NiaÄ	1 333,98 µg
1 Prise	Jodiertes Salz	Bst	1,29 g		
5 Gramm	Aprikosen Konfitüre ohne Stückchen				
40 Milliliter	Kuhmilch Trinkmilch 1,5 % Fett				
6 Gramm	Vanillepuddingpulver (Wert von Kartoffelstärke verwendet)				
3 Gramm	Zucker weiß				
10 Gramm	Butter				
50 Gramm	Pfirsich Konserve abgetropft				
2 Gramm	Tortengußpulver				
20 Milliliter	Pfirsichkompottsaft (Wert von Apfel Fruchtsaft verwendet)				
10 Milliliter	Kaffeesahne 10 % Fett				

Biskuitteig aus den Zutaten herstellen und Biskuitplatte bei 200 °C etwa 15 Minuten backen (gilt für Rezeptur 1 Person mal 24). Biskuitplatte mit Aprikosenkonfitüre bestreichen. Flammeri zubereiten und in den noch warmen Flammeri Butter geben, so dass sie schmilzt. Masse auf die Biskuitplatte streichen. Pfirsich im Mixer pürieren und auf den fest gewordenen Flammeri geben. Tortenguss herstellen und darüber geben. Kalt stellen. Sahne schlagen und dazu reichen.

Fortsetzung ---->

22

-----> *Fortsetzung*

■ Angedickter Milchkaffee

Menge	Zutaten
200 Milliliter	Kaffee (Getränk)
100 Milliliter	Trinkmilch 1,5 % Fett
8 Gramm	Maisstärke (Wert zur Berechnung verwendet für pflanzliches Dickungsmittel)

kcal	80	B1	0,04 mg
kJ	339	B2	0,20 mg
EW	3,83 g	B6	0,05 mg
F	1,61 g	Chol	6,00 mg
KH	12,37 g	B12	0,50 µg
GFS	0,97 g	EUFS	0,48 g
MUFS	0,05 g	NiaÄ	2 229,40 µg
Bst	0,08 g		

Abendessen:

■ Nudel-Gemüse-Salat

Menge	Zutaten
100 Gramm	Teigwaren eifrei, gegart weich
40 Gramm	Hühnerei Eiweiß frisch gegart (Wert von Hühnerei gegart)
20 Gramm	Senfgurken abgetropft
20 Gramm	Broccoli gegart Röschen
20 Gramm	Passierte Tomaten (Wert von Tomaten frisch)
20 Gramm	Karotte gegart
30 Gramm	Joghurt 1,5 % Fett
20 Gramm	Salatmayonnaise 50 % Fett
1 Prise	Jodiertes Salz
1 Prise	Zucker weiß
	Gewürzgurkenessig
1 Prise	Kümmel gemahlen
1 Prise	Paprikapulver edelsüß

kcal	338	B1	0,09 mg
kJ	1411	B2	0,19 mg
EW	12,54 g	B6	0,13 mg
F	15,81 g	Chol	164,70 mg
KH	35,67 g	B12	1,04 µg
GFS	6,27 g	EUFS	5,85 g
MUFS	2,28 g	NiaÄ	3 489,60 µg
Bst	3,87 g		

Teigwaren weich kochen. Gekochtes Ei schälen und Eigelb verwerfen. Eiweiß und Senfgurken in feine Streifen schneiden. Broccoliröschen und Karotten weich garen. Aus Gewürzgurkenessig, Joghurt, Mayonnaise, passierten Tomaten und Gewürzen Dressing herstellen und alle Zutaten vermengen.

■ Roggenmischbrot ohne Rinde mit Butter

Menge	Zutaten
50 Gramm	Roggenmischbrot ohne Rinde, fein ausgemahlen, 1 Tag alt
20 Gramm	Butter
20 Gramm	Butter

kcal	253	Bst	2,36 g
kJ	1060	B1	0,06 mg
EW	2,96 g	B2	0,04 mg
F	17,04 g	B6	0,06 mg
KH	22,29 g	Chol	48,00 mg
GFS	10,15 g	EUFS	5,06 g
MUFS	0,80 g	NiaÄ	836,80 µg

Abgelagertes Mischbrot entrinden und mit Butter bestreichen.

■ Angedickter Kräutertee

Menge	Zutaten
300 Milliliter	Kräutertee
8 Gramm	Maisstärke (Wert zur Berechnung verwendet für pflanzliches Dickungsmittel)

kcal	31	Bst	0,08 g
kJ	127	B1	0,03 mg
EW	0,03 g	B2	0,01 mg
F	0,01 g	NiaÄ	6,40 µg
KH	7,47 g		

Spätmahlzeit:

■ Apfelquark

Menge	Zutaten
80 Gramm	Quark 0,2 % Fett
20 Milliliter	Trinkmilch 1,5 % Fett
50 Gramm	Apfelmus Konserve
1 Prise	Zimt gemahlen

kcal	103	B1	0,05 mg
kJ	431	B2	0,28 mg
EW	11,61 g	B6	0,07 mg
F	0,63 g	Chol	2,00 mg
KH	11,78 g	B12	0,90 µg
GFS	0,32 g	EUFS	0,15 g
MUFS	0,09 g	NiaÄ	2 702,50 µg
Bst	0,71 g		

Quark mit Milch glatt rühren, Apfelmus unterziehen und mit gemahlenem Zimt bestreut servieren.
Getränke können nach Wahl mit Zucker, Honig, Sirup oder Süßstoff nachgesüßt werden. Zusätzlich sollte über den Tag verteilt 1 Liter angedicktes stilles (Mineral-)Wasser getrunken werden. Hersteller pflanzlicher Dickungsmittel finden Sie in der Lebensmittelbox im Anhang, Kap. Diätische Lebensmittel, S. 368 ff.

23

2.1 Zöliakie/einheimische Sprue

Wissensspeicher

Der Dünndarm und seine Bedeutung bei Zöliakie/einheimischer Sprue

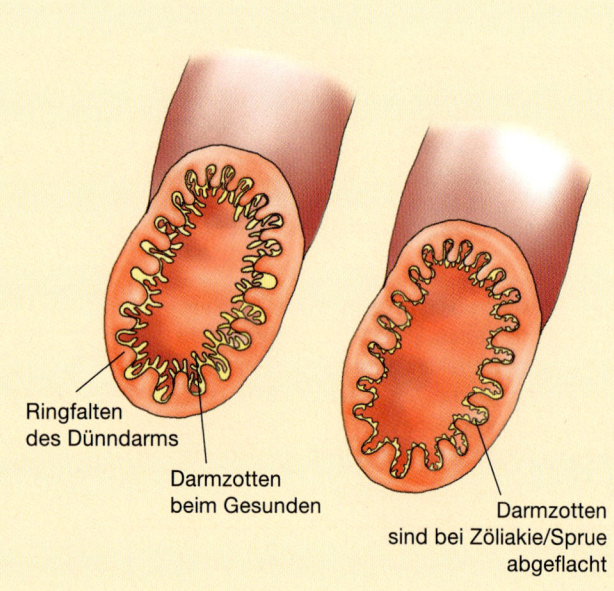

Ringfalten des Dünndarms

Darmzotten beim Gesunden

Darmzotten sind bei Zöliakie/Sprue abgeflacht

Bild 1 *Dünndarm beim Gesunden und beim Zöliakie/einheimische Sprue-Patienten*

Der Dünndarm ist der längste Abschnitt des Verdauungstraktes. Er wird eingeteilt in Zwölffingerdarm, ca. 25 cm lang, Leerdarm, ca. 1 m lang und Krummdarm, ca. 2 m lang. Bei Zöliakie/Sprue-Betroffenen ist der Krummdarm, auch Ileum genannt, nicht intakt. Dieser Darmabschnitt hat die Aufgabe, alle Nährstoffe durch die Zellwand hindurch zu transportieren und in die Blutbahn bzw. Lymphbahn abzugeben. Der Vorgang wird als Resorption bezeichnet.

Damit möglichst viele Nährstoffe durch Resorption in den Körper gelangen, verfügt der zwei Meter lange Abschnitt über drei Mechanismen, um seine Oberfläche zu vergrößern. Würde man das Ileum auf einem freien Feld ausrollen, so würde es eine Fläche von ca. 100 Quadratmetern bedecken.

1.) Die Darmwand ist in Ringfalten gelegt, die etwa einen Zentimeter dick sind.

2.) Auf den Ringfalten und in den Zwischenräumen befinden sich die Darmzotten. Das sind kleine Ausstülpungen von 1 mm Länge. Sie sind der Ort, an dem die Nährstoffe in die Blutbahn übertreten.

3.) Die Darmzotten sind mit feinen Härchen ausgestattet. Diese Härchen sind beweglich und transportieren die Nährstoffe, gleichzeitig haften an ihnen Enzyme und letzte Verdauungsschritte werden vollzogen. Auf einem Quadratmillimeter Darmoberfläche befinden sich ca. 200 Millionen Härchen.

Diese feine Struktur des Ileums ermöglicht die Aufnahme der Nährstoffe ins Blut. Ist dieser Aufbau der Darmwand gestört, so kann nur unzureichend resorbiert werden. Genau hierin liegt die Bedeutung für Zöliakie/Sprue-Betroffene: Durch das Klebereiweiß aus den Lebensmitteln, z. B. Weizenmischbrot, bilden sich die Darmzotten zurück, sie flachen ab und somit verringert sich die Größe der Oberfläche des Ileums. Es können weniger Nährstoffe resorbiert werden als gegessen wurden, mehr Speisebrei gelangt in tiefere Darmabschnitte (Dickdarm) und verursacht dort Verdauungsbeschwerden wie aufgeblähter Bauch und Durchfälle. Besonders die Fettresorption wird geringer, so kommt es zu massigen übel riechenden Fettstühlen.

Zöliakie/Sprue-Betroffene bekommen zu wenig Nährstoffe, obwohl sie vielleicht ausreichend essen. Es gibt keine Medikamente, um die Aufgaben der Darmzotten samt den Härchen auszugleichen, die einzige Möglichkeit, die Darmzotten wieder zu aktivieren, ist das strenge Ausschließen von Klebereiweiß aus der Nahrung, eine Kostform, die lebenslang eingehalten werden muss.

Fallbeispiel

Leon J. ist ein quirliger Junge von sieben Jahren. Er kommt in der Schule gut mit. Auffallend ist, dass Leon kleiner ist als Kinder seiner Altersgruppe. Als die Wachstumsverzögerung untersucht wird, stellt man Antikörper gegen Gluten im Blut fest und eine Gewebeprobe aus dem Darm zeigt, dass die Zotten nur flach ausgebildet sind. Leon ist wenig gewachsen, weil sein Körper nicht alle Nährstoffe aufnehmen konnte. Der Grund dafür liegt bei seiner Allergie auf Klebereiweiß. Hierbei flachen die Darmzotten ab und nehmen zu wenige Nährstoffe aus der Nahrung auf. Da es glutenfreie Lebensmittel gibt, kann Leon sich auch ohne glutenhaltige Produkte vollwertig ernähren.

Seit er die Kostform einhält, wächst er wieder. Leon hatte nicht das typische Symptom des Durchfalls und brauchte keinen Kostaufbau mit besonders leicht verdaulichen Fetten, mittelkettige Triglyceride (MCT) genannt. Zöliakie wird oft nicht von Ärzten erkannt, wenn so wichtige Merkmale wie aufgeblähter Bauch und Durchfälle fehlen.

Krankheitslehre

Beschreibung

Der Name der Krankheit ist abgeleitet von „kiollia", dieses Wort bedeutet „bauchige Krankheit". Es weist auf das Hauptsymptom des aufgeblähten Bauches hin.

Heute wird in Deutschland das Wort Zöliakie für die Erkrankung im Kindesalter benutzt, erwachsene Betroffene erhalten die Diagnose einheimische Sprue.

Da sich die Symptomatik, der Verlauf der Krankheit und mögliche Begleiterkrankungen kaum vom Alter her unterscheiden, wird allgemeingültiger von Sprue (sprich Spruh) gesprochen. Man unterscheidet die einheimische Sprue, die in Europa auftritt und als Ursache eine Allergie auf bestimmte Getreide-Eiweiße hat und die tropische Sprue, welche in der Karibischen See, Indien, jedoch nicht in Afrika vorkommt. Die tropische Sprue ist gekennzeichnet von starker Malabsorption, deren Ursache unbekannt ist.

Eine weitere Form ist die Dermatitis herpetiformis Duhring (Morbus Duhring). Es handelt sich um eine entzündliche Hauterkrankung mit juckenden Bläschen, die vermehrt bei Sprue-Patienten zwischen dem 15. und 40. Lebensjahr auftritt. Man vermutet, dass eine hohe Jodaufnahme dabei eine Rolle spielt. Sie wird mit Medikamenten der Stoffgruppe Sulfone und glutenfreier Kostform behandelt.

Personen mit Zöliakie/Sprue müssen eine strenge Diät einhalten und dabei auf viele vorgefertigte Lebensmittel verzichten. Eine Pizza aus dem Tiefkühlregal essen, Roggenbrot kaufen, ein Eis in der Waffel essen – solche fast alltäglichen Verhaltensweisen sind für Spruekranke nicht möglich. Sie bekommen heftige Durchfälle, wenn sie es dennoch tun.

Das Gluten, ein Getreideeiweiß, ist Auslöser der Durchfälle. Die einzige Möglichkeit, mit dieser Art von Allergie auf Getreideeiweiß umzugehen, ist das strenge Meiden. Dennoch können Sprue-Betroffene Pizza, Brot oder Eis essen, sofern sie bei speziellen Herstellern gekauft oder selber aus glutenfreien Zutaten hergestellt sind.

Häufigkeit

Auf 1000 Personen in Europa kommt eine Person, die an Zöliakie oder einheimischer Sprue erkrankt ist.

Entstehung

Eine genaue Ursache kennt man bis heute nicht. Zöliakie kann im Säuglingsalter entstehen, wenn damit begonnen wird, glutenhaltige Speisen zu geben, z. B. Haferbrei. Die Deutsche Gesellschaft für Kinderheilkunde empfiehlt, nicht vor dem 4. Lebensmonat solche Speisen zu füttern.

Bei Erwachsenen liegt oft eine späte Diagnose vor. Gesicherte Aussagen über die Krankheit lassen sich nur treffen, wenn die Blutuntersuchung Antikörper auf Gluten ergibt und eine Gewebeprobe aus dem Dünndarm abgeflachte Zotten zeigt. Die Allergie bezieht sich jeweils auf alkohollösliche Eiweißbestandteile (Prolamine) folgender Getreidesorten: Gliadin aus Weizen und Roggen, Hordein aus Gerste und Avenin aus Hafer. Die Prolamine kommen außerdem in den Varianten der genannten Getreidesorten vor, genaue Auflistung siehe „Kostform".

Symptome

Zöliakie/einheimische Sprue ist an folgenden Symptomen zu erkennen:
- Massige übel riechende Fettstühle
- Aufgeblähter Bauch = „Trommelbauch"
- Appetitlosigkeit und Erbrechen
- Häufiger verzögertes Wachstum und Entwicklungsrückstand bei Säuglingen und Kindern
- Missmutigkeit und Weinerlichkeit
- Trockene Haut wegen eingeschränkter Vitaminresorption
- Auffällige Blässe durch Eisenmangel
- Schlaffe Muskulatur
- Schlafstörungen, Depressionen, Nervosität
- Wie im beschriebenen Fall kann Zöliakie auch nahezu symptomfrei vorkommen

25

Begleiterkrankungen

Häufig haben Patienten mit Sprue eine Laktoseintoleranz, das heißt, Milchzucker wird nicht vertragen. Gelegentlich treten Gastritis, Hautausschlag, Gelenkentzündungen oder Rheuma auf. Manche Patienten haben außerdem Diabetes mellitus.

Besonders zu beachten/Therapie

Nur eine glutenfreie Diät führt zur Beschwerdefreiheit. Diese Kost muss lebenslang streng eingehalten werden. Es gibt keine Medikamente, die die Krankheit heilen könnten. Wird die Kost nicht diszipliniert eingehalten, bilden sich zunächst die Darmzotten zurück, und es entsteht ein erhöhtes Risiko, an Darmkrebs zu erkranken. Eine subjektive Beschwerdefreiheit verleitet die Patienten dazu, doch glutenhaltige Speisen zu essen. Die Diätassistentin muss darauf hinweisen, dass trotz allgemeinen Wohlbefindens glutenfrei gegessen werden sollte, um Mangelernährung vorzubeugen und damit das Darmkrebsrisiko klein gehalten wird.

Ernährungstherapie

Kostform

Es wird eine vollwertige Mischkost angestrebt, die den Energiebedarf des Alters entsprechend abdeckt. Dabei dürfen keine glutenhaltigen Lebensmittel gegessen werden. Alle Lebensmittel, die mit Weizen oder Weizenderivaten, Roggen, Gerste und Hafer hergestellt werden, sind zu meiden.

Meiden: glutenhaltige Getreidesorten	Unbedenkliche glutenfreie Sorten
Weizen, Roggen, Gerste, Hafer, Weizenderivate: Urkorn, Emmer, Triticale, Kamut, Grünkern, Dinkel	Reis, Wildreis, Mais, Hirse, Buchweizen, Amaranth, Quinoa, Soja, Kastanienmehl

Als Bindemittel geeignet sind Johannisbrotkernmehl, Agar-Agar, Traganth, Guarkernmehl und Alginate.

Im akuten Stadium, d. h. direkt nach der Diagnose oder bei größeren Diätfehlern, wird eine leichte Vollkost, bei Fettstühlen zusätzlich mit MCT und eventuell laktosefrei, empfohlen.

Ziele

- Ausschluss von Gluten aus der Nahrung
- Keine abdominellen Beschwerden
- Wiederherstellung der Darmzotten
- Altersgerechtes Wachsen des Kindes
- Vermeidung von Untergewicht
- Minimierung des Darmkrebsrisikos

Ernährungsempfehlungen

Um sich glutenfrei zu ernähren, muss besonders bei Fertigprodukten auf die Zutatenliste geschaut und beim Hersteller nachgefragt werden. Solange ein Lebensmittel nicht eindeutig als glutenfrei gilt, darf es nicht verzehrt werden. Dabei stecken in sehr vielen Produkten noch Spuren von Gluten, zum Beispiel in Malzessig und in Bier.

Hersteller von glutenfreien Lebensmitteln verwenden teilweise auch Weizenstärke. Sie unterliegt jedoch der Anforderung der so genannten Prima-Stärke. Diese enthält weniger als 2 mg Gliadin pro 100 g Stärke und ist von daher als glutenfrei einzustufen. Wer auch die Prima-Stärke meiden möchte, kauft Lebensmittel ein, die mit dem abgebildeten Logo versehen sind. Sie sind absolut glutenfrei hergestellt.

Um das tägliche Brot zu haben, kann man in Reformhäusern glutenfrei hergestelltes kaufen oder auf Backmischungen zurückgreifen. Teigwaren (Nudeln) gibt es dort ebenfalls. Allgemein sind Obst, Gemüse, Milch und Milchprodukte, Hülsenfrüchte und Kartoffeln sowie Fisch und Eier, Öl, Butter und Margarine glutenfrei. Kauft man aber Fertig- oder Halbfertigprodukte, wie zum Beispiel Rahmspinat, so kann Gluten enthalten sein.

Steht in der Zutatenliste eines Lebensmittels das Wort Stärke, so ist nicht ersichtlich, aus welchen Pflanzen sie stammt. Gibt der Hersteller normaler Produkte das Wort „Weizenstärke" an, handelt es sich in der Regel um Sekunda-Stärke, die mehr Gliadin als die Prima-Stärke enthält. Sprue-Betroffene dürfen sie nicht essen. Hieraus folgt die Empfehlung, weitgehend alle Speisen selbst zuzubereiten um nur wenig auf Vorgefertigtes angewiesen zu sein.

Schwierig ist der Einkauf von Wurst, nahezu alle Sorten, selbst gekochter Schinken, können Gluten enthalten. Der Metzger muss befragt und gegebenenfalls auf einen Hersteller ausgewichen werden, der extra glutenfreie Wurstwaren produziert.

Die Deutsche Zöliakie Gesellschaft veröffentlicht jährlich Herstellerlisten für glutenfreie Produkte. Sicher glutenfreie Lebensmittel sind an diesem Logo erkennbar (Bild 1).

Bild 1 *Logo für glutenfreie Lebensmittel*

Hinweise zur Ernährungsberatung

- Für den Verbraucher ist oft schlecht zu erkennen, ob ein Lebensmittel mit Gluten hergestellt wurde oder nicht. Die Industrie bedient sich der Begriffe Bindemittel, Emulgator, Verdickungsmittel oder Backmittel ohne anzugeben, um welchen Stoff es sich handelt. Auch wenn in der Zutatenliste die Worte Stärke, modifizierte Stärke, Weizenprotein oder Pflanzeneiweißerzeugnis auftauchen, kann Gluten enthalten sein.

- Es gilt der Grundsatz: So lange ein Produkt nicht als eindeutig glutenfrei zu identifizieren ist, kann es nicht gegessen werden. Sicher glutenfrei sind die Lebensmittel, die in dem jährlich erscheinenden Handbuch der Deutschen Zöliakie Gesellschaft verzeichnet sind. Sie sind mit dem oben abgebildeten Logo versehen.

- Ist ein Kind von Zöliakie betroffen, so müssen im Haushalt die Lebensmittel ohne Gluten getrennt von denen aufbewahrt werden, die Gluten enthalten. Es sollte ein eigener Küchenschrank für glutenfreie Lebensmittel eingerichtet werden. Außerdem braucht man einen eigenen Toaster für glutenfreies Brot sowie einen eigenen Brotkorb. Das klingt zunächst aufwändig, aber es verhindert, dass z. B. Mehlstaub auf glutenfreies Brot gerät. Auch Töpfe sollten für glutenfreie Speisen wie Nudeln bereit stehen. Oft stellen sich die Essgewohnheiten in Familien geringfügig um – eine glutenfreie Sauce schmeckt kaum anders als eine mit Klebereiweiß, so können alle einige glutenfreie Produkte essen. Nachteilig dabei ist, dass glutenfreie Lebensmittel häufig teurer sind. Medikamente können als Trägerstoff Gluten enthalten. Die Deutsche Zöliakie Gesellschaft gibt ebenfalls ein Handbuch heraus, das unbedenkliche Arzneien nennt.

- Glutenfreies Kochen und Backen bedeutet, mit Maismehl, Hirse, Buchweizen oder Reismehl zu arbeiten. Dafür sollte eine eigene Getreidemühle angeschafft werden, um z. B. Mehl für Pfannkuchen und Gebäck zu mahlen. Das Mehl sollte nicht im Reformhaus oder im Naturkostladen gemahlen werden, weil es sonst mit glutenhaltigem Getreide vermischt werden würde.

27

Aufgaben

1. Erklären Sie, was man unter Gluten versteht und in welchen Lebensmitteln es vorkommt.

2. Stellen Sie ein Rezept für ein glutenfreies Müsli auf.

3. Warum sollte ein Sprue-Betroffener Hirse oder andere glutenfreie Getreide nicht im Laden zu Mehl mahlen lassen? Erläutern Sie!

4. 40–60 % der Patienten sind nachlässig beim Einhalten der Diät. Erarbeiten Sie ein Merkblatt für die Patienten, das sie eingehend darüber informiert, wie die Diät einzuhalten ist.

5. Überlegen Sie, welche Maßnahmen in einem Haushalt dazu dienen, glutenfreies Essen zu garantieren.

6. Leon, 7 Jahre, Zöliakiepatient, ist auf einen Kindergeburtstag eingeladen. Welche Probleme könnten im Zusammenhang mit seiner Krankheit auftreten und wie könnte Leon ihnen begegnen?

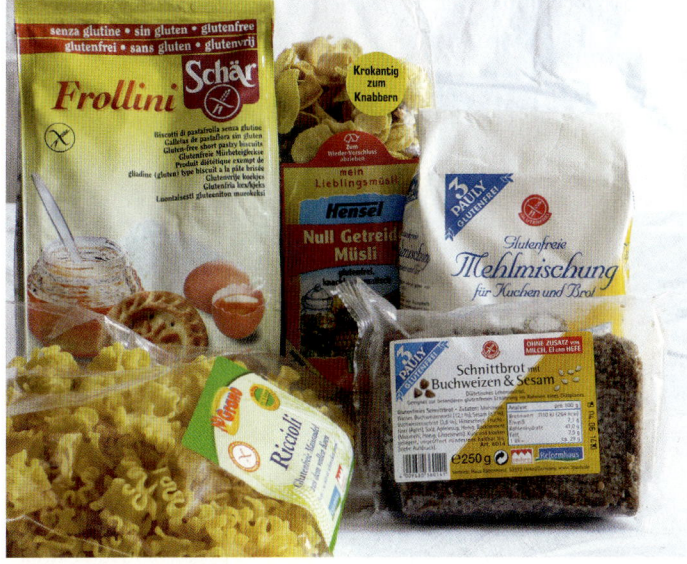

Bild 1 Glutenfreie Lebensmittel

Deutsche Zöliakie Gesellschaft e. V.
Filderhauptstr. 61
70599 Stuttgart
Tel.: 07 11 45 99 81-0
www.dzg-online.de
E-Mail: info@dzg-online.de

Lebensmittelbox

Lebensmittelgruppe	Unbedenklich	Nicht geeignet, weil vermutlich glutenhaltig
Brot	Nur ausdrücklich mit der durchgestrichenen Ähre als glutenfrei gekennzeichnetes Brot	Kartoffelbrot, Mehrkornbrot, hier handelt es sich um Weizen- oder Roggenmischbrote mit Zusätzen
Gemüse Hülsenfrüchte	Frisches Gemüse Tiefgekühltes Gemüse ohne Sauce	Tiefkühlgemüse mit Saucen enthalten häufig glutenhaltige Bindemittel
Obst	Frisches Obst Nüsse und Ölsamen	Fertigobstsalate, Obstmuse, Kompotte sind oft mit Gluten stabilisiert
Käse	Alle Sorten, bis auf	Sorten, die mit Mehl bestäubt werden (Fol Epi) und Käsefonduefertigpackung, Frischkäsezubereitungen, Blauschimmelkäse
Wurst	Roher Schinken außer Parmaschinken	Alle anderen Sorten, weil Gluten als Bindemittel eingesetzt wird
Fleisch, Fisch	Unverarbeitetes Fleisch, Fisch	Fleischzubereitungen wie Fleischkäse, Bratwurst, Frikadellen werden mit Gluten hergestellt
Milchprodukte	Milch, Naturjoghurt, Quark, Sahne	Fruchtjoghurt und sehr fettarme Produkte wie Quark werden mit Gluten stabilisiert
Süßigkeiten	Baisers, Zucker, Honig	Kekse, Kuchen, Speiseeis, Schokolade, alle Riegel, Kaugummi, alle Arten von Schaumzuckerwaren (Negerküsse usw.), hier wird Gluten für die passende Konsistenz und den Geschmack eingesetzt
Getränke	Tee, Kaffee, Mineralwasser, Limonade, reine Fruchtsäfte, spezielle Biere aus Reis und Papaya	Bier, Malzbier, Malzkaffee, Instantgetränke und Frühstücksgetränke mit Ballaststoffzusatz, Spirituosen aus Getreide
Sonstiges	Öl, Butter, Margarine, Eier, Zuckerrübenballaststoff	Salatdressings, Mayonnaisen, Ketchup, Malzessig, Fertigsuppen, Würzmischungen (z. B. Brathähnchengewürz), Eierteigwaren, fertige Mehlspeisen, Pudding, hier dient Gluten als Bindemittel und Emulgator

Tageskostplan – Zöliakie

Patient: Leon J., 7 Jahre, Schüler

Wünschenswerte Energie- (D-A-CH Referenzwerte) und Nährstoffzufuhr:

Gesamtenergiebedarf 1 900 kcal/Tag bzw. 8 075 kJ/Tag

Eiweiß 12–15 % 228–285 kcal = 57–71 g EW/Tag

Fett 30–35 % 570–665 kcal = 63–74 g F/Tag

Kohlenhydrate 50–58 % 950–1102 kcal = 238–276 g KH/Tag

Gesamtsumme Tageskostplan Zöliakie

kcal	1 992	B1	0,85 mg
kJ	8347	B2	1,73 mg
EW	63,25 g	B6	1,67 mg
F	74,21 g	Chol	210,68 mg
KH	258,59 g	B12	5,47 µg
GFS	27,50 g	EUFS	21,03 g
MUFS	20,53 g	NiaÄ	23 523,55 µg
Bst	22,68 g		

Nährstoffrelation

Eiweiß	63 g	13 %
Fett	74 g	34 %
Kohlenhydrate	259 g	53 %

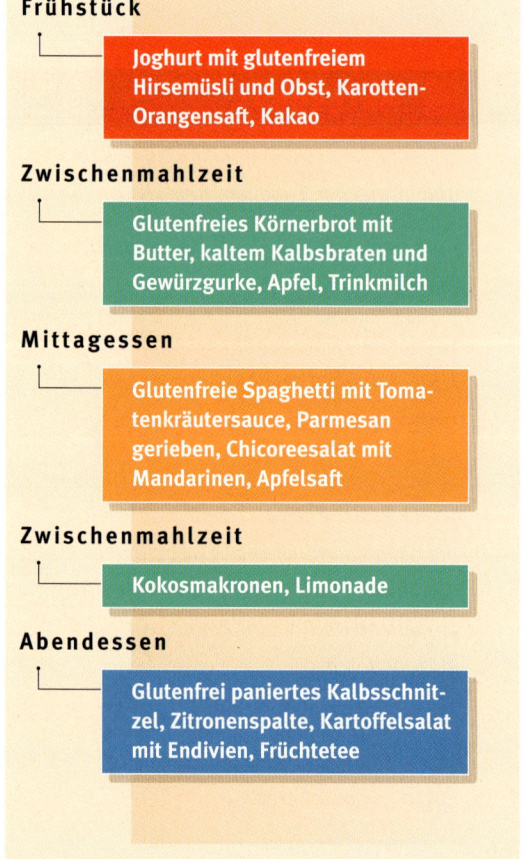

Frühstück

Joghurt mit glutenfreiem Hirsemüsli und Obst, Karotten-Orangensaft, Kakao

Zwischenmahlzeit

Glutenfreies Körnerbrot mit Butter, kaltem Kalbsbraten und Gewürzgurke, Apfel, Trinkmilch

Mittagessen

Glutenfreie Spaghetti mit Tomatenkräutersauce, Parmesan gerieben, Chicoreesalat mit Mandarinen, Apfelsaft

Zwischenmahlzeit

Kokosmakronen, Limonade

Abendessen

Glutenfrei paniertes Kalbsschnitzel, Zitronenspalte, Kartoffelsalat mit Endivien, Früchtetee

Frühstück:

■ Joghurt mit glutenfreiem Hirsemüsli und Obst

Menge	Zutaten
100 Gramm	Joghurt 1,5 %
30 Milliliter	Trinkmilch 3,5 % Fett
30 Gramm	Hirse-Müsli glutenfrei
50 Gramm	Apfel frisch ungewachst
50 Gramm	Banane frisch
50 Gramm	Birne frisch
5 Gramm	Walnuss frisch
5 Gramm	Blütenhonig-Mischungen

kcal	305	B1	0,19 mg
kJ	1278	B2	0,32 mg
EW	8,88 g	B6	0,49 mg
F	7,76 g	Chol	8,90 mg
KH	48,70 g	B12	0,52 µg
GFS	2,18 g	EUFS	2,11 g
MUFS	2,91 g	NiaÄ	3 033,40 µg
Bst	7,60 g		

Joghurt mit Milch verrühren und glutenfreies Hirsemüsli darauf geben. Ungewachstes und gewaschenes Obst in mundgerechte Stücke schneiden und mit gehackten Walnüssen dazu geben. Mit Honig süßen.

■ Karotten-Orangensaft

Menge	Zutaten
120 Milliliter	Karottensaft
80 Milliliter	Orange Fruchtsaft frisch gepresst
5 Milliliter	Walnussöl

kcal	106	B1	0,05 mg
kJ	445	B2	0,02 mg
EW	0,74 g	B6	0,03 mg
F	5,10 g	Chol	0,05 mg
KH	11,83 g	B12	0,00
GFS	0,56 g	EUFS	0,84 g
MUFS	3,45 g	NiaÄ	317,60 µg
Bst	0,18 g		

Karottensaft mit frisch gepresstem Orangensaft vermischen und Öl dazu geben.

■ Kakao

Menge	Zutaten
150 Milliliter	Trinkmilch 1,5 % Fett
5 Gramm	Kakaopulver schwach entölt, glutenfrei
3 Gramm	Zucker weiß

kcal	101	B1	0,07 mg
kJ	427	B2	0,29 mg
EW	6,09 g	B6	0,08 mg
F	3,63 g	Chol	9,00 mg
KH	10,89 g	B12	0,75 µg
GFS	2,18 g	EUFS	1,13 g
MUFS	0,11 g	NiaÄ	1 567,85 µg
Bst	1,64 g		

¾ der Milch zum Kochen bringen. ¼ der Milch mit Kakaopulver und Zucker verrühren und in die kochende Milch einrühren. Aufkochen und auskühlen lassen.

Zwischenmahlzeit:

■ Glutenfreies Körnerbrot mit Butter, kaltem Kalbsbraten und Gewürzgurke

Menge	Zutaten
40 Gramm	Körnerbrot glutenfrei
10 Gramm	Butter
30 Gramm	Kalb Filet (Lende), gegart
1 Prise	Jodiertes fluoridiertes Salz
1 Prise	Pfeffer
1 Prise	Paprika
1 Prise	Thymian
30 Gramm	Gewürzgurken Sauerkonserve, abgetropft, glutenfrei

kcal	199	B1	0,10 mg
kJ	835	B2	0,13 mg
EW	8,07 g	B6	0,24 mg
F	11,28 g	Chol	45,00 mg
KH	16,13 g	B12	0,36 µg
GFS	5,62 g	EUFS	3,38 g
MUFS	1,41 g	NiaÄ	4 656,50 µg
Bst	2,82 g		

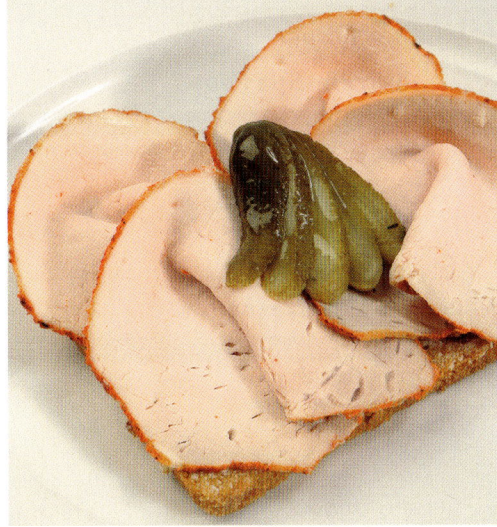

Bild 1 *Glutenfreies Körnerbrot mit Butter, kaltem Kalbsbraten und Gewürzgurke*

Glutenfreies Brot aufschneiden, mit Butter bestreichen und mit Kalbsbraten und Gewürzgurke belegen. Kalbslende parieren und mit Gewürzen einreiben. Im Backofen zusammen mit Röstgemüse und Wasser garen. Abkühlen lassen und aufschneiden. Keine fertigen Gewürzmischungen verwenden, können glutenhaltig sein!

Fortsetzung ⟶

----➤ Fortsetzung

■ Apfel

Menge	Zutaten
150 Gramm	Apfel frisch

Am besten ungewachstes Obst einkaufen, könnte sonst glutenhaltig sein.

kcal	78	Bst	3,00 g
kJ	326	B1	0,04 mg
EW	0,51 g	B2	0,04 mg
F	0,60 g	B6	0,08 mg
KH	17,14 g	EUFS	0,03 g
GFS	0,13 g	NiaÄ	349,50 µg
MUFS	0,30 g		

■ Trinkmilch

Menge	Zutaten
200 Milliliter	Trinkmilch 1,5 % Fett

Trinkmilch von zu Hause mitnehmen oder am Pausenverkauf kaufen.

kcal	96	B1	0,08 mg
kJ	406	B2	0,36 mg
EW	6,80 g	B6	0,10 mg
F	3,20 g	Chol	12,00 mg
KH	9,80 g	B12	1,00 µg
GFS	1,94 g	EUFS	0,96 g
MUFS	0,10 g	NiaÄ	1 646,00 µg

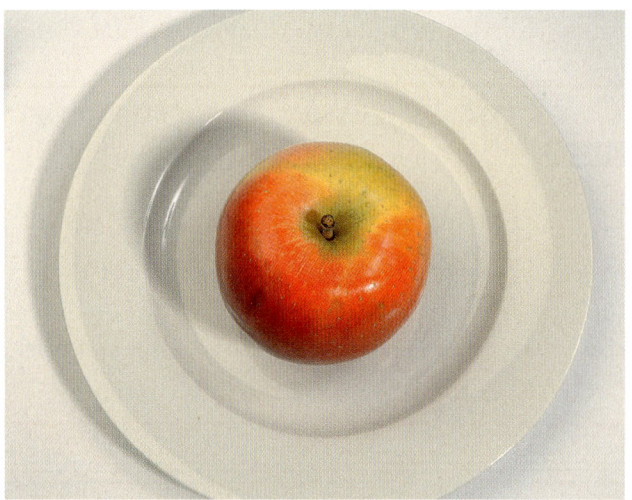

Bild 1 *Apfel*

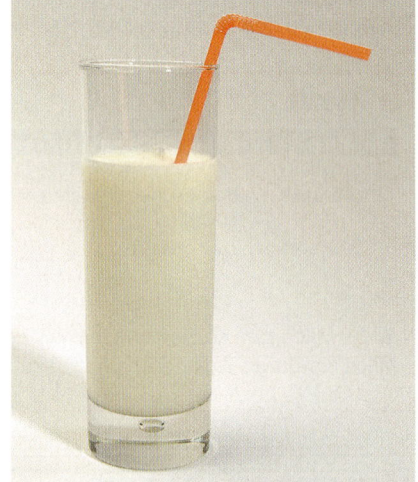

Bild 2 *Trinkmilch*

Mittagessen:

■ Glutenfreie Spaghetti

Menge	Zutaten
60 Gramm	Teigwaren glutenfrei (Spaghetti), roh
	Salzwasser
1 Prise	Jodiertes fluoridiertes Salz
1 Prise	Muskat

kcal	213	GFS	0,01 g
kJ	892	MUFS	0,02 g
EW	0,26 g	Bst	0,92 g
F	0,05 g	EUFS	0,01 g
KH	52,09 g	NiaÄ	47,40 µg

■ Tomatenkräutersauce

Menge	Zutaten
5 Gramm	Butter
3 Gramm	Mais Stärke
10 Gramm	Tomatenmark
125 Milliliter	Glutenfreie Gemüsebrühe
1 Prise	Jodiertes flouridiertes Salz
1 Prise	Zucker weiß
1 Prise	Oregano
1 Prise	Basilikum
1 Prise	Rosmarin
1 Prise	Pfeffer

kcal	83	Bst	0,86 g
kJ	347	B1	0,03 mg
EW	0,77 g	B2	0,02 mg
F	6,47 g	B6	0,06 mg
KH	5,53 g	Chol	12,00 mg
GFS	2,79 g	EUFS	1,76 g
MUFS	1,56 g	NiaÄ	589,10 µg

Butter schmelzen lassen und Maisstärke einstreuen. Tomatenmark dazu geben und mit dem Schneebesen glatt rühren. Mit kalter glutenfreier Gemüsebrühe aufgießen, aufkochen und auskochen lassen. Mit Gewürzen abschmecken.

Fortsetzung ---➤

----→ Fortsetzung

Parmesan gerieben

Menge	Zutaten
15 Gramm	Parmesan 40 % F. i. Tr.

kcal	66	B2	0,07 mg
kJ	276	B6	0,02 mg
EW	4,84 g	Chol	12,30 mg
F	5,22 g	B12	0,30 µg
GFS	3,17 g	EUFS	1,57 g
MUFS	0,19 g	NiaÄ	1 080,00 µg

Chicoréesalat mit Mandarinen

Menge	Zutaten
30 Gramm	Chicorée frisch
10 Gramm	Mandarinenfilets Konserve
1 Prise	Jodiertes fluoridiertes Salz
1 Prise	Zucker weiß
Prise	Pfeffer
5 Milliliter	Zitronensaft
10 Milliliter	Mandarinenfruchtsaft (Kompottsaft gezuckert) glutenfrei
3 Milliliter	Walnussöl

kcal	62	Bst	0,71 g
kJ	259	B1	0,02 mg
EW	0,60 g	B2	0,01 mg
F	3,13 g	B6	0,02 mg
KH	7,34 g	Chol	0,03 mg
GFS	0,35 g	EUFS	0,50 g
MUFS	2,12 g	NiaÄ	216,35 µg

Mandarinen abtropfen lassen und mit gewaschenem, geschnittenem Chicorée vermischen.
Aus Kompottsaft, Gewürzen und Pflanzenöl Marinade zubereiten und über den Salat gießen.

Apfelsaft

Menge	Zutaten
200 Milliliter	Apfel Fruchtsaft naturrein

kcal	98	B1	0,04 mg
kJ	414	B2	0,04 mg
EW	0,62 g	B6	0,08 mg
F	0,66 g	B12	0,00
KH	21,22 g	EUFS	0,04 g
GFS	0,14 g	NiaÄ	396,00 µg
MUFS	0,32 g		

Zwischenmahlzeit:

Kokosmakronen

Menge	Zutaten
15 Gramm	Hühnerei Eiweiß frisch
10 Gramm	Zucker weiß
10 Gramm	Kokosnuss Raspeln
2 Gramm	Maisstärke

kcal	116,02	Bst	2,02 g
kJ	485,78	B1	0,01 mg
EW	2,29 g	B2	0,06 mg
F	6,36 g	B6	0,02 mg
KH	12,44 g	B12	0,02 µg
GFS	5,49 g	EUFS	0,39 g
MUFS	0,10 g	NiaÄ	600,85 µg

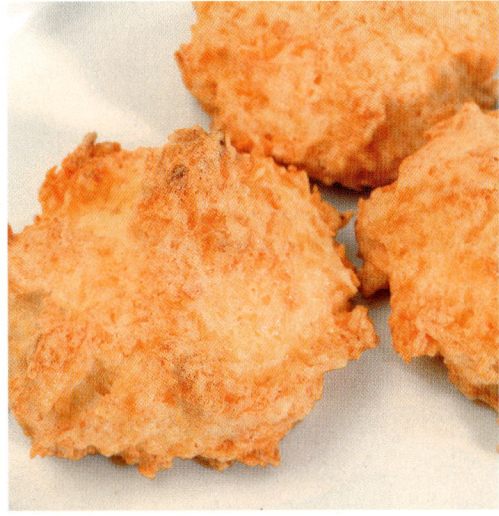

Bild 1   *Kokosmakronen*

Eiweiß zu sehr steifem Schnee schlagen, dabei nach und nach Zucker einrieseln lassen. Kokosraspeln mit Maisstärke vermischen und zuletzt mit dem Schneebesen unterheben. Mit dem Teelöffel drei kleine Makronen auf ein mit Backpapier ausgelegtes Blech geben. Im vorgeheizten Ofen auf mittlerer Schiene bei 200 °C (180 °C Umluft) etwa 10 Minuten goldgelb backen.

Limonade

Menge	Zutaten
200 Milliliter	Limonade glutenfrei

kcal	84	KH	20,00 g
kJ	348	NiaÄ	2,00 µg

Abendessen:

■ Glutenfrei paniertes Kalbsschnitzel, Zitronenspalte

Menge	Zutaten
80 Gramm	Kalb Fleisch mager (Schnitzel) frisch
1 Prise	Jodiertes, fluoridiertes Salz
1 Prise	Pfeffer
5 Gramm	Kartoffel Stärke
15 Gramm	Hühnerei Vollei frisch
15 Gramm	Glutenfreie Semmelbrösel (Wert von glutenfreiem Kastanienbrot verwendet)
10 Milliliter	Rapsöl
20 Gramm	Zitrone frisch

kcal	251	B1	0,11 mg
kJ	1 051	B2	0,29 mg
EW	18,14 g	B6	0,36 mg
F	14,23 g	Chol	115,60 mg
KH	11,96 g	B12	1,66 µg
GFS	2,05 g	EUFS	6,93 g
MUFS	3,81 g	NiaÄ	8 437,50 µg
Bst	0,51 g		

Kalbsschnitzel mit dem Fleischklopfer zart klopfen. Würzen und in Kartoffelstärke, Ei und glutenfreien Semmelbröseln wenden. In Pflanzenöl ausbacken und mit Zitronenspalte servieren.

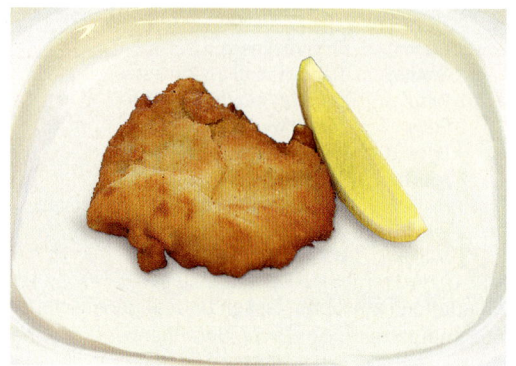

Bild 1 *Kalbsschnitzel mit Kartoffelsalat*

■ Kartoffelsalat mit Endivien

Menge	Zutaten
130 Gramm	Kartoffeln ungeschält gegart mit Küchenabfall
30 Milliliter	Glutenfreie Gemüsebrühe
5 Gramm	Zwiebeln frisch
3 Gramm	Glutenfreier Senf
5 Milliliter	Distelöl
1 Prise	Jodiertes Salz
1 Prise	Pfeffer
	Essig
20 Gramm	Endivien frisch
1 Gramm	Schnittlauch frisch

kcal	115	Bst	2,43 g
kJ	484	B1	0,09 mg
EW	2,39 g	B2	0,07 mg
F	5,79 g	B6	0,23 mg
KH	12,97 g	EUFS	0,79 g
GFS	0,55 g	NiaÄ	1 792,50 µg
MUFS	4,15 g		

Pellkartoffeln kochen, schälen und in Scheiben schneiden. Mit einer Marinade aus glutenfreier Gemüsebrühe, gekochten Zwiebelwürfelchen, glutenfreiem Senf, Pflanzenöl und Gewürzen übergießen und gut durchziehen lassen. Kurz vor dem Servieren in feine Streifen geschnittene Endivie und Schnittlauch dazu geben.

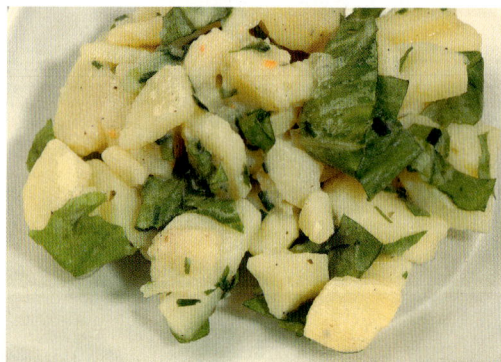

Bild 2 *Kartoffelsalat mit Endivien*

■ Früchtetee

Menge	Zutaten
250 Milliliter	Früchtetee

kcal	3	B1	0,03 mg
kJ	8	B2	0,01 mg
KH	0,50 g		

Getränke können nach Wahl mit Zucker oder Honig versüßt werden. Sirup vor Verzehr auf Glutenfreiheit prüfen.

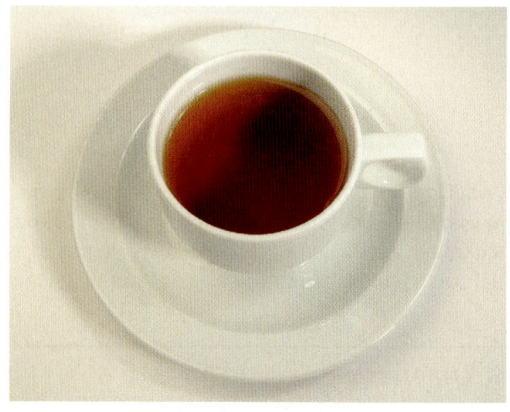

Bild 3 *Früchtetee nach Belieben mit Zucker oder Honig süßen*

2.2 Morbus Crohn

Wissensspeicher

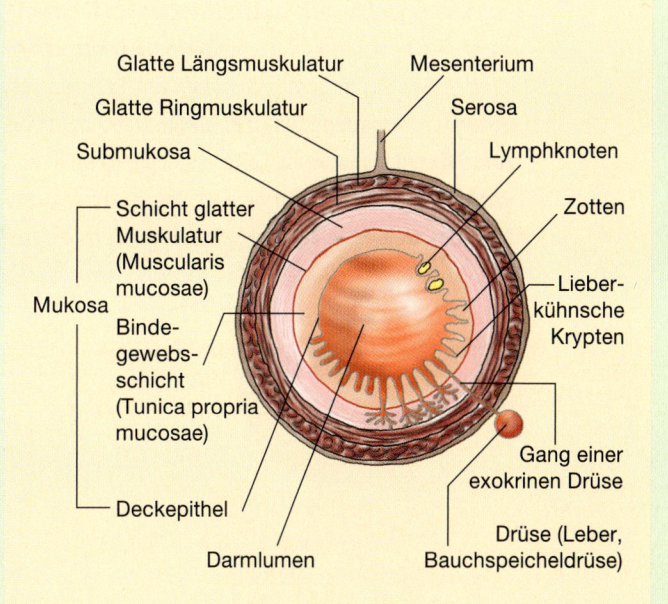

Bild 1 *Die verschiedenen Darmabschnitte*

Der Darm ist ein schlauchförmiges Organ. Man versteht darunter den Teil des Gastrointestinaltraktes zwischen Magenausgang und Anus. Unterschieden wird zwischen:

■ Intestinum tenue (ca. 4–5 m), unterteilt in das etwa 30 cm lange, bogenförmig verlaufende Duodenum, das Jejunum und das Ileum.

■ Intestinum crassum (ca. 1,5 m), unterteilt in Colon ascendens, Colon descendens, Colon transversum, Rektum

Die Wände der einzelnen Darmabschnitte sind in ihrem Aufbau sehr ähnlich. Geringe Abweichungen sind durch die unterschiedlichen Funktionen der einzelnen Darmabschnitte bedingt.

Bild 2 *Schematischer Aufbau der Darmwand*

Die Hauptaufgaben des Dünndarms sind:

■ Durchmischung des Chymus mit den Verdauungssäften

■ Weitertransport durch die wellenförmige, wechselweise Kontraktion der Ring- und Längsmuskulatur in den Wänden des Darms (= Darmperistaltik)

■ Die Hydrolyse der Nahrung

■ In den verschiedenen Dünndarmabschnitten wird der größte Teil der Nahrungsbestandteile durch die unterschiedlichen Verdauungsenzyme hydrolysiert und resorbiert. Diese stammen aus Pankreas, der Galle und dem Dünndarm selbst.

33

Fallbeispiel

Frau Claudia S. ist 35 Jahre alt und schon seit über 20 Jahren an Morbus Crohn erkrankt.
Mit 13 Jahren erlebte sei erstmals starke, krampfartige Bauchschmerzen, begleitet von hohem Fieber, aber keine Durchfälle. Diese unspezifischen Beschwerden führten erst nach drei Jahren zur Diagnose Morbus Crohn.
Bis zu ihrem 25. Geburtstag hatte Claudia S. bis zu fünf akute Krankheitsschübe jährlich. Ein Jahr später musste eine Not-Operation wegen eines Dünndarmdurchbruchs durchgeführt werden. Erhalten werden konnten nur noch 60 cm des Dünndarms. Die Folgen waren für die junge Frau katastrophal: Gewichtsabnahme von 25 kg

innerhalb von sechs Monaten nach der Operation, zeitweise Nahrungsmittelunverträglichkeiten auf die industriell hergestellten Sondennahrung sowie massive Fettstühle erschwerten ihr Leben. Mithilfe eines Ernährungstagebuches und der Beratung von speziell geschulten Ernährungsfachkräften wurden nach und nach die verträglichen Nahrungsmittel herausgefunden. Nach zwei Jahren adaptierte sich der „Kurzdarm" durch intensivere Verdauungstätigkeit auf geringerer Oberfläche. Jetzt wurde für Frau S. ein abwechslungsreicherer Speiseplan zusammengestellt, d. h. eine leichte Vollkost unter Berücksichtigung aller unverträglichen Nahrungsmittel und Getränke. Endlich kam es zur lang ersehnten Gewichtszunahme.

Krankheitslehre

Beschreibung

Morbus Crohn, auch Enteritis regionalis Crohn genannt, ist eine chronisch entzündliche Darmerkrankung (CED). Sie verläuft in Schüben und kann sich im gesamten Verdauungstrakt, d. h. vom Ösophagus bis zum After manifestieren. In ca. 40 % der Fälle ist die Region zwischen dem terminalen Ileum und dem Anfang des Colons, also das Colon ascendens betroffen.

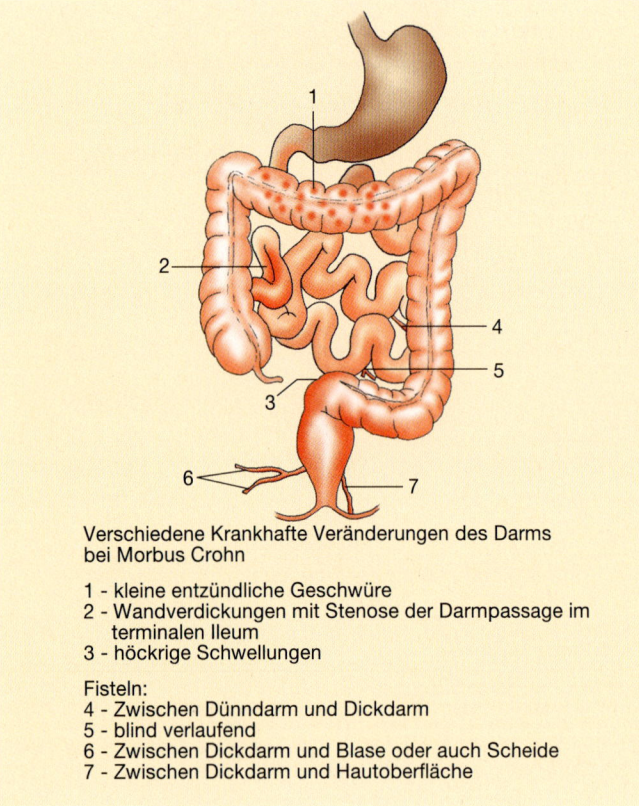

Verschiedene Krankhafte Veränderungen des Darms bei Morbus Crohn

1 - kleine entzündliche Geschwüre
2 - Wandverdickungen mit Stenose der Darmpassage im terminalen Ileum
3 - höckrige Schwellungen

Fisteln:
4 - Zwischen Dünndarm und Dickdarm
5 - blind verlaufend
6 - Zwischen Dickdarm und Blase oder auch Scheide
7 - Zwischen Dickdarm und Hautoberfläche

Bild 1 *Krankhafte Veränderungen des Darms bei Morbus Crohn*

Beim Morbus Crohn können gesunde Darmabschnitte mit kranken abwechseln. Die Entzündungen sind in allen Schichten der Darmwand möglich, sodass neben den oberflächlichen Schleimhautzellen auch die darunter liegenden Schichten, angefangen von der inneren Mucosa bis zu der äußeren Mucosa, des Dünndarms betroffen sein können. Schlimmstenfalls sind weite Teile der Dünndarmwand von der Entzündung befallen, was zu Verwachsungen, Engstellen, einer Stenose oder Fistelbildungen mit vielerlei Komplikationen führen kann. Akute Phasen wechseln sich mit Remissionsphasen ab (siehe auch Fallbeispiel). Während akuter Schübe ist die Leistungsfähigkeit eingeschränkt, die Infektanfälligkeit erhöht. Zudem schwächen die massiven Durchfälle und starke Blähungen. Die erforderliche Dauermedikation ist nicht frei von Nebenwirkungen und belastet somit zusätzlich.

Häufigkeit

In Deutschland leiden schätzungsweise 300 000 Menschen an CED. Epidemiologische Studien gehen von einer Prävalenz des Morbus Crohn zwischen 34 und 146 pro 100 000 Einwohner aus. Dabei ist die Häufigkeit von Neuerkrankungen in der Altersgruppe der 15- bis 30-jährigen am höchsten.

Beide Geschlechter sind betroffen, Frauen erkranken häufiger.

Entstehung

Die Ursachen der meist schleichend beginnenden Krankheit sind bislang nicht vollständig geklärt.

Eine Rolle spielen:
■ Gestörtes Immunsystem (durch Überwiegen von Entzündungsproteinen (= Zytokine)
■ Vererbung (Genmutationen)
■ Umweltfaktoren, besonders Bakterien. Die auslösenden Myko-Bakterien wurden noch nicht entdeckt.
■ Rauchen – vergrößert das Risiko
■ Rheuma- und Schmerzmittel erhöhen das Risiko
■ Sehr sauberes Umfeld ┈┈┤ mehr Erkrankungen ┈┈┤ Reich-Arm-Gefälle ┈┈┤ weniger CED
■ Ernährung: es gibt keine gesicherten Erkenntnisse

Symptome

Die Beschwerden, die bei Morbus Crohn auftreten, hängen davon ab, welcher Bereich des Magen-Darm-Trakts betroffen ist. Bei gut 50 % der Erkrankten ist es das terminale Ileum und der Anfang des Dickdarms. Die Betroffenen leiden unter Schmerzen im rechten Bereich des Bauches und um den Nabel. Diarrhö bzw. Steatorrhö mit rascher Gewichtsabnahme sind die Folge.

Kommt es zu Stenosen im Dünndarm, entstehen kolikartige Schmerzen, die sich vor allem bei der Nahrungsaufnahme verschlimmern. Daraus folgen oftmals weitere uncharakteristische Symptome wie:
■ Übelkeit, Erbrechen, Blähungen,
■ Appetitlosigkeit,
■ Müdigkeit und Leistungsabfall.
■ Fieber bzw. Fieberschübe treten mit unterschiedlicher Intensität auf. Bei Kindern kommt es in der Regel zu Wachstumsverzögerung. Auch die Neigung zu Fisteln ist bei Morbus Crohn Patienten nicht selten. Sie entstehen, wenn sich die Entzündung durch die Darmwand hindurch ausbreitet und umliegendes Gewebe erreicht. Verbindungen zwischen oberem Dünndarm und dem Dickdarm, oder zwischen Dickdarm und Harnblase, können so zu weiteren erheblichen Komplikationen führen.

Begleiterkrankungen

Weitere Beschwerden und Entzündungen außerhalb des Darmbereichs können auftreten:

- Veränderungen der Haut, schmerzhafte, rote Knoten, vorwiegend an den Unterschenkeln
- Gelenkbeschwerden, z. B. Entzündungen der Gelenke an Armen, Beinen sowie der Wirbelsäule.
- Entzündungen der Augen, des Mundes
- Entzündung der Gallenwege, z. B. Sklerosierende Cholangitis, Gallensteine
- Osteoporose
- Fettleber, Pankreatitis
- Nierensteine

Besonders zu beachten/Therapie

Die Erkrankung ist bis heute leider nicht heilbar. Bei den meisten Patienten kann jedoch der Krankheitsverlauf durch eine entsprechende Medikation (z. B. Kortisonpräparate, Immunsuppressiva, Antibiotika) gebessert oder sogar zum Stillstand gebracht werden. Da die Nebenwirkungen nicht unerheblich sind, und ein Teil der Patienten auf diese Behandlung nicht ausreichend angesprochen hat, wurden in den letzten Jahren biologische Therapeutika entwickelt.

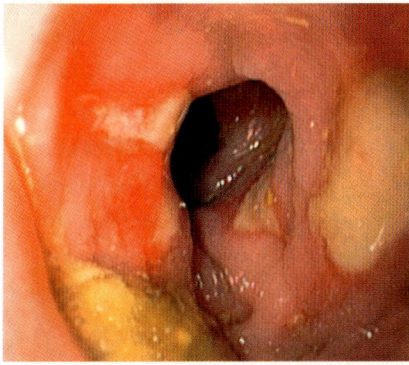

Bild 1 *Darmschleimhaut bei Morbus Crohn*

Bei schweren Komplikationen, wie Darmverschluss, Fisteln oder Darmverengung muss ein operativer Eingriff erfolgen. Gelegentlich ist die Anlage eines vorübergehenden oder endgültigen Stoma notwendig. Alternative Maßnahmen verbessern das Wohlbefinden (z. B. Entspannungstherapie, Psychotherapie), sind aber kein Ersatz für medizinische Behandlungsmethoden.

Nachgewiesene Mangelzustände werden individuell therapiert:

- Folsäure bei ca. 54 % der Patienten (Anämie)
- Vitamin B12 bei ca. 48 % der Patienten (Perniziöse Anämie)
- Eisen bei ca. 40 % der Patienten (Mikrozytäre Anämie)
- Albumin bei ca. 40 % der Patienten (Beinödeme)
- Fettlösliche Vitamine bei ca. 11 % der Patienten
- Calcium, Kalium, Magnesium, Zink, Selen

Ernährungstherapie

Kostformen

Da die Krankheitsursachen nach wie vor unbekannt sind, kann nur symptomatisch behandelt werden. Es gibt keine Diätform, die den Krankheitsverlauf mit Sicherheit positiv beeinflussen kann.

Akute Phase

- Parenterale Ernährung, je nach Erkrankungsstadium
- Enterale bilanzierte Diäten sind wirksam bei Schüben mittlerer und hoher Aktivität des Morbus Crohn im Dünndarm.
- Ein relevanter Wirkungsunterschied zwischen chemisch definierten Diäten (CDD) und Nährstoff definierten Diäten (NDD) ist nicht erkennbar.
- Glutaminreiche und immunmodulierende Diäten haben keine therapeutische Überlegenheit.

Remissionsphase

- Leichte Vollkost und Vollkost, immer unter Berücksichtigung der individuellen Nahrungsmittelunverträglichkeiten.

Ziele

- Verbesserung des Ernährungszustandes durch Vermeidung einer einseitigen und hypokalorischen Kost mit einer bedarfsgerechten Ernährung
- Linderung der Schmerzen und Beschwerden
- Positive Beeinflussung des Krankheitsverlaufs und der Krankheitsaktivität durch optimale Medikation
- Verbesserung der Lebensqualität

Ernährungsempfehlungen

Die Ernährungstherapie ist individuell an das jeweilige Krankheitsstadium und die individuelle, bestehende Problematik anzupassen.

Akutes Stadium

- Parenterale Ernährung, z. B. bei schwerer Malabsorption, Kurzdarmsyndrom, hochgradiger Stenose
- Enterale bilanzierte Diäten (s. S. 284, Kap. 17.2 „Enterale Diäten")
  - Chemisch definierte Diäten (CDD) = Peptiddiäten
  - Nährstoffdefinierte Diäten (NDD) = Polymere Diäten

Nach der akuten Phase mit parenteraler und enteraler Ernährung ist ein Kostaufbau unbedingt erforderlich. Der Magen-Darm-Trakt muss langsam wieder an eine Nahrungszufuhr herangeführt werden.

35

Kostprinzip – akute Phase

- Langsamer Kostaufbau um jeweils 400 kcal
- Streng ballaststoffarm, ca. zwei Wochen
- Laktosefrei, langsam steigern auf laktosearm
- Kcal-Anreicherung bei Appetitlosigkeit, z. B. mit Maltodextrin 19, Malto Cal 19
- Viele kleine, leicht verdauliche, fettarme Mahlzeiten
- Verzicht auf Zitrusfrüchte
- Bei Steatorrhö: MCT-Fette einsetzen

In der Phase des Kostaufbaus, sofern er ambulant durchgeführt wird, ist eine phantasievolle, intensive Beratung durch Diätassistenten notwendig.

Remissionsphase

- Leichte Vollkost (s. S. 323 ff.)
- Vollkost (s. S. 313 ff.)

- Unter Berücksichtigung der individuellen Nahrungsmittelunverträglichkeiten, d.h. der Patient soll das essen, was ihm bekommt und alles andere meiden.

Kostprinzip – Remissionsphase

- Bedarfsangepasst
- Vollwertig, abwechslungsreich und appetitanregend
- Eiweißreich
- Blähungsarm
- Ballaststoffe nach Verträglichkeit, günstig sind lösliche Ballaststoffe
- Reichlich Flüssigkeit, ca. zwei Liter pro Tag, empfehlenswert sind Kräutertees (z. B. Fenchel-, Kümmel-, Kamillentee)
- 5 bis 6 Mahlzeiten pro Tag
- Langsam essen und gründlich kauen

Stufe	Diät	Beispiele – Kostaufbau im akuten Stadium
Stufe 1:	Elementardiät	Survimed OPD, Peptisorb
Stufe 2:	Trinknahrung	Fresubin, Salvimulsin
Stufe 3:	400–500 Kcal, ohne Obst, Gemüse, fettarm	1. Frühstück: Tee, Zwieback, Toast 2. Frühstück: Trinknahrung Mittagessen: Grießsuppe mit Gemüsebrühe, blähungsfrei Nachmittag: Trinknahrung Abendessen: Graupensuppe mit entfetteter Brühe
Stufe 4:	500–1 000 kcal, ohne Stenose	1. Frühstück: Kaffee reizarm, Tee, Brötchen abgelagert 2. Frühstück: Magerjoghurt, Knäckebrot Mittagessen: Fleisch oder Fisch mager, gekocht, Kartoffeln/Reis/Nudeln, Gemüsesorten, Kompott Nachmittag: Kaffee reizarm, Tee, Weiß-, Graubrot, abgelagert, Schinken, gekocht ohne Fettrand oder Trinknahrung Abendessen: Tee, Semmelpudding mit Eiklar, Petersiliensauce Spätmahlzeit: Wie 2. Frühstück oder Trinknahrung
Stufe 5:	1 000 kcal bis Bedarfsdeckung	Ohne Stenose: Übergang zur Gastroenterologischen Basiskost = Leichte Vollkost Mit Stenose: faserarm, evtl. fein püriert

Hinweise zur Ernährungsberatung

- Laktoseintoleranz (Milchzuckerunverträglichkeit) oder Laktasemangel (s. S. 302 f.)
- Stenosen:
  - Ballaststoffarme, leicht verdauliche Kost (s. Kostaufbau nach akutem Schub, S. 36)
  - Sehr gut kauen, reichlich trinken
- Kurzdarmsyndrom
  Aufbaukost nach Beendigung der enteralen Ernährung (s. Kostaufbau nach akutem Schub, S. 36)
- Häufig bestehen Intoleranzen gegen Disaccharide
- Fettverwertungsstörungen – Steatorrhöen:
  Einsatz von MCT-Fetten. Hinweise zur Verwendung der MCT-Fette, siehe „Pankreaserkrankungen", S. 168)

Der Patient sollte, um die Verträglichkeit von Nahrungsmitteln und Getränken auszutesten, für einen begrenzten Zeitraum von beispielsweise vier Wochen, alles aufschreiben, was er isst und trinkt. Dazu die Medikamente, die eingenommen werden. Bei Bedarf kann eine Diätassistentin das Tagebuch bezüglich der Makro- und Mikronährstoffe auswerten.

Beispiel Ernährungstagebuch

Datum/Uhrzeit	Verzehrte Nahrungsmittel und Getränke	Zubereitungsform	Beschwerden leicht – schwer	Medikamente
Dienstag, 13. Juli 12.00 Uhr	1 Portion Blumenkohl, ca. 200 g	gedünstet	Völlegefühl, Blähungen	keine

Zusätzlich sollten folgende Ernährungsempfehlungen beachtet werden:

- Ballaststoffreich, d. h. reichlich kohlenhydrathaltige und ballaststoffhaltige Lebensmittel z. B. feingemahlenes Vollkornbrot und -backwaren, Kartoffeln und Getreideflocken, Parboiled Reis.
- Reichlich Obst und Gemüse, Beachtung der „5 am Tag"-Regel. Obst und Gemüse frisch und gegart essen, auch naturbelassenes Tiefkühlgemüse kann verwendet werden.
- Nährstoffschonende und schmackhafte Zubereitung beachten – Dünsten und Dämpfen sind vitaminsparend, frische Kräuter helfen den Salzkonsum zu reduzieren.
- Wenig Salz verwenden, jodiertes Speisesalz mit Fluor und Folsäure bevorzugen
- Jeden Tag sollten Milch- und Milchprodukte auf dem Speiseplan stehen, bevorzugt Sauermilcherzeugnisse wie Joghurt, Buttermilch oder Kefir. Eine Verzehrmenge von 250 ml/Tag ist zu empfehlen. Die Milchsäurebakterien wirken positiv auf die Darmflora und haben eine verdauungsregulierende Wirkung (bei Unverträglichkeiten von Milchprodukten siehe „Laktoseintoleranz", Seite 302 f.).
- 1 bis 2 mal pro Woche soll Seefisch auf dem Speiseplan stehen. Besonders Hering ist reich an Eicosapentaensäure, einer Omega-3-Fettsäure.
- Fleisch, Wurstwaren sowie Eier in Maßen: fettarme, mildgewürzte Fleischgerichte
- Mindesten 1,5–2 Liter Trinkflüssigkeit pro Tag. Zu empfehlen sind kohlensäurearmes Mineralwasser, verschiedene Kräutertees, verdünnte Fruchtsäfte.
- 5–6 kleine Mahlzeiten in Ruhe und angenehmer Atmosphäre einnehmen, langsam essen, gründlich kauen
- Alkohol und koffeinhaltige Getränke nur begrenzt genießen.
- Im Restaurant gekochtes und gegrilltes Essen bevorzugen; rohe Salate meiden
- Nicht rauchen

Mehr Information gibt es unter:
Deutsche Morbus Crohn/Colitis ulcerosa
Vereinigung – DCCV – e. V.
Paracelsusstraße 15
51375 Leverkusen
Tel.: 02 14 8 76 08-0
Fax: 02 14 8 76 08-88
www.dccv.de
E-Mail: info@dccv.de

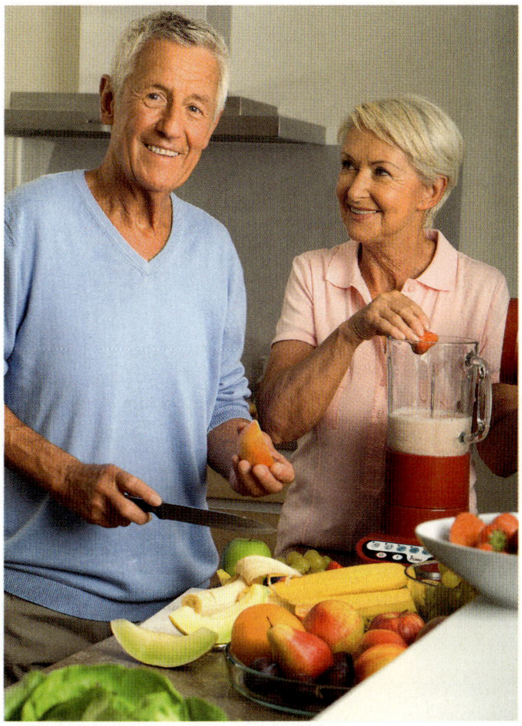

Bild 1 *Reichlich Obst und Gemüse verzehren*

Aufgaben

1. *a) Erklären Sie das Krankheitsbild Morbus Crohn.*
   b) Welche Bereiche des Verdauungstraktes sind sehr häufig betroffen?

2. *Häufig leiden Morbus Crohn-Patienten unter starkem Gewichtsverlust. Begründen Sie dieses Symptom.*

3. *Beschreiben Sie fünf Begleiterkrankungen von Morbus Crohn.*

4. *Beschreiben und begründen Sie den Stufen-Kostaufbau während eines akuten Krankheitsschubs.*

5. *Bei einigen Patienten treten immer wieder Steatorrhöen auf. Welche diätetischen Hinweise geben Sie den Betroffenen?*

6. *Begründen Sie Ihre Empfehlung zur Führung eines Ernährungstagebuchs. Welche wesentlichen Punkte sollten diese Aufzeichnungen beinhalten? Skizzieren Sie diese.*

7. *Stellen Sie für eine 24-Jährige Morbus Crohn Patientin das Hochzeitsmenü zusammen (vier Gänge, unter Verwendung von Seezungenfilet). Folgende Unverträglichkeiten liegen vor: Milch, Quark, blähende Gemüse, kohlensäurehaltige Getränke, Kaffee.*

Tageskostplan – Morbus Crohn

Patientin: Claudia S., 35 Jahre, Idealgewicht,
Restlänge Dünndarm 60 cm.
Individuelle Unverträglichkeit von: Kaffee, Blumen-
kohl, Spinat, Rhabarber, Weintrauben, Milch,
Fruchtsäften pur
Verträgt aber: Käse, Naturjoghurt, Sauerrahm,
Butter
Wünschenswerte Energie- (D-A-CH Referenzwerte)
und Nährstoffzufuhr:

Gesamtenergiebedarf	*2 300 kcal bzw.*	
	9 775 kJ/Tag	
Eiweiß 15 – 20 %	*345–460 kcal*	
	= 86–115 g EW/Tag	
Fett 30 – 35 %	*690–805 kcal*	
	= 77–89 g F/Tag	
Kohlenhydrate 50–55 %	*1 150–1 265 kcal*	
	= 288–316g KH/Tag	

Gesamtsumme Tageskostplan
Morbus Crohn

kcal	2 286	B1	2,29 mg
kJ	9 563	B2	2,51 mg
EW	99,89 g	B6	2,15 mg
F	80,75 g	Chol	495,14 mg
KH	279,26 g	B12	3,28 µg
GFS	34,12 g	EUFS	24,44 g
MUFS	13,94 g	NiaÄ	31 390,93 µg
Bst	38,93 g		

Nährstoffrelation

Eiweiß	100 g	18 %
Fett	81 g	32 %
Kohlenhydrate	279 g	50 %

Frühstück

Haferflockenbrei mit Sauerrahm, Zuckermelone, Schwarztee

Zwischenmahlzeit

Getoastetes Roggenmischbrot mit Butter und Gouda, Kümmeltee

Mittagessen

In Folie gedünstete, mit Kräutern gefüllte Forelle, Parboiled Reis mit Zucchini, Fenchel-Tomaten-gemüse, Matetee

Zwischenmahlzeit

Beerengrütze mit Vollkornkeksen

Zwischenmahlzeit

Biskuit mit Bananen-Manda-rinen-Belag, Rooibostee

Abendessen

Getoastetes Weizenmischbrot mit Butter, Schinkenröllchen mit Spargelspitzen, Fencheltee

Spätmahlzeit

Knäckebrot mit Dilljoghurt und eingelegtem Kürbis, Linden-blütentee

Frühstück:

■ Haferflockenbrei mit Sauerrahm

Menge	Zutaten
40 Gramm	Haferflocken
250 Milliliter	Trinkwasser
1 Prise	Jodiertes Salz
10 Gramm	Blütenhonig-Mischungen
30 Milliliter	Saure Sahne 10 % Fett

kcal	214	B1	0,25 mg
kJ	894	B2	0,12 mg
EW	5,98 g	B6	0,09 mg
F	5,80 g	Chol	11,10 mg
KH	33,81 g	B12	0,15 µg
GFS	2,33 g	EUFS	1,91 g
MUFS	1,21 g	NiaÄ	1 571,40 µg
Bst	2,17 g		

Haferflocken mit Salzwasser aufkochen, unter rühren 5 Minuten ausquellen lassen. Haferbrei mit saurer Sahne übergießen.

■ Zuckermelone

Menge	Zutaten
200 Gramm	Melone frisch

kcal	52,00	Bst	2,00 g
kJ	220,00	B1	0,08 mg
EW	1,76 g	B2	0,06 mg
F	0,18 g	B6	0,18 mg
KH	10,60 g	EUFS	0,02 g
GFS	0,06 g	NiaÄ	1 400,00 µg
MUFS	0,06 g		

Schale entfernen und in mundgerechte Stücke schneiden.

■ Schwarztee

Menge	Zutaten
300 Milliliter	Tee schwarz fermentiert

EW	0,30 g	KH	351,00 µg
B2	0,03 mg		

Zwischenmahlzeit:

■ Getoastetes Roggenmischbrot mit Butter und Gouda

Menge	Zutaten
50 Gramm	Roggenmischbrot fein ausgemahlen
10 Gramm	Butter
40 Gramm	Gouda 30 % F. i. Tr.

kcal	299	B1	0,08 mg
kJ	1253	B2	0,16 mg
EW	12,77 g	B6	0,08 mg
F	17,64 g	Chol	44,80 mg
KH	22,23 g	B12	0,76 µg
GFS	10,51 g	EUFS	5,24 g
MUFS	0,82 g	NiaÄ	2 998,40 µg
Bst	2,36 g		

Fein ausgemahlenes Roggenmischbrot toasten, mit Butter bestreichen und mit Käse belegen.

■ Weich gekochtes Ei

Menge	Zutaten
60 Gramm	Hühnerei frisch

kcal	92	B1	0,06 mg
kJ	388	B2	0,19 mg
EW	7,74 g	B6	0,07 mg
F	6,72 g	Chol	237,60 mg
KH	0,42 g	B12	1,20 µg
GFS	1,99 g	EUFS	2,68 g
MUFS	0,90 g	NiaÄ	1 860,00 µg

Hühnerei im Eierkocher oder in Wasser weich kochen.

■ Kümmeltee

Menge	Zutaten
300 Milliliter	Kümmeltee (Wert von Kräutertee verwenden)

kcal	3	B2	0,01 mg
kJ	9	B6	0,00
KH	0,60 g	Chol	0,00
B1	0,03 mg		

Mittagessen:

■ In Folie gedünstete, mit Kräutern gefüllte Forelle

Menge	Zutaten
200 Gramm	Forelle frisch (300 g mit Kopf und Schwanz)
20 Milliliter	Zitrone Fruchtsaft
1 Prise	Jodiertes Salz
1 Bund	Petersilienblatt frisch, Dill frisch, Kerbel frisch, Salbei frisch am Stengel
5 Milliliter	Rapsöl
50 Milliliter	Gemüsebrühe

kcal	313	Bst	10,87 g
kJ	1304	B1	0,45 mg
EW	31,05 g	B2	0,84 mg
F	9,03 g	B6	0,51 mg
KH	22,67 g	Chol	58,34 mg
GFS	0,63 g	EUFS	3,03 g
MUFS	2,77 g	NiaÄ	6 433,70 µg

Forelle säubern, mit Zitronensaft säuern, Innenseite mit Jodsalz einreiben. Dann mit Kräutern füllen. Alufolie mit Öl bestreichen und Forelle darauf legen. Mit etwas Gemüsebrühe angießen und Alufolie schließen. Im Ofen bei 200 °C (Umluft) etwa 25 Minuten garen.

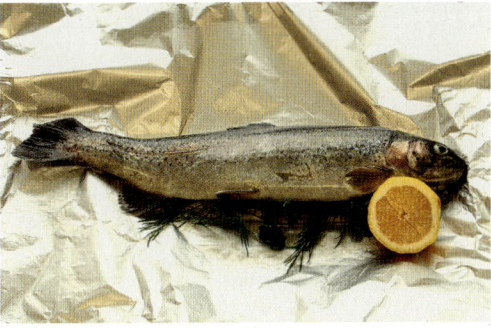

Bild 1 *Forelle in Folie*

■ Fenchel-Tomaten-Gemüse

Menge	Zutaten
120 Gramm	Fenchel frisch
50 Milliliter	Gemüsebrühe
40 Gramm	Tomaten frisch
5 Gramm	Butter
1 Prise	Jodiertes Salz
1 Prise	Zucker weiß
	Fenchelgrün

kcal	87	Bst	5,63 g
kJ	365	B1	0,30 mg
EW	3,44 g	B2	0,15 mg
F	5,52 g	B6	0,17 mg
KH	5,73 g	Chol	12,00 mg
GFS	2,71 g	EUFS	1,48 g
MUFS	0,94 g	NiaÄ	1 061,40 µg

Fenchelknolle in Gemüsebrühe garen. Gehäutete, entkernte, gewürfelte Tomate kurz in Butter schwenken und dazu geben. Mit Jodsalz, Zucker und Fenchelgrün abschmecken.

Fortsetzung →

—→ *Fortsetzung*

■ Parboiled Reis mit Zucchiniwürfelchen

Menge	Zutaten				
50 Gramm	Reis parboiled roh	kcal	198	Bst	1,36 g
100 Milliliter	Gemüsebrühe	kJ	831	B1	0,24 mg
1 Stück	Lorbeerblatt	EW	3,79 g	B2	0,04 mg
20 Gramm	Zucchini frisch	F	2,16 g	B6	0,23 mg
		KH	40,37 g	EUFS	0,47 g
		GFS	0,28 g	NiaÄ	2 568,90 µg
		MUFS	1,25 g		

Parboiled Reis im Sieb waschen, Gemüsebrühe mit einem kleinen Stück Lorbeerblatt zum Kochen bringen. Reis in die kochende Gemüsebrühe geben. Hitzezufuhr reduzieren, Zucchiniwürfelchen dazu geben und ausquellen lassen. Lorbeerblatt vor dem Servieren entnehmen.

■ Matetee

Menge	Zutaten		
300 Milliliter	Matetee (Wert von Tee schwarz fermentiert verwendet)	EW	0,30 g
		B2	0,03 mg
		NiaÄ	351,00 µg

Zwischenmahlzeit:

■ Beerengrütze mit Vollkornkeksen

Menge	Zutaten				
60 Milliliter	Trinkwasser	kcal	275	Bst	7,33 g
70 Milliliter	Holunderbeere Fruchtsaft	kJ	1 152	B1	0,22 mg
12 Gramm	Sago	EW	5,61 g	B2	0,29 mg
40 Gramm	Himbeere frisch	F	6,84 g	B6	0,28 mg
40 Gramm	Erdbeere frisch	KH	45,43 g	EUFS	1,39 g
35 Gramm	Heidelbeere frisch	GFS	0,77 g	NiaÄ	4 454,45 µg
10 Gramm	Zucker weiß	MUFS	4,16 g		
25 Gramm	Vollkornkeks fein ausgemahlen				

Wasser und Saft vermischen, Sago dazu geben und etwa 25 Minuten kochen lassen. Wenn die Flüssigkeit andickt, Beeren dazu geben. Mit Zucker süßen. Keks dazu reichen.

■ Biskuit mit Bananen-Mandarinen-Belag

Menge	Zutaten				
3 Gramm	Hühnerei Eigelb frisch	kcal	132	B1	0,05 mg
5 Milliliter	Trinkwasser	kJ	554	B2	0,05 mg
6 Gramm	Zucker weiß	EW	2,11 g	B6	0,13 mg
1 Prise	Jodiertes Salz	F	1,18 g	Chol	37,80 mg
6 Gramm	Hühnerei Eiweiß frisch	KH	27,39 g	B12	0,07 µg
3 Gramm	Weizen Mehl Type 1050	GFS	0,33 g	EUFS	0,42 g
3 Gramm	Mais Stärke	MUFS	0,21 g	NiaÄ	773,88 µg
1 Gramm	Backpulver	Bst	1,18 g		
4 Gramm	Aprikose Konfitüre				
30 Gramm	Banane frisch				
20 Gramm	Mandarine Konserve abgetropft				
20 Milliliter	Mandarinenkompottsaft (Wert von Mandarine Fruchtsaft verwendet)				
2 Gramm	Tortengusspulver				

Eigelb mit Zucker, Wasser und Jodsalz schaumig schlagen. Eiklar zu Schnee schlagen und auf die Eigelb-Zucker Masse geben. Mit Backpulver und Stärke vermischtes, gesiebtes Mehl auf den Eischnee darauf geben und mit den Schneebesen unterheben. In gefettete und bemehlte Form geben und

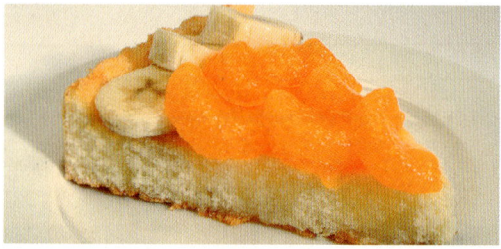

Bild 1 *Biskuit mit Bananen-Mandarinen-Belag*

im vorgeheizten Ofen bei 200 °C etwa 15 Min backen (gilt für Rezept mal 12). Boden aus der Form nehmen und abkühlen lassen. Mit Konfitüre bestreichen und mit Obst dekorativ belegen. Kompottsaft zum Kochen bringen und angerührtes Tortengusspulver aufkochen. Kuchen damit überziehen. Kalt stellen.

■ Rooibostee

Menge	Zutaten				
300 Milliliter	Rooibostee (Wert von Kräutertee verwendet)	kcal	3,00	B1	0,03 mg
		kJ	9,00	B2	0,01 mg
		KH	0,60 g		

Abendessen:

■ Getoastetes Weizenmischbrot mit Butter

Menge	Zutaten
80 Gramm	Weizenmischbrot
20 Gramm	Butter

kcal	323	Bst	3,37 g
kJ	1 354	B1	0,12 mg
EW	5,82 g	B2	0,08 mg
F	17,31 g	B6	0,11 mg
KH	36,07 g	Chol	48,00 mg
GFS	10,19 g	EUFS	5,10 g
MUFS	0,92 g	NiaÄ	1 790,40 µg

Fein ausgemahlenes Weizenmischbrot toasten und mit Butter bestreichen.

■ Schinkenröllchen mit Spargelspitzen

Menge	Zutaten
50 Gramm	Schwein Schinken gekocht, ungeräuchert
80 Gramm	Spargel Konserve abgetropft (Wert für Spargelspitzen verwendet)

kcal	69	B1	0,20 mg
kJ	286	B2	0,12 mg
EW	10,61 g	B6	0,12 mg
F	2,02 g	Chol	24,50 mg
KH	1,74 g	B12	0,50 µg
GFS	0,70 g	EUFS	0,88 g
MUFS	0,25 g	NiaÄ	3 041,30 µg
Bst	1,06 g		

Fettrand vom Schinken entfernen. Schinkenscheiben mit abgetropften Spargelspitzen füllen, Seiten einschlagen und aufrollen.

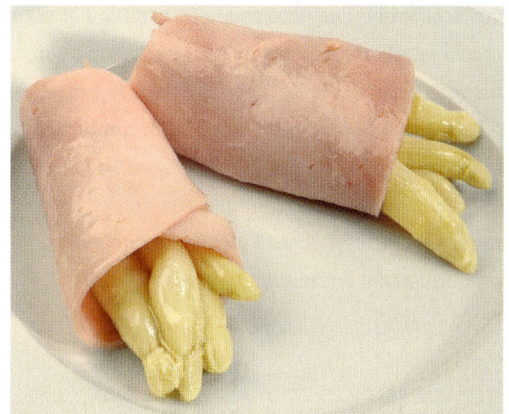

Bild 1 *Schinkenröllchen mit Spargelspitzen*

■ Fencheltee

Menge	Zutaten
300 Milliliter	Fencheltee (Wert von Kräutertee verwendet)

kcal	3,00	B1	0,03 mg
kJ	9,00	B2	0,01 mg
KH	0,60 g		

Spätmahlzeit:

■ Knäckebrot mit Dilljoghurt und eingelegtem Kürbis

Menge	Zutaten
150 Gramm	Joghurt 3,5 % Fett
1 Prise	Jodiertes Salz
1 Prise	Dill frisch (Wert von Petersilienblatt frisch verwendet)
30 Gramm	Kürbis (Squash winter), gegart
1 Prise	Zucker weiß
1 Prise	Jodiertes Salz
	Essig
30 Gramm	Knäckebrot zart

kcal	230	B1	0,21 mg
kJ	963	B2	0,49 mg
EW	14,69 g	B6	0,13 mg
F	6,95 g	Chol	3,40 mg
KH	25,89 g	B12	0,88 µg
GFS	1,24 g	EUFS	1,59 g
MUFS	3,71 g	NiaÄ	5 152,80 µg
Bst	2,96 g		

Joghurt mit frisch gewiegten Kräutern und Gewürzen verrühren. Eingelegten Kürbis abtropfen lassen und dazu geben. Knäckebrot dazu reichen.

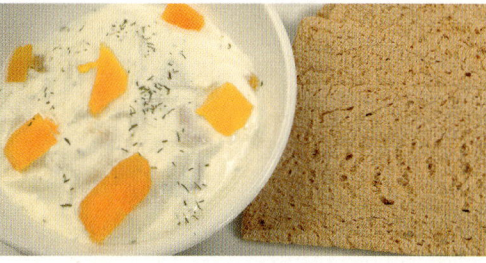

Bild 2 *Knäckebrot mit Dilljoghurt*

■ Lindenblütentee

Menge	Zutaten
300 Milliliter	Lindenblütentee (Wert von Kräutertee verwendet)

kcal	3,00	B1	0,03 mg
kJ	9,00	B2	0,01 mg
KH	0,60 g		

Getränke können nach Wahl mit Zucker, Honig oder Sirup gesüßt werden. Vom Verzehr von Süß- oder Zuckeraustauschstoffen wird abgeraten (Durchfallgefahr!). Unter Umständen müssen die Fette gegen MCT-Fette getauscht werden. Produkte und Hersteller, s. Anhang S. 368 ff.

2.3 Colitis ulcerosa

Fallbeispiel

Frau C., 33 Jahre alt berichtet, dass sie schon seit längerer Zeit starke Bauchschmerzen hat, vorwiegend auf der linken Seite. Sie hat in der letzten Zeit an Gewicht verloren, was ihr zunächst nicht so unrecht war, doch jetzt fühlt sie sich allgemein schwach. Der Gang zur Toilette fällt ihr schwer, denn Schmerzen und schleimige Durchfälle hat sie fast immer. Mit ihrem Problem war sie schon beim Hausarzt, eine Untersuchung des Stuhls ergab, dass der Stuhl Beimengungen von Blut enthält. Nun ist sie zum Spezialisten überwiesen worden, der anhand von Untersuchungen des Blutes, des Stuhles und mithilfe einer Koloskopie und einer Sonographie die eindeutige Diagnose „Colitis ulcerosa" stellt.

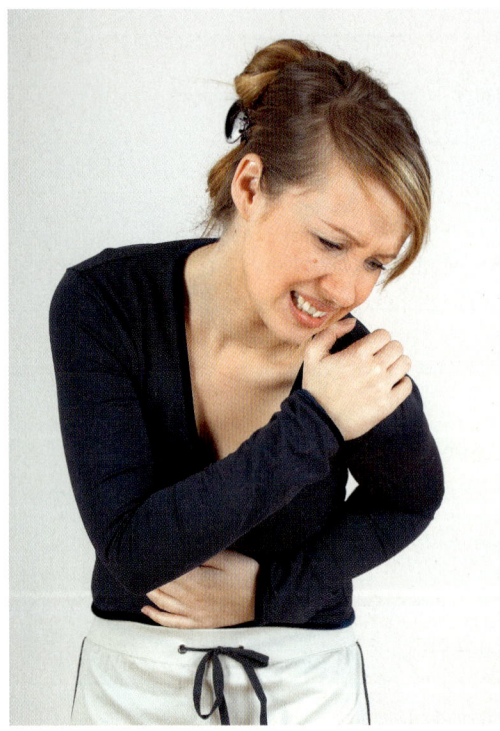

Bild 1   *Patientin mit Schmerzen*

Krankheitslehre

Beschreibung

Die Colitis ulcerosa ist eine chronisch entzündliche Erkrankung des Dickdarms. Sie geht meist vom Enddarm aus und breitet sich kontinuierlich aus, bisweilen bis zum Anfang des Dickdarms (Coecum). In dem betroffenen Darmabschnitt ist die oberflächennahe Schleimhaut betroffen. Im Anfangsstadium ist die Schleimhaut entzündet und mit Schleim und Eiter überzogen. Es entstehen Geschwüre, sogenannte Ulcera.

Die Erkrankung beginnt in der Regel langsam mit zunehmender Blutung und dünner werdenden Stühlen. Typisch sind häufige, schleimig blutige Durchfälle mit Schmerzen bei der Darmentleerung. Betroffene leiden unter Schmerzen im Unterbauch, meist auf der linken Seite. Evtl. tritt Fieber auf.

Immer wiederkehrende Ulcera führen zur allmählichen Schleimhautzerstörung und damit wird auch die Funktion der Darmschleimhaut beeinträchtigt. Das normale Faltenrelief der Darmschleimhaut kann verloren gehen. Insbesondere die Aufnahme von Nährstoffen kann dann vermindert sein, sodass es zu Mangelerscheinungen kommen kann. Bei Kindern kann in Folge der Erkrankung das Wachstum verzögert sein.

Die Erkrankung bleibt lebenslang bestehen und verläuft in Phasen, wobei Phasen der Besserung, sog. Remissionsphasen, mit Phasen akuter Entzündungsschübe wechseln.

Häufigkeit

Zusammen mit Morbus Crohn ist Colitis ulcerosa die wichtigste chronisch entzündliche Darmerkrankung. In Deutschland leiden etwa 6 von 100 000 Einwohnern an Colitis ulcerosa. Im Vergleich zu den Entwicklungsländern steigt die Häufigkeit in den westlichen Industrienationen an.

Für Europa liegt die höchste Inzidenz in der Altersgruppe 20–34 Jahre.

Entstehung

Es liegen keine gesicherten Erkenntnisse über die eigentlichen Ursachen vor. Eine erbliche Veranlagung gibt es bei einem Teil der Betroffenen. Diese Veranlagung alleine reicht jedoch nicht für das Auftreten der Erkrankung aus. Auslösende Einflussfaktoren müssen hinzukommen.

Als Auslöser und eigenständige Einflussfaktoren werden die folgenden Faktoren diskutiert. Ausreichend abgesicherte wissenschaftliche Erkenntnisse liegen noch nicht vor:

■ Ernährungsfaktoren
  - zu geringe Ballaststoffzufuhr
  - früher Kontakt mit Kuhmilcheiweiß, z. B. bei nicht oder kurz gestillten Säuglingen
  - Transfettsäuren
■ Zusammensetzung der Darmflora, z. B. Veränderungen in der Bakterienflora der Schleimhaut
■ Umweltfaktoren
■ Infektionen durch Viren oder Bakterien
■ Schadstoffe

Symptome

Der Beginn der Erkrankung ist oft schleichend. Akute Verläufe gehen mit starken Krämpfen und Durchfällen einher und werden von Fieber begleitet. Die Symptome beschränken sich meist nicht nur auf den Bauch- und Darmbereich. Oft gehen sie mit einem allgemeinen Krankheitsgefühl einher. Eine Beteiligung anderer Organe ist im Gegensatz zum Morbus Crohn aber eher selten.

Hauptsymptome

- Durchfälle mit Schleim und Blutbeimengungen
- Bauchschmerzen, häufig krampfartig, meist andauernd, ähnlich wie bei einer Blinddarmentzündung
- Schmerzen bei der Stuhlentleerung
- Tenesmen
- massive Blutungen aus dem Darmbereich
- Fieber bzw. Fieberschübe

Allgemeinsymptome bzw. mögliche Beschwerden außerhalb des Darms

- Appetitlosigkeit
- Müdigkeit
- Leistungsabfall
- Gelenkentzündungen (Arthritis, evtl. Monate oder Jahre vor Auftreten der Darmbeschwerden – eher selten)
- Hautveränderungen (eher selten)
- Augensymptome wie Uveitis (Regenbogenhautentzündung)

Begleit- und Folgeerscheinungen

Die Auswirkungen der Colitis ulcerosa sind abhängig von Ort und Ausmaß der betroffenen Darmabschnitte. Sowohl eine globale Malnutrition als auch spezifische Mangelzustände werden beobachtet.

- Malnutrition, global

  Es handelt sich meist um eine Protein-Energie-Mangelernährung mit Gewichtsverlust und Hypalbuminämie. Bedingt wird dies durch erhöhte Verluste an Blut und Eiweiß über die entzündete Darmmukosa.
- Spezifische Mangelzustände, insbesondere
  - Eisenmangel, Anämie
  - Folsäuremangel
  - Osteopenie

    Spezifische Mangelzustände sind insbesondere durch die Therapie bedingt. Sulfasalazin bedingt häufig einen Folsäuremangel, Kortikosteroide verursachen Störungen des Knochenstoffwechsels. Besonders zu beachten ist die Versorgung mit den Nährstoffen Eisen, Zink, Folsäure, Vitamin D und Calcium

- Störungen des Wasser und Elektrolythaushaltes.
- Erhöhte Infektionsanfälligkeit

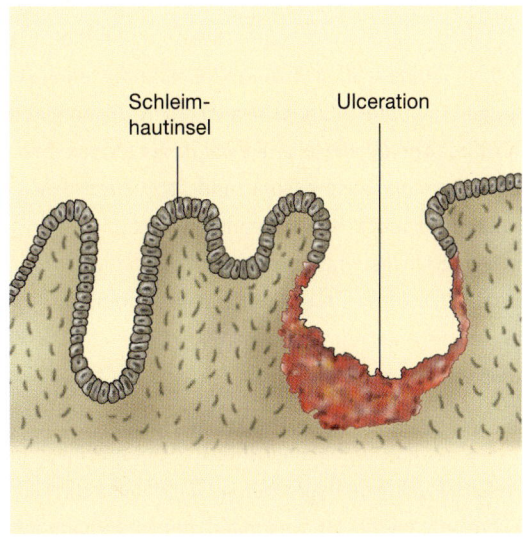

Bild 1 *Darmschleimhaut bei Befall mit Colitis Ulcerosa*

Besonders zu beachten/Therapie

Zu den langfristigen Risiken bei Colitis ulcerosa gehören:

- Osteoporose
- Bei Kindern und Jugendlichen sind insbesondere Wachstumsverzögerungen häufig festzustellen.
- Schleimhautdysplasien und Karzinome

  Es wird beobachtet, dass das Karzinomrisiko nach zehn Jahren ansteigt. Deshalb sind regelmäßige Kontrolluntersuchungen angeraten.

Ernährungstherapie

Ziel

Die derzeitig gängige Ernährungstherapie bei Colitis ulcerosa verfolgt folgende Ziele:

- Sicherstellung angemessener Nährstoffversorgung
- Beseitigung der Unter- und Mangelernährung
- Verbesserung des Allgemeinzustandes und der Lebensqualität
- Einleitung der Remission bei akutem Schub
- Remissionserhaltung, d. h. Erreichen möglichst langer und beschwerdefreier Phasen
- Vermeidung von Wachstumsverzögerungen bei Kindern und Jugendlichen

Hinweise zur Kostform

- Parenterale Ernährung
- Enterale Ernährung : Trinknahrung u. Sondennahrung
- Leichte Vollkost

43

Ernährungsempfehlungen

Das therapeutische Vorgehen ist bei Morbus Crohn und Colitis ulcerosa weitgehend identisch. Für die Einleitung der Remission und die Aufrechterhaltung gibt es keine evidenzbasierten Ernährungsempfehlungen. Spezielle Diätformen sind im allgemeinen nicht notwendig, die leichte Vollkost gilt als geeignet. Es gelten die generellen Grundsätze einer ernährungstherapeutischen Stufentherapie:

- Ernährunsgberatung
- zusätzliche Ernährung durch Trinknahrung
- Sondennahrung
- parenterale Ernährung

Bei vorliegender Malnutrition und bei spezifischen Defiziten sollten entsprechende Supplemente gezielt eingesetzt werden. Insbesondere die Versorgung mit Eisen ist zu beachten. Liegt eine Malnutrition vor, kann die Supplementierung mit 600 kcal/d aus einer Trinknahrung sinnvoll sein. Sondenernährung sollte nur in Ausnahmefällen verwendet werden.

Zu unterscheiden ist die Ernährungstherapie

- im akuten Schub und
- in der Remissionsphase

Ernährung im akuten Schub

Basis bildet die Therapie mit antiinflammatorischen Medikamenten. In der akuten Phase ist je nach Zustand des Patienten zwischen total parenteraler Ernährung und enteraler Ernährung abzuwägen.

Beide dienen der Ruhigstellung des Darms und der Entlastung der Verdauungsleistung. Auch soll der Ernährungszustand des Patienten erhalten oder verbessert werden. Es gibt jedoch keine gesicherte Erkenntnis, dass eine Ernährungstherapie alleine einen günstigen Einfluss auf die Entzündungsaktivität ausüben kann.

Parenterale Ernährung ist insbesondere angezeigt wenn eine orale oder enterale Ernährung nicht möglich ist. Das trifft bei intestinalen Komplikationen zu, so zum Beispiel bei Stenosen, ebenso wenn eine Operation zu erwarten ist oder wenn der Ernährungszustand des Patienten schlecht ist. Häufig wird bei Kindern die parenterale Ernährung eingesetzt. Total parenterale Ernährung dient dem Erhalt des Ernährungszustandes und dem Vermeiden einer Katabolie.

Standardregime:

- 25 kcal/kg KG/d
- Aminosäurenzufuhr zwischen 1,2 und 1,6 g Aminosäuren /kg KG/d
- Relation Fett : Kohlenhydrate – 50 % : 50 % der Nichteiweißkalorien
- Die künstliche enterale Ernährung ist der parenteralen Ernährung vorzuziehen. Ihre Vorteile liegen im geringeren Abbau der Darmmukosa , im geringeren Aufwand für die Überwachung, in der längeren Einsetzbarkeit und in den geringeren Kosten. Sie kann mit der medikamentösen Therapie kombiniert werden. Für den Einsatz eignen sich verschiedene Formen an Trinknahrungen und Sondenkost (siehe Kapitel 17, S. 284).
- Bei Kindern ist die künstliche enterale Ernährungstherapie sowohl in der akuten Phase wie während der Remissionserhaltung ein wesentlicher Teil der Therapie.

Ernährung in der Remission

In beschwerdefreien Zeiten ist die leichte Vollkost die geeignete Ernährungsform. Individuelle Unverträglichkeiten sind zu berücksichtigen.

Von Zeit zu Zeit sollte die Zusammenstellung der Kost überprüft und ggf. angepasst werden. Zu überprüfen ist, ob es begleitende Krankheiten gibt oder ob individuelle Unverträglichkeiten aufgetreten sind. Von Bedeutung können sein:

- Steatorrhö
- Nährstoffmangel
- Anorexie
- Übelkeit/Erbrechen
- Unverträglichkeiten für einzelne Lebensmittel oder Zubereitungsarten
- Laktoseintoleranz

Hinweise zur Ernährungsberatung

Aufgrund von Durchfällen entstehen oft sehr hohe Wasserverluste. Um das Austrocknen des Betroffenen zu verhindern, muss so früh wie möglich ein Ersatz der Flüssigkeitsverluste beginnen.

Bei vorliegender **Malnutrition** sind die erkannten Nährstoffdefizite jeweils gezielt zu behandeln. Insbesondere die Eisenversorgung ist zu beachten. Bei Resektion des Darmes oder Funktionsverlust von mehr als 100 cm ist eine parenterale Vitamin B12-Substitution erforderlich.

Teefasten wurde früher im akuten Stadium angewendet, wird heute aber nicht mehr durchgeführt. Es eignet sich nur für eine sehr begrenzte Zeit und bei entsprechend gutem Ernährungszustand des Patienten. Ziel ist die Ruhigstellung des Darms. Eingesetzt werden Tees ohne Süßung, z. B. aus Fenchel, Kümmel, Kamille, Pfefferminze, Lindenblüten, Apfelschale und Anis.

Für spezielle Substrate wie Omega-3-Fettsäuren, Glutamin oder Butyrat ist eine positive Wirkung im akuten Schub nicht bewiesen.

Es gibt keine gesicherten Nachweise, dass Omega-3 Fettsäuren und Flohsamen (plantago ovata) zur Unterstützung der Remissionserhaltung wirksam sind.

Adressen

Deutsche Morbus Crohn/Colitis ulcerosa
Vereinigung (DCCV) e.V.
Paracelsusstr. 15
51375 Leverkusen
Telefax 02 14 8 76 08 - 88
Internet: http://www.dccv.de

Deutsche Gesellschaft für Verdauungs- und
Stoffwechselkrankheiten (DGVS)
Geschäftsstelle
Olivaer Platz 7
10707 Berlin
Internet: http://www.dgvs.de

Gesellschaft für Pädiatrische Gastroenterologie und
Ernährung e. V.
Priv. Doz. Dr. Anjona Schmidt-Choudhury
Universitätsklinik für Kinder- und Jugendmedizin
St. Joseph-Hospital
Alexandrinenstr. 5
44791 Bochum

Internet: http://www.gpge.de
www.kompetenznetz-ced.de: Kompetenznetz
chronisch entzündliche Darmerkrankungen

Aufgaben

1. Aufgrund der Entzündung der Darmschleimhaut kommt es zu Einschränkungen der Darmfunktion, insbesondere der Resorption von Nährstoffen. Welche Nährstoffe sind besonders betroffen?

2. Wie unterscheidet sich die Ernährung in der akuten Phase von der Ernährung in der Remissionsphase?

3. Welche Substrate werden als möglicherweise hilfreiche Nahrungsergänzung während akutem Schub und Remission diskutiert und was ist wissenschaftlich gesichert?

45

Tageskostplan – Colitis ulcerosa

Patientin: Frau C., 33 Jahre, Remissionsphase
Wünschenswerte Energie- (D-A-CH Referenzwerte)
und Nährstoffzufuhr:

Gesamtenergiebedarf	2 300 kcal/Tag bzw. 9 775 kJ/Tag
Eiweiß 15–20 %	345–460 kcal = 86–115 g EW/Tag
Fett 30–35 %	690–805 kcal = 77–89 g F/Tag
Kohlenhydrate 50–55 %	1 265–1 150 kcal = 316–288 g KH/Tag

Eisen, Folsäure, Zink, Vitamin D, Kalzium

Gesamtsumme Tageskostplan

kcal	2 299	D	1,41 µg
kJ	9 627	Fol	643,09 µg
EW	101,44 g	B1	3,08 mg
F	78,73 g	B2	2,02 mg
KH	285,26 g	B6	2,76 mg
GFS	32,02 g	Chol	427,86 mg
MUFS	12,92 g	Zn	14,74 mg
Bst	36,82 g	B12	5,80 µg
Ca	1 172,85 mg	EUFS	27,70 g
Fe	20,59 mg	NiaÄ	36 683,80 µg

Nährstoffrelation

Eiweiß	101 g	18 %
Fett	79 g	31 %
Kohlenhydrate	285 g	51 %

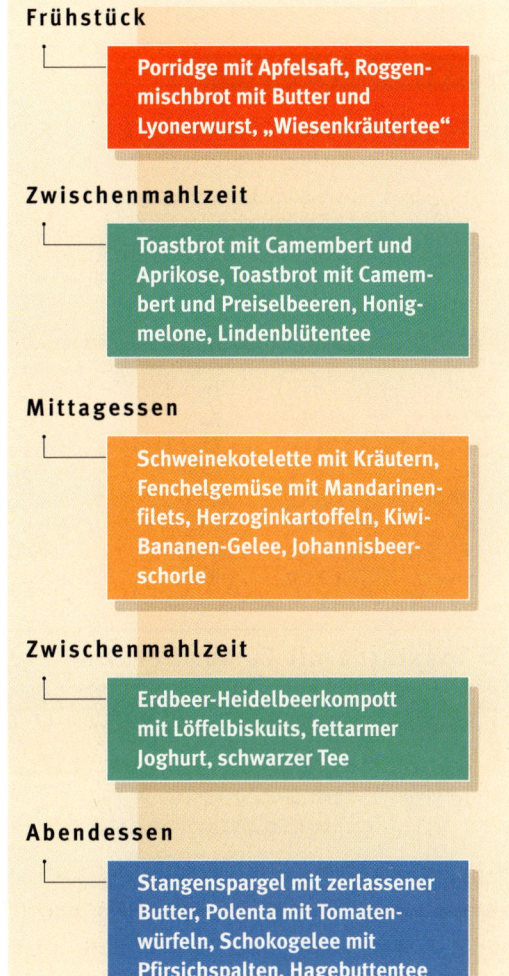

Frühstück
Porridge mit Apfelsaft, Roggenmischbrot mit Butter und Lyonerwurst, „Wiesenkräutertee"

Zwischenmahlzeit
Toastbrot mit Camembert und Aprikose, Toastbrot mit Camembert und Preiselbeeren, Honigmelone, Lindenblütentee

Mittagessen
Schweinekotelette mit Kräutern, Fenchelgemüse mit Mandarinenfilets, Herzoginkartoffeln, Kiwi-Bananen-Gelee, Johannisbeerschorle

Zwischenmahlzeit
Erdbeer-Heidelbeerkompott mit Löffelbiskuits, fettarmer Joghurt, schwarzer Tee

Abendessen
Stangenspargel mit zerlassener Butter, Polenta mit Tomatenwürfeln, Schokogelee mit Pfirsichspalten, Hagebuttentee

Frühstück:

■ Porridge mit Apfelsaft

Menge	Zutaten
20 Gramm	Hafer Flocken
125 Milliliter	Trinkwasser
1 Prise	Jodiertes Salz
5 Gramm	Blütenhonig-Mischungen
20 Milliliter	Apfel Fruchtsaft

kcal	99	Fe	1,09 mg
kJ	415	Fol	5,60 µg
EW	2,59 g	B1	0,12 mg
F	1,47 g	B2	0,04 mg
KH	18,53 g	B6	0,05 mg
GFS	0,27 g	Zn	0,98 mg
MUFS	0,58 g	EUFS	0,51 g
Bst	1,09 g	NiaÄ	710,25 µg
Ca	21,20 mg		

Haferflocken mit Salzwasser aufkochen und unter rühren 5 Minuten ausquellen lassen. Haferbrei mit Apfelsaft übergießen.

■ Roggenmischbrot mit Butter und Lyonerwurst

Menge	Zutaten
50 Gramm	Graubrot-Roggenmischbrot abgelagert
10 Gramm	Butter
50 Gramm	Lyoner fettarm

kcal	289	D	0,12 µg
kJ	1208	Fol	13,30 µg
EW	9,94 g	B1	0,44 mg
F	17,81 g	B2	0,14 mg
KH	22,32 g	B6	0,30 mg
GFS	8,41 g	Chol	60,50 mg
MUFS	1,52 g	Zn	1,57 mg
Bst	2,38 g	B12	0,50 µg
Ca	20,30 mg	EUFS	6,84 g
Fe	1,30 mg	NiaÄ	3 525,90 µg

Abgelagertes Roggenmischbrot dünn mit Butter bestreichen und mit aufgeschnittener Lyonerwurst belegen.

■ „Wiesenkräutertee"

Menge	Zutaten
300 Milliliter	„Wiesenkräutertee" (Wert von Kräutertee verwendet)

kcal	3	Fol	3,00 µg
kJ	9	B1	0,03 mg
KH	0,60 g	B2	0,01 mg
Ca	6,00 mg	B6	0,00
Fe	0,24 mg	Zn	0,12 mg

Zwischenmahlzeit:

■ Toastbrot mit Camembert und Aprikose

Menge	Zutaten
25 Gramm	Weißbrot-Weizentoastbrot mit Schrotanteilen
30 Gramm	Camembert 30 % F. i. Tr.
40 Gramm	Aprikose Konserve abgetropft

kcal	157	D	0,07 µg
kJ	658	Fol	33,00 µg
EW	9,05 g	B1	0,05 mg
F	4,78 g	B2	0,22 mg
KH	18,84 g	B6	0,10 mg
GFS	2,65 g	Chol	10,50 mg
MUFS	0,37 g	Zn	1,29 mg
Bst	1,49 g	B12	0,75 µg
Ca	195,70 mg	EUFS	1,44 g
Fe	0,63 mg	NiaÄ	2 604,65 µg

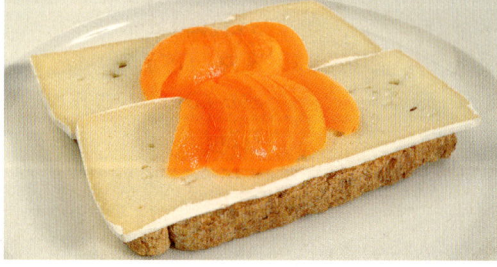

Bild 1   *Toast mit Camembert und Aprikose*

Abgelagertes Toastbrot leicht toasten, Camembert in Scheiben schneiden und Toast belegen. Aprikose abtropfen lassen und in Spalten geschnitten auf den Toast geben.

■ Toastbrot mit Camembert und Preiselbeeren

Menge	Zutaten
25 Gramm	Weißbrot-Weizentoastbrot mit Schrotanteilen
30 Gramm	Camembert 30 % F. i. Tr.
10 Gramm	Preiselbeerkonfitüre (Wert von Johannisbeerkonfitüre verwendet)

kcal	153	D	0,07 µg
kJ	640	Fol	32,60 µg
EW	8,80 g	B1	0,04 mg
F	4,75 g	B2	0,21 mg
KH	18,37 g	B6	0,09 mg
GFS	2,65 g	Chol	10,50 mg
MUFS	0,37 g	Zn	1,24 mg
Bst	1,09 g	B12	0,75 µg
Ca	189,70 mg	EUFS	1,42 g
Fe	0,47 mg	NiaÄ	2 429,55 µg

Abgelagertes Toastbrot leicht toasten, Camembert in Scheiben schneiden, Toast belegen und etwas Preiselbeerkonfitüre dazu geben.

Fortsetzung ⟶

·····⟶ *Fortsetzung*

■ Honigmelone

Menge	Zutaten
200 Gramm	Honigmelone (Wert von Zuckermelone verwendet) (250 g mit Schale)

kcal	52	Fe	1,00 mg
kJ	220	Fol	60,00 µg
EW	1,76 g	B1	0,08 mg
F	0,18 g	B2	0,06 mg
KH	10,60 g	B6	0,18 mg
GFS	0,06 g	Zn	0,26 mg
MUFS	0,06 g	EUFS	0,02 g
Bst	2,00 g	NiaÄ	1 400,00 µg
Ca	28,00 mg		

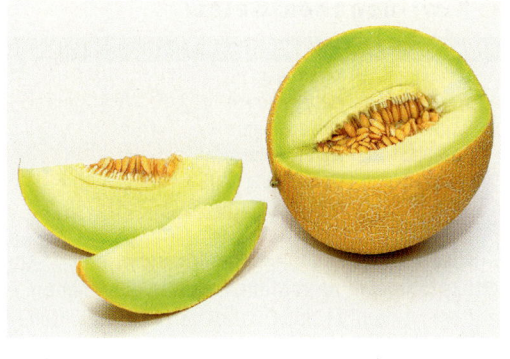

Bild 1   *Honigmelone*

■ Lindenblütentee

Menge	Zutaten
300 Milliliter	Lindenblütentee (Wert von Kräutertee verwendet)

kcal	3	Fol	3,00 µg
kJ	9	B1	0,03 mg
KH	0,60 g	B2	0,01 mg
Ca	6,00 mg	Zn	0,12 mg
Fe	0,24 mg		

Mittagessen:

■ Schweinekotelette mit Kräutern

Menge	Zutaten
150 Gramm	Schwein Rücken (Kotelett) mit Knochen
5 Milliliter	Rapsöl
1 Gramm	Petersilienblatt frisch
	Kerbel frisch
	Estragon frisch
1 Prise	Jodiertes Salz

kcal	244	Fol	4,16 µg
kJ	1 022	B1	1,23 mg
EW	32,44 g	B2	0,30 mg
F	12,68 g	B6	0,84 mg
KH	0,07 g	Chol	90,10 mg
GFS	3,08 g	Zn	2,09 mg
MUFS	2,39 g	B12	3,00 µg
Bst	0,04 g	EUFS	6,26 g
Ca	21,50 mg	NiaÄ	12 425,83 µg
Fe	2,76 mg		

Fleisch in Öl anbraten. Frische Kräuter waschen, abtropfen lassen und fein wiegen und über das gebratene Kotelette streuen.

■ Fenchelgemüse mit Mandarinenfilets

Menge	Zutaten
150 Gramm	Fenchel frisch
60 Milliliter	Gemüsebrühe
5 Milliliter	Zitronensaft
40 Milliliter	Mandarinenkompottsaft (Wert von Mandarinensaft verwendet)
20 Gramm	Mandarine Konserve abgetropft
1 Prise	Jodiertes Salz
	Fenchelgrün

kcal	89	Fe	4,33 mg
kJ	372	Fol	153,15 µg
EW	4,17 g	B1	0,37 mg
F	1,71 g	B2	0,18 mg
KH	13,06 g	B6	0,16 mg
GFS	0,25 g	Zn	0,52 mg
MUFS	0,98 g	EUFS	0,28 g
Bst	6,92 g	NiaÄ	1 139,15 µg
Ca	194,70 mg		

Fenchel waschen, putzen und in feine Streifen schneiden. In etwas Gemüsebrühe mit Zitronensaft weich dünsten. Mandarinenkompottsaft und Mandarinenfilets dazu geben und kurz erwärmen. Mit Fenchelgrün und Jodsalz abschmecken.

■ Herzoginkartoffeln

Menge	Zutaten
180 Gramm	Kartoffeln ungeschält gegart mit Küchenabfall (150 g geschält)
1 Prise	Jodiertes Salz
1 Prise	Muskat
10 Gramm	Hühnerei Eigelb frisch
5 Gramm	Butter

kcal	154	D	0,62 µg
kJ	645	Fol	44,83 µg
EW	3,99 g	B1	0,13 mg
F	7,47 g	B2	0,08 mg
KH	17,11 g	B6	0,32 mg
GFS	3,50 g	Chol	138,00 mg
MUFS	0,64 g	Zn	0,77 mg
Bst	2,59 g	B12	0,20 µg
Ca	24,35 mg	EUFS	2,53 g
Fe	1,16 mg	NiaÄ	2 277,10 µg

Kartoffeln als Pellkartoffeln garen, schälen und durch die Kartoffelpresse geben. Mit Gewürzen abschmecken und Eigelb dazu geben. Die Kartoffelmasse in einen Spritzbeutel füllen und kleine Rosetten auf ein gebuttertes Backblech spritzen. Bei 180 °C etwa 10 Minuten backen.

Fortsetzung ⟶

⟶ Fortsetzung

■ Kiwi-Bananen-Gelee

Menge	Zutaten
50 Gramm	Kiwi frisch
50 Gramm	Banane frisch
5 Milliliter	Zitronensaft
80 Milliliter	Apfel Fruchtsaft
3 Gramm	Gelatine
	Melissenblättchen

kcal	132	Fol	23,38 µg
kJ	556	B1	0,04 mg
EW	3,88 g	B2	0,07 mg
F	0,69 g	B6	0,22 mg
KH	25,56 g	Chol	0,00
GFS	0,16 g	Zn	0,44 mg
MUFS	0,28 g	B12	0,00
Bst	2,96 g	EUFS	0,08 g
Ca	29,93 mg	NiaÄ	972,48 µg
Fe	1,08 mg		

Kiwi und Banane schälen. Banane in Scheiben schneiden und dekorativ in ein Dessertschälchen geben. Mit Zitronensaft beträufeln. Gelatine einweichen. Apfelsaft erwärmen und ausgedrückte Gelatine darin auflösen und über das Obst geben und kühl stellen, bis die Gelatine fest wird. Kiwischeiben auf das feste Gelee geben. Kurz vor dem Servieren mit einem Melissenblättchen garnieren.

■ Johannisbeerschorle

Menge	Zutaten
100 Milliliter	Johannisbeere rot Fruchtnektar
100 Milliliter	Natürliches Mineralwasser

kcal	67	D	0,00
kJ	282	Fol	1,00 µg
EW	0,22 g	B1	0,01 mg
F	0,03 g	B2	0,01 mg
KH	15,54 g	B6	0,01 mg
GFS	0,01 g	Chol	0,00
MUFS	0,01 g	Zn	0,13 mg
Bst	0,00	B12	0,00
Ca	45,00 mg	EUFS	0,01 g
Fe	0,24 mg	NiaÄ	68,00 µg

Zwischenmahlzeit:

■ Erdbeer-Heidelbeer-Kompott

Menge	Zutaten
75 Gramm	Erdbeere frisch
75 Gramm	Heidelbeere frisch
100 Milliliter	Trinkwasser

kcal	56	Fe	1,28 mg
kJ	233	Fol	16,50 µg
EW	1,05 g	B1	0,04 mg
F	0,75 g	B2	0,05 mg
KH	9,68 g	B6	0,09 mg
GFS	0,04 g	Zn	0,27 mg
MUFS	0,45 g	B12	0,00
Bst	5,18 g	EUFS	0,10 g
Ca	33,50 mg	NiaÄ	874,50 µg

Erdbeeren entstielen und je nach Größe ganz lassen oder vierteln. Zusammen mit den Heidelbeeren in Trinkwasser kurz kochen lassen. Eventuell ein Stück Zimtstange zum Kochen dazu geben.

Bild 1 *Fettarmer Joghurt und Zutaten für das Erdbeer-Heidelbeer-Kompott*

■ Löffelbiskuits (6 Stck)

Menge	Zutaten
30 Gramm	Löffelbiskuit (Wert von Biskuit-plätzchen verwendet)

kcal	123	GFS	0,59 g	D	0,30 µg	Chol	74,70 mg
kJ	516	MUFS	0,32 g	Fol	5,10 µg	Zn	0,39 µg
EW	3,40 g	Bst	0,59 g	B1	0,02 mg	B12	0,00
F	2,06 g	Ca	11,70 mg	B2	0,05 mg	EUFS	0,78 g
KH	22,46 g	Fe	0,71 mg	B6	0,03 mg	NiaÄ	824,70 µg

■ Fettarmer Joghurt (s. Bild 1)

Menge	Zutaten
150 Gramm	Joghurt 1,5 % Fett

kcal	69	GFS	1,35 g	D	0,04 µg	Chol	7,50 mg
kJ	290	MUFS	0,08 g	Fol	15,00 µg	Zn	0,55 mg
EW	5,10 g	Bst	0,00	B1	0,04 mg	B12	0,60 µg
F	2,25 g	Ca	195,00 mg	B2	0,26 mg	EUFS	0,68 g
KH	6,15 g	Fe	0,08 mg	B6	0,06 mg	NiaÄ	1 350,00 µg

Fortsetzung ⟶

---> *Fortsetzung*

■ Schwarzer Tee

Menge	Zutaten
250 Milliliter	Tee schwarz (Getränk)

kJ	5	B2	0,03 mg
EW	0,25 g	B6	0,00
Ca	20,00 mg	Zn	0,10 mg
Fe	0,05 mg	NiaÄ	292,50 µg
Fol	12,50 µg		

Abendessen:

■ Stangenspargel mit zerlassener Butter

Menge	Zutaten
100 Gramm	Spargel frisch weiß
100 Gramm	Spargel frisch grün
1 Gramm	Jodiertes Salz
3 Gramm	Zucker weiß
5 Milliliter	Zitronensaft
	Trinkwasser
10 Gramm	Butter

kcal	127	D	0,12 µg
kJ	530	Fol	172,45 µg
EW	3,89 g	B1	0,22 mg
F	8,62 g	B2	0,20 mg
KH	8,13 g	B6	0,12 mg
GFS	5,11 g	Chol	24,00 mg
MUFS	0,46 g	Zn	0,83 mg
Bst	2,81 g	B12	0,00
Ca	56,33 mg	EUFS	2,52 g
Fe	1,34 mg	NiaÄ	2660,95 µg

Weißen Spargel schälen und zusammen mit grünem Spargel in gesalzenem, gezuckertem und mit Zitronensaft versehenem Wasser garen. Abtropfen lassen und zerlassene Butter darüber geben.

■ Polenta mit Tomatenwürfeln

Menge	Zutaten
3 Milliliter	Rapsöl
65 Gramm	Maisgrieß
	(Wert von Weizengrieß verwendet)
250 Milliliter	Gemüsebrühe
40 Gramm	Tomaten frisch
1 Prise	Jodiertes Salz
1 Prise	Zucker weiß
1 Prise	Muskat
5 Gramm	Butter

kcal	334	D	0,06 µg
kJ	1397	Fol	35,05 µg
EW	7,18 g	B1	0,12 mg
F	12,30 g	B2	0,05 mg
KH	48,13 g	B6	0,12 mg
GFS	3,36 g	Chol	12,06 mg
MUFS	4,18 g	Zn	2,57 mg
Bst	6,11 g	EUFS	3,98 g
Ca	52,34 mg	NiaÄ	2494,40 µg
Fe	1,24 mg		

Rapsöl erhitzen und Maisgrieß leicht darin anrösten. Mit Gemüsebrühe aufgießen und aufkochen lassen. Polenta 20 Minuten quellen lassen. Strunk der Tomate entfernen und Tomate kurz in heißes Wasser geben, bis sich die Haut leicht abziehen lässt. Tomate in Eiswasser abschrecken und häuten. Entkernen und in Würfelchen schneiden. Kurz vor dem Servieren unter die Polenta mischen und Brei mit etwas Jodsalz, Zucker und Muskat verfeinern.

■ Schokogelee mit Pfirsichspalten

Menge	Zutaten
3 Gramm	Kakaopulver schwach entölt
125 Milliliter	Pfirsichkompottsaft
	(Wert von Apfelsaft verwendet)
10 Gramm	Zucker weiß
3 Gramm	Gelatine
30 Gramm	Pfirsich Konserve abgetropft

kcal	145	Fe	1,12 mg
kJ	610	Fol	6,47 µg
EW	3,71 g	B1	0,03 mg
F	1,17 g	B2	0,04 mg
KH	28,90 g	B6	0,06 mg
GFS	0,52 g	Zn	0,38 mg
MUFS	0,23 g	EUFS	0,28 g
Bst	1,59 g	NiaÄ	633,84 µg
Ca	15,60 mg		

Kakao mit Pfirsichkompottsaft und Zucker verrühren. Gelatine in kaltem Wasser einweichen, 2–3 Minuten quellen lassen, ausdrücken und auflösen. Pfirsich in Spalten schneiden und dekorativ in ein Dessert-schälchen geben. Eine Spalte zur Garnitur aufheben. Aufgelöste Gelatine unter den Saftkakao geben, über den Pfirsich gießen und kalt stellen. Mit der Pfirsichspalte garnieren.

■ Hagebuttentee

Menge	Zutaten
300 Milliliter	Hagebuttentee
	(Wert von Früchtetee verwendet)

kcal	3	Fol	3,00 µg
kJ	9	B1	0,03 mg
KH	0,60 g	B2	0,01 mg
Ca	6,00 mg	Zn	0,12 mg
Fe	0,24 mg		

Zusätzlich solle über den Tag verteilt noch ein Liter (Mineral-)Wasser getrunken werden. Je nach Verträglichkeit mit oder ohne Kohlensäure.

49

2.4 Divertikulose/Divertikulitis

Fallbeispiel

Frau Luise D. ist 79 Jahre alt, lebt alleine und wird von ihrer Tochter bei den schweren häuslichen Tätigkeiten unterstützt. Wegen Gelenkproblemen geht Frau D. kaum noch aus dem Haus. Schon seit vielen Jahren leidet sie an Obstipation. Ihr Arzt rät ihr mehr zu trinken, doch Frau D. hat nur selten Durst. Seit einigen Tagen wirkt sie auffallend müde, hat Schmerzen im linken Unterbauch, abwechselnd Durchfälle und Verstopfung, leidet unter Blähungen und hat eine leicht erhöhte Temperatur. Schließlich kommt noch vermehrter Harndrang hinzu. Der Besuch beim Arzt, eine Ultraschalluntersuchung, eine Röntgenaufnahme und eine Blutuntersuchung bringen Aufschluss: Frau D. hat eine Divertikulitis.

Krankheitslehre

Beschreibung

Divertikel sind etwa bohnengroße Ausstülpungen der Darmschleimhaut durch die Colonwand (Bild 1 und Bild 2). Sie werden auch Pseudodivertikel genannt, weil sich nicht die gesamte Darmwand aus-

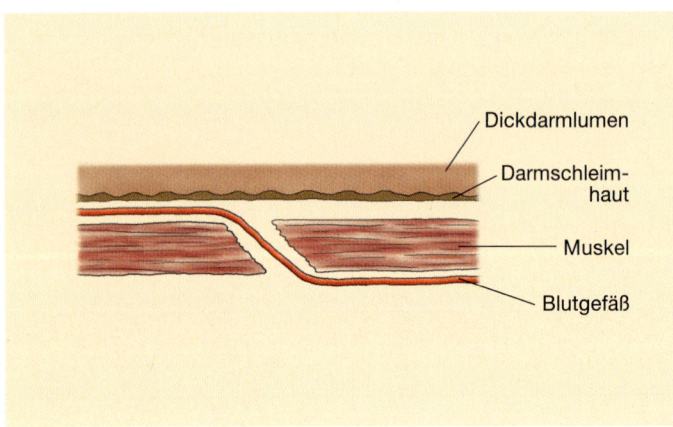

Bild 1 *Aufbau der Darmwand ohne Divertikel;*

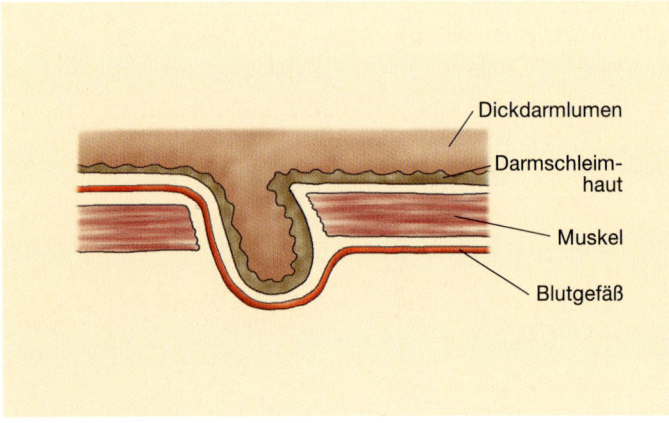

Bild 2 *Aufbau der Darmwand mit Divertikel*

stülpt. Meist treten sie an Schwachstellen, den Durchtrittsstellen der Blutgefäße durch die Muskelschicht, auf. Sie entstehen vermehrt bei älteren Menschen und bevorzugt im Colon descendens und Colon sigmoideum.

Die Divertikulose, also die Besiedlung des Darms mit zahlreichen Ausstülpungen, verläuft zunächst meist beschwerdefrei. Oft besteht nur Obstipation. Zu Beschwerden kommt es erst, wenn eine Divertikulitis entsteht. Dabei entzündet sich die Darmwand am Divertikel. Aufgrund des meist hohen Lebensalters kann sich der Allgemeinzustand der Betroffenen dramatisch verschlechtern. Rezidive sind sehr häufig, da die Ursachen der Entstehung einer Divertikulitis nach dem Abheilen einer Entzündung weiter bestehen bleiben.

Häufigkeit

In den westlichen Industrienationen sind schätzungsweise 40–60 % der über 60-Jährigen von Divertikeln betroffen, Männer etwas häufiger als Frauen. In etwa 20 % der Fälle kommt es zu einer Divertikulitis. Die Zahl der behandlungsbedürftigen Fälle einer Divertikulose nimmt kontinuierlich zu. Das Krankheitsrisiko steigt mit zunehmendem Alter, Übergewicht, Bewegungsarmut und insbesondere ballaststoffarmer Ernährung an. In Ländern mit weitgehend naturbelassener, ballaststoffreicher Ernährung ist die Divertikulose sehr selten. In Deutschland war um das Jahr 1900 kaum jemand von Divertikulose betroffen.

Entstehung

Nach heutigem Wissensstand ist, neben der Veranlagung vorwiegend eine ballaststoffarme Ernährung für die Entstehung der Divertikulose verantwortlich. Durch geringen Ballaststoffanteil in der Nahrung wird der Stuhl eingedickt. Die Passagezeit des Stuhls und der Druck im Colon nehmen zu. Der erhöhte Druck stülpt die Schleimhaut an den Schwachstellen durch die Muskelschicht aus. Hinzu kommt, dass die Muskulatur in der Darmwand älterer Menschen weniger stark ausgeprägt ist. Mangelnde Bewegung begünstigt die Obstipation und damit den Anstieg des intracolischen Drucks. Übergewicht ist häufig ein Resultat aus Bewegungsmangel und kalorischer Überernährung mit wenig Ballaststoffen. Oft zunächst beschwerdefrei, können sich die Divertikel im Verlauf entzünden oder seltener auch Darmbluten hervorrufen. Entzündungen entstehen z. B. durch den Verbleib von unverdauten Speiseresten oder Kotsteinen im Divertikel. Hinzu kommt die natürlich hohe bakterielle Besiedlung des Darms.

Symptome der Divertikulitis:

- Schmerzen im linken Unterbauch – Linksappendizitis – druckschmerzhafte Verhärtung des linken Unterbauchs
- Völlegefühl, Übelkeit
- Obstipation und Diarrhö wechseln sich ab
- Harndrang, Schmerzen beim Wasserlassen
- Blähungen
- Fieber
- Blutungen aus dem Darm sind selten

Begleiterkrankungen

Die Gefahren der Divertikulitis sind das Übergreifen auf andere Organe (z. B. die Blase), der Darmverschluss oder die Perforation. Durch eine Perforation kann Darminhalt in die Bauchhöhle gelangen und eine Peritonitis hervorrufen. Da die Betroffenen oft älter sind, kann sich schnell eine lebensbedrohliche Situation entwickeln.

Rezidive sind häufig, es entstehen Wandverdickungen, der Darmquerschnitt ist eingeengt. Hinzu kommt, dass der Darm an Elastizität verliert und Vernarbungen und Verklebungen mit Nachbarorganen entstehen können. Zunehmende Obstipation wird begünstigt, Darmoperationen und Anlage eines Stoma (anus praeter) sind keine Seltenheit.

Besonders zu beachten/Therapie

Die Wahl der Ernährungstherapie sollte in Abhängigkeit vom Grad der Erkrankung und Schwere der Entzündung erfolgen. Die Stadieneinteilung der Divertikulose nach Prof. Dr. Jürgen Hotz hilft bei der Wahl der adäquaten Ernährungstherapie. Herr Hotz war Gründungsmitglied der Gastro-Liga (siehe Kapitel „Hinweise zur Ernährungsberatung", S. 52).

Stadium 1:	Divertikulose
Stadium 2:	unkomplizierte oder rezidivierende Divertikulitis
Stadium 3:	schwere Divertikulitis
Stadium 4:	besonders schwere Divertikulitis mit Komplikationen

Durch engmaschige Betreuung des Betroffenen und das Führen eines Ernährungstagebuchs sollten individuelle Unverträglichkeiten identifiziert werden. Die Literatur macht zum Teil unterschiedliche Angaben zur Ernährungstherapie bei Divertikulitis. Einheitlich ist hingegen das Ziel, eine ballaststoffreiche Ernährung. Dabei ist zu beachten, dass ein positiver Effekt erst nach 1 – 3 Monaten zu erwarten ist.

Ernährungstherapie

Ziele

Übergreifendes Ziel der Ernährungstherapie ist ein beschwerdefreies Leben möglichst ohne Rezidive einer Divertikulitis. Die begleitenden Ziele sind:

- Regelmäßiger Stuhlgang
- Ballaststoffreiche Kost
- Elimination von Lebensmitteln die Probleme bereiten, z. B. blähende Lebensmittel und Speisen
- Vermehrte Flüssigkeitszufuhr
- Vermehrte Bewegung

Hinweise zur Kostform

- Leichte Vollkost, ballaststoffreich (wenig blähend, keine unverdauliche Nahrungsbestandteile)
- Konsistenzdefinierte Kostformen bei akuter Divertikulitis, flüssige oder streng passierte Kost, ballaststoffarm
- Reduktionskost bei Übergewicht

Kostformen

Bei Divertikulose wird heute einheitlich eine ballaststoffreiche Kost empfohlen, wobei Getreideballaststoffe bevorzugt werden sollten. Eine großzügige Flüssigkeitszufuhr von mindestens zwei Litern pro Tag ist dabei absolut notwendig.

Gegenüberstellung ausgesuchter Lebensmittel bezüglich ihres Ballaststoffgehaltes in 100 g Lebensmittel:

Ballaststoffreiche Lebensmittel		Ballaststoffarme Lebensmittel	
Kartoffeln geschält, gekocht	1,1–1,3		
Naturreis, gekocht	1,3	Reis, parboiled, gekocht	0,2
Vollkornnudeln, gekocht	3,5	Nudeln, ohne Ei, gekocht	1,5
Apfel, mit Schale	2,3	Apfelmus	1,5
Johannisbeeren	6,8	Obstcocktail	1,0
Kiwi	3,9	Mandarine	1,5
Weintrauben	1,6	Wassermelone	0,3
Weizenmehl Type 1700	9,8	Weizenmehl, Type 405	4,0
Müsli mit Trockenobst	8,0	Cornflakes	4,0
Blumenkohl	2,9	Gurke	0,9
Broccoli	3,0	Spargel	1,5
Porree	2,3	Blattsalate	0,6–1,5
Mangold	2,9	Tomate	1,8
Möhren	2,4	Zucchini	1,1
Linsen, getrocknet	10,6	Fleisch, Fisch, Geflügel	0
Kichererbsen	10,7	Milch- und Milchprodukte	0

51

Ernährungsempfehlungen

Divertikulose

Eventuell bestehendes Übergewicht sollte abgebaut werden.

In zahlreichen, gut belegten Studien konnte der positive Effekt von Weizenkleie nachgewiesen werden. Es entsteht seltener eine Divertikulitis, wenn beginnend mit einem Esslöffel (= 10 g) schrittweise die tägliche Zufuhr auf 30–40 g Weizenkleie gesteigert wird.

Besonders günstig wirkt anscheinend Weizenkleie mit einer Körnung > 1 mm (siehe Anhang Infos zu diätetischen Lebensmitteln). In diesem Zusammenhang muss nochmals auf die ausreichende Flüssigkeitszufuhr von mindesten 2 l vorzugsweise energiearmer Getränke hingewiesen werden.

Um schmerzhafte Beschwerden zu vermeiden, sollten blähende Lebensmittel und Speisen gemieden werden. Individuelle Unverträglichkeiten lassen sich am Besten mit einem Ernährungstagebuch identifizieren.

Lebensmittel die häufig Blähungen verursachen

- Zwiebeln und Zwiebelgemüse, z. B. Lauch, Frühlingszwiebeln
- Hülsenfrüchte
- Kohlgemüse (insbesondere Weißkohl, Grünkohl, Sauerkraut, Rotkohl)
- Rohes Steinobst
- Pilze (insbesondere Champignons)
- Birnen
- Trinkmilch und Milchprodukte je nach Grad einer Laktoseunverträglichkeit
- Spinat, harte Pflanzenteile, z. B. Strunk von Blumenkohl

Lebensmittel, die unzerkaut oder unverdaut in Divertikeln verbleiben und sich entzünden könnten, sollten vermieden werden, dazu zählen z. B. Nüsse, Samen (auch Leinsamen), Kerne aus Kernobst, sehr grobe Fasern.

Eine fettarme Kost, insbesondere mit einem niedrigen Anteil gesättigter Fettsäuren, scheint einen Schutzeffekt vor Neubildung von Divertikeln und abdominellen Beschwerden zu haben (Kapitel 4.1., 4.2., Seite 76 ff.).

Ebenfalls günstiger Einfluss wird probiotischen Lebensmitteln zugesprochen. Probiotika sind Lebensmittel mit lebenden Organismen, die unverdaut den Darm erreichen. In ausreichender Menge können sie die Darmwand stärken, antibakterielle Wirkung ausüben und die Darmflora unterstützen. Präbiotika sind Ballaststoffe, die unverdaut in den Dickdarm gelangen und dort von Darmbakterien fermentiert werden. Die bekanntesten Vertreter sind Inulin und Oligofruktose. Sie werden zu kurzkettigen Fettsäuren abgebaut. Durch Erhöhung des osmotischen Drucks strömt vermehrt Wasser ins Darmlumen und die Peristaltik des Darms wird gefördert. Weiterhin unterstützen sie die Gesundheit der Darmmukosa. Lebensmittel, die Milchsäurebakterien enthalten, also z. B. Buttermilch, Joghurt, Sauerkrautsaft helfen bei Obstipation und wirken damit einer Divertikulitis entgegen.

Divertikulitis

Die Ernährungstherapie bei Divertikulitis erfolgt je nach Schweregrad der Entzündung. Bei leichter Divertikulitis empfehlen sich leichte Vollkost (s. Teil 2, S. 323 ff.), bevorzugt weiche Lebensmittel und Speisen ohne Körner. Mit zunehmender Schwere der Entzündung sollte die Ernährung leichter verdaulich sein. Zweckmäßig ist dann entweder eine flüssige Kost oder enterale Ernährung ohne Ballaststoffe in energetisch adaptierter Menge. In besonders schweren Fällen der Divertikulitis mit Komplikationen ist Nahrungskarenz und parenterale Ernährung angezeigt.

Hinweise zur Ernährungsberatung

- Als Getränke eignen sich besonders energiefreie oder energiearme Getränke mit wenig Kohlensäure, z. B. stilles Mineralwasser, Frucht- und Kräutertees, Saftschorlen.
- Eine moderate Gewichtsnormalisierung hat auch wegen des häufig hohen Lebensalters günstige Auswirkungen. Ein BMI von 24–29 ist ab dem 65 Lebensjahr wünschenswert (s. Kapitel 3.1. Adipositas im Erwachsenenalter, S. 58 ff.)
- Bei der Umstellung auf ballaststoffreiche Ernährung schrittweise vorgehen, anfangs können Blähungen auftreten, die aber nach 1–2 Wochen abklingen. Nochmals ist auf die ausreichende Flüssigkeitszufuhr hinzuweisen.
- Weizenkleie wird als Zusatz von Joghurt, Quark, Müsli, Milchgetränk oder eingebacken in Brot eher akzeptiert.
- Weiter Informationen kann man über die Gastro-Liga e.V. zur Bekämpfung der Erkrankungen von Magen – Darm – Leber (www.gastro-liga.de) bekommen.

Kostaufbau

Der Kostaufbau erfolgt in umgekehrter Reihenfolge, also von parenteraler Ernährung über enterale Ernährung, flüssige Kost (breiige Kost) und leichte Vollkost mit Ziel der ballaststoffreichen Kost. Die Therapie sollte im Team mit Arzt, Pflegepersonal, Ernährungsberater und Patient abgesprochen werden und sich am Krankheits- und Allgemeinzustand des Patienten orientieren.

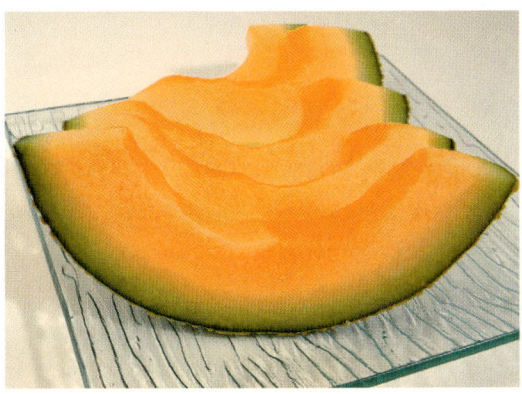

Bild 1   *Melonenschiffchen (Rezept s. S. 57)*

Aufgaben

1. *Worauf achten Sie bei der Auswahl des richtigen Müslis für einen Divertikulose-Patienten?*

2. *Erstellen Sie eine Liste geeigneter Weizenkleie-Präparate. Informieren Sie sich dafür in Drogerien, Supermärkten und Apotheken.*

3. *Warum sind gerade ältere Menschen von Divertikulose betroffen?*

4. *Erstellen Sie Rezepte für drei abwechslungsreiche Zwischenmahlzeiten unter Verwendung von Weizenkleie, die den Ernährungsempfehlungen bei Divertikulose gerecht werden.*

5. *Warum bietet sich eine überwiegend lacto-vegetabile Kost, mit nur ein bis zwei Fleischportionen pro Woche für sonst gesunde Divertikulose-Patienten an?*

53

Tageskostplan – Divertikulose

Patientin: Luise D., 79 Jahre alt, selten Durst, obstipiert

Wünschenswerte Energie- (D-A-CH Referenzwerte) und Nährstoffzufuhr:

Gesamtenergiebedarf	*1 800 kcal/Tag*
	bzw. 7 650 kJ/Tag
Eiweiß 15–20 %	*270–360 kcal*
	= 68–90 g EW/Tag
Fett ca. 30 %	*540 kcal = 60 g F/Tag*
Kohlenhydrate 50–55 %	*900–990 kcal*
	= 225–248 g KH/Tag
Ballaststoffe	*⋯> 30 g/ Tag*
Gesamtflüssigkeitszufuhr	*2 500 ml/Tag*

Gesamtsumme Tageskostplan

kcal	1822	Bst	39,79 g
kJ	7627	B1	1,27 mg
EW	85,48 g	B2	1,41 mg
F	62,93 g	B6	1,80 mg
KH	221,79 g	Chol	400,95 mg
Was	2 505,61 g	B12	3,45 µg
GFS	22,05 g	EUFS	23,13 g
MUFS	12,35 g	NiaÄ	37 738,83 µg

Nährstoffrelation

Eiweiß	86 g	19 %
Fett	63 g	31 %
Kohlenhydrate	222 g	50 %

1 Glas Wasser vor dem Frühstück (regt Darmtätigkeit an)

Frühstück

Vollkornbrötchen fein ausgemahlen mit Butter und Pflaumenmus, Milchkaffee

Zwischenmahlzeit

Fein ausgemahlenes abgelagertes Dreikornbrot mit Frischkäse und Tomate, Karotten-Birnen-Trunk

Mittagessen

Hirsesuppe mit Sellerie-Julienne, Nudelgemüseauflauf mit Schinkenwürfelchen, italienische Kräutersauce, frischer Obstsalat, Mineralwasser

Zwischenmahlzeit

Heidelbeerkompott mit gerösteten Haferflocken, Grüner Tee mit Zitrone

Abendessen

Geflügelsalat mit Mandarinen, fein ausgemahlenes abgelagertes Fünfkornbrot mit Butter, Melonenschiffchen, Salzkräcker, Kräutergeist-Tee

Frühstück:

■ Vollkornbrötchen mit Butter und Pflaumenmus

Menge	Zutaten
50 Gramm	Vollkornbrötchen fein ausgemahlen
10 Gramm	Butter
30 Gramm	Pflaumenmus

kcal	244	Bst	4,06 g
kJ	1020	B1	0,14 mg
EW	4,33 g	B2	0,07 mg
F	9,15 g	B6	0,12 mg
KH	36,11 g	Chol	24,00 mg
Was	34,44 g	EUFS	2,60 g
GFS	5,17 g	NiaÄ	2 448,80 µg
MUFS	0,69 g		

Brötchen aufschneiden und mit Butter und Pflaumenmus bestreichen.

■ Milchkaffee

Menge	Zutaten
250 Milliliter	Kaffee (Getränk)
50 Milliliter	Trinkmilch 1,5 % Fett

kcal	29	B1	0,02 mg
kJ	124	B2	0,11 mg
EW	2,20 g	B6	0,03 mg
F	0,80 g	Chol	3,00 mg
KH	3,20 g	B12	0,25 µg
Was	293,08 g	EUFS	0,24 g
GFS	0,48 g	NiaÄ	2 161,50 µg
MUFS	0,03 g		

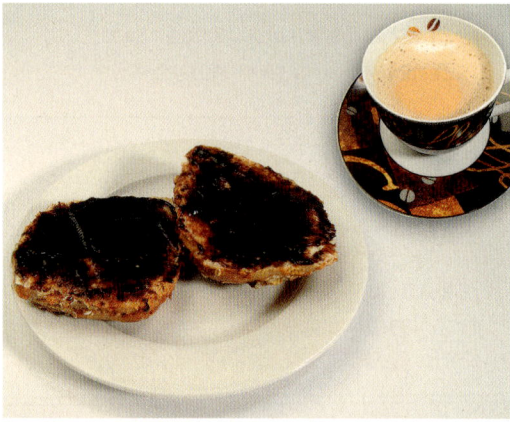

Bild 1 *Frühstück*

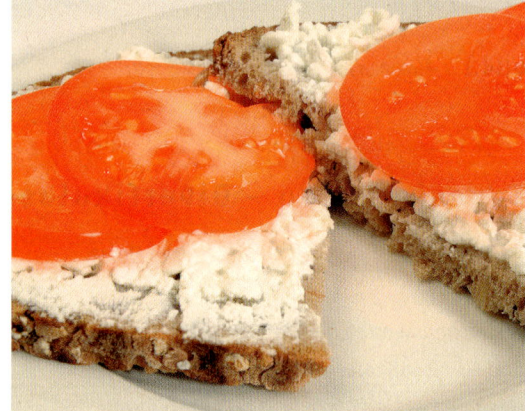

Bild 2 *Dreikornvollkornbrot mit Frischkäse und Tomate*

Zwischenmahlzeit:

■ Dreikornvollkornbrot mit körnigem Frischkäse und Tomate

Menge	Zutaten
40 Gramm	Dreikornvollkornbrot fein ausgemahlen abgelagert (Wert von Mehrkornvollkornbrot verwendet)
30 Gramm	Hüttenkäse 20 % F. i. Tr.
50 Gramm	Tomaten frisch
1 Gramm	Basilikum frisch (Wert von Petersilienblatt frisch verwendet)

kcal	120	Bst	3,81 g
kJ	504	B1	0,08 mg
EW	7,02 g	B2	0,13 mg
F	1,89 g	B6	0,15 mg
KH	18,17 g	Chol	4,80 mg
Was	87,99 g	B12	0,30 µg
GFS	0,87 g	EUFS	0,48 g
MUFS	0,31 g	NiaÄ	2 277,93 µg

Brot mit körnigem Frischkäse bestreichen, Tomate in Scheiben oder Stücke schneiden und darauf oder
dazu geben. Mit frischem Basilikum garnieren.

■ Karotten-Birnen-Trunk

Menge	Zutaten
150 Milliliter	Mohrrübensaft frisch (aus ca. 450 g frischen Karotten)
50 Milliliter	Birne Fruchtsaft (aus ca. 300 g frischer Birne)
5 Milliliter	Rapsöl
5 Gramm	Hafer-Schmelz-Flocken

kcal	122	Bst	0,83 g
kJ	510	B1	0,08 mg
EW	2,15 g	B2	0,06 mg
F	5,66 g	B6	0,07 mg
KH	15,58 g	Chol	0,10 mg
Was	182,78 g	EUFS	2,93 g
GFS	0,50 g	NiaÄ	1 126,50 µg
MUFS	1,91 g		

Karotten und Birne waschen, schälen und in den Entsafter geben. ½ Teelöffel Pflanzenöl und Schmelz-
flocken dazu geben, damit das Getränk sämig wird.

Mittagessen:

■ Hirsesuppe mit Sellerie-Julienne

Menge	Zutaten
8 Gramm	Hirse ganzes Korn
5 Milliliter	Rapsöl
125 Milliliter	Gemüsebrühe
10 Gramm	Sellerie frisch
1 Prise	Jodiertes Salz
1 Prise	Muskat
1 Gramm	Petersilienblatt frisch

kcal	96	Bst	1,89 g
kJ	403	B1	0,03 mg
EW	1,21 g	B2	0,03 mg
F	7,55 g	B6	0,08 mg
KH	6,05 g	Chol	0,10 mg
Was	131,12 g	EUFS	3,32 g
GFS	0,71 g	NiaÄ	613,83 µg
MUFS	3,13 g		

Hirse mit warmen Wasser waschen (dient zur Reinigung und die Bitterstoffe gehen größten Teils verloren) und gut abtropfen lassen. In etwas Rapsöl anrösten, mit Gemüsebrühe aufgießen und 15 Minuten auf kleiner Flamme quellen lassen. Sellerie schälen und in feine Streifen schneiden, in der Suppe garen und Suppe mit Jodsalz, Muskat und frischer Petersilie abschmecken.

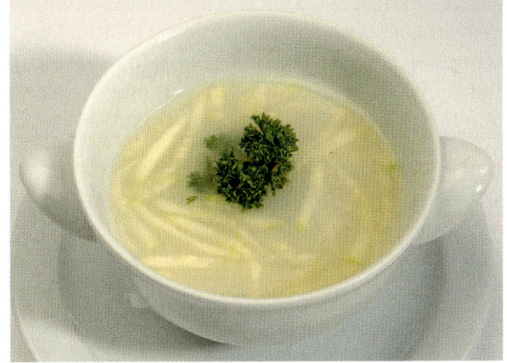

Bild 1   *Hirsesuppe mit Sellerie-Julienne*

■ Nudelgemüseauflauf mit Schinkenwürfelchen

Menge	Zutaten
30 Gramm	Broccoli gegart
30 Gramm	Mohrrübe gegart
30 Gramm	Knollensellerie gegart
100 Gramm	Vollkornteigwaren gegart (etwa 40 g roh)
40 Gramm	Schwein Schinken gekocht ungeräuchert ohne Fettrand
60 Gramm	Hühnerei Vollei frisch
60 Milliliter	Trinkmilch 1,5 % Fett
1 Prise	Jodiertes Salz
1 Prise	Muskat
1 Prise	Bohnenkraut
10 Gramm	Edamer 30 % F. i. Tr.
5 Gramm	Butter

kcal	386	Bst	8,33 g
kJ	1616	B1	0,41 mg
EW	27,36 g	B2	0,48 mg
F	16,26 g	B6	0,31 mg
KH	31,92 g	Chol	276,50 mg
Was	276,51 g	B12	2,12 µg
GFS	6,80 g	EUFS	5,54 g
MUFS	1,89 g	NiaÄ	7 605,80 µg

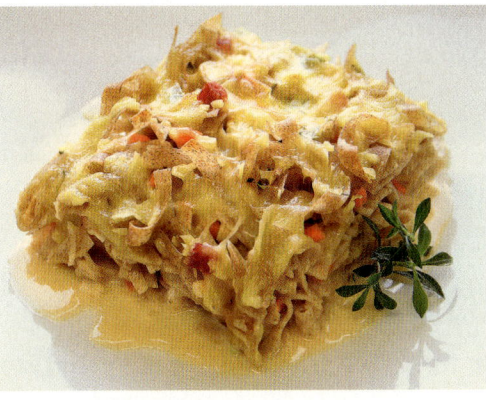

Gemüse putzen, waschen, in Würfelchen schneiden und kurz blanchieren. Teigwaren in Salzwasser mit etwas Öl bissfest garen, gut abtropfen lassen. Schinken in Würfelchen schneiden. Gemüse, Nudeln und Schinkenwürfelchen vermengen und in gefettete Form geben. Eiermilch abschmecken und in die Form gießen. Im Ofen bei 180 °C etwa 40 Minuten backen, dann mit Käse überstreuen und weitere 5 Minuten gratinieren.

Bild 2   *Nudelauflauf mit Schinkenwürfelchen*

■ Italienische Kräutersauce

Menge	Zutaten
5 Milliliter	Olivenöl
7 Gramm	Weizen Mehl Type 1050
20 Milliliter	Trinkmilch 1,5 % Fett
125 Milliliter	Gemüsebrühe
1 Prise	Jodiertes Salz
1 Prise	Basilikum
1 Prise	Rosmarin
1 Prise	Thymian

kcal	101,31	Bst	0,96 g
kJ	425,11	B1	0,05 mg
EW	1,79 g	B2	0,05 mg
F	7,71 g	B6	0,04 mg
KH	6,40 g	Chol	1,25 mg
Was	140,04 g	B12	0,10 µg
GFS	1,21 g	EUFS	4,17 g
MUFS	1,93 g	NiaÄ	587,52 µg

Olivenöl erhitzen, Mehl einstreuen und glatt rühren. Mit Milch und Gemüsebrühe aufgießen und gut durchkochen lassen. Mit Jodsalz und Kräutern abschmecken.

Fortsetzung ⟶

55

⟶ Fortsetzung

■ Frischer Obstsalat

Menge	Zutaten
10 Milliliter	Zitronensaft
5 Gramm	Honig
50 Gramm	Erdbeere frisch
50 Gramm	Apfel frisch
50 Gramm	Kiwi frisch

kcal	98	MUFS	0,36 g
kJ	409	Bst	3,96 g
EW	1,14 g	B1	0,04 mg
F	0,76 g	B2	0,07 mg
KH	19,59 g	B6	0,07 mg
Was	136,34 g	EUFS	0,09 g
GFS	0,13 g	NiaÄ	799,25 µg

Zitrone frisch auspressen und mit Honig verrühren. Früchte waschen und abtropfen lassen bzw. abtrocknen. Erdbeeren entstielen und (je nach Größe) vierteln. Apfel vierteln, entkernen und fein blättrig aufschneiden. Kiwi schälen, halbieren und in Scheiben schneiden. Früchte mischen und mit Zitronensaft-Honig-Mischung übergießen. Mit Zitronenmelisse garnieren.

■ Mineralwasser

Menge	Zutaten
200 Milliliter	Natürliches Mineralwasser

Was	199,50 g

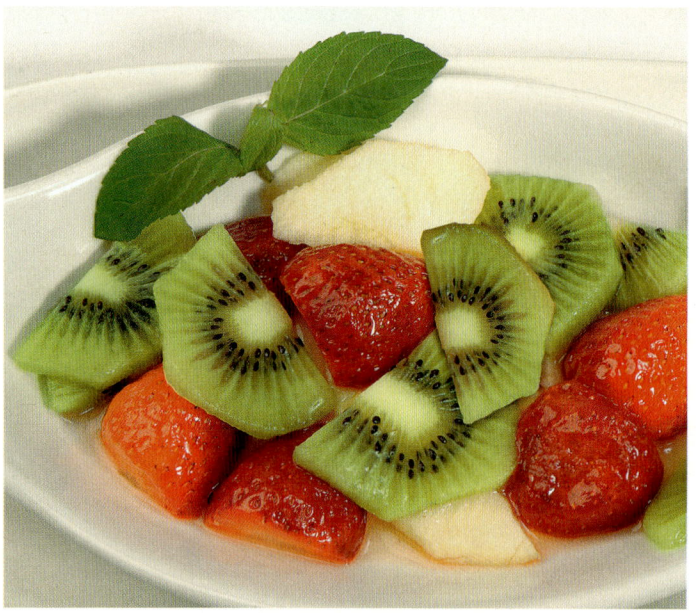

Bild 1   *Frischer Obstsalat*

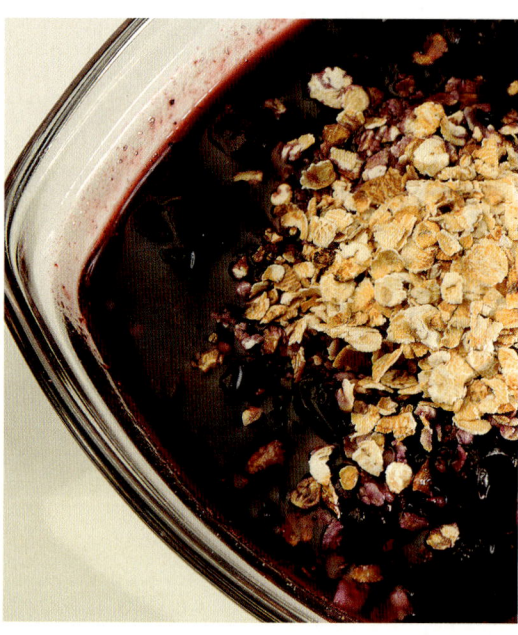

Bild 2   *Heidelbeerkompott mit gerösteten Haferflocken*

Zwischenmahlzeit:

■ Heidelbeerkompott mit gerösteten Haferflocken

Menge	Zutaten
150 Gramm	Heidelbeere frisch
75 Milliliter	Trinkwasser
5 Gramm	Zucker weiß
15 Gramm	Hafer Flocken zart

kcal	139	Bst	8,16 g
kJ	581	B1	0,12 mg
EW	2,78 g	B2	0,05 mg
F	1,95 g	B6	0,11 mg
KH	25,58 g	Chol	0,00
Was	203,69 g	B12	0,00
GFS	0,24 g	EUFS	0,48 g
MUFS	0,97 g	NiaÄ	1 144,50 µg

Heidelbeeren in wenig gezuckertem Wasser dünsten. In einer beschichteten Pfanne Haferflocken rösten und nach dem Abkühlen des Kompottes kurz vor dem Servieren darüber geben.

■ Grüner Tee mit Zitrone

Menge	Zutaten
250 Milliliter	Grüner Tee mit Zitrone (Getränk)

kcal	3	Was	249,25 g
kJ	8	B1	0,03 mg
KH	0,50 g	B2	0,01 mg

Abendessen:

■ Geflügelsalat mit Mandarinen und Spargel

Menge	Zutaten
100 Gramm	Brathähnchen Brustfilet frisch (etwa 80 g gegart)
30 Gramm	Mandarine Konserve abgetropft
30 Gramm	Spargel Konserve abgetropft
20 Gramm	Joghurt 1,5 % Fett
20 Gramm	Quark 0,2 % Fett
1 Prise	Jodiertes Salz
1 Prise	Curry
1 Prise	Paprika edelsüß
1 Prise	Dill frisch

kcal	156	Bst	0,85 g
kJ	651	B1	0,10 mg
EW	27,62 g	B2	0,20 mg
F	1,15 g	B6	0,56 mg
KH	7,64 g	Chol	67,20 mg
Was	160,00 g	B12	0,68 µg
GFS	0,44 g	EUFS	0,40 g
MUFS	0,22 g	NiaÄ	15 904,60 µg

Hühnchenbrustfilet in mit Lorbeerblatt versehener Gemüsebrühe (oder Wasser) garen. Abtropfen lassen und in mundgerechte Stücke schneiden. Mandarinenfilets abtropfen lassen, Spargelspitzen ebenfalls. Joghurt und Quark zusammen mit den Gewürzen glatt rühren, Fleischstückchen untermengen und abschmecken. Mit Mandarinenfilets, Spargelspitzen und frischem Dill garnieren.

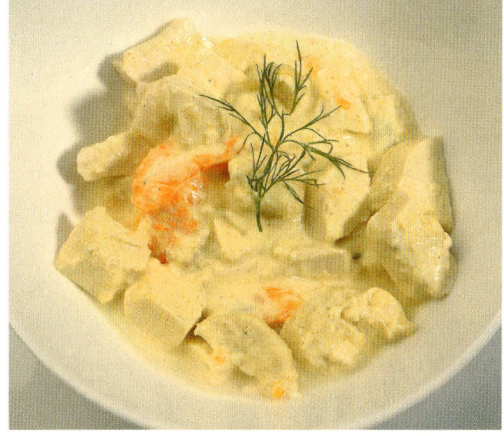

Bild 1   *Geflügelsalat mit Mandarinen und Spargel*

■ Abgelagertes fein ausgemahlenes Fünfkornbrot

Menge	Zutaten
50 Gramm	Fünfkornbrot fein ausgemahlen abgelagert (Wert von Mehrkornvollkornbrot verwendet)
10 Gramm	Butter

kcal	175	Bst	4,11 g
kJ	732	B1	0,06 mg
EW	3,47 g	B2	0,05 mg
F	8,94 g	B6	0,10 mg
KH	20,08 g	Chol	24,00 mg
Was	22,20 g	B12	0,00
GFS	5,14 g	EUFS	2,61 g
MUFS	0,58 g	NiaÄ	1 357,40 µg

Abgelagertes Brot mit Butter bestreichen.

■ Melonenschiffchen   (Foto s. S. 53)

Menge	Zutaten
150 Gramm	Zuckermelone frisch

kcal	39	MUFS	0,04 g
kJ	165	Bst	1,50 g
EW	1,32 g	B1	0,06 mg
F	0,13 g	B2	0,04 mg
KH	7,95 g	B6	0,13 mg
Was	138,23 g	EUFS	0,02 g
GFS	0,04 g	NiaÄ	1 050,00 µg

Melone halbieren und entkernen. Aus der Hälfte „Schiffchen" schneiden.

■ Salzkräcker

Menge	Zutaten
30 Gramm	Salzkräcker

kcal	113	Bst	1,35 g
kJ	472	B1	0,03 mg
EW	3,09 g	B2	0,02 mg
F	0,98 g	B6	0,02 mg
KH	22,51 g	Chol	0,00
Was	1,20 g	B12	0,00
GFS	0,30 g	EUFS	0,26 g
MUFS	0,29 g	NiaÄ	661,20 µg

■ Kräutergeist-Tee

Menge	Zutaten
250 Milliliter	Kräutergeist-Tee (Wert von Kräutertee verwendet)

kcal	3	Was	249,25 g
kJ	8	B1	0,03 mg
KH	0,50 g	B2	0,01 mg

Speisen und Getränke können nach Wahl mit Zucker, Honig oder Sirup gesüßt werden. Ein übermäßiger Verzehr von Süßstoff kann zu unerwünschtem Durchfall führen. Je nach Verträglichkeit kann stilles oder kohlensäurehaltiges (Mineral-)Wasser getrunken werden.

3 Übergewicht und Adipositas

3.1 Übergewicht und Adipositas im Erwachsenenalter

 Wissensspeicher

Der Energiebedarf ergibt sich aus dem Grundumsatz, dem Arbeitsumsatz (Muskelarbeit), der Thermogenese nach der Nahrungsaufnahme, sowie dem Bedarf für Wachstum, Schwangerschaft und Stillzeit. Die Energiezufuhr wird in Mega-Joule (MJ) und in Kilokalorien (kcal) angegeben. (1 MJ = 239 kcal; 1 kcal = 4,184 KJ = 0,00184 MJ). In der Praxis wird mit kcal gerechnet, da diese Zahlen überschaubarer und für Patienten leichter verständlich sind.

Der Grundumsatz (= basal metabolic rate = BMR) ist die Energiemenge, die zur Erhaltung aller lebensnotwendigen Körperfunktionen benötigt wird (Ruhestoffwechsel der Gewebe, Herzarbeit, Atmungstätigkeit, Leistung der Drüsen und der glatten Muskulatur).

Diese erforderliche Energiemenge wird bestimmt
- bei völliger Ruhe im Liegen
- 12 Stunden nach der letzten Nahrungsaufnahme
- bei einer Umgebungstemperatur von 20° C

Der BMR ist abhängig von:
- Genetik
- Alter
- Geschlecht
- Körperoberfläche
- Fettfreier Körpermasse (mehr Muskelmasse = höherer Grundumsatz; mehr Fettmasse = niedriger Grundumsatz)
- Hormonstatus (besonders Schilddrüsenhormone)

Tabelle 1 *Referenzmaße von Körpergröße und Körpergewicht für die Berechnung des Grundumsatzes (Quelle: DGE/ÖGE/SGE/SVE, Referenzwerte für die Nährstoffzufuhr, 1. Auflage)*

Alter	Körpergröße cm		Körpergewicht kg	
	m	w	m	w
Säuglinge [1]				
0 bis unter 4 Monate	57,9	56,5	5,1	4,7
4 bis unter 12 Monate	70,8	68,9	8,7	8,1
Kinder [1]				
1 bis unter 4 Jahre	90,9	90,5	13,5	13,0
4 bis unter 7 Jahre	113,0	111,5	19,7	18,6
7 bis unter 10 Jahre	129,6	129,3	26,7	26,7
10 bis unter 13 Jahre	146,5	148,2	37,5	39,2
13 bis unter 15 Jahre	163,1	160,4	50,8	50,3
Jugendliche und Erwachsene [2]				
15 bis unter 19 Jahre [3]	174,0	166,0	67,0	58,0
19 bis unter 25 Jahre [4]	176,0	165,0	74,0	60,0
25 bis unter 51 Jahre [4]	176,0 [5]	164,0 [5]	74,0	59,0
51 bis unter 65 Jahre [4]	173,0	161,0 [5]	72,0	57,0
65 Jahre und älter [4]	169,0	158,0 [5]	68,0	55,0

1 Die Referenzwerte entsprechen den 50er Perzentilen der Wachstumsdaten des amerikanischen National Center for Health Statisttes (NCHS), die auch in den RDA [8] als Referenzwerte verwendet werden. Angegeben sind die interpolierten Werte für die Mitte des jeweiligen Altersbereichs, d. h. für 2,0; 8,0 Monate sowie 2,5; 5,5; 8,5; 11,5; 14,0 Jahre

2 Nach Größenmessungen an einer für die Bundesrepublik Deutschland repräsentativen Personengruppe (Pudel V: Ernährungsbericht 1980) (3), sowie unveröffentlichten Daten der Verbundstudie VERA und der Nationalen Verzehrsstudie

3 Körpergewicht berechnet aus den Größenmessungen basierend auf einem wünschenswerten Body Mass Index (BMI = Körpergewicht [kg]/Quadrat der Körperlänge [m²]) von 22 für Männer und 21 für Frauen [12]

4 BMI 24 für Männer und 22 für Frauen (Definition von BMI siehe 3)

5 Nach Größenmessungen des Gesundheitssurvey Ost-West, Befragungs- und Untersuchungssurvey in den neuen und alten Bundesländern, Public Use File OW91 (1990–92), Dokumentation des Datensatzes zusammengestellt von Dr. Heribert Stolzenberg, Robert Koch-Institut, Bundesinstitut für Infektionskrankheiten und nicht übertragbare Krankheiten, Berlin, Oktober 1995

Tabelle 1 *Grundumsatz, berechnet mit den Referenzmaßen der Tabelle 1 sowie unter Verwendung der prädiktiven Formel von FAO/WHO/UNU [16] (Berücksichtigung von Geschlecht, Alter und Körpergewicht) Quelle: DGE/ÖGE/SGE/SVE, Referenzwerte für die Nährstoffzufuhr, 1. Auflage*

Alter	Körpergewicht (kg)		Grundumsatz (MJ/Tag)		Grundumsatz (kcal/Tag)	
	m	w	m	w	m	w
15 bis unter 19 Jahre	67	58	7,6	6,1	1 820	1 460
19 bis unter 25 Jahre	74	60	7,6	5,8	1 820	1 390
25 bis unter 51 Jahre	74	59	7,3	5,6	1 740	1 340
51 bis unter 65 Jahre	72	57	6,6	5,3	1 580	1 270
65 Jahre und älter	68	55	5,9	4,9	1 410	1 170

Tabelle 2 *Beispiele für den durchschnittlichen täglichen Energieumsatz bei unterschiedlichen Berufs- und Freizeittätigkeiten von Erwachsenen*

Arbeitsschwere und Freizeitverhalten	PAL[1,2]	Beispiele
ausschließlich sitzende oder liegende Lebensweise	1,2	alte, gebrechliche Menschen
ausschließlich sitzende Tätigkeit mit wenig oder keiner anstrengenden Freizeitaktivität	1,4–1,5	Büroangestellte, Feinmechaniker
sitzende Tätigkeit, zeitweilig auch zusätzlicher Energieaufwand für gehende und stehende Tätigkeiten[2]	1,6–1,7	Laboranten, Kraftfahrer, Studierende, Fließbandarbeiter
überwiegend gehende und stehende Arbeit[2]	1,8–1,9	Hausfrauen, Verkäufer, Kellner, Mechaniker, Handwerker
körperlich anstrengende berufliche Arbeit[2]	2,0–2,4	Bauarbeiter, Landwirte, Waldarbeiter, Bergarbeiter, Leistungssportler

1 PAL = (physical activity level), durchschnittlicher täglicher Energiebedarf für körperliche Aktivität als Mehrfaches des Grundumsatzes

2 Für sportliche Betätigungen oder für anstrengende Freizeitaktivitäten (30–60 Minuten, 4–5mal je Woche) können zusätzlich pro Tag 0,3 PAL-Einheiten zugelegt werden.

59

Die Bestimmung des Grundumsatzes gewinnt immer mehr an Bedeutung, da der tägliche Energiebedarf hieraus berechnet wird. In Abhängigkeit von der körperlichen Tätigkeit und anderen Leistungen (z. B. sportliche Aktivität) wird der Energiebedarf in entsprechend Mehrfachem des Grundumsatzes angegeben. (Nicht mehr absolut in kcal oder kJoule).

Energieumsatz (= total energy expediture [TEE]), Energiebedarf für körperliche Aktivitäten:
Beispiel (Referenzwerte für die Nährstoffzufuhr, D-A-C-H, S. 26)
„Eine Hausfrau 8 Stunden Arbeit mit einem hohen durchschnittlichen Energieaufwand von 2,4 x BMR und 8 Stunden weitere Tätigkeiten mit einem mittleren Energieaufwand von 1,6 x BMR an, sowie 8 Stunden Schlaf mit 0,95 x BMR, so ergibt sich der mittlere tägliche Energiebedarf als (2,4 x 8 + 1,6 x 8 + 0,95 x 8) : 24 = 1,65 x BMR"

Thermogenese (= dietary inducted thermogenesis [DIT]):
Von geringer Bedeutung ist die Thermogenese nach Nahrungsaufnahme. Nur etwa 8–10 % der aufgenommenen Energie wird verbunden mit einer erhöhten Wärmeabgabe für den Transport und die Speicherung der aufgenommenen Nährstoffe benötigt. Bei Adipösen ist die nahrungsinduzierte Thermogenese gestört. Dieser genetische Defekt ist Ursache, nicht eine Folge des Übergewichts.

Berechnung
In Abhängigkeit von der beruflichen Tätigkeit und dem Freizeitverhalten ergibt sich aus dem Grundumsatz (BMR) und dem Energieumsatz (TEE) der Quotient für den täglichen Energiebedarf. Dieser Wert wird als körperliche Aktivität (= physical activity level [PAL]) bezeichnet. PAL-Werte liegen zwischen 1,2 und 2,4. Bei geringer körperlicher Aktivität wird ein PAL-Wert von 1,4 ausreichen (vgl. Tabelle 2).

Tabelle 1 *Richtwerte für die durchschnittliche Energiezufuhr[1] in MJ und kcal/Tag bei Personen mit einem BMI im Normbereich und mit entsprechender körperlicher Aktivität in kJ und kcal/kg Körpergewicht (s. Fußnote[2]). Bei Abweichungen vom Normbereich, insbesondere bei Übergewicht und bei geringer körperlicher Aktivität sind Korrekturen der Richtwerte für die Energiezufuhr notwendig. Entscheidender Kontrollparameter ist das aktuelle Körpergewicht.*

Alter	MJ/Tag		kcal/Tag		Werte für mittlere körperliche Aktivität kJ/kg		Werte für mittlere körperliche Aktivität kcal/kg		Werte für geringe/ starke körperliche Aktivität kcal/kg	
	m	w	m	w	m	w	m	w	m	w
Säuglinge[3]										
0 bis unter 4 Monate	2,0	1,9	500	450	390	380	94	91		
4 bis unter 12 Monate	3,0	2,9	700	700	380	380	90	91		
Kinder[2]										
1 bis unter 4 Jahre	4,7	4,4	1100	1000	380	370	91	88	83/[5]	80/[5]
4 bis unter 7 Jahre	6,4	5,8	1500	1400	340	330	82	78	74/[5]	70/[5]
7 bis unter 10 Jahre	7,9	7,1	1900	1700	310	280	75	68	66/83	60/76
10 bis unter 13 Jahre	9,4	8,5	2300	2000	270	230	64	55	56/71	49/62
13 bis unter 15 Jahre	11,2	9,4	2700	2200	230	200	56	47	50/63	41/52
Jugendliche und Erwachsene										
15 bis unter 19 Jahre	13,0	10,5	3100	2500	195	180	46	43	39/60	36/55
19 bis unter 25 Jahre	12,5	10,0	3000	2400	170	165	41	40	35/54	33/51
25 bis unter 51 Jahre	12,0	9,5	2900	2300	165	165	39	39	34/52	33/50
51 bis unter 65 Jahre	10,5	8,5	2500	2000	145	145	35	35	32/48	32/48
65 Jahre und älter	9,5	7,5	2300	1800	140	135	34	33	30/46	30/46

1   Unter Berücksichtigung der Werte von Tabelle 1 und 2

2   Die in Tabelle 2 angegebenen Grundumsatzwerte für normalgewichtige Personengruppen wurden mit Faktoren (PAL-Werten) multipliziert, welche die attersangepasste habituelle körperliche Aktivität dieser Gruppen charakterisieren. Man erhält so den mittleren Tagesenergiebedarf dieser Personengruppen, der als Richtwert gilt. In Anlehnung an (1) und an den Bericht des Scientific Committee für Food, Commission of the European Communities (12), wurden für beide Geschlechter folgende PAL-Werte verwendet: 1,75 für 15- bis unter 25-jährige; 1,70 für 25- bis unter 51-jährige und 1,60 für 51- bis 65-jährige und ältere Personen. Für die Angaben in Spalte 6 wurde für geringe/starke körperliche Aktivitäten mit PAL-Werten von 1,45 bzw. 2,2 gerechnet (s. Tab. 3, gemittelte Werte)

3   0 bis unter 12 Monate: nicht gestillte Säuglinge, nach (2), Mittelwerte der Altersgruppe (gestillte Säuglinge: 0 bis unter 4 Monate: Jungen 368 kJ/kg (88 kcal/kg); Mädchen 356 kJ/kg (85 kcal/kg); 4 bis unter 12 Monate: Jungen: 347 kJ/kg (83 kcal/kg); Mädchen 351 kJ/kg (84 kcal/kg)

4   1 bis unter 15 Jahre, Mittelwerte der Altersgruppe (mäßige körperliche Aktivität), für „geringe körperliche Aktivität" wurden (entsprechend der zweifachen Standardabweichung) 12 % abgezogen und für „starke körperliche Aktivität" 12 % hinzugefügt (15)

5   Messungen fehlen

Tabelle 2 *Richtwerte für die durchschnittliche Energiezufuhr bei Personen unterschiedlichen Alters in Abhängigkeit vom Grundumsatz und von steigender körperlicher Aktivität (PAL-Werte, vgl. Tabelle 2, S. 59). Bei Abweichungen vom Normbereich, insbesondere bei Übergewicht und bei geringer körperlicher Aktivität, sind Korrekturen der Richtwerte notwendig. Entscheidender Kontrollparameter ist das aktuelle Körpergewicht.*

Alter	Grundumsatz		Körperliche Aktivität (PAL-Werte)							
			1,4		1,6		1,8		2,0	
	MJ/ Tag	kcal/ Tag	MJ	kcal	MJ	kcal	MJ	kcal	MJ	kcal
Jugendliche und Erwachsene (m)										
15 bis unter 19 Jahre	7,6	1820	10,6	2500	12,2	2900	13,7	3300	15,2	3600
19 bis unter 25 Jahre	7,6	1820	10,6	2500	12,2	2900	13,7	3300	15,2	3600
25 bis unter 51 Jahre	7,3	1740	10,2	2400	11,7	2800	13,1	3100	14,6	3500
51 bis unter 65 Jahre	6,6	1580	9,2	2200	10,6	2500	11,9	2800	13,2	3200
65 Jahre und älter	5,9	1410	8,3	2000	9,4	2300	10,6	2500	11,8	2800

Tabelle 2   *(Fortsetzung, S. 60)*

Alter	Grundumsatz		Körperliche Aktivität (PAL-Werte)							
			1,4		**1,6**		**1,8**		**2,0**	
	MJ/Tag	kcal/Tag	MJ	kcal	MJ	kcal	MJ	kcal	MJ	kcal
Jugendliche und Erwachsene (w)										
15 bis unter 19 Jahre	6,1	1460	8,5	2000	9,8	2300	11,0	2600	12,2	2900
19 bis unter 25 Jahre [1,2]	5,8	1390	8,1	1900	9,3	2200	10,4	2500	11,6	2800
25 bis unter 51 Jahre [1,2]	5,6	1340	7,8	1900	9,0	2100	10,1	2400	11,2	2700
51 bis unter 65 Jahre	5,3	1270	7,4	1800	8,5	2000	9,5	2300	10,6	2500
65 Jahre und älter	4,9	1170	6,9	1600	7,5	1800	8,8	2100	9,8	2300

1   Schwangere erhalten über die gesamte Schwangerschaft eine Zulage von 1,1 MJ/Tag (255 kcal/Tag) (nach Prentice [9]); die Zulage ist unabhängig vom jeweiligen PAL-Wert

2   Stillende erhalten folgende Zulagen (nach Prentice [9]); die Zulage ist unabhängig vom jeweiligen PAL-Wert:
– bis einschließlich 4. Monat: + 2,7 MJ/Tag (635 kcal/Tag)
– weiter volles Stillen nach dem 4. Monat: + 2,2 MJ/Tag (525 kcal/Tag)
– nur partielles Stillen nach dem 4. Monat: + 1,2 MJ/Tag (285 kcal/Tag)

Szenario

In früheren Zeiten waren diejenigen im Vorteil, die bei ausreichendem Nahrungsangebot die Möglichkeit hatten, Fett im Körper zu speichern („gute Fettverwerter"). In damaliger Zeit waren Winter zu überbrücken und Hungersnöte, z. B. durch Missernten oder Kriege, zu überstehen. Ohne entsprechende Fettreserven gab es für die Menschen in Notzeiten kein Überleben. Seit die Nahrung in den Industrienationen im Überfluss vorhanden ist und nicht mehr mühsam beschafft und gelagert werden muss, hat sich der Überlebensvorteil in sein Gegenteil verkehrt. Die sich heftig ausbreitende Adipositas ist hauptsächlich eine Folge der realisierten uralten Wunschvorstellung der Menschheit: Wohlstand, Nahrungsüberfluss, wenig körperliche Anstrengungen.

Krankheitslehre

Beschreibung

Übergewicht und Adipositas sind definiert als eine über das Normalmaß hinausgehende Vermehrung des Körperfetts.

Gesunde Körperfettanteile:

	Jünger als 30 Jahre	Älter als 30 Jahre
Männer	14–20 %	17–23 %
Frauen	17–24 %	20–27 %

Diese Tabelle zeigt den gesunden Körperfettbereich für Männer und Frauen unter und über einem Alter von 30 Jahren. Diese Zahlen sind als ideale Prozentwerte allgemein anerkannt. Jedoch können auch leicht geringere oder erhöhte Ergebnisse noch akzeptable Werte darstellen.

Adipositas wird als chronische Erkrankung eingestuft, die eine langfristige Betreuung erfordert. Die Lebensqualität ist deutlich eingeschränkt, so wird die Kleiderwahl schwieriger, Selbstwertgefühl und Selbstbewusstsein leiden, die Folge ist häufig eine soziale Diskriminierung.

Der psychische Druck wird noch belastender und so wird das Essen Deckmantel für andere Bedürfnisse wie Zuwendung, Freundschaft, Erfolg – ein Teufelskreis. Das Morbiditäts- und Mortalitätsrisiko ist deutlich erhöht.

Berechnungsgrundlage und Einteilung der Adipositas erfolgt mithilfe des Körpermassenindex (Body-Mass-Index = BMI). Der BMI ist der Quotient aus Gewicht und Körpergröße zum Quadrat. Übergewicht ist definiert als BMI ≥ 25 kg/m², Adipositas als BMI ≥ 30 kg/m².

Bild 1 auf der nachfolgenden Seite zeigt, wie der BMI ermittelt wird: Verbinden Sie die Körpergröße mit dem Körpergewicht mit einem Lineal. Der Schnittpunkt ergibt den BMI.

Beispiel: Gewicht 96 kg, Größe 178 cm
$$96 \text{ kg} : 1{,}78^2 = 96 \text{ kg} : 3{,}17 = 30{,}0 \text{ kg/m}^2$$

Gewichtsklassifikation bei Erwachsenen anhand des BMI:

BMI	Kategorie	Risiko für Begleit- erkrankungen
< 18,5	Untergewicht	Niedrig
18,5–24,9	Normalgewicht	Durchschnittlich
≥ 25,0	Übergewicht	
25–29,9	Präadipositas	Gering erhöht
30–34,5	Adipositas Grad I	Erhöht
35–39,9	Adipositas Grad II	Hoch
≥ 40	Adipositas Grad III	Sehr hoch

Neben dem Ausmaß des Übergewichtes bzw. der Adipositas, die über den BMI erfasst werden, spielt das Fettverteilungsmuster eine Rolle.

Taillenumfang und Risiko für Adipositas-assoziierte metabolische Komplikationen

Taillenumfang (cm)		Risiko für kardiovaskuläre und metabolische Komplikationen
♂ ≥ 94	♀ ≥ 80	Leicht erhöht
♂ ≥ 102	♀ ≥ 88	Stark erhöht

Body-Mass-Index
(BMI = Körpergewicht [kg]/Quadrat der Körperlänge [m])

Höhe cm   Gewicht kg

Bild 1   *Ermittlung des Body-Mass-Indexes*

Häufigkeit

Die Adipositas nimmt nicht nur in Deutschland, sondern auch in anderen Industrienationen (z. B. in den USA) seit Jahrzehnten kontinuierlich zu. 1998 hatten etwa 60 % aller erwachsenen Deutschen einen BMI > 25 und etwa 25 % einen BMI > 30. Diese Zahlen zeigen, dass die Adipositas zunehmend ein sozialmedizinisches Problem wird. Die Kosten für die Erkrankung, Folgeschäden und Frühberentungen belaufen sich ungefähr auf 35 Milliarden Euro jährlich.

Entstehung
- Genetische Ursachen (familiäre Prädisposition)
- Fehl- und Falschernährung (Ausbildung und soziale Schicht spielen eine Rolle)
- Bewegungsmangel (Freizeitverhalten)

Beispiel:
- Studie an deutschen Beamten:
  700 m Wegstrecke (= Bewegung) in 10 Stunden = 60 kcal Mehrverbrauch, im Vergleich zum Sitzen = 1 Mon Cheri (= 50 kcal) 1905 legten die Menschen durchschnittlich 15 km täglich zurück.

Seltenere Ursachen:
- Essstörungen (z. B. Binge eating disorder)
- Endokrine Erkrankungen (z. B. Hypothyreose, Cushing Syndrom)
- Medikamente (z. B. manche Antidepressiva, Cortison)
- Immobilisierung

Symptome
- Verstärktes Schwitzen
- Gelenkbeschwerden
- Kurzatmigkeit
- Neigung zu Depressionen und Ängstlichkeit
- Selbstwertminderung
- Einschränkung der Aktivitäten des täglichen Lebens (geringe körperliche Leistungsfähigkeit)

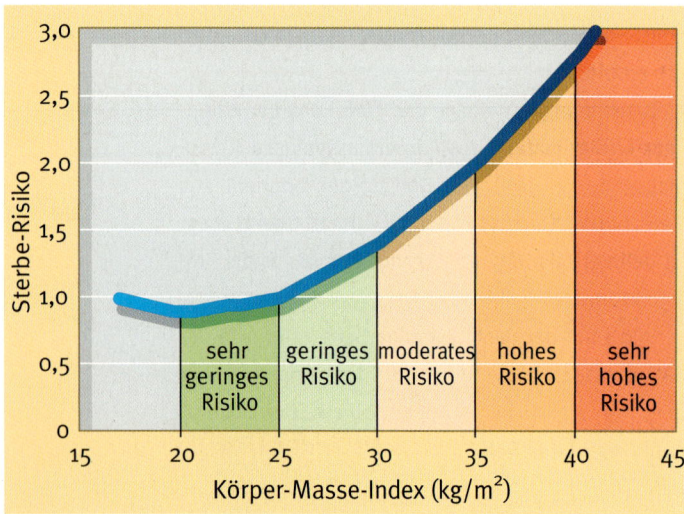

Bild 2   *Sterberisiko in Relation zum BMI*

Begleiterkrankungen

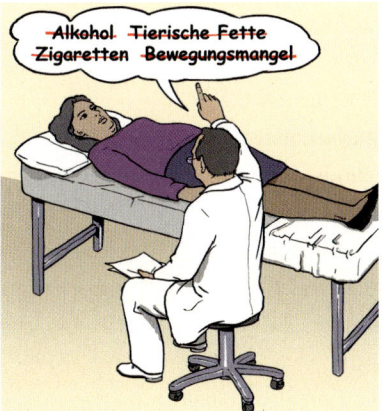

Bild 1 *Faktoren für den Herzinfarkt*

- Störungen des Kohlenhydratstoffwechsels (z. B. gestörte Glukosetoleranz, Metabolisches Syndrom, Diabetes mellitus-Typ-2 [90 % Adipöse], Gestationsdiabetes – vgl. Kapitel Diabetes mellitus; S. 104)
- Hyperlipoproteinämie, Hyperurikämie
- Kardiovaskuläre Erkrankungen (z. B. koronare Herzkrankheit, Hypertonie, Schlaganfall, Herzinsuffizienz)
- Karzinome (z. B. Brust, Niere, Dickdarm, Prostata, Eierstöcke, Gebärmutterhals)
- Hormonelle Störungen

- Gastrointestinale Erkrankungen (z. B. Fettleber, Gallensteine, Gallenblasenentzündungen)
- Erhöhtes Operations- und Narkoserisiko
- Arthrosen, Wirbelsäulensyndrome
- Schwangerschaftskomplikationen
- Varizenbildung (z. B. an den Beinen)
- Atemstillstand während des Schlafes (Schlafapnoe)

Begleit- und Folgeerkrankungen sind abhängig von:

- Genetik
- Absoluter Fettmasse und deren Fettverteilung:
- Androide Adipositas (überwiegend bei Männern), Apfelform
  Folgen sind häufig Insulinresistenz, Hypertonie, Hyperlipoproteinämien, KHK u. a.
- Gynoide Adipositas (überwiegend bei Frauen) („Waist, Hip" [Taille, Hüfte]), Birnenform
  Folgen sind häufig cardiale Insuffizienz, diabetische Stoffwechsellage u. a.

Das viszerale Fett („Apfeltyp"), das sich im Inneren des Körpers unter den Muskeln und zwischen den Organen ansammelt, gefährdet die Gesundheit des Mannes mehr als das Unterhautfettgewebe der Frauen, die mehr zum hüftbetonten „Birnentyp" neigen.

63

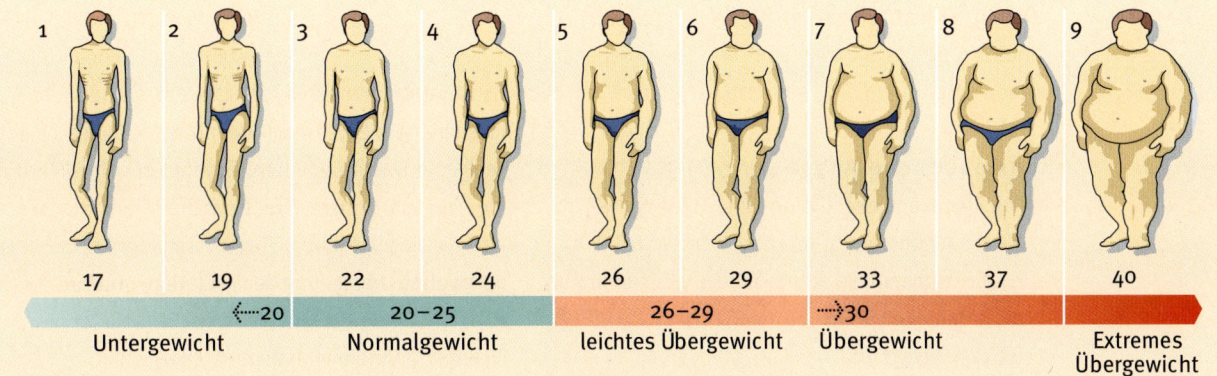

1	2	3	4	5	6	7	8	9
17	19	22	24	26	29	33	37	40

<···20	20–25	26–29	···>30	
Untergewicht	Normalgewicht	leichtes Übergewicht	Übergewicht	Extremes Übergewicht

Bild 2 *Der Body-Mass-Index (Quelle: Deutscher Ärzte-Verlag GmbH Buchverlag, Köln)*

BMI Berechnung bei fehlenden Gliedmaßen (Amputation)

Liegt eine Amputation vor, so muss man vor der Berechnung des BMI das theoretische Körpergewicht berechnen. Hierfür werden folgende Werte herangezogen:

$$\text{Theoretische Masse} = \frac{\text{Masse} \cdot 100}{(100 - \text{Summe Korrekturwerte})}$$

Körperteil	Korrekturwert
Hand	*0,8*
Unterarm	*2,2*
Oberarm	*3,5*
Fuß	*1,8*
Unterschenkel	*5,3*
Oberschenkel	*11,6*

Beispiel:

Eine Frau ist 56 kg schwer, 20 Jahre alt und 1,70 m groß. Der linke Unterschenkel der Frau wurde amputiert. Ihr theoretisches Körpergewicht errechnet sich wie folgt:

$$\text{Theoretisches Körpergewicht} = \frac{56\,\text{kg} \cdot 100}{(100 - 5,3 - 1,8)} \approx 60,28\,\text{kg}$$

Dieses Gewicht wird dann in die bekannte BMI-Formel eingesetzt:

$$\frac{60,28\,\text{kg}}{(1,7\,\text{m})^2} \approx 20,86\,\text{kg}\,\frac{\text{kg}}{\text{m}^2}$$

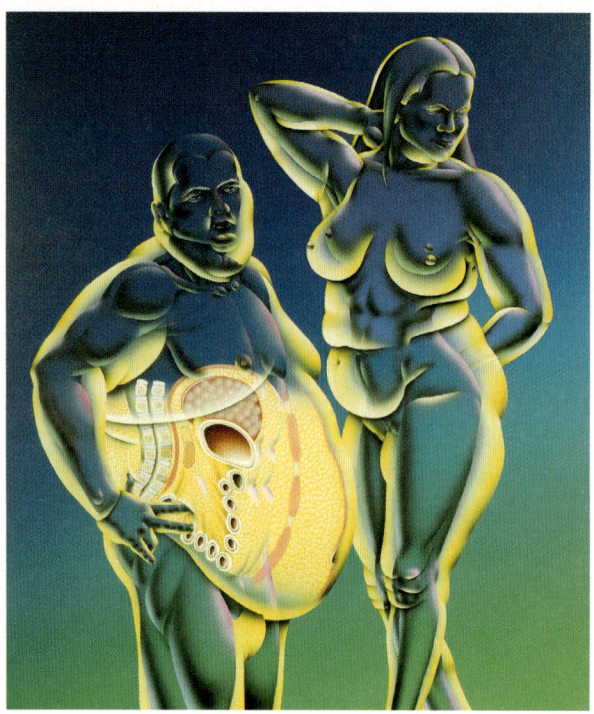

Bild 1 *Fettverteilung bei Männern und Frauen*

Therapie

Eine erfolgreiche Therapie setzt eine gute Motivation des Patienten voraus. Um langfristig das Gewicht zu reduzieren ist viel Eigenverantwortung notwendig. Für den Patienten sollte ein Betreuungskonzept erarbeitet werden, das umfassende Informationen über seine Erkrankung, deren Komplikationen und Behandlung enthält. Eine sorgfältige Anamnese und bestimmte Untersuchungen sind vor Therapiebeginn erforderlich.

Anamnestische Angaben

▥ Familienanamnese (Adipositas, Hypertonie, Diabetes mellitus Typ-2, koronare Herzerkrankung)
▥ Gewichtsanamnese (siehe Tabelle „Gesunde Körperfettanteile" S. 61)
▥ Bewegungsaktivität
▥ Familiäres und berufliches Umfeld
▥ Ernährungsgewohnheiten und Essverhalten mittels eines Ernährungsprotokolls (-tagebuches) aufzeichnen

Ziele

Die Behandlungsziele müssen realistisch sein, dürfen den Patienten nicht überfordern, sollten also individuell angepasst werden. Da bei Adipösen eine hohe Rückfallquote zu verzeichnen ist, ist es wesentlich nach erfolgter Gewichtsabnahme eine Stabilisierung des Gewichts zu erreichen.

Die WHO definiert:

„Erfolgreiche Gewichtsabnahme ist in einem Jahr das Körpergewicht um 5 % zu verringern und zu halten."

▣ Verbesserung des Ernährungswissens
▣ Ernährungsumstellung zu einer gesunden, der Entwicklung von Folgeschäden (Adipositas assoziierte Risikofaktoren und Krankheiten) entgegenwirkenden Ernährung
▣ Nachhaltige Gewichtsreduktion
▣ Vermehrte Bewegung (insbesondere Einstieg in regelmäßiges Ausdauertraining)
▣ Steigerung der Lebensqualität (psychische Stabilisierung; „Nicht das Gewicht ist die Ursache des Problems, sondern die Probleme sind die Ursache des Gewichts")
▣ Reduktion von Arbeitsunfähigkeit und vorzeitige Berentung
▣ Anstreben eines BMI entsprechend der Altersgruppe:

Altersgruppe	Wünschenswerter BMI
19–24 Jahre	*19–24*
25–34 Jahre	*20–25*
35–44 Jahre	*21–26*
45–54 Jahre	*22–27*
55–64 Jahre	*23–28*
> 65 Jahre	*24–29*

Quelle: Kasper, Ernährungsmedizin und Diätetik, 9. Auflage

Ernährungstherapie

Im Eid des Hippokrates steht geschrieben: „Diätetische Maßnahmen werde ich nach Kräften und gemäß meinem Urteil zum Nutzen der Kranken einsetzen." Die heute bei einem Großteil der Bevölkerung medizinisch notwendige Gewichtsreduktion wegen Adipositas und ihren Folgeerkrankungen ist allerdings ohne Umstellung der Ernährung und Einschränkung der Energiezufuhr nicht möglich. Allerdings sind strenge Maßnahmen wie eine Energiezufuhr < 1000 kcal/Tag oder vorgegebene Lebensmitteltabellen („erlaubt – verboten") veraltet.

Neben der Ernährungstherapie sind Bewegungs- und Verhaltenstherapie wesentliche Bausteine des gesamten Gewichtsmanagements.

Die Deutsche Gesellschaft für Ernährung (DGE) empfiehlt eine ausgewogene Mischkost, d. h. ballaststoffreiche, fettmoderate (ca. 30 % der Energie), kalorisch adäquate (1 200–2 000 kcal/Tag; 500–800 kcal werden vom errechneten Energiebedarf abgezogen) je nach Ausgangsgewicht, Geschlecht, Beruf und Alter. Die Eiweißzufuhr sollte bei 0,8–1,0 g Protein pro kg Körpergewicht/Tag liegen. Beim Kochsalz (NaCl) liegen die Empfehlungen < 6 g NaCl/Tag. Die Lebensmittelauswahl kann mithilfe der dreidimensionalen Ernährungspyramide erfolgen.

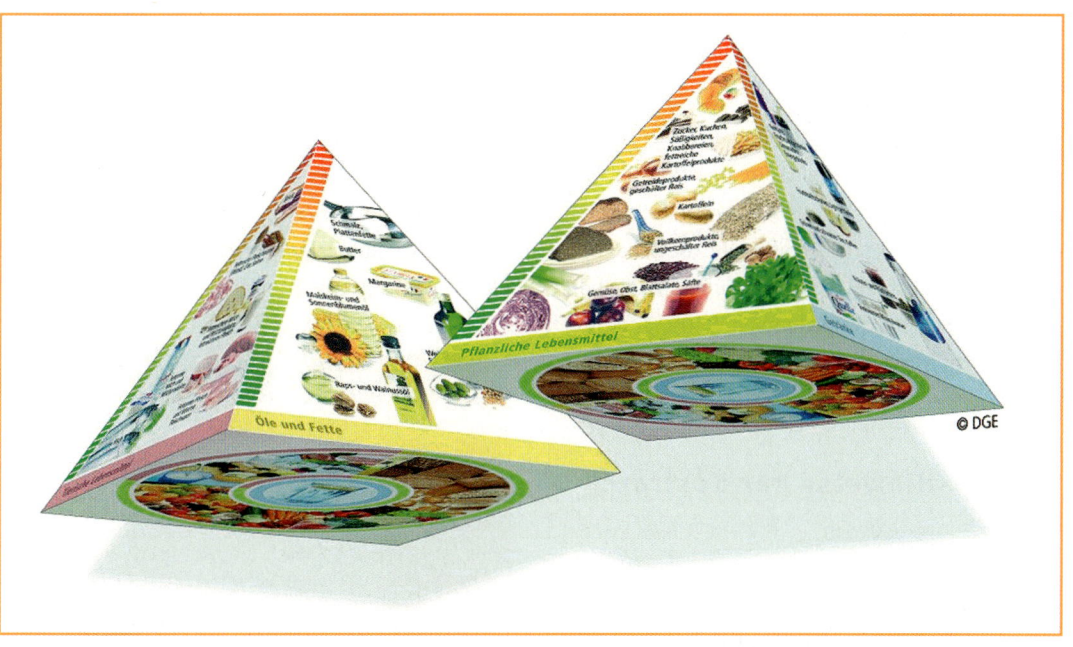

Bild 1 *Dreidimensionale Lebensmittelpyramiden (Copyright: Deutsche Gesellschaft für Ernährung e. V., Bonn)*

Grad des Körpergewichts und der Gesundheitsgefährdung	Ziel	Maßnahmen
Normalgewicht (BMI 18,5–24,9)	⟶ Gewichtsstabilisierung	⟶ ggf. Gewichtsmonitoring
Normalgewicht (BMI 18,5–24,9) plus Risikofaktor und/oder Komorbidität	⟶ Gewichtsstabilisierung, bei familiärer Prädisposition Gewichtszunahme > 3 kg verhindern, Risikofaktoren-Management, z. B. Aufgabe des Rauchens, gesunder Lebensstil	⟶ Gewichtsmonitoring, Risikofaktoren-Management, Therapie der Komorbidität, Beratung zu gesundem Lebensstil
Präadipositas (BMI 25–29,9)	⟶ Verhinderung einer weiteren Gewichtszunahme, besser noch Gewichtsreduzierung	⟶ Basisprogramm*
Präadipositas (BMI 25–29,9)	⟶ Dauerhafte Gewichtsreduzierung um 5–10 %	⟶ Basisprogramm, Risikofaktoren-Management, Therapie der Komorbidität, bei BMI > 27 kg/m² frühestens nach 12-wöchiger Therapie zusätzliche medikamentöse Therapie erwägen
Adipositas Grad I (BMI 30–34,9)	⟶ Dauerhafte Gewichtsreduzierung um 5–10 %	⟶ Basisprogramm*
Adipositas Grad I (BMI 30–34,9) plus Risikofaktor und/oder Komorbidität	⟶ Dauerhafte Gewichtsreduzierung um 5–10 %	⟶ 1. Basisprogramm*. Risikofaktoren-Management, Therapie der Komorbidität 2. wenn kein Erfolg, frühestens nach 12 Wochen zusätzliche medikamentöse Therapie erwägen
Adipositas Grad II (BMI 35–39,9)	⟶ Dauerhafte Gewichtsreduzierung um > 10 %	⟶ Basisprogramm*
Adipositas Grad II (BMI 35–39,9) plus Risikofaktor und/oder Komorbidität	⟶ Dauerhafte Gewichtsreduzierung um 10–20 %	⟶ 1. Basisprogramm*. Risikofaktoren-Management, Therapie der Komorbidität 2. wenn kein Erfolg, frühestens nach 12 Wochen zusätzliche medikamentöse Therapie erwägen 3. bei erfolgloser konservativer Therapie chirurgische Maßnahmen erwägen
Adipositas Grad III (BMI > 40)	⟶ Dauerhafte Gewichtsreduzierung um 10–30 %	⟶ 1. Basisprogramm*. Risikofaktoren-Management, Therapie der Komorbidität 2. wenn kein Erfolg, frühestens nach 12 Wochen zusätzliche medikamentöse Therapie erwägen 3. chirurgische Therapie bei erfolgloser konservativer Therapie erwägen

* Das Basisprogramm setzt sich zusammen aus Ernährungstherapie, Bewegungstherapie und Verhaltensmodifikation

Vorrangig sollten fettarme und ballaststoffreiche Lebensmittel zum Verzehr ausgewählt werden.

Patienten, die Probleme haben, eine energiereduzierte Mischkost einzuhalten, können für 4–8 Wochen an zwei Tagen pro Woche eine Formula-Diät einplanen (z. B. Modi-Fast, Slimfast und andere). Bei schwerer Adipositas und mehrfach gescheiterter Reduktionskost können nach ärztlicher Beratung Medikamente sowie chirurgische Maßnahmen in Betracht gezogen werden (Magenband, Magenbypass).

Hinweise zur Kostform

- Vollkost
- Leichte Vollkost
- Mediterrane Kost
- Ovo-Lacto-Vegetabile Kost

Tipps für die Küchenpraxis

Fettarme Garmachungsarten:
- Grillen (Geschmack bringende Röststoffe)
- Braten in beschichteten Töpfen oder Pfannen oder „Kochen mit dem Wok"
- Garen in Alufolie oder im Bratschlauch (Fisch oder Geflügel oder Fleisch unter Verwendung frischer Küchenkräuter entfalten das Aroma in geschlossener „Verpackung")
- Poelieren: kurzes anbraten ohne dunkle Farbe zu erreichen, dann mit wenig Flüssigkeit angießen und zugedeckt bei geringer Hitze fertig garen (z. B. Putenschnitzel mit Gemüsejulienne)

Abwechslungsreiche Kost:
- Salate in verschiedenen Variationen (z. B. mit Getreidekörnern) und fettarmes Dressings (Buttermilch, Joghurt)
- Gemüsebratlinge mit Vollkorngetreide
- Reichlich frische oder gefrorene Küchenkräuter verwenden
- Appetitliches anrichten

Bewegungstherapie

Zum Abnehmen und Halten des Gewichtes ist auch wichtig, unter anderem darauf zu achten was und wann gegessen und getrunken wird, sowie auch den Grundumsatz (BMR) zu erhöhen (vgl. Wissensspeicher: Energiebedarf). Will man den Energieverbrauch erhöhen, so ist dies nur über einen Aufbau an Muskulatur möglich, dies wird durch regelmäßige Bewegung und Sport erreicht. Besonders geeignet für Übergewichtige und Adipöse sind Ausdauersportarten, wie Rad fahren, Walking, Wandern, Tanzen, Schwimmen,

Skilanglauf, Gymnastik und Wassergymnastik. Falls für Sport weniger Interesse vorhanden ist, sollte sich der Patient mehr bewegen als bisher (z. B. Treppen steigen statt den Aufzug zu benutzen).

Jede Minute Bewegung zählt.

Beispiel für ein sich langsam steigerndes Bewegungsprogramm (Klinik Bad Wörishofen; Deutsche Rentenversicherung; Schwaben):

1. Woche	3 × 2 Min. schnelles Gehen, dazwischen lockeres Gehen und Dehnen
2. Woche	2 × 3 Min schnelles Gehen
3. Woche	2 × 3 Min schnelles Gehen
4. Woche	2 × 5 Min schnelles Gehen
5. Woche	2 × 6 Min schnelles Gehen
6. Woche	2 × 7 Min schnelles Gehen
7. Woche	2 × 8 Min schnelles Gehen
8. Woche	1 × 12 Min schnelles Gehen
Ab 9. Woche	Steigerung des Walking um wöchentlich 1 Min., bis ein Ausdauerprogramm von 20–30 Min. erreicht wird.

Das Bewegungsprogramm sollte soweit gesteigert werden, dass pro Woche 2500 kcal zusätzlich verbraucht werden durch mindestens 5 Stunden zusätzliche körperliche Bewegung. Nach erfolgter Gewichtsreduktion sollte, um das Gewicht zu stabilisieren, 3–5 Stunden vermehrte Bewegung pro Woche durchgeführt werden.

Verhaltenstherapie

Wesentliche Schritte sind:
- Die Selbstbeobachtung des Ess- und Trinkverhaltens (Ernährungstagebuch)
- Selbstkontrolle z. B. von „nebenbei essen"
- Einübung eines flexibel kontrollierten Ess- und Trinkverhaltens (keine rigide Verhaltenskontrolle)
- Rückfallprophylaxetraining

Ernährungsempfehlungen

- Lebensmittel aus der dreidimensionalen Ernährungspyramide (2005) der DGE e. V.
- Reichlich energiefreie Flüssigkeit (Wasser, Mineralwasser, Tee) > 2 l pro Tag.
- Ballaststoffreiche Lebensmittel (günstig zur Sättigung), Lebensmittelauswahl vgl. Kapitel Diabetes mellitus.
- Zufuhr essentieller Nährstoffe muss gewährleistet sein.

- Etwa 3 Mahlzeiten pro Tag (ständige Zwischenmahlzeiten ⤏ Insulinausschüttungen ⤏ bald erneutes Hungergefühl), aber zur Vermeidung von Heißhunger eventuell kleine energiearme Snacks einplanen.
- Von den so genannten „Kurzzeit-/Blitz- oder Crashdiäten" wird abgeraten. Die schnelle Gewichtsabnahme hat den so genannten „Jojo-Effekt" zur Folge. Hierbei kann keine sinnvolle Ernährungsumstellung erfolgen. Ein weiterer Nachteil ist die häufige Gallensteinbildung bei schneller und ausgeprägter Gewichtsabnahme. Im Zusammenhang mit drastischer Gewichtsreduktion kann es zu einer Abnahme der Knochendichte kommen. So wurde bei über 50-jährigen Frauen eine erhöhte Inzidenz von Hüftfrakturen festgestellt.

Bewertung von Kurzzeit-, Crash- und Blitzdiäten

Diese „Diäten" versprechen dem Anwender einen hohen, mühelosen Gewichtsverlust in kürzester Zeit. Der „Erfolg" basiert dabei auf extremem Abweichen von normalen Verzehrsempfehlungen. Tatsächlich ist die Durchführung solcher „Diäten" über einen Zeitraum von meist nur wenigen Tagen bis zu maximal vier Wochen hin also nur eine einseitige Ernährungsweise. Ein schneller Gewichtsverlust wird durch extremes Einschränken der Energiezufuhr einerseits und/oder durch eintönige Lebensmittelauswahl andererseits hervorgerufen.

Ganz ohne Folgen bleibt das allerdings für den Organismus nicht:

- Eine Reduktion des Fettgewebes wird nicht erreicht, hohe Gewichtsverluste basieren zum größten Teil auf Wasserverlusten und dem Abbau von Muskeleiweiß.
- Aufgrund der erniedrigten Energiezufuhr schließt der Körper auf eine Notlage: er reduziert daher die Höhe des Grundumsatzes sowie die ernährungsabhängige Thermogenese. Wird im Anschluss die der „Diät" vorausgegangene Energiemenge wieder zugeführt, legt der Körper erneut „für schlechte Zeiten" Fettdepots an.
- Eine Unterversorgung mit Vitaminen, Mineralstoffen und Spurenelementen ist durch die oft sehr einseitige Lebensmittelauswahl vorprogrammiert. Bei manchen „Kurzzeit-/Crash- und Blitzdiäten" wird sogar die Zufuhr einzelner Stoffe wie z. B. von Fetten/Cholesterin/Harnsäure derart erhöht, dass bei empfindlichen Personen z. B. Gichtanfälle ausgelöst werden können.
- Nebenwirkungen wie Kreislaufstörungen, Heißhunger, Kraftlosigkeit, Müdigkeit, Konzentrationsstörungen und verminderte Leistungsfähigkeit

können auftreten, wenn zusätzlich zur Mangel- bzw. einseitigen Ernährung noch zu wenig Flüssigkeit zugeführt wird.
- Durch extremen Verzicht ausgelöste Heißhungerattacken können bei labilen Personen durchaus Essanfälle auslösen (Binge Eating), die bis zur Essstörung Bulimie ausarten können.
- Steigt das Gewicht nach der „Diät" bis über das vorangegangene Ausgangsgewicht an bzw. wird nicht gehalten, bringt dies auch das psychische Gleichgewicht ins Schwanken: als persönliches Versagen bewertet wird häufig die nächste „Diät" begonnen.

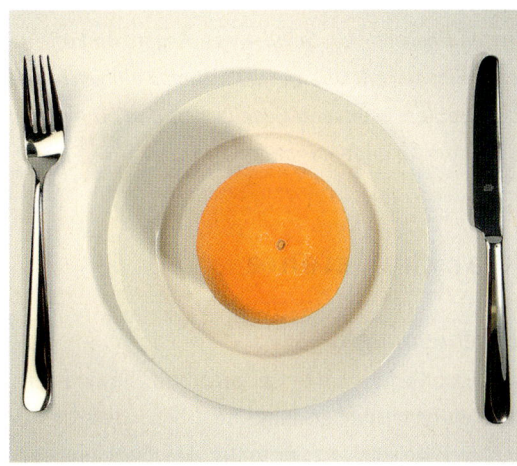

Bild 1 *Einseitige Ernährung*

Von der Durchführung solcher Kurzzeit-/Crash- oder Blitzdiäten wird daher dringend abgeraten. (vgl. a. DGE Beratungsstandards, II/5. „Bewertung von Blitz-, Crash- und Kurzzeitdiäten", 1998).

Informationen erhält der Übergewichtige durch die
Deutsche Adipositas-Gesellschaft e. V.
Lohbrügger Kirchstr. 65
21033 Hamburg
Tel: 040 428 75 61 24
Fax: 040 428 75 61 29
Email: mail@adipositas-gesellschaft.de und
regionale Selbsthilfegruppen.

Hinweise zur Ernährungsberatung

- Lehrküchenangebot (z. B. in der Reha-Klinik)
- Unterstützung bei der Erstellung von Einkaufslisten (gemeinsamer Einkauf im Supermarkt), gezielter Lebensmittelauswahl
- Bewusst essen, sehr langsam und gründlich kauen, dann tritt die Sättigung nach etwa 20 Minuten ein
- Gruppentraining mit Erfahrungsaustausch
- Hinweise auf sportliche Aktivitäten
- Wöchentliche Kontrollen des Körpergewichts (nicht täglich)

67

3.2 Übergewicht und Adipositas im Kindes- und Jugendalter

Szenario

„Übergewicht ist die häufigste Ernährungsstörung bei Kindern und Jugendlichen in den Industrieländern" diagnostiziert Professor Hans Konrad Biesalski in seinem Buch „Ernährungsmedizin". Die Kinder werden überhäuft mit Süßigkeiten, verzehren immer öfter Pommes frites mit Mayonnaise oder Ketchup, Hot Dogs, Eiscreme und Lakritzen. Der Gang zum Kühlschrank wird für viele zum Heilmittel gegen Unsicherheit, Schulstress, Ängste und oft auch Einsamkeit. Übergewicht ist also ein wachsendes Problem in unserer Gesellschaft und oft ein Symptom für andere Probleme.

Krankheitslehre

Beschreibung

Dicke Kinder werden viel gehänselt, sie sind beim Spielen benachteiligt. Jungs sind besonders betroffen, weil sie eine verzögerte Sexualentwicklung erleben und häufig leicht weibliche Formen (Brüste) ausbilden. Kinder müssen, um abzunehmen, viel öfter dem Gruppenzwang des Cola Trinkens und Pommes Essens widerstehen – wer lehrt sie diese Selbstdisziplin?

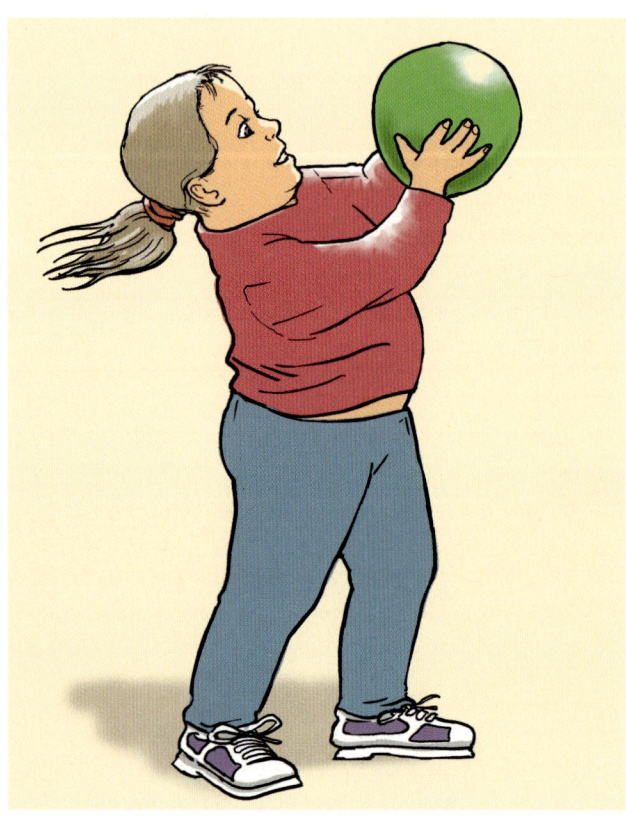

Bild 1 *Übergewichtiges Mädchen*

In der Regel wissen die Kinder recht gut, was „gesund" ist, nutzen aber ihr Taschengeld gerne für Süßigkeiten oder Fast Food.

Parameter wie der BMI sind nicht für Kinder anwendbar. Die Beurteilung des Körpergewichtes erfolgt über ein Referenzgewicht, das anhand von Geschlecht und Körpergröße ermittelt wird. Als Normalgewicht werden Abweichungen von bis zu ±20 % toleriert.

Die Arbeitsgemeinschaft Adipositas im Kindes- und Jugendalter der deutschen Adipositas-Gesellschaft verabschiedete am 10.09.2004 Leitlinien für Diagnostik, Therapie und Prävention für Adipositas bei Kindern und Jugendlichen. Normale Gewichtsverläufe bei Mädchen und Jungen können im Internet auf der Seite www.a-g-a.de abgerufen werden.

Häufigkeit

Circa 20 % der Grundschüler sind übergewichtig, 6–8 % der Schulkinder sind adipös. Bei Jugendlichen in Deutschland werden ähnliche Zahlen – mit steigender Tendenz – angegeben. Besonders betroffen ist der Bevölkerungsanteil mit niedrigem Bildungsniveau.

Entstehung

Das Adipositasrisiko von Kindern wird vor allem durch das Übergewicht mindestens eines Elternteils beeinflusst. Der Einfluss der Eltern umfasst sowohl biologische als auch sozio-kulturelle Faktoren. Ein niedriger sozialer Status der Eltern sowie körperliche Inaktivität und eine den Energieverbrauch übersteigende Nahrungs- und Getränkeaufnahme sind wesentlich für die Manifestation der Adipositas. Schon im Baby- und Kindesalter wird die Zahl der Fettzellen festgelegt. Je mehr Fettzellen sich bereits in der Kindheit gebildet haben, desto größer ist die Wahrscheinlichkeit im Erwachsenenalter übergewichtig oder adipös zu werden. Ausserdem verstärkt ein hohes Geburtsgewicht das Adipositasrisiko des Kindes.

Wichtig:

Als Faustregel für die Umwandlung überschüssiger Nahrungsenergie gilt: Etwa 10 kcal pro Tag über dem Energieverbrauch führen zu einer Körpergewichtszunahme von 1 g pro Tag.

Da Übergewicht in der Regel nur langsam entsteht, könnte ein Überschuss an Nahrungsenergie von etwa 55 kcal pro Tag (Beispiele s. folgende Seite) theoretisch zu einem Körpergewichtszuwachs von 2 kg im Verlauf von 12 Monaten führen. Diese Kalorienmenge entspricht bei 10 bis 13-jährigen 2–2,5 % des durchschnittlichen Energiebedarfs pro Tag.

55 kcal sind beispielsweise enthalten in:

■ 1 Riegel Vollmilchschokolade (12 g)
■ 10 Gummibärchen (16 g)
■ 1 kleine Salatgurke (458 g)
■ ½ Becher Fruchtjoghurt, vollfett (50 g)
■ 1 Hand voll Chips (10 g)
■ 1 EL Konfitüre (20 g)
■ ½ Scheibe Vollkornbrot (27 g) ohne Belag
■ ½ Glas Apfelsaft (96 ml)

Symptome

Der Leidensdruck der Kinder äussert sich in somatischen und psychischen Beschwerden, sowie in gesellschaftlich-sozialen Faktoren (z. B. Ausgrenzung, Spott, Hänseleien). Siehe auch Beschreibung.

Begleiterkrankungen

■ Diabetes mellitus Typ-2 nimmt in erschreckendem Ausmaß in den Industrienationen zu. Nach Untersuchungen des Amerikanischen Diabetes Verbandes (ADA) sind rund 25 % der an Diabetes mellitus Typ-2 Erkrankten jünger als 20 Jahre. Der ADA empfiehlt daher, den Diabetes-Test zur Früherkennung bereits ab dem 25. Lebensjahr durchzuführen. Früher war der Typ-2 Diabetes der so genannte „Altersdiabetes", der sich in der Regel erst nach dem 45. Lebensjahr manifestierte.

■ Insulinresistenz/metabolisches Syndrom
■ Bluthochdruck
■ Erhöhte Herzfrequenz
■ Atemstillstand während des Schlafes (Schlafapnoe)
■ Gallensteine
■ Hyperlipoproteinämien
■ Dermatologische Probleme
■ Erkrankungen des Bewegungsapparates

Besonders zu beachten/Therapie

Wesentliche Bausteine der Adipositasbehandlungsmethoden im Kindesalter sind Ernährungsgewohnheiten und psychosoziales Umfeld des Kindes und seiner Familie zu erfassen. Danach kann eine Ernährungsmodifikation und entsprechende Ernährungsaufklärung des Patienten und seiner Familie erfolgen. Ebenso soll die Erhöhung der körperlichen Aktivität mit zu einer Verhaltensänderung beitragen.

Unverzichtbar ist die Langzeitbetreuung durch Fachkräfte, wie Arzt, Psychologe, Sportlehrer, Diätassistenten. Für übergewichtige Kinder gibt es multidisziplinäre Therapiekonzepte, die im Absatz „Hinweise zur Ernährungsberatung" (S. 70) aufgelistet sind.

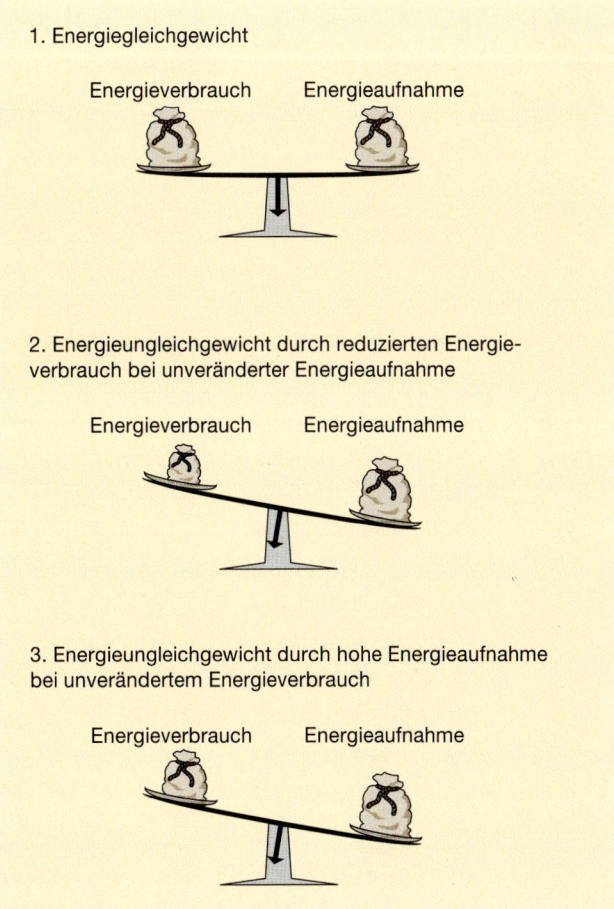

1. Energiegleichgewicht

Energieverbrauch   Energieaufnahme

2. Energieungleichgewicht durch reduzierten Energieverbrauch bei unveränderter Energieaufnahme

Energieverbrauch   Energieaufnahme

3. Energieungleichgewicht durch hohe Energieaufnahme bei unverändertem Energieverbrauch

Energieverbrauch   Energieaufnahme

Bild 1   *Körperbalance-Waage*

Ernährungstherapie

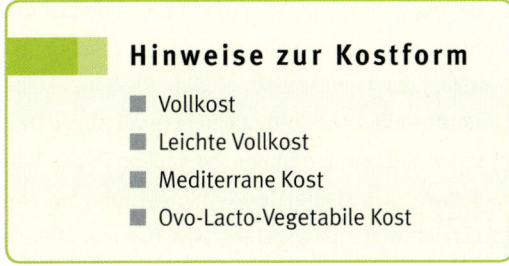

Hinweise zur Kostform

■ Vollkost
■ Leichte Vollkost
■ Mediterrane Kost
■ Ovo-Lacto-Vegetabile Kost

Ziele

■ Zu langfristiger anhaltender Gewichtsabnahme motivieren (Kind und Angehörige) – Rückfallprophylaxe
■ Motivationssteigerung z. B. über emotionale Faktoren (Sport, Gruppe)
■ Erhöhung der regelmäßigen sportlichen Aktivitäten (je nach Vorlieben z. B. Rad fahren, Schwimmen, Fußball ...) [Fernsehen begrenzen < 2 Stunden/Tag]
■ Soziale Integration (Schule, gleichaltrige Kinder oder Jugendliche) erreichen
■ Besserung des Gesundheitszustandes (durch Therapie der Begleiterkrankungen)
■ Mehr Lebensfreude durch Stärkung des Selbstbewusstseins

Kostformen/Ernährungsempfehlungen

Bei der Aufstellung des Speiseplanes sollten die Wünsche der Kinder und Jugendlichen Berücksichtigung finden („Lieblingsessen").

- Energiezufuhr etwa 1 500–1 800 kcal (6 300–7 560 kJ/Tag) je nach Alter.
- Die tägliche Kalorienzufuhr sollte nicht unter 1 000 kcal/Tag liegen.

Die Nährstoffrelation orientiert sich an den Empfehlungen der DGE:

- Etwa 15 Energieprozent Eiweiß
- Etwa 35 Energieprozent Fett
- Etwa 50 Energieprozent Kohlenhydrate

Ballaststoffreich, viel Obst und Gemüse (teilweise als Rohkost), sättigende Zwischenmahlzeiten (Pausenbrot), energiearme oder -freie Getränke.

Die Auswahl der Lebensmittel kann auch hier gut mithilfe der neuen dreidimensionalen Ernährungspyramide durchgeführt werden. Den Patienten keine Verbote erteilen, sondern zu einem vernünftigen Umgang mit Süßigkeiten führen, so können in den Wochenspeiseplan kleine Mengen Süßigkeiten mit eingerechnet werden. Vorschlag von Herrn Professor Pudel: „Eine Tafel Schokolade für eine Woche".

Keine Süßstoffe verwenden, da sie die Vorlieben für Süßes fördern. Sinnvoller ist es, die Kinder langsam an einen weniger süßen Geschmack zu gewöhnen. Die Kost wird so zusammengestellt, dass sie für die ganze Familie geeignet ist.

Prävention

Gibt es eine Chance dem Überangebot an Nahrungsmitteln und der Genomfalle zu entrinnen? Die Prävention.

Ziel einer Adipositasprävention ist die Förderung gesundheitsbewusster Ernährungsverhaltensweisen von Kindern und Jugendlichen, sowie später der Erwachsenen.

- Ernährungserziehung wenn möglich schon im Elternhaus; Erziehung der Kinder zur Selbstständigkeit, damit sie in der Lage sind, Verantwortung für ihr eigenes Essverhalten zu übernehmen. Kinder sollten in Essentscheidungen und -tätigkeiten mit einbezogen werden. Im Kindergarten oder in der Schule z. B. gibt es Programme für das „Gesunde Schulfrühstück", „Vernünftige Pausenverpflegung" und andere.
- „Risikofamilien" (z. B. Familie mit adipösen Eltern und Kindern) informieren und Therapien anbieten
- Ernährungsberatung (z. B. bei Krankenkassen, Verbraucherzentralen)
- Die enorme, nicht zu unterschätzende Bedeutung sportlicher Aktivitäten bewusst machen (vgl. Kapitel Diabetes mellitus, Übergewicht und Adipositas im Erwachsenenalter).

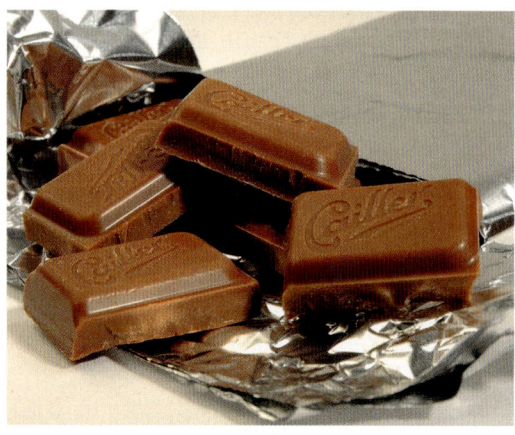

Bild 1 *„Eine Tafel Schokolade für eine Woche"*

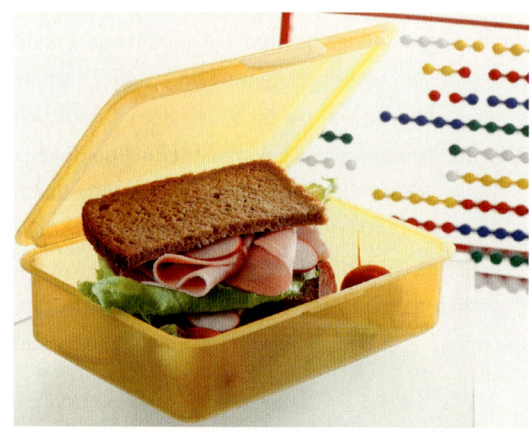

Bild 2 *Vernünftige Pausenverpflegung*

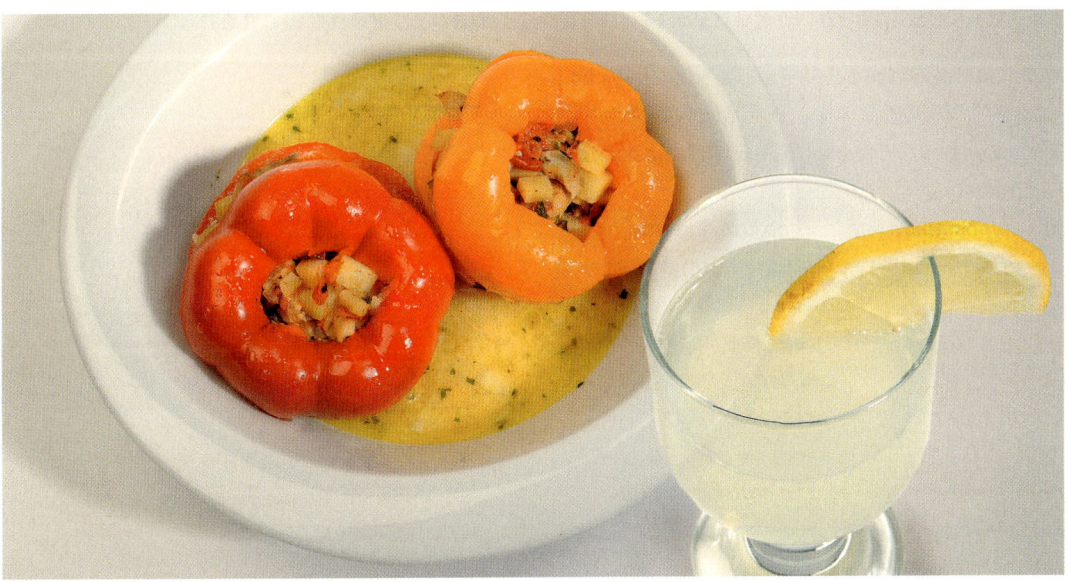

Bild 1 *Fisch-gefüllte-Paprikaschoten, Curry-Apfel-Sauce, Mineralwasser mit Zitrone (Rezepte s. S. 74)*

Aufgaben

1. Eine übergewichtige Patientin tätigt ihren Wochenendeinkauf. Streichen Sie die Lebensmittel, die sie nicht in ihren Korb legen sollte: Orangen, Schmelzkäseecken 60 % F. i. Tr., Bohnenkaffee, Radiccio-Salat, frisches Goldbarschfilet, Salatgurke, geräucherter Schweinebauch, Rahmspinat tiefgekühlt, mehlig kochende Kartoffeln, Putensalami, Streichleberwurst, alkoholfreies Bier, Süßstofftabletten, Graupen, Dinkelmehl, naturtrüben Apfelsaft, Baguette, Salatmayonnaise, Haferkleie, Butter, Rindsrouladen, Heringsfilet in Tomatensauce, Grießpudding mit Sahne, Mate Tee, Kalbsleber, Leinsamen, Maiskeimöl, Getreidekaffee. Geben Sie der Patientin alternative Vorschläge zu den Lebensmitteln, die sie nicht in ihren Korb legen sollte.

2. Nennen Sie fünf Ursachen der Adipositas (gewichten Sie die Reihenfolge nach der Häufigkeit):

3. Welche Begleiterkrankungen werden bei adipösen Kindern und Jugendlichen häufig diagnostiziert?

4. Warum ist die Aufnahme, Steigerung und Beibehaltung der sportlichen Aktivitäten im Therapiekonzept für Übergewichtige und Adipöse von so großer Bedeutung?

5. Erarbeiten Sie ein abwechslungsreiches Mittagessen für einen übergewichtigen Erwachsenen unter Berücksichtigung folgender Angaben:

- 3- gängiges Menü mit Seefisch im Hauptgang
- Mengenangaben mit Berechnung der Energie in kcal (350–400 kcal für das Mittagessen)
- Angaben für die Gewürze und die Zubereitung

6. Begründen Sie mit mindestens fünf Argumenten, warum der Einsatz von „Blitz- und Crashdiäten" zur Gewichtsreduktion nicht sinnvoll ist.

7. Erklären Sie den Begriff Body-Mass-Index und berechnen Sie Ihren eigenen BMI.

8. Welche Vorteile bringen interdisziplinäre Therapieprogramme für Kinder und Jugendliche?

9. Ein übergewichtiges Mädchen feiert mit ihren Schulfreundinnen den 10. Geburtstag. Geben Sie die Rezeptur (keine Mengenangaben, nur Zutaten) für zwei Kuchen an, die fettreduziert hergestellt werden können.

10. Bei verschiedenen Spielen auf der o. g. Geburtstagsfeier werden kleine Preise vergeben. Schlagen Sie an Stelle von kalorienreichen Süßigkeiten zwei energiearme „Leckereien" und drei nicht essbare Gewinne vor.

11. Bestücken Sie eine Schulanfangstüte für einen übergewichtigen 7-jährigen Jungen mit unter anderem drei bis vier geeigneten Süßigkeiten.

71

Tageskostplan – Reduktionskost bei Jugendlichen

Patientin: 16-jährige Schülerin, 1,60 m groß, 82 kg schwer

Wünschenswerte Energie- (D-A-CH Referenzwerte) und Nährstoffzufuhr:

Gesamtenergiebedarf	*2 500 kcal/Tag bzw. 10 625 kJ/Tag; da BMI = 32 => Reduktionskost mit 1 400 kcal/Tag bzw. 5 950 kJ/Tag*
Eiweiß 15–20 %	*210–280 kcal = 53–70 g EW/Tag*
Fett < 30 %	*420 kcal = 47 g F/Tag*
Kohlenhydrate 50–55 %	*700–770 kcal = 175–193 g KH/Tag*
Ballaststoffe	*> 30 g*

Gesamtsumme Tageskostplan

kcal	1 455	B1	1,52 mg
kJ	6 087	B2	1,65 mg
EW	63,01 g	B6	2,37 mg
F	46,67 g	Chol	65,30 mg
KH	186,13 g	B12	2,44 µg
GFS	13,80 g	EUFS	18,12 g
MUFS	11,31 g	NiaÄ	22 404,21 µg
Bst	40,42 g		

Nährstoffrelation

Eiweiß	63 g	18 %
Fett	47 g	29 %
Kohlenhydrate	186 g	53 %

Frühstück
- Joghurtmüsli mit Kirschen, Orangensaftschorle, Schwarztee mit Milch

Zwischenmahlzeit
- Kohlrabisticks mit Gemüse-Kräuterquark und Roggenvollkornbrot, Rooibostee

Mittagessen
- Fisch-gefüllte-Paprikaschoten mit Apfel-Curry-Sauce, Mineralwasser mit Zitrone

Zwischenmahlzeit
- Frische Papaya, Sesam-Mohn-Brezel, Eistee

Abendessen
- Vollkorn-Gemüse-Pizza, Feldsalat mit Senfdressing, Mineralwasser

---

Frühstück:

■ Joghurtmüsli mit Kirschen

Menge	Zutaten
20 Milliliter	Natürliches Mineralwasser
5 Gramm	Kakaopulver schwach entölt
150 Gramm	Joghurt 1,5 % Fett
50 Gramm	Süßkirsche frisch ohne Kern
30 Gramm	Müsli ohne Zuckerzusatz

kcal	223	B1	0,19 mg
kJ	935	B2	0,33 mg
EW	9,67 g	B6	0,17 mg
F	5,80 g	Chol	7,50 mg
KH	31,34 g	B12	0,60 µg
GFS	2,37 g	EUFS	2,19 g
MUFS	0,82 g	NiaÄ	3 126,55 µg
Bst	4,80 g		

Mineralwasser mit Kakao verrühren und mit dem Joghurt vermischen. Kirschen waschen, entsteinen und ebenfalls in den Joghurt geben. Zuckerfreie Müslimischung dazu geben. Eventuell mit Süßstoff leicht nachsüßen.

■ Orangensaftschorle

Menge	Zutaten
100 Milliliter	Orange Fruchtsaft frisch gepresst
100 Milliliter	Natürliches Mineralwasser

kcal	45	Bst	0,22 g
kJ	188	B1	0,06 mg
EW	0,92 g	B2	0,03 mg
F	0,16 g	B6	0,04 mg
KH	8,79 g	EUFS	0,04 g
GFS	0,03 g	NiaÄ	397,00 µg
MUFS	0,05 g		

Orangen frisch auspressen und mit Mineralwasser zu 200 ml aufgießen.

Fortsetzung ⟶

---➤ *Fortsetzung*

■ Schwarztee mit Milch

Menge	Zutaten
200 Milliliter	Tee schwarz fermentiert (Getränk)
50 Milliliter	Trinkmilch 1,5 % Fett

kcal	24	B1	0,02 mg
kJ	106	B2	0,11 mg
EW	1,90 g	B6	0,03 mg
F	0,80 g	Chol	3,00 mg
KH	2,45 g	B12	0,25 µg
GFS	0,48 g	EUFS	0,24 g
MUFS	0,03 g	NiaÄ	645,50 µg

Zwischenmahlzeit:

■ Kohlrabisticks

Menge	Zutaten
80 Gramm	Kohlrabi frisch

kcal	20	Bst	1,20 g
kJ	82	B1	0,03 mg
EW	1,60 g	B2	0,03 mg
F	0,08 g	B6	0,10 mg
KH	2,96 g	EUFS	0,01 g
GFS	0,01 g	NiaÄ	1 706,40 µg
MUFS	0,04 g		

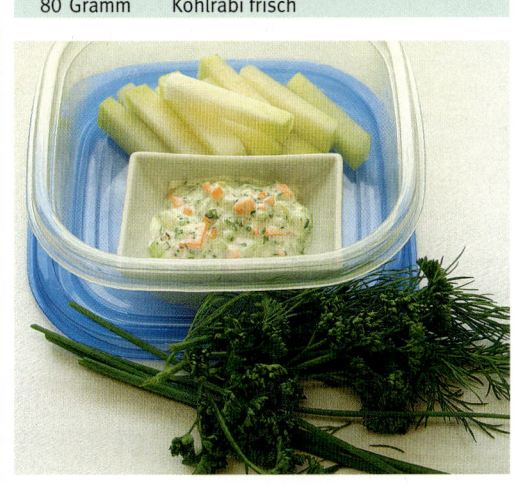

Kohlrabi waschen, schälen und in breite Streifen (Sticks) schneiden und in Frischebox zum mitnehmen geben.

Bild 1   *Kohlrabisticks mit Gemüse-Kräuterquark*

■ Gemüse-Kräuterquark

Menge	Zutaten
30 Gramm	Quark Magerstufe
10 Milliliter	Natürliches Mineralwasser mit Kohlensäure
10 Gramm	Bleichsellerie frisch
10 Gramm	Mohrrübe frisch
10 Gramm	Gurke frisch
1 Gramm	Petersilienblatt frisch
	Dill frisch
	Schnittlauch frisch
1 Prise	Jodiertes Salz
1 Prise	Pfeffer
1 Prise	Kümmel
1 Prise	Paprika gemahlen

kcal	29	B1	0,03 mg
kJ	120	B2	0,11 mg
EW	4,37 g	B6	0,04 mg
F	0,12 g	Chol	0,30 mg
KH	2,15 g	B12	0,30 µg
GFS	0,05 g	EUFS	0,02 g
MUFS	0,03 g	NiaÄ	1 134,93 µg
Bst	0,71 g		

Quark mit kohlensäurehaltigem Mineralwasser glatt rühren. Gemüse waschen, putzen und in feine Würfelchen schneiden. Kräuter waschen, abtropfen lassen und fein wiegen. Alle Zutaten unter den Quark geben, mit Jodsalz und Gewürzen abschmecken und zum mitnehmen in die Schule in Becher mit Verschlussdeckel geben.

■ Roggenvollkornbrot

Menge	Zutaten
40 Gramm	Roggenvollkornbrot

kcal	75	Bst	3,47 g
kJ	314	B1	0,04 mg
EW	2,59 g	B2	0,04 mg
F	0,38 g	B6	0,06 mg
KH	15,03 g	EUFS	0,04 g
GFS	0,05 g	NiaÄ	958,40 µg
MUFS	0,18 g		

■ Rooibostee

Menge	Zutaten
500 Milliliter	Rooibostee
	(Wert von Kräutertee verwendet)

kcal	5,00	B1	0,05 mg
kJ	15,00	B2	0,02 mg
KH	1,00 g		

Mittagessen:

■ Fisch-gefüllte-Paprikaschoten (s. S. 71, Bild 1)

Menge	Zutaten
10 Gramm	Gemüsezwiebel frisch
1 Gramm	Knoblauch frisch
100 Gramm	Tomaten frisch
100 Gramm	Kartoffeln roh (Wert von Kartoffeln geschält gegart verwendet)
5 Milliliter	Olivenöl
1 Prise	Jodiertes Salz
1 Prise	Curry
1 Prise	Ingwer gemahlen
80 Gramm	Kabeljaufilet (Wert von Kabeljau gegart verwendet) (etwa 100 g frisches Fischfilet)
5 Milliliter	Zitronensaft
1 Prise	Jodiertes Salz
1 Gramm	Petersilienblatt frisch
260 Gramm	Paprikaschoten frisch (z. B. 1 orange Schote und 1 rote Schote)
70 Milliliter	Gemüsebrühe

kcal	251	B1	0,31 mg
kJ	1055	B2	0,21 mg
EW	16,56 g	B6	1,16 mg
F	7,40 g	Chol	20,45 mg
KH	26,60 g	B12	0,60 µg
GFS	1,07 g	EUFS	3,90 g
MUFS	1,83 g	NiaÄ	3 567,85 µg
Bst	13,11 g		

Zwiebel und Knoblauch schälen, fein hacken. Strunk der Tomate entfernen, Tomate kurz in heißes Wasser geben, bis sich die Haut leicht abziehen lässt. Tomate halbieren, entkernen und Fruchtfleisch in Würfel schneiden. Kartoffel waschen, schälen und in etwa 1 cm große Würfel schneiden. Pfanne erhitzen, Olivenöl hinein geben, Zwiebelwürfelchen anbraten, Knoblauch, Tomatenstückchen und Kartoffelwürfel dazu geben. Mit etwas Gemüsebrühe angießen und mit einer Prise Jodsalz, Curry und Ingwer würzen. Abgedeckt etwa 15 Minuten köcheln lassen. Fischfilet säubern, säuern und salzen und in etwa 2 cm große Würfel schneiden und in der Kartoffel-Tomaten-Mischung etwa 8 Minuten gar ziehen lassen. Petersilie waschen und abtropfen lassen, grob wiegen und dazu geben. In der Zwischenzeit Paprikaschoten waschen, Deckel abschneiden und entkernen. Paprikaschoten mit Kartoffel-Tomaten-Fisch-Mischung füllen und Deckel wieder darauf setzen. Gefüllte Schoten in beschichteter Pfanne leicht anbraten und mit restlicher Gemüsebrühe aufgießen. Bei geschlossenem Deckel etwa 15 Minuten schmoren lassen. Fett könnte durch die Verwendung einer beschichteten Pfanne eingespart werden. Jugendliche sollen den bewussten Umgang mit vernünftigen Fettmengen erlernen, weshalb hier das Öl mit eingerechnet ist.

■ Curry-Apfel-Sauce (s. S. 71, Bild 1)

Menge	Zutaten
10 Gramm	Schalotte frisch
10 Gramm	Mohrrübe frisch
10 Gramm	Bleichsellerie frisch
30 Gramm	Apfel frisch
5 Milliliter	Rapsöl
1 Prise	Jodiertes Salz
1 Prise	Pfeffer
50 Milliliter	Gemüsebrühe
5 Gramm	Quark 0,2 % Fett

kcal	79	B1	0,03 mg
kJ	331	B2	0,05 mg
EW	1,26 g	B6	0,06 mg
F	6,06 g	Chol	0,15 mg
KH	4,91 g	B12	0,05 µg
GFS	0,53 g	EUFS	2,97 g
MUFS	2,24 g	NiaÄ	544,05 µg
Bst	1,59 g		

Schalotte schälen und fein hacken. Karotte und Staudensellerie waschen, putzen und in feine Würfelchen schneiden. Apfel waschen, schälen, halbieren, entkernen und fein würfeln. Apfel- und Gemüsewürfelchen in Rapsöl anbraten, mit Currypulver bestauben und mit Gemüsebrühe aufgießen. Mit Jodsalz und Pfeffer abschmecken und etwa 5 Minuten „al dente" garen. In die nicht mehr kochende Sauce 1 Tupfer Magerquark geben. Fett könnte durch die Verwendung einer beschichteten Pfanne eingespart werden. Jugendliche sollen den bewussten Umgang mit vernünftigen Fettmengen erlernen, weshalb hier das Öl mit eingerechnet ist.

■ Mineralwasser mit Zitrone
(s. S. 71, Bild 1)

Menge	Zutaten
500 Milliliter	Natürliches Mineralwasser
20 Milliliter	Zitronensaft

kcal	20	MUFS	0,04 g
kJ	84	Bst	0,02 g
EW	0,11 g	B1	0,01 mg
F	0,08 g	B6	0,01 mg
KH	3,97 g	NiaÄ	34,20 µg
GFS	0,02 g		

Zwischenmahlzeit:

■ Frische Papaya

Menge	Zutaten
200 Gramm	Papaya frisch (ca. 300 g mit Schale)
10 Milliliter	Zitronensaft

kcal	36	Bst	3,81 g
kJ	150	B1	0,06 mg
EW	1,10 g	B2	0,06 mg
F	0,22 g	B6	0,06 mg
KH	6,78 g	EUFS	0,04 g
GFS	0,05 g	NiaÄ	851,10 µg
MUFS	0,06 g		

Papaya waschen und halbieren. Kerne mit einem Löffeln entfernen, Fruchthälften mit Zitronensaft beträufeln und Fruchtfleisch aus der Frucht löffeln.

Fortsetzung ⟶

⋯⟶ *Fortsetzung*

■ Sesam-Mohn-Brezel

Menge	Zutaten
35 Gramm	Weizen Mehl Type 1050
15 Gramm	Roggen Mehl Type 1150
25 Milliliter	Trinkmilch 1,5 % Fett
10 Gramm	Butter
4 Gramm	Bäckerhefe gepresst
10 Milliliter	Buttermilch
1 Prise	Jodiertes Salz
1 Prise	Muskat
10 Milliliter	Trinkmilch 1,5 % Fett
1 Gramm	Sesam ohne Fettzusatz geröstet
1 Gramm	Mohn frisch

kcal	273	B6	0,19 mg
kJ	1 143,51	Chol	26,40 mg
EW	7,79 g	B12	0,20 µg
F	10,76 g	EUFS	3,07 g
B1	0,25 mg	NiaÄ	2 683,48 µg
B2	0,20 mg		

Gesiebtes Mehl in ein Schüssel geben. Butter in die Milch geben und Milch leicht erwärmen. Hefe in der Milch auflösen und mit Buttermilch, Jodsalz und Muskat und dem Mehl mit dem Handrührgerät vermischen. Teig abdecken und 20 Minuten gehen lassen. Dann Teig durchkneten und zu einer fingerdicken Wurst rollen. Brezel drehen, auf ein mit Backtrennpapier oder -folie ausgelegtes Blech legen und nochmals 20 Minuten gehen lassen. Anschließend mit Milch bestreichen, mit Mohn und fettfrei geröstetem Sesam bestreuen und im vorgeheizten Ofen bei etwa 190 °C etwa 20 Minuten backen.

■ Eistee

Menge	Zutaten
500 Milliliter	Zitronenmelissentee, kalt (Wert von Kräutertee verwendet)

kcal	5	B1	0,05 mg
kJ	15	B2	0,02 mg
KH	1,00 g		

Abendessen:

■ Vollkorn-Gemüse-Pizza

Menge	Zutaten
20 Gramm	Roggen Mehl Type 815
30 Gramm	Weizen Mehl Type 1050
30 Milliliter	Trinkwasser
5 Gramm	Bäckerhefe gepresst
1 Prise	Jodiertes Salz
1 Prise	Majoran getrocknet
20 Gramm	Tomatenmark
20 Gramm	Champignon frisch
50 Gramm	Zucchini frisch
30 Gramm	Aubergine frisch
30 Gramm	Mohrrübe frisch
20 Gramm	Zuckermais Konserve abgetropft
10 Gramm	Gemüsezwiebel frisch
5 Milliliter	Olivenöl
1 Prise	Jodiertes Salz
1 Prise	Thymian getrocknet
1 Prise	Oregano getrocknet
1 Gramm	Basilikum frisch
20 Gramm	Edamer 30 % F. i. Tr.

kcal	319	B1	0,37 mg
kJ	1336	B2	0,41 mg
EW	14,42 g	B6	0,37 mg
F	9,60 g	Chol	7,45 mg
KH	42,79 g	B12	0,44 µg
GFS	2,91 g	EUFS	4,71 g
MUFS	1,22 g	NiaÄ	6 333,85 µg
Bst	7,21 g		

Hefeteig herstellen und auswellen. Mit Tomatenmark und Gewürzen bestreichen und mit den übrigen Zutaten reichlich belegen. Im Ofen bei 180 °C etwa 20 Minuten backen.

■ Feldsalat mit Senfdressing

Menge	Zutaten
3 Gramm	Senf
5 Milliliter	Walnussöl
1 Prise	Pfeffer
	Essig
30 Gramm	Feldsalat frisch

kcal	51	Bst	0,57 g
kJ	213	B1	0,02 mg
EW	0,73 g	B2	0,03 mg
F	5,20 g	B6	0,08 mg
KH	0,39 g	Chol	0,05 mg
GFS	0,56 g	EUFS	0,89 g
MUFS	3,50 g	NiaÄ	420,90 µg

Aus Senf, Öl, Pfeffer und Essig Salatmarinade herstellen. Feldsalat putzen, Wurzelchen entfernen und gründlich waschen. Abtropfen lassen und kurz vor dem Servieren mit dem Salat vermischen.

■ Mineralwasser

Menge	Zutaten
500 Milliliter	Natürliches Mineralwasser

Getränke können mit Süßstoff leicht nachgesüßt werden. Zusätzlich sollte über den Tag verteilt noch ein Liter (Mineral-)Wasser getrunken werden.

Wissensspeicher

Triglyzeride

Alle Triglyzeride besitzen eine gabelartige Struktur aus Glyzerin und drei Fettsäuren.

Fettsäuren variieren in der Länge ihrer Kohlenstoffkette von 4 bis 24 Bausteinen und in der Anzahl ihrer Doppelbindungen. Bei der Klassifizierung nach der **Kettenlänge** *unterscheidet man kurzkettige, mittelkettige und langkettige Fettsäuren.*

Kurzkettige Fettsäuren	*4–6 C-Atome*
Mittelkettige Fettsäuren	*8–10 C-Atome*
Langkettige Fettsäuren	*12–24 C-Atome*

Fettsäuren werden auch nach der Anzahl ihrer **Doppelbindungen** *klassifiziert. Gesättigte Fettsäuren enthalten keine, einfach ungesättigte Fettsäuren enthalten eine und mehrfach ungesättigte Fettsäuren enthalten zwei oder mehr Doppelbindungen.*

Die Position der Doppelbindung im Molekül bestimmt, zu welcher „Familie" die jeweilige Fettsäure gehört. Gezählt wird vom Methylende ausgehend.
Omega-3 (oder n-3) Fettsäuren haben die erste Doppelbindung am dritten Kohlenstoffatom, ausgehend vom Methylende und leiten sich hauptsächlich von der Alpha-Linolensäure ab.
Omega-6 (oder n-6) Fettsäuren haben die erste Doppelbindung am sechsten Kohlenstoffatom, ausgehend vom Methylende, und leiten sich hauptsächlich von der Linolsäure ab.
Omega-9 (oder n-9) Fettsäuren haben die erste Doppelbindung am neunten Kohlenstoffatom, ausgehend vom Methylende. Bekannter Vertreter dieser Familie ist die Ölsäure.

Zusätzlich zu ihrem Trivialnamen werden Fettsäuren häufig durch einen verkürzten „Zahlennamen" dargestellt, der auf der Zahl der Kohlenstoffatome, der Zahl der Doppelbindungen und der zugehörigen Omega-Klasse basiert. Zum Beispiel wird Linolsäure durch C18:2 n-6 abgekürzt. Dies zeigt an, dass Linolsäure 18 Kohlenstoffatome und zwei Doppelbindungen besitzt und zur n-6 bzw. Omega-6 Familie gehört. Alpha-Linolensäure wird mit C18:3 n-3 abgekürzt: Sie hat 18 Kohlenstoffatome, 3 Doppelbindungen und gehört zur n-3 bzw. Omega-3 Familie.

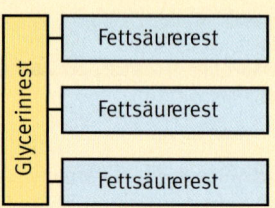

Bild 1   *Triglycerid*

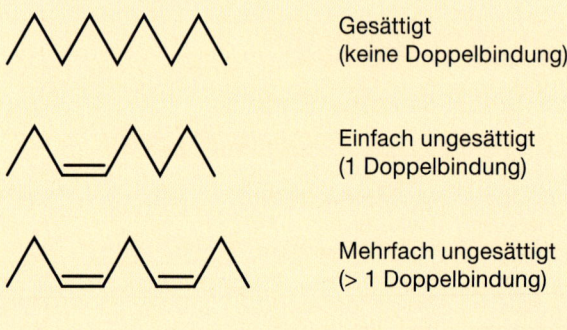

Bild 2   *Einteilung der Fettsäuren nach der Zahl der Doppelbindungen*

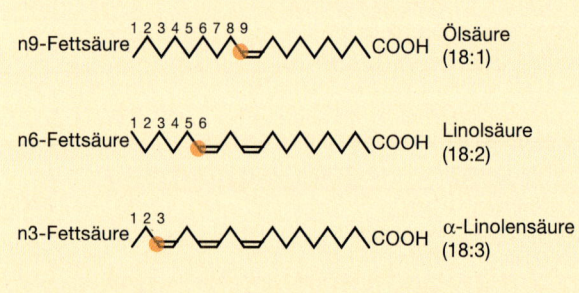

Bild 3   *n-3, n-6, n-9 Fettsäuren*

Ölsäure besteht aus einer Kohlenstoffkette mit 18 Atomen, hat 1 Doppelbindung und zwar an der Position 9, somit gehört Ölsäure zur Omega-9-Familie: C18:1 n-9.

Folgende Tabelle gibt Auskunft zu den Fettsäuren und deren Vorkommen.

Name der Fettsäure	Formel (*)	Hauptvorkommen in Lebensmitteln
Gesättigte Fettsäuren		
Buttersäure	C4:0	Butterfett
Caprylsäure	C8:0	Palmkernöl
Caprinsäure	C10:0	Kokosnussöl
Laurinsäure	C12:0	Kokosnussöl
Myristinsäure	C14:0	Butterfett, Kokosnussöl
Palmitinsäure	C16:0	in den meisten Fetten und Ölen
Stearinsäure	C18:0	den die meisten Fetten und Ölen
Einfach ungesättigte Fettsäuren		
Ölsäure	C18:1 n-9 (cis)	die meisten Fette und Öle
Elaidinsäure	C18:1 n-9 (trans)	Hydriertes Pflanzenöl, Butterfett, Rinderfett
Mehrfach ungesättigte Fettsäuren		
Linolsäure	C18:2 n-6	in den meisten Pflanzenölen
Alpha-Linolensäure	C18:3 n-3	Sojabohne, Rapsöl
Dihomo-gamma-Linolensäure	C20:3 n-6	Fischöle
Arachidonsäure (AA)	C20:4 n-6	Schweinefett, Geflügelfett
Eicosapentaensäure (EPA)	C20:5 n-3	Fischöle
Docosahexaensäure (DHA)	C22:6 n-3	Fischöle

(*) Die Zahl vor dem Doppelpunkt gibt die Anzahl der Kohlenstoffatome im Fettsäuremolekül an. Die Zahl nach dem Doppelpunkt gibt die Gesamtanzahl aller Doppelbindungen an. Die n-(Omega) Bezeichnung gibt die Position der ersten Doppelbindung an, gezählt vom Methylende des Moleküls.

Cholesterin

Der menschliche Körper enthält 130 bis 150 mg Cholesterin. Cholesterin kann endogen, also vom Körper selbst, synthetisiert werden, hauptsächlich in der Leber. Zusätzlich wird Cholesterin exogen, d. h. mit der Nahrung aufgenommen. Beide Cholesterinquellen zusammen beeinflussen die Höhe des Cholesterinspiegels im Blut. Cholesterin wird in Lipoproteinen im Blut transportiert. Der Cholesterinspiegel im Blut wird heute nicht mehr als der alleinige Risikofaktor für Erkrankungen des Herzens und der Gefäße angesehen.

Cholesterin hat wesentliche Funktionen im menschlichen Körper:

- Baustein der Zellmembran, sorgt für Stabilität
- Ausgangsstoff für Hormone, z. B. Sexualhormone, Vitamin D
- Ausgangsstoff für Gallensäuren, damit wichtig in der Fettverdauung

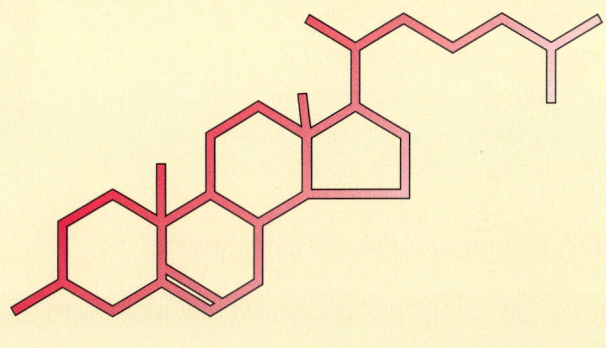

Bild 1 Cholesterin

77

Transfettsäuren

Der größte Anteil der natürlichen Fettsäuren liegt in cis Form vor. Transfettsäuren kommen in kleinen Mengen natürlicherweise in Lebensmitteln vor, entstehen aber hauptsächlich bei der Be- und Verarbeitung von Fett. Einmal verändert können Transfettsäuren nicht mehr in die natürliche Cis-Form der ungesättigten Fettsäuren zurück verwandelt werden.

Lipoproteine

Lipoproteine sind die Transportvehikel für Fette im Blut. Sie bestehen aus Proteinen, Phospholipiden, Triglyceriden und Cholesterin in unterschiedlicher Zusammensetzung. Je nach Anteil der einzelnen Bestandteile unterscheiden sie sich in Größe und Dichte. Vier Hauptlipoproteinklassen werden unterschieden.

Zusammensetzung der Lipoproteine

Lipoproteine	Cholesterin (%)	Triglyceride (%)	Phospholipide (%)	Protein (%)
Chylomikronen	3–6	85–90	4–8	1–2
Very-Low-Density Lipoproteine (VLDL)	8–25	54–80	6–15	8–10
Low-Density Lipoproteine (LDL)	45–52	4–10	25–27	20–23
High-Density Lipoproteine (HDL)	17–30	2–10	30–35	35–56

Stoffwechsel der Lipoproteine

Der exogene Stoffwechselweg beginnt mit der Absorption der Nahrungsfette im Darm. In der Darmmukosa werden langkettige Fettsäuren und Cholesterin zu Chylomikronen zusammengepackt. Diese Chylomikronen gelangen über den Lymphweg, ductus thoragicus, in den Blutkreislauf, sodass sie Muskulatur und andere Gewebe erreichen. Dort werden Fettsäuren enzymatisch abgespalten und in die Zellen abgegeben. Von den Chylomikronen bleiben Chylomikronen-Remnants, die in die Leber aufgenommen werden.

Der endogene Stoffwechselweg beginnt mit der Bildung der VLDL in der Leber. Sie bestehen aus freiem und gebundenem Cholesterin, freien Fettsäuren sowie aus Phospholipiden. VLDL gelangen in die Peripherie. Durch die Abgabe von Triglyceriden an die peripheren Geweben, entstehen als Zwischenstufe IDL, dann LDL. Die LDL sind cholesterinreich und gelangen zum Teil direkt in die Leber und zum Teil weiter in extrahepatisches Gewebe. Die Aufnahme von Cholesterin aus LDL in die Zellen geschieht mithilfe eines Rezeptors. Während LDL das Cholesterin zum Gewebe hin transportiert,

übt HDL eine gegensätzliche Funktion aus. HDL eliminiert Cholesterin aus peripheren Geweben und transportiert es zur Leber, die der größte Speicher für Cholesterin im Körper ist. Cholesterin aus der Leber wird z. B. zur Bildung von Gallensäuren genutzt.

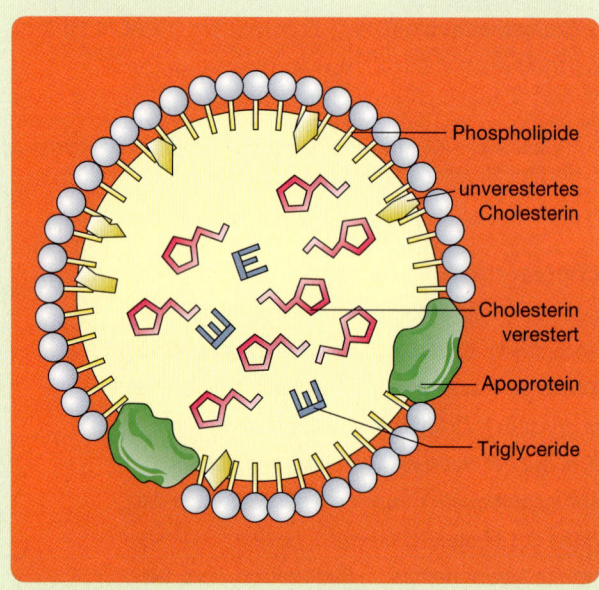

Bild 1 Abbildung eines Lipoproteins

Bildung und Funktion der Lipoproteine

Lipoprotein	Bildung	Transporter für
Chylomikronen	Darmmukosa	Triglyceride und Cholesterin über Lymphweg in die Peripherie und zur Leber
VLDL	Leber	Fettsäuren und Cholesterin von der Leber in Gewebe
IDL	Körperperipherie, entstehen beim Abbau von VLDL	Fettsäuren und Cholesterin in die Peripherie
LDL	Körperperipherie, entstehen beim Abbau von VLDL und IDL	Cholesterin in die Peripherie und zurück zur Leber
HDL	Leber und Darm	Cholesterin aus der Peripherie zur Leber

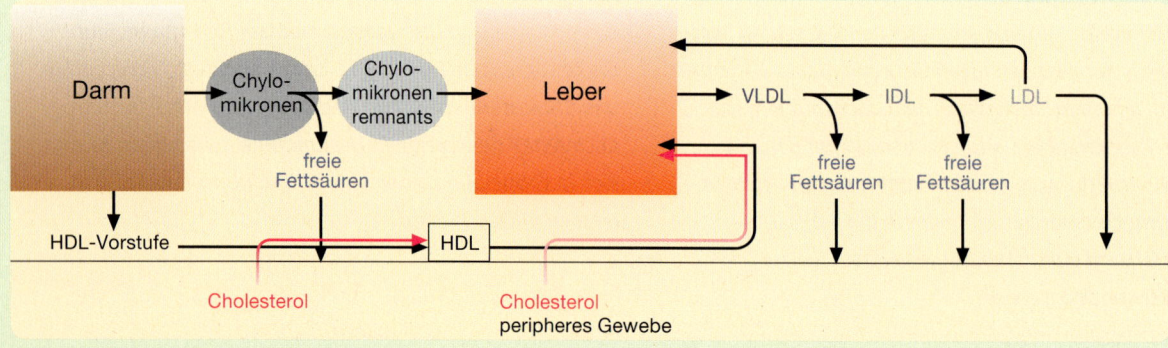

Bild 2 Stoffwechsel der Lipoproteine

Fallbeispiel

Fritz L. ist 48 Jahre alt. Bei der jährlichen Routine-kontrolle seiner Blutwerte werden folgende Laborwerte festgestellt: Triglyceride 210 mg/dl; Cholesterin 245 mg/dl; LDL-Cholesterin 160 mg/dl; HDL-Cholesterin 40 mg/dl. Bei einer Größe von 175 cm wiegt Herr L. 80 kg und hat einen Blutdruck von 130/85 mm Hg. Er hat keinen Diabetes, raucht nicht und treibt keinen Sport. Die Familienanamnese ergibt, dass sein Vater an koronarer Herzkrankheit verstorben ist. Diese Daten lassen darauf schliessen, dass ein Risiko für Herz und Gefäße besteht: die Blutfettwerte sind erhöht, der Blutdruck ist leicht erhöht, die Familienanamnese ist positiv und das Körpergewicht ist auch leicht erhöht. Eine Ernährungstherapie wird eingeleitet, die Erhöhung der täglichen körperlichen Aktivität wird dringend empfohlen, wobei zunächst langsam und maßvoll begonnen werden muss. Die Untersuchung von Geschwistern und Kindern darf nicht vergessen werden.

Krankheitslehre

Beschreibung

Fettstoffwechselstörungen, auch Dyslipoproteinämien genannt, sind Stoffwechselstörungen, die dadurch gekennzeichnet sind, dass die Konzentration eines oder mehrerer Lipoproteine von der Norm abweicht. Das heißt, die Konzentration einzelner Lipoproteine kann erhöht oder vermindert sein. Oder die Zusammensetzung der Lipoproteine kann verändert sein. Erkennbar ist dies an den Werten für Triglyceride und Cholesterin im Blut.

Gesundheitliche Bedeutung haben die Dyslipoproteinämien, weil sie das Risiko für Herz-Kreislauf-Erkrankungen erhöhen. Ein gesicherter Risikofaktor für kardiovaskuläre Erkrankungen ist neben dem Alter eine hohe Konzentration von Cholesterin im Plasma. Hohes LDL begünstigt eine Arteriosklerose, hohes HDL kann schützen. Bei Hypertriglyceridämie steigt das Risiko für Arteriosklerose. Besonders hoch wird das Risiko, wenn weitere Faktoren wie erniedrigtes HDL, Diabetes, Hypertonie und Rauchen sowie familiär vorkommende KHK vorliegen.

Dyslipoproteinämien werden nach Ursache, in primäre und sekundäre Formen eingeteilt. Die Einteilung nach Frederickson ist heute nicht mehr aktuell. (siehe „Entstehung")

Für die Therapie werden die primären Dyslipoproteinämien in drei Gruppen klassifiziert:

- isolierte Hypercholesterinämie (LDL-Cholesterin erhöht)
- kombinierte (gemischte) Hyperlipidämie (LDL-Cholesterin und Triglyceride erhöht)
- isolierte Hypertriglyceridämie (Triglyceride erhöht)

Die Behandlung wird vom Typ der Hyperlipidämie, deren Schweregrad und dem Gesamtrisiko des Patienten bestimmt. Eine Bewertung der LDL-Cholesterin und Triglyceridwerte im Serum hat die Lipidliga e.V. (DGFF) vorgenommen, siehe dazu folgende Tabelle.

Bewertung von Laborwerten für Serumlipide

Parameter	Wert mg/dl (mmol/l)	Kommentar
Gesamt-cholesterin:	< 200 (< 5,16)	wünschenswert
	200–239 (5,16–6,16)	grenzwertig erhöht
	≥ 240 (≥ 6,19)	hoch
LDL-Cholesterin:	< 100 (< 2,58)	bei KHK und/oder Diabetes mellitus
	< 130 (< 3,35)	bei zwei oder mehr Risikofaktoren
	< 160 (< 4,13)	0–1 Risikofaktor
HDL-Cholesterin:	< 40 (< 1,03)	niedrig
	≥ 40 (≥ 1,55)	normal
Triglyceride:	< 150 (< 1,69)	normal
	150–199 (1,69–2,25)	grenzwertig erhöht
	≥ 200 (≥ 2,26)	hoch

Häufigkeit

Erhöhte Cholesterinwerte (> 250 mg/dl) treten bei etwa 40 % der männlichen Bevölkerung im Alter von 40 bis 49 Jahren auf, mit steigendem Anteil bis zum Alter von 70 Jahren. Der Anteil der Frauen mit erhöhten Cholesterinwerten liegt in Altersgruppe 40–49 Jahre bei 26 % und steigt auf 56 % bis zum 70. Lebensjahr an.

Erhöhte Triglyceridwerte betreffen 15 % der Bevölkerung, Männer häufiger als Frauen.

Entstehung

Die Konzentration und die Zusammensetzung der Lipide im Plasma werden beeinflusst von:

- Genetischen Faktoren
- Ernährung und anderen Umweltfaktoren
- Körperlicher Aktivität
- Lebensalter

79

Entsprechend den Ursachen werden primäre und sekundäre Hyperlipoproteinämien unterschieden.

Primäre Hyperlipidämien

Primäre Hyperlipoproteinämien sind genetisch bedingt. Unterschiedliche Defekte können zugrunde liegen. Sie können dazu führen, dass Apolipoproteine, Enzyme des Lipidstoffwechsels, oder Rezeptoren verändert oder nicht vorhanden sind. Vermehrungen von Lipiden und Lipoproteinen im Plasma sind meist die Folge. Die genetischen Defekte sind nur mit aufwendiger Spezialdiagnostik im Labor zu ermitteln. In der Praxis werden primäre Hyperlipoproteinämien zunächst durch Ausschließen sekundärer Ursachen diagnostiziert.

Wichtige Ursachen für die Manifestation dieser primären Form der Hyperlipidämie ist Fehlernährung. Auch Lebensstilfaktoren wie Stress und mangelnde körperliche Bewegung gelten als Auslöser. Den stärksten Einfluss auf Serumcholesterin- und Triglyceridgehalt des Blutes haben vor allem Fettmenge, Art der Fettsäuren, Cholesterin- und Ballaststoffgehalt der Nahrung.

Ernährungsfaktoren und deren Einfluss auf die Lipidparameter des Blutes:

- Hyperkalorische Ernährung und hohe Gesamtfettaufnahme können Triglyceride oder/und gleichzeitig LDL-Cholesterin erhöhen und zur Senkung des HDL-Cholesterin führen.
- Eine hohe Zufuhr an **gesättigten Fettsäuren** steigert das LDL-Cholesterin
- Zusammensetzung des Nahrungsfettes
  Langkettige gesättigte Fettsäuren mit Kettenlänge C12–C16 erhöhen das LDL-Cholesterin stark, das HDL-Cholesterin schwach. Ausnahme: Stearinsäure (C18:0) wirkt ebenfalls senkend auf LDL-Cholesterin.
  Einfach ungesättigte Fettsäuren senken das LDL-Cholesterin, wenn sie gesättigte Fettsäuren ersetzen. Die Wirkung ist schwächer als die der mehrfach ungesättigten Fettsäuren.
  Mehrfach ungesättigte n-6 Fettsäuren senken das Gesamtcholesterin und das LDL-Cholesterin, weniger stark auch das HDL-Cholesterin, auf Triglyceride haben sie keinen Einfluss.
  Mehrfach ungesättigte n-3 Fettsäuren senken erhöhte Triglyceride. Auf HDL sind sie ohne Einfluss.
  Transfettsäuren erhöhen das LDL-Cholesterin und senken das HDL-Cholesterin
- Nahrungscholesterin
  Nahrungscholesterin wirkt abhängig von der jeweiligen Person unterschiedlich auf den Cholesterinspiegel. Bei Hyperrespondern erhöht Cholesterin aus der Nahrung das LDL-Cholesterin stark.

Bei Hyporespondern erhöht Cholesterin aus der Nahrung das LDL-Cholesterin wenig oder gar nicht.

Das HDL-Cholesterin ändert sich bei erhöhter Cholesterinzufuhr kaum. Eine erhöhte Cholesterinzufuhr mit der Nahrung kann die steigernde Wirkung von langkettigen ungesättigten Fettsäuren auf LDL-Cholesterin verstärken.

- Kohlenhydrate
  Insbesondere schnell verwertbare Kohlenhydrate erhöhen die Triglyceride, senken das Gesamt- und LDL-Cholesterin stark, das HDL-Cholesterin weniger.
- Ballaststoffe
  Ballaststoffe können das Gesamt- und LDL-Cholesterin senken, vor allem bei gleichzeitiger Verringerung des Fett- und Zuckeranteils. Besonders wirksam sind lösliche Ballaststoffe.
- Alkohol
  Alkohol begünstigt einerseits aufgrund seines hohen Energiegehaltes die Entstehung von Übergewicht und führt andererseits zu einem Anstieg der Triglyceride im Serum. Alkohol regt die Triglycerid- und VLDL-Sekretion der Leber an und verzögert den Abbau der Triglycerid-reichen Lipoproteine.

Möglicher Einfluss der Ernährung auf Cholesterin und Triglyceride

Nahrungs-bestandteil	LDL-Cholesterin	HDL-Cholesterin	Triglyceride
↓ Gesamtfettzufuhr	↓	↓	↑
↓ Fettsäuren	↓↓↓	↓	*
↑ Einfach ungesättigte Fettsäuren	↓	*	*
↑ Mehrfach ungesättigte Fettsäuren			
n-6 Fettsäuren	↓↓	↓	*
n-3 Fettsäuren	*	*	↓↓
↑ Transfettsäuren	↑	↓	*
↓ Cholesterinzufuhr	↓	*	*
Sojaprotein in größerer Menge	↓	*	*
Kohlenhydrate rasch resorbierbar	*	*	↑↑
Hohe Ballaststoffzufuhr	↓	*	↓
Alkohol	*	↑	↑↑
Hohe Energiezufuhr	↑	↓	↑

Bedeutung der Zeichen: ↓ Absinken; ↑ Anstieg; * kein Einfluss

Sekundäre Hyperlipidämien

Sekundäre Hyperlipoproteinämien können als Folge verschiedener Erkrankungen auftreten, siehe folgende Tabelle. Auch die Einnahme bestimmter Medikamente kann sekundäre Dyslipoproteinämien verursachen. Medikamente mit Einfluss auf die Blutfette sind Diuretika, Retinoide, orale Kontrazeptiva, Anabolica, Kortikosteroide. Sekundäre Dyslipoproteinämien lassen sich durch Behandlung der Ursachen korrigieren.

Erkrankungen und Stoffwechsel-situationen mit Einfluss auf die Blutfettwerte

Ursachen Faktor	Trigly-ceride	Chole-sterin	LDL	HDL
Diabetes mellitus	↑			↓
Alkoholabusus	↑			
Hypothyreose		↑	↑	
Nephrotisches Syndrom	↑	↑	↑	
Anorexia		↑		
Bulimie	↑			
Schwangerschaft	↑			

Symptome

Dyslipoproteinämien verlaufen ohne spürbare Beschwerden. Ihre Bedeutung liegt vor allem in ihrem Einfluss auf die Steigerung des Risikos für Herz und Gefäße.

Bei der familiären Hypercholesterinämie ist das Auftreten von kutanen Xanthomen typisch. Es handelt sich um gelbliche Knötchen, die vor allem an den Augenlidern auftreten und aus Cholesterinablagerungen bestehen. Ablagerungen von Cholesterin können auch an den Sehnen, meist Achillessehne und Fingerstrecksehne auftreten.

Hypertriglyeridämien mit Werten über 1000 mg/dl führen häufig zu akuten Entzündungen des Pankreas.

Begleiterkrankungen

Hyperlipoproteinämie ebenso wie weitere Faktoren erhöhen die statistische Wahrscheinlichkeit für das Auftreten der koronaren Herzkrankheit. Der wichtigste Risikofaktor ist ein erhöhtes LDL-Cholesterin. Weitere Risikofaktoren sind: Rauchen, Übergewicht, Bluthochdruck, Bewegungsmangel und Diabetes mellitus. Die Risikofaktoren beeinflussen sich auch gegenseitig. Mit jedem zusätzlichen Risikofaktor vervielfacht sich das Gesamtrisiko. Gravierend erhöht ist das Herzinfarktrisiko durch eine Hyperlipoproteinämie bei Personen mit bereits bestehender Arteriosklerose oder voraus gegangenem Herzinfarkt.

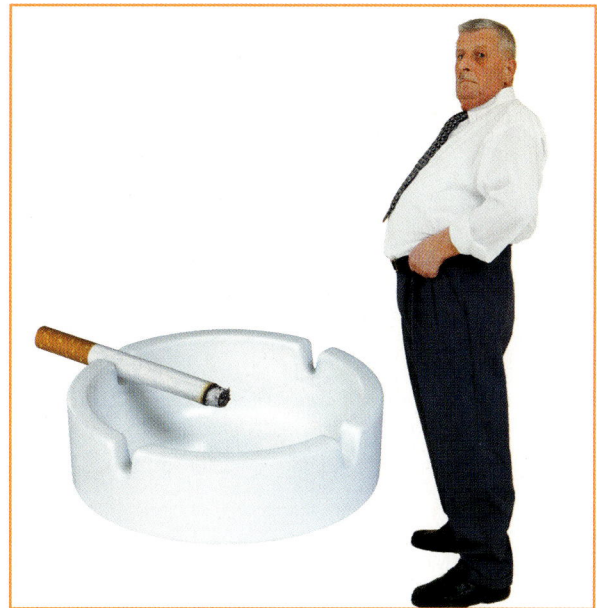

Bild 1   Risikofaktoren Rauchen und Übergewicht

Ernährungstherapie

Die Bewertung des koronaren Risikos wird heute weltweit nicht mehr nur anhand der Konzentration von Cholesterin vorgenommen. Ob eine Therapie notwendig wird, hängt immer auch davon ab, ob weitere Risikofaktoren vorliegen. Entsprechend sind auch die empfohlenen Zielwerte von Cholesterin und Triglyceriden je nach Anzahl der Risikofaktoren unterschiedlich.

Als Risikofaktoren für Herz und Gefäße gelten neben Lebensalter und Geschlecht heute:
- Adipositas
- Diabetes
- Hypertonie (= 140/90 mmHg oder antihypertensive Behandlung)
- Bewegungsmangel
- Rauchen
- positive Familienanamnese für koronare Herzkrankheit

Die Grundlage jeder Therapie von Dyslipoproteinämien ist eine vollwertige Ernährung. Sie ist bei allen Formen wirksam, außer bei der extrem seltenen homozygoten, familiären Hypercholesterinämie. Alle Therapiemöglichkeiten mit Diät sollten ausgeschöpft sein, bevor eine Arzneimitteltherapie begonnen wird. Die Diättherapie ist in jedem Fall auch während einer Arzneimitteltherapie weiterzuführen.

Sekundäre Formen der Dyslipoproteinämie erfordern zunächst die Behandlung der vorliegenden Primärerkrankung.

Ist der Patient übergewichtig oder adipös, muss in jedem Fall die Reduktion des Körpergewichtes in die Ernährungstherapie mit eingeschlossen sein.

81

Zielwerte für LDL-Cholesterin und Triglyceride

	LDL-Cholesterin mg/dl (mmol/l)	Triglyceride mg/dl (mmol/l)
0–1 Risikofaktoren	< 160 (< 4,2)	< 150 (< 1,71)
mit zwei oder mehr Risikofaktoren [1,2] und 10-Jahres-Risiko < 10 % [4]	< 130 (< 3,4)	< 150 (< 1,71)
mit zwei oder mehr Risikofaktoren [1,2] und 10-Jahres-Risiko von 10 % bis 20 % [4]	< 130 (< 3,4) optional:[6] < 100 (< 2,6)	< 150 (< 1,71)
bei manifester koronarer Herzkrankheit [3] oder einem 10-Jahres-Risiko > 20 % [4] und/oder Diabetes mellitus [5]	< 100 (< 2,6) optional: < 70 (1,8)	< 150 (< 1,71)

1) Risikofaktoren:
   Alter (Männer älter 45 Jahre; Frau älter 55 Jahre oder vorzeitige Menopause)/HDL-Cholesterin < 40 mg/dl (1,03 mmol/l)/Rauchen/Hypertonie (= 140/90 mmHg oder antihypertensive Behandlung)/positive Familienanamnese für koronare Herzkrankheit/Ein HDL-Cholesterin > 60 mg/dl (1,55 mmol/l) neutralisiert einen anderen Risikofaktor, daher kann bei der Therapieentscheidung ein Risikofaktor abgezogen werden.

2) In der Primärprävention ist die alleinige Erniedrigung des HDL-C bisher keine Indikation für eine Pharmakotherapie.

3) Schließt ein: KHK, symptomatische cerebrovaskuläre Insuffizienz, periphere AVK, Aneurysma der A. abdominalis.

4) Für Deutschland eignet sich der PROCAM-Algorithmus zur Berechnung des Risikos

5) Sowohl die Deutsche Gesellschaft für Kardiologie, die aktuellen Richtlinien des NCEP als auch die American Diabetes Association fordern ein LDL-Cholesterin < 100 mg/dl (2,58 mmol/l) auch bei Typ 2 Diabetikern ohne Infarktanamnese.

6) Nach der Ergänzung der Richtlinien im Jahre 2004, die die Ergebnisse jüngster Studien berücksichtigen, wird für Patienten mit einem „moderat hohen Risiko" ein optionales Therapieziel von < 100 mg/dl empfohlen. Dies betrifft vor allem Patienten mit einem Ausgangswert für LDL-C zwischen 100 und 130 mg/dl

Quelle: DGFF Lipid-Liga e. V.: Empfehlungen zur Vereinheitlichung von Referenzwerten für das Lipidprofil auf Laborberichten", 2005

Im Hinblick auf die Therapie wird folgende Klassifikation der Hyperlipoproteinämien vorgenommen:

- isolierte Hypercholesterinämie (LDL-Cholesterin erhöht)
- kombinierte (gemischte) Hyperlipidämie (LDL-Cholesterin und Triglyceride erhöht)
- isolierte Hypertriglyceridämie (Triglyceride erhöht)

Ziele und Ernährungsempfehlungen

Die Ernährungstherapie bei Dyslipoproteinämien soll vor allem das Risiko für Herz und Gefäße senken. Dazu ist es notwendig, Konzentration und Zusammensetzung der Lipoproteine zu verbessern. Therapieziele für alle Dyslipoproteinämien sind normnahe Werte von LDL-Cholesterin, HDL-Cholesterin und Triglyceriden. Die Zielwerte sind je nach Anzahl weiterer Risikofaktoren unterschiedlich streng.

Bei Übergewicht unterstützt eine Normalisierung des Körpergewichts die Normalisierung der Blutfettwerte. Ziel ist das Verhindern des weiteren Gewichtsanstiegs oder das Erreichen eines BMI bis 25.

Die Ernährungstherapie kann mit dazu beitragen, das LDL-Cholesterin zwischen 5 und 15 %, in manchen Fällen bis zu 25 % zu senken.

Unterstützend wird die Steigerung der körperlichen Bewegung sehr empfohlen. Auf Nikotin ist zu verzichten.

Kostform – Grundprinzip

Die Kostform bei Dyslipoproteinämien basiert auf den Empfehlungen der DGE für eine vollwertige Ernährung. Sie ist fettmoderat und fettmodifiziert sowie ballaststoffreich. Je nach Ausprägungsform der Dyslipoproteinämie kann sie um spezielle Maßnahmen ergänzt werden.

Prinzip der Kostform bei Hyperlipidämie

- Energiezufuhr ausgerichtet am Sollgewicht
- Eiweiß etwa 10 %
- Kohlenhydrate etwa 60 %
- Gesamtfettzufuhr bis zu 30 % – fettmoderat, langkettige gesättigte Fettsäuren nicht mehr als 10 % der Gesamtenergie
  mehrfach ungesättigte Fettsäuren etwa 7 % der Gesamtenergie
  Verhältnis von Linolsäure (n-6) zu α-Linolensäure (n-3) sollte bei 5:1 liegen
  Einfach ungesättigte Fettsäuren decken die Differenz zu der empfohlenen Gesamtfettmenge (> 10 %)
  Transfettsäuren so wenig wie möglich, maximal 1 % der Energie
- Der Cholesteringehalt der Nahrung sollte 300 mg pro Tag nicht überschreiten.
- Weitere Nahrungsfaktoren mit günstigem Einfluss: antioxidative Vitamine, Sekundäre Pflanzenstoffe und Ballaststoffe

Schwerpunkte der ernährungstherapeutischen Maßnahmen bei Hypercholesterinämie, kombinierter Hyperlipidämie und Hypertriglyceridämie

4.1 Hypercholesterinämie	4.2 Kombinierte Hyperlipidämie	4.3 Hypertriglyceridämie
Übergewicht/Adipositas auf Sollgewicht reduzieren	Übergewicht/Adipositas auf Sollgewicht reduzieren	Übergewicht/Adipositas auf Sollgewicht reduzieren
Wenig langkettige gesättigte Fettsäuren	Wenig langkettige gesättigte Fettsäuren	
Cholesterinzufuhr begrenzen	Cholesterinzufuhr begrenzen	
Mehr ungesättigte Fettsäuren aufnehmen	Mehr ungesättigte Fettsäuren aufnehmen	
		Alkoholkarenz
		Zucker u. a. niedermolekulare KH meiden
Ballaststoffreiche Kost bevorzugen	Ballaststoffreiche Kost bevorzugen	Ballaststoffreiche Kost bevorzugen

Die Vollkost dient somit als Basiskost. Das bedeutet heute für die Praxis, dass prinzipiell nur ein einziges Ernährungskonzept für alle 3 Formen der Dyslipoproteinämien benötigt wird. Der Hauptunterschied zwischen den ernährungstherapeutischen Maßnahmen bei diesen drei Formen von Dyslipoproteinämie liegt darin, dass der Schwerpunkt jeweils anders gesetzt werden muss.

4.1 Ernährungstherapie bei Hypercholesterinämie

Kostform

Es gilt das Grundprinzip für die Kostform bei Dyslipoproteinämien. Die Verminderung der Zufuhr langkettiger gesättigter Fettsäuren ist die wichtigste und wirksamste Maßnahme um die LDL-Konzentration zu senken.

Wichtig:

1. Abbau von Übergewicht – Normalisierung des Körpergewichts
2. Fettmoderate Ernährung – insbesondere Einschränkung bei der Zufuhr langkettiger gesättigter Fettsäuren
   Gesamtfettzufuhr bei 30 % der täglichen Energiezufuhr (PAL > 1,4), davon
   gesättigte Fettsäuren 7–10 %
   einfach ungesättigte Fettsäuren 10–15 %
   mehrfach ungesättigte Fettsäuren 7–8 %
3. Begrenzung der Zufuhr von Cholesterin auf < 300 mg pro Tag
4. Ballaststoffmenge 30 g pro Tag und mehr
5. Steigerung des Anteils an n-3 Fettsäuren

Ernährungsempfehlungen

1. Körpergewicht

Die Normalisierung des Körpergewicht auf BMI < 25 ist unbedingt erforderlich. Eine Kalorieneinsparung von 500–800 kcal pro Tag auf Basis einer vollwertigen Ernährung ist bei Übergewicht sinnvoll.

2. Fettzufuhr

Eine fettmoderate Ernährung ist einzuhalten, mit einer Gesamtfettzufuhr bei 25–30 % der täglichen Energiezufuhr; davon gesättigte Fettsäuren 7–10 % einfach ungesättigte Fettsäuren 10–15 % mehrfach ungesättigte Fettsäuren 7–8 %

Zu achten ist insbesondere auf die Reduzierung des Anteils an langkettigen gesättigten Fettsäuren.

Dies bedeutet in der Praxis einen Austausch von tierischen Fetten wie Butter, Schmalz, Speck und von Kokosfett gegen pflanzliche Fette und Öle. Zu bevorzugen sind Raps- und Walnussöl aufgrund des Anteils an mehrfach ungesättigten Fettsäuren aus der n-3 Familie. Olivenöl hat einen hohen Anteil an einfach ungesättigten Fettsäuren und kann eingesetzt werden.

Fettreiche tierische Lebensmittel z. B. Wurst, Milch und Milchprodukte, Käse sollten gegen magere Produkte eingetauscht werden. Weiterhin ist auch bei der Zubereitung auf möglichst sparsame Verwendung von Fett zu achten. Versteckte Fette, z. B. in Fertigprodukten sind zu meiden.

Produkte mit einem eventuell hohen Anteil an Transfettsäuren, wie Pommes frites und Blätterteig sollten weitestgehend reduziert werden.

3. Cholesterin

Die Zufuhr von Cholesterin ist auf < 300 mg pro Tag zu beschränken, cholesterinreiche Lebensmittel wie Eier, Innereien, Krusten- und Schalentiere, Sahne sind stark einzuschränken.

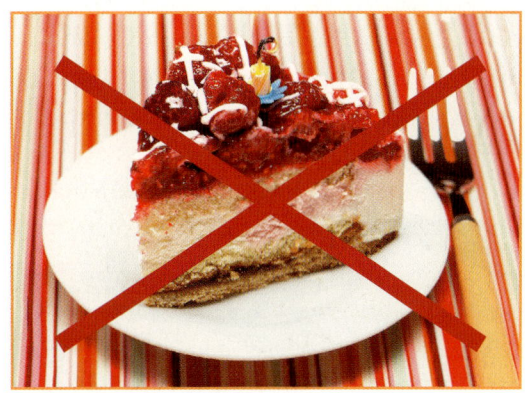

Bild 1   *Sahnetorte ist zu meiden*

83

Cholesteringehalt ausgewählter Lebensmittel bezogen auf 100g

Lebensmitel	Cholesterin in 100g	Übliche Portionsgröße	Cholesterin pro Portion
Hühnereigelb	1 260 mg	20 g	252 mg
Hühnerleber	555 mg	125 g	694 mg
Hühnerei (Gesamtei-Inhalt)	396 mg	60 g	238 mg
Kalbsniere	380 mg	125 g	475 mg
Kaviar echt	300 mg	5 g	15 mg
Rinderleber	265 mg	125 g	331 mg
Butter	240 mg	5 g	12 mg
Miesmuschel	160 mg	100 g	160 mg
Aal, geräuchert	142 mg	100 g	142 mg
Mascarpone	140 mg	50 g	70 mg
Ölsardinen	140 mg	25 g	35 mg
Languste, Garnele	140 mg	100 g	140 mg
Marmorkuchen	140 mg	70 g	98 mg
Berliner / Krapfen	126 mg	60 g	76 mg
Goudakäse 45 % Fett i.Tr.	114 mg	30 g	34 mg
Doppelrahmfrischkäse mind. 60 % Fett i.Tr.	103 mg	30 g	30 mg
Thunfisch	100 mg	150 g	150 mg
Hähnchenkeule, gebraten	97 mg	100 g	97 mg
Eierteigwaren (Nudeln, Makkaroni, Spaghetti, roh)	96 mg	50 g	48 mg
Briekäse 60 % Fett i.Tr.	93 mg	30 g	31 mg
Creme fraiche mit 30 % Fett	90 mg	15 g	14 mg
Edelpilzkäse 50 % Fett i.Tr.	88 mg	30 g	26 mg
Gouda 50 % Fett i.Tr.	70 mg	30 g	23 mg
Rindfleisch Keule (Schlegel)	70 mg	125 g	87 mg
Schweinefleisch Schinken (Schlegel)	70 mg	125 g	87 mg
Kalbfleisch Keule (Schlegel)	70 mg	125 g	87 mg
Parmesankäse	70 mg	30 g	21 mg
Edamerkäse 40 % Fett i.Tr.	69 mg	30 g	23 mg
Camembert 45 % Fett i.Tr.	62 mg	30 g	19 mg

84

Cholesterin ist Bestandteil aller tierischen Fette; eine verminderte Zufuhr führt gleichzeitig zu einer verminderten Cholesterinzufuhr und zu einer verminderten Zufuhr langkettiger gesättigter Fettsäuren.

4. Ballaststoffe

Zielgröße für die Ballaststoffzufuhr sind 30 g pro Tag und mehr.

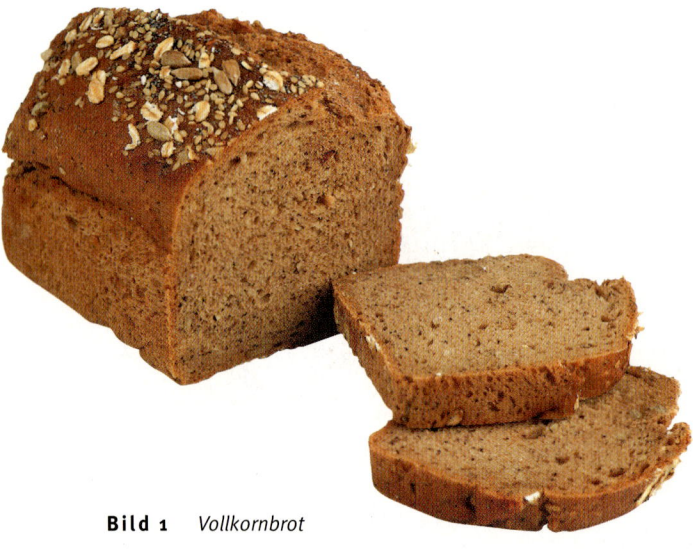

Bild 1 Vollkornbrot

Ballaststoffgehalt ausgewählter Lebensmittel

Lebensmittel	Gesamt-Ballaststoffgehalt in 100 g
Roggenvollkornbrot	8,1
Weizenvollkornbrot	7,5
Roggenbrot	6,5
Haferflocken	5,4
Vollkornnudeln (gekocht)	4,4
Rosenkohl	4,4
Grüne Erbsen	4,3
Vollkornreis	4,0
Toastbrot	3,7
Möhren, jung	3,6
Johannisbeeren	3,5
Weißkohl, Blumenkohl	2,9
Linsen	2,8
Birnen	2,8
Äpfel	2,3
Nudeln (gekocht)	1,5
Blattsalate	1,5
Gurke	0,9
Reis, parboiled	0,6

Bevorzugt werden sollten Vollkornbrot, Kartoffeln und Gemüse. Wasserlösliche Ballaststoffe haben zusätzlich direkt cholesterinsenkende Wirkung. Sie sind enthalten in pektinreichen Obstsorten wie Äpfel, Birnen, Beerenobst und in Hafer und Hülsenfrüchten. Ebenso in Flohsamen.

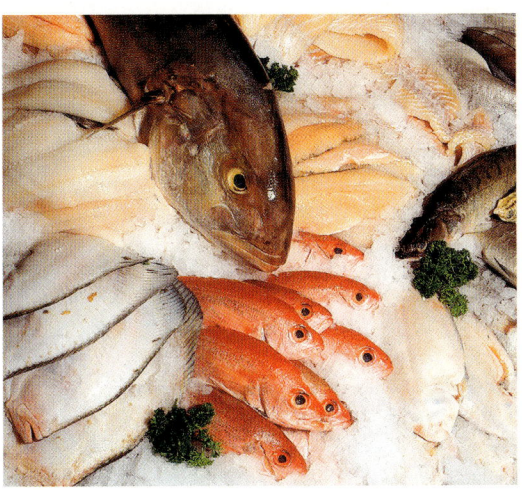

Bild 1 *Seefisch ist reich an n-3 Fettsäuren*

5. n-3 Fettsäuren

Die Zufuhr an günstigen n-3 Fettsäuren sollte erhöht werden. Es wird empfohlen, mindestens 2 Fischmahlzeiten pro Woche zu essen. Besonders Makrele, Hering und Lachs sind günstig, da sie die längerkettigen n-3 Fettsäuren enthalten. Die Einnahme von Fischölkapseln sollte nicht ohne ärztliche Verordnung und Überwachung erfolgen.

Gehalt an n-3 Fettsäuren in Seefisch

Seefisch	Gehalt an n-3 Fettsäuren in 100 g
Makrele	2 600 mg
Hering	1 700 mg
Thunfisch	1 600 mg
Sardine	1 600 mg
Lachs	1 000 mg
Heilbutt	900 mg
Kabeljau	230 mg
Rotbarsch	760 mg

Quelle: DGEInfo

Tageskostplan – Hypercholesterinämie

Patient: Fritz L., 48 Jahre, 175 cm, 80 kg
Cholesterin 245 mg/dl, LDL 160 mg/dl, HDL 40 mg/dl
Wünschenswerte Energie- und Nährstoffzufuhr
(D-A-CH Referenzwerte):

Gesamtenergiebedarf	*2 400 kcal/Tag; BMI > 25 reduziert auf 1 900 kcal/ Tag bzw. 8 075 kJ/Tag*
Eiweiß 15–20 %	*285–380 kcal = 71–95 g EW/Tag*
Fett 30 %	*570 kcal = 63 g F/Tag*
Kohlenhydrate 50–55 %	*950–1 045 kcal = 238–261 g KH/Tag*
Cholesterin	*< 300 mg*
Ballaststoffe	*> 30 g*

Gesamtsumme Tageskostplan

kcal	1 911	B1	1,46 mg
kJ	8 013	B2	1,96 mg
EW	80,27 g	B6	2,65 mg
F	64,30 g	Chol	109,51 mg
KH	241,78 g	B12	3,96 µg
GFS	16,42 g	EUFS	26,98 g
MUFS	15,67 g	NiaÄ	37 084,98 µg
Bst	44,36 g		

Nährstoffrelation

Eiweiß	80 g	17 %
Fett	64 g	31 %
Kohlenhydrate	242 g	52 %

Frühstück

Vollkornbrötchen mit Hüttenkäse und Himbeermus, Weizenvollkornbrot mit Senf und Zigeunersalat, frische Mango, Milchkaffee, Mineralwasser

Mittagessen

Kalbsschnitzel, gratinierte Zucchini, Getreidemischung, Radicchiosalat, Beerenjoghurt, Mineralwasser mit Zitrone

Zwischenmahlzeit

Zwetschgentorte, Schwarztee mit Zitrone, Karottensaft, Vollkornkräcker

Abendessen

Gegrillte Paprikaschote mit Tsatsiki und Pellkartoffeln, Roggenvollkornbrot mit Auberginen-Tomaten-Aufstrich, Nektarinen-Kiwi-Salat, Melissentee, Mineralwasser

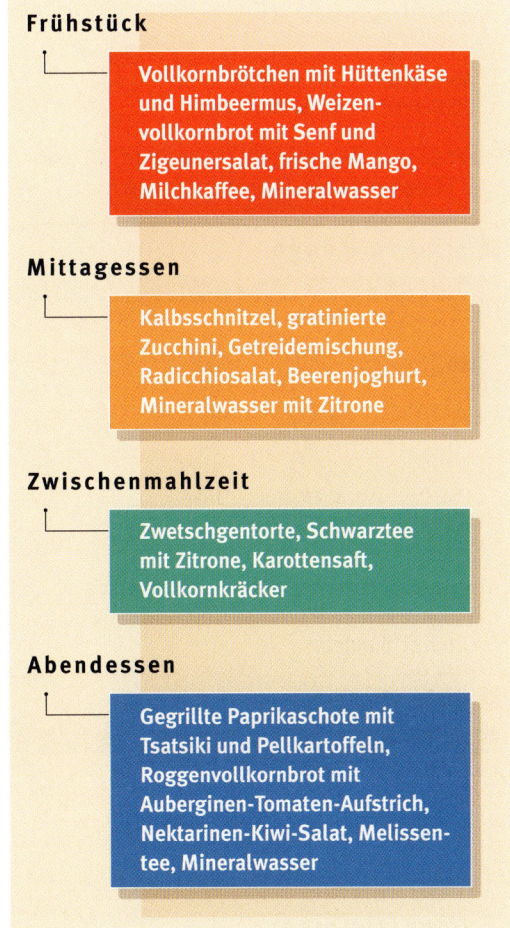

Frühstück:

■ Vollkornbrötchen mit Hüttenkäse und Himbeermus

Menge	Zutaten
50 Gramm	Vollkornbrötchen
20 Gramm	Hüttenkäse 20 % F. i. Tr.
30 Gramm	Himbeeren frisch

kcal	142	B1	0,15 mg
kJ	592	B2	0,12 mg
EW	6,89 g	B6	0,15 mg
F	1,71 g	Chol	3,20 mg
KH	23,60 g	B12	0,20 µg
GFS	0,63 g	EUFS	0,36 g
MUFS	0,44 g	NiaÄ	3 103,20 µg
Bst	5,33 g		

Vollkornbrötchen teilen und Hüttenkäse aufstreichen. Himbeeren im Ganzen oder als Fruchtmus darauf geben.

■ Weizenvollkornbrot mit Senf

Menge	Zutaten
50 Gramm	Weizenvollkornbrot
5 Gramm	Senf

kcal	110	Bst	3,26 g
kJ	463	B1	0,08 mg
EW	4,16 g	B2	0,07 mg
F	0,92 g	B6	0,12 mg
KH	20,98 g	EUFS	0,22 g
GFS	0,12 g	NiaÄ	2 715,50 µg
MUFS	0,38 g		

■ Zigeunersalat

Menge	Zutaten
10 Milliliter	Zitronensaft
5 Milliliter	Walnussöl
10 Gramm	Tomatenketchup
1 Tropfen	Tabasco (Wert von Chillisauce verwenden)
1 Tropfen	Essig
1 Gramm	Schnittlauch frisch
1 Prise	Pfeffer
1 Prise	Paprika
20 Gramm	Apfel frisch
20 Gramm	Birne frisch
30 Gramm	Kohlrabi frisch
30 Gramm	Radieschen frisch
30 Gramm	Paprikaschote frisch orange
30 Gramm	Tomate frisch
10 Gramm	Schalotte frisch

kcal	112	Bst	3,58 g
kJ	470	B1	0,17 mg
EW	2,19 g	B2	0,07 mg
F	5,44 g	B6	0,21 mg
KH	13,05 g	Chol	0,05 mg
GFS	0,61 g	EUFS	0,86 g
MUFS	3,62 g	NiaÄ	1 547,37 µg

Marinade aus Zitronensaft, Öl, Ketchup, Tabasco und Essig herstellen. Schnittlauch waschen, abtropfen lassen und in feine Ringe schneiden und zusammen mit Pfeffer und Paprikapulver zur Marinade geben. Obst und Gemüse waschen, schälen (Apfel, Birne, Kohlrabi), entkernen (Apfel, Birne, Paprikaschote) und kleingeschnitten in die Marinade geben. Strunk der Tomate entfernen und Tomate grob würfeln. Schalotte in feine Würfelchen schneiden und mit unter den Salat mischen. Eine gute halbe Stunde ziehen lassen.

■ Frische Mango

Menge	Zutaten
150 Gramm	Mango frisch (200 g mit Schale)

kcal	90	Bst	2,55 g
kJ	378	B1	0,06 mg
EW	0,90 g	B2	0,08 mg
F	0,68 g	B6	0,20 mg
KH	19,20 g	EUFS	0,24 g
GFS	0,15 g	NiaÄ	1 300,50 µg
MUFS	0,12 g		

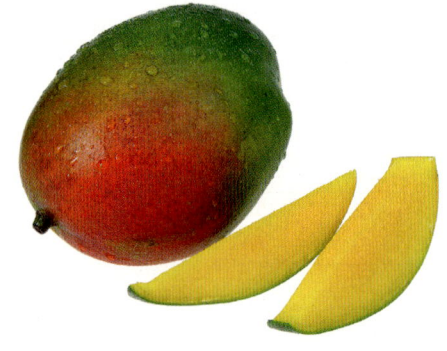

Mango waschen und schälen. Fruchtfleisch entlang dem Kern entfernen und dekorativ in Spalten schneiden.

Bild 1   *Mango*

■ Milchkaffee

Menge	Zutaten
250 Milliliter	Kaffee
50 Milliliter	Trinkmilch 1,5 % Fett

kcal	29	B1	0,02 mg
kJ	124	B2	0,11 mg
EW	2,20 g	B6	0,03 mg
F	0,80 g	Chol	3,00 mg
KH	3,20 g	B12	0,25 µg
GFS	0,48 g	EUFS	0,24 g
MUFS	0,03 g	NiaÄ	2 161,50 µg

■ Mineralwasser

Menge	Zutaten
200 Milliliter	Natürliches Mineralwasser

Mittagessen:

■ Kalbsschnitzel

Menge	Zutaten
5 Milliliter	Olivenöl
100 Gramm	Kalbsschnitzel (Oberschale) roh
1 Prise	Jodiertes Salz
1 Prise	Pfeffer
1 Prise	Paprikapulver

kcal	151	B1	0,09 mg
kJ	631	B2	0,29 mg
EW	19,79 g	B6	0,40 mg
F	7,98 g	Chol	70,05 mg
KH	0,01 g	B12	1,70 µg
GFS	1,66 g	EUFS	4,46 g
MUFS	0,80 g	NiaÄ	9 783,00 µg

Olivenöl erhitzen. Kalbsschnitzel mit dem Fleischklopfer klopfen, würzen und durchbraten.

■ Gratinierte Zucchini

Menge	Zutaten
200 Gramm	Zucchini frisch
1 Prise	Jodiertes Salz
1 Prise	Pfeffer
40 Gramm	Mozzarella 45 % F. i. Tr.
40 Gramm	Tomate frisch
3 Milliliter	Olivenöl
1 Gramm	Basilikum frisch

kcal	174	B1	0,17 mg
kJ	727	B2	0,33 mg
EW	11,22 g	B6	0,24 mg
F	11,80 g	Chol	18,43 mg
KH	5,16 g	B12	0,80 µg
GFS	5,82 g	EUFS	4,31 g
MUFS	0,88 g	NiaÄ	3 604,90 µg
Bst	2,64 g		

Zucchini waschen und der Länge nach halbieren. Schnittfläche salzen und pfeffern. Mozzarella in Scheiben schneiden. Tomate waschen, Strunk entfernen und quer zum Strunk in Scheiben schneiden. Zucchinihälfte in mit Olivenöl ausgestrichener feuerfester Form geben und im Wechsel Mozzarella- und Tomatenscheiben auf die Zucchini legen. Im vorgeheizten Ofen bei 200 °C etwa 10–15 Minuten gratinieren. Vor dem Servieren mit frischem Basilikum bestreuen.

■ Getreidemischung

Menge	Zutaten
15 Gramm	Hafer ganzes Korn
15 Gramm	Weizen ganzes Korn
20 Gramm	Wildreis
5 Gramm	Pflanzenmargarine mit Omega 3 Fettsäuren
125 Milliliter	Gemüsebrühe

kcal	229	Bst	2,93 g
kJ	963	B1	0,15 mg
EW	6,39 g	B2	0,05 mg
F	7,77 g	B6	0,22 mg
KH	33,35 g	EUFS	2,62 g
GFS	1,50 g	NiaÄ	1 903,00 µg
MUFS	3,26 g		

Getreide waschen und gut abtropfen lassen. Pflanzenmargarine schmelzen lassen und Getreide kurz darin schwenken. Mit Gemüsebrühe aufgießen und auf kleiner Flamme abgedeckt etwa 40 Minuten köcheln lassen.

■ Radicchiosalat

Menge	Zutaten
5 Milliliter	Rapsöl
1 Prise	Jodiertes Salz
1 Prise	Pfeffer
3 Milliliter	Essig
30 Gramm	Radicchiosalat frisch
1 Gramm	Schnittlauch frisch

kcal	48	Bst	0,54 g
kJ	201	B1	0,02 mg
EW	0,40 g	B2	0,01 mg
F	5,02 g	B6	0,02 mg
KH	0,47 g	Chol	0,10 mg
GFS	0,40 g	EUFS	2,76 g
MUFS	1,63 g	NiaÄ	152,60 µg

Aus Öl, Jodsalz, Pfeffer und Essig Dressing herstellen. Radiccio waschen, putzen und in feine Streifen schneiden. Schnittlauch waschen, gut abtropfen lassen und in feine Ringe schneiden. Salat kurz vor dem Servieren mit dem Dressing vermischen und mit Schnittlauch bestreuen.

■ Beerenjoghurt

Menge	Zutaten
100 Gramm	Joghurt 1,5 % Fett
20 Milliliter	Trinkmilch 1,5 % Fett
20 Gramm	Heidelbeere frisch
20 Gramm	Brombeere frisch
20 Gramm	Erdbeere frisch

kcal	76	B1	0,05 mg
kJ	321	B2	0,23 mg
EW	4,60 g	B6	0,08 mg
F	2,22 g	Chol	6,20 mg
KH	8,20 g	B12	0,50 µg
GFS	1,12 g	EUFS	0,60 g
MUFS	0,30 g	NiaÄ	1 417,80 µg
Bst	2,70 g		

Joghurt mit Milch verrühren und mit gewaschenen, abgetropften Beeren vermischen.

Fortsetzung ⟶

→ Fortsetzung

Mineralwasser mit Zitrone

Menge	Zutaten
500 Milliliter	Mineralwasser
20 Milliliter	Zitrone Fruchtsaft

kcal	20	MUFS	0,04 g
kJ	84	Bst	0,02 g
EW	0,11 g	B1	0,01 mg
F	0,08 g	B6	0,01 mg
KH	3,97 g	NiaÄ	34,20 µg
GFS	0,02 g		

Zwischenmahlzeit:

Zwetschgentorte

Menge	Zutaten
10 Gramm	Quark 0,2 % Fett
5 Milliliter	Trinkmilch 1,5 % Fett
5 Milliliter	Rapsöl
10 Gramm	Weizen Mehl Type 405
10 Gramm	Weizen Mehl Type 1700
1 Gramm	Backpulver
1 Gramm	Pflanzenmargarine mit Omega 3 Fettsäuren
20 Milliliter	Trinkmilch 1,5 % Fett
2 Gramm	Maisstärke
1 Prise	Vanillemark
1 Prise	Jodiertes Salz
1 Tropfen	Süßstoff flüssig
60 Gramm	Zwetschge frisch
30 Milliliter	Trinkwasser
1 Stück	Nelke
1 Stück	Zimtstange
3 Milliliter	Zitronensaft
1 Tropfen	Süßstoff
1 Gramm	Gelatine
10 Milliliter	Apfelsaft
1 Gramm	Mandel süß

kcal	188	B1	0,10 mg
kJ	786	B2	0,12 mg
EW	5,75 g	B6	0,12 mg
F	7,13 g	Chol	1,70 mg
KH	24,12 g	B12	0,23 µg
GFS	0,94 g	EUFS	3,63 g
MUFS	2,16 g	NiaÄ	1 782,07 µg
Bst	2,88 g		

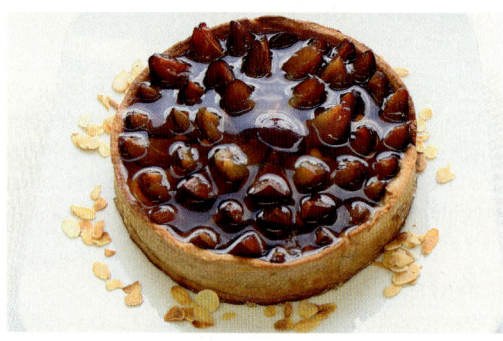

Bild 1 *Zwetschgentorte*

Aus Quark, Milch, Öl und mit Backpulver vermischtem Mehl Quarkölteig herstellen. Kleine Springform mit Pflanzenmargarine einfetten und auch am Rand mit dem Teig auslegen. Bei 220 °C etwa 20 Minuten backen (gilt für Rezept mal 12). Abkühlen lassen. Etwas Milch mit Stärke anrühren, restliche Milch mit 1 Prise Vanillemark und Jodsalz aufkochen lassen. Angerührte Stärke einrühren, aufkochen lassen, mit einem Tropfen Süßstoff süßen und auf den Quarkölteigboden füllen und kühl stellen.
Zwetschgen waschen, entkernen und in gleichmäßige Stücke schneiden. In mit Nelke, Zimtstange und Zitronensaft versehenem Trinkwasser weich garen und mit etwas Süßstoff süßen. Gelatine in kaltem Wasser einweichen. Apfelsaft erhitzen, ausgedrückte Gelatine darin auflösen und unter Wärmeausgleich unter das Zwetschgenkompott geben. Masse auf dem Flammeri verteilen und Torte wieder kühlen. Mandelblättchen in beschichteter Pfanne ohne Fettzugabe goldgelb rösten und auf die Torte streuen.

Schwarztee mit Zitrone

Menge	Zutaten
300 Milliliter	Tee fermentiert (Getränk)
10 Milliliter	Zitronensaft

kcal	10	MUFS	0,02 g
kJ	48	Bst	0,01 g
EW	0,36 g	B1	0,01 mg
F	0,04 g	B2	0,03 mg
KH	1,99 g	B6	0,01 mg
GFS	0,01 g	NiaÄ	368,10 µg

Karottensaft

Menge	Zutaten
200 Milliliter	Karottensaft (aus etwa 600 g frischen Karotten)

kcal	44	Bst	0,74 g
kJ	182	B1	0,06 mg
EW	1,72 g	B2	0,06 mg
F	0,32 g	B6	0,08 mg
KH	7,98 g	EUFS	0,01 g
GFS	0,06 g	NiaÄ	1 172,00 µg
MUFS	0,18 g		

Vollkornkräcker

Menge	Zutaten
30 Gramm	Vollkornkräcker

kcal	113	Bst	1,35 g
kJ	472	B1	0,03 mg
EW	3,09 g	B2	0,02 mg
F	0,98 g	B6	0,02 mg
KH	22,51 g	EUFS	0,26 g
GFS	0,30 g	NiaÄ	661,20 µg
MUFS	0,29 g		

Abendessen:

■ Gegrillte Paprikaschote

Menge	Zutaten
150 Gramm	Paprikaschote frisch
5 Milliliter	Olivenöl
1 Gramm	Petersilienblatt frisch
5 Milliliter	Essig
1 Prise	Jodiertes Salz
1 Prise	Pfeffer

kcal	76	Bst	5,43 g
kJ	318	B1	0,08 mg
EW	1,82 g	B2	0,06 mg
F	5,43 g	B6	0,41 mg
KH	4,48 g	Chol	0,05 mg
GFS	0,81 g	EUFS	3,58 g
MUFS	0,71 g	NiaÄ	821,18 µg

Paprikaschote waschen, entkernen und Trennwände entfernen. Mit etwas Olivenöl bestreichen und im Backofen (oder auf dem Grill) grillen. Petersilie waschen, gut abtropfen lassen und fein wiegen. Paprikaschote vom Grill nehmen, mit Petersilie bestreuen und mit etwas Essig, Jodsalz und Pfeffer würzen.

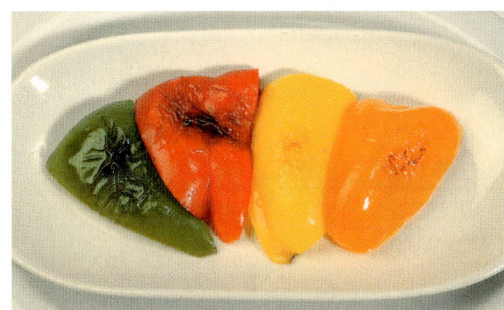

Bild 1   *Gegrillte Paprikaschote*

■ Tsatsiki

Menge	Zutaten
50 Gramm	Gurke frisch
1 Prise	Jodiertes Salz
1 Prise	Pfeffer
60 Gramm	Joghurt 1,5 % Fett
10 Gramm	Saure Sahne 10 % Fett
2 Gramm	Knoblauch frisch

kcal	48	B1	0,04 mg
kJ	202	B2	0,14 mg
EW	2,77 g	B6	0,05 mg
F	2,00 g	Chol	6,70 mg
KH	4,26 g	B12	0,29 µg
GFS	1,18 g	EUFS	0,57 g
MUFS	0,11 g	NiaÄ	786,54 µg
Bst	0,31 g		

Gurke waschen, schälen und grob raspeln. Salzen und pfeffern und etwas ziehen lassen. Joghurt mit saurer Sahne verrühren und reichlich frischen Knoblauch dazu geben. Über die Gurke geben und vermengen.

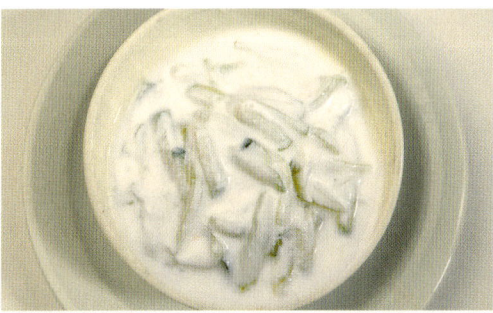

Bild 2   *Tsatsiki*

■ Pellkartoffeln

Menge	Zutaten
100 Gramm	Pellkartoffeln (130 g mit Schale)

kcal	46	MUFS	0,03 g
kJ	191	Bst	1,44 g
EW	1,30 g	B1	0,06 mg
F	0,06 g	B2	0,02 mg
KH	9,47 g	B6	0,16 mg
GFS	0,02 g	NiaÄ	1048,00 µg

Kartoffeln in der Schale garen und kurz vor dem Verzehr schälen.

■ Roggenvollkornbrot

Menge	Zutaten
40 Gramm	Roggenvollkornbrot

kcal	75	Bst	3,47
kJ	314	B1	0,04 mg
EW	2,59 g	B2	0,04 mg
F	0,38 g	B6	0,06 mg
KH	15,03 g	EUFS	0,04 g
GFS	0,05 g	NiaÄ	958,40 µg
MUFS	0,18 g		

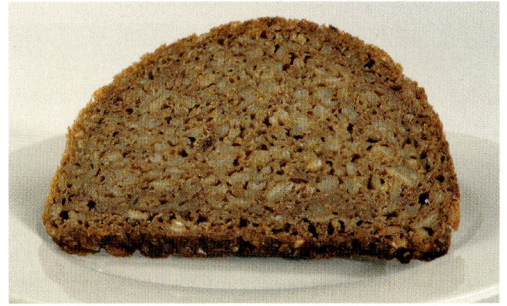

Bild 3   *Vollkornbrot*

Fortsetzung ⟶

----> Fortsetzung

■ Auberginen-Tomaten-Aufstrich

Menge	Zutaten
30 Gramm	Aubergine frisch
5 Gramm	Schalotte frisch
10 Gramm	Tomaten frisch
3 Milliliter	Olivenöl
1 Prise	Jodiertes Salz
1 Prise	Pfeffer
1 Gramm	Knoblauch frisch

kcal	36
kJ	150
EW	0,60 g
F	3,07 g
KH	1,46 g
GFS	0,45 g
MUFS	0,32 g

Bst	1,03 g
B1	0,02 mg
B2	0,02 mg
B6	0,05 mg
Chol	0,03 mg
EUFS	2,14 g
NiaÄ	366,87 µg

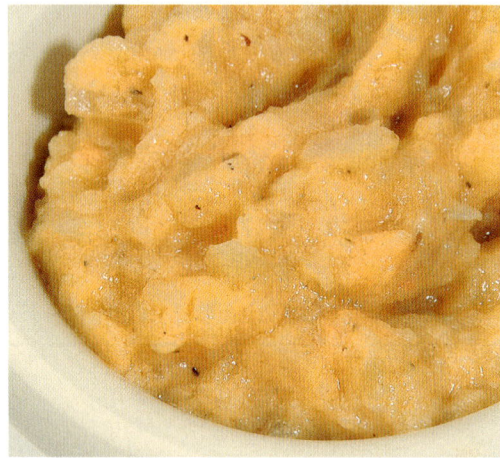

Bild 1 *Auberginen-Tomaten-Aufstrich*

Ganze Aubergine mehrmals mit der Gabel einstechen, in eine feuerfeste Form legen und im vorgeheizten Backofen bei 200 °C etwa 50 Minuten backen, bis sich die Schale leicht abziehen lässt. Fruchtfleisch in Würfel schneiden. Schalotte schälen und in feine Würfelchen schneiden und in Olivenöl anbraten und glasig dünsten. Strunk der Tomate entfernen, Tomate kurz in heißes Wasser geben, bis sich die Haut leicht abziehen lässt. Tomate halbieren, entkernen und Fruchtfleisch in feine Würfel schneiden. Tomatenwürfel und Auberginenfleisch mit zu den Zwiebeln geben und mit Knoblauch pürieren. Mit Jodsalz und Pfeffer verfeinern. In ein Schälchen geben und erkalten lassen.
Die Paste kann zugedeckt im Kühlschrank ein paar Tage aufbewahrt werden.

■ Nektarinen-Kiwi-Salat

Menge	Zutaten
100 Gramm	Nektarine frisch
50 Gramm	Kiwi frisch
5 Milliliter	Zitrone Fruchtsaft
1 Tropfen	Süßstoff flüssig

kcal	93
kJ	387
EW	1,43 g
F	0,44 g
KH	18,78 g
GFS	0,08 g
MUFS	0,17 g

Bst	4,16 g
B1	0,03 mg
B2	0,08 mg
B6	0,03 mg
EUFS	0,08 g
NiaÄ	1 397,05 µg

Nektarine waschen, halbieren, entkernen und in Spalten schneiden. Kiwi waschen, schälen, halbieren und ebenfalls in Scheiben schneiden und beide Fruchtsorten dekorativ auf einem Desserttellerchen anrichten. Mit frisch gepresstem Zitronensaft beträufeln und eventuell mit Süßstoff nachsüßen.

Bild 2 *Nektarinen-Kiwi-Salat*

■ Melissentee

Menge	Zutaten
500 Milliliter	Melissentee (Wert von Kräutertee verwendet)

kcal	3
kJ	8
KH	0,50 g

B1	0,03 mg
B2	0,01 mg

■ Mineralwasser

Menge	Zutaten
200 Milliliter	Natürliches Mineralwasser

Getränke und Speisen können mit Süßstoff nachgesüßt oder ungesüßt verzehrt werden. Mineralwasser mit oder ohne Kohlensäure möglich.

4.2 Ernährungstherapie bei Hypertriglyceridämie

Kostform

Bei Hypertriglyceridämie gilt das Grundprinzip für die Kostform bei Dyslipoproteinämien. Im Vordergrund steht die Alkoholkarenz. Wichtig ist auch die Einschränkung bei niedermolekularen Kohlenhydraten.

Wichtig:

1. Abbau von Übergewicht – Normalisierung des Körpergewichts
2. Alkoholkarenz
3. Niedermolekulare Kohlenhydrate, Zucker, Süßigkeiten, Zuckeraustauschstoffe, Fruktose meiden.
4. Zufuhr an n-3 Fettsäuren erhöhen
5. Fettarme Ernährung

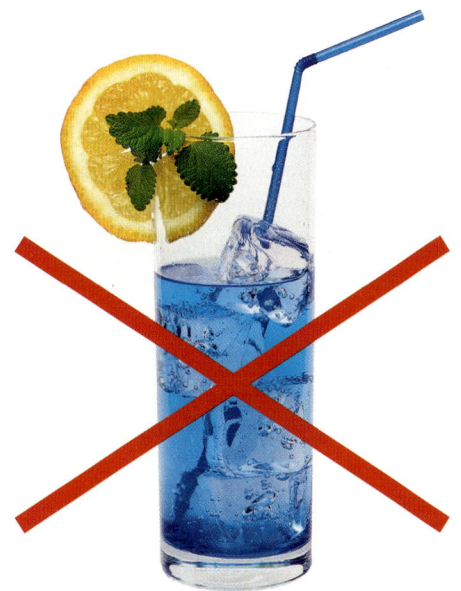

Bild 1   *Alkoholische Getränke sind zu meiden*

Ernährungsempfehlungen

■ Abbau von Übergewicht – Normalisierung des Körpergewichts

Ziel ist die Normalisierung des Körpergewichtes, angestrebt ist ein BMI < 25. Bei vorliegendem Übergewicht ist eine Gewichtsabnahme unbedingt erforderlich. Dazu eignet sich eine vollwertige Ernährung mit Kalorieneinsparung von 500–800 kcal pro Tag.

■ Alkohol

Alkoholische Getränke sind konsequent zu meiden. Alkohol unterstützt auf zwei Wegen den Anstieg der Triglyceride im Serum. Erstens fördert Alkohol durch seinen hohen Energiegehalt die Entstehung von Übergewicht. Zweitens regt Alkohol die Triglycerid- und VLDL-Sekretion der Leber an und verzögert den Abbau der Triglycerid-reichen Lipoproteine.

Alkoholische Getränke sollten ersetzt werden durch energiefreie oder energiearme Getränke. Der Gehalt von Getränken an niedermolekularen Kohlenhydraten muss beachtet werden.

■ Niedermolekulare Kohlenhydrate, Zucker, Süßigkeiten, Zuckeraustauschstoffe

Niedermolekulare Kohlenhydrate sollten nur einen sehr geringen Anteil an der Energiezufuhr ausmachen. Mono- und Disaccharide fördern die Synthese von Triglyceriden und damit von VLDL in der Leber. Sie begünstigen den Anstieg der Triglyceridkonzentration. Zucker, zuckerhaltige Lebensmittel, Honig, Sirup sowie Fruchtsäfte, Limonaden sind deshalb nur sparsam zu verwenden.

Ungeeignet sind auch Zuckeraustauschstoffe wie Fruktose, Sorbit, Xylit. Als Süßungsmittel eignen sich Süßstoffe wie Cyclamat, Aspartam, Saccharin usw.

■ n-3 Fettsäuren

Die Zufuhr an günstigen n-3 Fettsäuren sollte erhöht werden. Es wird empfohlen, mindestens zwei Fischmahlzeiten pro Woche zu essen. Besonders Makrele, Hering und Lachs sind günstig, da sie reich an längerkettigen n-3 Fettsäuren, d. h. an EPA und DHA sind. Die Einnahme von Fischölkapseln sollte nicht ohne ärztliche Verordnung und Überwachung erfolgen.

Für die Zufuhr an n-3 Fettsäuren leisten auch verschiedene Pflanzenöle einen sinnvollen Beitrag. Reich an n-3 Fettsäuren sind Leinöl, Walnussöl und Rapsöl.

■ Fettzufuhr

Eine fettarme Ernährung ist einzuhalten, mit einer Gesamtfettzufuhr bei etwa 30 % der täglichen Energiezufuhr; davon gesättigte Fettsäuren 7–10 %; einfach ungesättigte Fettsäuren 10–15 %; mehrfach ungesättigte Fettsäuren 7–8 %.

Dies bedeutet in der Praxis einen Austausch von tierischen Fetten wie Butter, Schmalz, Speck und von Kokosfett gegen pflanzliche Fette mit einem günstigen Fettsäuremuster. Einen hohen Anteil an n-3 Fettsäuren haben Raps- und Walnussöl. Einfach ungesättigte Fettsäuren sind reichlich in Olivenöl enthalten und können eingesetzt werden. (siehe Seite 83)

Fettreiche tierische Lebensmittel z. B. Wurst, Milch und Milchprodukte, Käse sollten gegen magere Produkte eingetauscht werden. Weiterhin ist auch bei der Zubereitung auf möglichst sparsame Verwendung von Fett zu achten. Versteckte Fette z. B. in Fertigprodukten sind zu meiden.

Produkte mit einem eventuell hohen Anteil an Transfettsäuren, wie Pommes frites und Blätterteig sollten weitestgehend reduziert werden.

Sonderfall Chylomikronämie Syndrom

Beim sehr seltenen Chylomikonämie-Syndrom sind die Chylomikronen stark vermehrt und Triglyceridkonzentrationen von über 1000 mg/dl können auftreten. Chylomikronen sind weniger atherogen wirksam, erhöhen aber das Risiko für eine Pankreatitis. Besonderheiten in der Ernährungstherapie sind zu beachten.

Kostform

Zu Beginn der Therapie muss eine extrem fettarme Kost mit maximal 10 % Fettanteil eingehalten werden. Die absolute Fettmenge sollte nicht über 25 g pro Tag liegen.

Hat diese Maßnahme Erfolg, kann die Fettzufuhr langsam auf 15 bis 25 % angehoben werden. Es ist zu beachten, dass insbesondere die langkettigen Fettsäuren drastisch eingeschränkt sein müssen. Anstelle der üblichen Speisefette und -öle können Speisefette mit MCT eingesetzt werden. MCT werden nach der Resorption ohne Chylomikronenbildung direkt über die Pfortader in die Leber transportiert.

Um den Bedarf an essentiellen Fettsäuren zu decken, sollte die Kost 5–10 Gramm eines linolsäurereichen Fettes enthalten. Komplexe Kohlenhydrate sollen an Stelle der niedermolekularen Kohlenhydrate bevorzugt werden, um ein Ansteigen der Triglyceride aus den VLDL zu vermeiden.

Küchenpraxis

MCT-Fette werden als Spezialprodukte angeboten. Es gibt sowohl Öle und Fette als auch Fertigprodukte wie Brotaufstriche oder Käsecreme. Die Einführung von MCT-Fetten in der Kost muss stufenweise erfolgen und soll auf mehrere Mahlzeiten verteilt werden. Die Anfangsmenge kann, je nach Verträglichkeit bei 20 g liegen und wird schrittweise um 5–10 g gesteigert. Treten gastrointestinale Beschwerden auf, wird die Dosis wieder reduziert. Eine Enddosierung von 50–100 g pro Tag ist üblich.

Zu beachten ist, dass MCT-Fette nicht hoch erhitzt werden können. Gerichte mit MCT sollen nur kurze Stehzeiten haben, nicht wieder aufgewärmt werden, sind nur kurz haltbar.

92

Tageskostplan – Hypertriglyceridämie

Patient: Fritz L., 48 Jahre, 175 cm, 80 kg
Triglyceride 300 mg/dl, Cholesterin 245 mg/dl,
LDL 160 mg/dl, HDL 40 mg/dl, RR 130/85 mmHg
Wünschenswerte Energie- und Nährstoffzufuhr
(D-A-CH Referenzwerte):

Gesamtenergiebedarf	*2900 kcal; BMI = 26 ≥ Reduzierung der Energie auf 1900 kcal/Tag bzw. 8075 kJ/Tag*
Eiweiß 15–20 %	*285–380 kcal = 71–95 g EW/Tag*
Fett < 30 %	*570 kcal = 63 g F/Tag*
Kohlenhydrate 50–55 %	*950–1045 kcal = 238–261 g KH/Tag*
Cholesterin	*< 300 mg*
Ballaststoffe	*> 30 g*

Gesamtsumme Tageskostplan

kcal	1924	B1	1,71 mg
kJ	8055	B2	2,00 mg
EW	87,79 g	B6	2,91 mg
F	66,24 g	Chol	80,95 mg
KH	236,81 g	B12	6,15 µg
GFS	17,33 g	EUFS	24,43 g
MUFS	19,78 g	NiaÄ	39394,41 µg
Bst	44,82 g		

Nährstoffrelation

Eiweiß	88 g	19 %
Fett	66 g	31 %
Kohlenhydrate	237 g	50 %

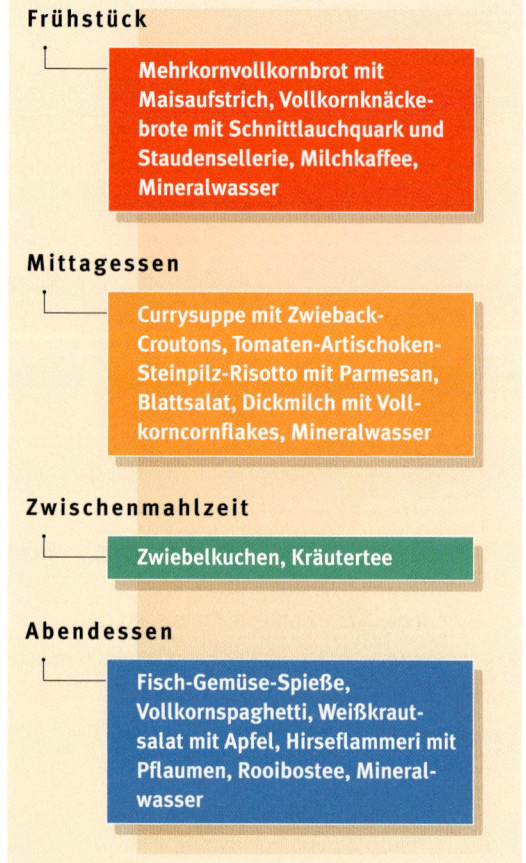

Frühstück
Mehrkornvollkornbrot mit Maisaufstrich, Vollkornknäckebrote mit Schnittlauchquark und Staudensellerie, Milchkaffee, Mineralwasser

Mittagessen
Currysuppe mit Zwieback-Croutons, Tomaten-Artischoken-Steinpilz-Risotto mit Parmesan, Blattsalat, Dickmilch mit Vollkorncornflakes, Mineralwasser

Zwischenmahlzeit
Zwiebelkuchen, Kräutertee

Abendessen
Fisch-Gemüse-Spieße, Vollkornspaghetti, Weißkrautsalat mit Apfel, Hirseflammeri mit Pflaumen, Rooibostee, Mineralwasser

Frühstück:

■ Mehrkornvollkornbrot

Menge	Zutaten
50 Gramm	Mehrkornvollkornbrot

kcal	101	Bst	4,11 g
kJ	422	B1	0,06 mg
EW	3,40 g	B2	0,05 mg
F	0,61 g	B6	0,10 mg
KH	20,02 g	EUFS	0,10 g
GFS	0,10 g	NiaÄ	1 339,00 µg
MUFS	0,28 g		

■ Maisaufstrich

Menge	Zutaten
40 Gramm	Zuckermais Konserve abgetropft
25 Gramm	Quark 0,2 % Fett
5 Milliliter	Zitronensaft
20 Gramm	Paprikaschoten frisch
1 Gramm	Petersilienblatt frisch
1 Gramm	Dill frisch
1 Prise	Jodiertes Salz
1 Prise	Pfeffer

kcal	52	B1	0,06 mg
kJ	216	B2	0,11 mg
EW	4,59 g	B6	0,13 mg
F	0,46 g	Chol	0,25 mg
KH	6,66 g	B12	0,25 µg
GFS	0,09 g	EUFS	0,10 g
MUFS	0,18 g	NiaÄ	1 359,56 µg
Bst	1,54 g		

Konserve öffnen und Mais abtropfen lassen. Mit Quark und Zitronensaft vermischen und pürieren. Paprikaschote waschen, entkernen, Trennwände entfernen und in feine Würfelchen schneiden und zum Püree geben. Frische Kräuter waschen, abtropfen lassen, fein wiegen und mit Jodsalz und Pfeffer unter das Maisquarkpüree rühren.

■ Vollkornknäckebrote

Menge	Zutaten
20 Gramm	Mehrkornknäckebrot

kcal	69	Bst	1,50 g
kJ	287	B1	0,04 mg
EW	1,86 g	B2	0,02 mg
F	0,31 g	B6	0,05 mg
KH	14,35 g	EUFS	0,05 g
GFS	0,05 g	NiaÄ	575,20 µg
MUFS	0,14 g		

■ Schnittlauchquark

Menge	Zutaten
30 Gramm	Quark 0,2 % Fett
10 Milliliter	Trinkmilch 1,5 % Fett
1 Prise	Jodiertes Salz
1 Prise	Pfeffer
1 Prise	Paprika
2 Gramm	Schnittlauch frisch

kcal	28	B1	0,02 mg
kJ	117	B2	0,11 mg
EW	4,46 g	B6	0,03 mg
F	0,23 g	Chol	0,90 mg
KH	1,72 g	B12	0,35 µg
GFS	0,13 g	EUFS	0,07 g
MUFS	0,01 g	NiaÄ	1 032,20 µg
Bst	0,12 g		

Quark mit Milch und Gewürzen glatt rühren. Schnittlauch waschen, abtropfen lassen und in feine Ringe schneiden. Unter den Quark mischen.

■ Staudensellerie

Menge	Zutaten
50 Gramm	Staudensellerie frisch

kcal	9	Bst	1,27 g
kJ	35	B1	0,02 mg
EW	0,60 g	B2	0,04 mg
F	0,10 g	B6	0,04 mg
KH	1,09 g	EUFS	0,01 g
GFS	0,01 g	NiaÄ	425,00 µg
MUFS	0,05 g		

Staudensellerie waschen, putzen und in mundgerechte Stücke schneiden (oder als längere Stücke zum Dippen reichen).

■ Milchkaffee

Menge	Zutaten
300 Milliliter	Kaffee (Getränk)
50 Milliliter	Trinkmilch 1,5 % Fett

kcal	30	B1	0,02 mg
kJ	129	B2	0,12 mg
EW	2,30 g	B6	0,03 mg
F	0,80 g	Chol	3,00 mg
KH	3,35 g	B12	0,25 µg
GFS	0,48 g	EUFS	0,24 g
MUFS	0,03 g	NiaÄ	2 511,50 µg

■ Mineralwasser

Menge	Zutaten
200 Milliliter	Natürliches Mineralwasser

Mittagessen:

■ Currysuppe mit Zwieback-Croutons

Menge	Zutaten
5 Gramm	Pflanzenmargarine mit Omega 3 Fettsäuren
20 Gramm	Porree frisch
20 Gramm	Knollensellerie frisch
20 Gramm	Mohrrübe frisch
250 Milliliter	Gemüsebrühe
30 Gramm	Banane frisch
5 Milliliter	Zitronensaft
1 Prise	Jodiertes Salz
1 Prise	Pfeffer
1 Prise	Ingwerpulver
10 Gramm	Vollkornzwieback eifrei (Wert von Zwieback eifrei verwendet)

kcal	168	Bst	4,23 g
kJ	700	B1	0,08 mg
EW	2,83 g	B2	0,08 mg
F	9,25 g	B6	0,26 mg
KH	17,88 g	EUFS	2,76 g
GFS	1,64 g	NiaÄ	1 470,65 µg
MUFS	4,41 g		

Margarine zerlassen, Gemüsewürfelchen andünsten, mit Gemüsebrühe aufgießen und garen. Banane mit Zitronensaft vermischen und zerdrücken. In die Suppe geben und mit Jodsalz, Pfeffer und Ingwerpulver abschmecken. Zwieback in Würfel schneiden und über die Suppe streuen.

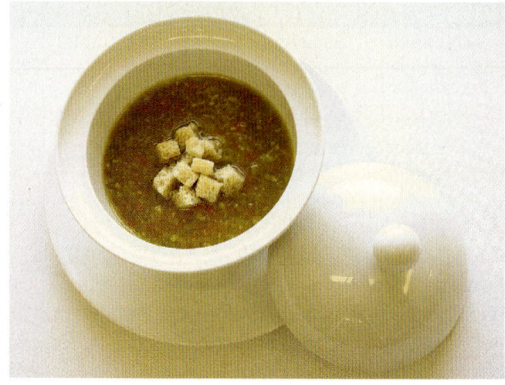

Bild 1 *Currysuppe mit Zwieback-Croutons*

■ Tomaten-Artischocken-Steinpilz-Risotto mit Parmesan

Menge	Zutaten
150 Gramm	Tomaten frisch
2 Gramm	Petersilienblatt frisch
5 Gramm	Steinpilze getrocknet
	Trinkwasser
75 Gramm	Artischockenherzen Konserve abgetropft
5 Milliliter	Olivenöl
60 Gramm	Risotto Reis (Wert von Reis parboiled verwendet)
1 Gramm	Knoblauch frisch
100 Milliliter	Gemüsebrühe
1 Prise	Jodiertes Salz
1 Prise	Pfeffer
10 Gramm	Parmesan 40 % F. i. Tr.

kcal	364	B1	0,40 mg
kJ	1527	B2	0,22 mg
EW	11,46 g	B6	0,45 mg
F	11,12 g	Chol	8,25 mg
KH	53,62 g	B12	0,20 µg
GFS	3,22 g	EUFS	5,13 g
MUFS	2,07 g	NiaÄ	8 436,23 µg
Bst	10,71 g		

Strunk der Tomaten entfernen und Tomaten in heißes Wasser geben, bis sich die Haut leicht abziehen lässt. Tomate häuten, halbieren, entkernen und in Würfelchen schneiden. Petersilie waschen, trocken tupfen und fein wiegen. Getrocknete Steinpilze in lauwarmem Wasser einweichen. Artischockenherzen abtropfen lassen und – je nach Größe – vierteln. Olivenöl erhitzen, Risottoreis und Knoblauch dazu geben und anrösten. Mit Gemüsebrühe aufgießen und etwa 15 Minuten köcheln lassen. Steinpilze abgießen und nochmals gut spülen. Dann klein schneiden und ebenfalls ins Risotto geben. Tomaten-concassée kurz vor Ende der Garzeit dazu geben. Mit Jodsalz und Pfeffer abschmecken und mit Parmesan servieren.

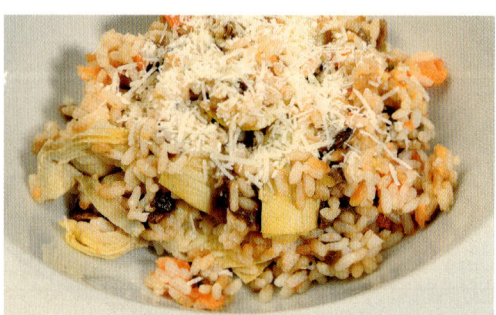

Bild 2 *Tomaten-Artischocken-Steinpilz-Risotto mit Parmesan*

■ Blattsalat

Menge	Zutaten
3 Milliliter	Essig
5 Milliliter	Olivenöl
1 Prise	Jodiertes Salz
1 Prise	Pfeffer
30 Gramm	Ruccola frisch

kcal	49	Bst	0,30 g
kJ	205	B1	0,01 mg
EW	0,61 g	B2	0,03 mg
F	4,98 g	B6	0,02 mg
KH	0,63 g	Chol	0,05 mg
GFS	0,73 g	EUFS	3,56 g
MUFS	0,47 g	NiaÄ	0,51 µg

Aus Essig, Olivenöl, Jodsalz und Pfeffer Salatmarinade herstellen. Ruccola waschen, putzen und in mundgerechte Stücke schneiden. Kurz vor dem Servieren mit der Marinade übergießen.

Fortsetzung →

⟶ Fortsetzung

■ Dickmilch mit Vollkorncornflakes

Menge	Zutaten
10 Gramm	Vollkorncornflakes ohne Zuckerzusatz
200 Gramm	Dickmilch 1,5 % Fett

kcal	128	B1	0,09 mg
kJ	535	B2	0,35 mg
EW	7,51 g	B6	0,11 mg
F	3,06 g	Chol	12,00 mg
KH	16,11 g	B12	1,00 µg
GFS	1,81 g	EUFS	0,92 g
MUFS	0,12 g	NiaÄ	1 869,30 µg
Bst	0,40 g		

Vollkorncornflakes über die Dickmilch streuen.

■ Mineralwasser

Menge	Zutaten
500 Milliliter	Natürliches Mineralwasser

Zwischenmahlzeit:

■ Zwiebelkuchen

Menge	Zutaten
20 Gramm	Weizen Mehl Type 1050
2 Gramm	Bäckerhefe gepresst
1 Prise	Jodiertes Salz
10 Milliliter	Trinkwasser
5 Milliliter	Walnussöl
90 Gramm	Zwiebeln frisch
1 Prise	Kümmel ganz
20 Gramm	Edamer 30 % F i Tr.
15 Milliliter	Saure Sahne 10 % Fett
1 Gramm	Pflanzenmargarine mit Omega 3 Fettsäuren
1 Gramm	Weizen Mehl Type 1050

kcal	217	B1	0,15 mg
kJ	908	B2	0,17 mg
EW	9,74 g	B6	0,20 mg
F	11,13 g	Chol	13,00 mg
KH	19,05 g	B12	0,52 µg
GFS	3,71 g	EUFS	2,65 g
MUFS	4,11 g	NiaÄ	2 780,06 µg
Bst	2,86 g		

Mehl und Jodsalz vermischen. Hefe in lauwarmen Wasser auflösen und mit dem Öl zum Mehl geben. Mit Knethaken zu einem glatten Teig verkneten. An einem warmen Ort gehen lassen.
Zwiebeln in 0,5 cm dicke Ringe schneiden und zusammen mit Kümmel etwa 20 Minuten in einer beschichteten Pfanne dünsten und abkühlen lassen. Teig auswellen und mit Rand auf das gefettete und bemehlte Blech geben. Geriebenen Käse mit saurer Sahne verquirlen und würzen. Mit Zwiebelmasse vermischen und aufs Blech streichen. Im vorgeheizten Ofen bei 200 °C auf der untersten Schiene etwa 35–40 Minuten backen (gilt für Rezept mal 20).

■ Kräutertee

Menge	Zutaten
300 Milliliter	Kräutertee (Getränk)

kcal	3	B1	0,03 mg
kJ	9	B2	0,01 mg
KH	0,60 g		

95

Abendessen:

■ Fisch-Gemüse-Spieße

Menge	Zutaten
100 Gramm	Lachs frisch
10 Milliliter	Zitronensaft
1 Prise	Jodiertes Salz
80 Gramm	Paprikaschoten frisch je 40 g in zwei Färbungen
40 Gramm	Zwiebeln frisch
50 Gramm	Zucchini frisch
50 Gramm	Aubergine frisch
1 Teelöffel	Sojasaucee
5 Milliliter	Olivenöl
1 Prise	Pfeffer
1 Prise	Paprika

kcal	234	B1	0,28 mg
kJ	979	B2	0,28 mg
EW	21,75 g	B6	1,17 mg
F	11,99 g	Chol	35,05 mg
KH	8,97 g	B12	2,90 µg
GFS	2,47 g	EUFS	6,04 g
MUFS	2,43 g	NiaÄ	1 2164,75 µg
Bst	5,57 g		

Lachs säubern, säuern und salzen. Paprikaschoten waschen, entkernen und Trennwände entfernen und in grobe Würfel schneiden.
Zwiebel schälen und in gleich große Stücke wie die Paprikaschote schneiden. Zucchini und Aubergine waschen, putzen und in Stücke schneiden. Fisch in größere Würfel schneiden und im Wechsel mit den verschiedenen Gemüsen auf Spiesschen stecken. Für 15 Minuten in Sojasauce marinieren, dann in Olivenöl gleichmäßig braten. Mit Gewürzen verfeinern.

Fortsetzung ⟶

→ *Fortsetzung*

■ Vollkornspaghetti

Menge	Zutaten
150 Gramm	Vollkornteigwaren ohne Ei gegart (ca. 50 g roh)
3 Gramm	Pflanzenmargarine mit Omega 3 Fettsäuren

kcal	230	Bst	7,80 g
kJ	960	B1	0,22 mg
EW	8,64 g	B2	0,04 mg
F	4,01 g	B6	0,03 mg
KH	39,08 g	EUFS	1,20 g
GFS	0,82 g	NiaÄ	2 818,50 µg
MUFS	1,51 g		

Teigwaren in leicht gesalzenem Wasser „al dente" garen. Kalt abschrecken und in etwas Margarine schwenken.

■ Weißkrautsalat mit Apfel

Menge	Zutaten
30 Milliliter	Buttermilch
5 Milliliter	Walnussöl
5 Milliliter	Zitronensaft
1 Prise	Jodiertes Salz
1 Prise	Pfeffer
1 Tropfen	Süßstoff
60 Gramm	Weißkohl frisch
60 Gramm	Apfel frisch

kcal	106	B1	0,05 mg
kJ	443	B2	0,08 mg
EW	2,01 g	B6	0,11 mg
F	5,51 g	Chol	0,95 mg
KH	11,55 g	B12	0,06 µg
GFS	0,70 g	EUFS	0,87 g
MUFS	3,61 g	NiaÄ	723,15 µg
Bst	2,98 g		

Aus Buttermilch, Öl, Zitronensaft, Jodsalz, Pfeffer und Süßstoff Salatdressing herstellen. Weißkraut waschen, putzen und in feine Streifen schneiden. Apfel waschen, halbieren, entkernen und in feine Streifen schneiden und mit dem Dressing vermischen. Etwas ziehen lassen.

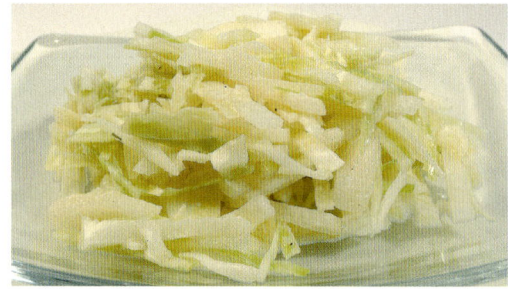

Bild 1 *Weißkrautsalat mit Apfel*

■ Hirseflammeri mit Pflaumen

Menge	Zutaten
125 Milliliter	Trinkmilch 1,5 % Fett
15 Gramm	Hirse ganzes Korn
1 Prise	Jodiertes Salz
1 Tropfen	Süßstoff
50 Gramm	Pflaumen frisch
1 Prise	Zimt gemahlen

kcal	137	B1	0,15 mg
kJ	574	B2	0,26 mg
EW	6,03 g	B6	0,20 mg
F	2,69 g	Chol	7,50 mg
KH	21,54 g	B12	0,63 µg
GFS	1,36 g	EUFS	0,73 g
MUFS	0,36 g	NiaÄ	1 888,80 µg
Bst	1,42 g		

Hirse heiß waschen (Reinigung, Bitterstoffe gehen größtenteils verloren) und in mit Jodsalz versehene kochende Milch geben. Aufkochen und etwa 20 Minuten ausquellen lassen. Mit Süßstoff süßen und frische entsteinte Pflaumen in Stücken dazu geben. Mit einer Prise Zimt verfeinern.

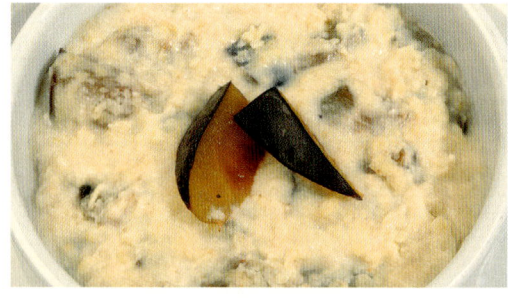

Bild 2 *Hirseflammeri mit Pflaumen*

■ Rooibostee

Menge	Zutaten
300 Milliliter	Rooibostee (Wert von Kräutertee verwenden)

kcal	3	B1	0,03 mg
kJ	9	B2	0,01 mg
KH	0,60 g		

■ Mineralwasser

Menge	Zutaten
500 Milliliter	Natürliches Mineralwasser

Über den Tag verteilt sollte noch mindestens ein Liter (Mineral-)Wasser getrunken werden. Je nach Belieben mit oder ohne Kohlensäure.

Tageskostplan Hyperchylomikronämie

Patient: Fritz L., 48 Jahre, 175 cm, 80 kg

Triglyceride 2010 mg/dl, Cholesterin 245 mg/dl,

LDL 160 mg/dl, HDL 40 mg/dl, RR 130/85 mmHg

Wünschenswerte Energie- und Nährstoffzufuhr

(D-A-CH Referenzwerte):

Gesamtenergiebedarf	2 900 kcal/Tag, BMI = 26
	≥ Reduktion auf 1 900 kcal
	bzw. 8 075 kJ/Tag
Eiweiß 15–20 %	285–380 kcal
	= 71–95 g EW/Tag
Fett 10–20 %	190–380 kcal
	= 21–42 g F/Tag
oder Fett max. 30 %	570 kcal = 63 g F/Tag
	davon 50 % in Form von
	MCT Fetten
Kohlenhydrate 50–55 %	950–1 045 kcal
	= 238–261 g KH/Tag
Cholesterin	< 300 mg
Ballaststoffe	> 30 g

Gesamtsumme Tageskostplan

kcal	1821	B1	1,62 mg
kJ	7625	B2	1,91 mg
EW	99,12 g	B6	3,23 mg
F	36,24 g	Chol	163,40 mg
KH	262,91 g	B12	7,13 µg
GFS	9,82 g	EUFS	8,58 g
MUFS	12,24 g	NiaÄ	44 493,97 µg
Bst	41,12 g		

Nährstoffrelation

Eiweiß	99 g	22 %
Fett	36 g	18 %
Kohlenhydrate	263 g	59 %

Frühstück

Hafermüsli, Dinkelvollkornbrot mit Hüttenkäse und Gurke, Indischer Gewürztee

Mittagessen

Kalte Tomatensuppe, gebratener marinierter Thunfisch, Gemüsepfanne, Bulgur mit Champignons, Stachelbeergrütze, Lindenblütentee

Zwischenmahlzeit

Roggenvollkornbrötchen, Linsenaufstrich und Paprikasticks, Kiwi mit gerösteten Weizenflocken, Milchkaffee, Mineralwasser mit Zitrone

Abendessen

Kalbsfiletspieß mit Kürbis-Chutney, Erbsenreis und Krautsalat, Vollkornknäckebrot mit Radieschen, Karottentrunk, Rooibostee

Frühstück:

■ Hafermüsli

Menge	Zutaten
30 Gramm	Hafer ganzes Korn
250 Milliliter	Trinkwasser
100 Gramm	Apfel frisch
50 Gramm	Birne frisch
10 Milliliter	Zitronensaft
100 Milliliter	Kefir 0,3 % Fett (Wert von Kefir teilentrahmt verwenden)
1 Tropfen	Süßstoff flüssig

kcal	244	B1	0,24 mg
kJ	1020	B2	0,27 mg
EW	7,55 g	B6	0,40 mg
F	4,22 g	Chol	6,00 mg
KH	41,65 g	B12	0,50 µg
GFS	1,40 g	EUFS	1,29 g
MUFS	1,17 g	NiaÄ	2 529,10 µg
Bst	5,08 g		

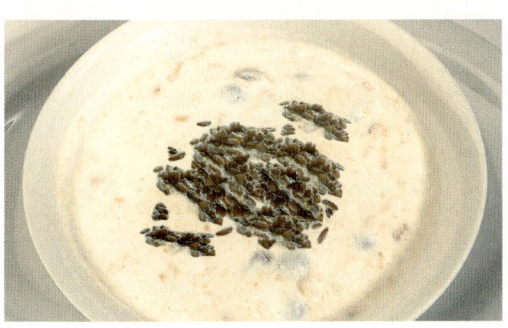

Haferkörner waschen und in kaltem Wasser zum Kochen aufsetzen, etwa 40 Minuten kochen. Hafer abtropfen lassen (bei berufstätigen Personen am besten am Vortag kochen). Apfel und Birne waschen, schälen und raspeln. Mit Zitronensaft vermischen und zusammen mit dem Hafer unter den Kefir mischen. Mit etwas flüssigem Süßstoff süßen.

Bild 1 *Hafermüsli*

Fortsetzung →

---> Fortsetzung

■ Dinkelvollkornbrot mit Hüttenkäse und Gurke

Menge	Zutaten
50 Gramm	Dinkelvollkornbrot (Wert von Vollkornbrot verwendet)
20 Gramm	Hüttenkäse 20 % Fett
50 Gramm	Gurke frisch
1 Gramm	Kresse frisch

kcal	121	B1	0,07 mg
kJ	506	B2	0,11 mg
EW	6,10 g	B6	0,10 mg
F	1,45 g	Chol	3,20 mg
KH	20,23 g	B12	0,20 µg
GFS	0,62 g	EUFS	0,31 g
MUFS	0,30 g	NiaÄ	1 922,60 µg
Bst	4,63 g		

Dinkelvollkornbrot mit Hüttenkäse bestreichen. Gurke und Kresse waschen. Gurke schälen und in feine Scheiben schneiden. Brot damit belegen und mit Kresse bestreuen.

■ Indischer Gewürztee

Menge	Zutaten
300 Milliliter	Gewürztee (Wert von Kräutertee verwendet)

kcal	3	B1	0,03 mg
kJ	9	B2	0,01 mg
KH	0,60 g		

Mittagessen:

■ Kalte Tomatensuppe

Menge	Zutaten
100 Gramm	Tomaten frisch
100 Milliliter	Tomaten Gemüsesaft
30 Milliliter	Buttermilch
1 Prise	Jodiertes Salz
1 Prise	Pfeffer
1 Tropfen	Süßstoff flüssig
1 Tropfen	Tabasco
1 Gramm	Basilikum frisch

kcal	43	B1	0,08 mg
kJ	179	B2	0,10 mg
EW	2,72 g	B6	0,16 mg
F	0,53 g	Chol	0,90 mg
KH	5,91 g	B12	0,06 µg
GFS	0,15 g	EUFS	0,09 g
MUFS	0,16 g	NiaÄ	1 437,00 µg
Bst	1,04 g		

Strunk der Tomaten entfernen und Tomate kurz in heißes Wasser geben, bis sich die Haut leicht abziehen lässt. Tomate häuten, halbieren und entkernen. Fruchtfleisch in kleine Würfel schneiden. Tomatensaft und Buttermilch dazu geben und mixen. Abschmecken und mit Basilikumsträußchen garniert kalt servieren.

■ Gebratener marinierter Thunfisch

Menge	Zutaten
150 Gramm	Thunfisch frisch (Wert von 100 g Thunfisch gegart verwendet)
1 Prise	Jodiertes Salz
15 Milliliter	Sojasauce
15 Milliliter	Balsamicoessig
1 Prise	Pfeffer

kcal	283	B1	0,14 mg
kJ	1 187	B2	0,14 mg
EW	25,98 g	B6	0,51 mg
F	17,29 g	Chol	81,00 mg
KH	6,38 g	B12	4,00 µg
GFS	5,29 g	EUFS	4,46 g
MUFS	5,80 g	NiaÄ	11 579,95 µg

Thunfischtranche säubern, salzen und in ein Stück Alufolie geben. Sojasauce mit Balsamicoessig und Pfeffer verrühren, zum Fisch in die Folie dazu gießen und Folie verschließen. Ziehen lassen. Nach etwa 15 Minuten Pfanne erhitzen und Fisch mitsamt der Folie braten. (Optimale Zubereitung erfolgt ebenso fettfrei in beschichteter Pfanne). Kurz vor dem Servieren Fisch aus der Folie nehmen, und mit der eingekochten Marinade als Sauce dazu geben.

■ Gemüsepfanne

Menge	Zutaten
10 Gramm	Zwiebeln frisch
40 Gramm	Mohrrübe frisch
30 Gramm	Porree frisch
40 Gramm	Zucchini frisch
30 Gramm	Knollensellerie frisch
1 Prise	Jodiertes Salz
1 Prise	Pfeffer
1 Prise	Paprika
1 Prise	Ingwerwurzel frisch

kcal	34	Bst	3,99 g
kJ	143	B1	0,09 mg
EW	2,34 g	B2	0,10 mg
F	0,46 g	B6	0,22 mg
KH	4,87 g	EUFS	0,03 g
GFS	0,09 g	NiaÄ	1 248,00 µg
MUFS	0,23 g		

Gemüse putzen und in feine Streifen (Julienne) schneiden. In beschichteter Pfanne (oder im Wok) fettfrei braten, sodass das Gemüse noch „Biss" hat. Mit Gewürzen abschmecken und mit frisch geriebenem Ingwer abrunden. Thunfisch auf dem Gemüse servieren.

Fortsetzung --->

⟶ Fortsetzung

Bulgur mit Champignons

Menge	Zutaten
10 Gramm	Zwiebeln frisch
30 Gramm	Champignon frisch
50 Gramm	Bulgur
100 Milliliter	Entfettete Gemüsebrühe (Wert von Gemüsebrühe verwendet)
1 Prise	Jodiertes Salz
1 Prise	Pfeffer
1 Stück	Lorbeerblatt
1 Gramm	Petersilienblatt frisch

kcal	208	Bst	1,27 g
kJ	881	B1	0,04 mg
EW	7,51 g	B2	0,15 mg
F	2,93 g	B6	0,04 mg
KH	37,94 g	EUFS	0,40 g
GFS	0,23 g	NiaÄ	1 879,43 µg
MUFS	1,17 g		

Zwiebeln schälen und fein würfeln, Champignons entstielen und fein blättrig schneiden (frische Pilze mit Erdbehaftung vorher eventuell kurz in leicht mehliertem kalten Wasser abwaschen). In beschichtetem Topf anbraten, Bulgur dazu geben und mit entfetteter Gemüsebrühe aufgießen und kochen lassen. Gewürze und Lorbeer dazu geben. Kurz vor dem Servieren mit grob gewiegter Petersilie bestreuen.

Stachelbeergrütze

Menge	Zutaten
8 Gramm	Sago
60 Milliliter	Apfel Fruchtsaft naturrein
1 Prise	Jodiertes Salz
1 Tropfen	Süßstoff flüssig
125 Gramm	Stachelbeere frisch

kcal	112	Bst	1,27 g
kJ	468	B1	0,04 mg
EW	1,23 g	B2	0,15 mg
F	0,46 g	B6	0,04 mg
KH	23,64 g	EUFS	0,40 g
GFS	0,06 g	NiaÄ	1 879,43 µg
MUFS	0,25 g		

Sago in naturreinem Apfelsaft kalt aufsetzen und mit einer Prise Jodsalz kochen. Wenn er durchsichtig ist, gewaschene Stachelbeeren dazu geben. Nochmals aufkochen lassen, mit etwas flüssigem Süßstoff abschmecken und in ein Dessertschälchen füllen. Bis zum Verzehr kühlen.

Lindenblütentee

Menge	Zutaten
300 Milliliter	Lindenblütentee (Wert von Kräutertee verwendet)

kcal	3	B1	0,03 mg
kJ	9	B2	0,01 mg
KH	0,60 g		

Zwischenmahlzeit:

Roggenvollkornbrötchen

Menge	Zutaten
30 Milliliter	Trinkwasser
2 Gramm	Bäckerhefe gepresst
1 Prise	Jodiertes Salz
30 Gramm	Roggenmehl Type 1150

kcal	97	Bst	2,72 g
kJ	407	B1	0,09 mg
EW	2,83 g	B2	0,07 mg
F	0,41 g	B6	0,12 mg
KH	20,18 g	EUFS	0,05 g
GFS	0,06 g	NiaÄ	1 081,24 µg
MUFS	0,19 g		

Wasser, Hefe und Jodsalz verrühren, bis sich Hefe und Salz aufgelöst haben. Mehl zugeben und den Teig 10 bis 12 Minuten von Hand oder in der Küchenmaschine bei mittlerer Geschwindigkeit durchkneten. Den Teig 10 Minuten ruhen lassen. Ein flaches hitzebeständiges Gefäß mit Wasser füllen und auf den Boden des Backofens stellen; Backofen auf 250 °C vorheizen. Den Teig noch einmal kräftig durchkneten, anschließend Brötchen formen. Dieses auf ein mit Backtrennpapier oder -folie ausgelegtes Blech geben und weitere 15 Minuten gehen lassen. Brötchen in feuchter Hitze bei 180 °C etwa 20 Minuten backen.

Linsenaufstrich

Menge	Zutaten
20 Gramm	Linsen rot
15 Milliliter	Entfettete Gemüsebrühe (Wert von Gemüsebrühe verwendet)
5 Gramm	Schalotte frisch
1 Prise	Jodiertes Salz
1 Prise	Pfeffer gemahlen
1 Prise	Curry
1 Prise	Koriander gemahlen

kcal	27	Bst	0,96 g
kJ	113	B1	0,03 mg
EW	1,86 g	B2	0,02 mg
F	0,39 g	B6	0,04 mg
KH	3,92 g	EUFS	0,08 g
GFS	0,05 g	NiaÄ	460,60 µg
MUFS	0,22 g		

Rote Linsen in Trinkwasser weich kochen und abtropfen lassen. Mit entfetteter Gemüsebrühe pürieren. Schalotte schälen, fein würfeln und in beschichteter Pfanne glasig dünsten. Schalotte abkühlen lassen und mit den Gewürzen und dem Linsenpüree vermischen und pikant abschmecken.

Fortsetzung ⟶

⟶ Fortsetzung

■ Paprikasticks

Menge	Zutaten
100 Gramm	Paprikaschote frisch

Paprikaschote waschen, Deckel und Kernhaus entfernen. In mundgerechte breite Streifen (Sticks) schneiden und zum Vollkornbrötchen mit Linsenaufstrich reichen.

kcal	20	Bst	3,59 g
kJ	85	B1	0,05 mg
EW	1,17 g	B2	0,04 mg
F	0,30 g	B6	0,27 mg
KH	2,91 g	EUFS	0,01 g
GFS	0,05 g	NiaÄ	530,00 µg
MUFS	0,16 g		

■ Kiwi mit gerösteten Weizenflocken

Menge	Zutaten
50 Gramm	Kiwi frisch
10 Gramm	Weizen Flocken

Kiwi schälen und in Scheiben schneiden. Weizenflocken in beschichteter Pfanne rösten und über das Obst geben.

kcal	62	Bst	2,98 g
kJ	259	B1	0,05 mg
EW	1,67 g	B2	0,04 mg
F	0,52 g	B6	0,05 mg
KH	11,48 g	EUFS	0,07 g
GFS	0,10 g	NiaÄ	993,50 µg
MUFS	0,21 g		

■ Milchkaffee

Menge	Zutaten
250 Milliliter	Kaffee
20 Milliliter	Trinkmilch 0,3 % Fett

kcal	12	B2	0,06 mg
kJ	53	B6	0,01 mg
EW	1,20 g	Chol	0,40 mg
F	0,02 g	B12	0,08 µg
KH	1,75 g	EUFS	0,01 g
GFS	0,01 g	NiaÄ	1 921,40 µg
B1	0,01 mg		

■ Mineralwasser mit Zitrone

Menge	Zutaten
500 Milliliter	Natürliches Mineralwasser
20 Milliliter	Zitronensaft

kcal	20	MUFS	0,04 g
kJ	84	Bst	0,02 g
EW	0,11 g	B1	0,01 mg
F	0,08 g	B6	0,01 mg
KH	3,97 g	NiaÄ	34,20 µg
GFS	0,02 g		

Abendessen:

■ Kalbsfiletspieß (s. S. 101, Bild 1)

Menge	Zutaten
100 Gramm	Kalbsfilet frisch mager
1 Prise	Jodiertes Salz
1 Prise	Pfeffer
30 Gramm	Zwiebeln frisch
20 Gramm	Paprikaschoten frisch
20 Gramm	Aubergine frisch

kcal	123	B1	0,11 mg
kJ	514	B2	0,31 mg
EW	20,65 g	B6	0,51 mg
F	3,17 g	Chol	70,00 mg
KH	2,55 g	B12	1,70 µg
GFS	0,96 g	EUFS	0,91 g
MUFS	0,41 g	NiaÄ	10 195,60 µg
Bst	1,82 g		

Noch sichtbares Fett entfernen und Filet in mundgerechte Stücke schneiden und würzen. Gemüse putzen und in 3 cm große Stücke schneiden. Abwechselnd Gemüse und Fleisch aufspießen. In einer beschichteten Pfanne kräftig gar braten (oder auf den Grillrost in den Ofen geben).

■ Kürbis-Chutney (s. S. 101, Bild 1)

Menge	Zutaten
25 Gramm	Kürbis frisch
5 Gramm	Apfel frisch (Boskop)
2 Gramm	Schalotte frisch
1 Messerspitze	Chilischote frisch
1 Prise	Jodsalz
1 Tropfen	Süßstoff flüssig
1 Prise	Senfkörner gemahlen
5 Milliliter	Essig

kcal	11	MUFS	0,03 g
kJ	45	Bst	0,33 g
EW	0,42 g	B1	0,02 mg
F	0,07 g	B2	0,02 mg
KH	1,82 g	B6	0,04 mg
GFS	0,02 g	NiaÄ	502,25 µg

Kürbis-Chutney wird aus dem Vorrat entnommen. Zubereitung für größere Mengen: alle Zutaten aufkochen und unter Rühren auf kleiner Flamme langsam zu einer dicklichen Masse einköcheln lassen. Das heiße Chutney bis unter den Glasrand in Einmachgläser füllen. Essig aufkochen und darüber gießen. Gläser sofort schließen.

Fortsetzung ⟶

⌐⌐⌐> Fortsetzung

■ Krautsalat

Menge	Zutaten
1 Prise	Pfeffer
1 Prise	Kümmel ganz
	Essig
1 Tropfen	Süßstoff flüssig
100 Gramm	Weißkohl frisch
1 Prise	Jodiertes Salz

kcal	25	Bst	2,95 g
kJ	104	B1	0,04 mg
EW	1,37 g	B2	0,03 mg
F	0,20 g	B6	0,11 mg
KH	4,16 g	EUFS	0,01 g
GFS	0,03 g	NiaÄ	533,00 µg
MUFS	0,11 g		

Aus Gewürzen, Essig und Süßstoff Salatmarinade herstellen. Weißkohl putzen und den dicken Blattmittelstrunk entfernen. Kraut fein schneiden und einsalzen. 15 Minuten ziehen lassen und dann mit Marinade übergießen. Nochmals ziehen lassen.

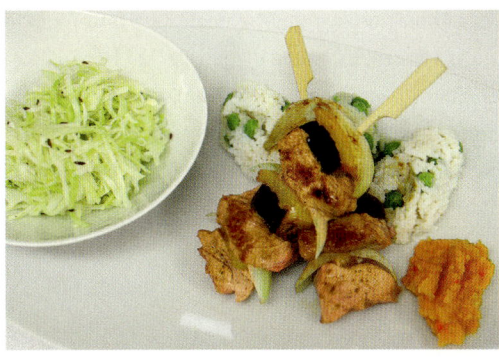

Bild 1 *Kalbsfiletspieß mit Kürbis-Chutney, Krautsalat*

■ Erbsenreis

Menge	Zutaten
50 Gramm	Reis ungeschält
10 Gramm	Zwiebel frisch
100 Milliliter	Entfettete Gemüsebrühe (Wert von Gemüsebrühe verwendet)
30 Gramm	Erbsen grün gegart
1 Prise	Jodiertes Salz

kcal	221	Bst	3,28 g
kJ	926	B1	0,28 mg
EW	5,92 g	B2	0,09 mg
F	3,10 g	B6	0,39 mg
KH	41,72 g	EUFS	0,71 g
GFS	0,54 g	NiaÄ	4233,30 µg
MUFS	1,53 g		

Naturreis waschen und abtropfen lassen. Zwiebel schälen und fein würfeln. In beschichtetem Topf zusammen anbraten, mit entfetteter Gemüsebrühe aufgießen und kochen. Kurz vor Ende der Garzeit Erbsen und Jodsalz dazu geben.

■ Vollkornknäckebrote mit Radieschen

Menge	Zutaten
20 Gramm	Knäckebrot mit Mehrkorn
10 Gramm	Tomatenmark
50 Gramm	Radieschen frisch

kcal	84	Bst	2,60 g
kJ	349	B1	0,08 mg
EW	2,84 g	B2	0,05 mg
F	0,40 g	B6	0,12 mg
KH	16,71 g	EUFS	0,05 g
GFS	0,06 g	NiaÄ	1151,70 µg
MUFS	0,17 g		

Mehrkornknäckebrot mit Tomatenmark bestreichen. Radieschen waschen, putzen und in Scheiben geschnitten aufs Knäckebrot legen.

■ Karottentrunk

Menge	Zutaten
70 Gramm	Joghurt 0,1 % Fett
60 Milliliter	Trinkmilch 0,3 % Fett
60 Milliliter	Mohrrübensaft frisch gepresst [aus etwa 240 Gramm Mohrrüben] (Wert von Mohrrübengemüsesaft verwendet)
5 Milliliter	Zitronensaft
1 Prise	Jodiertes Salz
1 Prise	Pfeffer

kcal	66	MUFS	0,07 g
kJ	277	Bst	0,23 g
EW	5,65 g	B1	0,06 mg
F	0,25 g	B2	0,25 mg
KH	9,33 g	B6	0,09 mg
GFS	0,10 g	Chol	1,90 mg

Joghurt, Milch, Mohrrüben- und Zitronensaft in den Shaker geben und gut durchschütteln. Mit Gewürzen abschmecken.

■ Rooibostee

Menge	Zutaten
300 Milliliter	Rooibostee (Wert von Kräutertee verwendet)

kcal	3	B1	0,03 mg
kJ	9	B2	0,01 mg
KH	0,60 g		

(Mineral-)Wasser kann mit oder ohne Kohlensäurezusatz getrunken werden. Getränke sollten ungesüßt getrunken oder vorher mit Süßstoff gesüßt werden.

Bildungsvereinigung
Arbeit und Leben
Niedersachsen Süd gGmbH
Lange Geismarstr. 73, 37073 Göttingen
Tel. 0551 / 495 07 - 0, Fax 495 07 - 25

101

4.3 Ernährungstherapie bei kombinierter Hyperlipoproteinämie

Kostform

Bei kombinierten Formen der Hyperlipidämien kann das Lipoproteinmuster im Serum sehr unterschiedlich sein und sich auch ändern. Dementsprechend müssen in der Therapie auch unterschiedliche Schwerpunkte gesetzt werden. Es gelten die jeweils bei Hypercholesterinämie und Hypertriglyceridämie gemachten Ernährungsempfehlungen. Generell steht die Normalisierung des Körpergewichtes an erster Stelle.

Wichtig:

1. Abbau von Übergewicht – Normalisierung des Körpergewichts
2. Fettmoderate Ernährung
   Gesamtfettzufuhr bei ca. 30 % der täglichen Energiezufuhr; davon
   gesättigte Fettsäuren 7–10 %
   einfach ungesättigte Fettsäuren 10–15 %
   mehrfach ungesättigte Fettsäuren 7–8 %
3. Begrenzung der Zufuhr von Cholesterin auf < 300 mg pro Tag
4. Ballaststoffmenge 30 g pro Tag
5. Alkohol meiden
6. Niedermolekulare Kohlenhydrate, Zucker, Süßigkeiten, Zuckeraustauschstoffe meiden.
7. n-3 Fettsäuren ausreichend aufnehmen

Ernährungsempfehlungen

1. Körpergewicht

- Normalisierung des Körpergewicht auf BMI < 25 ist anzustreben.
- Bei vorliegendem Übergewicht, ist eine Gewichtsabnahme unbedingt erforderlich.
- Eine Kalorieneinsparung von 500–800 kcal pro Tag auf Basis einer vollwertigen Ernährung ist sinnvoll.

2. Fettzufuhr

Eine fettmoderate Ernährung ist einzuhalten, mit einer Gesamtfettzufuhr bei 30 % der täglichen Energiemenge; davon

- gesättigte Fettsäuren 7–10 %
- einfach ungesättigte Fettsäuren 10–15 %
- mehrfach ungesättigte Fettsäuren 7–8 %

Dies bedeutet in der Praxis einen Austausch von tierischen Fetten wie Butter, Schmalz, Speck und von Kokosfett gegen pflanzliche Fette mit einem günstigen Fettsäuremuster. Ein günstiges Fettsäuremuster haben Raps- und Walnussöl.

Fettreiche tierische Lebensmittel z. B. Wurst, Milch und Milchprodukte, Käse sollten jeweils gegen magere Produkte eingetauscht werden. Weiterhin ist auch bei der Zubereitung auf möglichst sparsame Verwendung von Fett zu achten. Versteckte Fette z. B. in Fertigprodukten sind zu meiden.

Produkte mit einem eventuell hohen Anteil an Transfettsäuren, wie Pommes frites und Blätterteig, sollten weitestgehend reduziert werden.

Küchenpraxis

Streichfette einsparen

- Margarine (ungehärtet) mit Omega-3-Fettsäuren bzw. Butter nur dünn streichen
- Statt Streichfett Senf, Tomatenmark, Sauerrahm 10 % oder Magerquark bzw. Frischkäse sparsam verwenden, bei fetteren Wurst- bzw. Käsesorten Streichfett ganz weglassen.
- Statt Wurst oder Käse öfter fettarme vegetarische Brotaufstriche – mit Gemüsestückchen ergänzt – verzehren

Koch- und Bratfett einsparen

- Fettarme Garmethoden sind: Dünsten, Dämpfen, Kochen, Grillen, Garen in Folie und im Römertopf
- Öl für Salate und zum Kochen immer abmessen (Teelöffel)!
- Beschichtete Pfannen und Töpfe verwenden – den Boden dünn mit Öl bepinseln
- Pudding, Cremes, Milchreis, Kartoffelpüree u. a. lassen sich bestens mit fettarmer Milch zubereiten
- Fleisch bzw. Fisch grillen statt panieren oder nur mehliert braten
- Eintöpfe statt mit Speck mit magerem Rindfleisch zubereiten
- Reichlich frische Kräuter, Zwiebeln und Knoblauch runden das Essen geschmacklich ab

Fettreichere Lebensmittel durch fettärmere ersetzen:

- Fettarme Wurst- und Käsesorten bevorzugen, d. h. Bratenaufschnitt, Schinken ohne Fettrand, Harzer Käse, fettarmer Gouda usw.
- Statt Nussnougatcreme besser Marmelade* oder Honig* als Brotaufstrich
- Vollfette Milchprodukte gegen fettarme austauschen (1,5 % bzw. 30 % Fett i.Tr. beim Käse)
- Statt Chips und Erdnüsse lieber Gemüsestückchen, Obst* oder Salzstangen den Vorzug geben
- Statt Schokolade lieber Gummibärchen*, Obst* oder Trockenfrüchte* naschen
- Müsli ohne Nüsse, Sonnenblumenkerne und Schokostückchen kaufen, günstig ist es, Müsli aus Flocken und Körnern selbst zu mischen und auf Süßung zu verzichten.

- Statt Brat- oder Bockwurst eignen sich Putensteak, Hähnchenbrust ohne Haut, Schweinefilet oder fettarmer Rinderbraten.
- Pommes, Bratkartoffeln, Kroketten oder Rösti gegen Vollkornreis, Vollkornnudeln oder Kartoffeln austauschen.
- Aufläufe mit Milch an Stelle von Sahne herstellen, zum Überbacken wenig fettarmen Käse oder Mozzarella verwenden.
- Obstkuchen statt Sahnetorte, Hefegebäck statt Blätterteig bzw. Biskuitschnitten einsetzen
- Eintöpfe und Suppen ohne fettreiche Wurst oder Speck zubereiten.
- Selbst zubereitete Saucen und Fonds nur entfettet verwenden.
- Saucen fettfrei binden z. B. mit pflanzlichen Bindemitteln wie Guarkernmehl, püriertem Gemüse oder Kartoffelpüreeflocken.
- Gemüse schonend garen, ohne Sahnesauce anrichten, mit Kräutern verfeinern.

* Die Gesamtmenge an Zucker muss beachtet werden, Wegen des Anteils an Fruktose ist ggf. die Menge dieser Lebensmittel einzuschränken.

3. Cholesterin

Die Zufuhr von Cholesterin ist auf 300 mg pro Tag zu beschränken, cholesterinreiche Lebensmittel sind zu meiden.

Cholesterin ist Bestandteil aller tierischen Fette; eine verminderte Zufuhr dieser Fette führt daher gleichzeitig zu einer verminderten Cholesterinzufuhr.

4. Ballaststoffe

Zielgröße für die Ballaststoffzufuhr sind 30 g pro Tag und mehr.

5. Alkohol

Alkoholische Getränke sind konsequent zu meiden. Alkohol unterstützt auf zwei Wegen den Anstieg der Triglyceride im Serum. Erstens fördert Alkohol durch seinen hohen Energiegehalt die Entstehung von Übergewicht. Zweitens regt Alkohol die Triglycerid- und VLDL-Sekretion der Leber an und verzögert den Abbau der Triglycerid-reichen Lipoproteine.

6. Niedermolekulare Kohlenhydrate, Zucker

Niedermolekulare Kohlenhydrate sollten nur einen sehr geringen Anteil an der Energiezufuhr ausmachen. Mono- und Disaccharide fördern die Synthese von Triglyceriden und damit von VLDL in der Leber. Gleiches gilt für Zuckeraustauschstoffe wie Fruktose, Sorbit, Xylit. Süßstoffe sind eine geeignete Alternative.

Zucker, zuckerhaltige Lebensmittel, Honig, Sirup und Obstsäfte sind deshalb nur sparsam zu verwenden.

7. n-3 Fettsäuren

Die Zufuhr an günstigen n-3 Fettsäuren sollte erhöht werden. Es wird empfohlen, mindestens zwei Fischmahlzeiten pro Woche zu essen. Besonders Makrele, Hering und Lachs sind günstig, da sie reichlich n-3 Fettsäuren enthalten. Die Einnahme von Fischölkapseln sollte nicht ohne ärztliche Verordnung und Überwachung erfolgen.

Kontakte – Hilfreiche Adressen
Lipid-Liga e.V.
Waldklausenweg 20
81377 München
www.lipid-liga.de

Aufgaben

1. Welche Ursachen können sekundäre Dyslipoproteinämien haben?

2. Welche gesundheitlichen Gefahren gehen von einer Dyslipoproteinämie aus?

3. Welche Medikamente können Einfluss auf die Blutlipide haben?

4. Welche Bedeutung hat Cholesterin im menschlichen Organismus?

5. Welche Rolle spielen niedermolekulare Kohlenhydrate und Alkohol für die Lipidparameter des Blutes?

6. Wie werden Dyslipoproteinämien unter therapeutischen Aspekten klassifiziert?

7. Nennen sie die Grundelemente der Kostform bei Hyperlipoproteinämien

8. Welche ernährungstherapeutische Maßnahme ist bei Hypertriglyceridämie besonders wichtig?

9. Welche Nahrungsfette sind als Lieferanten für n-3 Fettsäuren empfehlenswert?

10. Wie kann bei der täglichen Kost Fett eingespart werden?

11. Was ist bei der Verwendung von MCT-Fetten besonders zu beachten?

5 Diabetes mellitus

5.1 Diabetes mellitus – Typ 1

 Wissensspeicher

Übrigens war die „Zuckerkrankheit" in Indien schon um 1000 vor Christus bekannt, die Erkenntnis gelangte aber nicht über die Grenzen dieses Landes hinaus. Die indischen Ärzte gaben schon recht modern anmutende Ratschläge: Gerstenbrei mit Honig und viel Bewegung. Auch im Römischen Reich, im antiken Griechenland sowie im alten Ägypten (ca. 500 vor Christus) war die Krankheit bekannt. Alle Zellen des menschlichen Körpers benötigen zum Leben Energie. Wenn wir Nahrung aufnehmen, spalten Verdauungsenzyme im Mund, Magen und Dünndarm Eiweiß, Fett und Kohlenhydrate in kleinere Bestandteile:

- Eiweiß in Aminosäuren
- Fett in Fettsäuren und Glyzerin
- sowie Kohlenhydrate in Einfachzucker wie Glukose, Fruktose, Galaktose

Die Glukose spielt bei Diabetes mellitus eine entscheidende Rolle. Die abgebauten Nährstoffe gelangen durch die Dünndarmzotten in die Blutbahn und zur weiteren Verstoffwechselung in die Leber. Die Glukose dient den Körperzellen als Energiequelle. Das Hormon Insulin wird in den so genannten Betazellen der Bauchspeicheldrüse (vgl. Kapitel „Erkrankungen des Pankreas") produziert und bei Bedarf in das Blut abgegeben. Dies funktioniert ähnlich wie ein Schlüssel. Mithilfe des Insulins kann der Traubenzucker aus dem Blut in die Körperzellen gelangen. Insulin koppelt an speziellen Rezeptoren in der Zellwand an. Dadurch werden verschiedene Reaktionen im Zellinneren ausgelöst, die eine Einschleusung des Traubenzuckers ermöglichen. Diesen Mechanismus verdeutlicht das nachfolgende Bild:

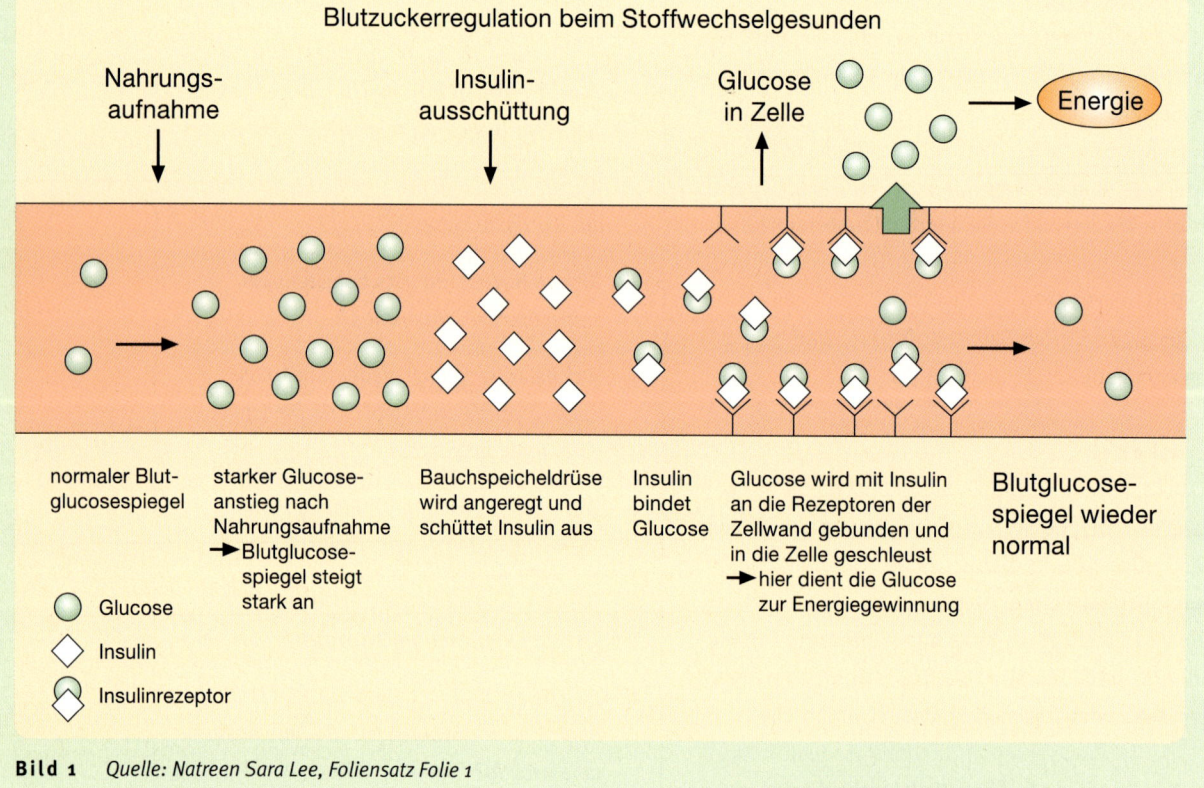

Bild 1 *Quelle: Natreen Sara Lee, Foliensatz Folie 1*

Fallbeispiel

Wochenlang hatte sich Werner K., 30 Jahre alt, ein begeisterter Segler und Schwimmer, schlapp gefühlt. Er kannte sich selbst nicht mehr, fühlte sich müde und ausgelaugt. Trotz gesteigerter Nahrungsaufnahme verlor er in kurzer Zeit 8 kg an Gewicht. Am schlimmsten war für ihn der ständige Durst, 15 Flaschen Wasser trank er zuletzt pro Tag. Die Diagnose des Internisten war zunächst ein Schock: „Sie leiden an einem manifesten Diabetes mellitus, d. h. Sie sind Zuckerkrank", sagte der Arzt. „Sie werden Ihr Leben etwas umstellen müssen. Ich habe für Sie bereits einen Termin bei unserer Diabetesberatung vereinbart."

Krankheitslehre

Beschreibung

Diabetes mellitus = „honigsüßer Durchfluss"

Das Wort Diabetes kommt aus dem griechischen und bedeutet „Durchfluss". Der Begriff mellitus kam erst nach dem 30-jährigen Krieg dazu. Damals wurde der Zucker im Harn dieser Patienten entdeckt.

Das „Schmecken" des Urins eines Patienten verhalf Ärzten in früheren Zeiten zur Diagnose. Beim Diabetes mellitus steigt zunächst der Blutzucker an, ist die Nierenschwelle erreicht, ist der Zucker im Urin nachweisbar. Wird die Hyperglykämie nicht therapiert, fällt der Patient in das so genannte diabetische Koma, das vor der Entdeckung des Insulins ein Todesurteil für den Kranken bedeutete. 1921 entdeckten die Forscher Banting und Best das Hormon Insulin in der Bauchspeicheldrüse. Es gelang ihnen das lebenswichtige Hormon aus dem Drüsengewebe der so genannten Langerhansschen Inseln zu gewinnen. 1922 konnte der erste Diabetiker mit dem lebensrettenden Insulin behandelt werden. Zunächst diente Schweineinsulin dem Zuckerkranken. 1979 wurde Humaninsulin gentechnisch vollsynthetisch hergestellt. Seit Juli 2000 gibt es das erste Langzeit-Analog-Insulin.

Kinder mit Typ-1-Diabetes können in der Regel ab dem Schulalter recht gut mit „ihrem Diabetes" umgehen. Lehrer sowie schon die Erzieher im Kindergarten müssen informiert werden und sollten auch über Anzeichen einer Unterzuckerung gut Bescheid wissen. Häufig empfinden die Kinder die täglich erforderlichen Blutzuckermessungen und die damit verbundenen Insulininjektionen als lästig. Auch die regelmäßige kontrollierte Nahrungsaufnahme verlangt einiges an Disziplin. Eine schwierige Lebensphase ist die Pubertät, da zusätzlich zur Stoffwechselerkrankung der veränderte Alltag bewältigt werden muss.

Wichtig ist besonders in diesem Lebensabschnitt die Unterstützung der Eltern und eventuell der Therapeuten. Jugendliche und Erwachsene empfinden insbesondere das Risiko von Akut- und Spätkomplikationen und das Erleben von Unverständnis in der Gesellschaft z.B. bei Stoffwechselkontrollen oder Zwischenmahlzeiten als belastend.

Ein Diabetes mellitus bzw. eine gestörte Glukosetoleranz liegt vor, wenn wiederholt Glukosekonzentrationen im Blutplasma bzw. im Vollblut beim oralen Glukosetoleranztest (OGTT) gemessen werden.

Vorbedingungen zur Durchführung des OGTT:

■ zumindest 3 Tage vor dem Test kohlenhydratreiche Kost von etwa 200 g (150–250 g) Kohlenhydrate pro Tag

■ keine vorherige Beschränkung der körperlichen Aktivität; in der Regel Untersuchung ambulanter Patienten

■ Auskurierung einer akuten Erkrankung vor möglichst 2 Wochen

■ zumindest 3 Tage vor dem Test Absetzung oder genaue Protokollierung folgender Medikamente: sämtliche Hormone, orale Antidiabetika, Diuretika vom Thiazidtyp, Salicylate, ggf. Kontrazeptiva; keine Testung 3 Tage vor, während und 3 Tage nach der Menstruation

■ zumindest 8–12 Stunden vor dem Test Verbot von Rauchen, Kaffee und besonderer körperlicher Aktivität

■ Nüchternperiode vor dem Test zumindest 10 und höchstens 14 Stunden

(Quelle: Mehnert/Standl/Usadel Schöffling, Diabetologie in Klinik und Praxis)

Durchführung des oralen Glukosetoleranztests:

Nach der morgendlichen Abnahme des Nüchternblutzuckers wird eine für eine Testdauer von zwei Stunden ausreichende Provokationsdosis von 75 g oder 100 g Glukose in 300 ml oder 400 ml Wasser oder Kräutertee oral verabreicht.

Einteilung des Diabetes mellitus

■ Typ-1-Diabetes mellitus

■ Typ-2-Diabetes mellitus

■ Sekundäre Diabetesformen:

  ■ Nach Pankreaserkrankungen

  ■ Hämochromatose

  ■ Chronische Lebererkrankungen

  ■ Medikamenteninduzierter Diabetes mellitus (z. B. nach/während Cortisontherapie)

■ Gestationsdiabetes (GDM)

Tabelle 1 *Kriterien der Blutglukosewerte (mg/dl bzw. mmol/l) zur Diagnose einer gestörten Glukosetoleranz und eines manifesten Diabetes mellitus im OGTT (75 g in 250–300 ml bei Erwachsenen und 1,75 g/kg Körpergewicht, max. 75 g für Kinder)*

	Vollblut		Plasma/Serum	
	venös	kapilliar	venös	kapilliar
Diabetes mellitus				
nüchtern	≥ 120 (≥ 6,7)	≥ 120 (≥ 6,7)	≥ 140 (≥ 7,8)	≥ 140 (≥ 7,8)
2 Stunden nach Glukose	≥ 180 (≥ 10,0)	≥ 200 (≥ 11,1)	≥ 200 (≥ 11,1)	≥ 220 (≥ 12,2)
Gestörte Glukosetoleranz				
nüchtern	≥ 120 (≥ 6,7)	≥ 120 (≥ 6,7)	≥ 140 (≥ 7,8)	≥ 140 (≥ 7,8)
2 Stunden nach Glukose	120–180 (6,7–10,0)	140–200 (7,8–11,1)	140–200 (7,8–11,1)	160–220 (8,9–12,2)

Quelle: Mehnert/Standl/Usadel Schöffling, Diabetologie in Klinik und Praxis

Häufigkeit

Etwa 10 % der Bevölkerung sind in Deutschland an Diabetes mellitus erkrankt, das sind circa 7–8 Millionen Betroffene. Davon sind etwa 90 % Typ-2 Diabetiker. Die Dunkelziffer beim Typ-2-Diabetes wird auf weitere 2–3 Millionen geschätzt. Typ-1-Diabetiker gibt es etwa 600 000. Weltweit hat sich der Diabetes mellitus zu einer Pandemie entwickelt (2007 waren 246 Millionen Betroffene).

Der Diabetes mellitus Typ-1 kann in jedem Lebensalter auftreten, in der Mehrzahl der Fälle wird er vor dem 35. Lebensjahr manifest. Von den über 60-jährigen ist etwa jeder Fünfte von Typ-2-Diabetes mellitus betroffen. Unterschiede zwischen Männern und Frauen bestehen nicht. Die Anzahl der übergewichtigen Typ-2 Diabetiker steigt ständig, die Kosten und Folgekosten der Behandlung belasten das Gesundheitssystem entsprechend – circa 50 Milliarden Euro jährlich für ernährungsbedingte Erkrankungen.

In den letzten Jahren wird mit steigender Tendenz bei Kindern und Jugendlichen ein Typ-2-Diabetes mellitus diagnostiziert. Ursachen sind zu wenig körperliche Aktivität (Sport) und falsche Ernährung (zu fett, zu süss, zu viel), die Folge ist das Übergewicht bzw. Adipositas. Folgende Zahlen kamen im Jahr 2003 aus den USA: Auf einen Jugendlichen mit Typ-1-Diabetes mellitus trifft mittlerweile einer mit Typ-2-Diabetes.

Entstehung – Typ-1-Diabetes mellitus

Beim Typ-1-Diabetes liegt eine genetische Prädisposition vor. Durch Fehlsteuerung des Immunsystems werden die Insulin produzierenden Zellen der Bauchspeicheldrüse zerstört. Die Antikörper sind schon vor Auftreten der Erkrankung nachweisbar. Die Mechanismen, die diese Reaktion des Immunsystems auslösen, sind bislang nicht bekannt. Wir sprechen von einer Autoimmunerkrankung.

Die Folge ist ein absoluter Insulinmangel. Ohne Insulin kann die Glukose nicht in die Zellen geschleust werden. Die Glukose verbleibt im Blut, dies wird als Hyperglykämie bezeichnet. Bei höheren Konzentrationen von 160–200 mg/dl Traubenzucker im Blut wird dieser mit dem Urin ausgeschieden (= renale Glucosurie).

Hauptsymptome der Hyperglykämie sind:
- Polydipsie (starker Durst)
- Polyurie (große Urinmengen)
- Polyphagie (krankhaft gesteigerter Appetit)
- Adynamie (Kraftlosigkeit)

Seltener sind zu beobachten:
- Neigung zu Dermatosen
- Wundheilungsstörungen

- Ketoazidose: diese führt zum diabetischen Koma; die Blutglukosewerte sind sehr hoch (ca. 1 000 mg/dl); die Folge ist ein Anstieg harnpflichtiger Substanzen während der Ketoazidose, die zum Nierenversagen führt.

Glücklicherweise kann heute der Diabetes mellitus in der Regel vor Auftreten eines diabetischen Komas diagnostiziert und therapiert werden.

Begleiterkrankungen

Können bei Diabetikern die so genannten Spätschäden sein, die bei ständig zu hohen bzw. schwankenden Blutzuckerwerten und zu hohen HbA_1/HbA_{1c} Werten auftreten.

Diese chronischen Komplikationen am Gefäß- und Nervensystem beeinträchtigen die Lebensqualität und -erwartung des Diabetikers erheblich.

Makroangiopathien:
- Arteriosklerose (Herzinfarkt, Apoplex)

Mikroangiopathien:
- Diabetische Retinopathie
  (diabetisch bedingte Erblindung)
- Diabetische Nephropathie (Niereninsuffizienz), etwa 50 % aller Dialysepatienten sind Diabetiker
- Diabetische Neuropathie: Nervenschädigung
  $\Rightarrow$ Gangrän $\Rightarrow$ Fuß- und Beinamputationen aufgrund diabetischer Füße

Um akute und chronische Komplikationen zu verhindern, ist eine dauerhafte Normalisierung des gestörten Stoffwechsels unabdingbar.

Besonders zu beachten/Therapie

Fehlendes Insulin muss bedarfsgerecht ersetzt werden. Grundsätzliche Möglichkeiten sind:
- Konventionelle Therapie (CT)
- Intensivierte konventionelle Therapie (ICT)
- Insulinpumpe

Konventionelle Therapie (CT)

Elemente der konventionellen Insulintherapie (CT) [wird nicht mehr so häufig eingesetzt]:
- Insulininjektion 1 bis 2 mal täglich
- Starres Diätregime mit genau festgelegten Haupt- und Zwischenmahlzeiten

Bei dieser Therapieform sind Phasen der Hyperinsulinämie und Phasen der Hypoinsulinämie mit entsprechenden metabolischen Konsequenzen wie Hypo- und Hyperglykämie programmiert, deshalb wird sie heute seltener angewendet.

Intensivierte konventionelle Therapie (ICT)

Die konventionelle Insulintherapie (CT) wurde von der intensivierten konventionellen Insulintherapie (ICT) weitgehend abgelöst. Die Grundidee dieser Therapieform basiert auf der Imitation der physiologischen Insulinsekretion und Blutzuckerregulation des Nichtdiabetikers.

Die intensivierte Insulintherapie beinhaltet folgende wesentliche Kriterien:

■ Konsequente Trennung von mahlzeitenabhängigem und mahlzeitenunabhängigem Insulin
■ Der Zeitpunkt und BE/KHE Gehalt der Mahlzeit kann frei gewählt werden
■ Erforderlich sind 4–5 Insulininjektionen pro Tag und ebenso viele Blutzuckerselbstkontrollen.

Große Studien haben gezeigt, dass sich durch diese Mehrspritzentherapie Folgeschäden vermeiden lassen, bzw. bereits bestehende langsamer fortschreiten. Diese Therapie bietet dem Diabetiker mehr Lebensqualität, da der rigide Tagesablauf der CT entfällt, die Therapie weitestgehend an die Bedürfnisse und Wünsche des Patienten angepasst wird. Die ICT wird auch als Basis-Bolus-Prinzip bezeichnet. Mit dem so genannten Pen wird das jeweilig erforderliche Insulin ins Unterhautfettgewebe gespritzt.

Pumpentherapie

Circa 10 % der Typ-1-Diabetiker werden an Stelle des Pen mit einer Insulinpumpe behandelt, die am Körper getragen wird. In besonderen Fällen kann sie auch implantiert werden.

Voraussetzungen für eine Insulinpumpentherapie:

■ Ausreichende Motivation des Patienten bzw. der Eltern (z. B. bei Kindern, deren nächtliche Unterzuckerungen nur mit einer Insulinpumpe beherrschbar sind)
■ Sichere Beherrschung der ICT
■ Geeignete Schulung mit Training in einem Diabeteszentrum
■ Akzeptanz eines „ständigen Begleiters"

Bis vor etwa 20 Jahren stammte das Insulin aus den Bauchspeicheldrüsen von Schweinen und Rindern. Diese Tierprodukte wurden von gentechnisch hergestelltem menschlichen Insulin weitgehend abgelöst, wir bezeichnen dies als Humaninsulin. Seit April 1996 gibt es die Analog-Insuline. Die zahlreichen zur Verfügung stehenden Insuline werden aufgrund ihrer unterschiedlichen Wirkdauer und des Wirkungseintritts bei Diabetikern des Typ-1 und Typ-2 eingesetzt. Jeder Diabetiker, der Insulin benötigt, sollte sein Insulin mit dessen gesamtem Wirkungsablauf genau kennen. Die Insulinsubstitution ist eine wesentliche Schulungseinheit für den Insulin spritzenden Diabetiker.

Insulintypen

■ Normalinsuline: Die Wirkung dieser Insuline tritt etwa 15–30 Minuten nach der Injektion unter die Haut ein.
Die Wirkungsdauer ist abhängig von der Dosis und liegt zwischen 4 und 8 Stunden.
■ Analog-Insuline: Durch diese Insuline wird versucht, die Stoffwechselvorgänge des Gesunden nachzuahmen. Sie sind besonders gut zur Blutzuckerkorrektur geeignet. Analog-Insulinmischungen werden in Deutschland am häufigsten bei Typ-2-Diabetikern angewandt.
■ Verzögerungsinsuline: Diesen Insulinen wird eine Verzögerungssubstanz beigemischt, sodass sie länger wirksam sind.
■ Depotinsuline: Die Wirkung beginnt 30–45 Minuten nach der Injektion und erreicht den Wirkungshöhepunkt nach 2–6 Stunden. Diese Insuline sind für 14–18 Stunden wirksam.

Dazu gehören die NPH-Insuline. Diesen mittellang wirkenden Insulinen ist Protamin als Verzögerungssubstanz beigegeben. NPH-Kombinationsinsuline sind Mischinsuline aus Normal- und NPH-Insulin.

Der Patient muss eine strukturierte Diabetikerschulung durchlaufen, durchgeführt von Diabetologen, Diätassistenten und Diabetesberatern. Die wesentlichen Schulungspunkte sind:

■ Anpassung der Insulindosis an die Auswahl und Menge der Lebensmittel bei körperlicher Aktivität (Sport), Krankheit, Fernreisen mit großen Zeitunterschieden:
■ Selbstkontrollen des Blutzuckers
■ Verhalten bei Hypoglykämien und Hyperglykämien
■ Führen eines Diabetiker-Tagebuches
■ Umgang mit Pen oder Schulung für Pumpenträger
■ Fußpflege
■ Ernährungsberatung

Ernährungstherapie

Ziele

■ Vermeiden von Folgeerkrankungen (siehe Kapitel Begleiterkrankungen)
■ Verbesserung der Lebensqualität
■ Beseitigung von Symptomen wie z. B. Hypertonie
■ Verhinderung akuter Komplikationen wie z. B. Hypoglykämien

Hinweise zur Kostform

■ Vollkost
■ Leichte Vollkost
■ Mediterrane Kost
■ Ovo-Lacto-Vegetabile Kost

107

Modellaufbau einer strukturierten Diabetikerschulung:

Montag	Dienstag	Mittwoch	Donnerstag	Freitag
Begrüßung	Selbstkontrolle des Stoffwechsels	Einführung Wirkmechanismen Insulin	Einführung und praktische Übungen Bewegungstraining	Diabetes und Reisen
Vorstellung Schulungsteam	Ketoazidose	Insulinarten	Insulindosis-anpassung bei sportlicher Betätigung	Soziale Auswir-kungen des Diabetes (Behinderten-ausweis usw.)
Pause	Pause	Pause	Pause	Pause
Krankheitslehre	Praktische Übungen zur Blutzuckerselbst-kontrolle	Injektionstechniken	Entgleiste Stoffwech-sellage erkennen und richtig reagieren	Feedback fürs Therapeutische Team
Hyperglykämie	Medikamenten-anpassung	Praktische Übungen Injektion, Dosis-anpassung	Praktische Übungen, Insulindosisanpas-sung bei veränderter Stoffwechsellage (Krankheit)	Entlassung der Teilnehmer mit Teilnahmeurkunde
Pause	Pause	Pause	Pause	
Blutzucker-bestimmung und Medikamenten-anpassung	Bedeutung von Süßstoffen in der Ernährung	Einführung u. praktische Übungen Fußpflege	Einkaufstraining mit Diabetesberaterin	
Pause	Praktische Übungen Essen und Trinken außer Haus	Pause		
Einführung in die Ernährungslehre		Einführung Prophylaxe von Folgeerkrankungen		

Leider wird/wurde aus Kostengründen die Wochenschulung stark gekürzt.

	Männer (Taillenumfang cm)	Frauen (Taillenumfang cm)
Erhöht	≥ 94	≥ 80
Deutlich erhöht	≥ 102	≥ 88

Zielwerte

- Body Mass Index (BMI) kg/m² 18,5 – 25
- Taillenumfang
  Risiko für metabolische Komplikationen

		Gut (geringes Risiko)	Mäßig (erhöhtes Risiko)	Schlecht (hohes Risiko)
Blutzucker	HbA1c in 5 („Langzeitzucker")	bis 6,5	bis 7,5	mehr als 7,5
	Nüchtern-Blutzucker mg/dl mmol/l	bis 110 bis 6,0	bis 125 bis 7,0	mehr als 125 mehr als 7,0
	Blutzucker nach dem Essen (postpr.) mg/dl mmol/l	bis 135 bis 7,5	bis 160 bis 9,0	mehr als 160 mehr als 9,0
Blutdruck	Blutdruck mm Hg	bis 140/85		mehr als 140/85
Blutfette	Cholesterin mg/dl mmol/l	bis 185 bis 4,8	bis 230 bis 6,0	mehr als 230 mehr als 6,0
	HDL-Cholesterin („gutes") Cholesterin mg/dl mmol/l	mehr als 46 mehr als 1,2	39–46 1,0–1,2	weniger als 39 weniger als 1,0
	LDL-Cholesterin mg/dl mmol/l	bis 115 bis 3,0	115–155 3,0–4,0	mehr als 155 mehr als 4,0
	Triglyceride mg/dl mmol/l	bis 150 bis 1,7	bis 200 1,7–2,2	mehr als 200 mehr als 2,2
Rauchen		nicht rauchen	nicht rauchen	rauchen

Quelle: Richtlinien der Europäischen Diabetesgesellschaft

Ergänzung und Erklärung zu HbA₁/HbA₁c

Diese Werte dienen zur ungefähren Beurteilung der Einstellungsqualität des Diabetes. Je mehr Zucker sich im Blut befindet, umso mehr Zucker bindet sich auch an das Hämoglobin.

Normalerweise sind 5–6 % des menschlichen Blutfarbstoffes mit Zucker verbunden. Die Höhe des HbA₁/HbA₁c sagt somit etwas über die Blutzuckereinstellung der letzten 6 bis 8 bzw. 12 Wochen aus. War die Zuckereinstellung schlecht, so findet man bei der Blutabnahme einen hohen HbA₁c, bei guter Einstellung einen niedrigen.

Es ist heute nachgewiesen, dass zu hohe Blutzuckerwerte für die Entstehung von diabetischen Folgeschäden weitgehend verantwortlich sind. Genauso wie sich der überschüssige Zucker mit dem Eiweiß Hämoglobin verbindet, verbindet er sich im ganzen Körper mit anderen Proteinen in verschiedenen Organen (z. B. Auge, Niere, Herz) und verursacht dort Schäden. Deswegen sind hohe HbA₁/HbA₁c Werte auch ein indirektes Maß für die mögliche Entstehung von Folgeschäden.

Ein Teil des Hämoglobins ist glykosyliert und wird HbA₁ genannt. Es macht etwa 5–7 % des Erwachsenenhämoglobins aus. Man kann das HbA₁ noch in Untergruppen unterteilen, je nach dem, welcher Zucker mit dem Hämoglobin verbunden ist.

Untergruppe	Zucker
HbA₁a	Fruktose
HbA₁b	Glukose-6-Phosphat
HbA₁c	Glukose

Da das HbA₁c eine Untergruppe des HbA₁ darstellt, muss der Prozentwert dafür auch niedriger liegen als der Gesamt-HbA₁.

Fruktosamine werden zur Beurteilung der kurzfristigen Blutzuckereinstellung (vergangene 2–3 Wochen) bestimmt. Sie sind nicht mit Fruktose zu verwechseln und haben damit auch nichts zu tun. Für die Neueinstellung von Typ-1-Diabetikern ist das Ergebnis der Fruktosamin Feststellung im Blut zur Beurteilung der Blutzuckereinstellung gut geeignet.

Bei guter Blutzuckereinstellung kommt es zu einem raschen Abfall des anfangs hohen Fruktosaminspiegels im Blut (vgl. Tabelle mit Normwert).

Der diabetische Fuß

… ist ein besonders schwer wiegendes Krankheitsbild, das im Wesentlichen als Folge langfristig hoher Blutzuckerwerte nach jahrelanger Diabetesdauer anzusehen ist. Ursachen sind Durchblutungsstörungen und die diabetische Neuropathie.

Einstellungs-kriterien	HbA₁	HbA₁c	Fruktosamin
Normalwert (Nichtdiabetiker)	5,4–7,6 %	4,0–6,4 %	205–285 mmol/l
Diabetiker: Dekompensiert	13,0–15,0 %	12,0–14,0 %	
Schlecht eingestellt	10,0–13,0 %	8,0–12,0 %	
Gut bis befriedigend eingestellt	8,0–9,0 %	6,5–7,5 %	
Sehr gut eingestellt	bis 8,0 %	bis 6,5 %	

Quelle: G. W. Schmeisl, Schulungsbuch für Diabetiker

Das Risiko einer Gangrän ist beim Diabetiker etwa fünfzig Mal höher als beim Stoffwechselgesunden. Etwa jedem 10. Diabetiker wird im Laufe seines Lebens eine Zehe oder Fuß oder Bein amputiert. Deshalb ist das Wissen um die Bedeutung des diabetischen Fußes nicht hoch genug einzuschätzen.

Die richtige Fußpflege ist neben einer guten Stoffwechseleinstellung (konstante Blutzuckerwerte – vgl. Checkliste, nächste Seite) besonders wichtig.

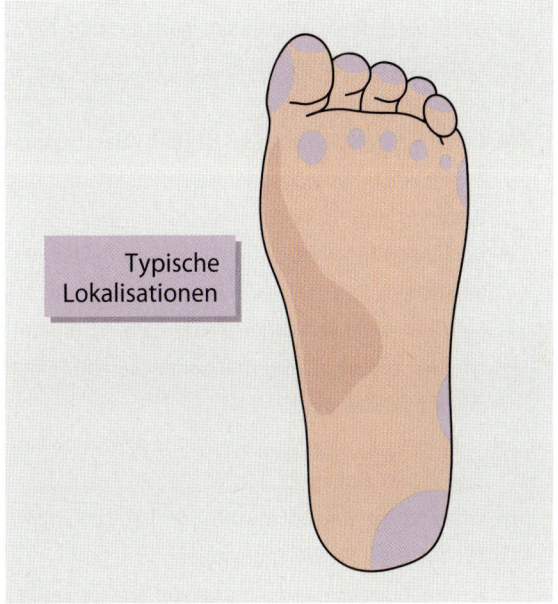

Typische Lokalisationen

Bild 1   *Diabetischer Fuß*

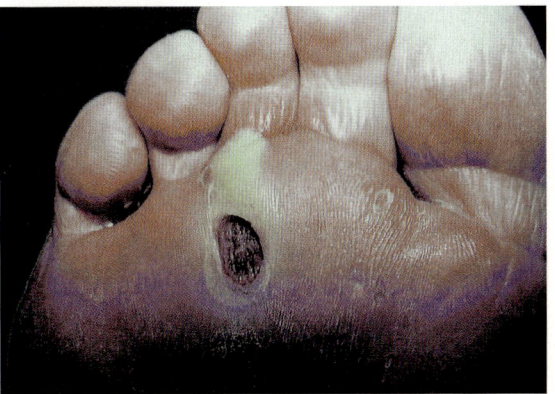

Bild 2   *Neuropatisches Geschwür (Ulcus) eines Diabetikers-Fußes*
Quelle: G. W. Schmeisl, Schulungsbuch für Diabetiker

109

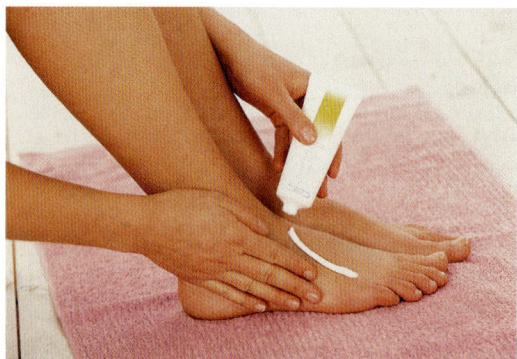

Bild 1   *Füße regelmäßig eincremen*

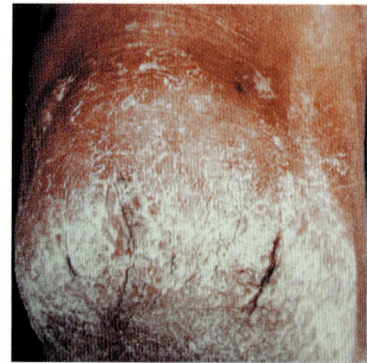

Bild 2   *Hyperkeratose (vermehrte Hornhautbildung), trockene, rissige Haut*

Fußpflege

- Tägliche Fußkontrolle im Bezug auf:
- Hautverfärbungen
- Kleine Verletzungen mit Entzündungen
- Hornhautbildung
- Hühneraugen
- Rissige Haut
- Tägliches Waschen mit lauwarmem Wasser und milder, neutraler Seife. Füße immer gut abtrocknen, vor allem auch zwischen den Zehen.
- Hornhaut vorsichtig mit Bimsstein behandeln
- Füße regelmäßig eincremen, günstig sind harnstoffhaltige Schaumcremes.
- Zehennägel gerade feilen
- Bei z. B. eingewachsenen Nägeln oder Hühneraugen einen Podologen konsultieren und auf den Diabetes hinweisen.
- Bei Blasen oder Geschwüren o. ä. sofort einen Arzt aufsuchen
- Rauchen sollte vermieden werden, da die Blutversorgung reduziert wird und somit die Füße noch mehr gefährdet sind.

Tipps zur Fußpflege

- Verwendung von Baumwoll- oder Wollstrümpfen zur besseren Schweißaufsaugung
- Neue Schuhe spätnachmittags oder abends kaufen
- Bequemes, nicht zu kleines Schuhwerk, vorwiegend aus Leder ohne Innennähte kaufen
- Barfuß laufen vermeiden (Fußpilz im Schwimmbad; Verletzungen durch Steinchen o. ä.)
- Tägliche Fußgymnastik von 5–10 Minuten ist empfehlenswert; sie fördert die Durchblutung und kräftigt die Muskulatur

Auf folgende Hilfsmittel sollte verzichtet werden wegen:

- Verletzungsgefahr bei spitzen Scheren, Messern, Rasierklingen oder beim Hornhauthobel
- Verbrennungsgefahr bei Wärmflaschen oder Heizkissen durch Gefühlsstörungen an den Nerven (Neuropathie)
- Verätzungsgefahr bei Hühneraugenpflastern
- Wundinfektionsgefahr bei Anwendung von Salben und Tinkturen, ärztlich verordnet und kontrolliert schon.

Ernährungsempfehlungen

Evidenzbasierte Empfehlungen zur Ernährungstherapie (dtsch. Version der europäischen Richtlinien)

- Eiweiß

Circa 10–20 Energie-% Protein pro Tag, das sind etwa 80–100 g Gesamteiweiß (tierisches und pflanzliches Eiweiß). Aminosäuren, besonders Arginin, stimulieren die Insulinfreisetzung, d. h. bei eiweißreicher Ernährung kann der Insulinbedarf etwa 30 % höher sein. Bei beginnender Mikroalbuminurie oder fortgeschrittener Nephropathie wird die tägliche Proteinmenge auf 0,8–1,0 g pro kg Körpergewicht – Normalgewicht nach BMI – beschränkt bzw. individuell angepasst (Berechnung vgl. Kapitel Adipositas). Derzeit laufen Untersuchungen zu Herkunft und Qualität des Proteins und dem Einfluß auf die Nierenfunktion (günstiger wird der Verzehr von pflanzlichem – und Fischeiweiß bewertet).

- Fett

Gesamtzufuhr 30 bis 35 Energieprozent, davon Gesättigte und transungesättigte Fettsäuren < 10 % (bei erhöhtem LDL Cholesterin < 8 %)
Einfach ungesättigte Fettsäuren 10–20 %
Mehrfach ungesättigte Fettsäuren < 10 %
Cholesterin < 300 mg/Tag (bei erhöhtem LDL Cholesterin < 200 mg/Tag)

In der Praxis bedeutet dies einen Austausch tierischer Fette (wie Schmalz, Speck, Tran, Butter) durch pflanzliche Fette und Öle, z. B. Raps- oder Olivenöl, die reich an einfach ungesättigten Fettsäuren sind. Versteckt fettreiche Lebensmittel wie z. B. Wurst, Käse oder Fleisch werden durch eine entsprechende Auswahl an mageren Sorten ersetzt.

Koch- und Streichfette mit einem hohen Anteil an einfach ungesättigten Fettsäuren – wie Olivenöl und daraus hergestellte Margarinen – sollten bevorzugt verwendet werden. Ebenso wie Omega-3-Fettsäuren in Lein-, Raps- und Walnussöl sowie Diätmargarinen mit Raps- oder Walnussöl.

Günstig wegen ihres Gehaltes an Omega-3-Fettsäuren sind fettere Seefische wie Makrele, Hering, Lachs und Thunfisch. Das Verhältnis Omega-3-Fettsäuren zu Omega-6- Fettsäuren soll 5:1 sein, da sich diese Fettsäuren positiv auf die Blutfettwerte auswirken (vgl. D-A-C-H-Referenzwerte, vgl. Kapitel rheumatische Erkrankungen).

- Kohlenhydrate
  Gesamtzufuhr 45–60 Energieprozent
  Ballaststoffe > 40 g /Tag (oder 20 g pro
  1 000 kcal), davon möglichst die Hälfte lösliche
  Ballaststoffe

Für Typ-1-Diabetiker gibt es so genannte Schätzwerttabellen = Kohlenhydrataustauschtabellen (BE-/KHE-Tabelle). Die richtige Kohlenhydrateinteilung ist entscheidend für eine gute BZ-Einstellung bei Diabetikern. So werden die Lebensmittel nach ihrer Wirkung auf den Blutzucker in folgende Gruppen eingeteilt: (DDG empfiehlt mindestens 50 % blutglukosewirksame Kohlenhydrate):

Lebensmittel mit Auswirkung auf den Blutzucker – Insulin wird benötigt:
- Hülsenfrüchte (Linsen, Erbsen, dicke Bohnen): sollten zusammen mit Gemüse, Getreideprodukten und Obst bevorzugt werden; die Ballaststoffzufuhr erhöht sich und gleichzeitig werden Lebensmittel mit niedrigem glykämischen Index verzehrt
- Frischobst, Trockenobst, Kompott, Saft
- Brot, Backwaren, Mehl, Stärke, Graupen, Grieß, Getreideschrot, Getreideflocken, Getreidegrütze, Getreidekörner, Teigwaren, Kartoffeln, Kartoffelprodukte, Reis, Klöße,
- Milch, Milchprodukte [Ausnahmen Quark, Käse]
- Zucker (Zuckeraustauschstoffe)
- In kleineren Mengen bis zu 30 g/Tag: Nüsse, Kerne, Samen

Lebensmittel ohne Auswirkung auf den Blutzucker, also ohne Insulinbedarf verstoffwechselt, sind:
- Quark, Käse,
- frische/getrocknete Kräuter und Gewürze, Jodsalz, Senf, Tomatenmark
- Tee, Kaffee Mineralwasser
- Blattsalate, Gemüse
- Koch- und Streichfett, ausgewählte Pflanzenöle

- Fleisch, Wurst
- Fisch
- Süßstoff

Für Diabetiker ist die Empfehlung kohlenhydratarme Kostformen auszuwählen unbegründet, da diese Ernährung deutlich fettreicher wäre.

Die Lebensmittel sind entsprechend ihres Kohlenhydratgehaltes, der bei 10–12 g Kohlenhydrate liegt, unterschiedlich groß in ihrer Menge für eine BE (Berechnungseinheit)/KHE (Kohlenhydrateinheit), die als Schätzhilfe dient. Bebilderte Tabellen können im Fachbuchhandel gekauft werden.

Früher wurde die BE als „Broteinheit" bezeichnet, dieser Begriff taucht immer noch in der Literatur auf. Anfangs sollte das Abschätzen mithilfe einfacher Küchenmaße wie ein gehäufter Esslöffel oder ein Schöpfer voll erfolgen.

Kohlenhydratreiche Lebensmittel, die reichlich Ballaststoffe enthalten (z. B. Gemüse, Hülsenfrüchte, Obst, Getreide, Getreideprodukte), sind ebenso zu bevorzugen wie pektinreiche Obstsorten (z. B. Heidelbeeren, Äpfel, Birnen). Diese Lebensmittel lassen den Blutzucker langsamer ansteigen, Blutzuckerspitzen werden dadurch vermieden.

Dagegen sollten Lebensmittel und Getränke, die so genannte „schnelle" Kohlenhydrate enthalten, weniger häufig verzehrt werden (Cola, Cornflakes). So werden kohlenhydrathaltige Lebensmittel nach ihrer postprandialen blutzuckersteigernden Wirkung eingeteilt. Dies wird als Glykämischer Index (GI) bezeichnet. Der GI ist ein Zahlenwert, der angibt, wie schnell ein kohlenhydrathaltiges Lebensmittel den Blutzucker im Vergleich zu Traubenzucker ansteigen lässt. Der Traubenzucker wird gleich 100 % gesetzt.

Je niedriger der postprandiale Blutglukoseanstieg, umso geringer ist der Wert für den GI und umgekehrt:

GI	Beispiele
90–110 %	*Malzzucker, Instant-Kartoffelpüree, Honig, gekochter Reis, Cornflakes, Cola*
90–70 %	*Weißbrot, Graubrot, Knäckebrot, Kräcker, Weizenmehl, Biskuit, Plätzchen, Sandkuchen, Bier*
50–70 %	*Haferflocken, Bananen, Salzkartoffeln, Haushaltszucker, Pumpernickel, Vollkornbrot, ungesüßte Obstsäfte*
30–50 %	*Milch, Joghurt, Obst, Spaghetti, Hülsenfrüchte, Eiscreme*
< 30 %	*Fruktose*, Linsen, Bohnen, Sojabohnen Falls zu berechnen: Gemüse, Nüsse, Frischkornmüsli*

Quelle: G. W. Schmeisl, Schulungsbuch für Diabetiker

* Fruktose weist zwar einen Glykämischen Index von 20–25 auf, ist aber trotzdem ungünstig, da sie zur Steigerung der Triglyceridsynthese führt. Diskutiert werden auch neuroendokrine Effekte.

111

Interpretation der Tabelle:

- Hoher GI = Wert zwischen 70–100 %
- Mittlerer GI = Wert 50–70 %
- Niedriger GI = Wert < 55 %

Angaben zum GI gelten nur für das einzelne Lebensmittel, nicht aber für Mahlzeiten. Werden im Rahmen einer Mahlzeit mehrere kohlenhydrathaltige Lebensmittel verzehrt, beeinflussen sich diese in ihrer Wirkung auf den Blutzuckerspiegel gegenseitig, der GI der jeweiligen Lebensmittel ist in diesem Fall nicht mehr aussagekräftig.

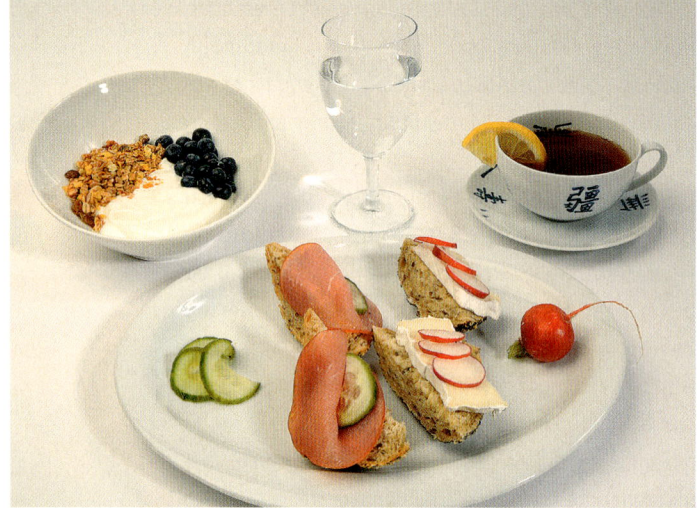

Bild 1 *Frühstück mit 7 BE (Rezepte s. S. 116)*

Weitere wesentliche Faktoren, die die glykämische Reaktion beeinflussen:

- Häufigkeit der Nahrungsaufnahme
- Zusammensetzung der Lebensmittel
- Zusammensetzung der Mahlzeit
- Grad der Verarbeitung
- Gehalt weiterer Makronährstoffe in der Nahrung
- Individuelle Schwankungen abhängig von der Tageszeit, Essgeschwindigkeit, Zerkleinerungsgrad der Nahrung

So ist der Glykämische Index nur ein grober Anhaltspunkt für die Lebensmittelauswahl. Neben dem Anstieg der Blutglukosekonzentration nach dem Verzehr kohlenhydrathaltiger Lebensmittel wird heute besonders die Ausschüttung von Insulin beachtet. Die Insulinantwort ist sowohl von der Art als auch von der Menge der zugeführten Kohlenhydrate abhängig.

Hier spricht man von der „glykämischen Last" (GL; Englisch glycemic load). Die GL berechnet sich aus dem GI unter Berücksichtigung des Kohlenhydratgehaltes der Lebensmittel. Sie errechnet sich, in dem der GI durch 100 dividiert wird und das Ergebnis mit der verwertbaren Kohlenhydratmenge (in Gramm) pro Portion eines Lebensmittels multipliziert.

> **Beispiel:**
> *GI von Bananen = 52*
> *100 g Banane enthalten 24 g Kohlenhydrate*
> *(52 : 100) x 24 = 12*
> *Die GL von 100 g Banane beträgt also 12.*

Zucker und zuckerhaltige Lebensmittel (z. B. Honig) sind mit < 10 % der Gesamtenergie (maximal 50 g Zucker/Tag) akzeptabel, wenn sie zusammen mit Eiweiß, Fett und Ballaststoffen in der Mahlzeit verzehrt werden wie zum Beispiel bei Obstkuchen. Zuckerhaltige Getränke sollten gemieden werden, jedoch bei der Behandlung von Hypoglykämien sind sie sinnvoll.

Zuckeraustauschstoffe wie Fruktose oder die Zuckeralkohole Sorbit/Mannit/Xylit bringen keine Vorteile außer als Kariesprophylaxe gegenüber der Verwendung von üblichem Zucker. Sie werden Diabetikern heute nicht mehr empfohlen. In größeren Mengen verzehrt haben die Zuckeralkohole eine leicht laxierende Wirkung.

Süßstoffe sind in üblichen Dosierungen nicht gesundheitsschädlich, regen weder den Appetit an und bewirken auch keine Insulinausschüttung. Ebenso erfolgt keine Änderung des Blutglukosespiegels. Es gibt die so genannten ADI-Werte, die bei normaler Verwendung nicht überschritten werden können. Süßstoffe sind praktisch energiefrei und können als Süssungsmittel genutzt werden.

Kleine Süßstoffkunde

Süßstoff	ADI Wert mg/kg Körpergewicht
Acesulfam K (E 950)	9 mg/kg
Aspartam (E 951)	40 mg/kg
Cyclamat (E 952)	7 mg/kg
Neohesperidin DC (E 959)	5 mg/kg
Saccharin (E 954)	5 mg/kg
Sucralose (E 955)	0–15 mg/kg
Thaumatin (E 957)	Generell als sicher zu betrachten

Anzahl der Mahlzeiten

- Konventionelle Insulintherapie (CT):
  Drei Hauptmahlzeiten
  Zwei Zwischenmahlzeiten
  Eine Spätmahlzeit
- Konventionelle intensivierte Insulintherapie (ICT):
  individuell gestaltbar
  häufig nur vier Mahlzeiten/Tag

Körpergewicht

Das Körpergewicht orientiert sich am BMI. Es sollte ein BMI von 18,5–25 angestrebt werden. Bei Übergewicht ist eine Gewichtsreduktion erforderlich.

112

Alkohol

Alkohol ist kein Getränk, sondern Genussmittel. Er senkt beim nüchternen Menschen den Blutzuckerspiegel. Um einer Hypoglykämie vorzubeugen, sollten Diabetiker Alkohol nur zusammen mit einer kohlenhydrathaltigen Mahlzeit zu sich nehmen. Zu beachten ist ferner, dass Alkohol zu einem Anstieg der Triglyceride und des Blutdrucks führt. Selbst geringe Alkoholdosen mindern bereits die Muskelleistung. Ausserdem liefert Alkohol Energie (1 g Alkohol = 7 kcal [29 kJ]).

<table>
<tr><td>Berechnung des Alkoholgehaltes von Getränken:</td></tr>
<tr><td>Volumen % Ethanol x 0,794 = g Ethanol pro 100 ml Getränk</td></tr>
</table>

<table>
<tr><td>Beispiel:</td></tr>
<tr><td>Weißwein mit 10 Volumen % Ethanol x 0,794 = 7,9 g Alkohol pro 100 ml</td></tr>
</table>

Dem Alkohol, insbesondere Rotwein werden auch positive Wirkungen zugeschrieben. Eine kardioprotektive Wirkung von Alkohol ist durch einen Anstieg des HDL-Cholesterins im Blut gegeben. Allerdings wird diese Aussage relativiert, da nur das HDL-3, biologisch inaktives Cholesterin, gesteigert wird, nicht das aktive HDL-2. Eine Empfehlung von Alkohol zum Schutz vor Herzinfarkt lässt sich nicht ohne Vorbehalt vertreten, da die negativen Wirkungen des chronischen Alkoholkonsums höher zu bewerten sind als die positiven Effekte.

Für den Diabetiker gilt wie für den gesunden Mann bis zu 20 g Alkohol pro Tag als gesundheitlich verträglich, der Konsum sollte jedoch nicht täglich erfolgen.

Für die Diabetikerin gilt wie für die gesunde Frau bis zu 10 g Alkohol pro Tag als gesundheitlich verträglich. In Langzeitstudien wurde nachgewiesen, dass das Risiko für Organschäden und Brustkrebs im Vergleich zum Mann bereits bei der halben Dosis Alkohol ansteigt.

Zu beachten ist ferner, dass Alkohol nachts die Glukoseproduktion unterdrückt, mit der Folge schwerer Unterzuckerungen am frühen Morgen.

20 g Alkohol sind zum Beispiel enthalten in 500 ml Bier oder 250 ml Wein oder 6 cl Weinbrand.

Geeignete alkoholische Getränke	Ungeeignete alkoholische Getränke
Trockener Wein (gelbes Weinsiegel bei deutschem Wein)	*Likör*
	Lieblicher Wein
Trockener herber Sekt (brut)	*Dessertwein (Portwein, Madeira)*
Sehr herber Sekt (extra brut)	*Süße Obstweine*
Branntwein (Cognac, Rum, Arrak)	*Halbtrockener und süßer Sekt*

Bei folgenden Erkrankungen sollten alkoholische Getränke gemieden werden (Kontraindikation):
- Übergewicht, Adipositas
- Hypertriglyceridämie
- Neuropathie
- Hypertonie
- Pankreaserkrankungen
- Erektile Dysfunktion

Alkohol sollte nur getrunken werden, wenn dies ohne Gefahr für die Gesundheit möglich ist. Deshalb ist auch in der Schwangerschaft davon abzuraten.

Diabetikerlebensmittel

Spezielle diätetische Lebensmittel benötigt der Diabetiker nicht. So sind überflüssig:
- Diabetiker Spezialbrote
- Diabetiker Mehl
- Diabetiker Puddingpulver
- Diabetiker Fertiggerichte
- Diabetiker Wein
- Diabetiker Sekt

Derzeit werden keine Empfehlungen für Supplemente (z. B. Zimtkapseln, Vitamine) und funktionelle Lebensmittel gegeben, da bisher nicht genügend Evidenz vorliegt.

Sinnvoll sind Süßstoffe, sowie Obstkonserven mit Süßstoff. Begrenzt möglich sind Zuckeraustauschstoffe, Diabetiker Konfitüre, Diätlimonaden mit Süßstoff oder Zuckeraustauschstoffen, Diätbier (kohlenhydratreduziert, aber alkoholreich), Lightbier (kohlenhydrat- und alkoholreduziert).

Die Kost des Diabetikers sollte sich an den Empfehlungen der Deutschen Gesellschaft für Ernährung (DGE) orientieren (dreidimensionale Ernährungspyramide).

Besonders hinzuweisen ist auf die „mediterrane Kost", die mit viel frischem Gemüse, frischem Obst, wenig tierischen Fetten eine ernährungsphysiologisch günstige Alternative bietet und reich an Antioxidantien ist (Tocopherole, Carotinoide, Vitamin C, Flavonoide, Polyphenole).

Für die Erfolgskontrolle der richtigen Ernährung bei Diabetes mellitus ist die regelmäßige Bestimmung (mindestens 1x pro Quartal) des Körpergewichtes, des Blutglukose-, des HbA_{1c}-Wertes, der Blutfettwerte (Cholesterin, Triglyceride) und des Blutdrucks erforderlich.

Die Vollkost und die Leichte Vollkost erfüllen im Wesentlichen die Bedingungen der Ernährungstherapie für den Diabetiker.

Zusätzliche Maßnahmen, die erforderlich oder wünschenswert sind, siehe Kapitel Ernährungsempfehlungen.

113

Tipps für die Küchenpraxis

- Fettarme, schonende Garmachungsarten bevorzugen (vgl. Kapitel „Adipositas")
- Ein bis zwei Mal wöchentlich Seefisch verwenden (Omega-3-Fettsäuren sind nur in fetten Kaltwasserfischen)

Neben der adäquaten Ernährung und der Insulinanpassung ist eine vernünftige Lebensführung mit körperlicher Aktivität (Sport), Verzicht auf Rauchen und mäßiger Alkoholkonsum (nicht täglich) (siehe Kapitel „Alkohol in der Kost des Diabetikers") angebracht.

Diabetes und Sport

Sport ist eine der Säulen der Diabetestherapie (neben der gesunden Ernährung und der Insulintherapie) und somit wichtiger Bestandteil der Behandlung. Vorteile sportlicher Betätigung sind:

- Vermeidung von Folgeerkrankungen
- Senkung des Blutzuckers bei leichter Hyperglykämie
- Erhöhung der HDL-Cholesterin Werte bei gleichzeitiger Senkung der Triglycerid Werte
- Positive Beeinflussung des Herz-Kreislauf-Systems
- Steigerung der Lebensfreude
- Förderung des körperlichen und seelischen Wohlbefindens
- Gewichtsreduktion bei regelmäßigem Training (etwa 150 Minuten körperliche Aktivität pro Woche)

Maßnahmen vor dem Sport, um sportbedingte Hypoglykämien zu verhindern:

- Faustregel: pro halbe Stunde körperlicher Anstrengung vor Beginn des Sports 1 Sport BE essen (z. B. Vollkornbrot mit magerem Käse oder fettarmer Wurst)
- Bei Ausdehnung der Aktivität (länger als 1 Stunde) empfiehlt es sich, zusätzlich kurz wirksame BE (Obst) einzuplanen und nach Abschluss der sportlichen Massnahmen ggf. nach Messung des Blutzuckers erneut 1–2 BE aufzunehmen und immer eine Not-BE mitzuführen.
- Reduktion der Insulindosis vor geplanter lang andauernder oder ungewohnter Belastung
- Eventuell Kombination beider Maßnahmen (Insulindosis senken, zusätzlich Erhöhung der Kohlenhydrate)
- Ausreichend Flüssigkeit (Mineralwasser, Wasser) aufnehmen.
- Beachte: Immer Blutzuckermessung vor und nach dem Sport, ggf. auch während des Sports

Anzeichen einer Hypoglykämie können sein:

- Kalter Schweiß
- Zittern, Herzklopfen
- Heißhunger, Hungergefühl
- Sehen von Doppelbildern
- Koordinationsstörungen
- Konzentrationsstörungen

Jeder Diabetiker muss für diesen Fall immer eine so genannte „Not-BE" bei sich haben.

Geeignet sind hierfür Lebensmittel, die schnell resorbierbare Kohlenhydrate enthalten, die den Blutzucker wieder ansteigen lassen:

- Traubenzucker
- Obstsäfte mit 100 % Fruchtgehalt
- Colagetränke oder Limonaden ohne Süßstoff, normal gesüßt

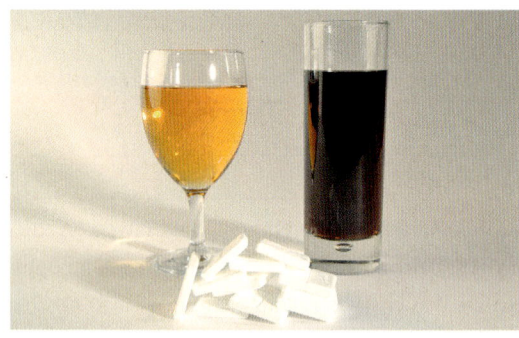

Bild 1 *Beispiele für „Not-BE"*

Anschließend sollen Lebensmittel, die langsam resorbierbare Kohlenhydrate enthalten, gegessen werden wie z. B. Käsebrot oder Wurstsemmel.

Wichtig:

Diabetiker Ausweis immer bei sich tragen.
Für den Auto fahrenden Diabetiker:

- Vor jeder Fahrt Blutzucker messen.
- Beim geringsten Anzeichen einer Unterzuckerung:
  - sofort anhalten (in einem ungefährdeten Bereich), Motor ausschalten, Handbremse anziehen, ggf. Warnblinklicht einschalten
  - Traubenzucker einnehmen (s. Tipps bei Hypoglykämie)
  - Blutzucker testen
- Etwa alle zwei Stunden Pausen einlegen.
- Augen regelmäßig kontrollieren lassen.
- Lange Strecken, wenn möglich, nicht alleine fahren.

Hilfreiche Adressen

Deutscher Diabetiker-Bund e.V. (DDB)
www.diabetikerbund.de
Deutsche Diabetes Gesellschaft (DDG):
www.deutsche-diabetes-gesellschaft.de
Deutsche Diabetes Union (DDU)
www.diabetes-union.de
Deutsche Diabetesstiftung
www.diabetesstiftung.de
Selbsthilfegruppe insulinpflichtiger Diabetiker
www.insuliner.de

Aufgaben

1. Ein 35-jähriger Geschäftsmann mit Diabetes mellitus-Typ-1 muss häufig im Restaurant essen. Stellen Sie fünf Mittagsmenüs zusammen, die er auswählen kann.

2. Beurteilen Sie den Konsum von Alkohol in der Kost des Diabetikers.

3. Stellen Sie 3 beispielhafte Zwischenmahlzeiten für einen 16jähringen Schüler mit Diabetes mellitus Typ-1 (Pausenverpflegung) zusammen. Jede Zwischenmahlzeit soll 3 BE (Schätzwerttabelle verwenden) enthalten.

4. Begründen Sie diese Aussage: „Körperliche Aktivität ist ein wesentlicher Bestandteil, eine so genannte Säule der Diabetestherapie".

5. Nennen Sie die Nährwertrelation für einen Typ-1-Diabetiker und begründen Sie die Fettauswahl. Nennen Sie auch den prozentualen Anteil der 3 Fettsäuren.

6. Eine Diabetikerin möchte heiraten. Sie wünscht sich ein 5-gängiges Menü. Die Menüfolge lautet: Vorspeise – Suppe – 1. Hauptgang mit Seefisch – 2. Hauptgang mit Rinderfilet – Dessert. Vorspeise, Suppe und Dessert stellen Sie nach eigener Wahl zusammen. Zur Verfügung stehen insgesamt 5 BE (zu berechnen mit der Schätzwerttabelle). Geben Sie die Lebensmittelmengen, Gewürze, Zubereitungsart und weitere Zutaten an. Die Kohlenhydrate (BE) sind zu berechnen.

Tageskostplan – Diabetes mellitus Typ 1

Patient: Werner K., 30 Jahre alt

Wünschenswerte Energie- (D-A-CH Referenzwerte) und Nährstoffzufuhr:

Gesamtenergiebedarf	2 900 kcal/Tag bzw. 12 325 kJ/Tag
Eiweiß 15–18 %	435–522 kcal = 109–131g EW/Tag
Fett ca. 30 %	870 kcal = 97 g F/Tag
Kohlenhydrate 50–55 %	1450–1595 kcal = 363–399 g KH/Tag
BE/KHE	29 BE
Cholesterin	< 300 mg/Tag
Ballaststoffe	> 30 g/Tag

Gesamtsumme Tageskostplan

BE	29	Bst	52,47 g
kcal	2 930	B1	1,98 mg
kJ	12 255	B2	2,47 mg
EW	126,32 g	B6	2,86 mg
F	100,68 g	Chol	266,60 mg
KH	366,11 g	B12	9,25 µg
GFS	27,32 g	EUFS	36,07 g
MUFS	28,37 g	NiaÄ	45 539,98 µg

Nährstoffrelation

Eiweiß	126 g	18 %
Fett	101 g	31 %
Kohlenhydrate	366 g	51 %

Frühstück 7 BE

Vollkornbrötchen mit Lachsschinken und Gurke, Vollkornbrötchen mit Camembert und Radieschen, Dickmilchmüsli, Schwarztee mit Zitrone, Mineralwasser

Mittagessen 8 BE

Reisklößchensuppe, Rinderroulade mit Bratensauce, Rotkohl mit Apfel, Kartoffelklöße, frische Erdbeeren, Mineralwasser

Zwischenmahlzeit 6 BE

Quarkölteigtaschen mit Birnenfüllung, Milchkaffee, Salzkräcker, Apfelschorle

Abendessen 8 BE

Quinoasalat mit Fisch und Vollkorntoast, Vollkornbrot mit Tomaten-Basilikum-Oliven-Belag, Orangenjoghurt, Kräutertee, Mineralwasser mit Zitrone

Frühstück (7 BE): (s. S. 112, Bild 1)

■ Vollkornbrötchen mit Lachsschinken und Gurke (2 BE)

Menge	Zutaten
50 Gramm	Vollkornbrötchen 2 BE
10 Gramm	Pflanzenmargarine mit Omega 3 Fettsäuren (oder Butter)
20 Gramm	Lachsschinken (Wert von Schweine-schinken roh geräuchert verwenden)
50 Gramm	Gurke frisch

BE	2	Bst	3,59 g
kcal	212,20	B1	0,29 mg
kJ	882,90	B2	0,10 mg
EW	7,94 g	B6	0,23 mg
F	9,74 g	Chol	10,20 mg
KH	22,73 g	B12	0,20 µg
GFS	2,44 g	EUFS	3,89 g
MUFS	3,08 g	NiaÄ	3 648,20 µg

Brötchen aufschneiden, mit Margarine bestreichen und mit Lachsschinken belegen. Gurkenscheiben dazu reichen.

■ Vollkornbrötchen mit Camembert und Radieschen (2 BE)

Menge	Zutaten
50 Gramm	Vollkornbrötchen 2 BE
30 Gramm	Camembert 40 % F. i. Tr.
40 Gramm	Radieschen frisch

BE	2	Bst	3,97 g
kcal	180	B1	0,17 mg
kJ	751	B2	0,25 mg
EW	11,30 g	B6	0,22 mg
F	4,72 g	Chol	10,50 mg
KH	22,50 g	B12	0,75 µg
GFS	2,49 g	EUFS	1,27 g
MUFS	0,51 g	NiaÄ	4 369,60 µg

Brötchen aufschneiden, mit Camembert und Radieschenscheiben belegen.

■ Dickmilchmüsli (3 BE)

Menge	Zutaten
250 Gramm	Dickmilch 1,5 % Fett 1 BE
50 Milliliter	Trinkmilch 1,5 % Fett
5 Milliliter	Zitronensaft
15 Gramm	Müsli ohne Zuckerzusatz 1 BE
60 Gramm	Heidelbeere frisch 1 BE
1 Spritzer	Süßstoff flüssig

BE	3	Bst	4,15 g
kcal	222	B1	0,20 mg
kJ	931	B2	0,55 mg
EW	12,15 g	B6	0,23 mg
F	6,02 g	Chol	18,00 mg
KH	27,13 g	B12	1,50 µg
GFS	2,89 g	EUFS	1,94 g
MUFS	0,71 g	NiaÄ	3 358,20 µg

Dickmilch mit Milch und Zitronensaft verrühren. Müsli und frische Heidelbeeren dazu geben, mit Süßstoff süßen.

■ Schwarztee mit Zitrone

Menge	Zutaten
250 Milliliter	Tee schwarz fermentiert (Getränk)
10 Milliliter	Zitronensaft

kcal	10	MUFS	0,02 g
kJ	47	Bst	0,01 g
EW	0,31 g	B1	0,01 mg
F	0,04 g	B2	0,03 mg
KH	1,99 g	B6	0,01 mg
GFS	0,01 g	NiaÄ	309,60 µg

■ Mineralwasser

Menge	Zutaten
500 Milliliter	Natürliches Mineralwasser

Mittagessen (8 BE):

■ Reisklößchensuppe (1,5 BE)

Menge	Zutaten
15 Gramm	Reis parboiled roh 1 BE
30 Milliliter	Trinkwasser
1 Stück	Lorbeerblatt
20 Gramm	Hühnerei Vollei frisch
10 Gramm	Semmelbrösel 0,5 BE
1 Prise	Jodiertes Salz
1 Prise	Pfeffer
1 Prise	Muskat
1 Gramm	Petersilienblatt frisch
250 Milliliter	Gemüsebrühe

BE	1,50	Bst	1,88 g
kcal	167	B1	0,12 mg
kJ	702	B2	0,09 mg
EW	5,16 g	B6	0,12 mg
F	7,10 g	Chol	79,20 mg
KH	20,67 g	B12	0,40 µg
GFS	1,25 g	EUFS	1,94 g
MUFS	3,20 g	NiaÄ	1 916,08 µg

Gewaschenen Reis in mit Lorbeerblatt versehenem Wasser weich garen (etwa 20 Minuten) und gut abtropfen lassen. Mit allen weiteren Zutaten zu einer Klößchenmasse verarbeiten. 6 Klößchen abstechen. Probeklößchen etwa 5 Minuten in siedender Gemüsebrühe gar ziehen lassen.

Fortsetzung →

---> Fortsetzung

Rinderroulade mit Bratensauce (0,5 BE)

Menge	Zutaten
100 Gramm	Rind Oberschale frisch (Wert von Fleisch mittelfett verwendet)
1 Prise	Jodiertes Salz
1 Prise	Pfeffer
5 Gramm	Senf
5 Gramm	Zwiebel frisch
20 Gramm	Mohrrübe frisch
5 Gramm	Pflanzenmargarine mit Omega 3 Fettsäuren
30 Gramm	Essiggurke abgetropft
1 Prise	Petersilienblatt frisch
5 Milliliter	Rapsöl
20 Gramm	Knollensellerie frisch
20 Gramm	Mohrrübe frisch
20 Gramm	Porree frisch
20 Gramm	Zwiebel frisch
80 Milliliter	Gemüsebrühe
10 Gramm	Weizen Mehl Type 1050 0,5 BE

BE	0,5	Bst	4,30 g
kcal	319	B1	0,19 mg
kJ	1337	B2	0,26 mg
EW	22,92 g	B6	0,38 mg
F	19,70 g	Chol	60,10 mg
KH	12,29 g	B12	4,80 µg
GFS	5,36 g	EUFS	8,87 g
MUFS	4,43 g	NiaÄ	10 186,33 µg

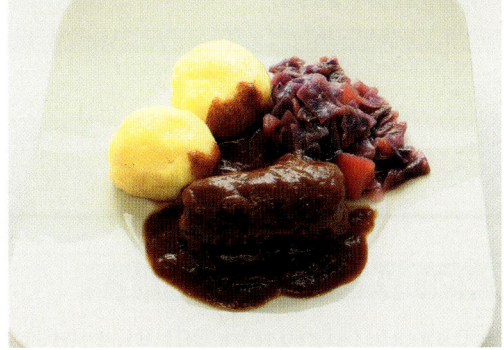

Bild 1   *Rinderroulade mit Rotkohl und Klößen*

Rinderoberschale in dünne Scheibe schneiden, klopfen, salzen, pfeffern und mit Senf bestreichen. Zwiebel- und Karottenwürfelchen in der Pflanzenmargarine andünsten, bis die Zwiebeln glasig sind. Essiggurkenwürfel und gehackte Petersilie dazu geben und kurz mitdünsten. Füllung auf die Fleischscheibe geben, Ränder seitlich einschlagen und aufrollen. Entweder mit dem Faden binden oder mit Rouladenspießchen/Holzstäbchen feststecken.
Öl erhitzen, Roulade von allen Seiten scharf anbraten, dann Röstgemüse zu geben. Mit Gemüsebrühe angießen, Deckel schließen und Hitze etwas reduzieren. Etwa 45 Minuten garen. Roulade entnehmen, Spießchen entfernen. Die entstandene Sauce mit etwas Mehl abbinden und mit dem Mixstab pürieren.

Rotkohl mit Apfel (1 BE)

Menge	Zutaten
180 Gramm	Rotkohl frisch
10 Gramm	Gemüsezwiebel frisch
100 Gramm	Apfel frisch, geschält 1 BE
10 Gramm	Pflanzenmargarine mit Omega 3 Fettsäuren
1 Spritzer	Essig
1 Prise	Jodiertes Salz
1 Prise	Pfeffer
1 Prise	Nelke gemahlen
1 Stück	Lorbeerblatt
1 Spritzer	Süßstoff
200 Milliliter	Gemüsebrühe

BE	1	MUFS	5,23 g
kcal	206	Bst	7,56 g
kJ	856	B1	0,15 mg
EW	3,61 g	B2	0,14 mg
F	12,41 g	B6	0,35 mg
KH	19,31 g	EUFS	4,24 g
GFS	2,57 g	NiaÄ	1 721,00 µg

Kohl putzen, vom Strunk befreien und waschen. In feine Streifen hobeln. Zusammen mit Zwiebelwürfelchen und Apfelstückchen in der Margarine andünsten, einen Spritzer Essig dazu geben und würzen. Mit Gemüsebrühe aufgießen und etwa 45 Minuten bei geschlossenem Deckel dünsten.

Kartoffelklöße (4 BE)

Menge	Zutaten
125 Gramm	Kartoffeln gegart 1,5 BE
1 Prise	Jodiertes Salz
30 Gramm	Kartoffelstärke 2 BE
50 Milliliter	Trinkmilch 1,5 % Fett
10 Gramm	Weißbrot-Weizenbrot 0,5 BE
3 Gramm	Pflanzenmargarine mit Omega 3 Fettsäuren
	Salzwasser

BE	4	MUFS	0,90 g
kcal	234	Bst	3,17 g
kJ	974	B1	0,11 mg
EW	3,33 g	B2	0,06 mg
F	2,68 g	B6	0,28 mg
KH	47,52 g	EUFS	1,05 g
GFS	0,66 g	NiaÄ	1 928,85 µg

Kartoffel kochen, noch heiß durch die Presse geben und abkühlen lassen. Mit Jodsalz vermischte Stärke darüber streuen und vermengen. Mit kochender Milch übergießen und zu einem glatten Teig verkneten. Weißbrot zu Würfelchen schneiden und in der Margarine anrösten. Aus dem Teig zwei Klöße formen, geröstetes Weißbrot in die Kloßmitte geben. Im siedenden Salzwasser etwa 20 Minuten gar ziehen lassen.

Fortsetzung --->

→ *Fortsetzung*

■ Frische Erdbeeren (1 BE)

Menge	Zutaten
180 Gramm	Erdbeere frisch 1 BE

BE	1	MUFS	0,41 g
kcal	58	Bst	3,60 g
kJ	241	B1	0,05 mg
EW	1,44 g	B2	0,09 mg
F	0,72 g	B6	0,11 mg
KH	9,90 g	EUFS	0,11 g
GFS	0,04 g	NiaÄ	1 319,40 µg

■ Mineralwasser

Menge	Zutaten
500 Milliliter	Natürliches Mineralwasser

Zwischenmahlzeit (6 BE):

■ Quarkölteigtasche mit Birnenfüllung (2,5 BE)

Menge	Zutaten
15 Gramm	Quark 0,2 % Fett
5 Milliliter	Rapsöl
10 Milliliter	Trinkmilch 1,5 % Fett
20 Gramm	Roggenmehl Type 1150 1 BE
15 Gramm	Weizenmehl Type 405 1 BE
2 Gramm	Backpulver
60 Gramm	Birne frisch 0,5 BE
5 Milliliter	Zitronensaft
1 Spritzer	Süßstoff
1 Prise	Zimt gemahlen

BE	2,5	Bst	4,01 g
kcal	213	B1	0,08 mg
kJ	894	B2	0,11 mg
EW	5,83 g	B6	0,12 mg
F	5,75 g	Chol	0,85 mg
KH	34,35 g	B12	0,20 µg
GFS	0,57 g	EUFS	2,92 g
MUFS	1,87 g	NiaÄ	1 531,21 µg

Quarkölteig herstellen, auswellen und Teig als Quadrat zuschneiden. Birne waschen, dünn schälen, halbieren, entkernen und in gleichmäßige Spalten schneiden. Mit Zitronensaft beträufeln und mit Süßstoff und gemahlenem Zimt auf den Teig geben. Ecken einschlagen, auf ein mit Backtrennpapier (oder Backfolie) ausgelegtes Blech geben und bei 180 °C etwa 15 Minuten backen (gilt für Rezept mal 3).

■ Milchkaffee

Menge	Zutaten
250 Milliliter	Kaffee (Getränk)
50 Milliliter	Trinkmilch 1,5 % Fett

BE		B1	0,02 mg
kcal	29	B2	0,11 mg
kJ	124	B6	0,03 mg
EW	2,20 g	Chol	3,00 mg
F	0,80 g	B12	0,25 µg
KH	3,20 g	EUFS	0,24 g
GFS	0,48 g	NiaÄ	2 161,50 µg
MUFS	0,03 g		

■ Salzkräcker (2,5 BE)

Menge	Zutaten
40 Gramm	Salzkräcker (8 Stück) 2,5 BE

BE	2,5	MUFS	0,38 g
kcal	150	Bst	1,80 g
kJ	630	B1	0,04 mg
EW	4,12 g	B2	0,03 mg
F	1,31 g	B6	0,03 mg
KH	30,01 g	EUFS	0,35 g
GFS	0,40 g	NiaÄ	881,60 µg

■ Apfelschorle (1 BE)

Menge	Zutaten
100 Milliliter	Natürliches Mineralwasser
100 Milliliter	Apfel Fruchtsaft naturrein 1 BE

BE	1	MUFS	0,16 g
kcal	49	B1	0,02 mg
kJ	207	B2	0,02 mg
EW	0,31 g	B6	0,04 mg
F	0,33 g	EUFS	0,02 g
KH	10,61 g	NiaÄ	198,00 µg
GFS	0,07 g		

Abendessen (8 BE):

■ Quinoasalat mit Fisch und Vollkorntoastbrot (5 BE)

Menge	Zutaten
60 Gramm	Quinoa roh 3 BE
180 Milliliter	Gemüsebrühe
100 Gramm	Kabeljau (Dorsch) gegart
80 Milliliter	Gemüsebrühe
50 Gramm	Saure Sahne 10 % Fett
50 Gramm	Paprikaschoten frisch, rot
50 Gramm	Zucchini frisch
10 Milliliter	Zitronensaft
1 Prise	Jodiertes Salz
1 Spritzer	Süßstoff
1 Prise	Pfeffer
1 Prise	Curry
1 Prise	Paprikapulver
1 Prise	Chilipulver
1 Gramm	Dill frisch (Wert von Petersilienblatt verwendet)
50 Gramm	Weißbrot-Weizentoastbrot mit Schrotanteilen 2 BE

BE	5	Bst	8,78 g
kcal	554	B1	0,31 mg
kJ	2320	B2	0,29 mg
EW	36,04 g	B6	0,47 mg
F	15,65 g	Chol	78,50 mg
KH	65,91 g	B12	0,65 µg
GFS	4,38 g	EUFS	3,16 g
MUFS	4,05 g	NiaÄ	7650,33 µg

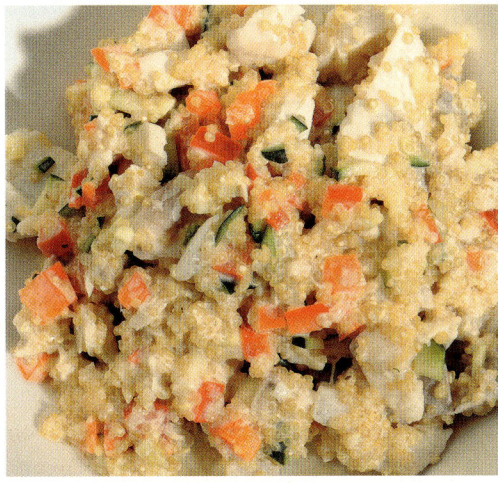

Quinoa waschen und in Gemüsebrühe garen. Auskühlen lassen. Fischfilet in Gemüsebrühe dünsten, abkühlen lassen und in mundgerechte Stücke schneiden. Aus saurer Sahne, Kräutern und Gewürzen Marinade herstellen. Alle Zutaten miteinander vermengen, abschmecken und mit fein gehacktem Dill bestreut servieren. Getoastetes Vollkorntoastbrot dazu reichen.

Bild 1   *Quinoasalat mit Fisch*

■ Vollkornbrot mit Tomaten-Basilikum-Oliven-Belag (2 BE)

Menge	Zutaten
50 Gramm	Vollkornbrot-Weizenvollkornbrot 2 BE
10 Gramm	Pflanzenmargarine mit Omega 3 Fettsäuren
50 Gramm	Tomaten frisch
15 Gramm	Oliven grün Glas abgetropft
1 Gramm	Basilikum frisch

BE	2	MUFS	3,24 g
kcal	216	Bst	4,20 g
kJ	899	B1	0,11 mg
EW	4,66 g	B2	0,09 mg
F	11,61 g	B6	0,17 mg
KH	22,41 g	EUFS	5,49 g
GFS	2,53 g	NiaÄ	2897,33 µg

Brot mit Margarine bestreichen. Tomate waschen, Strunk entfernen, halbieren und entkernen. In Würfelchen schneiden. Basilikum waschen und fein hacken. Mit Tomatenwürfelchen vermischen.

■ Orangenjoghurt (1 BE)

Menge	Zutaten
65 Gramm	Orange frisch 0,5 BE
125 Gramm	Joghurt 3,5 % Fett 0,5 BE
1 Spritzer	Süßstoff flüssig

BE	1	Bst	1,43 g
kcal	88	B1	0,08 mg
kJ	369	B2	0,24 mg
EW	4,90 g	B6	0,08 mg
F	2,01 g	Chol	6,25 mg
KH	11,10 g	B12	0,50 µg
GFS	1,14 g	EUFS	0,60 g
MUFS	0,10 g	NiaÄ	1428,55 µg

Orange filetieren und mit Joghurt vermischen. Eventuell mit etwas Süßstoff nachsüßen.

■ Kräutertee

Menge	Zutaten
250 Milliliter	Kräutertee (Getränk)

kcal	3	B1	0,03 mg
kJ	8	B2	0,01 mg
KH	0,50 g		

■ Mineralwasser mit Zitrone

Menge	Zutaten
500 Milliliter	Natürliches Mineralwasser
20 Milliliter	Zitronensaft

kcal	20	MUFS	0,04 g
kJ	84	Bst	0,02 g
EW	0,11 g	B1	0,01 mg
F	0,08 g	B6	0,01 mg
KH	3,97 g	NiaÄ	34,20 µg
GFS	0,02 g		

Mineralwasser mit etwas frischem Zitronensaft mischen.
Zusätzlich sollte über den Tag verteilt ein Liter (Mineral-)Wasser getrunken werden.

5.2 Diabetes mellitus Typ-2

„Weise ist es, Maß zu halten".

Was Sophokles vor langer Zeit erkannte, gilt besonders für Diabetiker. Das „Stillleben mit Kommode" (Ausschnitt) stammt von Paus Cézanne, der Diabetiker war.

Krankheitslehre

Beschreibung

Dagegen spielt beim relativen Insulinmangel das Übergewicht eine zentrale Rolle. 90 % der Typ-2 Diabetiker wären vermeidbar, wenn die Menschen ihr Normalgewicht hätten. Die Kosten der Behandlung und ihrer Komplikationen sowie die Folgekosten belasten das Gesundheitswesen in Milliardenhöhe (2005 wurden circa 25 Milliarden Euro dafür aufgewendet). Damit zählt der Typ-2-Diabetes zu den häufigsten und teuersten chronischen Erkrankungen. Bei den Betroffenen geht eine gestörte Glukosetoleranz voraus, die sich einfach feststellen lässt und in der Regel gut behandelbar, d. h. heilbar ist. Es gilt inzwischen als gesichert, dass sich das Fortschreiten zum Diabetes mellitus durch eine Lebensstiländerung verhindern bzw. um Jahre hinausschieben lässt. Die Diabetiker müssen einen neuen Umgang mit den geeigneten Lebensmitteln erlernen, diese ernährungsabhängige Krankheit zeigt, dass die Menschen im Bereich Ernährung mehr Eigenverantwortung übernehmen müssen. Wie wenig sie dazu bereit sind, belegt die jährliche Zuwachsrate von rund 300 000 neu entdeckten Typ-2 Diabetikern.

Entstehung

■ Genetische Prädisposition, d. h. eine angeborene oder erworbene Insulinresistenz

Die Insulinunempfindlichkeit wird durch Überernährung mit nachfolgender Adipositas verstärkt. Durch die vermehrte Nahrungsaufnahme wird bei der Verstoffwechselung auch mehr Glukose ins Blut resorbiert. Die Bauchspeicheldrüse muss nun verstärkt Insulin abgeben, wegen der Insulinunempfindlichkeit einerseits und dem Glukoseüberangebot andererseits. Diese Überbeanspruchung des Pankreas führt zu einer Erschöpfung der Beta-Zellen und bei genetischer Prädisposition zum Auftreten eines Diabetes mellitus Typ-2. Menschen mit einer genetischen Veranlagung entwickeln erst dann einen Typ-2-Diabetes, wenn sie an Gewicht zulegen und sich zu wenig bewegen. Schlanke Menschen, die sich vernünftig ernähren, bleiben in der Regel von dieser Erkrankung verschont. Die sehr kleine Anzahl normgewichtiger Menschen mit dieser Erbanlage, die trotzdem einen

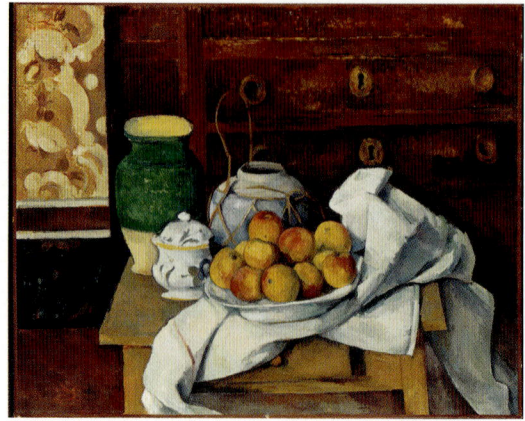

Bild 1 *„Stillleben mit Kommode" Quelle: Artothek*

Diabetes entwickeln, sind die so genannten Typ-2a-Diabetiker. Sie werden wie insulinpflichtige Typ-1-Diabetiker therapiert.

Wie Forschungen ergaben, entsteht der Typ-2-Diabetes im Verlauf von einigen Jahren aus dem metabolischen Syndrom. Es wird auch als „Wohlstandssyndrom" oder „tödliches Quartett" bezeichnet. In den letzten 45 Jahren hat sich die Zahl der Typ-2-Diabetiker in Deutschland mehr als verzehnfacht und nimmt weiter rapide zu.

Merkmale des metabolischen Syndroms:
- ■ Überernährung mit Adipositas
- ■ Fettstoffwechselstörungen
- ■ Bluthochdruck
- ■ Insulinresistenz
- ■ Überernährung mit Adipositas
- ■ Fettstoffwechselstörungen
- ■ Bluthochdruck

Häufig auch hohe Harnsäurewerte

Hauptgründe für die Entstehung des metabolischen Syndroms sind:
- ■ Übermäßiges Essen mit der Folge von Übergewicht und Adipositas
- ■ Zunehmender Bewegungsmangel

Erschreckend ist in diesem Zusammenhang, dass die Fettsucht, insbesondere auch bei Kindern und Jugendlichen, zunimmt.

Beim Übergewicht unterscheidet man:
- ■ androide Fettsucht (Bauch-Fettsucht, viszerale Fettsucht, „Apfelform", betrifft vor allem Männer)
- ■ gynoide Fettsucht (Hüft-Fettsucht, „Birnenform", betrifft eher Frauen)

Besonders die „Apfelform" stellt eine gefährliche Form der Adipositas dar, da sie mit einem deutlich erhöhten Risiko für arteriosklerotische Gefäßschäden einhergeht.

Während des 2. Weltkrieges und in der Nachkriegszeit war der Typ-2-Diabetes unbekannt. Heute zählt er zu den häufigsten ernährungsabhängigen Erkrankungen.

Begleiterkrankungen

- Herzinfarkt
- Schlaganfall
- Mikroangiopathie (vgl. Begleiterkrankungen Diabetes mellitus Typ-1)

Die o.g. Begleiterkrankungen könnten, wenn das metabolische Syndrom frühzeitig diagnostiziert wird, diese den Typ-2-Diabetes fördernden Faktoren behandelt werden, hinausgezögert oder eventuell sogar verhindert werden.

Folgende Gründe sprechen für die weitere Ausbreitung des Typ-2-Diabetes:

- Zunehmendes Lebensalter der Menschen in den westlichen Ländern
- Zunahme des Wohlstandes einerseits und andererseits Zunahme sozial schwächerer Bevölkerungsschichten durch Arbeitslosigkeit (Verzehr billigerer und dadurch häufig fettreichen Lebensmitteln).
- Hohes Vererbungsrisiko der Insulinresistenz

Therapie

- Insulinresistenz abbauen: Gewichtsnormalisierung (richtige, energiereduzierte Ernährung, vgl. Kapitel Adipositas)
  Regelmäßige Bewegung (vgl. Kapitel Adipositas)
- Sind o.g. Maßnahmen nicht ausreichend, d.h. kann der HbA$_{1C}$-Wert innerhalb von drei Monaten nicht unter 7 % gesenkt werden, zusätzliche Gabe von blutzuckerwirksame Medikamenten (= orale Antidiabetika)
- Orale Antidiabetika und Insulinsubstitution
- Insulintherapie
- BE oder KHE Berechnungen sind für den übergewichtigen Typ-2-Diabetiker nur sinnvoll, wenn Insulin substituiert werden muss. Durch Erreichen des Normalgewichtes bessern bzw. normalisieren sich die Blutzuckerwerte.
- Eine strukturierte Diabetikerschulung ist für Typ-2-Diabetiker genauso zwingend erforderlich wie für Typ-1-Diabetiker. Diabetesassistenten sind für die Schulung der Typ-2-Diabetiker ausgebildet. Wünschenswert wäre ein Team aus Diabetologe, Diätassistent und Diabetesassistent. Ausserdem ist die Beteiligung eines Psychologen, Podologen und Physiotherapeuten von Vorteil.

Therapieziele bei der Behandlung mit oralen Antidiabetika

- Hemmung der hepatischen und renalen Glukoseproduktion
- Verminderung der Glukoseaufnahme im Darm
- Stimulation der Insulinsekretion
- Verbesserung der körpereigenen Insulinwirkung

Ernährungstherapie

Ziele

- Optimale Blutglukoseeinstellung
- Verbesserung der Gesundheit durch Ernährungsumstellung und regelmäßiger Bewegung
- Folgeschäden hinauszögern bzw. vermeiden (an 1. Stelle steht die Senkung kardiovaskulärer Risikofaktoren)
- Begleiterkrankungen verhindern
- Akutkomplikationen vermeiden (z.B. Hypoglykämien)
- Wohlbefinden verbessern (Berücksichtigung individueller Wünsche und Bedürfnisse)
- Gute Lebensqualität erreichen

121

Übersicht blutzuckerwirksamer Medikamente (orale Antidiabetika)

Sulfonylharnstoffe	*z.B. Glibenclamid®, Euglukon®* *Bewirken, dass das vorhandene Insulin verstärkt ins Blut abgegeben wird. Die gefährlichste Nebenwirkung ist die Unterzuckerung, deshalb sind hier fünf bis sechs Mahlzeiten pro Tag sinnvoll. Bei den weiter entwickelten neuen Sulfonylharnstoffen treten Hypoglykämien glücklicherweise seltener auf.*
Repaglinide, Nateglinide	*Gehören zu der Gruppe der Glinide. Diese Medikamente sind Betazellstimulatoren. Sie lösen eine mahlzeitenbezogene (glukoseabhängige) Insulinsekretion hervor. Fünf bis sechs Mahlzeiten pro Tag sind wegen der Gefahr der Unterzuckerung sinnvoll.*
Biguanide	*z.B. Metformin®* *Werden als blutzuckersenkende Medikamente beim adipösen Typ-2-Diabetiker sehr häufig eingesetzt. Zusätzlich wurde eine Arteriosklerose verhindernde Eigenschaft nachgewiesen. Unter ausschließlicher Metformintherapie treten keine Unterzuckerungen auf. Drei Mahlzeiten sind ausreichend.*
Glucosidasehemmer	*Verzögern die Spaltung von Stärke im Dündarm. Das bewirkt eine langsame Umwandlung der Stärke in Glukose. So verläuft der Blutzuckeranstieg postprandial langsamer. Drei Mahlzeiten sind ausreichend.*
Glitazone	*Diese Medikamente gehören zur Gruppe der „Insulin-Sensitizer". Glitazone verbessern die Insulinresistenz und damit die Insulinempfindlichkeit. Der Zucker wird besser in die Zellen geschleust und damit langfristig sowohl der Blutzucker als auch der Insulinspiegel gesenkt. Drei Mahlzeiten am Tag sind ausreichend.*

Zielwerte

Risiko-Check für Typ 2-Diabetiker

Name:		Vorname:			Datum:		
Alter:	Jahre	Größe:		m		Gewicht:	kg
	Ihre Werte	Geringes Risiko	Erhöhtes Risiko	Hohes Risiko	Empfehlung		
Body Mass Index kg/m²		19-24 20-25	≥ 25-34 ≥ 26-35	≥ 34 ≥ 35			
HbA$_{1c}$-Wert %		≤ 6,5	≤ 7,5	> 7,5			
Nüchternblutzucker mg/dl mmol/l		< 110 ≤ 6,1	≤ 125 < 7,0	> 125 ≥ 7,0			
Blutzucker mg/dl nach dem Essen mmol/l		< 135 < 7,6	≤ 160 ≤ 9,0	> 160 > 9,0			
Gesamtcholesterin mg/dl mmol/l		< 185 < 4,8	≤ 230 ≤ 6,0	> 230 > 6,0			
LDL mg/dl mmol/l		< 115 < 3,0	115-155 3,0-4,0	> 155 > 4,0			
HDL mg/dl mmol/l		> 46 > 1,2	39-46 1,0-1,2	< 39 < 1,0			
Triglyceride mg/dl mmol/l		< 150 < 1,7	≥ 200 1,7-2,2	≥ 200 ≥ 2,2			
Blutdruck mmHg		< 140/85	> 140/85	> 140/85			
Zigaretten/Tag		0	> 1	> 1			

Bild 1   *Quelle: Diabetes Policy Group und IDF Europ. Region & Bayer AG Leverkusen*

Ernährungsempfehlungen

Da die Entwicklung des Typ-2-Diabetes entscheidend von Lebensstilfaktoren gefördert wird (zu viel Eiweiß, zu viel Fett vor allem gesättigte Fettsäuren, zu wenig Ballaststoffe, zu viel Kalorien, zu wenig Bewegung) stellen nicht medikamentöse Massnahmen die Grundlage jedes Behandlungskonzeptes dar. Beim übergewichtigen Typ-2-Diabetes steht die energiereduzierte Ernährung an erster Stelle der Therapie. Je nach Gewicht, Alter und körperlicher Bewegung sollte die tägliche Energiezufuhr zwischen 1000–1800 kcal (4185–7535 kJ) betragen. Das heisst, eine geringe Aufnahme vor allem tierischer Fette, bei einer Erhöhung komplexer Kohlenhydrate (vgl. Kapitel Ernährungsempfehlungen bei Übergewicht und Adipositas). Innerhalb weniger Wochen wird meist eine Senkung des Blutglucosespiegels und eine Besserung der Insulinresistenz erreicht.

Gelingt es nach etwa drei bis vier Monaten nicht, durch Ernährungsumstellung und Gewichtsreduktion sowie ausreichender Bewegung eine befriedigende Blutzuckereinstellung zu erzielen, und sind mangelhafte Diätcompliance oder Schulungsdefizite auszuschließen, muss ärztlicherseits die medikamentöse Behandlung in Erwägung gezogen werden (siehe Übersicht blutzuckerwirksame Medikamente).

Die weiteren Empfehlungen zur bedarfsgerechten Ernährung sind beim Diabetes mellitus Typ-1 nachzulesen.

Programme für chronisch Kranke

Erstmals im Jahr 2003 wurde das so genannte Disease-Management-Program (DMP) von gesetzlichen Krankenkassen vorgestellt. Dahinter verbirgt sich ein neues Betreuungsmodell, das die Therapie von Menschen mit chronischen Erkrankungen effizienter machen soll. Zuerst wurden Programme für Typ-2-Diabetiker angeboten, um zum Beispiel über den Hausarzt mehr Patienten zu erreichen und umfassender zu betreuen.

So sollte ein DMP für Typ-2-Diabetiker aussehen:

Freie Arztwahl

▼

Hausarzt/Allgemeinarzt gibt Befunde ans Institut für Qualitätsprüfung weiter, dieses wertet die Behandlungsdaten aus

▼

Bei Bedarf überweist der Arzt den Diabetiker zu weiteren Spezialisten:

▼

Schulung   Diabetologe   Podologe   Augenarzt   Internist   Physiotherapie   Psychologe   Krankenhaus

DMP-Teilnehmer wurden seltener wegen diabetischer Folgeerkrankungen (vgl. Begleiterkrankungen Seite 2) im Krankenhaus behandelt.

Tipps zur Prävention

Einen großen Stellenwert erfährt derzeit die Prävention.

Mit einer jährlichen Zunahme von circa 300 000 neu erkrankten Typ-2-Diabetikern (bis zum Jahr 2020 wird in Deutschland mit circa 9 Millionen Diabetikern gerechnet) sind die medizinischen, sozialen und ökonomischen Probleme schwerwiegend, kostenintensiv und kaum mehr zu bewältigen. Die Prävention ist durch Lebensstiländerung bei Risikopersonen sowie einer früh einsetzenden medikamentösen Intervention möglich. Große internationale Studien belegen, dass durch diese Intervention das Risiko für die Manifestation des Typ-2-Diabetes um mehr als 50 % gesenkt werden konnte. Zu den Risikopersonen zählen Menschen mit Merkmalen des metabolischen Syndroms.

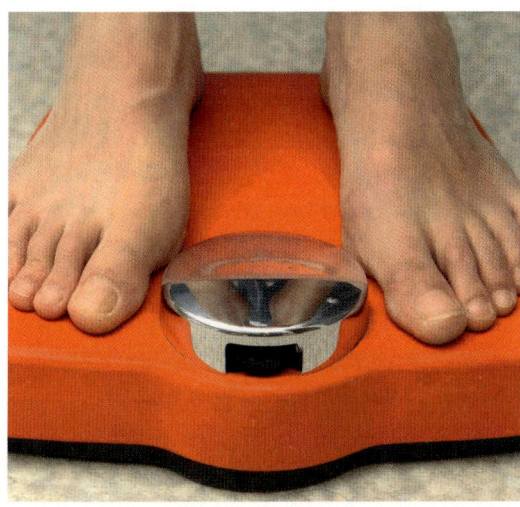

Bild 1 *Reduktion von Übergewicht*

Ziele der Lebensstil-Intervention

■ Langfristige Gewichtsreduktion um 5–10 %, Erreichen und Halten eines BMI < 30 kg/m²

■ 150 Minuten zusätzliche körperliche Aktivität/Woche (30 Minuten pro Tag an mindestens fünf Tagen der Woche)

■ 15 g Ballaststoffe pro 1000 kcal, ausgewogene Ernährung

■ Maximal 30 % Gesamtfett in der Nahrung, davon höchstens 10 % Gehalt an gesättigten Fettsäuren

■ Verzicht auf Nikotin und übermäßigen Alkoholgenuss

Aufgaben

1. *Warum ist es für Patienten mit Typ-2-Diabetes besonders wichtig, ein normales Körpergewicht zu erreichen?*

2. *Stellen Sie für einen übergewichtigen Diabetiker drei ballaststoffreiche Zwischenmahlzeiten zusammen, die dieser mit ins Büro nehmen kann. Pro Zwischenmahlzeit sind 150–200 kcal zu berechnen*

3. *Welche positiven Wirkungen haben Ballaststoffe auf die diabetische Stoffwechsellage und auf die Sättigung?*

4. *a) Worin unterscheiden sich Zuckeraustauschstoffe von Süßstoffen?*

   b) Nennen Sie vier, in Deutschland zugelassene, Süßstoffe.

5. *Geben Sie dem Typ-2-Diabetiker leicht verständliche Informationen zum Nährstoff Fett.*

123

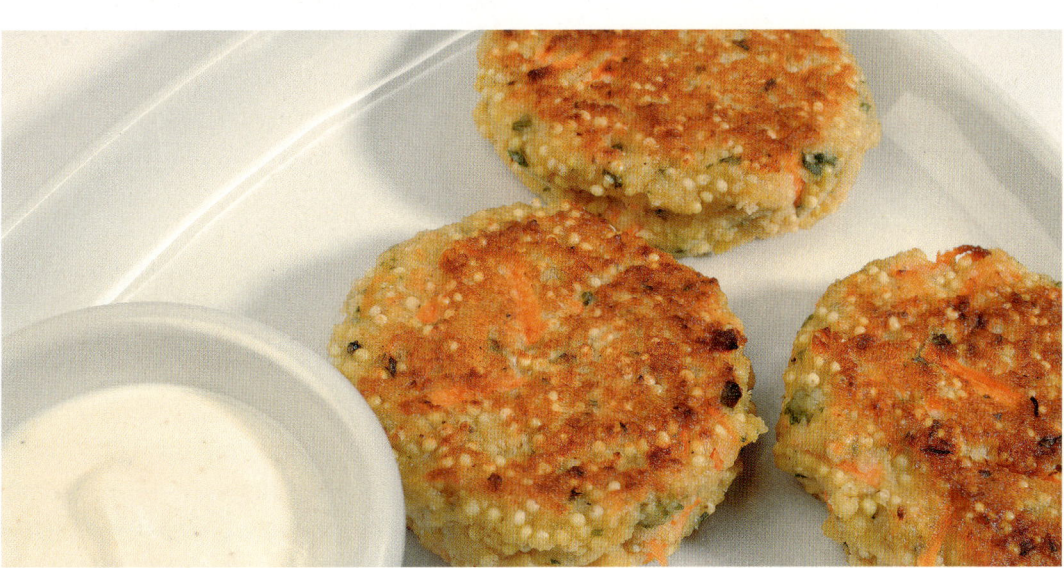

Bild 2 *Ausgewogene Ernährung (Rezepte s. S. 125, Mittagessen)*

Tageskostplan – Diabetiker Typ 2 metabolisches Syndrom

Wünschenswerte Energie- (D-A-CH Referenzwerte)
und Nährstoffzufuhr:

Gesamtenergiebedarf	*1 800 kcal bzw. 7 650 kJ/Tag*
Eiweiß ca. 20 %	*360 kcal = 90 g EW/Tag*
Fett ca. 30 %	*540 kcal = 60 g F/Tag*
Kohlenhydrate ca. 50 %	*900 kcal = 225 g KH/Tag*
Natriumchlorid	*< 6 g/Tag bzw. < 2 400 mg Natrium/Tag*
Cholesterin	*< 300 mg/Tag*
Harnsäure	*< 500 mg/Tag bzw. 3 500 mg/Woche*

Gesamtsumme Tageskostplan

kcal	1833	B1	1,73 mg
kJ	7670	B2	2,20 mg
EW	84,93 g	B6	1,92 mg
F	58,78 g	Chol	213,25 mg
KH	229,96 g	B12	4,05 µg
GFS	11,51 g	EUFS	25,29 g
MUFS	16,67 g	NiaÄ	26 366,83 µg
Bst	48,80 g	Hsr	476,07 mg
Na	1 639,54 mg		

Nährstoffrelation

Eiweiß	85 g	19 %
Fett	59 g	29 %
Kohlenhydrate	230 g	52 %

Frühstück
Cornflakes mit Birne und Karotte, „Guten Morgen Tee"

Zwischenmahlzeit
Thunfischsalat, Knäckebrote, natriumarmes Mineralwasser

Mittagessen
Hirsebratling, Meerrettich Dip, Kohlrabirohkost, frischer Pfirsich, natriumarmes Mineralwasser

Zwischenmahlzeit
Zwiebelkuchen, Apfelsaftschorle

Abendessen
Nudel-Gemüsepfanne, Paprika-Tomaten-Sauce, Ruccola-Salat mit Champignons, gefülltes Brötchen, Himbeerdickmilch, „Feierabend Tee"

Frühstück:

■ Cornflakes mit Birne und Karotte

Menge	Zutaten
120 Gramm	Birne frisch
50 Gramm	Karotte frisch
250 Gramm	Kefir 1,5 % Fett
1 Spritzer	Süßstoff flüssig
15 Gramm	Cornflakes ungezuckert

kcal	254	B1	0,17 mg
kJ	1060	B2	0,50 mg
EW	10,66 g	B6	0,19 mg
F	4,30 g	Chol	15,00 mg
KH	39,39 g	B12	1,25 µg
GFS	2,30 g	EUFS	1,28 g
MUFS	0,34 g	NiaÄ	2 997,45 µg
Bst	5,77 g	Hsr	37,50 mg
Na	298,10 mg		

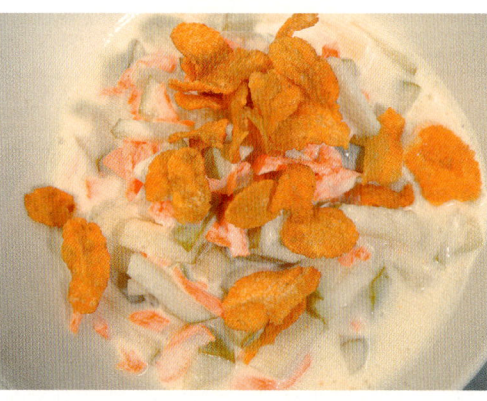

Bild 1 *Cornflakes mit Birne und Karotte*

Birne waschen, vierteln und entkernen. In feine Stücke schneiden und mit geschälter, geraspelter Karotte und Kefir vermischen, eventuell mit Süßstoff nachsüßen. Cornflakes darüber streuen.

■ „Guten Morgen Tee"

Menge	Zutaten
300 Milliliter	Guten Morgen Tee (Wert von Kräutertee verwendet)

kcal	3	Na	3,00 mg
kJ	9	B1	0,03 mg
KH	0,60 g	B2	0,01 mg

Zwischenmahlzeit:

■ Thunfischsalat

Menge	Zutaten
5 Milliliter	Zitronensaft
1 Prise	Pfeffer
1 Prise	Chilipulver
5 Gramm	Tomatenketchup
30 Gramm	Joghurt 1,5 % Fett
30 Gramm	Artischocken Konserve
60 Gramm	Thunfischstückchen im eigenen Saft

kcal	94	B1	0,08 mg
kJ	398	B2	0,06 mg
EW	16,62 g	B6	0,02 mg
F	1,11 g	Chol	1,50 mg
KH	3,91 g	B12	0,12 µg
GFS	0,28 g	EUFS	0,14 g
MUFS	0,04 g	NiaÄ	611,00 µg
Bst	2,18 g	Hsr	14,70 mg
Na	138,60 mg		

Zitronensaft, Pfeffer, Chilipulver, Tomatenketchup und Joghurt verrühren. Artischockenherz abtropfen lassen, achteln und in die Marinade geben. Thunfisch abtropfen lassen und untermengen.

■ Knäckebrote

Menge	Zutaten
40 Gramm	Knäckebrote mit Mehrkorn

kcal	137	Na	248,80 mg
kJ	574	B1	0,09 mg
EW	3,72 g	B2	0,05 mg
F	0,61 g	B6	0,10 mg
KH	28,70 g	EUFS	0,09 g
GFS	0,09 g	NiaÄ	1 150,40 µg
MUFS	0,28 g	Hsr	28,80 mg
Bst	3,00 g		

■ Natriumarmes Mineralwasser

Menge	Zutaten
500 Milliliter	Natürliches Mineralwasser NaCl < 20 mg/l

Na	5,00 mg

Mittagessen: (s. S. 123, Bild 2)

■ Hirsebratling

Menge	Zutaten
40 Gramm	Hirse ganzes Korn
	Gesteckte Zwiebel (Zwiebel mit Nelken und Lorbeerblatt)
100 Milliliter	Gemüsebrühe
20 Gramm	Mohrrübe frisch
30 Gramm	Hühnerei Vollei frisch
5 Gramm	Hefe Flocken
30 Gramm	Quark 0,2 % Fett
5 Gramm	Senf
1 Prise	Muskat
1 Prise	Pfeffer
1 Prise	Paprika
1 Gramm	Petersilienblatt frisch
10 Milliliter	Rapsöl

kcal	336	B1	0,54 mg
kJ	1406	B2	0,40 mg
EW	14,69 g	B6	0,51 mg
F	17,09 g	Chol	119,30 mg
KH	30,56 g	B12	0,90 µg
GFS	2,38 g	EUFS	7,78 g
MUFS	5,57 g	NiaÄ	5 882,73 µg
Bst	6,78 g	Hsr	125,45 mg
Na	323,83 mg		

Hirse mit warmem Wasser kurz abbrausen (Bitterstoffe gehen zum größten Teil verloren, Hirse wird gereinigt) und in mit Spickzwiebel versehener Gemüsebrühe garen. Abtropfen lassen und mit Karottenstreifen, Ei, Hefeflocken und Magerquark vermengen. Mit Gewürzen und gewiegter Petersilie abschmecken, Bratlinge formen und in Rapsöl braten (optimal ist die Zubereitung in einer beschichteten Pfanne ohne Fettzugabe).

■ Meerrettich Dip (s. S. 123, Bild 2)

Menge	Zutaten
20 Gramm	Joghurt 1,5 % Fett
30 Gramm	Quark 0,2 % Fett
3 Gramm	Meerrettich
1 Prise	Pfeffer
1 Prise	Paprika

kcal	34	B1	0,02 mg
kJ	141	B2	0,13 mg
EW	4,81 g	B6	0,03 mg
F	0,37 g	Chol	1,30 mg
KH	2,37 g	B12	0,38 µg
GFS	0,22 g	EUFS	0,11 g
MUFS	0,02 g	NiaÄ	1 143,90 µg
Bst	0,23 g	Hsr	0,90 mg
Na	22,27 mg		

Joghurt und Quark verrühren, Gewürze dazu geben und abschmecken.

Fortsetzung →

→ *Fortsetzung*

■ Kohlrabirohkost

Menge	Zutaten
10 Milliliter	Zitronensaft
5 Milliliter	Rapsöl
1 Gramm	Petersilienblatt frisch
1 Prise	Pfeffer
60 Gramm	Kohlrabi frisch
60 Gramm	Apfel frisch

kcal	100	B1	0,05 mg
kJ	419	B2	0,05 mg
EW	1,50 g	B6	0,11 mg
F	5,30 g	Chol	0,10 mg
KH	11,14 g	B12	0,00
GFS	0,45 g	EUFS	2,77 g
MUFS	1,77 g	NiaÄ	1 462,03 µg
Bst	2,15 g	Hsr	29,20 mg
Na	21,58 mg		

Marinade aus Zitronensaft, Öl, gewiegter Petersilie und Pfeffer herstellen. Kohlrabi und Apfel waschen, schälen, Apfel entkernen und fein raspeln, mit Marinade übergießen.

■ Frischer Pfirsich

Menge	Zutaten
150 Gramm	Pfirsich frisch mit Stein

kcal	62	B1	0,03 mg
kJ	255	B2	0,08 mg
EW	1,20 g	B6	0,03 mg
F	0,15 g	Chol	0,00
KH	13,35 g	B12	0,00
GFS	0,01 g	EUFS	0,04 g
MUFS	0,06 g	NiaÄ	1 500,00 µg
Bst	3,45 g	Hsr	27,00 mg
Na	1,50 mg		

■ Natriumarmes Mineralwasser

Menge	Zutaten
500 Milliliter	Natürliches Mineralwasser NaCl < 20 mg/l

Na	5,00 mg

Zwischenmahlzeit:

■ Zwiebelkuchen

Menge	Zutaten
2 Gramm	Bäckerhefe gepresst
10 Milliliter	Trinkwasser
5 Milliliter	Rapsöl
20 Gramm	Weizen Mehl Type 1050
100 Gramm	Zwiebeln frisch
5 Gramm	Schwein Schinken gekocht ungeräuchert
1 Prise	Kümmel
15 Gramm	Hühnerei Vollei frisch
15 Milliliter	Saure Sahne 10 % Fett
1 Gramm	Petersilienblatt frisch
1 Prise	Muskat
1 Prise	Pfeffer
	Pflanzenmargarine und Mehl fürs Blech

kcal	187	B1	0,17 mg
kJ	783	B2	0,16 mg
EW	7,20 g	B6	0,23 mg
F	8,95 g	Chol	67,50 mg
KH	19,09 g	B12	0,43 µg
GFS	1,96 g	EUFS	4,04 g
MUFS	2,17 g	NiaÄ	2 325,77 µg
Bst	3,03 g	Hsr	45,50 mg
Na	84,98 mg		

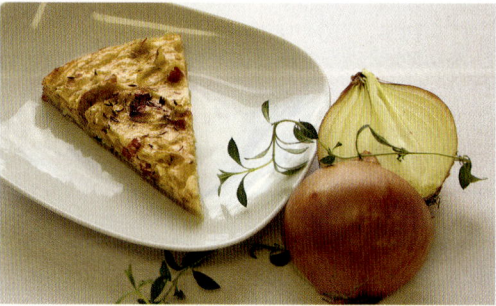

Bild 1 *Zwiebelkuchen*

Hefe in lauwarmen Wasser auflösen und mit dem Öl zum Mehl geben. Mit Knethaken zu einem glatten Teig verkneten. An einem warmen Ort gehen lassen. Schinken mit Zwiebeln, Kümmel und Petersilie etwa 20 Minuten in einer beschichteten Pfanne dünsten und abkühlen lassen. Teig auswellen und mit Rand auf das gefettete und bemehlte Blech geben. Eier mit saurer Sahne verquirlen und würzen. Mit Zwiebeln vermischen und aufs Blech streichen. Im vorgeheizten Ofen bei 200 °C auf der untersten Schiene etwa 35–40 Minuten backen. (Gilt für Rezept mal 20).

■ Apfelsaftschorle

Menge	Zutaten
100 Milliliter	Apfel Fruchtsaft naturrein
200 Milliliter	Natürliches Mineralwasser NaCl < 20 mg/l

kcal	49	B1	0,02 mg
kJ	207	B2	0,02 mg
EW	0,31 g	B6	0,04 mg
F	0,33 g	Chol	0,00
KH	10,61 g	B12	0,00
GFS	0,07 g	EUFS	0,02 g
MUFS	0,16 g	NiaÄ	198,00 µg
Bst	0,00	Hsr	16,00 mg
Na	5,00 mg		

Abendessen:

■ Nudel-Gemüse-Pfanne

Menge	Zutaten				
40 Gramm	Zucchini frisch	kcal	207	B1	0,23 mg
40 Gramm	Mohrrübe gegart	kJ	865	B2	0,11 mg
40 Gramm	Blumenkohl gegart	EW	7,72 g	B6	0,13 mg
100 Gramm	Vollkornteigwaren eifrei gegart	F	6,39 g	Chol	0,05 mg
	(etwa 40 g roh)	KH	29,01 g	B12	0,00
5 Milliliter	Olivenöl	GFS	0,95 g	EUFS	3,70 g
1 Prise	Muskat	MUFS	1,13 g	NiaÄ	2771,80 µg
1 Prise	Pfeffer	Bst	8,23 g	Hsr	67,60 mg
1 Prise	Paprika	Na	18,25 mg		
1 Prise	Ingwer				

Gemüse kurz blanchieren. Teigwaren bissfest garen, gut abtropfen lassen. Olivenöl erhitzen, Gemüse und Nudeln in der Pfanne kurz durchschwenken. Mit Gewürzen abschmecken.

■ Paprika-Tomaten-Sauce

Menge	Zutaten				
50 Gramm	Paprikaschoten frisch	kcal	75	B1	0,06 mg
50 Gramm	Tomaten frisch	kJ	315	B2	0,04 mg
5 Gramm	Zwiebeln frisch	EW	1,32 g	B6	0,21 mg
5 Milliliter	Olivenöl	F	6,17 g	Chol	0,05 mg
2 Gramm	Tomatenmark	KH	3,52 g	B12	0,00
50 Milliliter	Gemüsebrühe	GFS	0,88 g	EUFS	3,78 g
1 Prise	Pfeffer	MUFS	1,16 g	NiaÄ	770,50 µg
1 Prise	Knoblauch	Bst	2,64 g	Hsr	14,07 mg
		Na	103,80 mg		

Paprikaschote in den heißen Backofen geben, bis sich die Haut leicht abziehen lässt. Entkernen und in grobe Würfel schneiden. Strunk der Tomate entfernen, mit heißem Wasser überbrühen, die Haut abziehen, Tomate entkernen und Fleisch in grobe Würfel schneiden. Zwiebel würfeln, mit den Paprika- und Tomatenwürfeln in Öl anschwitzen. Tomatenmark dazu geben, glatt rühren und mit Gemüsebrühe aufgießen. Mit Pfeffer und Knoblauch verfeinern.

■ Ruccola-Salat mit Champignons

Menge	Zutaten				
40 Gramm	Ruccola frisch	kcal	57	B1	0,05 mg
30 Gramm	Champignon frisch	kJ	238	B2	0,17 mg
5 Gramm	Zwiebel frisch	EW	1,69 g	B6	0,05 mg
5 Milliliter	Walnussöl	F	5,06 g	Chol	0,05 mg
	Aceto Balsamico	KH	1,48 g	B12	0,00
1 Prise	Pfeffer	GFS	0,55 g	EUFS	0,81 g
		MUFS	3,45 g	NiaÄ	1695,10 µg
		Bst	1,10 g	Hsr	18,75 mg
		Na	13,65 mg		

Ruccola putzen, waschen und abtropfen lassen.
Champignons je nach Zustand nur kurz abbrausen
(nicht mit Erde behaftet) oder in Wasser mit etwas Mehl waschen (Pilze mit Erde behaftet). Halbieren und blättrig schneiden. Zwiebel fein würfeln. Aus Balsamicoessig, Gewürzen und Walnussöl Dressing herstellen. Ruccola und Champignons dekorativ anrichten, Dressing kurz vor dem Servieren darüber geben.

■ Gefülltes Brötchen

Menge	Zutaten				
50 Gramm	Brötchen-Roggenbrötchen	kcal	145	B1	0,10 mg
10 Milliliter	Trinkmilch 1,5 % Fett	kJ	607	B2	0,16 mg
30 Gramm	Quark 0,2 % Fett	EW	7,93 g	B6	0,13 mg
10 Gramm	Gewürzgurken Sauerkonserve,	F	0,78 g	Chol	0,90 g
	abgetropft	KH	25,69 g	B12	0,35 µg
15 Gramm	Tomaten frisch	GFS	0,21 g	EUFS	0,12 g
5 Gramm	Paprikaschoten frisch	MUFS	0,27 g	NiaÄ	2312,40 µg
5 Gramm	Radieschen frisch	Bst	3,53 g	Hsr	32,60 mg
1 Gramm	Schnittlauch, Dill, Petersilie, Kerbel	Na	279,43 mg		
	frisch				
1 Prise	Kümmel				
1 Prise	Pfeffer				
1 Prise	Paprika				

Brötchen aushöhlen. Ausgehöhltes klein schneiden. Milch mit Quark verrühren. Gemüse waschen, putzen und in feine Würfelchen schneiden und unter mit dem ausgehöhlten Brot in den Quark geben. Mit reichlich frischen Kräutern und Gewürzen abschmecken. Brot füllen und kalt stellen.
In Scheiben geschnitten servieren.

Fortsetzung ⟶

---> *Fortsetzung*

■ Himbeerdickmilch

Menge	Zutaten
125 Milliliter	Dickmilch 1,5 % Fett
25 Milliliter	Natürliches Mineralwasser mit Kohlensäure NaCl < 20 mg/l
100 Gramm	Himbeere frisch
	Süßstoff flüssig

kcal	92	B1	0,07 mg
kJ	383	B2	0,26 mg
EW	5,55 g	B6	0,13 mg
F	2,17 g	Chol	7,50 mg
KH	9,92 g	B12	0,63 µg
GFS	1,14 g	EUFS	0,59 g
MUFS	0,25 g	NiaÄ	1 545,75 µg
Bst	6,70 g	Hsr	18,00 mg
Na	63,75 mg		

Dickmilch mit etwas kohlensäurehaltigem, natriumarmen Mineralwasser glatt rühren. Himbeeren dazu geben und eventuell mit etwas Süßstoff nachsüßen.

■ „Feierabend Tee"

Menge	Zutaten
300 Milliliter	Feierabend Tee (Wert von Kräutertee verwendet)

kcal	3	B1	0,03 mg
kJ	9	B2	0,01 mg
KH	0,60 g	Na	3,00 mg

Zusätzlich sollte über den Tag verteilt noch ein Liter natriumarmes (Mineral-)Wasser getrunken werden.

5.3 Diabetes und Schwangerschaft

Eine Schwangerschaft ist heute für eine Diabetikerin selbstverständlich. Eventuell könnte ärztlicherseits abgeraten werden:

■ Bei bereits fortgeschrittener diabetischer Nierenschädigung

■ Veränderungen der Herzkranzgefäße

■ Ausgeprägte Retinopathie

Besonders wichtig sind optimale Blutzuckerwerte vor der Empfängnis und während der Gravidität/Gestation.

Eine schlechte Stoffwechsellage der Schwangeren kann zu Organmissbildungen des Kindes führen, das Risiko hierfür ist deutlich erhöht.

Ausserdem verursachen hohe Blutzuckerwerte der Mutter

■ Hyperglykämie des Kindes („Riesenbabys")

■ Organunreife der Leber

■ Hypokalzämie

Ernährungstherapie

Zielwerte

Blutzuckerwert postprandial morgens, mittags, abends	< 120 mg/dl
Nüchternblutzuckerwert	60–90 mg/dl
HbA1c	< 6,0 %
HbA1	< 8,0 %
Fruktosamin	< 250 µmol/l

Ziel

Straffes Blutzuckerprofil

Konzept für die schwangere Diabetikerin

■ Blutzuckerselbstkontrolle (4–6 täglich)

■ Insulindosisanpassung: Zunahme des Insulinbedarfs während der Schwangerschaft, da die Hormonumstellung eine Verminderung der Insulinempfindlichkeit bewirkt

■ Blutdruckkontrollen:

Blutdrucknormwerte		
Beurteilung	Systolischer Wert	Diastolischer Wert
Optimal	< 120 mmHg	< 80 mmHg
Normal	< 130 mmHg	< 85 mmHg

■ Augenärztliche Kontrolle einmal pro Schwangerschaftsdrittel

■ HbA1c Wert-Kontrolle einmal pro Monat

■ Diabetologen alle zwei Wochen aufsuchen

■ Gynäkologen: alle zwei Wochen aufsuchen, ab dem 6. Monat einmal wöchentlich

■ Zahnarzt: zwei bis vier Mal während der Schwangerschaft

■ Richtige Ernährung: 25–30 kcal/kg Körpersollgewicht nach BMI im 1. Trimester

30–35 kcal/kg Körpersollgewicht nach BMI im 2. und 3. Trimester

etwa 50 % Kohlenhydrate

etwa 30 % Fett

etwa 20 % Eiweiß

(vgl. Ernährungstherapie bei Diabetes mellitus Typ-1)

5.4 Gestationsdiabetes

Als Gestationsdiabetes wird jede während der Schwangerschaft erkannte Störung des Kohlenhydratstoffwechsels bezeichnet. Der Gestationsdiabetes birgt Risiken für die Mutter (z.B. EPH-Gestose, Harnwegsinfekte) und für das ungeborene Kind (Sterblichkeit vor und nach der Geburt).

Durch rechtzeitige Erkennung und Therapie können sowohl die mütterlichen Komplikationen als auch die des Kindes weitgehend verhindert werden.

Der Suchtest wird in der Regel in der 24.–28. Schwangerschaftswoche mittels OGTT durchgeführt.

Bei gesicherter Diagnose gelten für den Diabetologen sowie für den Gynäkologen die Regeln der intensiven Betreuung von Schwangeren mit manifestem Diabetes mellitus (vgl. Diabetes und Schwangerschaft). Gestationsdiabetikerinnen haben häufig einen hohen Insulinbedarf durch periphere Insulinresistenz.

Der Gestationsdiabetes bildet sich nach der Schwangerschaft meistens – aber nicht immer – zurück.

Auch nach vollständiger Normalisierung des Blutzuckerspiegels besteht ein hohes Risiko für die spätere Manifestation eines Diabetes mellitus. Deswegen sind jährliche Stoffwechselkontrollen zu empfehlen und Normalgewicht erhalten, bzw. erreichen.

Tageskostplan – Schwangere Diabetikerin

Patientin: 24-jährige Schwangere
Wünschenswerte Energie- (D-A-CH Referenzwerte)
und Nährstoffzufuhr:

Gesamtenergiebedarf	*2 400 kcal + 255 kcal Zuschlag/Tag = 2 655 kcal/Tag bzw. 10 200 kJ + 1,1 MJ Zuschlag/Tag = 11 284 kJ/Tag*
Eiweiß 18–20 %	*478–531 kcal = 120–133 g EW/Tag*
Fett ca. 30 %	*797 kcal = 89 g F/Tag*
Kohlenhydrate 50–55 %	*1 328–1 460 kcal = 332–365 g KH/Tag*
BE/KHE	*26 BE*
Folsäure	*600 μg FÄ (nach ärztlicher Verordnung substituiert)*

Gesamtsumme Tageskostplan

BE	26	Na	4 698,15 mg	
kcal	2410	Fol	397,95 μg	
kJ	10097	B1	1,71 mg	
EW	121,87 g	B2	3,08 mg	
F	65,59 g	B6	2,55 mg	
KH	322,69 g	Chol	180,28 mg	
GFS	25,66 g	B12	6,60 μg	
MUFS	11,54 g	EUFS	22,83 g	
Bst	34,74 g	NiaÄ	52 238,72 μg	

Nährstoffrelation

Eiweiß	121,87 g	21 %
Fett	65,59 g	25 %
Kohlenhydrate	323 g	56 %

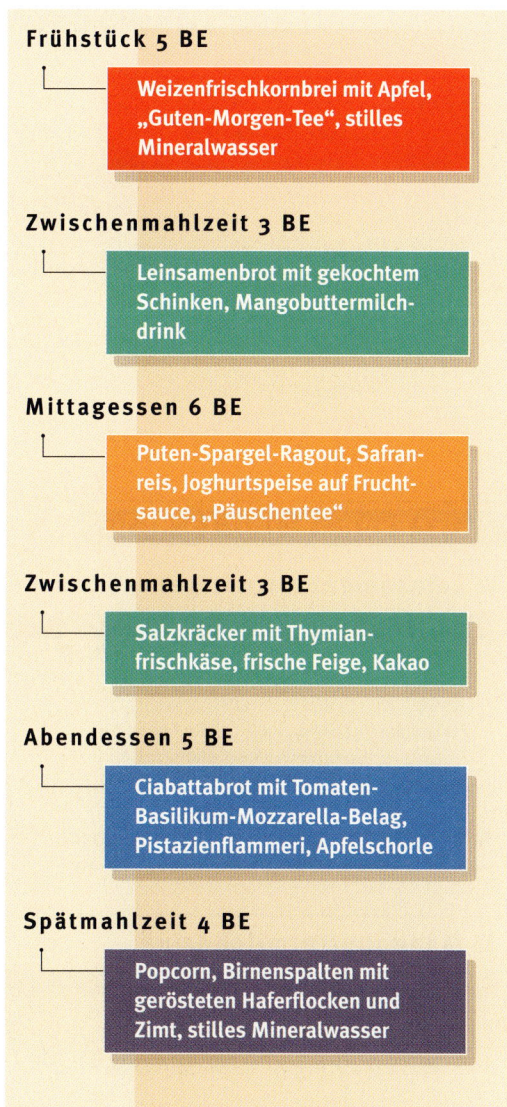

Frühstück 5 BE
Weizenfrischkornbrei mit Apfel, „Guten-Morgen-Tee", stilles Mineralwasser

Zwischenmahlzeit 3 BE
Leinsamenbrot mit gekochtem Schinken, Mangobuttermilchdrink

Mittagessen 6 BE
Puten-Spargel-Ragout, Safranreis, Joghurtspeise auf Fruchtsauce, „Päuschentee"

Zwischenmahlzeit 3 BE
Salzkräcker mit Thymianfrischkäse, frische Feige, Kakao

Abendessen 5 BE
Ciabattabrot mit Tomaten-Basilikum-Mozzarella-Belag, Pistazienflammeri, Apfelschorle

Spätmahlzeit 4 BE
Popcorn, Birnenspalten mit gerösteten Haferflocken und Zimt, stilles Mineralwasser

Frühstück (5 BE):

■ Weizenfrischkornbrei mit Apfel

Menge	Zutaten
60 Gramm	Weizen, ganzes Korn, geschrotet 3 BE
150 Milliliter	Trinkwasser
100 Milliliter	Trinkwasser
250 Milliliter	Trinkmilch 1,5 % Fett 1 BE
100 Gramm	Apfel, geschält, geraspelt 1 BE
20 Milliliter	Trinkmilch 1,5 % Fett

BE	5	Fol	51,30 µg
kcal	383	B1	0,41 mg
kJ	1 609	B2	0,57 mg
EW	16,50 g	B6	0,45 mg
F	7,60 g	Chol	22,80 mg
KH	61,06 g	B12	1,35 µg
GFS	3,90 g	EUFS	1,96 g
MUFS	0,94 g	NiaÄ	6 673,90 µg
Bst	8,18 g		

Weizenschrot über Nacht in 150 ml Wasser einweichen.
Gequollenen Weizenschrot in kaltem, mit Milch vermischtem Wasser aufsetzen, aufkochen lassen und mindestens 30 Minuten quellen lassen. Gewaschenen, geschälten, fein geraspelten Apfel dazu geben. Brei mit Süßstoff süßen und eventuell mit gemahlenem Zimt verfeinern.

■ „Guten-Morgen-Tee"

Menge	Zutaten
300 Milliliter	„Guten-Morgen-Tee" (Wert von Kräutertee verwendet)

kcal	3	Fol	3,00 µg
kJ	9	B1	0,03 mg
KH	0,60 g	B2	0,01 mg

■ Stilles Mineralwasser

Menge	Zutaten
300 Milliliter	Natürliches Mineralwasser still

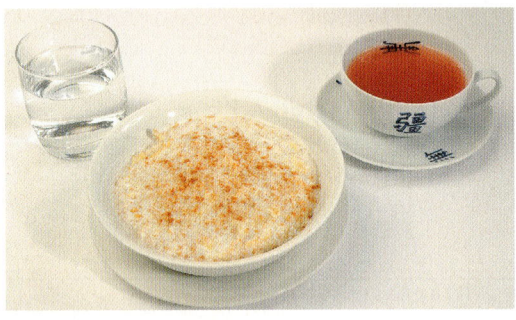

Bild 1 *Frühstück (5 BE)*

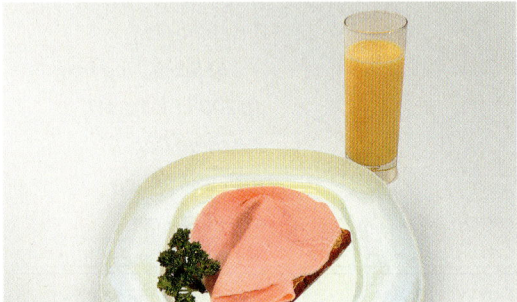

Bild 2 *Zwischenmahlzeit (3 BE)*

Zwischenmahlzeit (3 BE):

■ Leinsamenbrot mit gekochtem Schinken

Menge	Zutaten
30 Gramm	Leinsamenbrot (Wert von Weizenmischbrot verwendet) 1 BE
10 Gramm	Senf
20 Gramm	Schweine Schinken gekocht ungeräuchert ohne Fettrand
1 Gramm	Petersilienblatt frisch

BE	1	Fol	12,96 µg
kcal	97	B1	0,11 mg
kJ	408	B2	0,08 mg
EW	6,46 g	B6	0,09 mg
F	1,43 g	Chol	9,80 mg
KH	14,35 g	B12	0,20 µg
GFS	0,33 g	EUFS	0,65 g
MUFS	0,29 g	NiaÄ	2 339,53 µg
Bst	1,41 g		

Brot mit Senf bestreichen und Schinken darauf geben. Mit Petersiliensträußchen garnieren.

■ Mangobuttermilchdrink

Menge	Zutaten
250 Milliliter	Buttermilch 1 BE
90 Gramm	Mango frisch 1 BE
160 Milliliter	Natürliches Mineralwasser still

BE	2	Fol	54,90 µg
kcal	144	B1	0,11 mg
kJ	602	B2	0,45 mg
EW	8,54 g	B6	0,22 mg
F	1,66 g	Chol	7,50 mg
KH	21,55 g	B12	0,50 µg
GFS	0,84 g	EUFS	0,52 g
MUFS	0,10 g	NiaÄ	2 905,30 µg
Bst	1,53 g		

Mango waschen und die Kappe an beiden Enden wegschneiden. Schale entfernen und Fruchtfleisch am Kern entlang abschneiden. In mundgerechte Stücke schneiden. Mango mit Buttermilch in den Mixer geben und fein pürieren. Mit stillem Mineralwasser zu 500 Milliliter aufgießen.

Mittagessen (6 BE):

■ Puten-Spargel-Ragout

Menge	Zutaten
125 Gramm	Pute frisch, Brust
50 Milliliter	Gemüsebrühe
120 Gramm	Spargel frisch weiß (50 g geschält)
100 Milliliter	Trinkwasser
10 Milliliter	Zitrone Fruchtsaft
1 Prise	Jodiertes Salz
	Süßstoff flüssig
20 Gramm	Spargelschalen weiß
40 Gramm	Champignon frisch
5 Gramm	Pflanzenmargarine mit Omega 3 Fettsäuren
7 Gramm	Weizen Mehl Type 405 0,5 BE
10 Milliliter	Kaffeesahne 10 % Fett
125 Milliliter	Spargelsud
1 Prise	Jodiertes Salz
1 Tropfen	Worcestersauce
5 Milliliter	Zitrone Fruchtsaft

BE	0,5	Fol	108,30 µg
kcal	255	B1	0,22 mg
kJ	1062	B2	0,44 mg
EW	34,35 g	B6	0,69 mg
F	7,54 g	Chol	78,90 mg
KH	11,11 g	B12	0,68 µg
GFS	2,19 g	EUFS	2,56 g
MUFS	2,5 g	NiaÄ	23 548,33 µg
Bst	2,77 g		

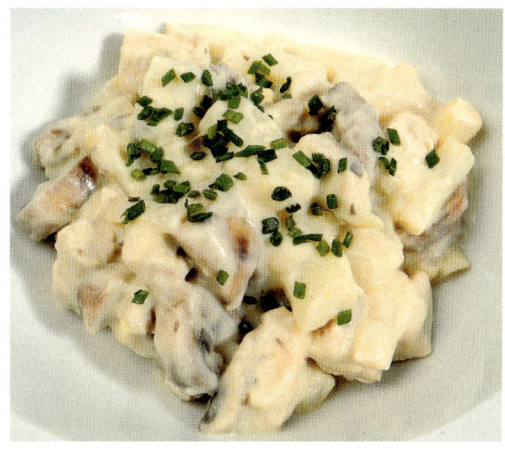

Bild 1 *Puten-Spargel-Ragout*

Putenfleisch in Gemüsebrühe pochieren. Spargel im Sud aus Salzwasser, Zitronensaft, Jodsalz, weißen Spargelschalen und einem Spritzer Süßstoff garen. Spargel auskühlen lassen und in einen cm lange Stücke schneiden. Velouté herstellen. Putenfleisch würfeln und mit dem Gemüse und gevierteltelten Champignons in der Velouté erhitzen, aber nicht kochen lassen. Ragout fein abschmecken.

■ Safranreis

Menge	Zutaten
20 Gramm	Dattel getrocknet ohne Stein 1 BE
50 Milliliter	Trinkwasser
130 Milliliter	Gemüsebrühe
1	Safranfaden
50 Gramm	Reis ungeschält roh 2,5 BE
1 Prise	Jodiertes Salz

BE	3,5	Fol	14,00 µg
kcal	256	B1	0,22 mg
kJ	1074	B2	0,07 mg
EW	4,30 g	B6	0,37 mg
F	3,58 g	Chol	0,00
KH	50,92 g	B12	0,00
GFS	0,57 g	EUFS	0,80 g
MUFS	1,88 g	NiaÄ	3 869,60 µg
Bst	3,45 g		

Getrocknete Datteln in Wasser einlegen und quellen lassen (oder frische Datteln verwenden). In feine Würfelchen schneiden. Gemüsebrühe mit 1 Safranfaden zum Kochen bringen, und gewaschenen Reis hineingeben. Aufkochen lassen, Hitzezufuhr reduzieren und ausquellen lassen. Dattelwürfelchen untermischen und eventuell nachsalzen.

■ Joghurtspeise auf Fruchtsauce

Menge	Zutaten
125 Gramm	Joghurt 1,5 % Fett 0,5 BE
5 Milliliter	Zitrone Fruchtsaft
	Süßstoff flüssig
3 Gramm	Gelatine
60 Gramm	Heidelbeeren, frisch 1 BE
45 Gramm	Ananas Dunstkonservenware abgetropft (Wert von Ananas frisch verwendet) 0,5 BE

BE	2	Fol	18,08 µg
kcal	125	B1	0,09 mg
kJ	522	B2	0,24 mg
EW	7,38 g	B6	0,12 mg
F	2,32 g	Chol	6,25 mg
KH	16,46 g	B12	0,50 µg
GFS	1,15 g	EUFS	0,61 g
MUFS	0,33 g	NiaÄ	1 579,38 µg
Bst	3,58 g		

Joghurt mit Zitronensaft und Süsstoff abschmecken. Gelatine in kalten Wasser einweichen, ausdrücken und auflösen. Unter Wärmeausgleich mit dem Joghurt vermengen. Masse in ein kalt ausgespültes Förmchen füllen und kalt stellen. Heidelbeeren pürieren. Förmchen auf ein Desserttellerchen stürzen und mit Heidelbeerpüree und Ananasstückchen garnieren.

■ „Päuschentee"

Menge	Zutaten
300 Milliliter	„Päuschentee" (Wert von Früchtetee verwendet)

kcal	3	Fol	3,00 µg
kJ	9	B1	0,03 mg
KH	0,60 g	B2	0,01 mg

Zwischenmahlzeit (3 BE):

■ Salzkräcker mit Thymianfrischkäse

Menge	Zutaten
20 Gramm	Oliven grün entsteint Glas
30 Gramm	Frischkäse 20 % Fett (Wert von Quark 20 % Fett verwendet)
1 Prise	Thymian frisch
15 Gramm	Salzkräcker (3 Stück, eckig) 1 BE

BE	1	Fol	20,50 µg
kcal	115	B1	0,03 mg
kJ	482	B2	0,11 mg
EW	5,06 g	B6	0,03 mg
F	4,59 g	Chol	4,80 mg
KH	12,69 g	B12	0,30 µg
GFS	1,36 g	EUFS	2,51 g
MUFS	0,45 g	NiaÄ	1 230,50 µg
Bst	1,15 g		

Oliven aus dem Glas abtropfen lassen und achteln.
Frischkäse mit frischem Thymian vermischen und auf die Kräcker streichen.
Olivenstückchen darauf geben.

■ Frische Feige

Menge	Zutaten
90 Gramm	Feige frisch 1 BE

BE	1	Bst	1,84 g
kcal	57	Fol	6,30 µg
kJ	238	B1	0,04 mg
EW	1,17 g	B2	0,05 mg
F	0,45 g	B6	0,10 mg
KH	11,61 g	EUFS	0,08 g
GFS	0,07 g	NiaÄ	528,30 µg
MUFS	0,19 g		

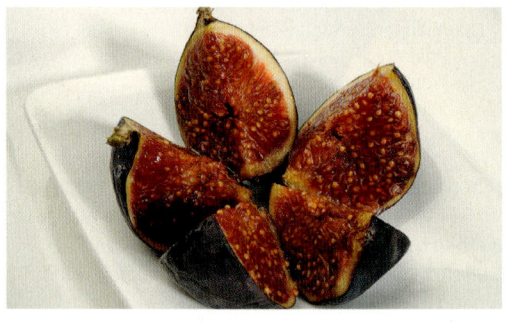

Bild 1 *Frische Feige*

■ Kakao

Menge	Zutaten
250 Milliliter	Trinkmilch 1,5 % Fett 1 BE
10 Gramm	Kakaopulver schwach entölt
	Süßstoff flüssig

BE	1	Fol	16,30 µg
kcal	154	B1	0,11 mg
kJ	651	B2	0,49 mg
EW	10,48 g	B6	0,14 mg
F	6,45 g	Chol	15,00 mg
KH	13,33 g	B12	1,25 µg
GFS	3,87 g	EUFS	2,02 g
MUFS	0,20 g	NiaÄ	2 724,20 µg
Bst	3,27 g		

¾ der Milch zum Kochen bringen. ¼ der Milch mit Kakaopulver verrühren und in die kochende Milch einrühren. Aufkochen lassen und süßen.

Abendessen (5 BE):

■ Ciabattabrot

Menge	Zutaten
75 Gramm	Ciabattabrot (Wert von Weißbrot verwendet) 3 BE

BE	3	Bst	2,24 g
kcal	176	Fol	12,75 µg
kJ	739	B1	0,05 mg
EW	5,29 g	B2	0,04 mg
F	0,96 g	B6	0,08 mg
KH	36,05 g	EUFS	0,21 g
GFS	0,24 g	NiaÄ	1 448,25 µg
MUFS	0,34 g		

■ Tomaten-Basilikum-Mozzarella-Belag

Menge	Zutaten
3 Milliliter	Olivenöl
80 Gramm	Tomaten frisch
1 Prise	Jodiertes Salz
1 Gramm	Basilikumblatt frisch (Wert von Petersilienblatt frisch verwendet)
60 Gramm	Mozzarella 45 % Fett

kcal	194	Fol	44,36 µg
kJ	811	B1	0,06 mg
EW	12,20 g	B2	0,23 mg
F	15,04 g	B6	0,13 mg
KH	2,16 g	Chol	27,63 mg
GFS	8,25 g	B12	1,20 µg
MUFS	0,63 g	EUFS	5,31 g
Bst	0,80 g	NiaÄ	3 395,53 µg

Weißbrot in etwa 2,5 cm dicke Scheiben aufschneiden und mit Olivenöl bepinseln. Strunk von frischen Tomaten entfernen und Tomaten kurz in heißem Wasser blanchieren. In Eiswasser tauchen und häuten. Halbieren, entkernen und in Würfel schneiden. Frisches Basilikum waschen, trocken tupfen und fein hacken. Tomatenwürfel mit Basilkum und Salz vermischen und auf das Weißbrot geben.
Mit Mozzarella belegen und bei 140 °C im Backofen gratinieren.

Fortsetzung ⟶

⟶ Fortsetzung

■ Pistazienflammeri

Menge	Zutaten
125 Milliliter	Trinkmilch 1,5 % Fett 0,5 BE
7 Gramm	Pistazienpuddingpulver (Wert von Mais Stärke verwendet) 0,5 BE
	Süßstoff
1 Prise	Jodiertes Salz

BE	1	Fol	6,25 µg
kcal	85	B1	0,05 mg
kJ	357	B2	0,23 mg
EW	4,28 g	B6	0,06 mg
F	2,01 g	Chol	7,50 mg
KH	12,13 g	B12	0,63 µg
GFS	1,21 g	EUFS	0,60 g
MUFS	0,07 g	NiaÄ	1 034,35 µg
Bst	0,07 g		

¾ der Milch mit 1 Prise Jodsalz zum Kochen bringen, mit restlicher Milch Puddingpulver anrühren. Mit dem Schneebesen in die aufkochende Milch einrühren, aufkochen lassen, süßen und portionieren.

■ Apfelsaftschorle

Menge	Zutaten
100 Milliliter	Apfel Fruchtsaft naturrein 1 BE
100 Milliliter	Natürliches Mineralwasser still

BE	1	Fol	4,00 µg
kcal	49	B1	0,02 mg
kJ	207	B2	0,02 mg
EW	0,31 g	B6	0,04 mg
F	0,33 g	Chol	0,00
KH	10,61 g	B12	0,00
GFS	0,07 g	EUFS	0,02 g
MUFS	0,16 g	NiaÄ	198,00 µg
Bst	0,00		

Spätmahlzeit (4 BE):

■ Popcorn

Menge	Zutaten
5 Milliliter	Rapsöl
30 Gramm	Popcornmais 2 BE

BE	2	KH	20,85 g
kcal	150	GFS	0,38 g
kJ	634	MUFS	1,59 g
EW	3,00 g	Chol	0,10 mg
F	6,18 g	EUFS	2,75 g

Rapsöl in einen Topf geben, Popcornmais dazu. Topfdeckel schließen. Erhitzen. Sobald es im Topf knallt (Maiskorn springt auf), vom Herd nehmen und auspoppen lassen. Erst, wenn keine Knallgeräusche mehr zu hören sind, Topfdeckel öffnen. Oder Popcorn in der Heißluftmaschine ohne Fett zubereiten.

■ Birnenspalten mit gerösteten Haferflocken und Zimt

Menge	Zutaten
130 Gramm	Birne frisch 1 BE
1 Prise	Zimt gemahlen
5 Milliliter	Zitrone Fruchtsaft
	Süßstoff flüssig
15 Gramm	Hafer Flocken Vollkorn 1 BE
5 Gramm	Pflanzenmargarine mit Omega 3 Fettsäuren

BE	2	Fol	21,95 µg
kcal	164	B1	0,13 mg
kJ	686	B2	0,06 mg
EW	2,56 g	B6	0,04 mg
F	5,46 g	Chol	0,00
KH	26,61 g	B12	0,00
GFS	1,22 g	EUFS	2,21 g
MUFS	1,87 g	NiaÄ	763,55 µg
Bst	4,46 g		

Reife Birne waschen, dünn schälen, halbieren, entkernen und in feine Spalten schneiden. Gemahlenen Zimt mit Zitronensaft und Süßstoff verrühren und über die Birne geben. Pflanzenmargarine in der Pfanne schmelzen lassen und die Haferflocken darin goldgelb rösten. Über die marinierten Birnenspalten streuen. Mit Melissenblättchen garnieren.

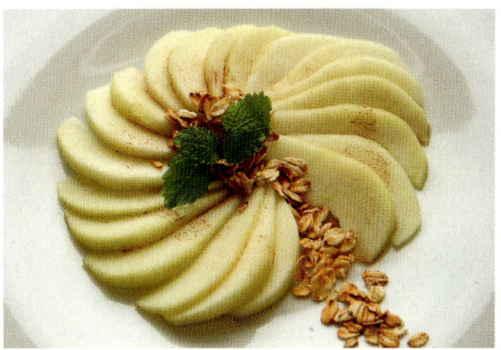

Bild 1 *Birnenspalten mit gerösteten Haferflocken und Zimt*

■ Stilles Mineralwasser

Menge	Zutaten
300 Milliliter	Natürliches Mineralwasser still

Zusätzlich sollte über den Tag verteilt noch ein Liter (Mineral-)Wasser getrunken werden. Getränke und Speisen können mit Süßstoff nachgesüßt werden.

133

6 Erkrankungen von Herz und Kreislauf (Hypertonie, Arteriosklerose, Herzinsuffizienz)

Wissensspeicher

Die Kreislauforgane (Herz und Gefäßsystem)

Das Herz und Gefäßsystem transportieren das mit Sauerstoff und Nährstoffen angereicherte Blut zu den Zellen und nach erfolgtem Stoffaustausch von dort auch wieder zurück zum Herz. Dabei ist das Herz der „Motor" und das Gefäßsystem ein geschlossenes System von Transportwegen aus elastischen Röhren.

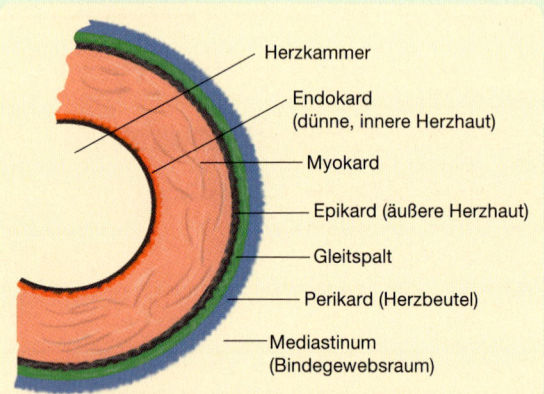

Bild 2 *Aufbau der Herzwand*

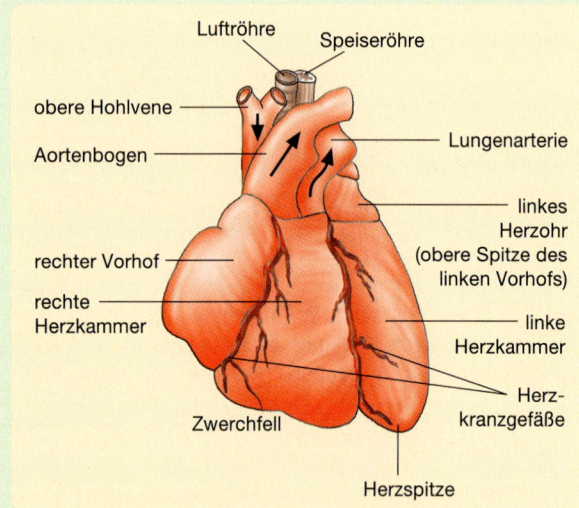

Bild 1 *Aufbau des Herzens*

Das Herz *ist ein muskuläres Hohlorgan. Es liegt zwischen Brustbein und Wirbelsäule, hat etwa die 1,5-fache Größe der menschlichen Faust und besteht aus zwei, durch die Herzscheidewand getrennten Hälften mit jeweils einem Vorhof (Atrium) und einer Kammer (Ventrikel) (siehe Bild 1).*
Das Herz ist eingebettet im Mediastinum, einem Bindegewebsraum und wird vom Herzbeutel, dem Perikard umhüllt. Zwischen Perikard und Herzmuskel liegen die äußere Herzhaut, das Epikard und der Gleitspalt, der eine reibungslose Bewegung des Herzens garantiert (siehe Bild 2).
Die Innenwände der Kammern werden vom Endokard, einer dünnen Hautschicht ausgekleidet. Der Hauptbestandteil des Herzens ist der Muskel, das Myokard, welches sich von Skelettmuskeln insofern unterscheidet, als dass es ein selbständiges Erregungsleitsystem hat. Der Muskel kontrahiert *und erschlafft circa 60–70 mal pro Minute (Herzfrequenz) durch eine autonome „Stromquelle", die am Herzen selber liegt.*

Damit das Blut kontrolliert und unter Druck von der rechten Kammer in die Lunge und von der linken Kammer in den Körperkreislauf gepumpt wird, sind die verschiedenen Teile des Herzen durch Klappen voneinander getrennt. Sie verhindern gleichzeitig den Rückfluss des Blutes. Die Klappen öffnen sich und entlassen das Blut in die nächste Station erst, wenn der Druck in Vorhof oder Kammer hoch genug ist.
Das vegetative Nervensystem bestimmt Herzfrequenz, Erregungsgeschwindigkeit und Kraft der Muskelkontraktion. So kann die Leistung des Motors an die körperlichen Bedürfnisse angepasst werden und krankhafte Veränderungen bis zu einem gewissen Grad kompensiert werden. Der Herzmuskel wird von den Herzkranzgefäßen mit Blut versorgt. Sie entspringen in der Aorta, direkt hinter der letzten Klappe des Herzens, der Aortenklappe. Wenn sich der Herzmuskel anspannt, wird circa 70 ml Blut (Herzschlagvolumen) in die rechte Kammer, beziehungsweise in den Körperkreislauf gepumpt. Bei der Blutdruckmessung wird jetzt die Systole abgelesen. Die Diastole wird in der Erschlaffungsphase des Muskels gemessen, wenn das Blut aus den Venen in den rechten Vorhof und aus dem Lungenkreislauf in den linken Vorhof einströmt.
Das Herzminutenvolumen (HMV) errechnet sich aus dem Herzschlagvolumen multipliziert mit den Kontraktionen des Herzens pro Minute. Es gibt an, wieviel Blut das Herz in einer Minuten durchfließt.
Herzschlagvolumen = 70 ml x 70 Kontraktionen/Minute in Ruhe = 4 900 ml Blut

Der Blutdruck ist der Druck, gegen den die linke Herzkammer das Blut in den Körperkreislauf auspumpen muss. Die Druckwelle ist als Puls, z. B. am Handgelenk messbar. Die Messung erfolgt meist nach Art des Herrn Riva-Rocci und wird deswegen verkürzt in RR angegeben. Idealerweise ist der Blutdruck des Menschen ab dem vierzehnten Lebensjahr systolisch 120 mmHg und diastolisch 80 mmHg. Er wird bestimmt durch den Widerstand, den die Blutgefäße bieten und das Herzminutenvolumen (z. B. auf Grund mangelnder Elastizität bei Arteriosklerose).

Das Gefäßsystem besteht aus Arterien und Venen, den großen Gefäßen, die dem Bluttransport dienen und den Kapillaren, die den Stoffaustausch gewährleisten. In Arterien herrscht hoher, in Venen niedriger Druck.
Die großen Gefäße weisen 3 Schichten, die innere, mittlere und äußere Schicht auf. Besonders bei Arterien ist die mittlere Schicht – die Muskulatur – sehr ausgeprägt. Venen sind dünnwandiger, weil die Muskelschicht viel dünner ist. Sie haben Venenklappen, die den Rückfluss des Blutes verhindern. Die Wände der Kapillaren sind nur aus der inneren Schicht aufgebaut. Der Stoffaustausch zwischen den Kapillaren und den Zellen findet stets in beiden Richtungen statt.

Im Körperkreislauf fließt sauerstoffreiches Blut durch die Arterien vom Herzen weg in die verschiedenen Körperteile. Durch die Venen strömt das sauerstoffarme Blut wieder zum Herz zurück. Der kleine Lungenkreislauf transportiert das sauerstoffarme Blut durch die Lungenarterie zur Lunge, wo es mit Sauerstoff angereichert wird. Von dort wird das sauerstoffreiche Blut durch die Lungenvene in den linken Vorhof gepumpt. Je dünner und starrer die Gefäße sind, desto höher muss die Kraft sein, mit der das Blut hindurch gepumpt werden kann.
Benötigen einzelne Organe z. B. bei Arbeit zeitweise mehr Sauerstoff und Nährstoffe, muss auch mehr Blut hindurch fließen. Das erreicht das Herzkreislaufsystem, in dem es den arteriellen Blutdruck ansteigen lässt und den Gefäßwiderstand herabsetzt. Letztere Möglichkeit ist besonders wirksam, weil ausschließlich die betroffenen Organe zusätzlich versorgt werden und ein Vielfaches an Blut transportiert werden kann.

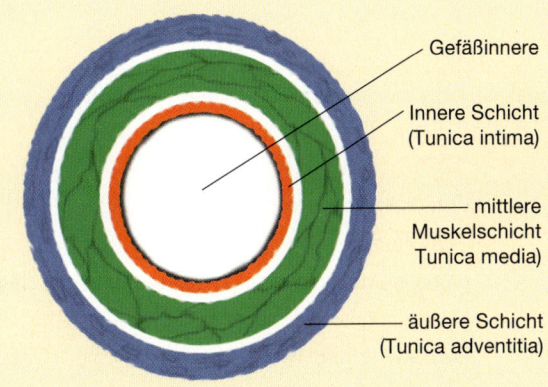

Gefäßinnere

Innere Schicht
(Tunica intima)

mittlere
Muskelschicht
Tunica media)

äußere Schicht
(Tunica adventitia)

Bild 1 *Vereinfachte Darstellung der Gefäßwand der großen Gefäße*

Fallbeispiel

Frau Gisela B. ist 58 Jahre alt, teilzeitbeschäftigt als Büroangestellte und Hausfrau. Die zwei Töchter von Frau B. leben nicht mehr zu Hause. Mit ihrem Mann genießt sie die Freizeit.
Frau B ist übergewichtig, mit einem BMI von 31. In den letzten Jahren hat sie insgesamt über 10 kg zugenommen. Schon beim letzten Gesundheitscheckup hat ihr Arzt sie auf ihren Bluthochdruck aufmerksam gemacht und ihr empfohlen, Gewicht abzunehmen und weitere diätetische Maßnahmen zu befolgen. Frau B. fühlte sich aber eigentlich wohl und hat deshalb die Empfehlungen des Arztes ignoriert und einen weiteren Arzttermin zur Blutdruckeinstellung nicht eingehalten.
1 ½ Jahre später erzählt ihr eine Bekannte, sie sei wegen Schwindels, morgendlichen Kopfschmerzen

und Herzklopfen zum Arzt gegangen, der habe Bluthochdruck festgestellt. Seit sie Gewicht abgenommen habe und weniger Salz esse, ginge es ihr viel besser. Frau B. verspürt ähnliche Symptome wie ihre Bekannte, hinzu kommen ständige Müdigkeit, Leistungsabfall und sogar ab und zu Schmerzen in der Brust.
Sie schildert ihrem Arzt die Symptome und der bestätigt die Vermutung von Frau B.
Der Blutdruck ist sehr hoch, hinzu kommen eine gestörte Glukosetoleranz und erhöhte Blutfettwerte. Bei weiteren Untersuchungen stellt der Arzt Arterienverkalkung in den Herzkranzgefäßen fest.
Die häufige Luftnot kann in der nicht mehr zu leistenden Mehrarbeit der Herzens begründet sein.

6.1 Hypertonie

Krankheitslehre

Beschreibung

Eine Hypertonie liegt vor, wenn nach Riva-Rocci gemessen, der Blutdruck über 140/80 mmHg ist. Die früher übliche Einteilung nach Normoton, Übergangshypertonie und echte Hypertonie wird heute nicht mehr vorgenommen. Jeder erhöhte Blutdruck ist behandlungsbedürftig, weswegen die Übergangshypertonie der Hypertonie zugeordnet wird.

Einteilung der Verlaufsformen der Hypertonie:

Klassifizierung	Blutdruckwerte in mmHg
Optimal und normal	<120/80–<130/85
Hochnormal	130/85–139/89
Hypertonie Grad 1 (milde Hypertonie)	140/90–159/99
Hypertonie Grad 2 (mittelschwere Hypertonie)	160/100–179/109
Hypertonie Grad 3 (schwere Hypertonie)	Über 180/110

Klassifizierung (auszugsweise) nach der World Health Organisation (1999)

Unterschieden werden grundsätzlich zwei Formen der Hypertonie:

- primäre (oder essentielle) Hypertonie – Es liegt keine organische Ursache vor. Die Gründe für die Entstehung sind weitgehend unbekannt, wobei wahrscheinlich ist, dass zum Einen eine erbliche Komponente vorliegt, zum Anderen eine Engstellung der Arterien, Vasokonstriktion genannt, die Druckerhöhung auslöst. Zentraler Ort der Entstehung der Vasokonstriktion ist die Niere und ihre Bedeutung im Natriumhaushalt. Darüber hinaus gibt es vier seltene Gendefekte, die Bluthochdruck verursachen, in dem sie die Natrium- und Wasserrückresorption erhöhen:
  – Glucocorticoid-reagible Aldosteronismus (GRA),
  – Liddle-Syndrom,
  – „Anscheinender" Mineralcorticoid-Exzess (AME),
  – Biliginturan-Syndrom.
- sekundäre Hypertonie – Sie wird ausgelöst durch andere Krankheiten z.B. Erkrankungen der Niere, endokriner Drüsen oder Gefäßanomalien. Erkrankungen endokriner Drüsen, die sekundäre Hypertonie auslösen können sind z.B. Phäochromozytom, Cushing-Syndrom oder Akromegalie. Weitere Gründe für eine sekundäre Hypertonie können bestimmte Medikamente (z.B. Steroide, Ovulationshemmer) oder eine Schwangerschaft sein.

Häufigkeit

Etwa 55 % der Bevölkerung in Deutschland zwischen dem 35 und 75 Lebensjahr sind Hypertoniker. Davon entfallen circa 80–90 % auf die primäre Hypertonie. Die WHO schätzt, dass 20 % der Todesfälle in den Industrienationen direkte Folge der Hypertonie sind. Dem zu Grunde liegt die Tatsache, dass 40 % der Betroffenen nicht oder nur unzureichend behandelt sind. Es wird eine hohe Dunkelziffer geschätzt. Vermutlich wissen 20 % der Hypertoniker nicht, dass ihr Blutdruck erhöht ist.

Entstehung

Die Entstehung der zwei Hypertoniearten ist sehr unterschiedlich. Der Mechanismus, der die primäre Hypertonie entstehen lässt, ist noch nicht gesichert erforscht. Verschiedene Faktoren begünstigen jedoch die primäre Hypertonie:

Exogene Faktoren		Endogene Faktoren (auszugsweise)
Einfluss ist nachgewiesen	Noch nicht nachgewiesen	
Überernährung und Übergewicht	Niedrige Kaliumzufuhr	Renin-Aniotensin-Aldosteron-System ist aktiviert
Zu hohe Kochsalzzufuhr	Niedrige Calciumzufuhr	Zu geringe renale Natriumausscheidung
Alkoholabusus	Niedrige Magnesiumzufuhr	Noradrenalinempfindlichkeit ist erhöht
	Geringe Ballaststoffzufuhr	Sympathikotonus ist erhöht
	Geringe Zufuhr ungesättigter Fettsäuren	Intrazelluläre Konzentration von Na und K sind erhöht
	Wirkung von Knoblauch, Proteinzufuhr, Vitamin C	

Die genetische Disposition allein entscheidet nicht über die Manifestation der Hypertonie, weitere Faktoren bestimmen, ob und wann jemand einen Bluthochdruck entwickelt. Bestimmte Völker mit gesundem Lebensstil und niedrigem Verzehr von Kochsalz (NaCl), weisen sehr wenige Hypertoniker auf. Werden diese Bevölkerungsgruppen mit einer westlichen Ernährungs- und Lebensweise konfrontiert, steigt die Rate der Betroffenen rapide an. Der Niere kommt bei der Entstehung eine besondere Bedeutung zu.

Die Beziehung zwischen Übergewicht und Hypertonie ist am wenigsten umstritten und gut untersucht. Durch Überernährung und Übergewicht entsteht eine Hyperinsulinämie, in deren Folge sich ein erhöhter Blutdruck entwickeln kann, denn Insulin fördert die

Rückresorption von Natrium durch die Niere. Besonders bei androider Fettverteilung, also der Bauchfettansammlung, entsteht ein Bluthochdruck. Bereits bei einer Gewichtsreduktion von 5–10 kg sind erste Erfolge sichtbar. Besonders günstig wirkt sich die Gewichtsnormalisierung auf einen BMI von <25 aus. Zusätzlich zu dem positiven Effekt der Gewichtsreduktion, enthält eine ausgewogene Reduktionskost weniger Kochsalz.

Der Faktor Kochsalzzufuhr (NaCl) wird immer wieder heftig diskutiert. Als gesichert gilt zur Zeit, dass immer eine gewisse Salzsensivität besteht. Bei Natrium-(Na)-einschränkung sind unterschiedlich ausgeprägte Erfolge auf die Blutdrucksenkung zu erwarten. Ein Diätversuch sollte also immer durchgeführt werden. Wenn überhaupt ist eine Senkung des Blutdrucks aber nur bei einem vorhergehenden deutlich über dem D-A-CH-Richtwert liegenden Kochsalzverzehr zu erwarten. Durch verringerte Natriumausscheidung und/oder höhere Natriumretention kommt es zu einem erhöhten intrazellulären Natriumgehalt. Wahrscheinlich führt auch eine erhöhte Chloridkonzentration zu vermehrter Natriumrückresorption der Niere. Die Gefäßwände werden besonders stark zur Kontraktion angeregt. Die daraus resultierende Gefäßengstellung bedeutet höheren Kraftaufwand bzw. Druck, um das Blut durchströmen zu lassen. Dieser Effekt wird erst bei einem deutlich erhöhten Kochsalzverzehr von >15 g täglich vermutet.

Interessant ist, dass die Geschmacksschwelle für Kochsalz beim Hypertoniker oft höher ist, als bei Menschen mit normalem Blutdruck. Als Folge konsumieren Hypertoniker 2–3 mal mehr Kochsalz, als Normotoniker.

Eine optimale Kalium-(K)-zufuhr mit der Nahrung schwächt die hypertensive Wirkung des Natriumchlorids und mindert dadurch die Entstehung von Hypertonie.

Regelmäßiger und hoher Alkoholkonsum hat blutdrucksteigernde Wirkung, vermutlich weil über den Harn vermehrt Kalium und Magnesium verloren gehen. Bei vorhergehendem hohen Alkoholkonsum wirkt eine Einschränkung des Alkohols blutdrucksenkend, auch wenn alle anderen Faktoren, wie z. B. Natrium- und Kaliumzufuhr und Körpergewicht gleich bleiben.

Eine optimale Zufuhr an Calcium und Magnesium senken das Bluthochdruckrisiko.

Eine verbesserte Versorgung mit den Fettsäuren Ölsäure und Linolsäure und verringerte Zufuhr von Arachidonsäure, gesättigten Fettsäuren und Trans-Fettsäuren unterstützt wahrscheinlich die Ernährungstherapie der Hypertonie.

Kaffee, schwarzer, bzw. grüner Tee sollten nicht in übergroßen Mengen getrunken werden (verzehrsüblich sind circa 3–4 Tassen täglich).

Symptome

Während die Hypertonie im Anfangsstadium mit milder Ausprägung häufig symptomlos verläuft, sind die langfristigen Folgen drastisch.

Folgende Symptome können in unterschiedlicher Ausprägung und Kombination auftreten:

- Druckgefühl und Kopfschmerz (oft morgens und am Hinterkopf)
- Gerötetes Gesicht
- Müdigkeit, Leistungsabfall
- Schwindel, Herzklopfen, Nasenbluten, Ohrensausen
- Schmerz in der Herzgegend, Atemnot bei körperlicher Belastung

Folgeerkrankungen der Hypertonie sind:

- Linksherzinsuffizienz
- Schädigung des linken Herzens wegen ständig erhöhtem Kraftaufwand zum Auswurf des Blutes in den Körperkreislauf
- Lungenödem und Kardiomyopathien
- Arteriosklerose und koronare Herzkrankheit
- Zerebraler Insult (eine Erhöhung auf 140–159 mmHg bedeutet ein 40 % erhöhtes Insultrisiko), Herzinfarkt
- Gefäßrupturen
- Retinopathien

Begleiterkrankungen

Die Hypertonie ist häufig vergesellschaftet mit mindestens einer weiteren Erkrankung des metabolischen Syndroms, Diabetes mellitus, Hyperlipoproteinämie und Übergewicht. Auch die Hyperurikämie tritt häufig gleichzeitig auf.

Bluthochdruck ist einer der wichtigsten Risikofaktoren für die Entstehung der Arteriosklerose und deren Folgen wie z. B. Herzinfarkt und Schlaganfall.

Besonders zu beachten/Therapie

Zur Beurteilung der Schwere der Hypertonie und der Wahl der Therapie sollten sowohl die Blutdruckwerte, als auch bereits eingetretene Folgeerkrankungen und Organschäden z. B. an den Augen, Nieren, am Gehirn oder am Herz berücksichtigt werden.

Bei hochnormalen Blutdruckwerten von 130–139/85–89 mmHg und weiteren Risikofaktoren z. B. Diabetes mellitus oder Übergewicht sollte eine nicht medikamentöse Therapie nach den folgenden Richtlinien erfolgen.

137

Die Therapie der Hypertonie sollte multidisziplinär erfolgen. Dazu gehören eine ausführliche Ernährungsberatung, eine Bewegungssteigerung, gegebenenfalls Raucherentwöhnung, Streßmanagement und Entspannungstraining. Speziell für die Ernährungsberatung ist es wichtig, Begleiterkrankungen z. B. des metabolischen Syndroms zu berücksichtigen und allen Aspekten gerecht zu werden.

Eine Bewegungssteigerung von mindesten 2–3 mal wöchentlichem Training im Ausdauerbereich für etwa 30 bis 60 Minuten ist (nach Rücksprache mit dem Arzt) empfehlenswert. Günstige Sportarten sind Wandern, Walking, Nordic Walking, Laufen, Skilanglauf, Schwimmen, Radfahren, Inline Skaten, Rudern, o. ä.

Häufig ist in Nährwerttabellen nur der Natriumgehalt angegeben. Um den Kochsalzgehalt zu errechnen liegen Umrechnungsfaktoren in Kapitel 10, Nierenerkrankungen, S. 196 vor.

Ernährungstherapie

Ziele

Übergeordnetes Ziel der Therapie des Bluthochdrucks ist die Vermeidung, bzw. das Herauszögern der gravierenden Folgeerkrankungen und schweren Ereignisse wie z. B. Schlaganfall und Herzinfarkt.

Durch die Ernährungstherapie soll das Körpergewicht gesenkt, die Kochsalz- und Kaliumzufuhr optimiert und die Gesamtheit der Ernährungsgewohnheiten verbessert werden.

Ein weiteres wichtiges Standbein der nicht medikamentösen Therapie ist die regelmäßige körperliche Bewegung. Anzustreben sind mindestens 2–3 mal 60 Minuten Ausdauertraining, z. B. Fahrradfahren, Laufen, Skilanglauf, Walking oder Schwimmen in der Woche. Signifikante Blutdrucksenkungen sind nach mindestens drei monatigem Training zu erwarten, andere Erkrankungen des metabolischen Syndroms werden ebenfalls positiv beeinflusst. Vorab ist Rücksprache mit dem behandelnden Arzt notwendig. Von Krafttraining ist abzuraten.

Kostformen

Bei Vorliegen von Übergewicht wird eine Gewichtsreduktion von mindesten 5–10 kg, besser eine Gewichtsnormalisierung auf einen BMI < 25 empfohlen (siehe Kapitel 3, S. 61 ff.). Der Gewichtsreduktion kommt besondere Bedeutung zu und sollte bei Übergewicht in der Ernährungsberatung ausführlich thematisiert werden. Bereits bei einer Gewichtsabnahme von 10 kg ist durchschnittlich eine Blutdrucksenkung von 12/8 mmHg zu erwarten. Würden alle Menschen mit Bluthochdruck 10 kg abnehmen, ist deshalb eine

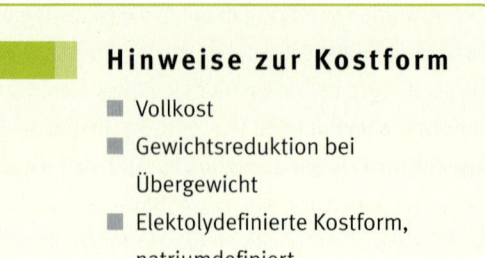

Hinweise zur Kostform

- Vollkost
- Gewichtsreduktion bei Übergewicht
- Elektolydefinierte Kostform, natriumdefiniert

Normalisierung des Blutdrucks bei etwa 30 % der Hypertoniker zu erwarten.

Bei hoher Kochsalzzufuhr sollte eine Einschränkung der Natriumzufuhr auf eine „mäßig kochsalzarme Ernährung" mit etwa 6 g NaCl oder 2,4 g Na täglich erfolgen.

Die Nährstoffrelation sollte den Empfehlungen der DGE für die vollwertige Ernährung mit 15 % Eiweiß, < 30 % Fett und > 55 % Kohlenhydrate entsprechen.

Bei Vorliegen weiterer Erkrankungen wie z. B. Diabetes mellitus, Hyperlipidämie oder Hyperurikämie sind auch die Richtlinien der entsprechenden Kapitel anzuwenden.

Ernährungsempfehlungen

Wird eine Reduktionskost durchgeführt, tritt automatisch eine Reduktion der Natriumzufuhr ein. Bei maßvollem Umgang mit Kochsalz, vermehrtem Einsatz von Gewürzen und Kräutern und Elimination von stark gesalzenen Lebensmitteln (Lebensmittel-Box S. 147), kann die daraus folgende Einschränkung des Kochsalzverzehrs schon ausreichend sein.

In folgenden Lebensmitteln ist ein hoher Kochsalzgehalt zu erwarten:
- Wurst, insbesondere Hartwürste z. B. Salami, Plockwurst
- Geräuchertes und gepökeltes, z. B. Schinken, Kasseler
- Käse, insbesondere Schmelzkäse, Hartkäse, Edelpilzkäse
- Fertigprodukte, Instantsuppen und Saucen
- Würzmittel, z. B. Sojasauce, Rauchsalz, Ketchup, Worcestersauce
- Fischwaren, insbesondere geräucherte und eingelegte Fische, z. B. Makrele und Lachs geräuchert, eingelegter Hering, Rollmops
- Pikantes Gebäck, z. B. Laugenbrezeln, Salzgebäck, Knabberartikel
- Gesalzene Nüsse
- Eingelegte Gemüse, z. B. Mixed Pickles, Gemüsekonserven

Mineralwässer enthalten unterschiedlich viel Natrium. „Natriumarm" und damit „für Hypertoniker geeignet" dürfen sich Mineralwässer mit weniger als 20 mg Natrium/Liter nennen. Ebenfalls empfehlenswert sind Mineralwasser mit weniger als 150 mg Natrium/Liter. In der Literatur als ungünstig beschrieben werden Mineralwässer mit einem Natriumgehalt von mehr als 350 mg Natrium/Liter (siehe Lebensmittel-Box). Inzwischen wird der Nutzen bei Verwendung natriumarmer Mineralwässer aber kontrovers diskutiert. Bei älteren Patienten mit eingeschränkter Flüssigkeitsaufnahme ist der Einsatz wahrscheinlich nicht sinnvoll.

Für ein verbessertes Natrium-Kalium-Verhältnis ist eine überwiegend ovo-lacto-vegetabile Kost, mit besonders viel Obst und Gemüse sinnvoll. Verschiedene Studien belegen den günstigen Effekt auf eine Blutdrucksenkung, auch wenn sonstige Faktoren, wie z. B. Kochsalzverzehr und Energiezufuhr gleich bleiben. Hier scheint die Gesamtheit der Nahrung mit vermehrter Kalium-, Magnesium-, Calcium- und Ballaststoffzufuhr und verändertem Fettsäurenmuster ausschlaggebend zu sein. Die DASH-Studie belegt den besten Erfolg für stark vermehrten Obst und Gemüseverzehr und täglichem Genuss von 2–3 fettarmen Portionen eines Milchproduktes.

Eine ausreichende Calcium- und Magnesiumzufuhr sollte durch die Ernährungsberatung sichergestellt sein. Nach derzeitigem Wissensstand ist eine höhere Zufuhr als von der DGE für gesunde Erwachsene empfohlen, nicht anzuraten. Die oben genannte Empfehlung der überwiegend ovo-lacto-vegetabilen Ernährung garantiert eine ausreichende Calcium- und Magnesiumaufnahme.

Sicherheitshalber ist ein Verzicht auf Alkohol zu empfehlen, insbesondere dann, wenn vorher größere Mengen Alkohol getrunken wurden. Geringe Mengen Alkohol wirken eher leicht blutdrucksenkend. Dieser Effekt wiegt aber weniger schwer, als die negativen Auswirkungen auf mögliche andere Erkrankungen z. B. des metabolischen Syndroms.

Bei der Auswahl der Fette sind die Richtlinien der DGE maßgeblich (siehe Kapitel 4, Seite 82). Der positive Effekt von Ölsäure (z. B. in Olivenöl und Rapsöl) ist nachgewiesen. Liegt der Verzehr von Omega-3-Fettsäuren über 15 g täglich ist auch dafür eine Blutdrucksenkung nachgewiesen. Diese Menge an Omega-3-Fettsäuren kann allerdings nur medikamentös, durch Fischölkapseln erreicht werden. Durch den Verzehr entsprechender Fischarten (fettreiche Kaltwasserfische, z. B. Hering, Makrele, Lachs, Thunfisch) kann die Zufuhr an Omega-3-Fettsäuren unterstützt werden. Hering enthält z. B. 770 mg Omega-3-Fettsäuren.

Hinweise zur Ernährungsberatung

Bei einigen Lebensmitteln darf dem Gesetz nach auf den geringen Kochsalz- oder Natriumgehalt hingewiesen werden, wenn sie nicht mehr als 120 mg Natrium pro 100 g Lebensmittel, bzw. 2 mg Natrium pro 100 ml Getränk enthalten.

Für Mineralwässer gelten die oben genannten Richtlinien (siehe Ernährungsempfehlungen)

Auf eine Kochsalzverminderung im Vergleich zu herkömmlichen Lebensmitteln darf hingewiesen werden, wenn für bestimmte Lebensmittelgruppen folgende Höchstwerte nicht überschritten werden. Sie sind im normalen Lebensmittelhandel erhältlich und bei einer mäßig kochsalzarmen Ernährung, herkömmlichen Lebensmitteln vorzuziehen.

In 100 g verzehrsfertigem Lebensmittel dürfen sein:

- maximal 250 mg Natrium in Brot, Backwaren, Fertiggerichte, Suppen, Sossen und Fischerzeugnisse
- maximal 300 mg in Kartoffelerzeugnissen
- maximal 400 mg in Kochwürsten
- maximal 450 mg in Käse
- maximal 500 mg in Pökelwaren und Brühwürsten

Hauptquellen des Natriums in unserer Ernährung sind in abnehmender Reihenfolge der Natriumzufuhr pikantes Gebäck, Wurst, Brot, Käse, Fischwaren.

Besonderen Wert sollte auf die sorgsame Zubereitung von Lebensmitteln gelegt werden, um Nährstoffe, Geschmack und Aussehen möglichst positiv zu beeinflussen. Garmethoden wie Grillen, Braten und Gratinieren fördern die Bildung von geschmacksgebenden Röststoffen. Fleisch und Fisch kann vor der Zubereitung mariniert werden.

Die Verwendung von Kochsalzersatzmitteln erfordert Erfahrung im Umgang und bei der Dosierung. Zudem ist die hypertensive Wirkung der Ersatzmittel nicht untersucht. Sie verleihen schnell einen unangenehmen Geschmack. Leichter ist das Würzen mit Kräutern, nicht salzhaltigen Gewürzen und geschmacksgebenden Gemüsen, z. B. Zwiebeln, Porree, Sellerie, Möhren. Öle mit Eigengeschmack (z. B. Walnussöl, Kräuteröle) verleihen Salaten und anderen Speisen einen guten Geschmack. Fettfrei geröstete Samen, Croutons oder Zwiebeln verbessern ebenfalls den Geschmack salzarm zubereiteter Speisen.

Eine weitere Möglichkeit Salz einzusparen besteht, wenn selber Brot gebacken wird. Dabei auf Fertigbackmischungen verzichten. Lieber die Mehle individuell zusammenstellen und die Angaben des Rezeptes für die Salzmenge reduzieren beziehungsweise Salz ganz weg lassen.

139

Lebensmittel-Box

Empfehlenswerte Lebensmittel	Bedingt geeignete Lebensmittel	Nicht empfehlenswerte Lebensmittel
Brot und Backwaren in verzehrsüblichen Mengen		Salzgebäck, Laugenbrezeln, Salzstangen
Diätmargarinen, Butter, Öle (sparsam verwendet)		
Fleisch, Fisch und Geflügel, salzarm zubereitet Eier		Pökelwaren, Schinken, Wurstwaren Fischkonserven, geräucherte Fische, gebeizter Lachs
Kartoffeln Gemüse, Hülsenfrüchte		Kartoffelprodukte, insbesondere Fertigprodukte Gemüse in Dosen, Oliven, Kapern, Ketchup, Senf, Gewürzmischungen, Selleriesalz, Knoblauchsalz, o. ä. Vegetarische Pasten
Getreide- und Getreideprodukte, Teigwaren z. B. Haferflocken, Grieß, Stärke		
Milch und Milchprodukte	Kondensmilch, Milchpulver Käse	
Obst, Säfte, Obstkonserven Ungesalzene Nüsse		Gesalzene Nüsse
Zucker, Süßwaren, Konfitüre, Honig, Schokolade, Kakao		Knabberartikel, z. B. Chips, Kräcker
		Alle Fertigprodukte und Fertiggerichte, z. B. Saucen, Suppen, Fertiggerichte tiefgekühlt oder in Konserve
Mineralwasser mit <20 mg/l (Auswahl): Contrex, Perrier, Volvic	Mineralwasser mit < 150 mg/l (Auswahl): Gerolsteiner, S. Pellegrino, Sinzinger	(Auswahl) Apollinaris, Staatl. Fachinger, Staatl. Selters, St. Martin

Tageskostplan – Hypertonie

Patientin: Gisela B., 58 Jahre, Büroangestellte und Hausfrau, BMI 31 (1,65 m, 84 kg)
Wünschenswerte Energie- (D-A-CH Referenzwerte) und Nährstoffzufuhr:

Gesamtenergie-bedarf	*2 000 kcal bzw. 8 500 kJ/Tag BMI = 31 ≥ Reduzierung der Energie-zufuhr auf 1 200 kcal/Tag bzw. 5 100 kJ/Tag*
Eiweiß 15–20 %	*180–240 kcal = 45–60 g EW/Tag*
Fett < 30 %	*360 kcal = 40 g F/Tag*
Kohlenhydrate 50–55 %	*600–660 kcal = 150–165 g KH/Tag*
NaCl	*< 6 g/Tag ≤ 2 400 mg Natrium/Tag*
Cholesterin	*< 300 mg/Tag*

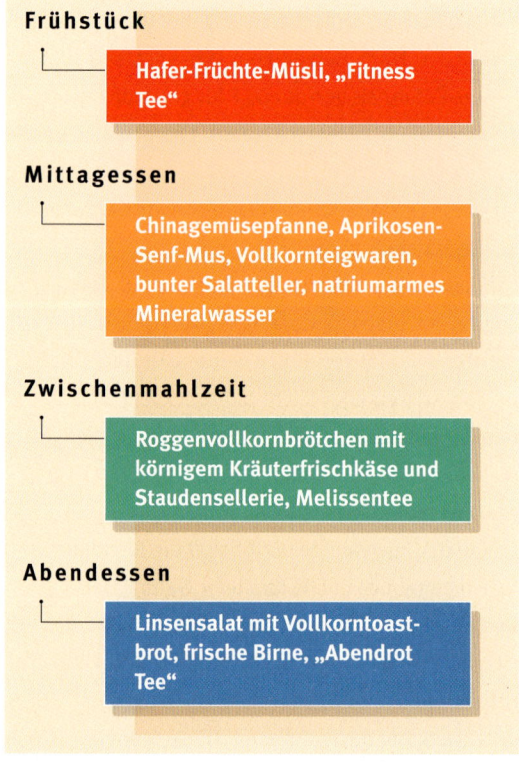

Frühstück
Hafer-Früchte-Müsli, „Fitness Tee"

Mittagessen
Chinagemüsepfanne, Aprikosen-Senf-Mus, Vollkornteigwaren, bunter Salatteller, natriumarmes Mineralwasser

Zwischenmahlzeit
Roggenvollkornbrötchen mit körnigem Kräuterfrischkäse und Staudensellerie, Melissentee

Abendessen
Linsensalat mit Vollkorntoast-brot, frische Birne, „Abendrot Tee"

Gesamtsumme Tageskostplan

kcal	1 209	Na	1 461,03 mg
kJ	5044	B1	1,22 mg
EW	50,96 g	B2	1,26 mg
F	30,73 g	B6	1,47 mg
KH	175,71 g	Chol	10,70 mg
GFS	4,80 g	B12	1,40 µg
MUFS	11,02 g	EUFS	12,02 g
Bst	38,57 g	NiaÄ	14 874,87 µg

Nährstoffrelation

Eiweiß	50 g	17 %
Fett	31 g	23 %
Kohlenhydrate	176 g	60 %

Frühstück (5 BE):

■ Hafer-Früchte-Müsli

Menge	Zutaten
30 Gramm	Hafer ganzes Korn
100 Milliliter	Trinkwasser
50 Gramm	Quark 0,2 % Fett
50 Gramm	Joghurt 0,1 % Fett
10 Milliliter	Sanddornbeere Fruchtsaft
100 Gramm	Apfel frisch
70 Gramm	Nektarine frisch

kcal	263	Na	58,00 mg
kJ	1101	B1	0,24 mg
EW	13,51 g	B2	0,37 mg
F	3,34 g	B6	0,42 mg
KH	42,78 g	Chol	1,00 mg
GFS	0,61 g	B12	0,75 µg
MUFS	1,44 g	EUFS	0,93 g
Bst	5,21 g	NiaÄ	4520,50 µg

Haferkörner waschen und in kaltem Wasser zum Kochen aufsetzen, etwa 40 Minuten garen, dann abtropfen lassen. Quark, Joghurt und Sanddornbeerensaft verrühren. Apfel und Birne waschen, schälen, entkernen, raspeln und unterrühren. Haferkörner dazu geben. Eventuell mit etwas Süßstoff nachsüßen.

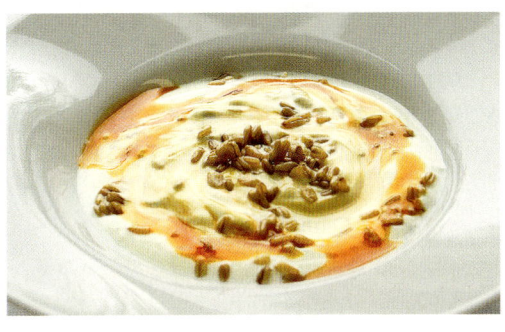

Bild 1   *Hafer-Früchte-Müsli*

■ „Fitness-Tee"

Menge	Zutaten
500 Milliliter	Fitness-Tee (Wert von Kräutertee verwendet)

kcal	5	Na	5,00 mg
kJ	15	B1	0,05 mg
KH	1,00 g	B2	0,02 mg

Mittagessen (6 BE):

■ Chinagemüsepfanne

Menge	Zutaten
50 Gramm	Mohrrübe frisch
50 Gramm	Sellerie frisch
20 Gramm	Porree frisch
60 Gramm	Zucchini frisch
10 Gramm	Zwiebeln frisch
1 Gramm	Knoblauch frisch
10 Milliliter	Rapsöl
10 Gramm	Morchel frisch
10 Gramm	Sojasprossen frisch
1 Prise	Chili
1 Prise	Pfeffer
1 Prise	Ingwer
30 Milliliter	Trinkwasser
	Zitronengras frisch

kcal	136	Na	101,99 mg
kJ	569	B1	0,14 mg
EW	3,38 g	B2	0,15 mg
F	10,59 g	B6	0,23 mg
KH	6,66 g	Chol	0,20 mg
GFS	0,89 g	B12	0,00
MUFS	3,54 g	EUFS	5,55 g
Bst	5,31 g	NiaÄ	2334,37 µg

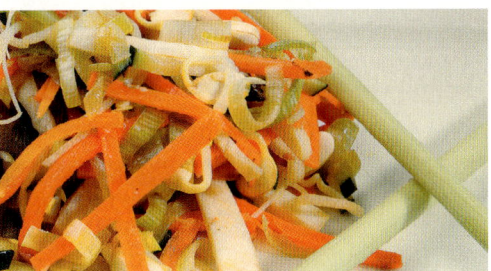

Bild 2   *Chinagemüsepfanne*

Karotte und Sellerie waschen, schälen und in feine Streifen schneiden. Lauch und Zucchini waschen und ebenfalls in feine Streifen schneiden. Zwiebel und Knoblauch schälen und fein würfeln bzw. Knoblauch durch die Presse geben. Morcheln putzen und blättrig aufschneiden. Gemüse und Knoblauch in Öl anbraten, Morcheln und Sojasprossen dazu geben. Mit Gewürzen kräftig abschmecken, mit etwas Flüssigkeit angießen und mit Zitronengras garnieren.

■ Aprikosen-Senf-Mus

Menge	Zutaten
50 Gramm	Aprikose Konserve abgetropft
5 Gramm	Senf mittelscharf
5 Milliliter	Zitronensaft
1 Prise	Pfeffer

kcal	48	Bst	0,89 g
kJ	203	Na	63,60 mg
EW	0,69 g	B1	0,01 mg
F	0,26 g	B2	0,02 mg
KH	10,09 g	B6	0,02 mg
GFS	0,02 g	EUFS	0,15 g
MUFS	0,07 g	NiaÄ	583,55 µg

Abgetropfte Aprikosen mit Senf und Zitronensaft im Mixer pürieren und mit Pfeffer verfeinern.

Fortsetzung →

⤑ *Fortsetzung*

◾ Vollkornteigwaren

Menge	Zutaten
60 Gramm	Vollkornteigwaren gegart (etwa 20 g ungegart)
1 Prise	Muskat

kcal	83	Bst	3,12 g
kJ	349	Na	0,60 mg
EW	3,46 g	B1	0,09 mg
F	0,64 g	B2	0,02 mg
KH	15,63 g	B6	0,01 mg
GFS	0,09 g	EUFS	0,07 g
MUFS	0,29 g	NiaÄ	1 127,40 µg

Trinkwasser zum Kochen bringen und Vollkornteigwaren garen (je nach ausgewählter Nudelsorte unterschiedlich lange). Abtropfen lassen und mit etwas Muskat würzen.

◾ Bunter Salatteller

Menge	Zutaten
50 Milliliter	Kefir 1,5 % Fett
5 Milliliter	Zitronensaft
1 Gramm	Schnittlauch frisch
	Dill frisch
	Petersilie frisch
1 Spritzer	Süßstoff flüssig
20 Gramm	Radieschen frisch
20 Gramm	Paprikaschoten frisch
20 Gramm	Chinakohl frisch

kcal	40	Na	32,93 mg
kJ	167	B1	0,04 mg
EW	2,45 g	B2	0,11 mg
F	0,92 g	B6	0,12 mg
KH	4,30 g	Chol	3,00 mg
GFS	0,49 g	B12	0,25 µg
MUFS	0,11 g	EUFS	0,24 g
Bst	1,49 g	NiaÄ	731,75 µg

Aus Kefir, Zitronensaft, Kräutern und eventuell etwas Süßstoff Salatsauce herstellen. Gemüse waschen, putzen und in mundgerechte Stücke schneiden.

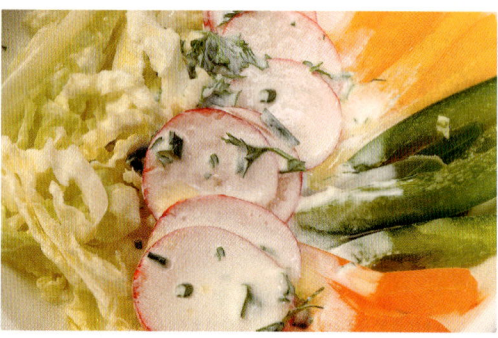

Bild 1 *Bunter Salatteller*

◾ Natriumarmes Mineralwasser

Menge	Zutaten
500 Milliliter	Natürliches Mineralwasser NaCl < 20 mg/l

Na	5,00 mg

Zwischenmahlzeit (3 BE):

◾ Roggenvollkornbrötchen

Menge	Zutaten
50 Gramm	Roggenvollkornbrötchen (Wert von Roggenbrötchen verwendet)

kcal	112	Bst	3,02 g
kJ	467	Na	226,00 mg
EW	3,19 g	B1	0,07 mg
F	0,48 g	B2	0,04 mg
KH	23,16 g	B6	0,07 mg
GFS	0,07 g	EUFS	0,05 g
MUFS	0,23 g	NiaÄ	1 133,00 µg

◾ Körniger Kräuterfrischkäse

Menge	Zutaten
40 Gramm	Hüttenkäse körnig 20 % Fett
1 Gramm	Schnittlauch frisch
	Dill frisch
	Petersilie frisch
	Kerbel frisch
1 Prise	Kümmel
1 Prise	Pfeffer

kcal	41	Na	152,03 mg
kJ	172	B1	0,01 mg
EW	5,08 g	B2	0,10 mg
F	1,73 g	B6	0,03 mg
KH	1,06 g	Chol	6,40 mg
GFS	1,04 g	B12	0,40 µg
MUFS	0,06 g	EUFS	0,52 g
Bst	0,06 g	NiaÄ	1 145,70 µg

Hüttenkäse mit gewaschenen, abgetrockneten und fein gewiegten Kräutern und Gewürzen pikant abschmecken.

Fortsetzung ⤑

---> *Fortsetzung*

■ Staudensellerie

Menge	Zutaten
30 Gramm	Bleichsellerie (Staudensellerie) frisch

kcal	5	Bst	0,76 g
kJ	21	Na	39,60 mg
EW	0,36 g	B1	0,01 mg
F	0,06 g	B2	0,02 mg
KH	0,65 g	B6	0,03 mg
GFS	0,01 g	NiaÄ	255,00 µg
MUFS	0,03 g		

Bleichsellerie waschen, putzen und in mundgerechte Stücke zum „knabbern" schneiden.

■ Melissentee

Menge	Zutaten
500 Milliliter	Melissentee (Wert von Kräutertee verwendet)

kcal	5	Na	5,00 mg
kJ	15	B1	0,05 mg
KH	1,00 g	B2	0,02 mg

Abendessen (5 BE): (s. S. 149, Bild 1)

■ Linsensalat

Menge	Zutaten
50 Gramm	Linsen trocken
200 Milliliter	Trinkwasser
250 Milliliter	Gemüsebrühe
	Lorbeerblatt
30 Gramm	Porree frisch
50 Gramm	Karotte frisch
50 Gramm	Zucchini frisch
	Essig
1 Prise	Pfeffer
1 Prise	Paprika
1 Prise	Kurkuma
1 Prise	Ingwer
3 Gramm	Senf
5 Milliliter	Rapsöl
10 Gramm	Schalotte frisch
1 Gramm	Schnittlauch frisch

kcal	262	Na	545,78 mg
kJ	1095	B1	0,35 mg
EW	14,38 g	B2	0,25 mg
F	10,57 g	B6	0,49 mg
KH	26,19 g	Chol	0,10 mg
GFS	0,99 g	B12	0,00
MUFS	4,64 g	EUFS	3,86 g
Bst	12,87 g	NiaÄ	1612,10 µg

Linsen in abgekochtem Wasser über Nacht einweichen, Flüssigkeit abgießen und in mit Lorbeerblatt versehener Gemüsebrühe bei schwacher Hitze etwa 30 Minuten garen. Gemüse und Schalotte waschen, schälen und in feine Würfelchen schneiden. Aus Essig, Pfeffer, Paprika, Kurkuma, Ingwer, Senf und Öl Marinade herstellen. Linsen und Gemüsewürfel dazu geben und vermengen. Salat gut durch ziehen lassen. Mit Schnittlauch bestreut servieren.

■ Vollkorntoastbrot

Menge	Zutaten
50 Gramm	Vollkorntoastbrot (Wert von Weizentoastbrot mit Schrotanteilen verwendet)

kcal	126	Bst	1,64 g
kJ	528	Na	217,50 mg
EW	3,73 g	B1	0,06 mg
F	1,70 g	B2	0,06 mg
KH	23,60 g	B6	0,04 mg
GFS	0,57 g	EUFS	0,50 g
MUFS	0,45 g	NiaÄ	1131,50 µg

■ Frische Birne

Menge	Zutaten
150 Gramm	Birne frisch

kcal	78	Bst	4,20 g
kJ	329	Na	3,00 mg
EW	0,75 g	B1	0,04 mg
F	0,45 g	B2	0,04 mg
KH	18,60 g	B6	0,02 mg
GFS	0,03 g	EUFS	0,15 g
MUFS	0,17 g	NiaÄ	300,00 µg

■ Abendrot-Tee

Menge	Zutaten
500 Milliliter	Abendrot-Tee (Wert von Früchtetee verwendet)

kcal	5	Na	5,00 mg
kJ	15	B1	0,05 mg
KH	1,00 g	B2	0,02 mg

1 g Kochsalz könnte noch zum Nachwürzen verwendet werden. Entweder im Gastronomiebedarf besorgen, in der Apotheke kaufen oder selbst mit der Briefwaage abwiegen.
Zusätzlich sollte über den Tag verteilt noch ein Liter (Mineral-)Wasser – mit oder ohne Kohlensäure – getrunken werden.

143

6.2 Arteriosklerose

Krankheitslehre

Beschreibung

Unter Arteriosklerose wird die degenerative Veränderung der inneren Schicht der Arterien, der Intima, verstanden. Die Gefäßwand verdickt und verhärtet. Sie wird weniger elastisch. Der Blutdurchfluss der betroffenen Arterie wird behindert. In der Folge kommt es zu einer Minderversorgung des Gewebes, welches durch das Blutgefäß versorgt wird.

Zunächst häufen sich atherogene Lipoproteine in der Gefäßwand an. Durch weitere chemische Reaktionen lagern sich Monozyten in der Wand ab. Daraus entstehen Makrophagen, die Cholesterin aufnehmen. Es bilden sich Schaumzellen und im weiteren Verlauf Fettstreifen, sogenannte frühe Läsionen. Unter fortgeschrittenen Läsionen werden Plaque und vermehrtes Wachstum funktionsarmen Bindegewebes an der frühen Läsion verstanden. Schwerwiegende Folgen für den Betroffenen entstehen durch komplizierte Läsionen, wie z. B. Blutungen, Thromben, Ulzerationen und Verkalkungen. Kann die Minderversorgung des nachfolgenden Gewebes nicht mehr kompensiert werden, kommt es zu peripheren arteriellen Verschlusskrankheit (paVk), Aneurismen, Herzinfarkt oder Schlaganfall.

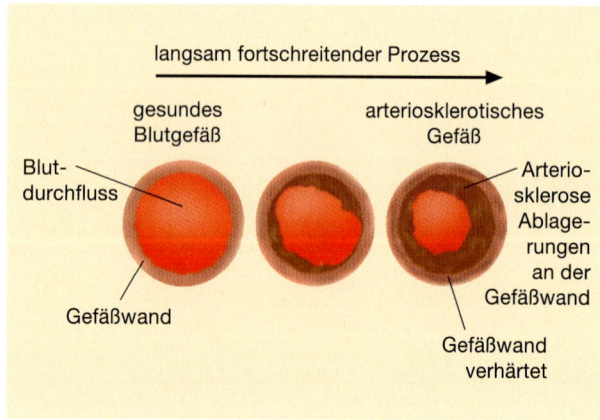

Bild 1 *Querschnitt eines gesunden und eines arteriosklerotischen Blutgefäßes*

Häufigkeit

Fast jeder zweite in Deutschland stirbt an den Folgen artheriosklerotischer, ernährungsabhängiger Veränderungen der Blutgefäße. Damit ist die Arteriosklerose auch von großer gesundheitspolitischer Bedeutung. Häufigkeit und Sterblichkeit haben trotz enormer medizinischer Fortschritte in den letzten Jahren kaum abgenommen. Auf Grund der Vielzahl und Komplexität der Risikofaktoren, lässt sich das Ausmaß der Häufigkeit aller Erkrankten nur abschätzen.

Die Dunkelziffer der Betroffenen ist hoch, weil die Arteriosklerose beginnend oft symptomlos und schleichend verläuft und damit zunächst unentdeckt bleibt. Zwischen 25–30 % der Bevölkerung weisen zwei, und zwischen 10–15 % weisen bereits drei Risikofaktoren für ihre Entstehung auf. Mehrere Risikofaktoren multiplizieren sich und lassen das Risiko einer Erkrankung enorm ansteigen. Auf 100000 Einwohner kommen z. B. etwa 150–300 Hirninfarkte und circa 300 Myocardinfarkte pro Jahr. Männer sind häufiger betroffen als Frauen. Doch die Zahl der erkrankten Frauen nimmt in den letzten Jahren deutlich zu.

Der Primärprävention und Bekämpfung der Arteriosklerose im Frühstadium kommt besondere Bedeutung zu. Bei fortgeschritteneer Arteriosklerose bilden sich gravierende Schäden an den Gefäßen. Bei Komplikationen wie Herzinfarkt oder Schlaganfall führen sie dann zu schlechten Prognosen bezüglich der Sterblichkeit in der Frühphase nach dem Infarkt oder Schlaganfall.

Entstehung

Die Entstehung der Arteriosklerose ist nach wie vor nicht zufriedenstellend aufgeklärt. Immer wieder werden Risikofaktoren für die Arteriosklerose diskutiert und auch neu erforscht. Derzeitigen Vorstellungen entsprechend, werden durch verschiedene Umbauprozesse sogenannte Schaumzellen in der Arterienwand gebildet. Sie können sich dort festsetzen, weil einige Blutkörperchen an der Wand aneinanderhaften. Da die Zellen nun nicht mehr mit dem Blutstrom weitertransportiert werden, reichern sie Cholesterin an. HDL-Cholesterin kann Cholesterin aus den Zellen wieder abtransportieren. Letzendlich sterben die Zellen ab und hinterlassen das vorher gespeicherte und nicht durch HDL abtransportierte Cholesterin in der Wand des Blutgefäßes.

Die Risikofaktoren für Arteriosklerose werden in zwei Gruppen unterteilt:

Risikofaktoren erster Ordnung	Risikofaktoren zweiter Ordnung
Hypercholesterinämie	Hyperhomocysteinämie
Hypertriglyceridämie	Übergewicht
Rauchen	Bewegungsmangel
Metabolisches Syndrom	Stress
Diabetes mellitus	Hyperurikämie
Hypertonie	

Die Risikofaktoren erster Ordnung können jeder für sich allein Arteriosklerose hervorrufen.

Bei den Risikofaktoren zweiter Ordnung sind meist zwei oder eine Kombination aus mehreren Faktoren für die Entstehung verantwortlich.

144

Frühere Annahmen, dass der Gesamtcholesterinspiegel ausschlaggebender Entstehungsfaktor für die Arteriosklerose ist, wurden widerlegt. Das Verhältnis HDL und LDL Cholesterin, die Zufuhr an ungesättigten Fettsäuren und hier insbesondere die einfach ungesättigten Fettsäuren, haben Einfluss auf den Cholesterinspiegel und die Hypertriglyceridämie. Aber auch die Aufnahme von trans-Fettsäuren und sogar der Ausschluss ganz bestimmter Fettsäuren, der Myristinsäure (überwiegend in Palmkern- und Kokosfett) werden diskutiert.

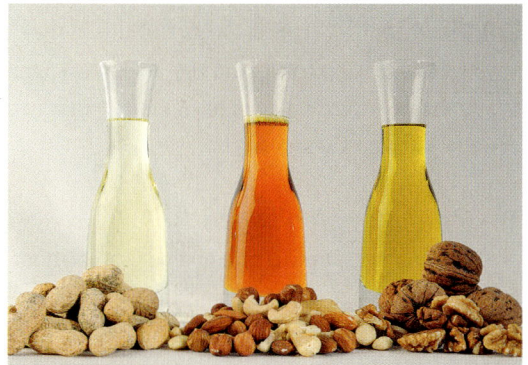

Bild 1   *Öle – reich an günstigen Fettsäuren*

Besonders günstigen Einfluss auf die Blutfettwerte Cholesterin und Triglyceride, hat eine Ernährung mit einem möglichst hohen Ölsäure bzw. Omega-3-Fettsäurenanteil im Fettanteil der Gesamtenergie z. B. aus Olivenöl, Rapsöl, Leinöl und Walnussöl. Unter der Bezeichnung mediterrane Küche oder Mittelmeerdiät, wird der Körper aber nicht nur mit günstigen Fetten, sondern auch mit weiteren positiv wirkenden Nährstoffen, z. B. Vitaminen, Mineralstoffen, Ballaststoffen und sekundären Pflanzenstoffen versorgt. Neben dem hohen Ölsäureanteil ist die Kost fettarm und enthält wenig gesättigte Fettsäuren.

Die Omega-3-Fettsäuren wirken ebenfalls kardioprotektiv. Allerdings ist die Menge von 1,5–6 g Omega-3-Fettsäuren/Tag notwendig, um eine signifikante Verbesserung herbei zu führen. Diese Menge ist nur auf medikamentöse Weise (Fischölkapseln) nach Verordnung des Arztes zu erreichen. Omega-3-Fettsäuren wirken hemmend bei entzündlichen Prozessen und beeinflussen die Blutgerinnung positiv, indem die Thromboseneigung gesenkt und die Blutungszeit erhöht wird. Außerdem wirken sie in höherer Dosierung, wie sie mit Fischölkapseln erreicht wird, blutdrucksenkend.

Die Hyperhomocysteinämie ist inzwischen als unabhängiger Risikofaktor akzeptiert. Homocystein entsteht als kurzlebiges Stoffwechselzwischenprodukt aus der Aminosäure Methionin im Aminosäurenstoffwechsel. Folsäure, Vitamin B 6 und Vitamin B 12 sind in dem Stoffwechselgeschehen des Methionins

von entscheidender Bedeutung und bei einem Mangel der Vitamine kann der Prozess nicht vollständig ablaufen. Das Zwischenprodukt Homocystein wird nicht weiterverarbeitet, die Konzentration im Blut steigt an und es entsteht die Hyperhomoysteinämie. Menschen mit chronisch entzündlichen Darmerkrankungen und Behandlung durch Hämodialyse sind besonders gefährdet einen Folsäuremangel zu entwickeln.

Folgende Einteilung und Bewertung der Homocysteinkonzentration im Blut wird vorgenommen:

- Moderate Erhöhung   16–30 µmol/l
- Mittelschwere Erhöhung   31–100 µmol/l
- Schwere Erhöhung   > 100 µmol/l

Die American Heart Association bewertet eine Konzentration von > 10 µmol Homocystein/l plus einem weiteren Risikofaktor bei familiärer Anamnese für Artheriosklerose bereits als kritisch.

Die DGE empfiehlt eine Therapie ab einer Konzentration von 12 µmol Homocystein/l, bei Vorliegen eines weiteren Risikofaktors bereits ab 10 µmol/l.

In jedem Fall ist eine ausreichende Versorgung mit den Vitaminen anzustreben. Beratungsbedarf besteht insbesondere bei Folsäure, da bei diesem Vitamin eine Unterversorgung auch in der Gesamtbevölkerung recht häufig vorkommt.

145

Hinweise zur Kostform

- Vollkost
- Reduktionskost bei Übergewicht
- Elektrolytdefinierte Kostform, natriumdefiniert (bei gleichzeitiger Hypertonie)

Symptome

Die Arteriosklerose verläuft meist schleichend und bis zu einem fortgeschrittenen Stadium symptomlos.

Bei der peripheren arteriellen Verschlusskrankheit (pAVK) treten Schmerzen im Bein oder Unterschenkel auf, wenn eine Mehrdurchblutung vom Gewebe gefordert wird, also bei Bewegung. Die pAVK ist auch als „Schaufensterkrankheit" bekannt. Der Patient kann schmerzfrei nur noch von Schaufenster zu Schaufenster gehen und benötigt dann eine Ruhepause, damit die Schmerzen wieder abklingen und das Gewebe ausreichend versorgt werden kann.

Liegt der Verschluss in einer das Gehirn versorgenden Arterie, kann ein Hirninfarkt entstehen. Symptome sind Hemiparese, eine einseitige Lähmung des Körpers oder einzelner Extremitäten, Gesichtsausfall, Aphasie und Schluckstörungen, Reflexabschwächung, Sehstörungen und Schwindel, Übelkeit und Erbrechen bis zum Bewusstseinsverlust.

Wenn die Herzkranzgefäße von der Arteriosklerose betroffen sind, spricht man zunächst von der Koronaren Herzkrankheit (KHK). Erste Anzeichen sind Atemnot und häufigere Gehpausen bei leichter Anstrengung z. B. Treppen steigen. Bei erhöhtem Sauerstoffbedarf kann es im weiteren Verlauf zu Angina pectoris Anfällen kommen, die mit starken Schmerzen hinter dem Brustbein einher gehen. Der Patient hat große Angst, ist kurzatmig und hat ein beklemmendes Druckgefühl in der Herzgegend. Kommt es schließlich zum Verschluss eines herzversorgenden Gefäßes, entsteht ein Herzinfarkt. Das hinter dem Verschluss liegende Gewebe stirbt ab. Die Symptome sind ähnlich denen der Angina pectoris aber ausgeprägter und durch die Notfallmedikamente des Patienten kaum beeinflussbar. Etwa 20 % der Herzinfarkte verlaufen „still". Die Patienten sind schmerzfrei und erkennen den Infarkt nicht. Dieses Phänomen tritt häufiger bei Diabetikern auf.

Begleiterkrankungen

Wie oben beschrieben ist die Arteriosklerose oft eine Folge von Erkrankungen des metabolischen Syndroms. Diese Erkrankungen sind somit Verursacher, aber auch Begleiter der Arteriosklerose und sollten bei der Beratung von Betroffenen maßgeblich berücksichtigt werden.

Als Folge der Koronaren Herzkrankheit können auch Herzinsuffizienz und Herzrhythmusstörungen entstehen.

Besonders zu beachten/Therapie

Ebenso multifaktoriell wie die Entstehung der Arteriosklerose ist, bedarf sie auch einer ganzheitlichen Ernährungsberatung. Im interdisziplinären Team sollte der Lebensstil überdacht und positiv verändert werden. Bei der heute üblicherweise kurzen Verweildauer im Krankenhaus ist das kaum möglich. Hinzu kommt, dass der Patient nach schweren Ereignissen psychologisch noch gar nicht in der Lage ist, die Informationen des Beraters aufzunehmen und umzusetzen. Hier sollte das Ziel sein, den Patienten zu sensibilisieren. Eventuell kann er Kontaktadressen und erste Anregungen bekommen, um im Anschluss an den Krankenhausaufenthalt ein sinnvolles Selbstmanagement zu übernehmen. Es ist wichtig, dass der Betroffene Eigenverantwortung übernimmt und weiß, wo er Hilfe bekommen kann.

Eine gute, multifaktorielle Beratung hinsichtlich der Risikofaktoren in der Frühphase ist effektiver als jede medikamentöse Therapie.

Es sollten unbedingt auch vermehrte körperliche Aktivität, das Nichtrauchen und Anti-Stress-Training in der Beratung thematisiert werden.

Ernährungstherapie

Ziele

Ziel der Therapie bei Arteriosklerose ist eine Veränderung des Lebensstils hinsichtlich Ausschluss der Risikofaktoren. In der Sekundär- und Tertiärprävention soll das Fortschreiten der Erkrankung aufgehalten werden und ein möglicher Reinfarkt hinaus gezögert werden. Am wirkungsvollsten, auch gesundheitspolitisch, ist die Primärprävention, also Vermeidung der Arterioskleroseentstehung.

Kostformen

Je nach Risikofaktoren sind die entsprechenden Kostformen bei den vorliegenden Erkrankungen auszuwählen und zu kombinieren.

Ernährungsempfehlungen

Eine moderate Gewichtsreduktion ist bei Übergewicht unbedingt anzustreben. Rasche Gewichtsabnahme und sogenannte Blitzdiäten sind kontraindiziert. Bei Reduktion der Fette auf maximal 30 % des Energiebedarfs, sollten höchstens 7–10 % der Gesamtenergie durch gesättigte Fettsäuren aus z. B. fettreichen, tierischen Lebensmitteln gedeckt werden.

Individuell ist eine Reduktion oder Modifikation des Kochsalzkonsums, der Mono- und Disaccharide und der Fette anzustreben.

Der regelmäßige Verzehr von fettreichen Kaltwasserfischen (Thunfisch, Hering, Makrele, Lachs) ist 1–2 mal wöchentlich in kleinen Mengen empfehlenswert. Dadurch wird die Zufuhr von Omega-3-Fettsäuren optimiert.

Außerdem sollen hochwertige Pflanzenöle verwendet werden. Für die ausreichende Versorgung mit einfach-ungesättigten Fettsäuren sind Raps- und Olivenöl besonders geeignet. Gehärtete Fette und harte Pflanzenfette z. B. Palmkern- und Kokosfett sind sehr ungünstig und sollten deshalb möglichst gemieden werden.

Bei der moderaten Eiweißzufuhr sind pflanzliche Eiweißträger zu bevorzugen. Sojaprotein kann positive Wirkung auf den Cholesterinspiegel ausüben.

Insgesamt hat eine vegetarisch orientierte Ernährung protektive Wirkung. Eine Ernährung mit hohem Anteil an pflanzlichen Lebensmitteln enthält:

- viele Ballaststoffe
- Mineralstoffe
- Vitamine
- und sekundäre Pflanzenstoffe.

Ballaststoffreiche Lebensmittel haben häufig einen niedrigeren glykämischen Index, was sich LDL-cholesterinsenkend auswirkt.

Vitamin E, Vitamin C, ß-Carotin und Selen zählen zu den Antioxidantien. Sie sind in unterschiedlicher Weise in der Lage freie Radikale, eine reaktive Form des Sauerstoffs, abzufangen. Freie Radikale begünstigen die Oxidation von Fetten in der Gefäßwand, wodurch sich Schaumzellen bilden. Sie fördern die Entstehung von Arteriosklerose. Kommt es zu einer vermehrten Bildung von freien Radikalen, z. B. bei Rauchern, Leistungssportlern, körperlichem und geistigen Stress, Alkohol- und Medikamentenabusus oder vermehrter Sonneneinstrahlung, ist auch ein erhöhter Bedarf an Antioxidantien wahrscheinlich. Aus diesem Grund empfiehlt die DGE z. B. Rauchern eine vermehrte Aufnahme des Vitamin C von 150 mg/Tag. Für die anderen „Stressfaktoren" kann keine Empfehlung ausgesprochen werden. Eine ausreichende Versorgung ist sicherzustellen.

Beispielhaft für die sekundären Pflanzenstoffe können auch Flavonoide freie Radikale abfangen und damit der Entstehung von Arteriosklerose entgegenwirken. Flavonoide kommen in den meisten pflanzlichen Nahrungsmitteln vor.

Ein regelmäßiger Alkoholkonsum kann nicht empfohlen werden. Es gelten die Richtwerte der DGE. Immer wieder wird ein regelmäßiger Alkoholkonsum empfohlen, da geringe Mengen Alkohol HDL-Cholesterin erhöhende Wirkung haben. Die negativen Folgen für die häufigen Begleiterkrankungen und anderen Risikofaktoren und die Erhöhung der Triglyceride sind jedoch gravierender.

Erfahrungen und Überlieferungen berichten von positiven Wirkungen des Knoblauchs. Regelmäßiger Verzehr von ½–1 Knoblauchzehe am Tag hat einen anerkannten Schutzeffekt auf Grund der Senkung von Serumlipiden, Blutgerinnung und Blutdruck. Die Ergebnisse der Studien lassen aber keinen Beweis der Wirkung zu. Knoblauchpräparate haben keine bessere Wirkung als frischer Knoblauch.

Ein moderater Kaffeekonsum von 2–4 Tassen pro Tag ist unbedenklich. Koffeinfreier Kaffee enthält mehr der unerwünschten Diterpene, als koffeinhaltiger. Schwarzer und grüner Tee haben keinen Einfluss auf die Arterioskloseentstehung.

Hinweise zur Ernährungsberatung

Eine Ernährungsberatung bei vorliegender Arteriosklerose umfasst meist viele Teilbereiche der Ernährungslehre. Sie erfordert vom Berater und Klienten große Aufmerksamkeit, Einfühlungsvermögen und Zusammenarbeit. Nach schweren Ereignissen, wie Schlaganfall und Herzinfarkt befinden sich die Patienten psychologisch oft noch in der Trauerphase mit der Verarbeitung ihrer Krankheit. Er ist dann nur wenig empfänglich für gutgemeinte Ratschläge. Hier gilt es, den Patienten und seine Angehörigen behutsam für die eigene Ernährung zu sensibilisieren, damit später eine Verhaltensänderung herbei geführt werden kann.

Hilfe finden die Betroffenen bei der Deutschen Liga zur Bekämpfung des Bluthochdrucks, bei der Lipid-Liga (siehe Kapitel 4, Seite 98), dem Deutschen Diabetiker-Bund (siehe Kapitel 5, Seite 114) und den ortsansässigen Selbsthilfegruppen.

Lebensmittel-Box

Wegen der vielen verschiedenen Begleiterkrankungen und Risikofaktoren sollten die Angaben zu den Lebensmitteln aus den entsprechenden Kapiteln gegebenenfalls ergänzt oder eingeschränkt werden. Allgemein lassen sich folgende Aussagen treffen:

Empfehlenswerte Lebensmittel	Bedingt geeignete Lebensmittel	Weniger empfehlenswerte Lebensmittel
Gemüse, Obst, Vollkorngetreide und dessen Produkte	Fettarmes Fleisch und Geflügel, fettarme Wurstwaren	Fettreiches Fleisch und Geflügel und deren Produkte, Pökelwaren
Kartoffeln	Hering, Makrele, Lachs, Thunfisch	Fettreiche Milchprodukte und Käse
Hülsenfrüchte	Eier	Die meisten Fertiggerichte und Convenience Produkte, sofern nicht fett- und/oder natriumreduziert
Hochwertige Öle, insbesondere Raps- und Olivenöl, Walnussöl, Diätmargarine, insbesondere mit einem hohen Anteil einfach ungesättigter Fettsäuren, Margarine mit hohem Anteil an Omega-3-Fettsäuren (in kleinen, angemessenen Mengen)	Nüsse, Samen	Süßwaren, Knabberartikel
Fettarmer Milchprodukte und Käse (in angemessenen, bzw. kleinen Mengen)	Gemüse und Obst in Konserven	Alkoholische Getränke, zuckergesüßte Getränke
Fettarmer Fisch	Säfte, Kaffee, schwarzer Tee	

6.3 Herzinsuffizienz

Krankheitslehre

Beschreibung

Wenn das Herz das benötigte Blutvolumen für eine bestimmte Zeit (das Herzzeitvolumen) nicht mehr zur Verfügung stellen kann, liegt eine Herzinsuffizienz vor. Es ist ein Syndrom mit unterschiedlichen Ursachen und Symptomen.

Am Beginn der Erkrankung versuchen Herz und Körper die Schwäche auszugleichen, sie kompensieren die Insuffizienz z. B. durch Vergrößerung des Herzmuskels. Im Verlauf der Erkrankung dekompensiert die Herzinsuffizienz, das heißt Symptome sind unübersehbar, der Körper kann die Herzschwäche nicht mehr ausgleichen.

Eine Herzinsuffizienz kann akut (z.B. bei Herzinfarkt, Myokarditis) oder chronisch (z.B. bei KHK, Hypertonie) verlaufen.

Charakteristisch ist die Linksherzinsuffizienz bei Hypertonie. Der Bluthochdruck ist so hoch, dass das Herz ständige Mehrarbeit leisten muss, um das Blut gegen den Druck in den Körperkreislauf auszuwerfen.

Zunächst vergrößert sich der Herzmuskel. Schließlich dekompensiert die Insuffizienz und es kommt zu einem Rückstau vor dem linken Herzventrikel. Das Blut staut sich bis in die Lunge. Daraus resultiert dann Kurzatmigkeit bei körperlicher Arbeit.

Der Rückstau kann sogar weiter gehen und zu einer zusätzlichen Druckbelastung des rechten Herzens führen.

Ist die rechte Herzhälfte von der Insuffizienz betroffen, kommt es zu einem Rückstau im großen Körperkreislauf. Bezeichnend dafür sind Wasseransammlungen an den Extremitäten.

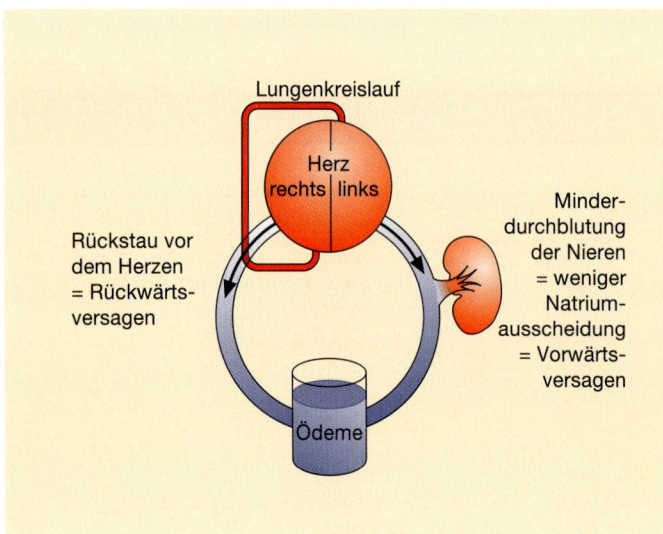

Bild 1 *Entstehung von Ödemen bei Herzinsuffizienz*

Häufigkeit

Die Herzinsuffizienz ist überwiegend eine Erkrankung alter Menschen. Circa 3 % der über 60-jährigen und 10 % der über 80-jährigen haben eine Herzschwäche.

Entstehung

Wesentliche Ursachen der Herzinsuffizienz sind :
- Der Herzmuskel ist geschädigt z.B. durch KHK, Herzinfarkt, Myokarditis, Bluthochdruck. Chronischer Alkoholabusus kann den Herzmuskel schädigen. Circa 1 % der Alkoholiker entwickeln im Laufe ihres Lebens eine Herzinsuffizienz.
- Es liegt ein Herzklappenfehler vor. Dabei können Klappeninsuffizienz oder Stenose auslösender Faktor sein.
- Herzrhythmusstörungen beeinträchtigen die Pumpleistung des Herzens.
- Der Herzmuskel ist durch Verwachsungen, Infarktnarben oder Perikarderguß in seiner Bewegung eingeschränkt.

Auf Grund der Ursachen entstehen zwei Situationen, welche die klinischen Symptome bestimmen:
- Vor dem Herz staut sich das Blut in den Venen (venöser Rückstau = rückwärts Versagen) sozusagen in der „Warteschleife".
- Hinter dem Herz kann das Gewebe nicht ausreichend versorgt werden (vorwärts Versagen). Auch die Nieren werden minder durchblutet und es wird weniger Natrium ausgeschieden als üblich. Durch die vermehrte Natriumretention sammelt sich Wasser im Gewebe. Dieser Zustand wird noch hormonell unterstützt.

Um die bestehende Herzschwäche auszugleichen bedient sich der Körper verschiedener Kompensationsmechanismen:
- Häufigere Kontraktionen des Herzmuskels
- Hypertrophie des Herzmuskels
- Vermehrte Wasser- und Natriumretention
- Konstriktion der Gefäße
- Zunächst verschafft die Kompensation der Herzschwäche dem Patienten Erleichterung. Im weiteren Verlauf verschlechtert sich aber die Erkrankung und der Allgemeinzustand des Betroffenen und das Herz wird zusätzlich geschwächt.

Symptome

Die Lokalisation und der Verlauf der Herzinsuffizienz bestimmen welche Symptome auftreten. Bei Linksherzinsuffizienz kommt es zum Rückstau im kleinen Lungenkreislauf. Atemnot zunächst bei körperlicher Arbeit, später auch in Ruhe, asthma cardiale,

Reizhusten, Nykturie und Lungenödem mit starker Luftnot können die Folge sein. Charakteristisch ist das Nachlassen der Atemnot bei aufrechtem Sitzen und verstärkte Luftnot im Liegen. Der Gasaustausch in den Lungen ist gestört. Das Blut wird nicht mehr ausreichend mit Sauerstoff angereichert und dadurch kommt es zu peripherer Zyanose. Im weiteren Verlauf der Erkrankung kann auch eine Rechtsherzinsuffizienz entstehen.

In Folge der Rechtsherzinsuffizienz entsteht ein Rückstau im großen Körperkreislauf. Periphere Ödeme an den Unterschenkeln und Armen entstehen. Im Gebiet der Pfortader kommt es durch Rückstau zu Völlegefühl, Inappetenz und Oberbauchbeschwerden. Die Leber ist durch Stauung vergrößert, der Magen-Darm-Trakt in seiner Funktion eingeschränkt. Nykturie, Atemnot und Aszites, sind weitere Symptome.

Die Klassifikation der Herzinsuffizienz auf Grund der Belastungsfähigkeit und Symptome nach der New York Heart Association (NYHA):

Klassifikation	Beschreibung der Symptome und körperlichen Leistungsfähigkeit
I	Patient ist bei normaler Belastung beschwerdefrei
II	Patient ist leicht eingeschränkt leistungsfähig bei normaler Belastung
III	Patient ist gravierend eingeschränkt leistungsfähig bei normaler Belastung
IV	Patient ist schon bei leichter Belastung oder in Ruhe eingeschränkt leistungsfähig

Begleiterkrankungen

Genaugenommen ist die Herzinsuffizienz eine Begleiterkrankung zahlreicher Grunderkrankungen. Deshalb ist auch stets eine kausale Therapie soweit möglich anzustreben. Eine Herzinsuffizienz kann zu lebensbedrohlichen Situationen führen. Thrombosen oder Embolien, ein kardiogener Schock oder Rhythmusstörungen können auf Grund einer Insuffizienz entstehen.

Viele Betroffene haben ein erhöhtes Risiko für Mangelernährung. Etwa die Hälfte aller Patienten mit Herzinsuffizienz entwickeln eine Kachexie mit dem Kardinalzeichen des Muskelabbaus. Grund dafür sind erhöhter Energiebedarf durch vermehrte Atemarbeit und abnehmendes Nährstoffangebot auf Grund von Inappetenz. Bei Ödemen im Bauchraum kann die Resorption und die Ausnutzung der Nahrungsbestandteile zusätzlich gestört sein.

Besonders zu beachten/Therapie

Die Betroffenen sind meist älter und haben mehrere Erkrankungen gleichzeitig. Eine schnelle und massive Umstellung der Lebens- und Essgewohnheiten ist deshalb oft schwierig und fragwürdig.

Wie schon gesagt ist eine kausale Therapie zu bevorzugen. Wenn möglich gehört regelmäßige körperliche Bewegung, genauso wie eine adäquate Ernährungstherapie, Atemgymnastik und insbesondere gute medikamentöse Einstellung zur Therapie der Herzinsuffizienz.

Die Ernährungstherapie kann zu einer Gradwanderung zwischen Gewichtsreduktion zur körperlichen Entlastung und Mangelernährung bei erhöhtem Energiebedarf und vermindertem Nährstoffangebot werden. Deshalb sind regelmäßige Gewichtskontrollen unter Berücksichtigung eventueller Wasseransammlungen und aufmerksame Beobachtung der Ernährungsgewohnheiten unbedingt erforderlich.

Durch adäquate und regelmäßige körperliche Bewegung können Muskelabbau und Inappetenz Einhalt geboten und das Herz gestärkt werden. Niedrige Albuminwerte im Blut in Folge von Mangelernährung begünstigen die Entstehung von Ödemen. Auf eine ausreichende Ernährung und Eiweißzufuhr ist deshalb besonders zu achten.

Ernährungstherapie

Ziele

Minimierung der Beschwerden und Verbesserung der Leistungsfähigkeit sind die Leitziele der Therapie.

Die Ernährungstherapie soll helfen Wasseransammlungen im Körper zu verringern und eventuelle Mehrbelastung durch Adipositas und/oder Obstipation zu vermeiden.

Hinweise zur Kostform

- Vollkost, ballaststoffreich
- Elektrolytdefinierte Kostform, natriumdefiniert bei peripheren Ödemen
- Reduktionskost bei Übergewicht

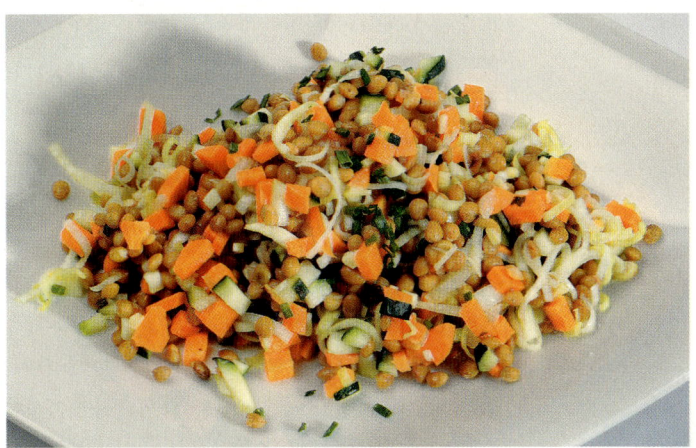

Bild 1 *Ballaststoffreiche Ernährung (Rezept s. S. 143)*

Kostformen

Bei peripheren Ödemen empfiehlt sich im ambulanten Bereich eine mäßige Einschränkung der Kochsalzzufuhr mit etwa 6 g NaCl/Tag. Eine natriumarme Kost mit maximal 3 g NaCl/Tag ist nicht sinnvoll. Die Kaliumzufuhr ist zu optimieren (siehe Kapitel 10.2, S. 203 ff., Elektrolytdefinierte Kostformen).

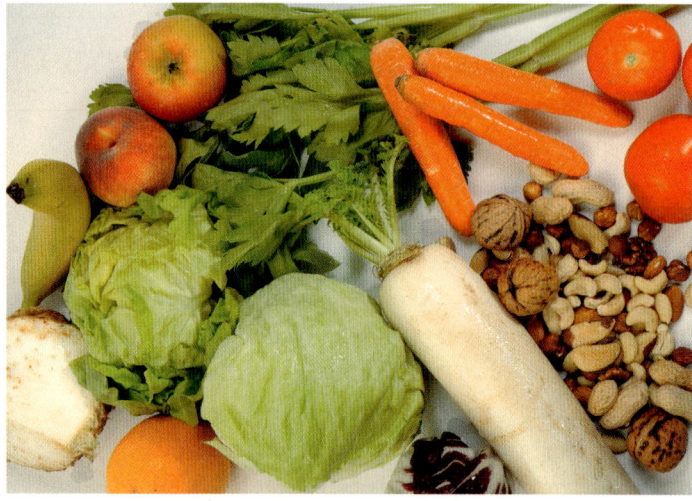

Bild 1 *Kaliumzufuhr durch Obst und Gemüse*

Ist die Reduzierung der Kochsalzzufuhr nicht möglich, kann die Flüssigkeitszufuhr begrenzt werden.

Bei nicht hochbetagten Patienten mit Adipositas ist eine moderate Gewichtsreduktion angezeigt (siehe Kapitel 3, Seite 58 ff., Übergewicht und Adipositas).

Um einen Druckanstieg und körperliche Anstrengung durch Bauchpresse zu vermeiden, sollte die Kost die Verdauung regulieren.

Ernährungsempfehlungen

Gelingt eine Einschränkung der Kochsalzzufuhr ist sie der Flüssigkeitsrestriktion vorzuziehen. Auslösende Krankheiten und Begleiterkrankungen werden positiv beeinflusst. Es sollte allerdings berücksichtigt werden, dass es bei Inappetenz durch die Umstellung auf salzreduzierte Nahrung schneller zu einer Mangelernährung kommen kann. Die Geschmackswahrnehmung lässt im Alter ohnehin nach und eine Kochsalzreduktion kann die Inappetenz und geringe Nahrungsaufnahme dann negativ unterstützen.

Die Ausscheidung des Wasser funktioniert unter Natriumreduktion auch bei Herzinsuffizienz. Ist die Natriumreduktion nicht durchführbar oder empfehlenswert, sollte die Flüssigkeitszufuhr reduziert werden. Üblicherweise können circa 500 ml mehr Flüssigkeit getrunken werden, als am Vortag über den Urin ausgeschieden wurden.

Ein optimale Kaliumzufuhr sollte sichergestellt sein. Sinnvollerweise sollte das durch eine Kost mit reichlich Gemüse, Obst und Vollkornprodukten erfolgen.

Eine Gewichtsreduktion bei Übergewicht entlastet Herz und Körper. Auf die Gefahren einer Mangelernährung wurde bereits hingewiesen. Besonderes Augenmerk sollte auf schmackhafte und optisch ansprechende Zubereitung gelegt werden. Die Verwendung fettarmer Lebensmittel und der reichliche Verzehr von Gemüse, Salaten, Obst und Vollkornprodukten ist anzuraten. Sparsame Verwendung von wertvollen Ölen und Fetten bei der Zubereitung ist sinnvoll.

Die positive Wirkung von milchsauervergorenen Lebensmitteln (z. B. Sauerkraut, und Sauerkrautsaft) und gesäuerten Milchprodukten (z. B. Buttermilch, Joghurt, Kefir) auf die Darmflora ist bei Herzinsuffizienz empfehlenswert. Sie benötigen keine weitere Flüssigkeit, wie die meisten ballaststoffreichen Lebensmittel und wirken regulierend auf die Verdauung. Lebensmittel mit überwiegend wasserlöslichen Ballaststoffen und probiotische Lebensmittel unterstützen die Darmtätigkeit ebenfalls.

Aufgaben

1. Sie sollen die Beratung eines Patienten mit Hypertonie durchführen. Welche Informationen bezüglich des Patienten und eventueller weiterer Krankheiten benötigen Sie?

2. Kräuter spielen bei der Zubereitung einer kochsalzreduzierten Kost eine große Rolle. Welche Kräuter haben wann Saison und sind damit frisch im Handel erhältlich und für welche Speisen bietet sich die Verwendung an. Erstellen Sie ein Schaubild nach dem Vorbild üblicher Obst- und Gemüsekalender.

3. Welche Pflanzenöle sind für die Prävention und Therapie von Arteriosklerose besonders wertvoll? Überlegen Sie, welches Öl Sie für die Zubereitung welcher Speisen einsetzen.

4. Begründen Sie mit mindestens fünf Argumenten, warum eine überwiegend ovo-laktovegetabile Ernährung für die Prävention und Therapie von Arteriosklerose sinnvoll ist?

5. Welche grundsätzlichen „Standbeine" soll die Therapie eines Patienten mit KHK haben?

6. Worin liegt die Gefahr der Gewichtsreduktion bei alten Patienten mit Herzinsuffizienz? Begründen Sie Ihre Aussage.

7. Sammeln Sie mindestens zehn Rezepte unter Verwendung von Fischen, die besonders für die Ernährung von Menschen mit artheriosklerotischem Risiko geeignet sind.

Wissensspeicher

Die Leber (Hepar)

Die Leber ist mit 1 500–2 000 g Gewicht gleichzeitig das größte Stoffwechselorgan und die größte exokrine Druse des menschlichen Körpers. Sie liegt im rechten Oberbauch, direkt unter dem Zwerchfell, seitlich rechts abschließend mit dem Verlauf des rechten Rippenbogens und links begrenzt vom Magen. Im unteren Bereich treten die Gefäße (z. B. Pfortader und Gallengänge) ein und aus.

Im Feinbau ist die Leber in Leberläppchen gegliedert. Sie sind sechseckig, etwa 1–2 mm im Durchmesser und von einem Blutgefäß in ihrer Mitte durchzogen. Die Leberläppchen bilden aneinander geheftet ein schwammartiges Gerüst mit unzähligen Blutgefäßen. Von dem in der Mitte liegenden Blutgefäß (Zentralvene) aus, sind die kleinsten Funktionseinheiten, die Hepatozyten (Leberepithelzellen) sternförmig angeordnet. Auch dazwischen verlaufen Blutgefäße. Sie transportieren das Blut von außen kommend an den Zellen entlang zur Zentralvene.

Vom Darm kommend wird das Blut mit den resorbierten Nährstoffen über den venösen Pfortaderkreislauf und die Pfortader zur Leber transportiert. Die Leber wird von ca. 1,5 l Blut pro Minute durchflossen. Die Zentralvenen sammeln schließlich das „verarbeitete" Blut und transportieren es über die untere Hohlvene ab.

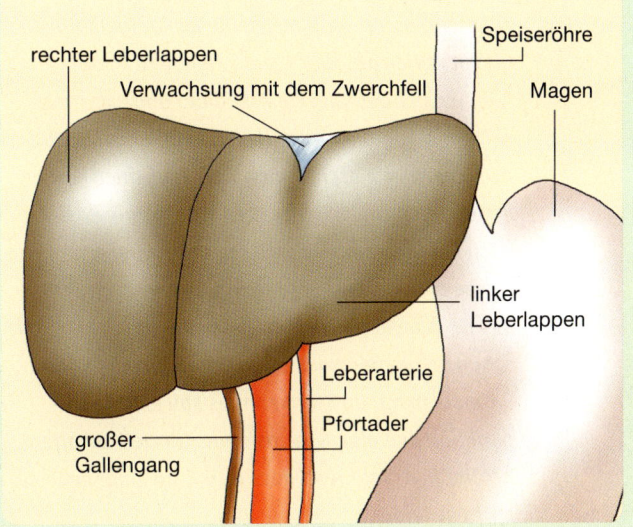

Bild 1   *Lage und Aufbau der Leber*

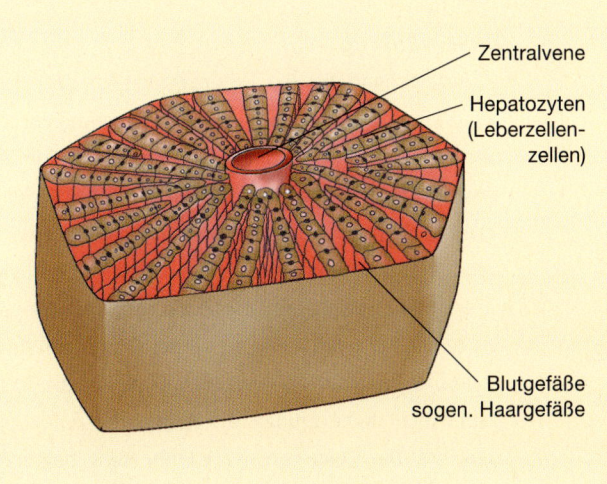

Bild 2   *Querschnitt durch ein Leberläppchen*

Die Aufgaben der Leber als Stoffwechselorgan sind:

- Zentrale Funktion im Fett-, Kohlenhydrat- und Eiweißstoffwechsel z. B. Kohlenhydratspeicher in Form von Glycogen, Umbau und Abbau von Fetten und Proteinen
- Produktion von Blutbestandteilen
- Inaktivierung körperfremder Stoffe z. B. Medikamente, Alkohol und Gifte
- Entgiftung von Stoffwechselendprodukten z. B. Ammoniak aus dem Proteinstoffwechsel

Die Aufgaben als exokrine Drüse sind:

- Bildung von Gallensäuren
- Ausscheidung verschiedener Stoffe mit der Galle z. B. Cholesterin, Bilirubin, Mineralstoffe

Fallbeispiel

Herr Robert F. leidet schon länger unter Müdigkeit und Konzentrationsproblemen, er fühlt sich schlapp. Besonders nach den Mahlzeiten empfindet er Unwohlsein, mit einem Druckgefühl im Bauch. Seit einigen Tagen färbt sich nun seine Haut zunehmend braun-gelb und seine Leistungsfähigkeit nimmt rapide ab. Herr F. geht zum Arzt. In der Anamnese fragt ihn sein Arzt unter anderem nach seinem Alkoholkonsum. Herr F. sagt, er trinke täglich etwa eine Flasche guten Wein und einen Verdauungsschnaps nach dem Essen. Das gönne er sich nach einem arbeitsreichen Tag und außerdem könne er dann besser schlafen. Bisher habe ihm das auch nicht geschadet. Er mache das schließlich schon seit Jahren so. Der Arzt veranlasst eine Blutuntersuchung. Im Krankenhaus soll eine Leberpunktion und eine Gastroskopie Klarheit schaffen. Schließlich steht fest, dass Herr F. an einer Leberzirrhose leidet.

Krankheitslehre

Beschreibung

Bezeichnend für die Leberzirrhose ist der fortschreitende Zelluntergang von funktionsfähigen Leberzellen, bei gleichzeitigem Einwachsen von Bindegewebe an den betroffenen Stellen. Die Leber verliert ihre Läppchenstruktur und der Blutdurchfluss wird behindert. Mit zunehmendem Zelluntergang büßt sie ihre Funktionsfähigkeit ein. Zunächst übernehmen die restlichen Leberzellen die zu bewältigenden Aufgaben. Schließlich können die Restzellen die Aufgaben nicht mehr erfüllen. Die Leberzirrhose dekompensiert. Der Zelluntergang ist nur sehr begrenzt reversibel, das heißt er kann nicht rückgängig gemacht werden. In der Folge können Nährstoffe nicht mehr ausreichend um- und abgebaut werden und Giftstoffe sammeln sich an. Durch bakteriellen Abbau von Eiweiß im Kolon entstehen Ammoniak und andere Giftstoffe. Wegen der Umgehungskreisläufe und der nachlassenden Funktionsfähigkeit der Leberzellen, kann die Leber die Giftstoffe nicht mehr aus dem Blut filtern. In der Folge vergiften sie die Verbindungen zwischen den Nervenzellen des Gehirns (Astrozyten), der Patient trübt ein, wird schläfrig und kann schließlich ins sogenannte hepatische Koma fallen. Diese Funktionseinschränkung des Gehirns wird hepatoportale Enzephalopathie oder portosystemische Enzephalopathie (PSE) genannt. Sinkt der Ammoniakspiegel wieder, ist diese Einschränkung der Gehirnfunktion reversibel.

Ein Merkmal für das Stadium der hepatoportalen Enzephalopathie ist das typisch verwaschene Schriftbild des Patienten, welches sich mit günstiger Verschiebung der Eiweißsynthese wieder verbessert. Die Verlaufsformen der hepatoportalen Enzephalopathie sind von entscheidender Bedeutung bei der diätetischen Behandlung einer Leberzirrhose:

Stadium/ Bezeichnung	Symptome
Minimal-enzephalopathie	Konzentrationsstörungen, Einschränkungen im räumlichen Sehen und bei alltäglichen Verrichtungen
I	Patient ist verlangsamt und oft müde, hat eine verwaschene Sprache
II	Patient schläft viel, ist aber noch orientiert
III Praecoma hepaticum	Bewusstseinseintrübung, Zittern, Somnolenz, Sprachstörungen, gestörte Muskelerregbarkeit, aber der Patient ist noch erweckbar
IV Coma hepaticum	Tiefe Bewusstlosigkeit

Außerdem kann die Enzephalopathie auch chronisch latent, das heißt ohne Symptome verlaufen. Langfristig können aber Schäden, z. B. Einschränkungen der Hirnfunktion, Gangunsicherheit, typisches Zittern (flapping Tremor), Desorientiertheit und Halluzinationen entstehen.

Häufigkeit

Etwa 800 000 Menschen in Deutschland leiden unter Leberzirrhose. Mit circa 20 000 Todesfällen jährlich ist Leberzirrhose die 5-häufigste Todesursache. Dramatisch ist die Zahl der Mangelernährten unter den Menschen mit Leberzirrhose – 70 % sind betroffen.

Entstehung

Ursachen der Leberzirrhose können sein:
- Chronischer Alkoholabusus
- Langfristige Einwirkung anderer Gifte (z. B. Medikamente, Schimmelpilzgifte, bakterielle Gifte, Pflanzengifte)
- Chronische Cholangitis (Entzündung der Gallenblase)
- Chronische Hepatitis (Entzündung der Leber)
- Seltene Stoffwechselerkrankungen (z. B. Morbus Wilson, Hämochromatose)
- Unklare Ursachen (kryptogenetische Zirrhose)
- Autoimmunerkrankungen

Liegen Eiweißzufuhr unter und Fettzufuhr über den optimalen Empfehlungen, wird die Entstehung und das Fortschreiten einer Leberzirrhose gefördert.

Menge an täglicher Alkoholzufuhr, die über mehr als 10 Jahre das Risiko einer Leberzirrhose sehr hoch steigen lässt

Ge-schlecht	Kritische Alkohol-menge	Wein	Bier
Männer	40–60 g Alkohol	ca. 400–625 ml	1 000–1 500 ml
Frauen	20 g Alkohol	200 ml	500 ml

Weiterhin zu beachten ist, dass ein irreversibler Schaden bereits früher eintritt, die Leber den Zelluntergang aber kompensieren kann.

Laut DACH Referenzwerte für die Nährstoffzufuhr kann am Tag (aber nicht täglich) eine maximale Alkoholzufuhr von 20 g bei Männern und 10 g bei Frauen toleriert werden.

Symptome

Bei Beginn einer Leberzirrhose hat der Betroffene häufig keine Symptome. Mit zunehmendem Abbau von funktionsfähigem Gewebe treten relativ harmlose Symptome, ähnlich denen einer chronischen Hepatitis mit Leistungsminderung, Druckgefühl im rechten Oberbauch, Inappetenz und Ikterus auf. Je mehr Bindegewebe an die Stelle von Leberzellen tritt, desto drastischer werden die Symptome:

- Druckanstieg im Pfortadergebiet durch Behinderung des Blutdurchflusses
- Häufig Blähungen durch mangelnde Resorptionsfähigkeit des Darms
- Aszites durch Austritt von Flüssigkeit aus der Pfortader
- Abfallende Albuminwerte im Serum weil die Albuminsynthese der Leber zurück geht (verstärkt Aszites und Ödeme)
- Fehlsteuerung der Natrium- und Wasserretention in der Niere (zunehmende Aszites- und Ödembildung)
- Bildung von die Leber umgehenden Blutkreisläufen (sog. Kollateralkreisläufe und Varizen), die sehr dünnwandig, aber stark mit Blut gefüllt sind. Diese Varizen treten bei ca. 70 % aller Zirrhosekranken auf. Wenn sie reißen oder platzen, ist der enorme Blutverlust meist lebensbedrohlich.
- Blutungsneigung durch mangelnde Synthese von Gerinnungsfaktoren
- Ein Anstieg der Ammoniakkonzentration und weiterer giftiger Substanzen im Blut bewirken Funktionseinschränkungen des Gehirns. Dieser Umstand entsteht durch die abnehmende Leberfunktion und den Nichtdurchfluss des Blutes wegen der Umgehungskreisläufe.

- Verschiebung der Aminosäuren im Blutplasma (weniger verzweigtkettige Aminosäuren (VKAS) zu Gunsten mehr aromatischer Aminosäuren (ASS)) verstärkt die Funktionsstörung des Gehirns. Zu der Verschiebung kommt es in Folge eines Hyperinsulinismus bei gestörtem Kohlenhydratstoffwechsel. Der Abbau der AAS in der Leber wird gehemmt.

Prinzipiell lässt sich sagen, dass in der Leber aufgebaute Substanzen (z. B. Eiweiße) absinken und in der Leber abgebaute Substanzen (z. B. Gifte) zunehmen.

Begleiterkrankungen

Circa 70 % aller Patienten mit Leberzirrhose sind mangelernährt, einher gehend mit Abwehrschwäche, häufigen Infekten und schlechter Prognose zum Krankheitsverlauf. Es handelt sich vorwiegend um eine Protein-Energie-Mangelernährung. Nur den BMI zur Diagnose einer Mangelernährung heranzuziehen ist ungeeignet, weil oft die Muskelmasse abnimmt, aber gleichzeitig der Körperfettanteil zunimmt. Das Körpergewicht bleibt unbeeinträchtigt, zumal Ödeme oder Aszites eine Gewichtsabnahme noch zusätzlich verdecken können.

Eine gestörte Glukosetoleranz kommt bei Leberzirrhose noch häufiger vor, als die Mangelernährung. Etwa 80 % der Zirrhosekranken sind betroffen. Es sollte jedoch deswegen nicht die Kohlenhydratzufuhr eingeschränkt werden. Diätetisch zu beachten ist lediglich, dass die Glycogenreserven (siehe Kapitel Diabetes mellitus, S. 104 ff.) vermindert sind.

Im Verlauf der Leberzirrhose kann die Natrium- und Wasserretention gestört sein. Daraus entstehend, kann die Nierenfunktion so eingeschränkt sein, dass es schließlich zum Nierenversagen kommen kann.

Kommt es im Rahmen der Leberzirrhose zu Blutungen im oberen Gastrointestinaltrakt, z. B. der Ösophagusvarizen, gelangen mit dem Blut große Mengen Eiweiß ins Kolon. Nach solchen Blutungen muss deshalb aus ärztlicher, aber auch ernährungstherapeutischer Sicht immer eine Komaprophylaxe folgen. Dazu muss das Blut aus dem Kolon entfernt werden (z. B. durch Einlauf). Ballaststoffe helfen, die Ammoniakentstehung einzudämmen.

Besonders zu beachten/Therapie

In den letzen Jahren hat sich die Ernährung Leberkranker grundlegend geändert. Die früher häufig praktizierte Leberschonkost hat keinen positiven Effekt auf den Krankheitsverlauf gehabt. Auch die drastische Einschränkung der Eiweißzufuhr wird heute nicht mehr empfohlen.

153

Zur Identifikation von individuellen Unverträglichkeiten ist es sinnvoll, zunächst ein Ernährungstagebuch zu führen.

Zur Erfassung des Ernährungszustandes sollten mehrere Parameter herangezogen werden. Allein der BMI ist wenig aussagekräftig, denn häufig kommt es zu einem Abbau von fettfreier Muskelmasse bei gleichzeitiger Zunahme des Fettanteils. Neben Größe, Körpergewicht und BMI sollte ein Ernährungsprotokoll Aufschluss über die zugeführte Energiemenge und die Nahrungszusammensetzung geben. Zur Einschätzung des Ernährungszustandes gibt es inzwischen zahlreiche, mehr oder weniger aufwendige Checklisten, Fragebögen oder Assessments.

Ernährungstherapie

Ziele

Leitziele der diätetischen Therapie sind Erhaltung oder Verbesserung des Ernährungszustandes bei Patienten mit Malnutrition und Vermeidung von Enzephalopathien. Außerdem soll die Ernährungstherapie im Rahmen ihrer Möglichkeiten helfen, die Progression des Zelluntergangs zu stoppen oder zu verlangsamen.

Hinweise zur Kostform

- Leichte Vollkost, ballaststoffreich nach Verträglichkeit (bei kompensierter Leberzirrhose)
- Proteindefinierte Kostformen mit 0,6–0,8 g Eiweiß/kg Körpergewicht bei dekompensierter Leberzirrhose mit hepatoportaler Enzephalopathie im Stadium 3 oder 4
- Proteindefinierte Kostform mit 1,0–1,5 g Eiweiß/kg Körpergewicht bei Mangelernährung und kompensierter Leberzirrhose oder dekompensierter Leberzirrhose im Stadium 1 und 2
- Elektrolytdefinierte Kostformen, natriumdefinierte Kostform bei Oedemen und Aszites

Kostformen

Grundsätzlich gilt absolute Alkoholkarenz, um ein Fortschreiten der Leberzirrhose zu vermeiden und Risiken (z.B. Ösophagusvarizen und deren Blutung, mangelnde Entgiftung, erhöhter Pfortaderdruck) zu vermeiden. Bei Leberzirrhose ohne Anzeichen einer hepatoportalen Enzephalopathie sollte der Patient mit einer leichten Vollkost, die individuelle Unverträglichkeiten berücksichtigt, ernährt werden. Die Nahrung sollte circa 1,2 g Eiweiß/kg Körpergewicht und 25–30 kcal/kg Körpergewicht Energie enthalten.

Bei Malnutrition sind die Eiweiß- (bis 1,5 g/kg Körpergewicht) und Energiezufuhr (25–35 kcal/kg Körpergewicht) noch zu erhöhen.

Bei einer dekompensierten Leberzirrhose im akuten Stadium einer hepatoportalen Enzephalopathie muss die Kost ausreichend Energie liefern. Je nach Stadium der Funktionsstörung des Gehirns ist aber auch eine kurzfristige Eiweißeinschränkung auf bis zu 0,4 g Eiweiß/kg Körpergewicht, bei zusätzlicher Gabe von verzweigtkettigen Aminosäuren notwendig, um den bakteriellen Eiweißabbau im Kolon und die Ammoniakentstehung einzuschränken.

Ernährungsempfehlungen bei kompensierter Leberzirrhose ohne Anzeichen einer hepatoportalen Enzephalopathie

Um individuelle Unverträglichkeiten zu erkennen, ist das Führen eines Ernährungstagebuches von großer Bedeutung. Die Leichte Vollkost sollte mit 1,2 g Eiweiß/kg Körpergewicht relativ eiweißreich sein. Liegt eine Malnutrition vor, kann die Eiweißzufuhr sogar auf bis zu 1,5 g Eiweiß/kg Körpergewicht erhöht werden. Dann ist auch eine Steigerung der Energiezufuhr auf 25–35 kcal/kg Körpergewicht sinnvoll. Die Kost sollte nach individueller Verträglichkeit ballaststoffreich sein. Ballaststoffe verbessern die Stickstoffbilanz und können somit helfen, eine hepatoportale Enzephalopathie zu vermeiden. Dieser Mechanismus beruht auf der Bildung kurzkettiger Fettsäuren. Dadurch sinkt der pH-Wert im Darm und es wird mehr Ammoniak über den Stuhl ausgeschieden. Außerdem wird das Bakterienwachstum im Darm gefördert. Es entsteht eine besonders günstige Darmflora, die Ammoniak verarbeitet. Der Patient sollte 4–7 kleinere Mahlzeiten zu sich nehmen. Wegen des Hyperinsulinismus und verminderter Glycogenspeicher ist eine kohlenhydratreiche Spätmahlzeit mit langsam resorbierbaren Kohlenhydraten anzuraten.

Bei chronisch rezidivierenden Enzephalopathien kann es sinnvoll sein, verzweigtkettige Aminosäuren in einer Dosierung von 0,25 g/kg Körpergewicht zur Verbesserung der Stickstoffbilanz langfristig zu empfehlen. Bei der Auswahl der Lebensmittel sollten des weiteren pflanzliche Lebensmittel bevorzugt werden, da zum einen der hohe Ballaststoffgehalt die Stickstoffausscheidung über den Stuhl fördert und die Qualität des pflanzlichen Eiweiß die Stickstoffbilanz verbessert. Eine Reduktion der Eiweißzufuhr auf 0,8 g Eiweiß/kg Körpergewicht oder darunter sollte mit Bedacht eingesetzt werden. Die Gefahr einer Malnutrition ist groß. Mangelernährung an sich kann aber eine hepatische Enzephalopathie fördern.

154

Ernährungsempfehlungen bei dekompensierter Leberzirrhose mit Anzeichen einer hepatoportalen Enzephalopathie

Liegen eine Mangelernährung oder Komplikationen bei Patienten vor, sollte auch im Stadium eins und zwei der hepatoportalen Enzephalopathie eine Eiweißzufuhr von 1,2 bis 1,5 g Eiweiß/kg Körpergewicht gesichert werden. Ab dem Stadium zwei bis drei kann die Eiweißzufuhr für etwa 48 Stunden auf bis zu 0,6 g Eiweiß/kg Körpergewicht vermindert werden. Im Stadium drei bis vier mit Bewußtlosigkeit wird in der Regel eiweißarm mit ca. 0,6 g Eiweiß/kg Körpergewicht, mit VKAS enteral oder pareneteral ernährt. Für die Behandlungsdauer und den Therapieerfolg, ist die frühzeitige medizinische und ernährungstherapeutische Intervention von Bedeutung.

Die unten stehende Tabelle gibt eine Übersicht über die relevanten Ernährungsempfehlungen bei dekompensierter Leberzirrhose im akuten Stadium.

Verschiedene Eiweiße werden bei Leberzirrhose je nach Herkunft besser oder schlechter vertragen. Generell gilt eine abnehmende Verträglichkeit in der aufgeführten Reihenfolge:

- Pflanzliches Eiweiß
- Milch
- Eier
- Fisch
- Fleisch
- Blut

Haben sich Umgehungskreisläufe mit Ösophagusvarizen gebildet, sollte der Patient darauf hingewiesen werden, dass gründliches Kauen und reichliches Trinken zu den Mahlzeiten das Blutungsrisiko etwas vermindern kann. Sehr empfindliche Patienten können eine weiche Kost bevorzugen, obwohl Studien den Nutzen bisher nicht beweisen konnten. Sinnvoll wäre es, besonders scharf-kantige Lebensmittel, z. B. Chips, Knäckebrot, scharf gebratenes oder gegrilltes Fleisch, Pommes Frites oder grätenreichen Fisch zu meiden. Betroffene sollten außerdem mehrere, wenig voluminöse Mahlzeiten essen. Dadurch steigt der Druck in den Umgehungskreisläufen weniger an. Dieser Druckanstieg ist für das Blutungsrisiko von Varizen verantwortlich.

Bei Wassereinlagerungen in Form von Ödemen oder Aszites ist eine mäßige Einschränkung der Kochsalzzufuhr auf < 6 g NaCl/d angezeigt (siehe Kapitel 10 Nierenerkrankungen, S. 191 ff.).

Nur wenn zusätzlich zur Aszites eine Hyponatriämie (mit < 132 mmol/l) auftritt, sollte die Flüssigkeitszufuhr auf etwa 750 ml–1000 ml eingeschränkt werden. Sonst wird eine Flüssigkeitsrestriktion kontrovers diskutiert und eher abgelehnt.

Die positive Wirkung einer ballaststoffreichen Ernährung wurde bereits erwähnt. Ähnlich gute Erfahrungen wurden auch bei Gabe von Lactulose und Laktose gemacht.

Bei reduzierter Aufnahme und Verwertung von Fetten, kann der Einsatz von MCT-Fetten (siehe Anhang) für eine bessere Verdaulichkeit und Verträglichkeit von Fetten sorgen. In diesem Zusammenhang kommt es häufig auch zu einem Mangel an fettlöslichen Vitaminen. Außerdem treten auf Grund oft langjähriger Fehl- oder Mangelernährung Defizite bei der Versorgung mit Folsäure, Vitaminen des B-Komplexes, Magnesium, Zink und Calcium auf. Gezielte Supplementierung ist dann sinnvoll, um den Ernährungszustand des Patienten zu verbessern.

155

Stadium	Energie-bedarf	Quantitative Eiweiß-zufuhr	Eiweißqualität	Sonstiges
I und Minimal-encephalo-pathie	25–30 kcal/kg KG	Nach individueller Eiweißtoleranz, 1,2–1,5 g Eiweiß/kg KG	Bei latenter Enzephalopathie evtl. kontinuierliche 0,25 g VKAS/kg KG Bevorzugt ovo-lacto-vegetabile Ernährung	Ballaststoffreich, evtl. auch Lactulose Spätmahlzeit mit langsam resorbierbaren Kohlenhydraten
II	25–35 kcal/kg KG	Bis 1,2 g Eiweiß/kg KG (bei Mangelernährung) 0,6–0,8 g Eiweiß/kg KG je nach Symptomatik	Eiweißquellen vorwiegend ovo-lacto-vegetabil von hoher biologischer Wertigkeit, nur kleine Mengen Fleisch oder Fisch	Patient kann normal essen, ballaststoffreiche Ernährung bevorzugen
III	25–35 kcal/kg KG	Ca. 0,6–0,8 g Eiweiß/kg KG Von Stadium 4 kommend: die Eiweißzufuhr wird nach Verträglichkeit in 10 g Schritten erhöht***	VKAS langsam angepasst weniger verabreichen Eiweißquellen vorwiegend ovo-lacto-vegetabil von hoher biologischer Wertigkeit	Patient ist bei Bewusstsein, kann oral essen Ballaststoffreiche Ernährung, eventuell Lactulose Fettzufuhr < 45 % zur ausreichenden Energiezufuhr
IV	25–35 kcal/kg KG*	0,6 g Eiweiß/kg KG (maximal 48 h)	VKAS** 0,2 g/kg KG	Patient ist bewusstlos und wird enteral oder parenteral ernährt

* KG = Körpergewicht
** VKAS = verzweigtkettige Aminosäuren
*** siehe Eiweißaustauschtabelle Kapitel Nierenerkrankungen S. 204

Zur energetischen Anreicherung der Nahrung sind, je nach Glukosetoleranz, Malto-Dextrine oder Malto-Dextrin-Fett-Gemische geeignet. Auch der Einsatz von Trinknahrung sollte in Erwägung gezogen werden, wenn z. B. bei Inappetenz die Nahrungszufuhr nicht ausreichend ist.

Eine drastische Eiweißeinschränkung ist im Falle einer Blutung (z. B. der Ösophagusvarizen) im oberen Gastrointestinaltrakt erforderlich. Das Eiweiß des Blutes wird am wenigsten gut vertragen und kann besonders schnell eine hepatoportale Enzephalopathie hervorrufen. Oft werden große Mengen eigenes Blut im Gastrointestinaltrakt nach einer Blutung verdaut und das Eiweiß resorbiert.

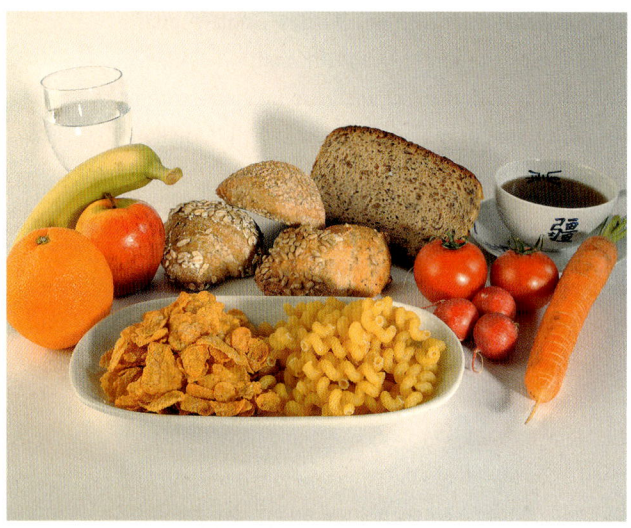

Bild 1 *Auswahl an eiweißarmen Lebensmitteln*

Hinweise zur Ernährungsberatung
Kontaktadressen:
Deutsche Leberhilfe e.V.
Luxemburger Str. 150
50937 Köln
Tel.: 0221 28 29 99 80
Fax.: 0221 28 29 99 81
E-Mail: info@leberhilfe.org

Gastro-Liga
Deutsche Gesellschaft zur Bekämpfung der Krankheiten von Magen, Darm und Leber sowie Störungen es Stoffwechsels und der Ernährung e.V.
Friedrich-List-Str. 13
35398 Gießen
Tel.: 0641 97 48 10
E-Mail: geschaeftsstelle@gastro-liga.de

Vereinigung zur Förderung und Unterstützung chronisch Leberkranker e.V. – DVL –
Bertha-von-Suttner Str. 30
40595 Düsseldorf
Tel.: 0211 70 64 26

Aufgaben

1. *Worauf sollten Sie bei der Auswahl der Brotsorten, die Sie einem Patienten mit Leberzirrhose empfehlen, achten?*

2. *Wann würden Sie, in Absprache mit dem Arzt, einem Patienten mit Leberzirrhose die Supplementierung von Trinknahrung empfehlen?*

3. *Herr Robert F. (siehe S. 151) kommt in das Krankenhaus, in dem Sie arbeiten. Nachdem die Diagnose gestellt wurde, sollen Sie den Patienten beraten. Welche Empfehlung sprechen Sie aus? Warum sollte Herr Robert F. evtl. für einige Zeit ein Ernährungstagebuch führen?*

4. *Stellen Sie ein günstiges Abendessen und eine Spätmahlzeit für einen Patienten mit dekompensierter Leberzirrhose zusammen.*

5. *Erstellen Sie eine Liste von möglichen Nahrungsmittelergänzungen (Trink- und Sondennahrungen, Supplementen zur Nahrungsanreicherung, Möglichkeiten der Energieanreicherung mit herkömmlichen Lebensmitteln) für Patienten mit dekompensierter Leberzirrhose.*

6. *Zwei Jahre später kommt Herr Robert F. erneut ins Krankenhaus. Er hat sich nicht an die wichtige Empfehlung der totalen Alkoholkarenz gehalten und der Zustand seiner Leber hat sich weiterhin verschlechtert. Seine Sprache ist verwaschen und insgesamt scheint er verlangsamt. Herr F. ist oft müde und er hat Gewicht abgenommen. Es haben sich Umgehungskreisläufe gebildet. Welche Empfehlungen würde Sie im Falle von Herrn F. im Stadium II der hepatischen Enzephalopathie aussprechen?*

7. Warum ist eine überwiegend ovo-lakto-vegetabile Ernährung für Menschen mit dekompensierter Leberzirrhose gut geeignet? Erstellen Sie eine Übersicht von mindestens zehn fleischfreien Hauptgerichten, die hochwertige Eiweißlieferanten sind.

Der folgende Tageskostplan ist für den Patienten Robert F. berechnet. Er zeigt deutliche Anzeichen einer hepatoportalen Enzephalopathie Grad II bis III und soll für kurze Zeit mit 0,7–0,8 g Eiweiß pro kg Körpergewicht ernährt werden.

Tageskostplan – Leberzirrhose

Patient: Robert F., 50 Jahre alt, dekompensierte
Leberzirrhose, mäßig eiweißarm, kaliumreich,
mäßig Natriumarm
Wünschenswerte Energie- (D-A-CH Referenzwerte)
und Nährstoffzufuhr:

Gesamtenergiebedarf	*2 900 kcal/Tag bzw.*
	12 325 kJ/Tag
Eiweiß etwa 7–8 %	*203–232 kcal*
	= 51–58 g EW/Tag
Fett 40–45 %	*1 160–1 306 kcal*
	= 129–145 g F/Tag
Kohlenhydrate 48–53 %	*1 392–1 537 kcal*
	= 348–384 g KH/Tag
Ballaststoffe	*> 30 g*
Kalium	*> 2 000 mg K/Tag*
Natriumchlorid	*< 6 g/Tag bzw.*
	2 400 mg Na/Tag

Gesamtsumme Tageskostplan

kcal	2 988	K	4 494,16 mg
kJ	12 533	B1	1,51 mg
EW	57,30 g	B2	1,57 mg
F	136,64 g	B6	2,32 mg
KH	373,93 g	Chol	431,84 mg
GFS	62,68 g	B12	2,18 µg
MUFS	13,62 g	EUFS	50,50 g
Bst	35,75 g	NiaÄ	26 014,94 µg
Na	1 344,34 mg		

Nährstoffrelation

Eiweiß	57 g	8 %
Fett	137 g	41 %
Kohlenhydrate	374 g	51 %

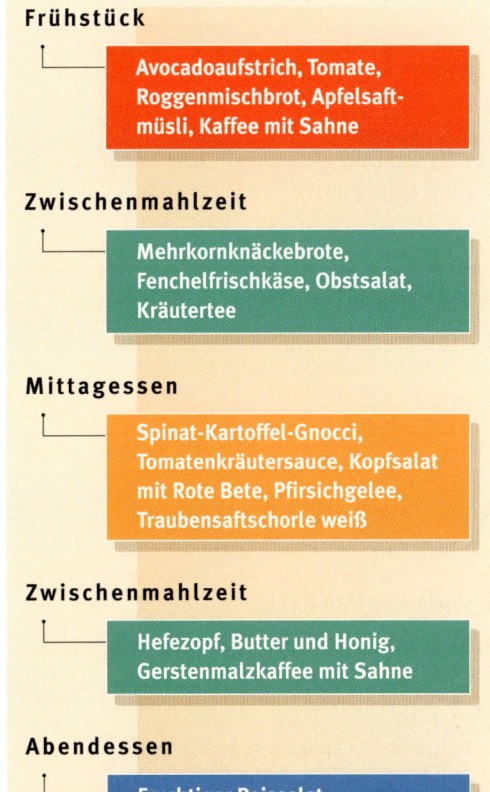

Frühstück
Avocadoaufstrich, Tomate, Roggenmischbrot, Apfelsaftmüsli, Kaffee mit Sahne

Zwischenmahlzeit
Mehrkornknäckebrote, Fenchelfrischkäse, Obstsalat, Kräutertee

Mittagessen
Spinat-Kartoffel-Gnocci, Tomatenkräutersauce, Kopfsalat mit Rote Bete, Pfirsichgelee, Traubensaftschorle weiß

Zwischenmahlzeit
Hefezopf, Butter und Honig, Gerstenmalzkaffee mit Sahne

Abendessen
Fruchtiger Reissalat, angemachter Camembert, Grahambrot, Früchtetee

Spätmahlzeit
Gemüsecocktail, Kümmelstangen

Frühstück:

■ Avocadoaufstrich

Menge	Zutaten
80 Gramm	Avocado
5 Milliliter	Zitronensaft
20 Gramm	Creme fraiche/Schmand 40 % Fett

kcal	253	K	423,95 mg
kJ	1 060	B1	0,07 mg
EW	1,97 g	B2	0,15 mg
F	26,82 g	B6	0,43 mg
KH	1,71 g	Chol	23,40 mg
GFS	7,67 g	B12	0,06 µg
MUFS	2,15 g	EUFS	15,71 g
Bst	2,65 g	NiaÄ	1 276,55 µg
Na	6,50 mg		

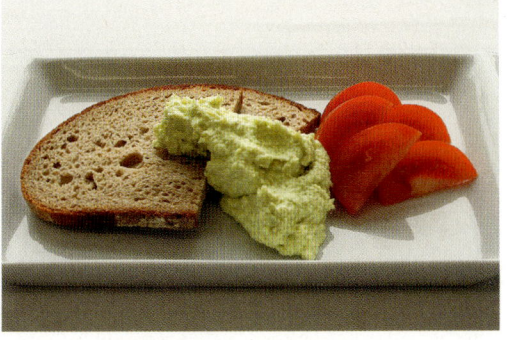

Bild 1 *Avocadoaufstrich mit Roggenmischbrot und Tomate*

Avocado waschen, halbieren und entkernen.
Mit einem Löffel Fruchtfleisch aushöhlen und mit Zitronensaft und Creme fraiche verrühren.

Fortsetzung →

----> Fortsetzung

■ Tomate (s. S. 157, Bild 1)

Menge	Zutaten
50 Gramm	Tomate frisch

kcal	9	Na	3,00 mg
kJ	37	K	121,00 mg
EW	0,47 g	B1	0,03 mg
F	0,10 g	B2	0,01 mg
KH	1,30 g	B6	0,05 mg
GFS	0,01 g	EUFS	0,01 g
MUFS	0,04 g	NiaÄ	331,50 µg
Bst	0,47 g		

Tomate waschen, Strunk entfernen und Tomate in Viertel schneiden und dazu reichen.

■ Roggenmischbrot (s. S. 157, Bild 1)

Menge	Zutaten
50 Gramm	Roggenmischbrot abgelagert

kcal	106	Na	214,00 mg
kJ	442	K	108,50 mg
EW	3,02 g	B1	0,07 mg
F	0,46 g	B2	0,05 mg
KH	21,91 g	B6	0,09 mg
GFS	0,06 g	EUFS	0,05 g
MUFS	0,21 g	NiaÄ	1 105,50 µg
Bst	2,86 g		

■ Apfelsaftmüsli

Menge	Zutaten
50 Gramm	Apfel frisch
5 Milliliter	Zitronensaft
10 Gramm	Rosinen
10 Gramm	Aprikose getrocknet
5 Gramm	Blütenhonig-Mischungen
100 Milliliter	Apfel Fruchtsaft
3 Gramm	Weizen Kleie
15 Gramm	Haferflocken

kcal	211	Na	8,94 mg
kJ	886	K	546,50 mg
EW	3,68 g	B1	0,18 mg
F	1,93 g	B2	0,11 mg
KH	42,81 g	B6	0,18 mg
GFS	0,39 g	EUFS	0,46 g
MUFS	0,81 g	NiaÄ	1 985,01 µg
Bst	4,65 g		

Apfel waschen, schälen, fein raspeln und mit Zitronensaft beträufeln. Rosinen und in kleine Stücke geschnittene getrocknete Aprikose und Honig dazu geben und vermengen. Mit Apfelsaft übergießen und Weizenkleie und Haferflocken darüber streuen.

■ Kaffee mit Sahne

Menge	Zutaten
250 Milliliter	Kaffee (Getränk)
10 Milliliter	Schlagsahne 30 % Fett

kcal	34	K	175,00 mg
kJ	143	B1	0,01 mg
EW	0,75 g	B2	0,04 mg
F	3,00 g	Chol	9,00 mg
KH	1,07 g	B12	0,04 µg
GFS	1,82 g	EUFS	0,90 g
MUFS	0,11 g	NiaÄ	1 814,00 µg
Na	5,50 mg		

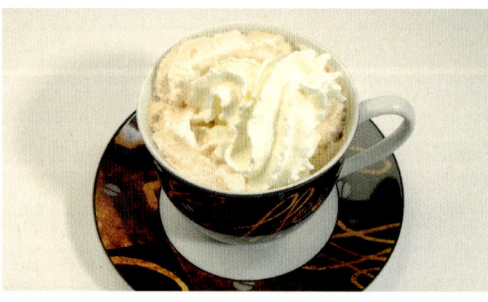

Bild 1 *Kaffee mit Sahne*

Zwischenmahlzeit:

■ Mehrkornknäckebrote

Menge	Zutaten
30 Gramm	Mehrkornknäckebrote

kcal	103	Na	186,60 mg
kJ	431	K	76,20 mg
EW	2,79 g	B1	0,07 mg
F	0,46 g	B2	0,04 mg
KH	21,53 g	B6	0,07 mg
GFS	0,07 g	EUFS	0,07 g
MUFS	0,21 g	NiaÄ	862,80 µg
Bst	2,25 g		

Fortsetzung ---->

⟶ *Fortsetzung*

■ Fenchelfrischkäse

Menge	Zutaten
50 Gramm	Fenchel frisch
10 Milliliter	Zitrone Fruchtsaft
40 Gramm	Frischkäse 60 % Fett
1 Prise	Pfeffer

kcal	157	K	294,10 mg
kJ	655	B1	0,13 mg
EW	5,67 g	B2	0,15 mg
F	12,79 g	B6	0,08 mg
KH	4,40 g	Chol	41,20 mg
GFS	7,68 g	B12	0,20 µg
MUFS	0,56 g	EUFS	3,80 g
Bst	2,11 g	NiaÄ	1 314,30 µg
Na	183,20 mg		

Fenchelknolle waschen, putzen, Strunk (Kegel) entfernen und fein hobeln. Mit Zitronensaft beträufeln und Frischkäse untermischen. Mit einer Prise Pfeffer verfeinern.

■ Obstsalat

Menge	Zutaten
10 Milliliter	Zitrone Fruchtsaft
5 Gramm	Blütenhonig-Mischungen
30 Gramm	Birne reif frisch
30 Gramm	Kiwi reif frisch
30 Gramm	Erdbeere frisch
30 Gramm	Wassermelone frisch

kcal	80	B1	0,04 mg
kJ	336	B2	0,06 mg
EW	0,94 g	B6	0,06 mg
F	0,50 g	KH	16,82 g
GFS	0,08 g	EUFS	0,09 g
MUFS	0,22 g	NiaÄ	560,85 µg
Bst	2,69 g	K	230,35 mg
Na	3,55 mg		

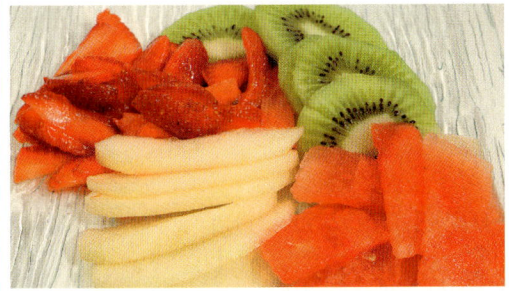

Bild 1 *Obstsalat*

Zitronensaft mit Honig verrühren. Birne und Kiwi waschen, schälen und fein blättrig schneiden. Erdbeeren waschen, entstielen und in Scheiben schneiden. Schale und Kerne der Wassermelone entfernen und ebenfalls fein blättrig schneiden. Früchte mit gesüßtem Zitronensaft übergießen.

■ Kräutertee

Menge	Zutaten
250 Milliliter	Kräutertee (Getränk)

kcal	3	EUFS	0,09 g
kJ	8	NiaÄ	560,85 µg
KH	0,50 g	K	230,35 mg
Na	2,50 mg		

Mittagessen:

■ Spinat-Kartoffel-Gnocci

Menge	Zutaten
200 Gramm	Kartoffeln ungeschält gegart mit Küchenabfall
20 Gramm	Spinat tiefgefroren
10 Gramm	Kartoffelstärke
30 Gramm	Hühnerei Vollei frisch
10 Gramm	Butter
1 Prise	Muskat

kcal	250	K	594,80 mg
kJ	1046	B1	0,15 mg
EW	7,19 g	B2	0,18 mg
F	11,89 g	B6	0,39 mg
KH	27,62 g	Chol	142,80 mg
GFS	6,08 g	B12	0,60 µg
MUFS	0,87 g	EUFS	3,85 g
Bst	3,51 g	NiaÄ	3 305,40 µg
Na	57,70 mg		

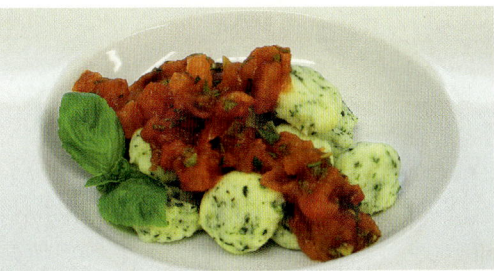

Bild 2 *Spinat-Kartoffel-Gnocci mit Tomatenkräutersauce*

Pellkartoffeln kochen, schälen und durch die Kartoffelpresse geben. Gefrorenen Spinat auftauen, abtropfen lassen und fein hacken. Mit allen weiteren Zutaten vermengen, bis ein mittelfester Teig entsteht. Kleine Klößchen formen und diese mit einer Gabel leicht platt drücken. In siedendem Wasser gar ziehen lassen.

Fortsetzung ⟶

⟶ Fortsetzung

■ Tomatenkräutersauce

Menge	Zutaten
150 Gramm	Tomaten frisch, Concassée
5 Milliliter	Olivenöl
1 Prise	Zucker weiß
1 Gramm	Salbei frisch
	Rosmarin frisch
	Basilikum frisch

kcal	74	Na	9,05 mg
kJ	311	K	363,02 mg
EW	1,42 g	B1	0,08 mg
F	5,29 g	B2	0,04 mg
KH	4,91 g	B6	0,15 mg
GFS	0,78 g	Chol	0,05 mg
MUFS	0,60 g	EUFS	3,61 g
Bst	1,42 g	NiaÄ	994,50 µg

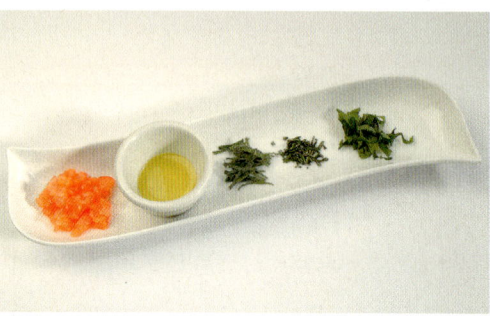

Bild 1 *Zutaten*

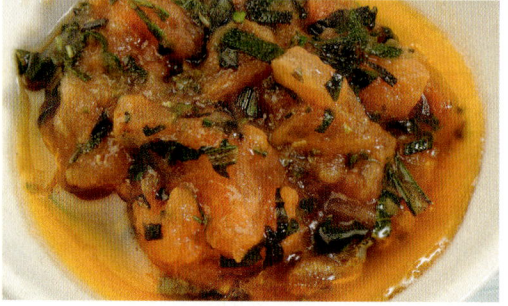

Bild 2 *Tomatenkräutersauce*

Strunk der Tomaten entfernen und Tomate in heißes Wasser geben, bis sich die Haut leicht abziehen lässt. Tomate häuten, halbieren, entkernen und in grobe Würfel schneiden. Olivenöl in einem Topf erhitzen, Tomatenwürfel und eine Prise Zucker dazu geben und erwärmen. Frische Kräuter waschen, abtropfen lassen und grob gewiegt kurz vor dem Servieren dazu geben.

■ Kopfsalat mit Rote Bete

Menge	Zutaten
3 Gramm	Zucker weiß
1 Teelöffel	Essig
1 Prise	Kümmel gemahlen
5 Milliliter	Walnussöl
30 Gramm	Kopfsalat frisch
20 Gramm	Rote Bete gegart

kcal	67	Na	9,40 mg
kJ	281	K	103,16 mg
EW	0,68 g	B1	0,02 mg
F	5,06 g	B2	0,03 mg
KH	4,56 g	B6	0,02 mg
GFS	0,55 g	Chol	0,05 mg
MUFS	3,46 g	EUFS	0,81 g
Bst	0,96 g	NiaÄ	260,95 µg

Aus Zucker, Essig, Kümmel und Öl Salatmarinade herstellen. Kopfsalat waschen, putzen und in mundgerechte Stücke teilen. Gekochte Rote Bete mit dem Buntschneidemesser in Scheiben schneiden. Kopfsalat dekorativ auf einen Salatteller legen, mit Rote Bete Scheiben belegen und Salatmarinade kurz vor dem Servieren darüber geben.

■ Pfirsichgelee

Menge	Zutaten
3 Gramm	Gelatine
80 Milliliter	Apfel Fruchtsaft
5 Gramm	Zucker weiß
100 Gramm	Pfirsich Konserve abgetropft

kcal	146	Na	5,90 mg
kJ	614	K	203,50 mg
EW	3,43 g	B1	0,03 mg
F	0,34 g	B2	0,04 mg
KH	31,27 g	B6	0,04 mg
GFS	0,06 g	EUFS	0,04 g
MUFS	0,15 g	NiaÄ	681,43 µg
Bst	2,02 g		

Gelatine in kaltem Wasser einweichen, quellen lassen und ausdrücken. Pfirsich aus der Konserve abtropfen lassen und in gleichmäßige Spalten schneiden. Diese dekorativ in ein Dessertschälchen legen. Gelatine ausrücken und mit etwas gezuckertem Apfelsaft erwärmen, bis sie sich aufgelöst hat. Unter Wärmeausgleich restlichen Apfelsaft dazu geben und über die Fruchtspalten geben. Zum Gelieren kalt stellen.

■ Traubensaftschorle weiß

Menge	Zutaten
100 Milliliter	Natriumarmes Mineralwasser (NaCl < 20 mg/l)
100 Milliliter	Weintrauben Fruchtsaft weiß

kcal	70	Na	3,00 mg
kJ	294	K	163,00 mg
EW	0,63 g	B1	0,03 mg
F	0,24 g	B2	0,02 mg
KH	15,56 g	B6	0,06 mg
GFS	0,09 g	EUFS	0,01 g
MUFS	0,08 g	NiaÄ	253,00 µg

Zwischenmahlzeit:

■ Hefezopf

Menge	Zutaten
20 Gramm	Eiweißarmes Mehl
1 Gramm	Bäckerhefe gepresst
1 Gramm	Zucker weiß
1 Prise	Zitronenschalenaroma
1 Milliliter	Rapsöl
12 Milliliter	Trinkwasser
4 Gramm	Zitronat (Wert von Aprikose getrocknet verwendet)
4 Gramm	Orangeat (Wert von Aprikose getrocknet verwendet)
1 Gramm	Maisstärke
1 Milliliter	Rapsöl

kcal	124	Na	2,33 mg
kJ	522	K	141,13 mg
EW	0,64 g	B1	0,02 mg
F	2,94 g	B2	0,04 mg
KH	23,30 g	B6	0,03 mg
GFS	0,16 g	Chol	0,04 mg
MUFS	0,65 g	EUFS	1,13 g
Bst	0,98 g	NiaÄ	504,83 µg

Eiweißarmes Mehl in eine Schüssel geben und die Hefe darüber bröckeln. Zucker darüber streuen und Zitronenschalenaroma am Rand der Schüssel verteilen. Alle Zutaten mit Knethaken verrühren und unter kneten Wasser und Öl hinzu geben. Zuletzt fein gehacktes Zitronat und Orangeat einarbeiten. Den Teig abgedeckt 1 Stunde gehen lassen.
Danach den Teig auf einem mit Maisstärke bemehltem Backbrett gut durch kneten und 3 gleich lange Rollen formen. Die Rollen auf einem mit Backtrennpapier oder -folie oder gut gefettetem Blech zu einem Zopf formen und 30 Minuten gehen lassen. Vor dem Backen mit Öl bestreichen und im vorgeheizten Ofen bei 175 °C 30–40 Minuten backen (gilt für Rezept mal 20).

■ Butter und Honig

Menge	Zutaten
10 Gramm	Butter
25 Gramm	Blütenhonig-Mischungen

kcal	151	Na	2,25 mg
kJ	631	K	13,35 mg
EW	0,16 g	B2	0,01 mg
F	8,32 g	B6	0,04 mg
KH	18,83 g	Chol	24,00 mg
GFS	5,05 g	EUFS	2,51 g
MUFS	0,31 g	NiaÄ	71,65 µg

■ Gerstenmalzkaffee mit Sahne

Menge	Zutaten
250 Milliliter	Gerstenmalzkaffee (Wert von Malzkaffee verwendet)
20 Milliliter	Schlagsahne 30 % Fett

kcal	63	K	80,00 mg
kJ	264	B1	0,01 mg
EW	0,50 g	B2	0,03 mg
F	6,00 g	B6	0,01 mg
KH	1,89 g	Chol	18,00 mg
GFS	3,64 g	B12	0,08 µg
MUFS	0,22 g	EUFS	1,81 g
Na	16,00 mg	NiaÄ	668,00 µg

Abendessen:

■ Fruchtiger Reissalat

Menge	Zutaten
50 Gramm	Reis parboiled roh
100 Milliliter	Trinkwasser
30 Gramm	Ananas Konserve abgetropft
3 Gramm	Mandel süß frisch
30 Gramm	Mandarine frisch
50 Gramm	Orange frisch
30 Gramm	Sahnejoghurt
1 Tropfen	Obstessig
1 Prise	Kurkuma
1 Prise	Paprika edelsüß
1 Prise	Zucker weiß

kcal	296	B2	0,11 mg
kJ	1241	B6	0,26 mg
EW	5,54 g	Chol	7,50 mg
F	4,36 g	EUFS	1,89 g
GFS	1,60 g	NiaÄ	3 111,07 µg
MUFS	0,56 g	KH	56,88 g
Bst	3,14 g	K	326,07 mg
Na	19,06 mg	B12	0,12 µg
B1	0,30 mg		

Reis waschen und in Wasser weich kochen. Ananas abtropfen lassen und in Stücke schneiden, Mandelblättchen in beschichteter Pfanne goldgelb rösten. Mandarine und Orange filetieren. Orangenfilets in mundgerechte Stücke schneiden. Sahnejoghurt mit einem Tropfen Obstessig, einer Prise Kurkuma, edelsüßem Paprika und einer Prise Zucker verrühren und alle Zutaten miteinander vermengen.

Fortsetzung ⟶

---→ *Fortsetzung*

■ Angemachter Camembert

Menge	Zutaten
30 Gramm	Camembert 60 % F. i. Tr.
10 Gramm	Butter
10 Gramm	Quark 40 % Fett
1 Gramm	Schnittlauch frisch

kcal	197	K	53,94 mg
kJ	826	B1	0,02 mg
EW	6,04 g	B2	0,15 mg
F	19,32 g	B6	0,07 mg
KH	0,40 g	Chol	55,00 mg
GFS	11,71 g	B12	0,62 µg
MUFS	0,71 g	EUFS	5,82 g
Bst	0,06 g	NiaÄ	1 685,80 µg
Na	214,53 mg		

Camembert in kleine Stücke schneiden, mit Butter und Quark vermischen und mit der Gabel zerdrücken. Mit feinen Schnittlauchringen garnieren.

■ Grahambrot

Menge	Zutaten
80 Gramm	Grahambrot abgelagert
10 Gramm	Butter

kcal	244	Na	339,70 mg
kJ	1021	K	179,20 mg
EW	6,24 g	B1	0,13 mg
F	9,48 g	B2	0,10 mg
KH	33,16 g	B6	0,18 mg
GFS	5,21 g	Chol	24,00 mg
MUFS	0,83 g	EUFS	2,64 g
Bst	5,14 g	NiaÄ	3 811,20 µg

■ Früchtetee

Menge	Zutaten
250 Milliliter	Früchtetee

kcal	3	K	22,50 mg
kJ	8	B1	0,03 mg
KH	0,50 g	B2	0,01 mg
Na	2,50 mg		

162

Spätmahlzeit:

■ Gemüsecocktail

Menge	Zutaten
100 Gramm	Sahnejoghurt, 10 % Fett
100 Milliliter	Gemüsesaft
5 Gramm	Haferflocken

kcal	162	K	160,40 mg
kJ	680	B1	0,06 mg
EW	4,44 g	B2	0,17 mg
F	7,98 g	B6	0,05 mg
KH	17,63 g	Chol	25,00 mg
GFS	4,63 g	B12	0,40 µg
MUFS	0,41 g	EUFS	2,40 g
Bst	0,27 g	NiaÄ	951,00 µg
Na	45,35 mg		

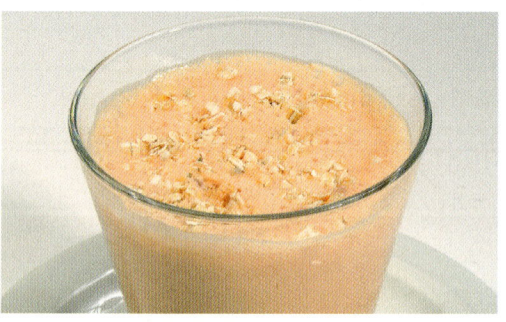

Bild 1 *Gemüsecocktail*

Sahnejoghurt und Gemüsesaft verrühren und Haferflocken dazu geben.

■ Kümmelstangen (5 Stück)

Menge	Zutaten
25 Gramm	Kartoffeln geschält gegart
25 Gramm	Eiweißarmes Mehl
10 Gramm	Butter
3 Gramm	Hühnerei Eigelb frisch
1 Teelöffel	Kümmel ganz

kcal	189	K	91,99 mg
kJ	798	B1	0,03 mg
EW	1,09 g	B2	0,02 mg
F	9,35 g	B6	0,06 mg
KH	25,38 g	Chol	61,80 mg
GFS	5,34 g	B12	0,06 µg
MUFS	0,45 g	EUFS	2,89 g
Bst	0,57 g	NiaÄ	465,60 µg
Na	3,78 mg		

Kartoffeln schälen und im Dampfdrucktopf weich garen. Durch die Kartoffelpresse geben und mit eiweißarmem Mehl vermischen. Butter schaumig rühren und unterkneten. Teig in fünf Teile teilen und zu Stangen rollen. Mit Eigelb bestreichen und in Kümmel wenden. Auf ein mit Backtrennpapier oder -folie ausgelegtes Blech geben und im vorgeheizten Ofen bei 180 °C etwa 20 Minuten backen (gilt für Rezept mal 8).

Zum Nachsüßen sind Zucker, Honig oder Sirup geeignet. Zusätzlich sollte über den Tag verteilt noch ein Liter natriumarmes (Mineral-)Wasser (NaCl < 20 mg/l), mit oder ohne Kohlensäure, getrunken werden, sofern keine Flüssigkeitsbeschränkung besteht.

8.1 Pankreatitis

 Wissensspeicher

Die Bauchspeicheldrüse liegt im Oberbauch hinter dem Magen, zwischen dem Zwölffingerdarm und der Milz.

Das Organ ist etwa 20 cm lang und wiegt zwischen 70 bis 80 g. Es besteht aus Pankreaskopf, -körper und -schwanz. Der Ausführungsgang für die Flüssigkeit der Bauchspeicheldrüse mündet wie der Gallengang in den Zwölffingerdarm. Die Bauchspeicheldrüse ist die wichtigste Verdauungsdrüse des menschlichen Körpers. Je nach Funktion unterscheidet man bei der Bauchspeicheldrüse nach exokrinem Pankreas und endokrinem Pankreas

Der exokrine Teil der Bauchspeicheldrüse ist der größte Lieferant von Verdauungsenzymen. Täglich werden hier etwa 1,5 l Bauchspeichelsekret gebildet. Diese enzym- und bikarbonatreiche Flüssigkeit wird über den Bauchspeicheldrüsengang und die Vater-Papille in den Zwölffingerdarm transportiert.

Der endokrine Teil der Bauchspeicheldrüse besteht aus den so genannten Langerhans Zellen.

Diese Zellanhäufungen befinden sich im Pankreaskörper, vor allem aber im Pankreasschwanz.
Man unterscheidet nach ihrer Funktion A-, B-, C und PP- Zellen. A-Zellen produzieren das Blutzuckerspiegel hebende Hormon Glucagon. B-Zellen produzieren das Blutzuckerspiegel senkende Hormon Insulin. Die übrigen Zellen sind für die Ernährungstherapie unbedeutend.

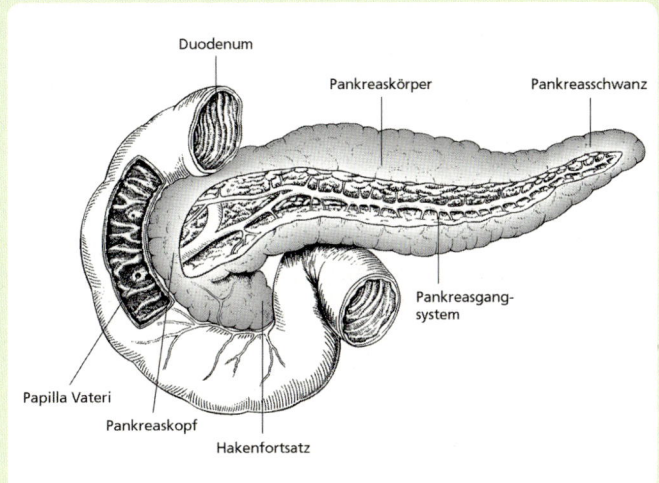

Bild 1   *Strukturen der Bauchspeicheldrüse und ihre anatomische Lage*

Wichtige Enzyme des Pankreassekretes sind:

Enzyme	Funktion	Beispiel
Peptidasen/Proteasen	Aufspaltung von Proteinen	Trypsin, Chymotrypsin
Lipasen/Esterasen	Aufspaltung von Fetten	Phosphatase, Cholinesterase
Amylasen/Carbohydrasen	Aufspaltung von Kohlenhydraten	Amylase, Maltase
Nukleasen	Aufspaltung von Nukleinsäuren	

Fallbeispiel

Ignaz Franz P., vierundsechzig Jahre alt, ist zur Weihnachtsfeier bei seiner Firma eingeladen. Vor dem Gänsebraten mit entsprechenden Beilagen als Hauptgang wird ein Aperitif gereicht. Zum Essen trinkt er mehrere Gläser Rotwein und zuletzt, „um die Fettverdauung zu aktivieren", einen so genannten „Verdauungsschnaps".
Plötzlich setzen bei Herrn P. heftige Oberbauchschmerzen ein, sein Blutdruck fällt rasch ab. Außerdem gerät er in eine Schocklage, die von Übelkeit, Erbrechen und Atemnot begleitet wird.
Im Krankenhaus diagnostizieren die Ärzte eine akute Bauchspeicheldrüsenentzündung. Die auslösende Ursache der Erkrankung war der Alkoholabusus.
Herr P. muss sich sofort einer mehrwöchigen stationären Behandlung unterziehen.
Das klinische Bild der akuten Pankreatitis ist abhängig vom Ausmaß des Entzündungsgrades sowie der Anzahl der zerstörten Zellen und somit der völligen Ausheilung.

8.1.1 Akute Pankreatitis

Krankheitslehre

Beschreibung

Die akute Entzündung führt zu Funktionsstörungen und Schwellung der Drüse und wird als ödematöse Pankreatitis bezeichnet.

Schreitet die Entzündung fort, kann sich die Bauchspeicheldrüse selbst verdauen und so auflösen. Da benachbarte Organe in Mitleidenschaft gezogen werden, können sich Komplikationen an Leber, Lunge, Niere und Darm entwickeln. Diese Form bezeichnet man dann als hämorrhagisch nekrotisierende Pankreatitis.

Häufigkeit

Die Zahl der Neuerkrankungen nimmt in den westlichen Industrienationen – bei etwa 10 Neuerkrankungen auf 100 000 Einwohnern pro Jahr – zu. Deutlich weniger Erkrankungen sind in Not- und Kriegszeiten zu verzeichnen.

Die akute Pankreatitis ist auch heute noch eine schwere, lebensbedrohliche Erkrankung. Durch die intensivmedizinische Betreuung haben sich in den vergangenen Jahren die Überlebensaussichten der Patienten erheblich gebessert.

Entstehung

Durch die akute Entzündung werden inaktive Enzyme des Pankreassekretes bereits in der Bauchspeicheldrüse aktiviert, also in ihre funktionsfähige Form gebracht. Die Folge hiervon ist die Zerstörung der Drüse bis hin zu Selbstverdauung.

Beim Gesunden werden die Enzyme erst im Dünndarm aktiv. Ursachen der akuten Entzündung sind am häufigsten der Alkoholmissbrauch. Seltenere Ursachen sind zum Beispiel Erkrankungen der Gallenwege, Überfunktion der Nebenschilddrüse, Erkrankungen des Fettstoffwechsels, Traumen nach Unfällen oder postoperativ oder Leberentzündung nach Infektionen.

Symptome

Der Patient befindet sich in einem sehr schlechten Allgemeinzustand.

Folgende Symptome können auftreten:
- Heftige, ausstrahlende Oberbauchschmerzen
- Übelkeit
- Erbrechen
- Fieber
- Blutdruckabfall
- Atemnot
- Verminderte Ausscheidung von Urin
- Darmlähmung, Ileus

Begleiterscheinungen

Keine.

Therapie

- Vollständige Nahrungskarenz um Rezidive zu vermeiden; da auch durch Geruch die Verdauung angeregt wird, werden die Patienten oft in ein Einzelzimmer gelegt
- Ausschließliche parenterale Ernährung
- Schmerztherapie

Ist der Krankheitsverlauf konservativ nicht zu beherrschen, muss eine Operation durchgeführt werden.

Bei der so genannten Nekrosektomie wird das abgestorbene Gewebe endoskopisch abgesaugt. Die entstandenen Höhlen werden mit einem Spülkatheter, der durch die Bauchwand eingeführt wird, gespült.

Ernährungstherapie

Kostaufbau nach akuter Pankreatitis

Die Dauer der einzelnen Diätabschnitte wird vom Krankheitsverlauf bestimmt. Sehr aussagekräftig sind hierfür die aktuellen Blutanalysenwerte, insbesondere die der Serumamylase und Serumlipase als medizinischen Kontrollparameter.

Nahrungs- und Flüssigkeitskarenz/ Parenterale Ernährung

Dadurch wird das Organ ruhig gestellt und vermieden, dass die Sekretproduktion angeregt wird.

Oraler Aufbau

Ungesüßter Tee als Flüssigkeitsgabe/gesüßter Tee

Kohlenhydrat-Kost

Durch die hoch entwickelten medizinischen-therapeutischen Maßnahmen verkürzt sich die Verweildauer im Krankenhaus. Der Kostaufbau erfolgt häufig innerhalb weniger Tage.

Nährstoffrelation:

Eiweiß	ca. 6 %
Fett	ca. 4 %
Kohlenhydrate	ca. 90 %
Energiezufuhr pro Tag:	etwa 1 000 kcal (4 200 kJ)
Mahlzeitenanzahl pro Tag:	6–8

Lebensmittelauswahl

Süßungsmittel:	Cerealien:	Obst:
Traubenzucker, Zucker, Maltodextrin 19®, Malto-Cal19®, Malto Plus®	Reisflocken, Haferflocken fein (Schmelz-flocken); Mit Wasser zubereitete Reis- oder Hafer-schleimsuppe Zwieback, zartes Knäckebrot (z. B. Wasa Mjölk®), 1 Tag altes Weiß- oder Toastbrot	**Nur als Kompott:** Aprikosenkompott, Pfirsichkompott, Mandarinorangenkompott
Getränke: Schwarzer Tee, Kräutertee, stilles Wasser	**Brotaufstrich:** Honig, säurearme Konfitüre, Zucker-rübensirup	**Beilagen:** Hartweizengrieß, Milchreis (Rundkorn-reis), geschälter Reis (parboiled), Pell-kartoffeln, Kartoffelschnee, Teigwaren ohne Ei

Kohlenhydrat-Eiweiß-Kost

Nährstoffrelation:

Eiweiß	ca. 14 %	Kohlenhydrate	ca. 78 %
Fett	ca. 8 %	Energiezufuhr pro Tag:	etwa 1800 kcal (7 560 kJ)
		Mahlzeitenanzahl pro Tag: 6–8	

Lebensmittelauswahl

Süßungsmittel:	Cerealien:	Obst:
Traubenzucker, Zucker, Maltodextrin 19®, Malto-Cal19®, Malto Plus®	Reisflocken, Haferflocken fein (Schmelz-flocken); Mit Wasser zubereitete Reis- oder Haferschleimsuppe, Stärke, helle Mehle, Sago Zwieback, zartes Knäckebrot (z. B. Wasa Mjölk®), 1 Tag altes Weiß- oder Toastbrot	**Als Kompott:** Aprikosenkompott, Pfirsichkompott, Mandarinorangenkompott; Reife Bananen („Leopardenbananen")
Getränke: Schwarzer Tee, Kräutertee, Malzkaffee, stilles Wasser	**Brotaufstrich:** Honig, säurearme Konfitüre, Zucker-rübensirup	**Beilagen:** Hartweizengrieß, Polenta, Milchreis (Rundkornreis), geschälter Reis (parboiled), Pellkartoffeln, Salz-kartoffeln, Püree mit fettarmer Milch hergestellt, Kartoffelschnee, Teigwaren ohne Ei
Milch, Milchprodukte: Fettarme Milch 1,5 % Fett, fettarmer Joghurt 1,5 % Fett, Brei und Flammeri aus fettarmer Milch	**Suppen:** Aus fettarmer Gemüsebrühe hergestellt: Nudelsuppe, Grießsuppe, Sagosuppe, Haferflockensuppe, Kartoffelsuppe, Reissuppe	

Kohlenhydrat-Eiweiß-Kost mit steigender Fettzufuhr

Wichtig:

Bei Komplikationen mit der Verträglichkeit von Fett sofortiger Austausch und schleichender Einsatz von MCT Fett.

Nährstoffrelation:

Eiweiß	ca. 15 %	Ballaststoffe:	ca. 20 g
Fett	ca. 20 %	Energiezufuhr pro Tag:	etwa 2 000 kcal (8 400 kJ)
Kohlenhydrate	ca. 65 %	Mahlzeitenanzahl pro Tag: 5	

Lebensmittelauswahl

Süßungsmittel:	Cerealien:	Obst:
Traubenzucker, Zucker, Maltodextrin 19®, MaltoCal19®, Malto Plus®	Reisflocken, Haferflocken; Schleimsuppen mit fettarmer Gemüsebrühe (blähungsfrei) hergestellt; Cornflakes, Stärke, helle Mehle, Sago,	Aprikosen-, Birnen-, Erdbeer-, Pfirsich-, Mandarinorangen-, Heidel-beer-, Apfelkompott; Reife Bananen („Leoparden-bananen"), Erdbeeren, Melone
Sonstiges: Frische Kräuter (Petersilie, Dill, Kerbel, Salbei, Thymian), kleine Mengen jodiertes Speisesalz, Kümmel, Fenchel, Anis	Zwieback, zartes Knäckebrot (z. B. Wasa Mjölk®), 1 Tag altes Weiß- oder Toastbrot, Weizenbrötchen	**Gemüse:** Vorerst sehr weich gegart: Auberginen, Karotten, Knollen-sellerie, Gurke, Zucchini, Fenchel, Spargel, Schwarzwurzeln, Spinat, Mangold, Chinakohl, junger Kohl-rabi, Broccoli (nur Röschen), Romanesco, Rote Bete

165

Süßungsmittel:	Cerealien:	Obst:
Getränke: Schwarzer Tee, Kräutertee, säurearmer Früchtetee, Malzkaffee, stilles Wasser, säurearme Fruchtschorlen (Fruchtnektar mit Wasser),	**Brotaufstrich:** Honig, säurearme Konfitüre, Zuckerrübensirup	**Beilagen:** Hartweizengrieß, Grießklöße, Polenta, Milchreis (Rundkornreis), geschälter Reis (parboiled), Pellkartoffeln, Salzkartoffeln, Püree mit Milch hergestellt, Kartoffelschnee, Kartoffelklöße, Teigwaren ohne Ei,
Milch, Milchprodukte: Fettgehalt 1,5–3,5 % Fett, Brei und Flammeri, milde Käsesorten bis maximal 30 % Fett i. Tr., Hüttenkäse	**Suppen:** Aus fettarmer Gemüsebrühe (blähungsfrei) hergestellt: Nudelsuppe, Grießsuppe, Sagosuppe, Haferflockensuppe, Kartoffelsuppe, Reissuppe; Eintopf: Aus fettarmer Gemüsebrühe (blähungsfrei) mit leicht verdaulichen Gemüsen mit/ohne geeigneter Fleisch-/Fischeinlage	**Fleisch:** Bindegewebsarmes, mageres Fleisch vom Kalb oder Schwein, mageres Hackfleisch, Geflügelfleisch ohne Haut **Wurst:** Gekochter Schinken ohne Fettrand, kalter Braten, Corned Beef, Bierschinken, Geflügelwurst, Hähnchenkeule ohne Haut
Saucen: Fettarme, helle gebundene Saucen: Kräutersaucen	**Fette und Öle:** Butter, Pflanzenmargarine, Pflanzenöle; bei Fettstühlen: MCT-Fette	**Fisch:** Kabeljau, Schellfisch, Seelachs, Hecht, Rotbarsch, Seezunge, Forelle
Eier: Eierstich, Eier in Speisen verteilt (Auflauf, Gebäck)		

Leichte Vollkost

Nährstoffrelation:

Eiweß	12–15 %
Fett	25–30 %
Kohlenhydrate	53–55 %
Ballst.	ca. 20 g/Tag

Energiezufuhr pro Tag: bedarfsadaptiert

Mahlzeitenanzahl pro Tag : 4–5

Lebensmittelauswahl

- Richtet sich nach der individuellen Verträglichkeit, es kann und darf alles gegessen werden, was vertragen wird.
- Blähungsarme und mild gewürzte Speisen oder Gerichte so wie kohlensäurearme Getränke bevorzugen.
- Absolutes Alkoholverbot

Nach Abklingen der akuten Pankreatitis ist Alkohol für etwa ein Jahr absolut zu meiden, da er schädigend auf die Zellen wirkt, ebenso wie Nikotin. Lebensmittel, die Alkohol enthalten können, sind zum Beispiel Ochsenschwanzsuppe, Tiramisu, Zwetschgenkonfitüre, Weinkraut, Pralinen, Schwarzwälder Kirschtorte usw. Bei Verbraucherzentralen und Krankenkassen sind aktuelle detaillierte Informationsbroschüren erhältlich.

Soll bei der Aufbaukost Streich- oder Kochfett verwendet werden, eignen sich hierfür gut MCT-Fette. (siehe Anhang diätetische Lebensmittel)

8.1.2 Chronische Pankreatitis

Krankheitslehre

Beschreibung

Im Verlauf der chronischen Pankreatitis sind zahlreiche Komplikationen möglich.

Am häufigsten sind Verengungen der Gallenwege bedingt durch Schwellungen des Pankreaskörpers. Daraus resultiert oft ein Ikterus.

Des Weiteren muss als Folge der chronischen Pankreatitis die Insuffizienz genannt werden. Sie bezeichnet die unzureichende Organfunktion und unterscheidet sich in die exokrine Pankreas-Insuffizienz und die endokrine Pankreas-Insuffizienz.

Häufigkeit

In den letzten 30 Jahren hat sich die Anzahl der chronischen Pankreatitiden verzehnfacht. Die Erkrankung verläuft über Jahre gleichmäßig oder in Schüben. Neu erkranken etwa 6,4–10/100 000 Einwohner pro Jahr. Die Krankheit wird meistens zwischen dem 50. und 70. Lebensjahr manifest (seltenes Auftreten < 30 Jahren).

Entstehung

Häufige Ursachen:

- chronischer Alkoholabusus (ca. 70 %)
- Nikotinabusus
- Auftreten der Erkrankung nach circa 11–18 Jahren.

Seltene Usachen: (siehe Tabelle)

Erkrankung	Beispiel	Folge
Geteilter Drüsengang	Pankreas divisum (genetisch bedingt)	Verdauungssäfte können nicht richtig abfliessen
Gallenwege	Cholelithiasis	Gallensteinleiden, Koliken
Überfunktion der Nebenschilddrüse	Hyperparathyreoidismus	Vermehrte Produktion von Hormonvorstufen (Parathormon)
Fettstoffwechselstörungen	Schwere Hypertriglyceridämien	Pankreatitiden
Gestörter Pankreassekretabfluss	Duodenaldivertikel	Maldigestion
Angeborene Stoffwechselerkrankung	Mukoviszidose, Hämochromatose	
Unter- oder Fehlernährung	In Entwicklungsländern wie Afrika, z. T. in Asien	Tropische Pankreatitis
Idiopathische Form (unklarer Genese) 20–25 %	ohne erkennbare Ursache entstandene Formen	

Im Unterschied zur akuten Pankreatitis beeinflussen die Symptome der chronischen Pankreatitis lebenslang die gesamte Verdauungsfunktion:

- Starke Oberbauchschmerzen ausstrahlend bis in den Rücken >90 %
- Schmerzen meist kurz nach der Nahrungsaufnahme
- Übelkeit, Erbrechen 50 %
- Appetitlosigkeit 70 %
- Massive Gewichtsabnahme-Folgen der Maldigestion 70 %

Begleiterkrankungen

- Pankreassteine, Pankreaskarzinom, Pseudozysten
- Vitaminmangelerscheinungen: fettlösliche Vitamine können in nur unzureichender Menge aufgenommen werden :
  - Hautstörungen (Vitamin A)
  - Knochenerweichung (Vitamin D, Osteomalazie)
  - Blutgerinnungsstörungen (Vitamin K)
  - Eisen-, Eiweiß-, Vitamin B12-Mangel

Ein oft latenter, später deutlich manifestierbarer Diabetes mellitus vervollständigt den Verlust der Pankreasfunktion nach etwa 10 Jahren bei circa 20 % der Patienten.

Ernährungstherapie

- Alkohol- und Nikotinkarenz
- Individuelle, proteinreiche leichte Vollkost (1,5 g Eiweiß/kg KG)
- Küchenkräuter bevorzugen, generell mild würzen.
- Mehrere kleine Mahlzeiten pro Tag.
- Eventuell Verwendung von MCT Fetten (vgl. Anhang diätetische Lebensmittel).
- Circa 35–40 % Fett der Gesamtenergie mit Einnahme von Pankreasenzympräparaten direkt zu den Mahlzeiten (nicht davor oder danach).
- Faustregel: circa 2 000 Pankreasenzymeinheiten pro Gramm zugeführtem Fett oder 25 000–40 000 Einheiten pro Hauptmahlzeit als Startdosis, wenn nötig, Steigerung bis 75 000 Einheiten pro Mahlzeit.

- Bedarfsgerechte Energiezufuhr (mindestens 2 500 kcal/10 500 kJ pro Tag)
- Entwickelt sich zur exokrinen Restfunktion des Organes zusätzlich noch eine endokrine Insuffizienz, führt diese zu einem manifesten insulinpflichtigen Diabetes mellitus ≥ Kost für Diabetiker.
- Getränke zwischen den Mahlzeiten einnehmen
- „Erlaubt ist, was vertragen wird" (außer Alkohol)

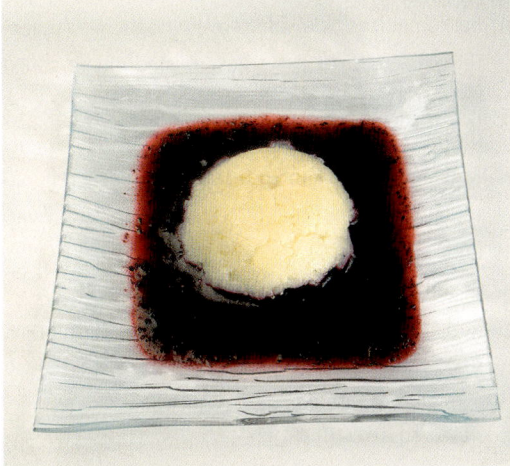

Bild 1 *Milchreis mit Heidelbeersauce (Rezept s. S. 170)*

Medizinische Therapie

Bei nicht mehr ausreichender konventioneller Behandlung ist die Duodenum-erhaltende Pankreaskopfresektion angebracht. Dies führt zu Schmerzreduzierung und Abnahme der Entzündungen im Pankreaskörper und -schwanz.

Nach chirurgischen Eingriffen erfolgt ein schneller Kostaufbau, der so genannten „Fast Track Surgery".

Beispiel der Fast Track Surgery aus Dänemark: Ärzte entlassen Patienten, denen der halbe Dickdarm entfernt wurde nach zwei Tagen mit Vollkost. Die Komplikationen sinken dabei von 20 % auf 8 %. Insgesamt übersteht der Patient Operationen besser, wenn er möglichst wenig Stress durch das vorangehende Fasten erlebt hat und wenn der Darm nach der Operation möglichst schnell wieder aktiv arbeitet.

167

Hinweise für die Ernährungsberatung

- Einnahme von Pankreasenzympräparaten direkt zu den Mahlzeiten, am besten im ersten Drittel bzw. Viertel der Mahlzeit (nicht davor oder danach)
- Insulin- und Ernährungstherapie bei Diabetes mellitus
- Individuelle Substitution fettlöslicher Vitamine, Vitamin B12, Calcium, Zink, Selen und Magnesium Die chronisch rezidivierende Pankreatitis wird mit enteraler/bei sehr schweren Schüben auch parenteral, therapiert.

Rascher Kostaufbau bei Schmerzfreiheit (siehe akute Pankreatitis).

Empfehlungen zum Einsatz von MCT Fetten:

- Den Austausch üblicher Nahrungsfette durch MCT -Fette langsam beginnen (einschleichende Gabe), der Körper muss sich erst daran gewöhnen
- MCT Fettmenge erst bei guter Verträglichkeit erhöhen
- Sobald MCT Fette verwendet werden, sollte auf herkömmliche Speisefette weit möglichst verzichtet werden. Nicht zu vergessen sind die versteckten Fette, die in Wurst, Fleisch, Fisch, Käse und Brotaufstrichen enthalten sind
- Tagesfettmenge kann 80–100 g/Tag betragen, natürlich immer auf mehrere kleine Mahlzeiten verteilt
- Anzeichen von MCT Unverträglichkeit sind: Kopfschmerzen, Leibschmerzen mit Blähungen, Durchfall; diese Symptome treten auch bei zu schnellem Ansteigen der Fettmenge auf
- Die mct-basis-plus® Diätmargarine eignet sich gut als Brotaufstrich und auch zum Kochen und Backen. Zum Hocherhitzen wie zum Beispiel zum Frittieren ist sie jedoch nicht geeignet.
- Teige mit MCT Fetten müssen länger als herkömmliche Teige gerührt werden, damit eine gute Bindung entsteht
- mct-basis-plus® Diätspeiseöl kann ähnlich wie Sonnenblumenöl verwendet werden, Erhitzen ist bis 150 °C möglich.

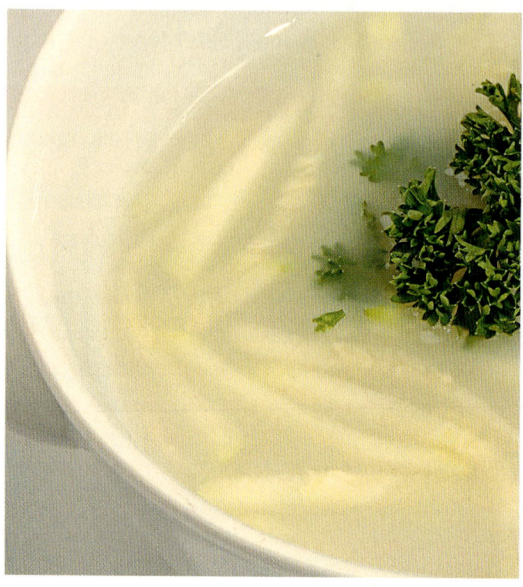

Bild 1 Hirseflockensuppe (Rezept s. S. 171)

Aufgaben

1. Welche Hormone, die für die Ernährungstherapie bedeutend sind, werden im endokrinen Teil der Bauchspeicheldrüse produziert?

2. Nennen Sie fünf Symptome der akuten Pankreatitis.

3. Nennen Sie vier Ursachen, die eine akute Pankreatitis auslösen können.

4. a. Erklären sie den Begriff MCT-Fett.
   b. Warum werden diese Fette bei chronischer Pankreatitis verwendet?

5. Stellen Sie ein Mittagessen für einen untergewichtigen Patienten mit chronischer Pankreatitis (exokrine Insuffizienz) zusammen: Alter: 45 Jahre/Größe: 172 cm/Gewicht: 50 kg

6. Mengenangaben, Gewürze, Zubereitung sowie die Ermittlung des Energiebedarfes sind erforderlich. Geben Sie kcal/Tag und kcal für das Mittagessen an.

Tageskostplan – Chronische Pankreatitis

Patient: Ignaz Franz P., 64 Jahre alt, chronische Pankreatitis, Fettstühle

Wünschenswerte Energie- (D-A-CH Referenzwerte) und Nährstoffzufuhr:

Gesamtenergiebedarf	*2 500 kcal/Tag bzw. 10 625 kJ/Tag*
Eiweiß ca. 15–20 %	*375–500 kcal = 94–125 g EW/Tag*
Fett ca. 30 %	*750 kcal = 83 g F/Tag nach einschleichender Gabe bis zu 50 % in Form von MCT Fett (41 g)*
Kohlenhydrate 50–55 %	*1 250–1 375 kcal = 313–344 g KH/Tag*

Frühstück

Toastbrot mit Honig, Toastbrot mit gekochtem Schinken, Milchreis, Heidelbeersauce, Schwarztee mit Milch

Zwischenmahlzeit

Pfirsichkompott, Zwieback, Joghurt, Anis-Kümmel-Tee

Mittagessen

Hirseflockensuppe, Seelachsfilet in Alufolie, Safrandillsauce, Blattspinat, rosa Kartoffelpüree, Erdbeergelee mit Quarktupfer, Kräutergarten-Tee

Zwischenmahlzeit

Käsekuchen mit Rosinen, Lindenblütentee

Abendessen

Broccolisuppe, Haferflockenauflauf mit Vanillesauce, Birnenkompott, Malventee

Spätmahlzeit

Knäckebrot mit Putencreme, Tomate, stilles Mineralwasser

Gesamtsumme Tageskostplan

kcal	2 597	B1	1,77 mg
kJ	10 856	B2	3,42 mg
EW	101,64 g	B6	2,24 mg
F	79,22 g	Chol	319,07 mg
KH	357,70 g	B12	10,62 µg
GFS	39,08 g	EUFS	16,63 g
MUFS	16,92 g	NiaÄ	29 880,55 µg
Bst	33,13 g	Mct F	33,0 g

Nährstoffrelation

Eiweiß	102 g	16 %
Fett	79 g	28 %
Kohlenhydrate	358 g	56 %

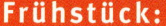

Frühstück:

■ Toastbrot mit Honig

Menge	Zutaten
25 Gramm	Weißbrot-Weizentoastbrot
10 Gramm	Butter
15 Gramm	Blütenhonig

kcal	183	Bst	0,73 g
kJ	768	B1	0,02 mg
EW	1,96 g	B2	0,04 mg
F	9,15 g	B6	0,04 mg
KH	23,24 g	Chol	24,00 mg
GFS	5,33 g	EUFS	2,76 g
MUFS	0,52 g	NiaÄ	543,85 µg

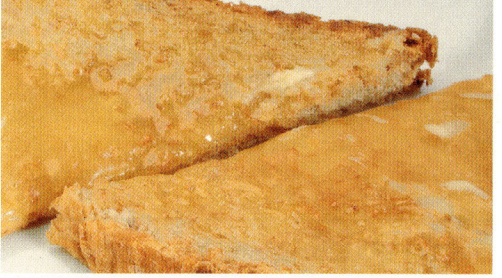

Bild 1 *Toastbrot mit Honig*

Abgelagertes Toastbrot toasten, mit Butter bestreichen und Honig darauf geben.

■ Toastbrot mit gekochtem Schinken

Menge	Zutaten
25 Gramm	Weißbrot-Weizentoastbrot
5 Gramm	Senf mild
20 Gramm	Schwein Schinken gekocht ohne Fettrand

kcal	90	B1	0,09 mg
kJ	377	B2	0,07 mg
EW	5,83 g	B6	0,06 mg
F	1,80 g	Chol	9,80 mg
KH	12,41 g	B12	0,20 µg
GFS	0,57 g	EUFS	0,73 g
MUFS	0,34 g	NiaÄ	1 805,10 µg
Bst	0,78 g		

Abgelagertes Toastbrot toasten, dünn mit mildem Senf bestreichen und gekochten Schinken ohne Fettrand auflegen.

Fortsetzung ⟶

⟶ *Fortsetzung* (s. S. 167, Bild 1)

■ Milchreis

Menge	Zutaten
15 Gramm	Milchreis (Wert von Reis parboiled verwendet)
125 Milliliter	Trinkmilch 0,3 % Fett
1 Prise	Jodiertes Salz
5 Gramm	Blütenhonig-Mischungen
1 Prise	Zimt

kcal	113	B1	0,12 mg
kJ	473	B2	0,23 mg
EW	5,37 g	B6	0,13 mg
F	0,20 g	Chol	2,50 mg
KH	21,84 g	B12	0,50 µg
GFS	0,09 g	EUFS	0,06 g
MUFS	0,03 g	NiaÄ	1 769,35 µg
Bst	0,21 g		

Milchreis mit warmen Wasser waschen (Reinigung, vorquellen) und abtropfen lassen. Milch mit einer Prise Jodsalz zum Kochen bringen, Milchreis hineingeben und etwa 25 Minuten ausquellen lassen. Mit Honig süßen und eventuell mit gemahlenem Zimt verfeinern.

■ Heidelbeersauce (s. S. 167, Bild 1)

Menge	Zutaten
50 Gramm	Heidelbeere frisch
20 Milliliter	Trinkwasser
8 Gramm	Puderzucker (Wert von Zucker weiß verwendet)

kcal	53	Bst	2,45 g
kJ	223	B1	0,01 mg
EW	0,30 g	B2	0,01 mg
F	0,30 g	B6	0,03 mg
KH	11,68 g	EUFS	0,04 g
GFS	0,01 g	NiaÄ	216,50 µg
MUFS	0,18 g		

Heidelbeeren waschen und abtropfen lassen. Trinkwasser mit Puderzucker verrühren, Heidelbeeren hinein geben und mixen.

■ Schwarzer Tee mit Milch

Menge	Zutaten
300 Milliliter	Tee schwarz fermentiert (Getränk)
50 Milliliter	Trinkmilch 0,3 % Fett
25 Gramm	Maltodextrin® 19 SHS

kcal	115	B2	0,12 mg
kJ	487	B6	0,03 mg
EW	2,30 g	Chol	1,00 mg
F	0,05 g	B12	0,20 µg
KH	26,25 g	EUFS	0,01 g
GFS	0,03 g	NiaÄ	779,50 µg
B1	0,02 mg		

Zwischenmahlzeit:

■ Pfirsichkompott

Menge	Zutaten
100 Gramm	Pfirsich frisch
80 Milliliter	Trinkwasser
5 Gramm	Zucker
	Zimtstange

kcal	61	Bst	2,30 g
kJ	255	B1	0,02 mg
EW	0,80 g	B2	0,05 mg
F	0,10 g	B6	0,02 mg
KH	13,89 g	EUFS	0,03 g
GFS	0,01 g	NiaÄ	1 000,00 µg
MUFS	0,04 g		

Frischen Pfirsich kurz in heißes Wasser geben und häuten. Halbieren, entkernen und in gleichmäßige Spalten schneiden. In gezuckertem Trinkwasser mit einem Stück Zimtstange weich kochen, portionieren und abkühlen lassen.

■ Zwieback

Menge	Zutaten
40 Gramm	Zwieback eifrei (4 Stück)

kcal	146	Bst	2,08 g
kJ	612	B1	0,05 mg
EW	3,68 g	B2	0,03 mg
F	1,72 g	B6	0,04 mg
KH	28,56 g	EUFS	0,20 g
GFS	0,25 g	NiaÄ	1 133,20 µg
MUFS	0,79 g		

■ Joghurt

Menge	Zutaten
150 Gramm	Joghurt 0,1 % Fett
25 Gramm	Maltodextrin® 19 SHS

kcal	154	B2	0,27 mg
kJ	644	B6	0,08 mg
EW	6,70 g	Chol	1,50 mg
F	0,15 g	B12	0,75 µg
KH	30,05 g	EUFS	0,04 g
GFS	0,09 g	NiaÄ	1 650,00 µg
B1	0,04 mg		

Fortsetzung ⟶

170

----→ *Fortsetzung*

■ Anis-Kümmel-Tee

Menge	Zutaten				
250 Milliliter	Anis-Kümmel-Tee (Wert von Kräutertee verwendet)	kcal	3	B1	0,03 mg
		kJ	8	B2	0,01 mg
		KH	0,50 g		

Mittagessen:

■ Hirseflockensuppe (s. S. 168, Bild 1)

Menge	Zutaten				
200 Milliliter	Gemüsebrühe	kcal	69	Bst	1,34 g
8 Gramm	Hirse Flocken	kJ	289	B1	0,06 mg
10 Gramm	Zucchini frisch	EW	1,43 g	B2	0,04 mg
1 Prise	Jodiertes Salz	F	4,02 g	B6	0,09 mg
1 Prise	Muskat	KH	6,80 g	Chol	0,00
1 Gramm	Petersilienblatt frisch	GFS	0,50 g	EUFS	0,87 g
		MUFS	2,39 g	NiaÄ	706,39 µg

Hirseflocken in die Gemüsebrühe einstreuen und aufkochen. Zucchini waschen, schälen, in feine Streifen schneiden und kurz mit kochen. Suppe mild würzen und Petersilie dazu geben.

■ Rotbarschfilet in Alufolie

Menge	Zutaten				
150 Gramm	Rotbarschfilet frisch	kcal	81	Bst	0,01 g
5 Milliliter	Zitronensaft	kJ	337	B1	0,08 mg
1 Prise	Jodiertes Salz	EW	12,99 g	B2	0,06 mg
	Lorbeerblatt	F	2,18 g	Chol	21,60 mg
		KH	0,99 g	B12	2,16 µg
		MUFS	0,01 g	NiaÄ	8,55 µg

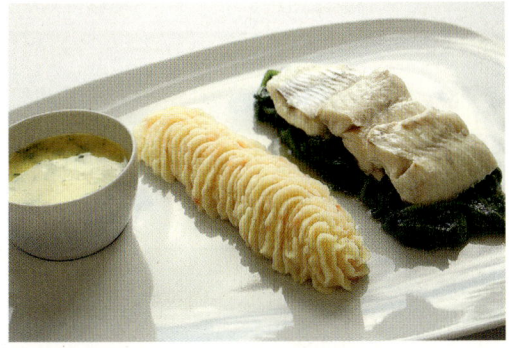

Frisches Fischfilet säubern, säuern und salzen (tief gefrorenes Fischfilet säuern und salzen). Mit Lorbeerblatt in Alufolie einschlagen und im Ofen bei 125 °C etwa 15 Minuten backen.

Bild 1 *Rotbarschfilet auf Blattspinat mit rosa Kartoffelpüree und Safrandillsauce*

■ Safrandillsauce (s. Bild 1)

Menge	Zutaten				
5 Milliliter	Rapsöl	kcal	98	B1	0,02 mg
7 Gramm	Weizen Mehl Type 405	kJ	409	B2	0,07 mg
100 Milliliter	Gemüsebrühe	EW	2,00 g	B6	0,04 mg
30 Milliliter	Trinkmilch 0,3 % Fett	F	6,88 g	Chol	0,70 mg
1 Faden	Safran	KH	7,05 g	B12	0,12 µg
1 Prise	Jodiertes Salz	GFS	0,62 g	EUFS	3,17 g
1 Gramm	Dill frisch (Wert von Petersilienblatt frisch verwendet)	MUFS	2,75 g	NiaÄ	579,74 µg
		Bst	0,76 g		

Pflanzenöl erhitzen, Mehl einstreuen und glatt rühren. Mit kalter Gemüsebrühe aufgießen und aufkochen lassen. Entrahmte Milch und Safranfaden dazu geben. Auskochen lassen. Mit einer Prise Jodsalz und frischem Dill abschmecken.

■ Blattspinat (s. Bild 1)

Menge	Zutaten				
250 Gramm	Spinat frisch	kcal	115	B1	0,28 mg
10 Gramm	MCT-Diätmargarine	kJ	479	B2	0,58 mg
1 Prise	Jodiertes Salz	EW	6,30 g	B6	0,55 mg
1 Prise	Muskat	F	8,75 g	Chol	0,19 mg
		KH	1,38 g	B12	0,10 µg
		GFS	6,88 g	EUFS	0,25 g
		MUFS	1,45 g	NiaÄ	3 132,50 µg
		Bst	6,45 g		

Blattspinat waschen, putzen und abtropfen lassen. In MCT-Diätmargarine andünsten und mit Gewürzen abschmecken.

Fortsetzung →

---> Fortsetzung

■ Rosa Kartoffelpüree (s. S. 171, Bild 1)

Menge	Zutaten
180 Gramm	Kartoffeln ungeschält frisch gegart mit Küchenabfall (150 g ohne Schale)
40 Gramm	Tomaten frisch
60 Milliliter	Trinkmilch 0,3 % Fett
5 Gramm	Butter
1 Prise	Jodiertes Salz
1 Prise	Muskat

kcal	98	B1	0,02 mg
kJ	409	B2	0,07 mg
EW	2,00 g	B6	0,04 mg
F	6,88 g	Chol	0,70 mg
KH	7,05 g	B12	0,12 µg
GFS	0,62 g	EUFS	3,17 g
MUFS	2,75 g	NiaÄ	579,74 µg
Bst	0,76 g		

Pellkartoffeln kochen und noch heiß schälen. Strunk der Tomate entfernen und Tomate kurz in heißes Wasser geben, bis sich die Haut leicht abziehen lässt. Tomate halbieren, entkernen, in Stücke schneiden und zu den Kartoffeln geben. Kartoffeln und Tomaten durch die Kartoffelpresse geben und mit erwärmter entrahmter Milch, Butter, Jodsalz und Muskat vermischen.

■ Erdbeergelee mit Quarktupfer

Menge	Zutaten
100 Gramm	Erdbeere frisch
3 Gramm	Gelatine
80 Milliliter	Apfel Fruchtsaft
5 Gramm	Zucker weiß
5 Gramm	Quark 0,2 % Fett
1 Stück	Minzeblättchen frisch

kcal	105	B1	0,05 mg
kJ	443	B2	0,08 mg
EW	4,26 g	B6	0,10 mg
F	0,67 g	Chol	0,05 mg
KH	19,18 g	B12	0,05 µg
GFS	0,08 g	EUFS	0,08 g
MUFS	0,36 g	NiaÄ	1 087,58 µg
Bst	2,00 g		

Erdbeeren waschen, abtropfen lassen, entstielen und in Scheiben schneiden. Dekorativ in ein Dessert-schälchen geben. Gelatine in kaltem Wasser einweichen, quellen lassen, ausdrücken. In leicht erhitztem, gezuckertem Apfelsaft auflösen und über die Beeren geben. Kalt stellen. Vor dem servieren mit einem Tupfer Magerquark und einem Minzeblättchen garnieren.

172

■ „Kräutergarten-Tee"

Menge	Zutaten
300 Milliliter	Kräutergarten-Tee (Wert von Kräutertee verwendet)

kcal	3	B1	0,03 mg
kJ	9	B2	0,01 mg
KH	0,60 g		

Zwischenmahlzeit:

■ Käsekuchen mit Rosinen

Menge	Zutaten
10 Gramm	MCT-Diätmargarine
10 Gramm	Zucker weiß
1 Gramm	Vanillinzucker
5 Gramm	Hühnerei Eigelb frisch
80 Gramm	Quark 0,2 % Fett
1 Prise	Jodiertes Salz
5 Milliliter	Trinkmilch 0,3 % Fett
5 Milliliter	Zitronensaft
20 Milliliter	Trinkwasser
5 Gramm	Weintrauben getrocknet (= Rosine/ Sultanine)
15 Gramm	Hühnerei Eiweiß frisch
5 Gramm	Weizen Grieß
3 Gramm	MCT-Diätmargarine
2 Gramm	Puderzucker (Wert von Zucker weiß verwendet)

kcal	269	B1	0,07 mg
kJ	1 122	B2	0,32 mg
EW	14,10 g	B6	0,09 mg
F	12,31 g	Chol	64,15 mg
KH	24,32 g	B12	1,07 µg
GFS	9,46 g	EUFS	0,97 g
MUFS	1,57 g	NiaÄ	3 338,05 µg
Bst	0,53 g		

MCT-Diätmargarine mit Zucker, Vanillinzucker und Eigelb schaumig rühren (2 Minuten). Rosinen in etwas Wasser einweichen und aufquellen lassen, Restflüssigkeit abgießen und dazu geben.

Magerquark, eine Prise Jodsalz, Magermilch und Zitronensaft dazu geben.
Eiweiß zu steifem Schnee schlagen, auf die Quarkmasse geben, Grieß darüber streuen und mit dem Schneebesen unterheben. In eine mit MCT-Diätmargarine eingefettete Form geben und bei 180 °C etwa 45 Minuten backen. Dann weitere 5 Minuten bei ausgeschaltetem Ofen durchziehen lassen. Wenn der Kuchen abgekühlt ist mit Puderzucker bestreuen.

■ Lindenblütentee

Menge	Zutaten
300 Milliliter	Lindenblütentee (Wert von Kräutertee verwendet)

kcal	3	B1	0,03 mg
kJ	9	B2	0,01 mg
KH	0,60 g		

Abendessen:

■ Broccolisuppe

Menge	Zutaten
120 Gramm	Broccoliröschen frisch
250 Milliliter	Gemüsebrühe
1 Prise	Jodiertes Salz
1 Prise	Muskat

kcal	79	Bst	4,70 g
kJ	332	B1	0,13 mg
EW	4,51 g	B2	0,22 mg
F	4,82 g	B6	0,23 mg
KH	4,29 g	EUFS	1,01 g
GFS	0,56 g	NiaÄ	2 195,00 µg
MUFS	2,92 g		

Broccoli waschen, putzen und Röschen in Gemüsebrühe weich kochen. Strunk nicht verwenden. Mit Jodsalz und Muskat abschmecken und pürieren.

■ Haferflockenauflauf

Menge	Zutaten
7 Gramm	MCT-Diätmargarine
10 Gramm	Hühnerei Eigelb frisch
10 Gramm	Vanillinzucker
2 Gramm	Kakaopulver schwach entölt
125 Milliliter	Trinkmilch 0,3 % Fett
25 Gramm	Haferflocken
15 Gramm	Quark 0,2 % Fett
5 Milliliter	Zitronensaft
10 Gramm	Hühnerei Eiweiß frisch
1 Prise	Jodiertes Salz
5 Gramm	MCT-Diätmargarine

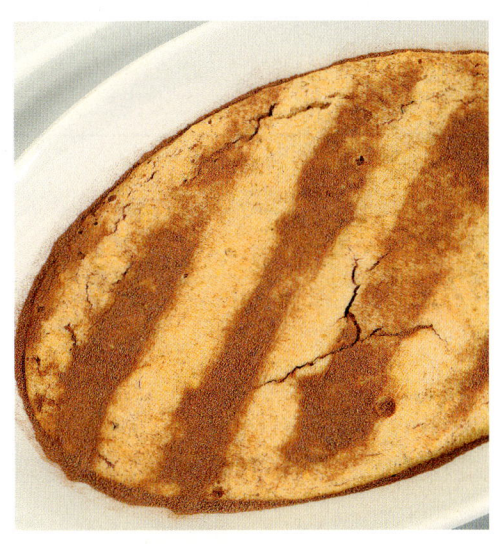

kcal	327	B1	0,24 mg
kJ	1 364	B2	0,39 mg
EW	12,68 g	B6	0,15 mg
F	15,23 g	Chol	128,88 mg
KH	33,96 g	B12	0,98 µg
GFS	9,82 g	EUFS	2,36 g
MUFS	2,35 g	NiaÄ	3 169,39 µg
Bst	2,02 g		

Bild 1 *Haferflockenauflauf*

MCT-Diätmargarine, Eigelb und Vanillezucker schaumig schlagen. Mit Kakao vermischte Milch, Haferflocken und Magerquark dazu geben. Zitronensaft dazu geben. Eiweiß mit Jodsalz zu steifem Schnee schlagen und unterheben. In gefettete Auflaufform füllen (gilt für Rezept mal 2). Im vorgeheizten Ofen bei 180 °C etwa 30 Minuten backen.

■ Vanillesauce

Menge	Zutaten
3 Gramm	Kartoffelstärke
125 Milliliter	Trinkmilch 0,3 % Fett
5 Gramm	Vanillinzucker
1 Prise	Jodiertes Salz
1 Prise	Vanillemark

kcal	75	B1	0,05 mg
kJ	316	B2	0,23 mg
EW	4,39 g	B6	0,06 mg
F	0,13 g	Chol	2,50 mg
KH	13,73 g	B12	0,50 µg
GFS	0,08 g	EUFS	0,04 g
MUFS	0,01 g	NiaÄ	1 078,45 µg

Stärke mit etwas Magermilch, Vanillinzucker und Vanillemark anrühren. Restliche Milch in einem mit Wasser ausgespültem Topf zum Kochen bringen. Einrühren, aufkochen lassen und eine Prise Jodsalz dazu geben.

■ Birnenkompott

Menge	Zutaten
100 Gramm	Birne frisch
80 Milliliter	Trinkwasser
5 Gramm	Zucker weiß
	Zimtstange
	Nelke
25 Gramm	Maltodextrin® 19 SHS

kcal	170	Bst	2,80 g
kJ	709	B1	0,03 mg
EW	0,75 g	B2	0,03 mg
F	0,30 g	B6	0,01 mg
KH	41,14 g	EUFS	0,10 g
GFS	0,02 g	NiaÄ	200,00 µg
MUFS	0,11 g		

Birne waschen, schälen, halbieren und entkernen. In gleichmäßige Spalten schneiden und in gezuckertem, mit Zimtstange und Nelke versehenem Trinkwasser weich kochen. Abkühlen lassen und Pulver zur Kohlenhydratanreicherung untermischen.

■ Malventee

Menge	Zutaten
300 Milliliter	Malventee (Wert von Früchtetee verwendet)

kcal	3	B1	0,03 mg
kJ	9	B2	0,01 mg
KH	0,60 g		

173

Spätmahlzeit:

■ Knäckebrot mit Putencreme

Menge	Zutaten
20 Gramm	Knäckebrot
25 Gramm	MCT- Putenaufstrich (Wert von Leberwurst fettarm verwendet)

kcal	140	B1	0,13 mg
kJ	585	B2	0,38 mg
EW	6,36 g	B6	0,15 mg
F	5,95 g	Chol	49,00 mg
KH	15,05 g	B12	3,75 µg
GFS	2,08 g	EUFS	2,62 g
MUFS	0,80 g	NiaÄ	2 795,30 µg
Bst	0,95 g		

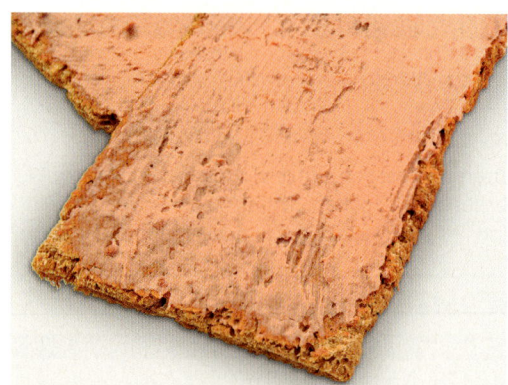

Bild 1   *Knäckebrot mit Putencreme*

■ Tomate

Menge	Zutaten
50 Gramm	Tomate frisch

Strunk der Tomate entfernen und Tomate kurz in heißes Wasser geben, bis sich die Haut leicht abziehen lässt. Häuten, halbieren und entkernen und dazu reichen.

kcal	9	Bst	0,47 g
kJ	37	B1	0,03 mg
EW	0,47 g	B2	0,01 mg
F	0,10 g	B6	0,05 mg
KH	1,30 g	EUFS	0,01 g
GFS	0,01 g	NiaÄ	331,50 µg
MUFS	0,04 g		

■ Stilles Mineralwasser

Menge	Zutaten
500 Milliliter	Natürliches Mineralwasser still

Wichtig:

Die Mahlzeiten sollen vom Patienten nochmals auf kleinere Portionen aufgeteilt werden. Mittags die Suppe mit Zeitabstand vor dem Hauptgericht geben.

Hersteller und Anbieter von MCT-haltigen diätetischen Lebensmitteln sowie Produkte zur Anreicherung mit Kohlenhydraten, s. S. 368 f. (Diätetische Lebensmittel)

8.2 Pankreatektomie

Fallbeispiel

Patient Hans G., 45 Jahre alt, Berufsschullehrer, musste sich im Krankenhaus einer notfallähnlichen großen Bauchoperation unterziehen. Die Diagnose der Chirurgen lautete:
Bösartiger, endokriner Tumor am Pankreaskopf, mit etwa 3 cm Durchmesser, Tumor blockiert den Ductus choledochus, wächst Richtung Duodenum. Hans G. hatte keinerlei Schmerzen, seit wenigen Wochen nur etwas „Magenverstimmung" und in den letzten Tagen bekam er Ikterus. Er war bis zuletzt berufstätig gewesen, zwar müde und öfters abgeschlagen, aber diese Erschöpfungszustände schob er auf seine beruflichen Belastungen. Der Tumor war operabel – die Voraussetzung für eine geglückte sechsstündige Operation, bei der der so genannte Kopf der Bauchspeicheldrüse und angrenzende Organe ganz oder teilweise entfernt wurden.

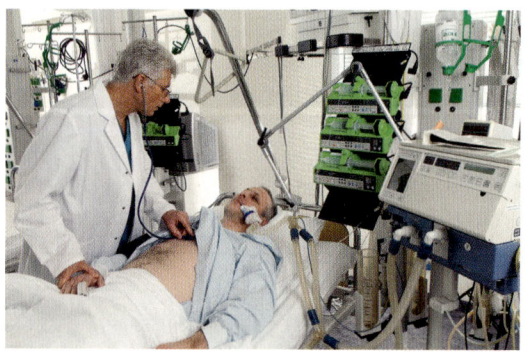

Bild 2   *Patient Hans G.*

Krankheitslehre

Beschreibung

Heute gibt es für die Bauchspeicheldrüse etwa 40 Möglichkeiten, eine partielle oder totale Resektion operativ durchzuführen. Durch den medizinischen Fortschritt ist die Mortalitätsrate auf < 5 % gesunken. Zugleich hat die Überlebensdauer der Patienten deutlich zugenommen, vor allem dann, wenn der Tumor bei der Operation vollständig entfernt werden konnte.

Klassisch durchgeführte Pankreatektomien sind:

Klassisch durchgeführte Operationsverfahren	
Totale Pankreatektomie	Entfernung von der ganzen Bauchspeicheldrüse, des Zwölffingerdarms, der Gallenblase, der Milz und – wenn nötig – einen Teil/zwei Drittel des Magens
	Totale Duodenopankreatektomie
Partielle Pankreatektomie (Pankreaskopfresektion)	Entfernung des Bauchspeicheldrüsenkopfes, des Zwölffingerdarms, der Gallenblase und – wenn nötig – einen Teil/ein Drittel des Magens
	Klassische Kausch-Whipple Operation
Organerhaltende Pankreaskopfresektionen	■ Pylorus (Magenausgang) erhaltende Whipple'sche Operation
	■ Duodenum (Zwölffingerdarm) erhaltende Pankreaskopfresektion (Entfernung) (s. Bild 1)
Distale Pankreatektomie (Pankreasschwanzresektion)	Entfernung des Bauchspeicheldrüsenschwanzes und – wenn nötig – der Milz
	Pankreaslinksresektion
Pankreassegmentresektion (Bauchspeicheldrüsenteilentfernung)	
Tumorausschälung	
Bypass-Operationen (Umgehungsoperationen)	■ Gastroenterostomie (GE) (Verbindung zwischen Magen und Darm)
	■ Pankreatikojejunostomie (Verbindung zwischen Pankreas und Dünndarm)
	■ Biliodeigestive Anastomose (BDA) (Verbindung zwischen Gallenwegen und Dünndarm)
	■ Daneben gibt es noch zahlreiche Varianten dieser Operationen.
Drainage-Operationen	Dünndarmschlinge wird beispielsweise auf das längs aufgeschnittene Pankreas aufgenäht, damit der Bauchspeichel abfließen kann.

So weit es das Krankheitsbild zulässt, werden Organ erhaltende oder Umgehungsoperationen durchgeführt.

Die ernährungstherapeutischen Maßnahmen sind also vom Ausmaß des chirurgischen Eingriffes abhängig und müssen vor Beginn der Ernährungstherapie gut abgeklärt sein.

Häufigkeit

Nicht nur die chronische Pankreatitis hat in den letzten Jahrzehnten deutlich zugenommen, sondern auch das Pankreaskarzinom, das in den westlichen Industrieländern häufiger diagnostiziert wird. Neben den Krebserkrankungen sind benigne Tumore eine Indikation für operative Maßnahmen.

Entstehung

35–40 % Umwelteinflüsse (-faktoren), Genetik (hereditäre chronische Pankreatitis), Lebensalter

30–35 % Ernährung (Hoher Fettverzehr, hoher Alkoholkonsum)

30 % Rauchen

Cystische Tumore und Veränderungen im Pankreasgang führen zu 20 % zur Entstehung eines Karzinoms. Je mehr Risikofaktoren zusammen treffen, desto größer ist die Wahrscheinlichkeit, an Krebs zu erkranken.

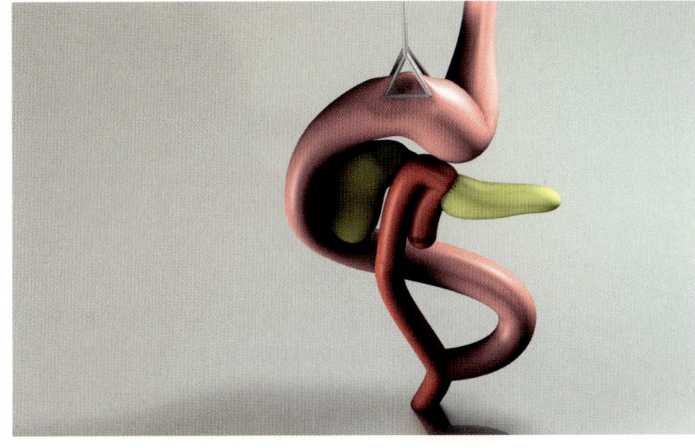

Bild 1 *Zwölffingerdarm-erhaltende Bauchspeicheldrüsen-Resektion*

Symptome

Diese Symptome treten auf bei krankhaften Veränderungen des Pankreas:

■ Heftige, in den Rücken ausstrahlende Schmerzen

■ Ikterus (Gelbsucht)

■ Starker Gewichtsverlust

■ Inappetenz (Appetitlosigkeit)

Beniger Art (gutartig)	Maligner Art (bösartig)
■ akute nekrotisierende Pankreatitis	■ maligne Tumore in Pankreaskopf, -körper/-schwanz
■ chronische Pankreatitis, die konventionell therapieresistent ist	■ maligne Tumore des Gallenganges
■ Papillentumor	■ maligne Tumore des Duodenums
■ endokrine Tumoren	■ maligne Tumore in der Umgebung der Drüse, die am Pankreas an- oder hinein wachsen
■ angeborene Missbildungen wie zum Beispiel Pancreas annulare	

Begleiterkrankungen nach totaler Pankreatektomie

Diabetes mellitus

In Folge der Pankreatektomie entstandener Diabetes mellitus wird als sekundärer oder pankreopriver insulinpflichtiger Diabetes bezeichnet, oder auch als Diabetes mellitus Typ 3C.

Die Gefahr von Hypoglykämien ist sehr groß, weil das Blutzucker senkende Hormon Insulin und dessen Gegenspieler, das Blutzucker anhebende Hormon Glukagon, fehlen.

Maldigestion

Durch die häufigen Diarrhöen und Steatorrhöen bedingt entstehen neben dem Mangel an fettlöslichen Vitaminen A, D, E und K auch Calcium-, Magnesium- oder Eisenmangel. Die Folgen der Maldigestion sind:

- Veränderungen der Knochen bedingt durch Calciummangel
- Schädigung der Augen durch Vitamin A Mangel
- Störungen der Blutgerinnung durch Vitamin K Mangel
- Blutarmut durch Vitamin B12- und Eisenmangel
- Starker Gewichtsverlust

Dumpingsyndrom als Folge des kleinen Restmagens (vgl. Kap. besondere Ernährungsempfehlungen beim Dumpingsyndrom) Ursache ist der sturzartige (to dump = stürzen, plumpsen) Übertritt des Speisebreies aus dem Restmagen in den Dünndarm. Dadurch kommt es zu einer Dehnung der Darmwand. Diese löst einen Wassereinstrom aus der Blutbahn aus und führt dadurch zu einer Hypervolämie. Da dies kurz nach der Einnahme des Essens geschieht, spricht man von einem so genannten Früh-Dumping. Für den Patienten bedeutet dies Völlegefühl, Übelkeit, Darmkrämpfe, Schweißausbrüche, niedrigen Blutdruck.

- Gefahr von Pneumokokken-Infektionen bedingt durch die Entfernung der Milz
- Auftreten von Gallenwegsentzündungen

Besonders zu beachten/Therapie

- Zu allen Mahlzeiten regelmäßige Einnahme von verordneten Pankreasenzympräparaten (z. B. Kreon®)
- Insulintherapie bei Diabetes mellitus
- Regelmäßige Gabe der fettlöslichen Vitamine A, D, E und K
- Nach individuellem Bedarf Substitution von Calcium, Magnesium und Eisen
- Ratsam: Grippeschutz- und Pneumokokken-Schutzimpfung

Ernährungstherapie

Ziele

- Erreichen des normalen Körpergewichtes.
- Erreichen eines guten Ernährungszustandes.
- Minimieren der Maldigestion und deren Symptome.
- Erreichen einer guten Blutzuckereinstellung ohne Hypoglykämien.
- Größtmöglichste Schmerzfreiheit, durch Schmerzbewältigung und -behandlung

Besondere Hinweise zur Ernährung bei häufig auftretenden Verdauungsstörungen Pankreatektomierter

Meteorismus:

- Durch blähend wirkende Lebensmittel: Hülsenfrüchte (Erbsen, Linsen etc.)
- Kohl (Rosenkohl, Rotkohl, Weißkraut, Sauerkraut)
- Zwiebelgewächse (Lauch, Zwiebeln, Knoblauch)
- Rettich, Radieschen
- Frisches Hefegebäck, frisches Brot
- Sorbit
- Apfelsaft
- Vollkornprodukte (frischer Getreideschrot)
- Durch zu schnelle Steigerung der zugeführten Menge an MCT Fett
- Durch zu hastiges Essen oder Kaugummi kauen (Luft schlucken)
- Durch kohlensäurehaltige Getränke

Diarrhöen:

- Zu geringe Enzymsubstitution
- Zu fettreiches Essen
- Zu schnelle Umstellung auf MCT Fette
- Ballaststoffreiche Ernährung
- Laktoseintoleranz

Bei Diarrhöen muss darauf geachtet werden, dass trotzdem genügend Flüssigkeit und Elektrolyte zugeführt werden (z. B. mild gewürzte Gemüsebrühe).

Besondere Ernährungsempfehlungen beim Dumpingsyndrom

- Häufige kleine Mahlzeiten (6–8) über den Tag verteilt.
- Die Konsistenz der Speisen sollte möglichst fest und nicht breiig sein.
- Die Mahlzeiten müssen langsam und in Ruhe eingenommen werden; oft bringt die Einnahme der Mahlzeit halb liegend Linderung.
- Getränke nur zwischen den Mahlzeiten, keine kohlensäurehaltigen Getränke.
- Enzymeinnahme während der Mahlzeit.

Ernährungsempfehlungen zur diätetischen Therapie

Totale Pankreatektomie	▪ Individuelle, dem höheren Energiebedarf angepasste Kalorienzufuhr, da die Patienten oft untergewichtig sind (35–40 kcal/kg Körpersollgewicht bzw. PAL Wert 1,8).
	▪ Etwa sechs kleine Mahlzeiten pro Tag.
	▪ Kost für Diabetiker kombiniert mit leichter Vollkost (vgl. Kapitel Leichte Vollkost).
	▪ Erhöhte Eiweißzufuhr mit 1,2 g/kg Körpergewicht (80–100 g/Tag).
	▪ Tagesfettmenge 80–100 g bevorzugt in leicht verdaulicher Form als MCT Fette (langsam ansteigende Fettzufuhr) (vgl. Anhang diätetische Lebensmittel) oder als Butter und weitere fettarme Milchprodukte, da emulgiertes Fett leichter verdaulich ist.
	▪ Kohlenhydratmenge: an Blutzuckerhöhe und Insulinmenge angepasst (Insulinpumpe oder intensivierte Insulintherapie mit Pen) mit Blutzuckermessung vor den Mahlzeiten.
	▪ Schnell resorbierbare Kohlenhydrate wie zum Beispiel Saccharose, Maltose und Invertzucker sind für Diabetiker in geringen Mengen erlaubt (maximal 10 % der Tagesenergiemenge) aber nur in Verbindung mit eiweiß- und fetthaltigen Lebensmitteln, wie zum Beispiel bei Kuchen (vgl. Kapitel Ernährungstherapie für Diabetiker).
	▪ Bevorzugen langsam resorbierbarer Kohlenhydrate wie zum Beispiel abgelagertes Weizenvollkornbrot, Roggenbrötchen, Haferflocken, Kartoffeln, nicht blähende Gemüsesorten wie zum Beispiel Karotten, Fenchel, Zucchini, Sellerie oder Gemüsesäfte.
	▪ Vitamin- und mineralstoffreiche Lebensmittelauswahl, um die Versorgung zu gewährleisten. Obst, am leichtesten als Kompott bekömmlich, und Gemüse sollen täglich gegessen werden, um auch die positiven Wirkstoffe der so genannten sekundären Pflanzenstoffe ausnutzen zu können.
	▪ Zum Süßen eignen sich Süßstoffe wie Cyclamat, Aspartam, Acesulfam, Thaumatin und Neohesperidin so wie Saccharin und Fruchtzucker in kleineren Mengen (vgl. Kost für Diabetiker).
	▪ Vom Verzehr von Sorbit wird abgeraten, da dieser abführend und blähend wirkt.
	▪ Geeignete Getränke: milde Früchtetees, Kräutertees, Schwarzer Tee, grüner Tee, entsäuerter Kaffee, stilles Mineralwasser, ungesüßter Fruchtsaft.
	▪ Alkohol und Nikotin sind zu meiden.
	▪ Beachten individueller Nahrungsmittelunverträglichkeiten.
	▪ Nicht zu heiße oder zu kalte oder zu scharf gewürzte Speisen und Getränke auswählen.
	▪ Fettarme Speisenzubereitungsarten bevorzugen: kochen, dämpfen, dünsten, Garen in Alufolie oder im Bratschlauch, Dampftopf, Römertopf, Mikrowelle, Braten in beschichteten Pfannen.
Whipple Operation	▪ Leichte Vollkost nach der Regel „Erlaubt ist, was vertragen wird" unter Ausschluss individuell unverträglicher Lebensmittel.
	▪ Je nach Bedarf fettarme oder fettmodifizierte Kost mit MCT Fetten, Butter und Diätmargarine (vgl. „chronische Pankreatitis" und „küchentechnische Hinweise"); fettarme Lebensmittel bevorzugen.
	▪ Bedarfsadaptierte Energiezufuhr, bei Untergewicht hochkalorisch.
	▪ Mehrere kleine, über den Tag verteilte Mahlzeiten.
	▪ Vitamin- und mineralstoffreiche, abwechslungsreiche appetitanregende Lebensmittel- und Speisenauswahl.
	▪ Mäßig würzen, mild salzen.
	▪ Nicht zu heiße oder zu kalte Speisen und Getränke auswählen.
	▪ Kohlensäurehaltige Getränke und stark gerösteter Bohnenkaffee werden häufig schlecht vertragen.
	▪ Alkohol und Nikotin meiden.
Linksresektion = distale Pankreatektomie	▪ Da die Insulin produzierenden Zellen hauptsächlich im Pankreasschwanz liegen, ist die Folge der Operation fast immer ein insulinpflichtiger pankreopriver Diabetes mellitus.
	▪ Kost für Diabetiker
	▪ Alkohol und Nikotin meiden
	▪ „Essen und Trinken sollte weiterhin Lebensfreude sein" durch vitamin- und mineralstoffreiche, abwechslungsreiche vollwertige appetitanregende Lebensmittel- und Speisenauswahl

▪ Manchmal werden kleinere Mengen Joghurt oder Dickmilch (Sauermilchprodukte) vertragen.

▪ Die Symptomatik ist beim Frühstück erfahrungsgemäß stärker als bei den übrigen Mahlzeiten.

Im Verlauf von mehreren Wochen bis Monaten nach der Operation nimmt die Intensität des Dumpingsyndroms erfahrungsgemäß ab.

Von geringerer Bedeutung für Pankreasoperierte ist das so genannte Spätdumping, das etwa 1–2 Stunden nach der eingenommenen Mahlzeit auftreten kann.

Küchentechnische Tipps

▪ Tiefgekühltes Gemüse bevorzugen, da durch den Tiefkühlprozess die Zellstrukturen im Gemüse gelöst werden, und die blähende Wirkung geringer ist.

177

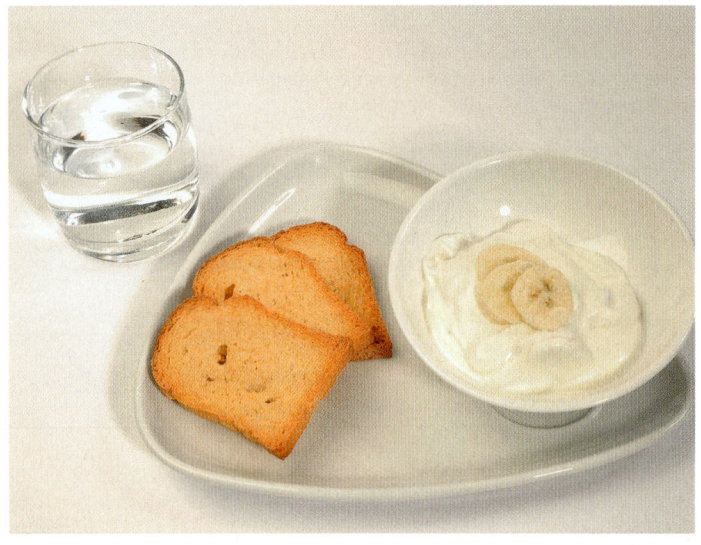

Bild 1 *Beispiel für eine Spätmahlzeit (Rezept S. 183)*

- Bei frischem Gemüse wie Blumenkohl oder Broccoli Strunk großzügig entfernen und nur die Röschen verwenden, Kochwasser abgießen.
- Zum Garen Kümmel- oder Fenchelgewürz dazu geben, wirkt Blähungen entgegen.
- Keine extrem ballaststoffhaltigen Lebensmittel verzehren wie zum Beispiel Getreidefrischkornmüsli.
- Grobe Vollkornbrotsorten durch fein gemahlene Sorten (wie zum Beispiel Grahambrot) ersetzen.
- Kein frisches gebackenes, sondern einen Tag altes Brot essen.
- Leicht getoastetes Brot ist sehr gut bekömmlich und leicht verdaulich.
- Grobe Getreideflocken (Vollkornhaferflocken) durch feine Flocken (Blütenzarte Haferflocken) ersetzen.
- Zum Essen Kümmel-, Fenchel- oder Anistee oder deren Mischung trinken.
- In jeder Mahlzeit sollten Eiweiß, Fett und Kohlenhydrate enthalten sein.

Hinweise für die Ernährungsberatung

- Langsam essen und gründlich kauen, um Luft schlucken zu vermeiden und um die Nahrung mit den Verdauungsenzymen aus dem Mundspeichel gut zu vermischen
- Verträglichkeit von Milch und -produkten vorsichtig ausprobieren, bei Milchzuckerunverträglichkeit Diätassistentin kontaktieren
- Verdauungsenzyme immer in ausreichender Menge und zu den Mahlzeiten einnehmen. Werden sie vor bzw. nach der Mahlzeit eingenommen, sind sie unwirksam.
- Um Hypoglykämien vorzubeugen, sollte der Patient immer eine Not-BE bei sich haben; geeignet sind Traubenzucker, Fruchtsaft, normal gezuckerte Colagetränke (kein Cola light), Obst, Knäckebrot.

Bei Patienten mit Diabetes mellitus ist eine entsprechende Schulung durch Arzt und Diabetesberaterin/Diätassistentin unabdingbar.

Patienten, die aus der Klinik/Anschlussheilbehandlung entlassen werden, sehen sich zu Hause vielen Problemen gegenüber, die ohne Hilfestellung nicht lösbar erscheinen. Hier erweisen sich die Kontaktaufnahme mit der 1976 gegründeten Selbsthilfegruppe und die Gespräche mit gleichfalls Betroffenen als sehr hilfreich. Es gibt rund 30 Kontaktstellen im Bundesgebiet:

Arbeitskreis der Pankreatektomierten e.V.
(ADP e.V.)
Haus der Krebs-Selbsthilfe
Thomas-Mann-Straße 40
53111 Bonn
Telefon: 0228 338 89-251 oder -252
Fax: 0228 338 89-253
Internet: www.adp-bonn.de
E-Mail: adp-bonn@t-online.de

Aufgaben

1. *Nennen Sie vier Indikationen, die eine Operation am Pankreas erfordern.*

2. *a. Erklären Sie den Begriff „totale Pankreatektomie".*
   b. Geben Sie dem Patienten sechs wesentliche Ernährungstipps.

3. *Stellen Sie für einen Patienten nach totaler Pankreatektomie vier beispielhafte Zwischenmahlzeiten mit je zwei KHE/BE zusammen.*

4. *Stellen Sie ein warmes Mittagessen für eine Patientin nach einer Whipple-OP zusammen. (OP vor drei Monaten). Die Patientin ist zu Hause. Alter: 37, Größe: 168 cm, Gewicht: 50 kg. Zu berechnen sind nur Protein und Energie. Beachten Sie folgende Nahrungsmittelunverträglichkeiten: Blumenkohl, Tomaten, Obstsäfte, Fisch. Wie viele Mahlzeiten geben Sie pro Tag?*

5. *Erläutern Sie das Kostprinzip nach Whipple Operation.*

6. *Nennen Sie vier Ursachen, die bei Pankreatektomierten häufig Durchfälle auslösen können.*

Tageskostplan – Pankreatektomie

*Patient: Hans G., 45 Jahre, Berufsschullehrer,
Zustand nach Whipple Operation, Fettunverträglich-
keit*

*Wünschenswerte Energie- (D-A-CH Referenzwerte)
und Nährstoffzufuhr:*

Gesamtenergiebedarf	2 900 kcal bzw.
	12 325 kJ/Tag;
	da nur 1/3 Restmagen
Eiweiß 18–20 %	522–580 kcal
	= 131–145 g EW/Tag
Fett 25 %	725 kcal = 81 g F/Tag
	nach einschleichender
	Gabe davon bis zu 50 %
	in Form von MCT Fett
	(40 g)
Kohlenhydrate 55–57 %	1 595–1 653 kcal
	= 399–413 g KH/Tag

Gesamtsumme Tageskostplan

kcal	2685	B1	1,01 mg
kJ	11 223	B2	2,23 mg
EW	119,80 g	B6	1,90 mg
F	71,48 g	Chol	244,10 mg
KH	379,77 g	B12	4,34 µg
GFS	37,90 g	EUFS	12,31 g
MUFS	15,74 g	NiaÄ	34 028,70 µg
Bst	29,19 g	MCT F	31,6 g

Nährstoffrelation

Eiweiß	120 g	18 %
Fett	71 g	26 %
Kohlenhydrate	380 g	58 %

Frühstück
Abgelagertes getoastetes Weizentoastbrot, Zucchini-Quark-Aufstrich, abgelagertes Roggenmischbrot mit Truthahnwurst und Tomate, Morgenluft-Tee

Zwischenmahlzeit
Reisflammeri, Erdbeersauce, Butterkekse, Gerstenmalzkaffee mit Milch

Mittagessen
Gemüsegefüllte Rote Bete, Käsesauce, Kartoffel-Karotten-Püree, Sanddornbuttermilch, stilles Mineralwasser

Zwischenmahlzeit
Zitronenrührkuchen, Schwarzer Tee mit Milch

Abendessen
Rehragout, Bandnudeln, Preiselbeerbirne, Gurkenperlen, stilles Mineralwasser

Spätmahlzeit
Bananenquark, Zwieback, stilles Mineralwasser

179

Frühstück:

■ Abgelagertes getoastetes Weizentoastbrot

Menge	Zutaten				
50 Gramm	Weizentoastbrot abgelagert getoastet	kcal	127	Bst	1,47 g
		kJ	530	B1	0,04 mg
		EW	3,68 g	B2	0,06 mg
		F	1,67 g	B6	0,04 mg
		KH	23,84 g	EUFS	0,49 g
		GFS	0,57 g	NiaÄ	987,00 µg
		MUFS	0,43 g		

Abgelagertes Toastbrot goldgelb toasten.

■ Zucchini-Quark-Aufstrich

Menge	Zutaten				
30 Gramm	Quark 0,2 % Fett	kcal	34,90	B1	0,03 mg
10 Milliliter	Trinkmilch 0,1 % Fett	kJ	146,55	B2	0,13 mg
20 Gramm	Zucchini frisch	EW	4,75 g	B6	0,04 mg
5 Milliliter	Zitronensaft	F	0,17 g	Chol	0,50 mg
1 Prise	Jodiertes Salz	KH	3,10 g	B12	0,34 µg
1 Gramm	Oregano frisch	GFS	0,06 g	EUFS	0,03 g
	Thymian frisch	MUFS	0,05 g	NiaÄ	1 162,55 µg
	Rosmarin frisch	Bst	0,23 g		

Quark mit Milch glatt rühren. Zucchini waschen, schälen und in feine Streifen schneiden oder hobeln und zum Quark geben. Mit Zitronensaft, einer Prise Jodsalz und frischen Kräutern verfeinern. Mit Tomaten-ecken garnieren.

Fortsetzung ⟶

⟶ Fortsetzung

■ Abgelagertes getoastetes Roggenmischbrot mit Truthahnwurst und Tomate

Menge	Zutaten				
50 Gramm	Roggenmischbrot abgelagert getoastet	kcal	214,70	B1	0,12 mg
		kJ	900,50	B2	0,13 mg
40 Gramm	Truthahnwurst (Wert von Truthahn/ Pute gegart verwendet)	EW	14,11 g	B6	0,27 mg
		F	6,99 g	Chol	34,00 mg
50 Gramm	Tomate frisch	KH	23,47 g	B12	0,16 µg
		GFS	2,22 g	EUFS	1,87 g
		MUFS	2,40 g	NiaÄ	7 096,70 µg
		Bst	2,83 g		

Abgelagertes Roggenmischbrot leicht toasten und mit Truthahnwurst belegen. Strunk der Tomate entfernen und kurz in heißes Wasser geben, bis sich die Haut leicht abziehen lässt. Tomate häuten, halbieren und entkernen und zum Brot dazu reichen.

■ „Morgenluft-Tee"

Menge	Zutaten				
250 Milliliter	„Morgenluft-Tee" (Wert von Kräutertee verwendet)	kcal	99,75	KH	24,25 g
		kJ	412,50	B1	0,03 mg
25 Gramm	Maltodextrin® 19 SHS	EW	0,25 g	B2	0,01 mg

Zwischenmahlzeit:

■ Reisflammeri

Menge	Zutaten				
20 Gramm	Milchreis (Wert von Reis parboiled verwendet)	kcal	114,05	B1	0,10 mg
		kJ	477,12	B2	0,05 mg
2 Gramm	Gelatine	EW	3,86 g	B6	0,09 mg
25 Milliliter	Trinkmilch 0,1 % Fett	F	0,99 g	Chol	0,50 mg
5 Gramm	Zucker weiß	KH	22,02 g	B12	0,10 µg
1 Prise	Jodiertes Salz	GFS	0,04 g	EUFS	0,03 g
1 Prise	Vanillemark frisch	MUFS	0,04 g	NiaÄ	1 158,87 µg
1 Prise	Zitronenschalenaroma	Bst	0,28 g		

Milchreis in Salzwasser garen. Kochwasser abgießen und Reis abtropfen lassen. Gelatine in kaltem Wasser einweichen. Milch mit Zucker, Vanillemark, einer Prise Jodsalz und Zitronenaroma abschmecken. Milch erwärmen, uns ausgedrückte Gelatine darin auflösen. Reis dazu geben und vermischen. Reisspeise in mit kaltem Wasser ausgespültes Förmchen geben und kalt stellen. Kurz vor dem Servieren auf ein Desserttellerchen stürzen und mit Fruchtsauce garnieren.

■ Erdbeersauce

Menge	Zutaten				
50 Gramm	Erdbeere frisch	kcal	36,25	Bst	1,00 g
		kJ	151,85	B1	0,01 mg
5 Gramm	Puderzucker (Wert von Zucker weiß verwendet)	EW	0,40 g	B2	0,03 mg
		F	0,20 g	B6	0,03 mg
		KH	7,74 g	EUFS	0,03 g
		GFS	0,01 g	NiaÄ	366,50 µg
		MUFS	0,12 g		

Frische Erdbeeren waschen, abtropfen lassen und von Stiel befreien. Mit Puderzucker vermischen und pürieren.

■ Butterkekse

Menge	Zutaten				
30 Gramm	Butterkekse (5 Stück)	kcal	144,00	Bst	0,81 g
		kJ	602,40	B1	0,04 mg
		EW	2,99 g	B2	0,05 mg
		F	6,36 g	B6	0,05 mg
		KH	18,54 g	Chol	18,60 mg
		GFS	3,76 g	EUFS	1,88 g
		MUFS	0,33 g	NiaÄ	729,00 µg

■ Gerstenmalzkaffee mit Milch

Menge	Zutaten				
		kcal	15,80	B2	0,06 mg
		kJ	67,80	B6	0,02 mg
250 Milliliter	Gerstenmalzkaffee (Wert von Malzkaffee verwendet)	EW	1,05 g	Chol	0,60 mg
		F	0,03 g	B12	0,12 µg
30 Milliliter	Trinkmilch 0,1 % Fett	KH	2,75 g	EUFS	0,01 g
		GFS	0,02 g	NiaÄ	797,10 µg
		B1	0,01 mg		

Mittagessen:

Gemüsegefüllte Rote Bete

Menge	Zutaten
200 Gramm	Rote Rübe frisch (verzehrbarer Anteil 150 g)
3 Milliliter	Essig
	Trinkwasser
1 Prise	Jodiertes Salz
30 Gramm	Broccoli frisch, Röschen
30 Gramm	Zucchini frisch
30 Gramm	Knollensellerie frisch
1 Prise	Jodiertes Salz
1 Prise	Muskat
1 Prise	Kümmel gemahlen
100 Milliliter	Gemüsebrühe

kcal	101,20	EW	4,50 g
KH	15,12 g	MUFS	1,32 g
B1	0,09 mg	B6	0,22 mg
B12	0	NiaÄ	1839,20 µg
kJ	423,80	F	2,25 g
GFS	0,29 g	Bst	6,68 g
B2	0,17 mg	Chol	0
EUFS	0,43 g		

Rote Bete mit Schale in gesalzenem und mit etwas Essig versehenem Trinkwasser etwa 30 Minuten weichgaren. In der Zwischenzeit restliches Gemüse waschen und putzen. Broccoliröschen, Zucchini- und Selleriejulienne in der Gemüsebrühe „al dente" dünsten. Gegarte Rote Bete schälen, einen Deckel abschneiden und Knolle aushöhlen, sodass ein Rand von etwa 0,5 cm bestehen bleibt. Ausgehöhltes der Rote Bete klein schneiden, mit dem restlichen Gemüse vermischen und abschmecken. In die Rote Bete füllen und restliche Füllung auf den Teller mit ausgeben.

Käsesauce

Menge	Zutaten
5 Milliliter	MCT Diätspeiseöl
5 Gramm	Weizen Mehl Type 630
125 Milliliter	Gemüsebrühe
40 Gramm	MCT Diätschmelzkäseecken
1 Prise	Jodiertes Salz
1 Prise	Muskat

kcal	213,60	B1	0,01 mg
kJ	886,65	B2	0,16 mg
EW	6,64 g	B6	0,02 mg
F	18,14 g	Chol	10,15 mg
KH	6,06 g	B12	0,16 µg
GFS	13,17 g	EUFS	1,26 g
MUFS	3,37 g	NiaÄ	284,15 µg
Bst	0,75 g		

MCT Diätspeiseöl erhitzen, Mehl einstreuen und glatt rühren. Mit kalter Gemüsebrühe aufgießen und aufkochen lassen. MCT Diätschmelzkäse hineingeben und schmelzen lassen. Mit Jodsalz und Muskat abschmecken.

Kartoffel-Karotten-Püree

Menge	Zutaten
100 Gramm	Kartoffeln geschält gegart (130 g roh)
50 Gramm	Karotten frisch
40 Milliliter	Trinkmilch 0,1 % Fett
1 Prise	Jodiertes Salz
1 Prise	Muskat

KH	18,63 g	B6	0,27 mg
GFS	0,06 g	Chol	0,80 mg
MUFS	0,11 g	B12	0,16 µg
Bst	4,08 g	EUFS	0,02 g
B1	0,13 mg	NiaÄ	2038,80 µg
B2	0,14 mg		

Kartoffeln waschen, schälen und in Salzwasser kochen oder im Dampfdrucktopf dämpfen. Karotte waschen, schälen und ebenfalls dämpfen. Milch erwärmen und mit Jodsalz und Muskat abschmecken. Kartoffeln und Karotten zerstampfen und mit der warmen Milch vermischen.

Sanddornbuttermilch

Menge	Zutaten
200 Milliliter	Buttermilch
20 Milliliter	Sanddornbeerenmuttersaft (Wert von Sanddornbeerenfruchtsaft verwendet)
25 Gramm	Maltodextrin® 19 SHS

kcal	186,65	B1	0,06 mg
kJ	778,20	B2	0,35 mg
EW	6,91 g	B6	0,10 mg
F	2,18 g	Chol	6,00 mg
KH	33,02 g	B12	0,40 µg
GFS	0,67 g	EUFS	0,45 g
MUFS	0,75 g	NiaÄ	1840,00 µg

Buttermilch mit Sanddornmuttersaft und Kohlenhydratanreicherungspulver im Shaker kurz durchschütteln.

Stilles Mineralwasser

Menge	Zutaten
200 Milliliter	Natürliches Mineralwasser still

181

Zwischenmahlzeit:

■ Zitronenrührkuchen

Menge	Zutaten
15 Gramm	MCT Diätmargarine
1 Prise	Jodiertes Salz
15 Gramm	Zucker weiß
10 Milliliter	Zitronensaft
1 Prise	Zitronenschalenaroma
20 Gramm	Hühnerei Vollei frisch
15 Gramm	Weizen Mehl Type 630
1 Gramm	Backpulver
1 Gramm	MCT Diätmargarine
1 Gramm	Weizen Mehl Type 630
5 Gramm	Puderzucker (Wert von Zucker weiß verwendet)
5 Milliliter	Zitronensaft

kcal	305,21	B1	0,04 mg
kJ	1 269,14	B2	0,07 mg
EW	4,36 g	B6	0,07 mg
F	16,21 g	Chol	79,50 mg
KH	34,50 g	B12	0,56 µg
GFS	11,59 g	EUFS	1,24 g
MUFS	2,04 g	NiaÄ	1 063,45 µg
Bst	0,67 g		

MCT Diätmargarine mit 1 Prise Jodsalz, Zucker, Zitronensaft und -schalenaroma und Eiern etwa 2 Minuten schaumig schlagen. Teige mit MCT Fetten müssen etwas länger als normale Teige gerührt werden, bis eine gute Bindung entsteht. Mehl mit Backpulver vermischen, unterheben. In gefettete und bemehlte Kastenformen geben und im vorgeheizten Heißluftofen bei 180 °C etwa 60 Minuten backen (gilt für Rezeptur mal 16).
Kuchen mit der Gabel reichlich einstechen. Zitronensaft mit Puderzucker verrühren und über den noch warmen Kuchen träufeln.

■ Schwarzer Tee mit Milch

Menge	Zutaten
250 Milliliter	Tee schwarz fermentiert (Getränk)
30 Milliliter	Trinkmilch 0,1 % Fett
25 Gramm	Maltodextrin® 19 SHS

kcal	108,05	B2	0,08 mg
kJ	455,30	B6	0,02 mg
EW	1,55 g	Chol	0,60 mg
F	0,03 g	B12	0,12 µg
KH	25,25 g	EUFS	0,01 g
GFS	0,02 g	NiaÄ	549,60 µg
B1	0,01 mg		

182

Abendessen:

■ Rehragout

Menge	Zutaten
120 Gramm	Reh Fleisch mager roh (Bug) (Wert von Rehfleisch mager frisch gegart verwendet) [150 g frisches Fleisch, 120 g gegart]
80 Milliliter	Trinkwasser
1 Stück	Lorbeerblatt
2 Stück	Wacholderbeeren
5 Milliliter	Rapsöl
5 Gramm	Weizen Mehl Type 630
120 Milliliter	Gemüsebrühe
3 Gramm	Senf mild
1 Prise	Jodiertes Salz
1 Prise	Nelkenpulver
1 Prise	Zimt gemahlen
5 Gramm	Quark 0,2 % Fett

kcal	248,13	B1	0,09 mg
kJ	1 039,88	B2	0,32 mg
EW	36,80 g	B6	0,23 mg
F	9,13 g	Chol	91,35 mg
KH	4,44 g	B12	1,25 µg
GFS	1,46 g	EUFS	4,08 g
MUFS	3,09 g	NiaÄ	7 092,70 µg
Bst	0,76 g		

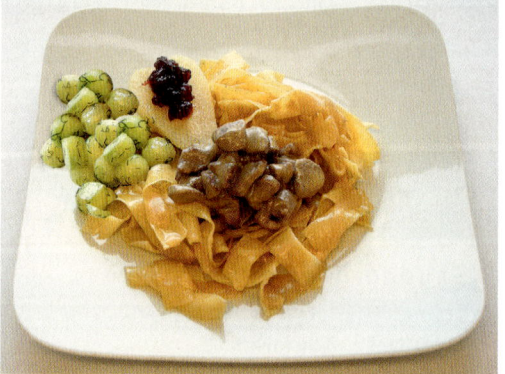

Bild 1   Abendessen (Rezepte S. 182, 183)

Rehfleisch in mundgerechte Stücke schneiden und in Sud aus Wasser, Lorbeerblatt und Wacholderbeeren kochen. Rapsöl erhitzen, Mehl einstreuen und glatt rühren. Mit kalter Gemüsebrühe (oder etwas Garfond) aufgießen und aufkochen lassen. Mit mildem Senf, Jodsalz, Nelkenpulver und Zimt abschmecken. Hitze reduzieren und in die nicht mehr kochende Sauce Quark einrühren. Abgetropftes Fleisch dazu geben und in der Sauce erwärmen.

■ Bandnudeln

Menge	Zutaten
150 Gramm	Teigwaren eifrei gegart (50 g Rohgewicht)
1 Prise	Jodiertes Salz
1 Prise	Muskat

kcal	225,00	Bst	3,47 g
kJ	939,00	B1	0,03 mg
EW	8,07 g	B2	0,02 mg
F	0,77 g	B6	0,03 mg
KH	45,48 g	EUFS	0,09 g
GFS	0,11 g	NiaÄ	2 233,50 µg
MUFS	0,35 g		

Teigwaren in leicht gesalzenem Wasser garen.
Mit kaltem Wasser abschrecken und abtropfen lassen. Butter in der Pfanne schmelzen lassen und Teigwaren kurz zum wieder erwärmen darin schwenken. Mit etwas Jodsalz und Muskat verfeinern.

Fortsetzung ⟶

----→ Fortsetzung

■ Preiselbeerbirne (s. S. 182, Bild 1)

Menge	Zutaten
60 Gramm	Birne frisch gegart
20 Gramm	Preiselbeerkonfitüre (Wert von Johannisbeerkonfitüre verwendet)

kcal	87,40	Bst	2,33 g
kJ	365,00	B1	0,01 mg
EW	0,39 g	B2	0,01 mg
F	0,20 g	B6	0,01 mg
KH	20,92 g	EUFS	0,06 g
GFS	0,01 g	NiaÄ	116,80 µg
MUFS	0,08 g		

Frische Birne waschen, schälen, halbieren und Kernhaus entfernen. In etwas Trinkwasser weich kochen. Abtropfen lassen und mit Preiselbeerkonfitüre füllen.

■ Gurkenperlen (s. S. 182, Bild 1)

Menge	Zutaten
150 Gramm	Gurkenperlen (aus 300 g Gurke frisch)
5 Gramm	MCT Diätmargarine
1 Prise	Jodiertes Salz
1 Gramm	Dill frisch

kcal	54,53	B1	0,03 mg
kJ	226,70	B2	0,05 mg
EW	0,94 g	B6	0,05 mg
F	4,30 g	Chol	0,09 mg
KH	2,79 g	B12	0,05 µg
GFS	3,49 g	EUFS	0,11 g
MUFS	0,62 g	NiaÄ	425,83 µg
Bst	0,85 g		

Gurke waschen, schälen. Mit einem kleinen Kugelausstecher Gurkenperlen ausstechen. Diese in MCT Margarine an- und etwa 5 Minuten dünsten lassen. und mit Gewürzen abschmecken. Mit Jodsalz und frischem Dill abschmecken.

■ Stilles Mineralwasser

Menge	Zutaten
300 Milliliter	Natürliches Mineralwasser still

Spätmahlzeit: (s. S. 178, Bild 1)

■ Bananenquark

Menge	Zutaten
80 Gramm	Quark 0,2 % Fett
30 Milliliter	Trinkmilch 0,1 % Fett
5 Gramm	Vanillezucker (Wert von Zucker weiß verwendet)
5 Milliliter	Zitronensaft
70 Gramm	Banane frisch

kcal	162,55	B1	0,07 mg
kJ	681,70	B2	0,33 mg
EW	12,68 g	B6	0,32 mg
F	0,34 g	Chol	1,40 mg
KH	25,66 g	B12	0,92 µg
GFS	0,16 g	EUFS	0,07 g
MUFS	0,05 g	NiaÄ	3397,05 µg
Bst	1,41 g		

Quark mit Milch und Vanillezucker glatt rühren. Zitronensaft und frische Banane dazu geben. Verrühren.

■ Zwieback

Menge	Zutaten
30 Gramm	Zwieback eifrei (3 Stück)

kcal	109,50	Bst	1,56 g
kJ	458,70	B1	0,04 mg
EW	2,76 g	B2	0,02 mg
F	1,29 g	B6	0,03 mg
KH	21,42 g	EUFS	0,15 g
GFS	0,19 g	NiaÄ	849,90 µg
MUFS	0,59 g		

■ Stilles Mineralwasser

Menge	Zutaten
300 Milliliter	Natürliches Mineralwasser still

Zum Nachsüßen sind Zucker, Honig, Sirup oder Süßstoff geeignet. Zusätzlich sollte über den Tag verteilt noch ein Liter (Mineral-)Wasser, mit oder ohne Kohlensäure, getrunken werden.
Anbieter und Hersteller von MCT-haltigen Lebensmitteln, s. S. 368 ff. (Diätetische Lebensmittel)

9 Mukoviszidose (Cystische Fibrose)

Fettverdauung und Fettverdauungsstörungen

Damit das Fett aus der Nahrung in unseren Körper gelangt, also vom Darm in den Blutkreislauf übertritt, wird es zunächst im Zwölffingerdarm emulgiert. Das bedeutet, es wird in feinste Tröpfchen verteilt, sodass die Enzyme eine möglichst große Oberfläche haben, an die sie sich anheften können. Das Emulgieren geschieht mithilfe der Darmbewegungen und der Gallenflüssigkeit. Die Gallensäuren haben dabei die Aufgabe, die Fette in kleinere Tröpfchen zu zerteilen. Die fein verteilten Fetttröpfchen werden anschließend von Enzymen aus der Bauchspeicheldrüse, den so genannten Pankreaslipasen, in Glycerin, Fettsäuren und Diglyceride aufgespalten. Im Dünndarm werden die Fette dann resorbiert.

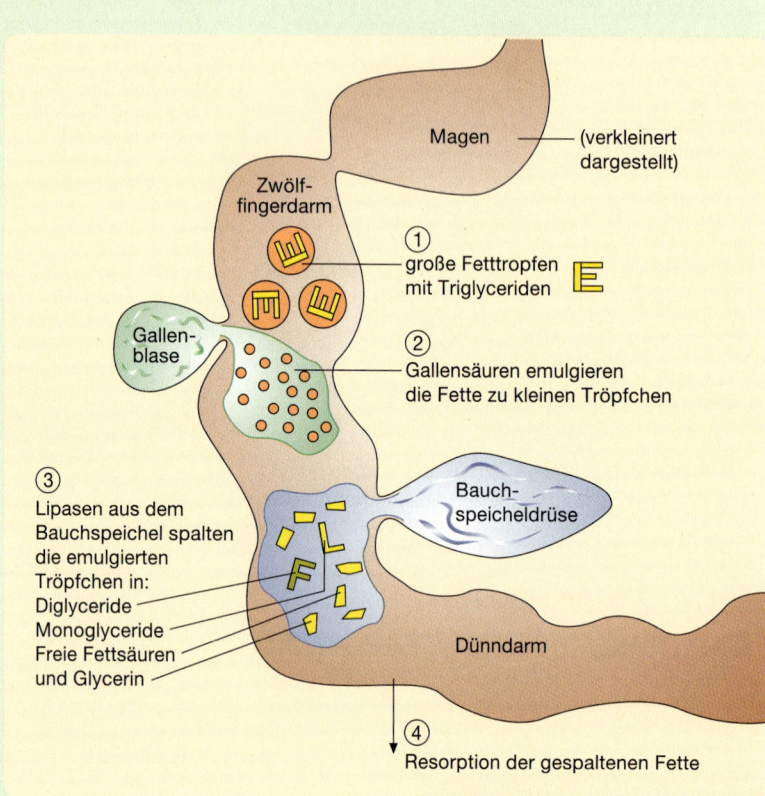

Bild 1   *Fettverdauung*

Ablauf der Fettverdauung

Fettverdauungsstörungen rufen Bauchschmerzen und Fettstühle hervor. Sie entstehen, wenn zum Beispiel keine oder zu wenig Gallenflüssigkeit vorhanden ist. Die Fette bleiben als große Tropfen im Darm und die Enzyme können die Moleküle nicht ausreichend spalten. Gelangt das halb verdaute Fett in den Dünndarm, wird es nur zum Teil resorbiert, weil die Moleküle noch zu groß sind. Das Fett gelangt in den unteren Darmabschnitt, den Dickdarm, wo es nicht hingehört, und es verursacht dort die beschriebenen Störungen. Nachteilig ist das vor allem für die Versorgung mit fettlöslichen Vitaminen, die auf diese Weise vermehrt ausgeschieden werden und so dem Körper nicht zur Verfügung stehen. Hilfreich gegen Fettstühle, wie sie oft bei Mukoviszidose auftreten, sind die mittelkettigen Triglyceride, die so genannten MCT. Sie müssen nicht emulgiert oder gespalten werden, bevor sie durch die Darmwand in den Körper aufgenommen werden. Ausführlich erläutert werden MCT im Kapitel über Pankreatitis, *siehe S. 368 f..*

Fallbeispiel

Tanja S. ist 11 Jahre alt. Wenn sie morgens aufsteht, muss sie erst einmal inhalieren, als hätte sie eine starke Erkältung. Am liebsten würde sie länger im Bett liegen bleiben, aber sie muss inhalieren, bevor sie zur Schule geht. Tanja frühstückt nicht gerne, aber sie löffelt schnell einen Sahnejoghurt, nimmt ihre Enzym-Tabletten. Sie packt die Brotdose ein und geht zum Unterricht. Nach der Schule ist es ähnlich, erst mal inhalieren, etwas Krankengymnastik, dann Mittagessen, Tabletten nehmen und Hausaufgaben machen. Manchmal möchte Tanja den Inhalator aus dem Fenster werfen, aber sie hat schon ausprobiert, wie sehr sie husten muss, wenn sie einmal nicht inhaliert. Ihre Krankheit fühlt sich manchmal wie ein täglicher Kampf an. Sie streitet öfter mit der Mutter, weil sie unbedingt viel essen soll.

Krankheitslehre

Beschreibung

Jeden Tag starken Husten haben, inhalieren müssen, oft Infekte durchmachen – dies sind einige der Beschwerlichkeiten, die Mukoviszidose mit sich bringt. Die Kinder und Erwachsenen mit dieser Krankheit kämpfen mit zähem Schleim, müssen diszipliniert Krankengymnastik machen, um den Schleim abhusten zu können und sie wissen, dass ihre Lebenserwartung im Durchschnitt bei 30 Jahren liegt. Die hochkalorische Ernährung, die sie brauchen, ist eine weitere Herausforderung, vor allem auch für die Eltern von mukoviszidosekranken Kindern. Patienten mit dieser Krankheit brauchen intensive Ernährungsberatung, weil der Krankheitsverlauf wesentlich an den Ernährungszustand gekoppelt ist.

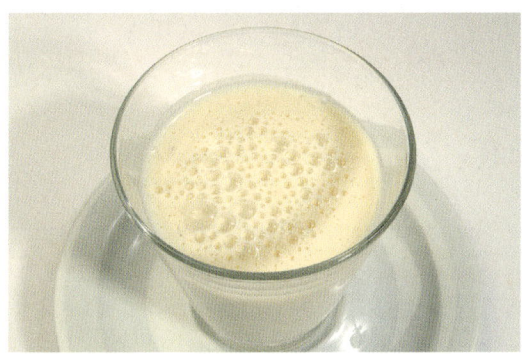

Bild 1 *Beispiel für eine Spätmahlzeit (Rezept s. S. 190)*

Häufigkeit

Mukoviszidose ist die am häufigsten vorkommende angeborene Stoffwechselkrankheit. Auf 2500 Geburten kommt ein Kind mit Mukoviszidose. Durch verbesserte Therapiemöglichkleiten haben heute Neugeborene eine Lebenserwartung von 45 Jahren. In der Bundesrepublik Deutschland leben zurzeit etwa 8000 Menschen mit dieser Symptomatik.

Entstehung

Ein Gendefekt auf dem 7. Chromosom bewirkt, dass alle Organe mit exkretorischer Drüsenfunktion zähflüssigere Sekrete produzieren. Es liegt eine Störung des Wasserhaushaltes vor. Betroffen sind Lunge, Pankreas, Galle und Haut. In den Zellen dieser Organe wird aufgrund eines höheren Natriumchloridgehaltes mehr Wasser als üblich eingelagert. Die Zellen können nicht mehr richtig arbeiten und verkleben im Laufe der Zeit miteinander. Daher auch der Name Cystische Fibrose: Eine Cyste ist eine Wassereinlagerung, eine Fibrose bedeutet Verklebung. Dieses Wasser fehlt den Sekreten, sie sind zähflüssiger und lassen sich schwerer transportieren. Die Sekrete verstopfen die feinen Verästelungen der Bronchien, die Gallengänge, das Pankreas. Die Organe müssen Schwerst-arbeit leisten und sind nicht so lange lebensfähig wie bei Gesunden.

Die Diagnose der Cystischen Fibrose wird durch das Messen des Natriumgehaltes im Schweiß gestellt.

Symptome

- ▣ Beständiges Abhusten von zähem Lungensekret
- ▣ Verdauungsbeschwerden durch unzureichende Sekrete aus Galle und Pankreas
- ▣ Bei Kindern Untergewicht bedingt durch Maldigestion und Maladsorption
- ▣ Fettstühle, da die Gallensekretion und die Pankreasenzyme unzureichend sind
- ▣ Mangel an fettlöslichen Vitaminen und sonstigen Antioxidantien
- ▣ Häufige Infekte der Lunge durch Staphylokokkus aureus, Haemophilus influencae, Pseudomonas und andere
- ▣ Glukoseintoleranz ab dem 10. Lebensjahr möglich
- ▣ Osteopenie bzw. Osteoporose betrifft ein Viertel der Patienten ab dem 20. Lebensjahr
- ▣ Erhöhte Natriumausscheidung über die Haut

Begleiterkrankungen

Die Lungenproblematik ist die entscheidende Begleiterkrankung. Viele CF-Patienten stehen auf der Warteliste für eine Lungentransplantation – die einzige Möglichkeit, das Leben zu verlängern. Vor einem solchen Eingriff ist der Ernährungszustand zu optimieren, oftmals mithilfe einer Sondenernährung.

Besonders zu beachten/Therapie

Das Essen und die Enzympräparateinnahme werden in den Familien oft zum psychologischen Problem. Die Eltern, die genau wissen, wie sehr das Gedeihen ihres Kindes von der Ernährung abhängt, stecken oft viel Energie in die gute Versorgung. Die Kinder entdecken das Thema Essen gerne als Machtmittel, um besondere Wünsche durchzusetzen, manche erschmecken die Anreicherung mit Maltodextrin® und lehnen diese ab. Von großer Wichtigkeit sind Einzelgespräche mit Kind und Eltern, um nach Lösungen für eine solche Problematik zu suchen. Geklärt werden muss, welche Fragen im Zusammenleben durch das Essen bzw. Nichtessen verdeckt werden. Ein Erkunden der Lieblingsspeisen des Kindes ist empfehlenswert.

Die Ernährungserziehung muss von Disziplin gekennzeichnet sein, je besser gekaut wird und je selbstverständlicher die Enzympräparate genommen werden, desto mehr Freiheiten und Varianten werden möglich.

185

Ernährungstherapie

Kostform

Weitgehend ist eine altersstufengerechte Vollkost anzustreben. Der Energiegehalt sollte erhöht sein, weil durch die respiratorische Aktivität ein erhöhter Grundumsatz vorliegt. Je nach Zustand des Patienten geht man von 1,1–1,5-facher Höhe der von der DGE empfohlenen Energiemenge aus. Um dieses Ziel zu erreichen, ist die Nährstoffrelation zugunsten des Fettes verschoben, bis 40 % Fett wird gewünscht. Die Kost sollte polyensäurereich sein, d. h. 3–5 % der Gesamtenergie aus Pflanzenölen stammen.

Zu jeder Mahlzeit gehören Enzympräparate, um die Pankreasfunktion auszugleichen. Sie sollten bei kleineren Mahlzeiten im ersten Viertel genommen werden, bei größeren über die Mahlzeit verteilt werden. Man geht von 10000 Einheiten Lipase pro kg Körpergewicht und Tag aus, um die Fettverdauung zu ermöglichen. Bei lang anhaltender Steatorrhoe sollten Streich- und Kochfette durch MCT-Fette ersetzt werden. Wegen der leichteren Verdaulichkeit dieser Fette können die Enzympräparate auf ein Viertel der Menge reduziert werden.

Supplementiert werden bei normalem Gedeihen und gutem Zustand des Erwachsenen die fettlöslichen Vitamine, bei Dystrophie ebenso die wasserlöslichen Vitamine. Wegen des vermehrten Auftretens von Osteopenie bzw. Osteoporose bei Patienten ab dem 20. Lebensjahr wird prophylaktisch die Gabe von Vitamin D und Kalzium empfohlen.

Eine Kochsalzerhöhung um 2–5 g pro Tag ist nötig, insbesondere in der heißen Jahreszeit, bei größerer körperlicher Belastung und bei Fieber.

Ziele
- Altersgerechtes Wachsen des Kindes
- Guter Ernährungszustand des Erwachsenen
- Vermeidung von Untergewicht
- Immunsystem über die Nahrung stärken, um Infekten besser Widerstand leisten zu können
- Verdauungsprobleme möglichst gering halten

Ernährungsempfehlungen

Die energieangereicherte Vollkost wird erreicht durch folgende Hinweise:
- Säuglinge können gestillt werden, Pankreasenzyme müssen bei 85 % der Mukoviszidosekranken von Anfang an gegeben werden
- Wird bei Säuglingen die Beikost eingeführt, so können die Gemüsebreie mit Butter oder Sahne angereichert werden
- Häufige kleinere Mahlzeiten werden bei starkem Hustenreiz besser vertragen

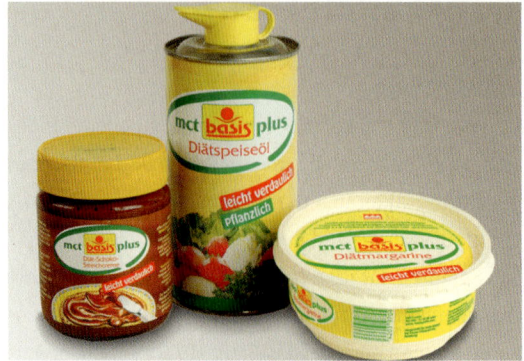

Bild 1 MCT-Fette sind als Öl und als Streichfett im Handel

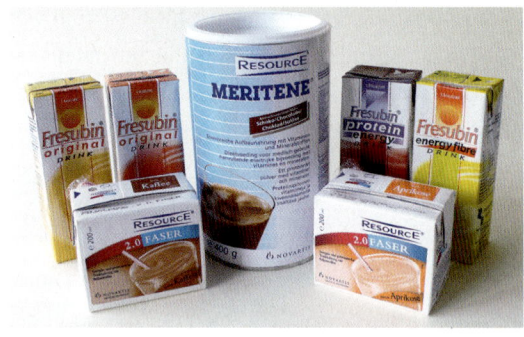

Bild 2 Energieangereicherte Getränke

- Milchprodukte jeweils mit hoher Fettgehaltsstufe auswählen
- Milchmixgetränke aus 2/3 Vollmilch und 1/3 Sahne sowie Obst herstellen
- Sauermilchprodukte häufig einsetzen, um das Immunsystem zu unterstützen
- Bei der Mittagsmahlzeit Butter über das Gemüse geben
- Viel Rohkost essen, um eine gute Versorgung mit Vitaminen und sonstigen Antioxidantien zu gewährleisten
- Patienten und Eltern müssen über die Verwendung von Maltodextrin® beraten werden
- Schulkinder können als Zwischenmahlzeit energieangereicherte Getränke in TetraPacks® mitnehmen
- Gewürzen kommt eine stärkere Bedeutung zu, vor allem scharfen Gewürzen, die auswurffördernd oder schleimlösend sind: Pfeffer, Ingwer, Knoblauch, Thymian, Majoran, Rosmarin, Anis, Fenchel, Koriander
- Ätherische Öle in der Duftlampe mit auswurffördernder Wirkung, z. B. Thymian, Efeu helfen vor allem abends den Schleim abzuhusten

Tipps für die Beratung/Zusammenfassung
- Eine energieangereicherte Vollkost ist unbedingt erforderlich.
- Immer wieder gilt es, den Teufelskreislauf Bronchialinfekt – schlechteres Essen – schlechterer Allgemeinzustand – schlechterer Lungenzustand zu durchbrechen.

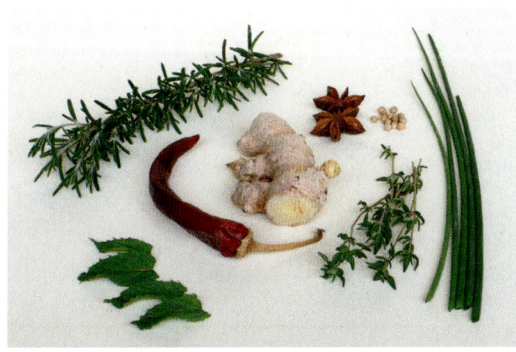

Bild 1 *Ingwer, Chili, Koriander, Schnittlauch, Pfeffer-minze und Rosmarin als Beispiele für auswurffördernde Gewürze und Kräuter*

■ Studien beweisen, dass häufigere Ernährungs-beratung zu einer Verbesserung insgesamt führt.
■ Patienten auf den Selbsthilfeverein hinweisen.

Mukoviszidose e. V.

Bendenweg 101

53121 Bonn

Tel. 02 28 987 80-0

http:\\www.muko.net

E-Mail: info@mukoviszidose-ev.de

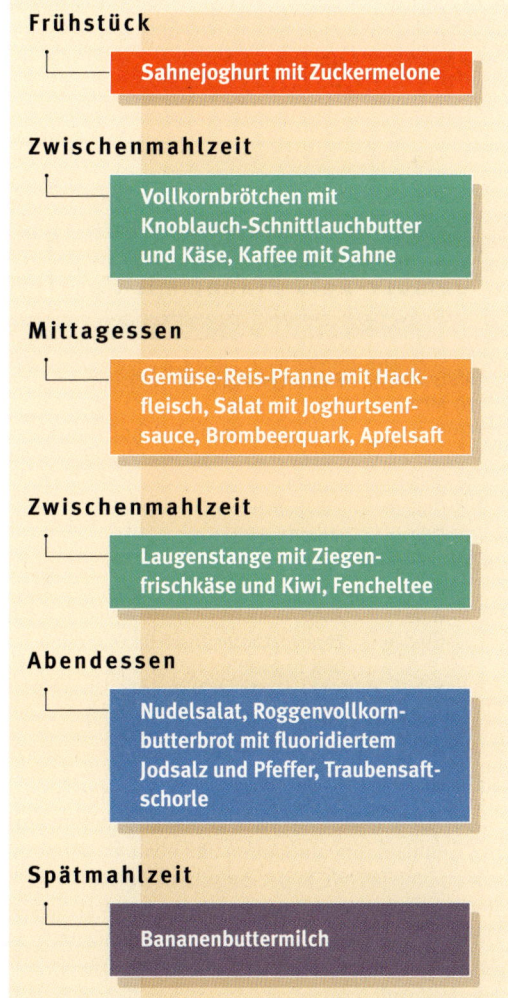

Aufgaben

1. *Tanja S. will ihre Brotdose für die Schule ein-packen. Stellen Sie zusammen, was für zwei Pausen darin sein sollte. Beachten Sie dabei die oben angegebenen Ernährungsempfeh-lungen.*

2. *„Wachstumsstörungen bei Mukoviszidose sind durch eine gute Ernährung vermeidbar!" Nennen Sie Maßnahmen, die diese Aussage eines Arztes bestätigen.*

3. *Erstellen Sie ein Rezept eines Erdbeerquarks für einen mukoviszidosekranken Erwachse-nen.*

4. *Was versteht man unter MCT? Informieren Sie sich im Anhang „Diätetische Lebens-mittel" darüber.*

5. *Begründen Sie, warum Steatorrhoe mit MCT gut therapierbar ist.*

Tageskostplan – Mukoviszidose

Patientin: Tanja S., 11 Jahre, Schülerin, frühstückt zu Hause nur Sahnejoghurt, nimmt Pausenverpfle-gung mit

Wünschenswerte Energie- (D-A-CH Referenzwerte) und Nährstoffzufuhr:

Energie	3 750 kcal/Tag bzw. 15 938 kJ/Tag (2 500 kcal/Tag bzw. 10 000 kJ/Tag „normal", erhöhter Energiebedarf wegen konsumierender Erkran-kung um bis zu 1,5 faches)
Eiweiß 15–20 %	563–750 kcal = 141–188 g EW/Tag
Fett etwa 40 %	1 500 kcal = 167 g F/Tag
Kohlenhydrate 40–45 %	1 500–1 688 kcal = 375–422 g KH/Tag

Gesamtsumme Tageskostplan

kcal	3 787	B1	2,01 mg
kJ	15 867	B2	2,60 mg
EW	128,80 g	B6	2,95 mg
F	175,86 g	Chol	493,10 mg
KH	411,31 g	B12	9,69 µg
GFS	80,71 g	EUFS	61,14 g
MUFS	23,09 g	NiaÄ	55 591,18 µg
Bst	31,74 g		

Nährstoffrelation

Eiweiß	129 g	14 %
Fett	176 g	42 %
Kohlenhydrate	411 g	44 %

Frühstück
Sahnejoghurt mit Zuckermelone

Zwischenmahlzeit
Vollkornbrötchen mit Knoblauch-Schnittlauchbutter und Käse, Kaffee mit Sahne

Mittagessen
Gemüse-Reis-Pfanne mit Hack-fleisch, Salat mit Joghurtsenf-sauce, Brombeerquark, Apfelsaft

Zwischenmahlzeit
Laugenstange mit Ziegen-frischkäse und Kiwi, Fencheltee

Abendessen
Nudelsalat, Roggenvollkorn-butterbrot mit fluoridiertem Jodsalz und Pfeffer, Traubensaft-schorle

Spätmahlzeit
Bananenbuttermilch

Frühstück:

■ Sahnejoghurt mit Zuckermelone

Menge	Zutaten
50 Gramm	Zuckermelone frisch
25 Gramm	Maltodextrin® 19 SHS
250 Gramm	Sahnejoghurt 10 % Fett

kcal	406	B1	0,07 mg
kJ	1 703	B2	0,42 mg
EW	8,19 g	B6	0,17 mg
F	25,05 g	Chol	92,50 mg
KH	35,90 g	B12	1,25 µg
GFS	15,16 g	EUFS	7,53 g
MUFS	0,91 g	NiaÄ	2 367,50 µg
Bst	0,50 g		

Frische Zuckermelonenstückchen mit Maltodextrin® 19 in den Joghurt geben und gut umrühren.

Zwischenmahlzeit:

■ Vollkornkäsebrötchen mit Knoblauch-Schnittlauch-Butter

Menge	Zutaten
	Knoblauch-Schnittlauchbutter:
20 Gramm	Butter
1 Gramm	Knoblauch frisch
1 Prise	Jodiertes, fluoridiertes Salz
1 Prise	Pfeffer
1 Gramm	Schnittlauch frisch
50 Gramm	Vollkornbrötchen
40 Gramm	Emmentaler 45 % F. i. Tr.
30 Gramm	Gurke frisch

kcal	418	B1	0,17 mg
kJ	1 748	B2	0,22 mg
EW	15,87 g	B6	0,17 mg
F	29,48 g	Chol	84,00 mg
KH	22,06 g	B12	0,88 µg
GFS	17,5 g	EUFS	8,73 g
MUFS	1,43 g	NiaÄ	5 055,87 µg
Bst	3,56 g		

Butter weich werden lassen und mit Knoblauch, Schnittlauch und fluoridiertem Jodsalz abschmecken.

Vollkornbrötchen halbieren, mit Knoblauch-Schnittlauch-Butter bestreichen und mit Emmentaler und Gurkenscheiben belegen. Knoblauch-Schnittlauch-Butter auf Vorrat zubereiten und einfrieren. Bei Bedarf aus Eisfach entnehmen.

■ Kaffee mit Sahne

Menge	Zutaten
250 Milliliter	Kaffee (Getränk)
50 Milliliter	Kaffeesahne 10 % Fett
25 Gramm	Maltodextrin® 19 SHS

kcal	161	B1	0,02 mg
kJ	676	B2	0,11 mg
EW	2,05 g	B6	0,02 mg
F	5,00 g	Chol	19,50 mg
KH	26,75 g	B12	0,25 µg
GFS	3,03 g	EUFS	1,50 g
MUFS	0,18 g	NiaÄ	2 133,50 µg

Mittagessen:

■ Gemüse-Reis-Pfanne mit Hackfleisch

Menge	Zutaten
10 Milliliter	Rapsöl
80 Gramm	Reis ungeschält, roh
200 Milliliter	Gemüsebrühe
150 Gramm	Hackfleisch gemischt Rind/Schwein, frisch
10 Milliliter	Rapsöl
5 Gramm	Zwiebeln frisch
30 Gramm	Mohrrübe frisch
30 Gramm	Porree frisch
30 Gramm	Knollensellerie frisch
30 Gramm	Zucchini frisch
30 Gramm	Paprikaschoten frisch (je 15 g gelb und 15 g rot)
1 Prise	Jodiertes, fluoridiertes Salz
1 Prise	Pfeffer, Ingwer, Koriander, Anis
25 Gramm	Sojasprossen frisch

kcal	871	B1	1,07 mg
kJ	3 650	B2	0,54 mg
EW	38,26 g	B6	1,26 mg
F	50,29 g	Chol	90,40 mg
KH	66,65 g	B12	4,95 µg
GFS	12,05 g	EUFS	24,00 g
MUFS	11,41 g	NiaÄ	21 017,05 µg
Bst	7,74 g		

Öl in einem Topf erhitzen, gewaschenen und abgetropften Naturreis dazu geben und andünsten. Mit Gemüsebrühe aufgießen und etwa 35 Minuten ausquellen lassen. In der Zwischenzeit Hackfleisch in Öl anbraten, Zwiebelwürfelchen und restliches Gemüse in Streifen dazugeben. Mit Jodsalz und Gewürzen kräftig abschmecken. 20 Minuten garen. Naturreis mit dazugeben und vor dem Servieren mit Sojasprossen bestreuen.

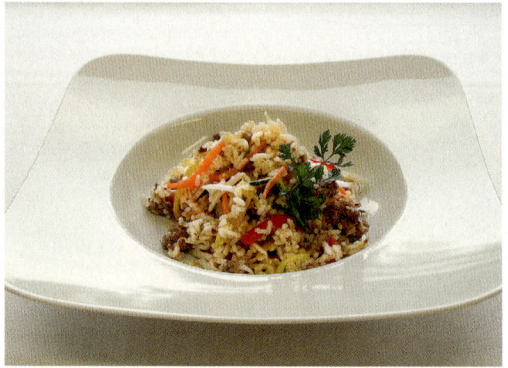

Bild 1 *Gemüse-Reis-Pfanne mit Hackfleisch*

Fortsetzung →

⤷ Fortsetzung

■ Salat mit Joghurtsenfsauce

Menge	Zutaten
30 Gramm	Eisbergsalat frisch
30 Gramm	Sahnejoghurt 10 % Fett
5 Gramm	Senf
1 Prise	Jodiertes, fluoridiertes Salz
1 Prise	Pfeffer

kcal	44	B1	0,02 mg
kJ	183	B2	0,07 mg
EW	1,53 g	B6	0,03 mg
F	3,26 g	Chol	11,10 mg
KH	1,88 g	B12	0,15 µg
GFS	1,84 g	EUFS	1,04 g
MUFS	0,19 g	NiaÄ	702,00 µg
Bst	0,59 g		

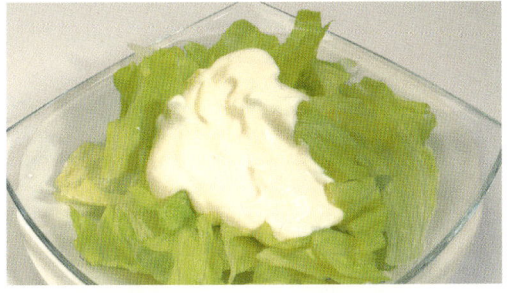

Salat waschen und in mundgerechte Stücke zerkleinern. Joghurt mit mittelscharfem oder scharfem Senf verrühren und mit Gewürzen verfeinern. Kurz vor dem Verzehr über den Salat geben.

Bild 1   *Salat mit Joghurtsenfsauce*

■ Brombeerquark

Menge	Zutaten
100 Gramm	Quark 20 % Fett
20 Milliliter	Kaffeesahne 10 % Fett
25 Gramm	Maltodextrin® 19 SHS
50 Gramm	Brombeeren frisch

kcal	236	B1	0,05 mg
kJ	987	B2	0,34 mg
EW	12,02 g	B6	0,09 mg
F	6,90 g	Chol	23,80 mg
KH	29,75 g	B12	1,10 µg
GFS	3,91 g	EUFS	1,98 g
MUFS	0,54 g	NiaÄ	2886,40 µg
Bst	3,30 g		

Quark mit Kaffeesahne und Maltodextrin® verrühren und die Brombeeren dazugeben.

■ Apfelsaft

Menge	Zutaten
200 Milliliter	Apfelsaft naturtrüb

kcal	98	MUFS	0,32 g
kJ	414	B1	0,04 mg
EW	0,62 g	B2	0,04 mg
F	0,66 g	B6	0,08 mg
KH	21,22 g	EUFS	0,04 g
GFS	0,14 g	NiaÄ	396,00 µg

189

Zwischenmahlzeit:

■ Laugenstange mit Ziegenfrischkäse und Kiwi

Menge	Zutaten
60 Gramm	Laugenstange
50 Gramm	Kiwi frisch
30 Gramm	Ziegenfrischkäse 60 % Fett (Wert von Frischkäse zur Berechnung verwendet)

kcal	335	B1	0,07 mg
kJ	1402	B2	0,13 mg
EW	9,45 g	B6	0,07 mg
F	11,33 g	Chol	30,90 mg
KH	47,24 g	B12	0,15 µg
GFS	6,26 g	EUFS	3,29 g
MUFS	0,95 g	NiaÄ	2252,00 µg
Bst	4,41 g		

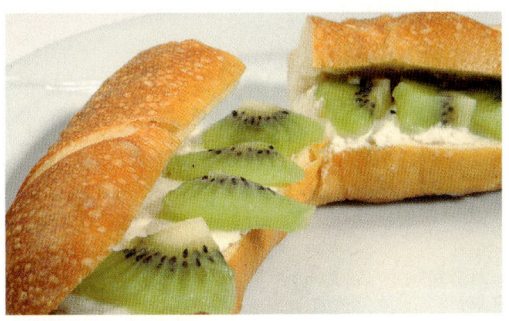

Laugenstange längs halbieren und nochmals quer durchschneiden. Kiwi schälen und in Scheiben schneiden. Frischkäse auf die Laugenstange schmieren und Kiwischeiben daraufgeben. Sofort verzehren.

Bild 2   *Laugenstange mit Ziegenfrischkäse und Kiwi*

■ Fencheltee

Menge	Zutaten
250 Milliliter	Fencheltee (Wert von Kräutertee verwendet)
25 Gramm	Maltodextrin® 19 SHS

kcal	100	B1	0,03 mg
kJ	416	B2	0,01 mg
KH	24,50 g		

Abendessen:

■ Nudelsalat

Menge	Zutaten
100 Gramm	Vollkornteigwaren, gegart (40 g roh)
80 Gramm	Putenschinken (Wert von Pute gegart verwendet)
20 Gramm	Zuckermais Konserve
20 Gramm	Tomaten frisch
20 Gramm	Gewürzgurken Sauerkonserve, abgetropft
20 Gramm	Bleichsellerie frisch
20 Gramm	Mohrrübe frisch
15 Gramm	Salatmayonnaise 50 % Fett
30 Gramm	Joghurt 10 % Fett
2 Gramm	Petersilienblatt frisch
1 Prise	Jodiertes, fluoridiertes Salz
je 1 Prise	Dill, Schnittlauch, Pfeffer, Gewürzgurkenessig

kcal	477	B1	0,27 mg
kJ	1997	B2	0,30 mg
EW	29,70 g	B6	0,45 mg
F	25,19 g	Chol	86,90 mg
KH	32,32 g	B12	0,56 µg
GFS	9,79 g	EUFS	7,63 g
MUFS	6,13 g	NiaÄ	14 829,21 µg
Bst	7,24 g		

Teigwaren in Salzwasser „al dente" garen. Mit reichlich kaltem Wasser abschrecken und abtropfen lassen. Schinken und Gemüse z. B. in feine Streifen schneiden. Aus Salatmayonnaise, Joghurt, Kräutern und Gewürzen Sauce herstellen, Gewürzgurkenessig dazu geben, bis eine cremige Konsistenz entsteht. Kräftig abschmecken und mit allen anderen Zutaten vermengen. Der Nudelsalat sollte vor dem Verzehr im Kühlschrank noch etwas durchziehen.

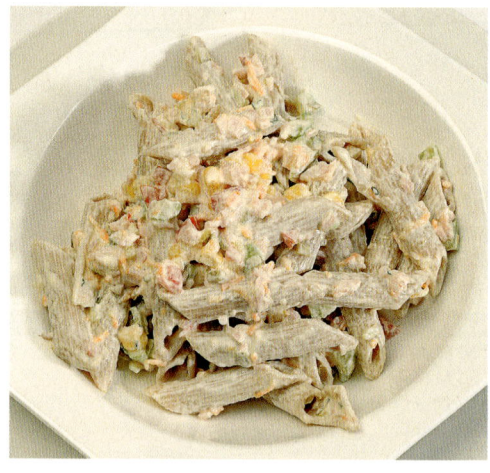

Bild 1 *Nudelsalat*

■ Roggenvollkornbutterbrot mit fluoridiertem Jodsalz und Pfeffer

Menge	Zutaten
30 Gramm	Roggenvollkornbrot
20 Gramm	Butter
1 Prise	Jodiertes, fluoridiertes Salz
1 Prise	Pfeffer

kcal	205	Bst	2,60 g
kJ	856	B1	0,03 mg
EW	2,08 g	B2	0,03 mg
F	16,93 g	B6	0,05 mg
KH	11,39 g	Chol	48,00 mg
GFS	10,13 g	EUFS	5,05 g
MUFS	0,75 g	NiaÄ	755,60 µg

■ Traubensaftschorle

Menge	Zutaten
250 Milliliter	Weintrauben Fruchtsaft
250 Milliliter	Natürliches Mineralwasser mit Kohlensäure

kcal	178	MUFS	0,20 g
kJ	748	B1	0,07 mg
EW	1,58 g	B2	0,05 mg
F	0,60 g	B6	0,15 mg
KH	38,82 g	EUFS	0,03 g
GFS	0,22 g	NiaÄ	632,50 µg

Spätmahlzeit: (s. S. 185, Bild 1)

■ Bananenbuttermilch

Menge	Zutaten
90 Gramm	Banane frisch
5 Milliliter	Zitrone Fruchtsaft
25 Gramm	Maltodextrin ® 19 SHS
200 Milliliter	Buttermilch

kcal	260	B1	0,10 mg
kJ	1 087	B2	0,37 mg
EW	7,46 g	B6	0,41 mg
F	1,18 g	Chol	6,00 mg
KH	52,26 g	B12	0,40 µg
GFS	0,66 g	EUFS	0,32 g
MUFS	0,08 g	NiaÄ	2 563,55 µg
Bst	1,81 g		

Alle Zutaten in einen Mixer geben und kurz durchmixen.

Speisesalz sollte zusätzlich mit Fluor angereichert sein, damit die Elektrolytverluste reduziert werden könne. Getränke können nach Wahl zusätzlich mit Honig, Sirup oder Zucker gesüßt werden.
Anbieter und Hersteller von Produkten zur Anreicherung mit Energie/Kohlenhydraten, s. S. 368 (Diätetische Lebensmittel)

Die Nieren sind zwei bohnenförmige Drüsen, die paarig hinter dem Bauchfell, beiderseits der Wirbelsäule liegen. Sie sind je etwa 150 g schwer und messen etwa 12 cm Länge, 5 cm Breite und sind etwa 2,5 cm dick. Die Niere wird unterteilt in den Rinden- und Markbereich sowie das Nierenbecken. Die kleinste funktionelle Struktureinheit ist das Nephron. Jede Niere verfügt über 1–1,5 Millionen Nephrone.

Die wichtigsten Aufgaben der Nephrone, d. h. der etwa 1–1,5 Millionen Funktionseinheiten der Niere bestehen aus:

- *Exokriner Funktion: Regulierung des Wasser-, Elektrolyt- und Säure-Basen-Haushaltes, sowie die Ausscheidung harnpflichtiger Substanzen (z. B. Harnstoff, Harnsäure, Kreatinin, Medikamente); insgesamt scheiden die Nieren mehr als 200 Stoffwechselendprodukte, vorwiegend aus dem Eiweißstoffwechsel, aus. Gesunde Nieren erfüllen ihre Aufgaben 24 Stunden lang täglich, 168 Stunden in der Woche und das lebenslang.*
- *Endokrine Funktion: Sekretion von Hormonen wie Erythropoetin, Renin u. a.; Synthese von aktivem Vitamin D.*

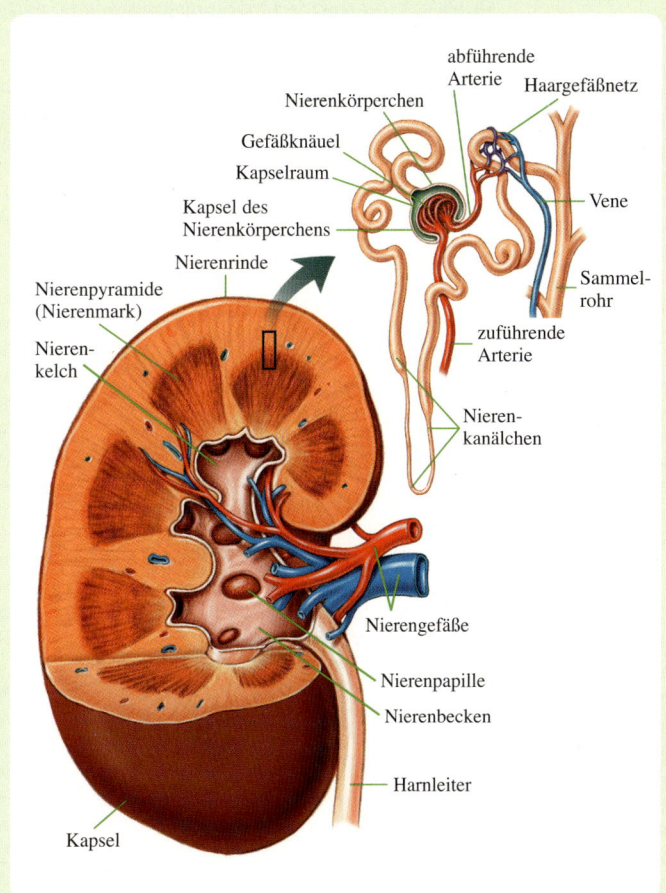

Bild 1 *Niere*

191

10.1 Chronische Niereninsuffizienz (CNI) Prädialyse

Fallbeispiel

Nach jahrelanger Dialyse-Behandlung verstarb der Vater von Franziska M. im Alter von 50 Jahren. Herr M. hatte Zysten an beiden Nieren, die im Laufe der Jahre größer wurden und das Nierengewebe zerstörten (das Gewicht der Zysten betrug 6 kg). Die Nieren konnten ihre Aufgaben nicht mehr erfüllen, die Nierenersatztherapie (Dialyse) musste eingeleitet werden. Franziska M. war 40 Jahre alt, in den letzten Monaten klagte sie über Müdigkeit, Übelkeit und Leistungsabfall. Bei der Ultraschalluntersuchung diagnostizierte der Internist Zysten an beiden Nieren, hohen Blutdruck sowie pathologische Kreatininwerte. Franziska M., von Beruf Diätassistentin, war sich bewusst, auch durch die Erkrankung ihres Vaters, dass diese Diagnose ihr Leben stark verändern wird. Zunächst wurde die Ernährung umgestellt, an die Restfunktion der Nieren angepasst. Das bedeutete vorerst weniger Eiweiß und berechnete Phosphorzufuhr in der Tageskost. Bei der leider zu erwartenden Verschlechterung der Nierenwerte kann nur noch die Dialyse eingesetzt werden. Franziska M. will sich noch vor Beginn der Nierenersatztherapie zur Transplantation anmelden.

Krankheitslehre CNI Prädialyse

Beschreibung

Die chronische Niereninsuffizienz ist gekennzeichnet durch einen fortschreitenden Gewebsuntergang der Nieren. Die Organe können nur noch eingeschränkt, im weiteren Verlauf gar nicht mehr, ihre Aufgaben erfüllen. Die Folge ist ein Anstieg harnpflichtiger Substanzen im Serum. Harnstoff, Harnsäure und

Kreatinin können, wenn sie nicht mit dem Urin ausgeschieden werden, lebensbedrohlich sein, d. h. zur Blutvergiftung führen. Zusätzlich entwickelt sich die metabolische Azidose, eine Störung im Säure-Basen-Haushalt, die Fähigkeit der Nieren Wasserstoffionen auszuscheiden, nimmt ab (= Retentionsazidose).

Durch entsprechende Ernährungsumstellung werden die Nieren entlastet und so kann man bei einigen, aber nicht bei allen Nierenkrankheiten, mit einer eiweißarmen Diät das Fortschreiten der Zerstörung des Nierengewebes verlangsamen. Entscheidend ist auch die medikamentöse und diätetische Therapie der renalen Hypertonie. So kann der Beginn der Nierenersatztherapie bei manchen Patienten zu einem späteren Zeitpunkt erfolgen.

In Abhängigkeit des Schweregrades der Nierenschädigung werden vier Krankheitsstadien (I–IV) unterschieden

Stadium	Glomeruläre Filtrationsrate (GFR) ml/min Serumkreatinin (SKR) mg/%	Messparameter
I volle Kompensation Leichte Niereninsuffizienz	GFR–50 SKR < 3	Harnpflichtige Substanzen im Normbereich
II Kompensierte Retention Mäßige Niereninsuffizienz Verlust von > 50 % des Nierengewebes	GFR–35 SKR 3–6	Harnpflichtige Substanzen erhöht, keine Vergiftungserscheinungen, Eiweißzufuhr senken
III Dekompensierte Retention Präterminale Niereninsuffizienz Fortgeschrittene Niereninsuffizienz, etwa 65 % Verlust des Nierengewebes	GFR 20–25 SKR > 6	Harnpflichtige Substanzen stark erhöht, Eiweißzufuhr senken, bzw. Dialyse durchführen
IV Terminale/dekompensierte Niereninsuffizienz (Urämie) etwa 95 % Verlust des Nierengewebes	GFR < 15 SKR > 12	Harnpflichtige Substanzen extrem erhöht, Dialysepflicht

GFR dient zur Messung der Nierenfunktion

- Stadium I verläuft ohne Symptome.
- Stadium II wird in der Regel erst durch eine Routineuntersuchung entdeckt. Eine frühzeitige Diagnose ist für die Progredienz von entscheidender Bedeutung.
- Im Stadium III leidet der Patient unter Appetitlosigkeit, ermüdet schnell und häufig ist Übelkeit eine unangenehme Begleiterscheinung.
- Im Stadium IV ist neben Übelkeit, Erbrechen, Benommenheit und Muskelkrämpfen die Leistungsfähigkeit stark vermindert. Der Patient ist schwer krank.

Häufigkeit

Derzeit gibt es in Deutschland rund 60 000 chronisch Nierenkranke, etwa 50 000 sind dialysepflichtig (davon 80 % Hämodialyse). Der jährlichen Zuwachsrate von mehr als 3 000 Dialysepatienten stehen jährlich nur etwa 2 000 Nierentransplantationen gegenüber. In Deutschland leben zur Zeit circa 20 000 Nierentransplantierte. Etwa 30 % aller Diabetiker entwickeln im Verlauf der Krankheitsdauer nach 5–15 Jahren eine diabetische Nephropathie, die im Endstadium dialysepflichtig wird. Circa 50 % aller Dialysepatienten sind Diabetiker, die diabetische Nephropathie nimmt ständig zu. Verantwortlich dafür ist neben der schlechten Blutzuckereinstellung der Bluthochdruck. Dieser Risikofaktor für eine Nierenschädigung ist besonders gravierend, wenn der Blutdruck auch nachts nicht absinkt, wird das Risiko einer Nierenerkrankung circa um 70 % höher.

Entstehung

Ursachen:
- Chronische Glomerulonephritis (Nierenentzündung)
- Chronische Pyelonephritis (Nierenbeckenentzündung)
- Diabetische Nephropathie (entwickelt sich aus schlecht eingestelltem Diabetes mellitus und Hypertonie)
- Zystennieren
- Medikamente, Drogen, Umweltgifte (Schwermetalle u. a.) durch ihre nierentoxische Wirkung

Symptome/Begleiterkrankungen

- Hypertonie (Bluthochdruck)
- Hyperphosphatämie (erhöhte Phosphatwerte): sekundärer Hyperparathyreoidismus, Juckreiz, Knochen- und Muskelschmerzen, sowie ein entscheidender Risikofaktor bei der Entwicklung der Arteriosklerose (s. „Besonders zu beachten/Therapie")
- Hyperkaliämie (erhöhte Kaliumwerte): ursächlich verantwortlich für schwere Herzrhythmusstörungen

- Herzinsuffizienz
- Veränderungen im Protein- und Aminosäurestoffwechsel (Proteinurie, Hypoproteinämie)
- Hypokalziämie (zu wenig Kalzium)
- Gastrointestinale Störungen (z. B. urämische Gastritis)
- Erhöhte Blutungsneigung
- Neuropathie
- Hyperurikämie
- Metabolische Azidose (siehe Beschreibung)
- Renale Anämie
- Fettstoffwechselstörungen

Besonders zu beachten/Therapie

Bei frühzeitigem Erkennen der Erkrankung kann eine optimale erfolgreiche Betreuung des Patienten durch Fachärzte (Nephrologen) und qualifizierten Ernährungstherapeuten gewährleistet werden. Bei Patienten, die zu spät zum Nephrologen überwiesen werden, ist die Mortalität doppelt so hoch.

Im Therapiekonzept spielt die Vermeidung metabolischer Komplikationen eine zentrale Rolle:

- Renale Osteopathie (Osteoporose selten): Renale Osteopathie (generalisierte Knochenerkrankung mit Osteomalazie, die zu erhöhter Weichheit und Verbiegungstendenz der Knochen führt). Ursache ist der sekundäre Hyperparathyreoidismus: durch die eingeschränkte Nierenfunktion erhöht sich der Phosphatspiegel im Blut (Phosphatretention). Folge ist eine Kalziumabnahme (Hypokalziämie) im Serum, durch diesen Vorgang wird die Nebenschilddrüse zur Abgabe von mehr Parathormon stimuliert. Dieses Hormon bewirkt eine verstärkte Phosphatausscheidung sowie eine vermehrte Kalzium- und Phosphatmobilisierung aus den Knochen zur Normalisierung des Serum-Kalzium-Spiegels.
- Prophylaxe und Therapie der renalen Osteopathie:
  - Bilanzierte Phosphorzufuhr
  - Kalziumsubstitution
  - Medikamentöse Vitamin D3 Substitution
  - Phosphatbinder (normale Blutphosphatwerte 3,4–4,5 mg/dl)
- Anorexie (Magersucht)
  - Selten auch Übergewicht

Ernährungstherapie

Ziele

- Verlangsamen der Progression (Fortschreiten) der chronischen Niereninsuffizienz durch medikamentöse und Ernährungstherapie, auch als konservative Therapie bezeichnet.

- Prävention der Ausbildung von Komplikationen wie renale Osteopathie, Anorexie und ggf. Übergewicht.

Die Anorexie ist eine häufige Begleiterscheinung der CNI, Appetitlosigkeit und eintönige Diät fördern eine unzureichende Energiezufuhr und sind damit Grundlage dieser Mangelernährung. Die Mangelernährung ist mitverantwortlich für Morbidität und Mortalität.

- Begrenzung der Ansammlung harnpflichtiger Substanzen wie Harnstoff, Phosphat, Kalium, Flüssigkeit, Salz
- Optimierung/Aufrechterhaltung des Ernährungsstatus (ca. 50 % aller Prädialysepatienten sind mangelernährt)

Kostformen

Streng eiweißarme Diäten (0,35 g–0,4 g Eiweiß pro kg KG pro Tag) werden heute sehr selten verordnet. Die Substitution essentieller Aminosäuren ist dann erforderlich.

Die Einhaltung dieser strengen Kostformen ist für die Patienten sehr schwierig. Gründe dafür sind unter anderem geringe Akzeptanz durch eintönige Zusammenstellung mit wenig Abwechslung, große Kartoffelmengen, salzloses oder eiweißarmes Brot und allgemeine Appetitlosigkeit.

Durch die daraus resultierende Mangelernährung erreichen die Patienten einen katabolen Zustand.

Europäische Ernährungsstandards (Richtlinien)

Konservative Diättherapie für Patienten im Prädialysestadium:

- Energie: < 60 Jahre 35 kcal (40 kcal) pro kg Körpergewicht pro Tag
- > 60 Jahre 30 kcal pro kg Körpergewicht pro Tag
- Körpergewicht nach BMI oder IBW (ideal body weight = Idealgewicht)
- Protein: 0,6–0,75 g pro kg Körpergewicht pro Tag
- Einige Zentren empfehlen 0,8–1,0 g pro kg Körpergewicht, um das Risiko einer Unterernährung zu vermeiden
- Phosphor: 600–1 000 mg (19–32 mmol) (vgl. Normwert: im Serum 1,0–1,5 mmol/l)
- Kalium: 2 000–2 500 mg (50–65 mmol) (vgl. Normwert: im Serum 3,5–5,0 mmol/l) immer individuell verordnet, selten reduziert
- Natrium: 1 800–2 500 mg Na (80–110 mmol/Tag) (vgl. Normwert: im Serum 135–145 mmol/l) Entspricht 4,5–6 g NaCl (Kochsalz pro Tag)
- Flüssigkeit: immer individuell verordnet, selten reduziert

193

Die Mengen bei Kalium, Natrium und Phosphor beziehen sich auf einen Patienten mit einem Durchschnittsgewicht von 60–80 kg und müssen für Kranke mit einem Körpergewicht ausserhalb dieser Werte angepasst werden. Es gab und gibt keine einheitliche Nierendiät, sie ist immer an die individuellen Laborwerte anzupassen.

Ernährungsempfehlungen

- Energie: Die adäquate Energiezufuhr ist notwendig, da der Patient dem hohen Risiko der Unterernährung ausgesetzt ist. Eine eiweißarme Diät muss deshalb ausreichend Energie in Form von Fett und Kohlenhydraten enthalten, damit kein körpereigenes Eiweiß zur Energiegewinnung herangezogen wird (Glukoneogenese). Gegebenenfalls muss die Energiezufuhr erhöht werden, eventuell auch durch ergänzende Eiweiß- und Energiekonzentrate der diätetischen Lebensmittelindustrie.

- Protein: Bei einer eiweißarmen Diät sollte der Proteinanteil immer 50 % biologisch hochwertiges Eiweiß enthalten, damit eine ausreichende Zufuhr essentieller Aminosäuren gewährleistet ist. Fette tierische Nahrungsmittel (Milch und -produkte, Fleisch, Geflügel, Fisch, Eier) sind in begrenzter Menge möglich, da sie weniger Eiweiß durch den hohen Fettanteil enthalten.

Wichtig:

Faustregel: je höher der Fettgehalt des Lebensmittels desto geringer die Eiweißmenge. Die Ernährung ist daher vorwiegend vegetarisch, d. h. pflanzliche Produkte stehen im Vordergrund. Patienten, die auf unter 0,8 g Eiweiß pro kg Körpergewicht reduzieren sollen, müssen auf Grund des erhöhten Risikos der Unterernährung von einem ausgebildeten nephrologischen Ernährungsberater betreut werden.

Hilfestellung bietet dem Patienten mit eiweißarmer Ernährung bei Nierenerkrankung ohne Dialyse folgende Lebensmittelliste:

194

Nahrungsmittel	Empfehlenswert	Nur in kleinen Mengen	Nicht zu empfehlen
Gemüse	Alle Gemüsesorten, Salate, Pilze	Sojaprodukte (100 g Tofu = 10 g Eiweiß)	Fertigprodukte
Kartoffeln	In allen Zubereitungsarten: gekocht, gebraten, gebacken, als Salat		Fertigprodukte mit Phosphorzusatz, Kartoffelchips u. ä.
Obst	Alle Sorten, Konfitüre, Marmelade	Obst- und Gemüsesäfte, Fruchtsaftgetränke	Trockenfrüchte
Nüsse			Nüsse und Samen, Erdnuss, Kokosnuss, Walnuss, Mandel, Kastanie, Haselnuss, Paranuss, Cashew-Nuss, Pistazien,
Suppen, Saucen	Alle Suppen ohne Fleischeinlage, gebundene oder klare Gemüsebrühe, Mayonnaise, Buttersauce	Suppe mit Fleischeinlage (Eiweiß beachten)	Instantprodukte, Produkte mit Phosphorzusatz
Gewürze, Kochsalz, Würzmittel	Alle Küchenkräuter und Gewürze, Meerrettich, Senf, Knoblauch, Zwiebeln, Essig	Kochsalz, Tomatenmark, Ketchup, flüssiges Würzmittel (Maggi), Brühwürfel, Streuwürze, Glutamat	Kochsalzersatzmittel und damit hergestellte Produkte
Getreide und Getreideprodukte	Alle Sorten Mehl und Brot, Reis, Teigwaren ohne Ei, Grieß, Cornflakes, Haferflocken, Blätterteig, Strudelteig, Hefeteig, Mehlspeisen, Kuchen und Torten mit Weinsteinbackpulver gebacken Eiweißarmes Mehl, eiweißarmes Gebäck	Müsli ohne Nüsse, Müsli ohne Schokolade	Backmischungen, Kuchen und Gebäck mit normalem Backpulver, Nüsse und Kakao; Salziges Gebäck wie Cracker, Brezeln, Käsegebäck
Fette und Öle	Alle Sorten, ob tierisch oder pflanzlich	Speck	Erdnussbutter, Erdnussmus
Getränke (nach individueller Verordnung)	Trinkwasser, Mineralwasser, Kaffee, Zitronensaft, Himbeersirup, alle Teesorten, Limonade	Alkoholhaltige Getränke wie Wein, Bier, Sekt	Instantgetränke, Getränke mit Phosphorzusatz (Cola, Mineral-/Energydrinks)
Zucker, Süßwaren	Zucker, Fruchtzucker, Honig, Süßstoff, Eiscreme, Fruchtgummi, Bonbons, Karamell	Schokolade, Pralinen, Müsliriegel, Apfelkraut, Birnenkraut	Produkte mit Nüssen oder Marzipan oder mit Phosphorzusätzen, Nuss-Nougat-Creme, Rübensirup, Lakritze

Nahrungsmittel	Empfehlenswert	Nicht zu empfehlen
Milch und Milchprodukte	Hartkäse (100 g = ca. 25 g Eiweiß) Weichkäse (100 g = ca. 20 g Eiweiß) Frischkäse (100 g = ca. 12 g Eiweiß) Milch, Joghurt, Dickmilch, Kefir, Buttermilch, Sojadrink, Kakao (125 ml = ca. 5 g Eiweiß)	Schmelzkäse Kochkäse Milchpulver, Kaffeeweißer Milchmixgetränke Kondensmilch
Fleisch, Geflügel	Alle Sorten (100 g = ca. 20 g Eiweiß)	Sehr salzige (gepökelte) Produkte, Innereien
Wurst	Alle Sorten (100 g = ca. 15 g Eiweiß)	Sehr salzige Produkte
Fisch und Schalentiere	Alle Sorten (100 g = ca. 20 g Eiweiß)	Räucherfisch, Fischkonserven, Sardinen in Öl
Eier	1 ganzes Hühnerei Gewichtsklasse M (= 7 g Eiweiß)	Eipulver

Diese Ernährungsempfehlungen müssen mit dem Arzt und einem fachkundigen Ernährungstherapeuten für den jeweiligen Patienten individuell angepasst werden.

Phosphor:

Durch entsprechende Lebensmittelauswahl und richtige Einnahme ärztlich verordneter Phosphatbinder (nie zusammen mit anderen Medikamenten) sollen akzeptable Serumphosphatwerte erhalten bleiben bzw. erreicht werden.

Die Hyperphosphatämie ist eine gängige Folge der CNI auf Grund unterschiedlicher Faktoren wie Phosphatretention und verändertem Stoffwechsel (siehe „besonders zu beachten/Therapie" – renale Osteopathie). Besonders zu beachten ist die Einhaltung der verordneten Phosphormenge, da Phosphat ein großer Risikofaktor für die Mortalität der Patienten darstellt (hoher Phosphatspiegel – frühere Sterblichkeit).

Vermeiden phosphorreicher Lebensmittel und Bevorzugen phosphorarmer:

Phosphorreich (Phosphor/mg)		Phosphorarm (Phosphor/mg)	
60 g Schmelzkäse 45 % F. i. Tr.	480	60 g Camembert 45 % F. i. Tr.	210
30 g Emmentaler 45 % F. i. Tr.	191	30 g Doppelrahmfrischkäse 60 % F. i. Tr.	41
30 g Edamer 45 % F. i. Tr.	120	30 g Limburger, 40 % F. i. Tr.	77
200 ml Trinkmilch 3,5 % Fett	184	50 ml Sahne 30 % Fett mit 150 ml Wasser vermischt	32
100 g Ölsardinen	430	100 g Bismarckhering	150
125 g Schweineleber	450	125 g Schweineherz	219
150 g Naturreis, gekocht	168	150 g Reis, poliert, gekocht	51
100 g Löffelbiskuits	180	100 g Butterkekse	122
100 g Milchschokolade	242	100 g Fruchtgummi	4
40 g Weizenvollkornbrot	78	40 g Weißbrot	35
100 g Kräcker	162	100 g Butterkekse	122
100 g Backpulver	8430	100 g Weinsteinbackpulver	–

Circa 60–70 % Phosphor werden aus der gesamten Nahrung resorbiert.

Ebenso sind Lebensmittel, die mit den so genannten E-Nummern gekennzeichnet sind, und Colasoftgetränke sehr phosphorhaltig und deshalb möglichst zu meiden. Diese Lebensmittel sind an folgenden E-Nummern zu erkennen:

E 338, E 339, E 340, E 341, E 424, E 450, E 451, E 452, E 540, E 541, E 543, E 544

Sie kommen am häufigsten in Kaffeeinstantprodukten, Fertigbackmischungen oder Fertigpizza vor. Meist gelingt es nicht, nur mit Diät allein die Phosphatwerte im Normbereich zu halten. Deshalb benötigen fast alle Patienten so genannte Phosphatbinder. Diese müssen genau nach ärztlicher Verordnung immer getrennt von Medikamenten in der richtigen Dosierung unmittelbar zu Beginn des Essens und Trinkens eingenommen werden.

Die gastrointestinale Phosphorresorption (= Phosphat) verläuft allerdings sehr unterschiedlich. Ferner weist jeder Phosphatbinder eine bestimmte Bindungskapazität, die vom enthaltenen Wirkstoff abhängig ist, auf. Die Dosis des jeweiligen Phosphatbinders müsste also sehr individuell an die Bedürfnisse des Patienten angepasst werden. Mit der gängigen Verordnung für Phosphatbinder z.B. je zwei Stück morgens, mittags und abends ist das

nicht möglich. Die unzureichende Anpassung der Phosphatbinder-Dosis an die tatsächlich aufgenommene Phosphatmenge ist sicher auch ein Grund für die große Zahl von Patienten mit Hyperphosphatämie (vgl. Kapitel „Chronische Niereninsuffizienz mit Dialyse").

Aus diesen Gründen wurde von den Autoren Dr. Martin K. Kuhlmann, Irmgard Landthaler und Simone Höchst ein neues Konzept zur Behandlung der Hyperphosphatämie entwickelt. In diesem Phosphat-Einheiten-Programm wird der Phosphatgehalt in den Nahrungsmitteln nicht mehr nach Milligramm, sondern nach neu definierten Phosphat-Einheiten (PE) beurteilt.

Eine Phosphat-Einheit (PE) umfasst den Phosphatgehalt bis 100 mg im jeweiligen Nahrungsmittel.

Eine praxisnahe Hilfestellung für den Patienten ist nachfolgende Phosphat-Einheiten-Tabelle:

Phosphatgehalt (mg) der verzehrten Lebensmittel	Phosphateinheit (PE)
0–50 mg	0
50–100 mg	1
100–200 mg	2
200–300 mg	3
300–400 mg	4
400–500 mg	5
500–600 mg	6

Je höher der Phosphatgehalt in dem Nahrungsmittel, desto höher ist auch die Anzahl der Phosphat-Einheit.

Zum leichteren Verständnis wurde für die Patienten ein strukturiertes Schulungsprogramm (= PEP-Phosphat-Einheiten-Programm) erstellt. Die Betroffenen werden gründlich geschult, „immer nach ärztlicher Verordnung, selbständig die Dosisanpassung der Phosphatbinder (PB) an den Phosphatgehalt (= PE-Wert) der Mahlzeiten oder Getränke vorzunehmen."

Als erstes Ernährungsprogramm verbindet PEP den Phosphatgehalt in den Nahrungsmitteln direkt mit der Phosphatbinder-Dosis. Diese Unterweisung fördert das Verständnis bzw. die Einsicht, die Phosphatbinder stets direkt zu allen Mahlzeiten, Zwischenmahlzeiten oder Getränken mit Phosphatgehalt zu substituieren.

PE MIT EINEM BLICK ABSCHÄTZEN …

grüne Bohnen, 100g, 0 PE   Bratkartoffeln, 200g, 1 PE

Rindersteak, 150g, 3 PE

Entsprechende Phosphatbinder-Dosis einnehmen.

Optimale Phosphatwerte erzielen.

Bild 1 *Phosphateinheiten Schulungsbeispiel Rindersteak mit grünen Bohnen*

■ Kalium: ist im Prädialysestadium bei ausreichender Urinausscheidung ein eher seltenes diätetisches Problem. Die Kaliumzufuhr spielt beim Dialysepatienten eine zentrale Rolle und wird an dieser Stelle eingehend behandelt.

■ Natrium: Die renale Hypertonie, nachlassende Urinausscheidung und Ödeme erfordern eine kochsalzarme Diät. 1800–2 500 mg Natrium entsprechen einer Kochsalzmenge (NaCl) von 5–6 g/Tag (1 g NaCl entspricht etwa 400 mg Natrium).

Brot, Käse und Wurstwaren, die nicht zu stark gesalzen sind, können gut in den Speiseplan aufgenommen werden. Ansonsten kann durch geschmacksintensive Garmachungsarten und die reichliche Verwendung frischer Gartenkräuter und naturreiner Gewürze Kochsalz mühelos eingespart werden.

Kochsalzersatzmittel basieren auf Kaliumbasis und sind daher nicht empfehlenswert. Gemieden werden sollten Lebensmittel mit sehr hohem Kochsalzgehalt:

Fischwaren:	*Salzhering, Matjes, Fischkonserven*
Fleisch-/ Wurstwaren:	*Kasseler, ger. Speck, Gepökeltes*
Milchprodukte:	*Fetakäse, Schmelzkäse, Edelpilzkäse*
Räucherwaren:	*Fisch, Schinken*
Eingelegtes Gemüse/ Sauerkonserven:	*Sauerkraut, Salzgurken, Kapern, Oliven*
Würzmittel:	*Sojasauce, Tomatenmark, Ketchup, flüssige Suppenwürze, Brühwürfel*
Gebäck:	*Salzstangen, Cracker, Chips*
Fertiggerichte	

Nahrungsmittel und Menge	mg Na	oder ≈ g NaCl
0,5 g Speisesalz	*1 950*	*5*
50 g Matjesfilet	*1 250*	*3*
50 g Bismarckhering	*545*	*1*
100 g Schweineschinken, geräuchert	*1 500*	*4*
100 g Salami	*2 080*	*5*
100 g Wiener/Frankfurter Würstchen	*941*	*2*
100 g Blauschimmelkäse 50 % F. i. Tr.	*850*	*2*
100 g Edamerkäse 40 % F. i. Tr.	*900*	*2*
15 g Oliven, grün, mariniert	*315*	*1*
20 g Cornichon	*138*	*0*
330 g Pizza (Tomate/Käse/Salami)	*1 815*	*5*
100 g Hamburger	*557*	*1*
20 g Salzstangen	*358*	*1*
15 g Tomatenketchup	*180*	*0*
5 g Brühwürfel, fettreich	*950*	*2*
15 ml Sojasauce	*900*	*2*
10 g Salatsauce Ital. Art/Franz. Art/Joghurt/Thousand Islands	*75*	*0*
90 g Roggenbrot	*471*	*1*
100 g Backpulver	*11 800*	*30*

■ Flüssigkeit: wird im Kapitel Ernährungsempfehlungen bei Dialyse behandelt. (s. S. 203ff., Kap. „Ernährungsempfehlungen bei Dialyse")

Hinweise zur Ernährungsberatung

- Eine eiweißarme Ernährung ist nur notwendig, so lange keine Dialysebehandlung durchgeführt wird.
- Eine eiweißreduzierte Diät sollte nur nach ärztlicher Verordnung und unter regelmässiger Kontrolle durchgeführt werden.
- 5 kleine Mahlzeiten über den Tag verteilen.
- Selbsthilfegruppen siehe Kapitel 10.2
- Regelmässige Gewichtskontrolle, eine Mangelernährung ist unbedingt zu vermeiden.
- Entscheidend in der prädialytischen Phase sind:
  - Optimale Blutdruckeinstellung (Eine große Kochsalzzufuhr schränkt die Wirkung antihypertensiver Medikamente ein).
  - Verminderung des Eiweißverzehrs.
  - Aufhören zu Rauchen.
  - Optimale Blutzucker- und Blutdruckeinstellung bei Diabetikern

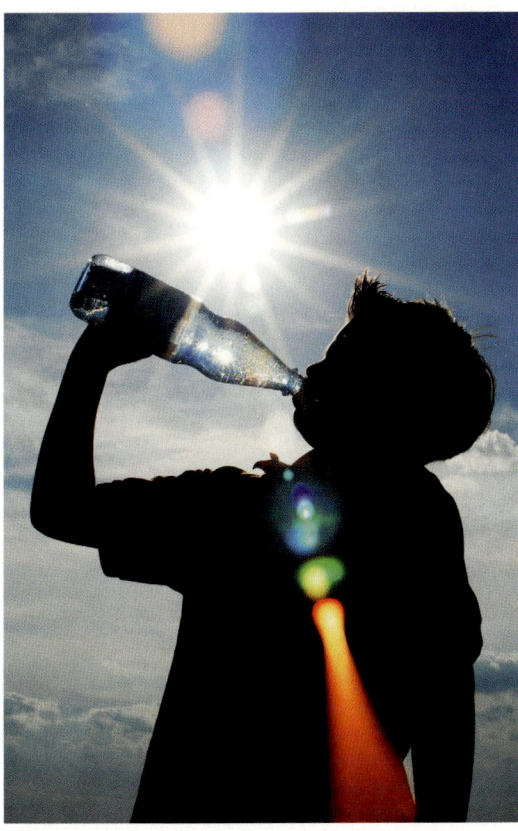

Bild 1 *Natriumarmes Mineralwasser trinken*

Aufgaben

1. Nennen Sie drei Erkrankungen, die zur CNI führen können:

2. Begründen Sie, warum eine eiweißarme Kost immer ausreichend Energie enthalten muss.

3. Für einen niereninsuffizienten Patienten wird eine ausgeglichene Stickstoffbilanz angestrebt. Begründen Sie diesen Therapieansatz.

4. Erklären Sie die Begriffe „Stickstoffbilanz", „ausgeglichene Stickstoffbilanz" und „negative Stickstoffbilanz".

5. Stellen Sie fünf pikante, eiweißarme Brotaufstriche für einen Patienten zusammen (Tagesverordnung: 50 g Eiweiß, 5–6 g NaCl).

6. Ein Patient mit CNI möchte in einem vegetarischen Restaurant ein Mittagessen einnehmen. Stellen Sie ein Menü zusammen mit Angabe der Lebensmittelmenge und Art der Getränke.

7. Folgender Tagesplan soll eiweißreduziert, kochsalz- und phosphorarm sein. Ersetzen Sie die falschen Nahrungsmittel durch diätetisch richtige:
   - Frühstück: Eiweißarmes Brot, Butter, Konfitüre, Honig, 1 Tasse Cappuccino (Instantgetränk).
   - Zwischenmahlzeit: Obstsalat mit Butterkeksen
   - Mittagessen: Kartoffelsuppe, 200 g Rinderlende, Spargel mit Butter, Petersilienkartoffeln, Blattsalat, Rote Grütze mit Schlagsahne
   - Nachmittags: Apfelstrudel, Schwarztee mit Zucker, Zitronensaft
   - Abendessen: Hausbrot, 1 Brezel, Butter, vegetarischer Brotaufstrich, grüner Salat mit Tomaten, Reissalat mit Karotten und Lauch, 1 frische Birne

8. Berechnen Sie das Mittagessen für einen CNI-Patienten (Gesamteiweiß-Bedarf pro Tag: 60 g):
   Semmelknödel in Pilz-Kräuter-Rahmsoße, gemischter Salat und Vanilleflammerie mit Himbeeren.
   Ergänzen Sie das Menü um ein Getränk. Erforderlich sind Mengenangaben, Gewürze und Zubereitung, Eiweißgehalt, Phosphatgehalt in mg und in Phosphateinheiten (PE).

197

Tageskostplan – Niere Prädialyse

Patientin: Franziska M., 40 Jahre, 65 kg, 0,6 g EW/ kg Körpergewicht

Wünschenswerte Energie- (D-A-CH Referenzwerte) und Nährstoffzufuhr:

Gesamtenergiebedarf	*2 300 kcal bzw. 9 775 kJ/Tag*
Eiweiß 7 %	*161 kcal = 40 g EW/Tag*
Fett 40–45 %	*920–1035 kcal*
	= 102–115 g F/Tag
Kohlenhydrate	*1 104–1 219 kcal*
48–53 %	*= 276–305 g KH/Tag*
Phosphor	*600–1 000 mg/Tag*
Kalium	*ca. 2 500 mg/Tag*
Natrium	*< 2 400 mg/Tag*

Gesamtsumme Tageskostplan

kcal	2362	K	2 052,79 mg
kJ	9892	P	968,51 mg
EW	39,60 g	B1	0,88 mg
F	113,27 g	B2	1,12 mg
KH	292,73 g	B6	1,09 mg
GFS	51,12 g	Chol	206,80 mg
MUFS	17,44 g	B12	2,06 µg
Bst	18,94 g	EUFS	39,15 g
Na	971,34 mg	NiaÄ	15 880,55 µg

Nährstoffrelation

Eiweiß	40 g	7 %
Fett	113 g	43 %
Kohlenhydrate	293 g	50 %

Frühstück
Mehrkornbrot mit Camembertaufstrich, Weizentoastbrot mit Quark und Orangenmarmelade, Kräutertee

Zwischenmahlzeit
Preiselbeerspeise, Schneeflockengebäck, Früchtetee

Mittagessen
Nudel-Broccoli-Auflauf, Karottenrohkost, Karamellflammeri, natriumarmes Mineralwasser

Zwischenmahlzeit
Rohrnudel, Kaffee mit Sahne

Abendessen
Überbackener Fenchel mit Orangensauce, Tomatenreis, Apfelsaftschorle

Frühstück:

■ Mehrkornbrot

Menge	Zutaten
50 Gramm	Mehrkornbrot

kcal	110	Na	198,00 mg
kJ	458	K	81,00 mg
EW	2,96 g	P	67,00 mg (= 1 PE)
F	0,48 g	B1	0,07 mg
KH	22,86 g	B2	0,04 mg
GFS	0,07 g	B6	0,07 mg
MUFS	0,22 g	EUFS	0,07 g
Bst	2,39 g	NiaÄ	915,00 µg

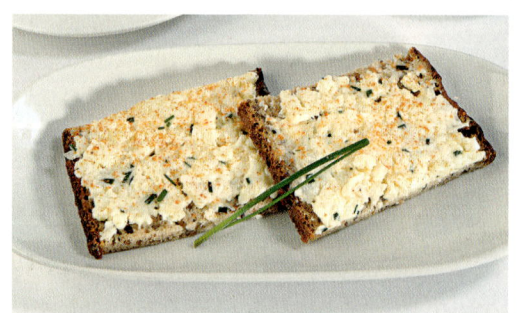

Bild 1   *Mehrkornbrot mit Camembertaufstrich*

■ Camembertaufstrich

Menge	Zutaten
30 Gramm	Camembert 50 % F. i. Tr.
5 Gramm	Schalotte frisch
1 Gramm	Schnittlauch frisch
10 Gramm	Pflanzenmargarine mit Omega 3 Fettsäuren
1 Prise	Paprikapulver
1 Prise	Kümmel gemahlen

kcal	166	K	66,04 mg
kJ	690	P	123,75 mg (= 2 PE)
EW	6,26 g	B1	0,02 mg
F	15,67 g	B2	0,16 mg
KH	0,18 g	B6	0,09 mg
GFS	6,64 g	Chol	21,60 mg
MUFS	2,89 g	B12	0,60 µg
Bst	0,14 g	EUFS	5,71 g
Na	210,63 mg	NiaÄ	1 755,00 µg

Camembert mit der Gabel zerdrücken. Schalotte schälen und fein würfeln, Schnittlauch waschen, trocken tupfen und in feine Ringe schneiden. Alle Zutaten zugeben und gut miteinander vermischen und auf ein Mehrkornbrot streichen.

Fortsetzung ⟶

⟶ *Fortsetzung*   (s. Bild 1)

■ Weizentoastbrot mit Quark und Orangenmarmelade

Menge	Zutaten				
25 Gramm	Weizentoastbrot mit Schrotanteilen	kcal	110	K	64,35 mg
20 Gramm	Quark 20 % Fett	kJ	462	P	67,30 mg (= 1 PE)
10 Gramm	Orange Konfitüre	EW	4,06 g	B1	0,03 mg
		F	1,73 g	B2	0,09 mg
		KH	19,16 g	B6	0,03 mg
		GFS	0,82 g	Chol	3,20 mg
		MUFS	0,26 g	B12	0,20 µg
		Bst	0,90 g	EUFS	0,52 g
		Na	116,75 mg	NiaÄ	1 062,35 µg

Toastbrot toasten und mit Quark bestreichen.
Orangenmarmelade darauf geben.

■ Kräutertee   (s. Bild 1)

Menge	Zutaten				
250 Milliliter	Kräutertee (Getränk)	kcal	3	K	22,50 mg
		kJ	8	B1	0,03 mg
		KH	0,50 g	B2	0,01 mg
		Na	2,50 mg		

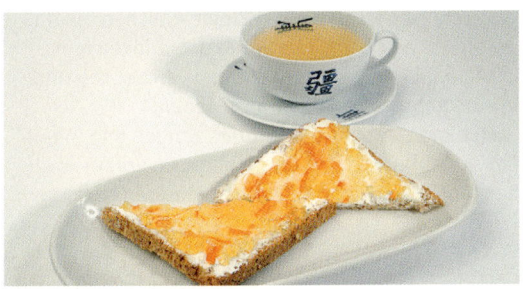

Bild 1   *Toast mit Quark und Orangenmarmelade*

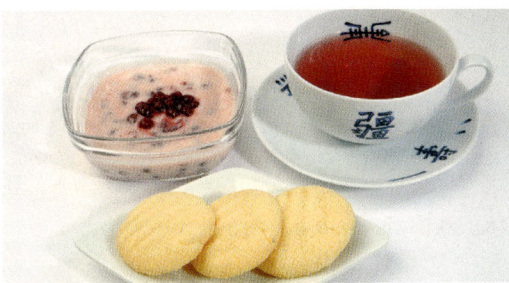

Bild 2   *Zwischenmahlzeit*

199

Zwischenmahlzeit: (s. Bild 2)

■ Preiselbeerspeise

Menge	Zutaten				
150 Milliliter	Trinkwasser	kcal	168	K	50,39 mg
8 Gramm	Maisstärke	kJ	705	P	24,82 mg (= 0 PE)
3 Milliliter	Zitronensaft	EW	0,89 g	B1	0,01 mg
5 Gramm	Zucker weiß	F	9,18 g	B2	0,05 mg
40 Gramm	Preiselbeere Konserve abgetropft	KH	20,11 g	B6	0,01 mg
30 Milliliter	Schlagsahne 30 % Fett	GFS	5,47 g	Chol	27,00 mg
		MUFS	0,44 g	B12	0,12 µg
		Bst	1,10 g	EUFS	2,73 g
		Na	11,60 mg	NiaÄ	253,93 µg

Stärke mit etwas kaltem Wasser anrühren, restliches Wasser zum Kochen bringen, Stärke einrühren und
aufkochen lassen. Zitronensaft, Zucker und Preiselbeeren dazugeben, steif geschlagene Sahne unterheben.

■ Schneeflockengebäck

Menge	Zutaten				
15 Gramm	Pflanzenmargarine mit Omega 3 Fettsäuren	kcal	210	Bst	0,15 g
		kJ	873	Na	0,75 mg
6 Gramm	Zucker weiß	EW	0,07 g	K	1,91 mg
1 Gramm	Vanillinzucker	F	12,02 g	P	6,90 mg (= 0 PE)
15 Gramm	Maisstärke	KH	25,08 g	EUFS	5,10 g
6 Gramm	Eiweißarmes Mehl	GFS	3,00 g	NiaÄ	12,00 µg
		MUFS	3,91 g		

Weiche Margarine und restliche Zutaten mit 1/3 der Mehlmenge in eine Schüssel geben. Mit dem
Handrührgerät auf höchster Stufe gut verrühren und zum Schluss die restliche Mehlmenge dazu geben.
Teig verkneten und mindestens 2 Stunden kalt stellen. Aus dem Teig kirschgroße Kugeln formen, auf ein
mit Backtrennpapier oder -folie ausgelegtes Blech setzen. Mit einer bemehlten Gabel breit drücken und
im vorgeheizten Ofen bei 200 °C etwa 10 Minuten backen (gilt für Rezeptur mal 17).

■ Früchtetee

Menge	Zutaten				
250 Milliliter	Früchtetee (Getränk)	kcal	3	K	22,50 mg
		kJ	8	B1	0,03 mg
		KH	0,50 g	B2	0,01 mg
		Na	2,50 mg		

Mittagessen:

■ Nudel-Broccoli-Auflauf

Menge	Zutaten
50 Gramm	Eiweißarme Teigwaren roh (ca. 150 g gegart)
80 Gramm	Broccoli frisch
10 Gramm	Zwiebeln frisch
10 Gramm	Kartoffelstärke Mehl
40 Milliliter	Schlagsahne 30 % Fett
10 Gramm	Schweineschinken gekocht ohne Fettrand
1 Prise	Rosmarin
1 Prise	Paprika edelsüß
1 Prise	Pfeffer
5 Gramm	Butter

kcal	403	K	384,70 mg
kJ	1697	P	122,45 mg (= 2 PE)
EW	6,30 g	B1	0,12 mg
F	17,44 g	B2	0,22 mg
KH	55,21 g	B6	0,18 mg
GFS	9,97 g	Chol	52,90 mg
MUFS	0,73 g	B12	0,26 µg
Bst	2,59 g	EUFS	5,06 g
Na	138,35 mg	NiaÄ	2 062,50 µg

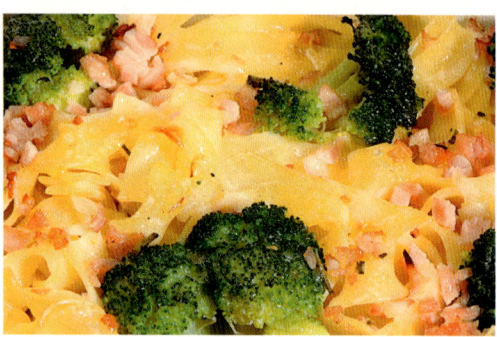

Teigwaren „al dente" kochen, abschrecken und abtropfen lassen. Broccoli waschen, Strunk großzügig entfernen und in kleine Röschen teilen. Zwiebel schälen und fein würfeln. Schinken fein würfeln. Mit den anderen Zutaten vermischen und in eine gebutterte Auflaufform geben.
Stärke mit der Sahne verrühren, würzen und Inhalt der Auflaufform damit übergießen. Im vorgeheizten Ofen bei 200 °C etwa 15 Minuten backen.

Bild 1 *Nudel-Broccoli-Auflauf*

■ Karottenrohkost

Menge	Zutaten
10 Milliliter	Zitronensaft
1 Prise	Pfeffer
5 Gramm	Blütenhonig
30 Gramm	Sahnejoghurt 10 % Fett
80 Gramm	Mohrrübe frisch

kcal	82	K	287,45 mg
kJ	341	P	57,30 mg (= 1 PE)
EW	1,79 g	B1	0,06 mg
F	3,20 g	B2	0,09 mg
KH	10,69 g	B6	0,10 mg
GFS	1,85 g	Chol	11,10 mg
MUFS	0,22 g	B12	0,15 µg
Bst	2,91 g	EUFS	0,91 g
Na	63,55 mg	NiaÄ	853,85 µg

Aus Zitronensaft, Pfeffer, Honig und Sahnejoghurt Dressing herstellen. Karotte waschen, schälen und fein raspeln. Alle Zutaten miteinander vermischen.

■ Karamellflammeri

Menge	Zutaten
10 Gramm	Zucker weiß
5 Milliliter	Rapsöl
100 Milliliter	Trinkwasser
5 Gramm	Zucker weiß
8 Gramm	Kartoffelstärke
30 Milliliter	Schlagsahne 30 % Fett

kcal	218	K	31,55 mg
kJ	914	P	18,61 mg (= 0 PE)
EW	0,80 g	B1	0,01 mg
F	13,96 g	B2	0,05 mg
KH	22,58 g	B6	0,01 mg
GFS	5,84 g	Chol	27,10 mg
MUFS	1,93 g	B12	0,12 µg
Bst	0,01 g	EUFS	5,47 g
Na	10,69 mg	NiaÄ	211,20 µg

10 g Zucker mit Pflanzenöl karamellisieren lassen. Stärke mit Zucker vermischen und mit etwas kaltem Trinkwasser anrühren, restliches Wasser unter Rühren zügig zum Karamell geben. Angerührte Stärke dazu geben und aufwallen lassen. Erkalten lassen und steif geschlagene Sahne unterheben.

Bild 1 *Karamellflammeri*

■ Natriumarmes Mineralwasser

Menge	Zutaten
500 Milliliter	Natürliches Mineralwasser (NaCl <20 mg/l)

Na	5,00 mg

Zwischenmahlzeit:

▪ Rohrnudel

Menge	Zutaten
50 Gramm	Eiweißarmes Mehl
3 Gramm	Bäckerhefe gepresst
5 Gramm	Zucker weiß
1 Prise	Zitronenschalenaroma
30 Milliliter	Trinkwasser
3 Gramm	Maisstärke
3 Gramm	Butter
3 Gramm	Zucker weiß
8 Milliliter	Schlagsahne 30 % Fett
8 Milliliter	Trinkwasser

kcal	268	K	33,75 mg
kJ	1 135	P	41,33 mg (= 0 PE)
EW	0,85 g	B1	0,03 mg
F	5,04 g	B2	0,07 mg
KH	54,96 g	B6	0,02 mg
GFS	2,98 g	Chol	14,40 mg
MUFS	0,20 g	B12	0,03 µg
Bst	0,24 g	EUFS	1,49 g
Na	6,12 mg	NiaÄ	541,13 µg

Eiweißarmes Mehl in eine Schüssel geben. Hefe darüber bröckeln, Zucker, Zitronenschalenaroma und Wasser zufügen und alles mit dem Handrührgerät zu einem glatten Teig verkneten. Den relativ feuchten Teig etwa 1 Stunde zugedeckt an einem warmen Ort gehen lassen. Mit Stärke zu Kugel formen und weitere 30 Minuten gehen lassen. Butter, Zucker, Sahne und Wasser in einem Topf erwärmen, bis sich der Zucker gelöst hat. Abkühlen lassen. Mischung in eine feuerfeste Form gießen, Teigkugeln hineinsetzen. Im vorgeheizten Backofen bei 175 °C etwa 20 Minuten garen (gilt für Rezeptur mal 8).

▪ Kaffee mit Sahne

Menge	Zutaten
250 Milliliter	Kaffee (Getränk)
15 Milliliter	Schlagsahne 30 % Fett

kcal	48	K	180,00 mg
kJ	204	P	14,00 mg (= 0 PE)
EW	0,88 g	B1	0,01 mg
F	4,50 g	B2	0,05 mg
KH	1,23 g	Chol	13,50 mg
GFS	2,73 g	B12	0,06 µg
MUFS	0,17 g	EUFS	1,36 g
Na	7,00 mg	NiaÄ	1 846,00 µg

Abendessen:

▪ Überbackener Fenchel

Menge	Zutaten
160 Gramm	Fenchel frisch gegart
100 Milliliter	Gemüsebrühe natriumarm
20 Gramm	Emmentaler 45 % F. i. Tr.

kcal	112	K	461,60 mg
kJ	470	P	221,60 mg (= 3 PE)
EW	9,64 g	B1	0,20 mg
F	6,48 g	B2	0,18 mg
KH	3,55 g	B6	0,13 mg
GFS	3,74 g	Chol	18,00 mg
MUFS	0,48 g	B12	0,44 µg
Bst	6,96 g	EUFS	1,82 g
Na	177,80 mg	NiaÄ	2 117,80 µg

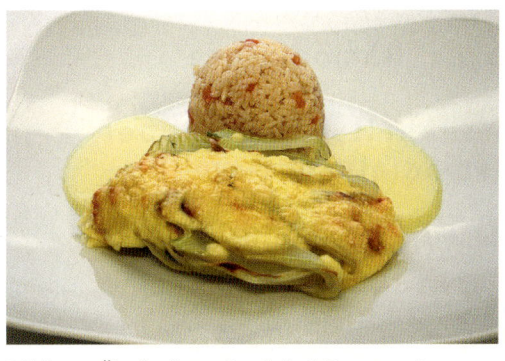

Bild 1 *Überbackener Fenchel mit Tomatenreis*

Fenchelknolle waschen, halbieren, Strunk entfernen und in natriumarmer Gemüsebrühe weich dünsten. In eine feuerfeste gefettete Form geben, mit Käse bestreuen und im Ofen gratinieren.

▪ Orangensauce (s. Bild 1)

Menge	Zutaten
10 Gramm	Pflanzenmargarine mit Omega 3 Fettsäuren
5 Gramm	Kartoffelstärke
100 Milliliter	Trinkwasser
20 Milliliter	Schlagsahne 30 % Fett
30 Milliliter	Orangensaft
1 Prise	Pfeffer

kcal	160	K	67,25 mg
kJ	665	P	19,55 mg (= 0 PE)
EW	0,80 g	B1	0,02 mg
F	14,05 g	B2	0,04 mg
KH	7,43 g	B6	0,02 mg
GFS	5,65 g	Chol	18,00 mg
MUFS	2,84 g	B12	0,08 µg
Bst	0,07 g	EUFS	5,22 g
Na	7,70 mg	NiaÄ	259,10 µg

Pflanzenmargarine schmelzen lassen und Stärke dazu geben. Glatt rühren, Wasser-Sahne-Gemisch dazu gießen und aufkochen lassen. Wenn die Sauce abgebunden hat, Orangensaft dazu geben. Mit Pfeffer abschmecken.

Fortsetzung →

⟶ *Fortsetzung*

■ Tomatenreis (s. S. 201, Bild 1)

Menge	Zutaten
50 Gramm	Reis ungeschält roh
10 Gramm	Pflanzenmargarine mit Omega 3 Fettsäuren
40 Gramm	Tomate frisch
100 Milliliter	Trinkwasser
	Gesteckte Zwiebel

kcal	253	Na	8,40 mg
kJ	1057	K	171,80 mg
EW	3,99 g	P	172,90 mg (= 2 PE)
F	9,18 g	B1	0,22 mg
KH	38,07 g	B2	0,06 mg
GFS	2,29 g	B6	0,38 mg
MUFS	3,02 g	EUFS	3,68 g
Bst	1,49 g	NiaÄ	3 465,20 µg

Reis in der Pflanzenmargarine anbraten, mit Trinkwasser aufgießen. Mit Lorbeerblatt und Nelke versehenes Stück Zwiebel dazu geben und garen. Strunk der Tomate entfernen und in heißes Wasser geben, bis sich die Haut leicht abziehen lässt. Tomate häuten, halbieren, entkernen und in feine Streifen geschnitten in den Reis geben.

■ Apfelsaftschorle

Menge	Zutaten
100 Milliliter	Apfelsaft naturrein
100 Milliliter	Natürliches Mineralwasser (NaCl <20 mg/l)

kcal	49	K	126,00 mg
kJ	207	P	11,00 mg (= 0 PE)
EW	0,31 g	B1	0,02 mg
F	0,33 g	B2	0,02 mg
KH	10,61 g	B6	0,04 mg
GFS	0,07 g	EUFS	0,02 g
MUFS	0,16 g	NiaÄ	198,00 µg
Na	4,00 mg		

Zusätzlich sollte über den Tag verteilt noch ein Liter natriumarmes (Mineral-)Wasser, mit oder ohne Kohlensäure, getrunken werden.
Anbieter und Hersteller von eiweiß- und natriumarmen Lebensmitteln, s. S. 368 f. (Diätetische Lebensmittel)

202

10.2 Chronische Niereninsuffizienz mit Dialyse

10.2.1 Hämodialyse

Krankheitslehre CNI bei Hämodialyse

Beschreibung

Wenn die Zerstörung des Nierengewebes (langsamer kontinuierlicher Verlust der kleinsten Funktionseinheiten der Niere, der Nephrone) fortschreitet und damit die Grenze der konservativen Therapie erreicht ist, ist der Einsatz der Nierenersatztherapie angezeigt. Heute stehen nicht nur ausreichend Dialysen (BRD circa 1 200 Dialysezentren), sondern auch hochdifferenzierte Apparaturen zur Verfügung.

Die Hämodialyse gibt es seit den 60er Jahren. Sie ist die bekannteste Form der Nierenersatztherapie und wird bei etwa 70 % aller dialysepflichtigen durchgeführt. Mittels einer Maschine wird ein Blutfluss außerhalb des Körpers hergestellt. Das mit harnpflichtigen Substanzen gesättigte Blut wird mit Hilfe eines Schlauchsystemes dem Körper entzogen, in einem speziellen Filter mit halbdurchlässiger Membran gereinigt und anschließend in den Körper zurückgeführt. Die Hämodialyse erfordert ein großes Blutangebot.

Deshalb muss operativ eine Verbindung der Arm- oder selten Beinvene mit einer Arterie hergestellt werden. Diese Verbindung wird Shunt genannt und ist meist am Unterarm sichtbar. Eine „Blutwäsche" dauert zwischen 3 und 5 Stunden und muss in der Regel dreimal wöchentlich in einem Dialysezentrum erfolgen. Alternativ gibt es die Hämodialyse als Heimdialyse. Mit Hilfe eines geschulten Partners kann der Kranke diese Prozedur zuhause durchführen. Die Dialyse ist zwar lebensrettend, verändert aber das Leben des Patienten grundlegend. Oft kann der Beruf gar nicht mehr

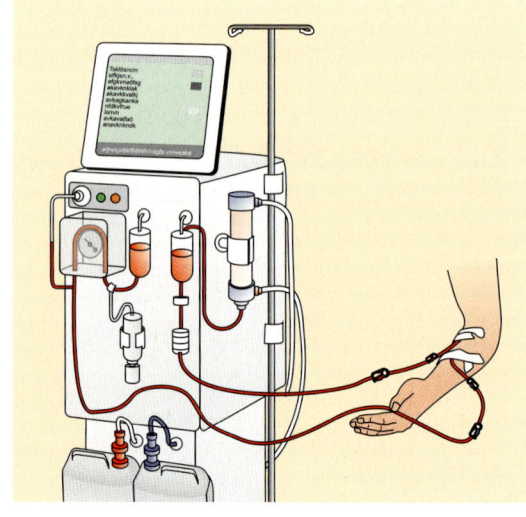

Bild 1 *Patient an der Dialyse*

oder nur noch in geringem Umfang ausgeübt werden. Neben gesundheitlichen Beeinträchtigungen (z. B. Kraftlosigkeit, Schwäche nach erfolgter Dialysebehandlung, Blutarmut, Knochenerkrankungen) unterliegen die Dialysepatienten diätetischen Einschränkungen, wobei die Limitierung der Trinkflüssigkeit gravierend ist.

Die Lebensqualität ist deutlich durch erhebliche psychische, physische, wirtschaftliche und soziale Probleme gemindert. Die Transplantation einer Spenderniere ist zweifelsohne die optimale Therapie der CNI. Leider stehen nicht genügend Spenderorgane zur Verfügung, deswegen müssen Nierenkranke oft sehr lange Wartezeiten in Kauf nehmen (2005 standen über 9 000 Patienten auf der Warteliste).

Die Kosten für die Dialysetherapie betragen derzeit pro Patient etwa 50 000 Euro pro Jahr.

Häufigkeit
Siehe CNI vor der Dialysebehandlung, S. 192

Entstehung
Siehe Beschreibung, S. 191 f.

Symptome/Begleiterkrankungen
Siehe CNI vor der Dialysebehandlung, S. 192 f.

Besonders zu beachten/Therapie
Wird der Patient dialysepflichtig ändert sich das diätetische Kostprinzip, gelernte Ernährungsweisen werden wieder umgestellt. Durch die semipermeable Membran diffundieren in die Dialyseflüssigkeit nicht nur harnpflichtige Substanzen, sondern auch Aminosäuren und wasserlösliche Vitamine.

Während einer fünfstündigen Dialyse werden dem Körper etwa 5 g Aminosäuren entzogen. Die Zufuhr biologisch hochwertigen Proteins muss deshalb entsprechend erhöht werden (1,0–1,2 g Eiweiß pro kg Körpergewicht pro Tag). Der Patient erhält jetzt etwa doppelt soviel Eiweiß als im Prädialysestadium, soll aber gleichzeitig die Phosphorbeschränkung einhalten.

Obst und Gemüse werden überwiegend gegart verzehrt, Kartoffeln und einigen Gemüsesorten bedürfen einer speziellen Vor- und Zubereitungsweise und aus der normalen bzw. reichlichen Trinkmenge wird eine wesentlich eingeschränkte. Wasserlösliche Vitamine, Kalzium, Vitamin D, Selen, Eisen und eventuell weitere erforderliche Mineralsalze und Spurenelemente werden individuell nach den aktuellen Laborwerten substituiert. Polyvitaminpräparate müssen ohne Zusätze fettlöslicher Vitamine sein, besonders die Gabe von Vitamin A ist kontraindiziert.

Ernährungstherapie

Ziele
■ Kurzfristig:
  – Vermeidung der Hyperkaliämie
  – Vermeidung der Überwässerung
■ Langfristig:
  – Aufrechterhaltung des normalen Körpergewichtes
  – Vermeidung von Knochenerkrankungen durch erhöhte Phosphorzufuhr (Hyperphosphatämie)
  – Vermeidung von Eiweißmangel und dessen Folge: Katabolismus

Kostform
Europäische Ernährungsstandards

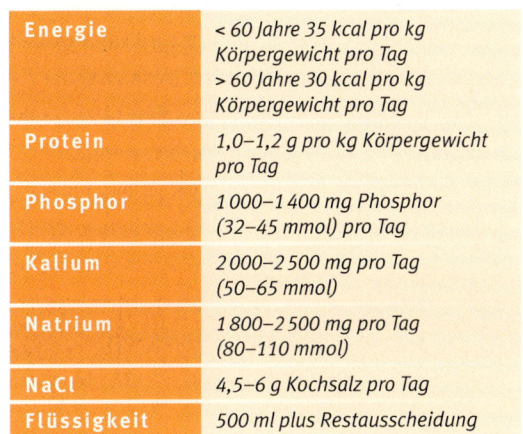

Energie	< 60 Jahre 35 kcal pro kg Körpergewicht pro Tag > 60 Jahre 30 kcal pro kg Körpergewicht pro Tag
Protein	1,0–1,2 g pro kg Körpergewicht pro Tag
Phosphor	1 000–1 400 mg Phosphor (32–45 mmol) pro Tag
Kalium	2 000–2 500 mg pro Tag (50–65 mmol)
Natrium	1 800–2 500 mg pro Tag (80–110 mmol)
NaCl	4,5–6 g Kochsalz pro Tag
Flüssigkeit	500 ml plus Restausscheidung

Die Mengen von Kalium, Natrium und Phosphor beziehen sich auf einen Patienten mit einem Durchschnittsgewicht von 60–80 kg und müssen für Patienten mit einem Körpergewicht außerhalb dieser Werte angepasst werden. Die Ernährung ist im Unterschied zu den „Basiskostformen" kalium- und phosphorarm, mit mäßigem Kochsalzgehalt und die Trinkflüssigkeit muss individuell berechnet werden. Die „Basiskostformen" können bei Dialysepatienten nicht angewandt werden.

Ernährungsempfehlungen
Die richtige Ernährungstherapie ist eine entscheidende Säule in der Behandlung der Dialysepatienten. Mithilfe der Diät können bestimmte Laborwerte verbessert werden (z. B. Phosphat, Kalium) und dazu beitragen, die Lebensqualität und Lebenserwartung anzuheben bzw. lebensbedrohliche Zustände zu vermeiden. Es gibt nicht „die Dialysediät", sondern die optimale, individuelle Ernährungstherapie für den Kranken.

■ Energie: Eine angepasste Energiezufuhr gewährleistet den anabolen Ernährungszustand des chronisch Nierenkranken. Eine zu geringe Aufnahme von Energie und Eiweiß führt zu Malnutrition, diese ist ursächlich für Morbidität und Mortalität des

203

chronisch Hämodialyse- und Peritonealdialyse-patienten verantwortlich. Bis zu 59 % aller Dialyse-patienten sind mangelernährt. Patienten, die nicht in der Lage sind, ihren Protein- und Energiebedarf durch die Ernährung zu decken, sollten diätetische Energie- und Eiweißsupplemente erhalten. Im Einzelfall kann kurzzeitig eine Sonden- oder parenterale Ernährung erforderlich sein.

- Protein: Im Vordialysestadium erhielt der Patient eine eiweißreduzierte Ernährung, um die Nierenfunktion möglichst lange zu erhalten. Bei regelmässiger Dialysebehandlung muss eiweißreicher ernährt werden, da nicht nur harnpflichtige Substanzen durch die halbdurchlässige Membran diffundieren, sondern auch Aminosäuren.

  Je eiweißreicher ein Lebensmittel ist, desto höher ist auch der für den Dialysepatienten problematische Phosphorgehalt. Beim Abbau von 1 g Eiweiß werden etwa 31 mg Phosphat freigesetzt. Deshalb sollte die Eiweißmenge den Bedarf nicht über- oder unterschreiten und muss genau berechnet werden.

- Beispiele für den Eiweißgehalt verschiedener Nahrungsmittel:

Portionsgröße (g) bzw. (ml)	Lebensmittel	Eiweißgehalt (g)
150 g	Schweineschnitzel, mager	33
70 g	Wiener (Frankfurter) Würstchen	9
150 g	Lachssteak	30
30 g	Edamer 45 % F. i. Tr.	7
60 g	Hühnerei, Gewichtsklasse M	8
150 g	Sahnejoghurt	5
250 ml	Vollmilch, 3,5 % Fett	8
200 g	Eierteigwaren (Nudeln) gekocht	10
200 g	Kartoffel, jung	3
100 g	Weizenmischbrot	6
200 g	Obst durchschnittlich	1
200g	Gemüse durchschnittlich	2

- Phosphor: Phosphorreiche Lebensmittel siehe Kapitel CNI vor der Dialyse
- Mit nachlassender Nierenfunktion verliert die Niere zunehmend ihre Fähigkeit, Phosphat auszuscheiden (siehe Begleiterkrankungen/Symptome Kapitel CNI vor der Dialyse). Die Verbindung von Phosphor mit Sauerstoff wird als Phosphat bezeichnet. Bestimmt wird der Phosphatgehalt im Blut, jedoch der Phosphorgehalt in der Nahrung.

Möglichkeiten, den Phosphatspiegel im Blut zu senken, sollten kombiniert und aufeinander abgestimmt werden:

- Therapie mit Phosphatbindern, die individuell vom Nephrologen verordnet werden.
- Ausreichende Dialysebehandlung
- Phosphorarme Lebensmittel und Getränke bevorzugt auswählen (vgl. Tabelle bei CNI vor der Dialyse Kapitel Phosphor)
- Eventuell Vitamin D Substitution erforderlich
- Medikamente: z. B. Calcimimetika
- Allerletzte Maßnahme: Parathyreoithektomie (Entfernung der Nebenschilddrüse)
- Kalium: Die Nieren sind das Hauptausscheidungsorgan für Kalium. Erhöht sich durch die verminderte Ausscheidung der Kaliumgehalt im Blut führt dies zu:
  - Kribbeln, Taubsein der Extremitäten
  - Muskelschwäche, Muskellähmung, Atemlähmung
  - Herzrhythmusstörungen bis zum Herzstillstand (Sekundenherztod)

Ursachen für hohe Kaliumwerte:
- Kaliumreiches Essen und Trinken
- Übersäuerung des Blutes
- Restausscheidung der Niere vermindert, je weniger Harn ausgeschieden wird, desto mehr Kalium verbleibt im Blut
- Zu kurze Dialysezeit
- Obstipation
- Medikamente u. a.: Gesunde Nieren arbeiten 24 Stunden täglich, die Hämodialyse erfolgt 2–3 x wöchentlich zwischen 3–5 Stunden. So können sich die Kaliumwerte vor allem an dialysefreien Tagen deutlich erhöhen. Diskutiert werden derzeit längere Dialysezeiten (3 x 8 Stunden) mit der Begründung, dass die Belastung von Herz und Kreislauf geringer ist, und der Körper besser entwässert und entgiftet wird.
- Natrium (NaCl – Kochsalz): siehe CNI vor der Dialysebehandlung
- Flüssigkeit:

  Dialysepatienten können nur noch einen Teil der aufgenommenen Flüssigkeitsmenge als Urin ausscheiden, da bei chronischer Niereninsuffizienz fast immer eine Oligurie oder Anurie vorliegt. Darüber hinausgehende Flüssigkeit sammelt sich in der dialysefreien Zeit im Körper an und führt zur Gewichtszunahme durch Ödeme. Bei großer Wassereinlagerung besteht die Gefahr von Hirn- und Lungenödemen. Je weniger Flüssigkeit zwischen den Dialysen eingelagert wird, umso komplikationsfreier ist die Dialyse (geringere Herz-Kreislauf-Belastung). Deshalb sollte die Gewichtszunahme zwischen zwei Dialysen nicht mehr als ca. 1,5 bis maximal 2 kg betragen. Ist die eingelagerte Flüssigkeit durch die Dialyse entzogen, hat der Patient sein so genanntes „Trockengewicht" erreicht. Trockengewicht ist nicht immer das Normalgewicht.

Empfehlung: Kaliumreiche Nahrungsmittel durch kaliumärmere ersetzen:			
Nahrungsmittel kaliumreich	Kalium/mg	Nahrungsmittel kaliumarm	Kalium/mg
200 ml Trinkmilch 3,5 % Fett	282	50 ml Sahne, 30 % Fett mit 150 ml Wasser verdünnt	55
100 g Nektarine	170	100 g Apfel, ungeschält	144
100 g Süße Kirschen	230	100 g Kirschkompott, gezuckert, Konserve	145
100 g Karotte, frisch, jung	290	100 g Karotte, Konserve	123
100 g Tomate, frisch	242	100 g Gurke, frisch	141
100 g Champignons, frisch	420	100 g Champignons, Konserve	121
100 g Pellkartoffel, jung, gekocht	400	100 g Kartoffelstücke kaliumarm vor- und zubereitet	170
200 g Heringsfilet in Tomatensauce	700	200 g Heringstipp (Mayonnaise)	310
100 g Milchschokolade	470	100 g Schokolinsen	270
100 g weiße Schokolade	350	100 g Geleefrüchte	94
100 g Backpulver	50	Weinsteinbackpulver	–

Durch küchentechnische Maßnahmen kann der Kaliumgehalt bei Kartoffeln und Gemüse deutlich vermindert werden.

Kaliumreich	Kaliumarm
Kartoffelfertigprodukte (Chips, Kroketten, Pommes frites)	Gurken, Heidelbeeren, Äpfel
Marzipan, Kakao,	Obstkonserven ohne Saft, Fette und Pflanzenöle
Fertiggerichte, Vollkornprodukte, Nüsse, Bananen, Trockenfrüchte, Kartoffeln	Zucker, Honig, Weißmehl, polierter Reis, Teigwaren
Gemüsesäfte	Trinkwasser, Mineralwasser
Kochsalzersatz (in 4 g Kochsalzersatz sind etwa 1 800 mg Kalium enthalten, deshalb sind Kochsalzersatzprodukte ungeeignet)	

Kaliumgehalt in Getränken:

Kaliumreich		Kaliumarm	
Getränk	Kalium/mg pro 100 ml	Getränk	Kalium/mg pro 100 ml
Karottensaft	220	Bohnenkaffee ohne Milch	65
Tomatensaft	236	Malzkaffee, Kaffeeersatz	60
Sauerkirschsaft	200	Altbier	50
Orangensaft, Handelsware	170	Mineralwasser	In der Regel kaliumarm, < 50 mg/l
Kakaotrunk 3,5 % Fett	160	Malzbier	45
Traubensaft	148	Bier, Export	33
Apfelsaft	116	Früchtetee	25
Rotwein, leichte Qualität	100	Schwarztee	20
Weißwein, halbtrocken	88	Kräutertee	5
Limonade	10	Cola Getränke	1

Tipps zur Erleichterung des Durstgefühls:

- Saure Bonbons auswählen
- Lutschen von Zitronenstückchen
- Zuckerfreien Kaugummi kauen
- Langsam trinken, nur bei Durst, nicht aus Gewohnheit
- Erlaubtes Obst gut gekühlt essen
- Mund mit Wasser spülen, ohne das Wasser zu schlucken
- Kochsalzbeschränkung beachten
- Scharf gewürzte Speisen meiden

Allgemeine Hinweise zur Küchenpraxis
Maßnahmen zur Reduzierung des Kaliumgehaltes:

- Kartoffeln und kaliumreiche Gemüsesorten klein schneiden und in etwa zehnfacher Wassermenge kochen, Kochwasser wegschütten. Der Kaliumverlust beträgt etwa 1/3, der Effekt kann noch verstärkt werden, wenn das Kochwasser während des Garens noch einmal erneuert wird.
- Je kleiner Gemüse oder Obst geschnitten werden und je mehr Wasser zum Kochen verwendet wird, desto größer ist der Kaliumverlust.
- Beim Wettbewerb „Jugend forscht" entwickelte Björn Schott (sein Vater war Dialysepatient) eine Technik, um schnell und mit einfachen Mitteln aus Kartoffeln den größten Teil des Kaliums zu entfernen: kaliumarme Kartoffeln (80 % Kaliumentzug).

- 300 g festkochende Kartoffeln 2 mm dick schälen.
- Kartoffeln in 1,5 cm dünne Scheiben schneiden (abmessen).
- In 3 Liter 70°C (mit einem Küchenthermometer die Temperatur messen) heißes Wasser geben und 3 Stunden unter langsamer Abkühlung (z. B. auf ausgeschalteter, aber noch heißer Herdplatte) stehen lassen, danach Wasser abgießen und in 0,9 Litern frischem Wasser garen.

- ■ Obst und Gemüse aus Konserven ist kaliumreduziert, wenn der Saft/Dosenwasser weggeschüttet wird.
- ■ Tiefkühlware ist wie frisches Obst und Gemüse zu behandeln. Falls Auftauflüssigkeit entsteht, ist diese zu verwerfen.

Maßnahmen zur Reduzierung des Phosphorgehaltes:

- ■ Phosphorreiche Lebensmittel gegen phosphorarme Lebensmittel austauschen (siehe Tabelle S. 195).
- ■ Statt Milch ein Wasser-Sahne-Gemisch verwenden. Bewährt hat sich das Mischungsverhältnis von 1/3 Sahne mit 2/3 Wasser. Gut geeignet für Flammeri, süße Saucen, Breie, Pfannkuchen, Kartoffelbrei u. a. Verarbeitung wie Milch.
- ■ Normales Backpulver gegen phosphatfreies Weinsteinbackpulver austauschen. Oder auf 500 g Mehl 1 Teelöffel Natron und etwas Essig oder Zitronensaft verwenden.

Maßnahmen zur Einsparung von Kochsalz:

- ■ Mit reinen Gewürzen und kleinen Mengen frischer Küchenkräuter abwechslungsreich würzen statt salzen. Frische Kräuter erst kurz vor dem Verzehr zu den Speisen geben.
- ■ Stark gesalzene Lebensmittel meiden (siehe Tabelle S. 205, 206)

Hinweise zur Ernährungsberatung

- ■ Der Flüssigkeitsgehalt der festen Nahrung wie Fleisch, Brot, Kartoffeln, Reis, Nudeln oder Gemüse muss nicht als Flüssigkeit berechnet werden.
- ■ Flüssigkeitsgehalt flüssiger Speisen muss zu 100 % berücksichtigt werden bei Suppen, Saucen und Kompott
- ■ Medikamente mit dem Essen einnehmen
- ■ Phosphatbinder getrennt von anderen Medikamenten zum oder vor dem phosphorhaltigen Essen und Trinken einnehmen, auch zu den Zwischenmahlzeiten
- ■ Gute Blutzuckereinstellung bei dialysepflichtigen Diabetikern
- ■ Am Wochenende, das lange Intervall zwischen den Dialysen, möglichst keine Kartoffeln essen, günstiger sind Reis, Teigwaren oder Semmelknödel ohne Vollkorn
- ■ Tipps für einen Restaurantbesuch:

Gericht	Kritischer Inhaltsstoff	Beurteilung
Vorsuppe		Wegen Flüssigkeits- und Salzgehalt meiden.
Fleisch, Fisch	Kalium, Phosphor	Möglichst gekocht, sonst kleine Portion; keine bis wenig Sauce evtl. Mayonnaise.
Eier (2 Stück)	Phosphor	Empfehlenswert, da kaliumärmer als Fleisch oder Fisch; gleicher Phosphorgehalt.
Gemüse	Kalium	Empfehlenswert sind kaliumarme Gemüsesorten gekocht (warm oder als Salat), ohne Gemüsebrühe.
Salat	Kalium	Empfehlenswert sind kaliumarme Salatsorten.
Nudeln, Reis		Sehr empfehlenswert, auch als Ausgleich zu kaliumreichen Speisen.
Salzkartoffeln	Kalium	Nur eine kleine Portion wenn es schon unbedingt sein muss.
Pommes frites, Bratkartoffeln, Folienkartoffeln, Kartoffelsalat, Pellkartoffeln	Kalium	Nicht empfehlenswert, austauschen gegen Reis, Nudeln, Brot, Semmel- oder Kartoffelknödel oder Blätterteigpastetchen.
Eiscreme		Zwei Kugeln erlaubt, egal von welcher Sorte
Obst	Kalium	Kaliumarmes Obst bevorzugen, möglichst als Kompott ohne Saft.
Kuchen, Torte	Kalium	Empfehlenswert sind alle Teige ohne Belag oder mit Heidelbeeren, Sauerkirschen, Pudding, Quark oder Sahne.
Getränke		Mineralwasser, Tee, Limonade oder Zitronenfruchtsaftgetränk bevorzugen; Kaffee und Bier enthalten mehr Kalium, sind aber in kleinen Mengen auch möglich.

Hier erhalten Patienten Hilfe und Informationen:

Bundesverband Niere e.V.
Weberstr. 2
55130 Mainz

Tel: 06131 85152
Fax: 06131 835198
E-Mail: geschaeftsstelle@bnev.de
Internet: www.bundesverband-niere.de
Mit rund 160 regionalen Vereinen.

Tageskostplan – Niere CNI Hämodialyse

Patientin: Franziska M., 40 Jahre, 65 kg, 1,0 g EW/ kg Körpergewicht

Wünschenswerte Energie- (D-A-CH Referenzwerte)

Gesamtenergiebedarf	*2 300 kcal bzw. 9 775 kJ/Tag*
Eiweiß 11 %	*260 kcal = 65 g EW/Tag*
Fett 35–40 %	*805–920 kcal*
	= 89–102 g F/Tag
Kohlenhydrate	*1 127–1 242 kcal*
49–54 %	*= 282–311 g KH/Tag*
Trinkflüssigkeit	*500 ml/Tag zuzüglich*
	Restausscheidung
Phosphor	*1 000–1 400 mg/Tag*
Kalium	*2 000–2 500 mg/Tag*
Natrium	*1 800–2 500 mg/Tag*

Gesamtsumme Tageskostplan

kcal	2 395	K	2 097,02 mg
kJ	10 021	P	962,76 mg
EW	65,81 g	B1	0,81 mg
F	107,18 g	B2	1,12 mg
KH	287,25 g	B6	1,63 mg
GFS	45,26 g	Chol	585,81 mg
MUFS	16,82 g	B12	2,95 µg
Bst	23,65 g	EUFS	36,40 g
Na	771,52 mg	NiaÄ	28 780,94 µg

Nährstoffrelation

Eiweiß	66 g	11 %
Fett	107 g	40 %
Kohlenhydrate	287 g	49 %

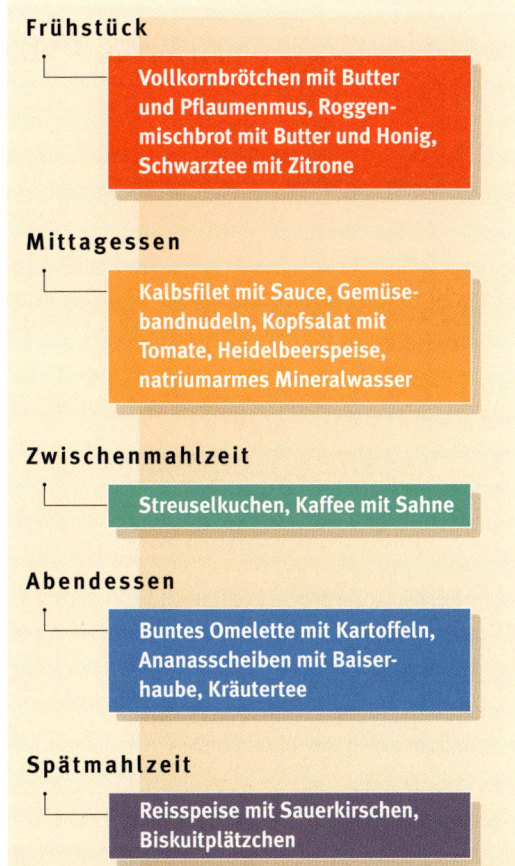

Frühstück

Vollkornbrötchen mit Butter und Pflaumenmus, Roggenmischbrot mit Butter und Honig, Schwarztee mit Zitrone

Mittagessen

Kalbsfilet mit Sauce, Gemüsebandnudeln, Kopfsalat mit Tomate, Heidelbeerspeise, natriumarmes Mineralwasser

Zwischenmahlzeit

Streuselkuchen, Kaffee mit Sahne

Abendessen

Buntes Omelette mit Kartoffeln, Ananasscheiben mit Baiserhaube, Kräutertee

Spätmahlzeit

Reisspeise mit Sauerkirschen, Biskuitplätzchen

Frühstück:

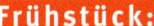 Vollkornbrötchen mit Butter und Pflaumenmus

Menge	Zutaten
45 Gramm	Vollkornbrötchen
10 Gramm	Butter
25 Gramm	Pflaumenmus

Brötchen halbieren und mit Butter und Pflaumenmus bestreichen.

kcal	223	K	135,30 mg
kJ	932	P	118,55 mg (= 2 PE)
EW	3,88 g	B1	0,13 mg
F	9,06 g	B2	0,06 mg
KH	31,54 g	B6	0,11 mg
GFS	5,15 g	Chol	24,00 mg
MUFS	0,65 g	EUFS	2,59 g
Bst	3,60 g	NiaÄ	2 202,50 µg
Na	247,20 mg		

Roggenmischbrot mit Butter und Honig

Menge	Zutaten
50 Gramm	Roggenmischbrot
10 Gramm	Butter
20 Gramm	Blütenhonig

Mischbrot mit Butter und Honig bestreichen.

kcal	240	K	87,50 mg
kJ	1 007	P	66,70 mg (= 1 PE)
EW	2,97 g	B1	0,06 mg
F	8,72 g	B2	0,05 mg
KH	37,24 g	B6	0,09 mg
GFS	5,10 g	Chol	24,00 mg
MUFS	0,49 g	EUFS	2,55 g
Bst	2,36 g	NiaÄ	861,00 µg
Na	212,90 mg		

Schwarztee mit Zitrone

Menge	Zutaten
125 Milliliter	Tee schwarz fermentiert (Getränk)
5 Milliliter	Zitronensaft

kcal	5	Bst	0,01 mg
kJ	23	Na	1,35 mg
EW	0,15 g	K	26,80 mg
F	0,02 g	P	1,95 mg (= 0 PE)
KH	0,99 g	B2	0,01 mg
MUFS	0,01 g	NiaÄ	154,80 µg

Mittagessen:

■ Kalbsfilet mit Sauce

Menge	Zutaten
100 Gramm	Kalbsfilet
1 Prise	Pfeffer
1 Prise	Paprikapulver
1 Prise	Thymian frisch
5 Milliliter	Rapsöl
10 Gramm	Zwiebeln frisch
20 Gramm	Creme/Schmand 40 % Fett

kcal	232	K	353,55 mg
kJ	973	P	225,25 mg (= 3 PE)
EW	20,72 g	B1	0,08 mg
F	16,31 g	B2	0,29 mg
KH	0,89 g	B6	0,58 mg
GFS	6,28 g	Chol	93,50 mg
MUFS	2,26 g	B12	1,26 µg
Bst	0,18 g	EUFS	6,18 g
Na	95,95 mg	NiaÄ	12 938,00 µg

Kalbsfilet plätten, würzen und in Pflanzenöl braten. Zwiebel schälen, in feine Würfelchen schneiden und dazu geben. Schmoren lassen, bis die Zwiebeln glasig sind, dann mit Schmand verfeinern.

■ Gemüsebandnudeln

Menge	Zutaten
150 Gramm	Teigwaren eifrei gegart (etwa 50 g roh)
30 Gramm	Zucchini frisch
10 Gramm	Pflanzenmargarine mit Omega-3-Fett-säuren
1 Prise	Pfeffer
1 Prise	Rosmarin frisch

kcal	303	Na	1,80 mg
kJ	1 259	K	148,50 mg
EW	8,55 g	P	113,40 mg (= 2 PE)
F	8,89 g	B1	0,05 mg
KH	46,10 g	B2	0,04 mg
GFS	2,13 g	B6	0,05 mg
MUFS	3,00 g	EUFS	3,50 g
Bst	3,80 g	NiaÄ	2 448,60 µg

Teigwaren „al dente" garen und abtropfen lassen. Zucchini waschen und in feine Streifen schneiden. Pflanzenmargarine schmelzen lassen und Zucchini darin andünsten. Teigwaren dazu geben und gut vermischen. Mit Pfeffer und frischem Rosmarin würzen.

■ Kopfsalat mit Tomate

Menge	Zutaten
3 Milliliter	Essig
1 Prise	Zucker weiß
5 Milliliter	Walnussöl
30 Gramm	Kopfsalat frisch
20 Gramm	Tomaten frisch

kcal	57	K	123,64 mg
kJ	239	P	17,40 mg (= 0 PE)
EW	0,64 g	B1	0,03 mg
F	5,08 g	B2	0,03 mg
KH	2,14 g	B6	0,04 mg
GFS	0,55 g	Chol	0,05 mg
MUFS	3,47 g	EUFS	0,82 g
Bst	0,69 g	NiaÄ	341,18 µg
Na	4,99 mg		

Aus Essig, Zucker (oder Honig/Ahornsirup) und Pflanzenöl Marinade herstellen. Kopfsalat waschen, putzen, abtropfen lassen und in mundgerechte Stücke teilen. Tomate waschen, Strunk entfernen und in Scheiben geschnitten auf den Kopfsalat geben. Kurz vor dem servieren mit Marinade vermischen.

■ Heidelbeerspeise

Menge	Zutaten
100 Gramm	Heidelbeere frisch
3 Gramm	Gelatine
30 Milliliter	Trinkwasser
15 Gramm	Zucker weiß
25 Milliliter	Schlagsahne 30 % Fett

kcal	185	K	98,90 mg
kJ	775	P	28,00 mg (= 0 PE)
EW	3,76 g	B1	0,03 mg
F	8,10 g	B2	0,06 mg
KH	23,17 g	B6	0,07 mg
GFS	4,58 g	Chol	22,50 mg
MUFS	0,65 g	B12	0,10 µg
Bst	4,90 g	EUFS	2,33 g
Na	10,30 mg	NiaÄ	635,03 µg

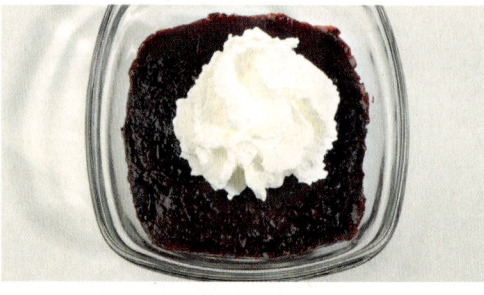

Bild 1 *Heidelbeerspeise*

Heidelbeeren waschen, abtropfen lassen und pürieren. Gelatine in kaltem Wasser einweichen. Trinkwasser mit Zucker erwärmen und ausgedrückte Gelatine darin auflösen. Unter Wärmeausgleich mit dem Heidelbeermus verrühren, in ein Dessertschälchen geben und kalt stellen. Sahne steif schlagen und unter das Heidelbeermus geben, sobald es fest wird.

■ Natrium- und kaliumarmes Mineralwasser

Menge	Zutaten
125 Milliliter	Natürliches Mineralwasser natrium- (NaCl < 20 mg/l) und kaliumarm (K < 5 mg/l)

Na	1,25 mg

Zwischenmahlzeit:

■ Streuselkuchen

Menge	Zutaten
25 Gramm	Weizenmehl Type 405
2 Gramm	Bäckerhefe gepresst
4 Gramm	Zucker weiß
3 Milliliter	Schlagsahne 30 % Fett
12 Milliliter	Trinkwasser
6 Gramm	Hühnerei Vollei frisch
	Streusel
12 Gramm	Weizen Mehl Type 405
8 Gramm	Zucker weiß
1 Prise	Zimt gemahlen
8 Gramm	Butter
	Zum Bestreichen
4 Gramm	Butter

kcal	282	K	66,54 mg
kJ	1179	P	54,66 mg (= 1 PE)
EW	4,89 g	B1	0,05 mg
F	11,95 g	B2	0,08 mg
KH	38,44 g	B6	0,09 mg
GFS	6,86 g	Chol	55,26 mg
MUFS	0,67 g	B12	0,13 µg
Bst	1,62 g	EUFS	3,60 g
Na	11,40 mg	NiaÄ	1 411,83 µg

Gesiebtes Mehl in eine Schüssel geben und in der Mitte eine Mulde eindrücken. Hefe zerbröseln, mit Zucker und lauwarmen Wasser-Sahne-Gemisch zu einem Vorteig rühren. Abgedeckt an einem warmen Ort etwa 15 Minuten gehen lassen. Gut durchkneten, Ei unterarbeiten und nochmals 10 Minuten gehen lassen.
Währenddessen für die Streusel gesiebtes Mehl mit Zucker und Zimt vermischen. Butter zerlassen und in die Mehl-Zuckermischung tropfen lassen. Mit einer Gabel leicht untermengen, bis Klümpchen (Streusel) entstehen Auskühlen lassen. Teig auf ein mit Backtrennpapier oder -folie ausgelegtes Blech geben und etwa 1 cm dick auswellen. Mit zerlassener Butter bestreichen und mit Streuselmasse gleichmäßig bestreuen. Kurz gehen lassen und bei 200 °C etwa 20 Minuten goldgelb backen (gilt für Rezept mal 9).

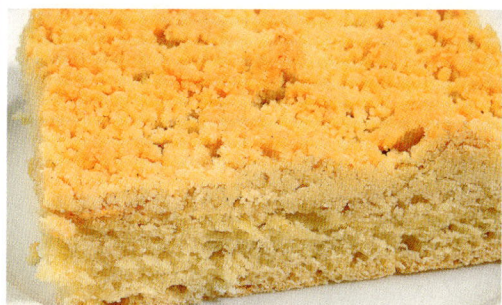

Bild 1   *Streuselkuchen*

■ Kaffee mit Sahne

Menge	Zutaten
125 Milliliter	Kaffee (Getränk)
10 Milliliter	Schlagsahne 30 % Fett

kcal	31	K	92,50 mg
kJ	132	P	8,50 mg (= 0 PE)
EW	0,50 g	B2	0,03 mg
F	3,00 g	Chol	9,00 mg
KH	0,70 g	B12	0,04 µg
GFS	1,82 g	EUFS	0,90 g
MUFS	0,11 g	NiaÄ	939,00 µg
Na	4,25 mg		

Abendessen:

■ Buntes Omelette mit Kartoffeln

Menge	Zutaten
40 Gramm	Tomaten frisch
40 Gramm	Gurke frisch
20 Gramm	Paprikaschoten frisch
120 Gramm	Kartoffeln geschält gegart
60 Gramm	Hühnerei Vollei frisch
10 Milliliter	Rapsöl
1 Gramm	Schnittlauch frisch
1 Prise	Pfeffer
1 Prise	Muskat

kcal	279	K	680,84 mg
kJ	1166	P	211,05 mg (= 3 PE)
EW	10,98 g	B1	0,20 mg
F	16,97 g	B2	0,27 mg
KH	19,86 g	B6	0,43 mg
GFS	2,83 g	Chol	237,80 mg
MUFS	4,25 g	B12	1,20 µg
Bst	4,10 g	EUFS	8,20 g
Na	95,13 mg	NiaÄ	3 947,70 µg

Tomate waschen, Strunk entfernen und Tomate in Würfel schneiden. Gurke waschen, schälen und in gleichgroße Würfel schneiden. Paprikaschote waschen, entkernen, Trennwände entfernen, in feine Würfelchen schneiden. Gewässerte und in reichlich Wasser gekochte Kartoffeln in feine Würfelchen schneiden. Hühnerei aufschlagen und verrühren, Pflanzenöl in den Pfanne erhitzen, Ei hineingeben und stocken lassen. Ehe das Omelette ganz fest ist, Gemüsewürfelchen dazu geben. Mit Schnittlauch, Pfeffer und Muskat abschmecken.

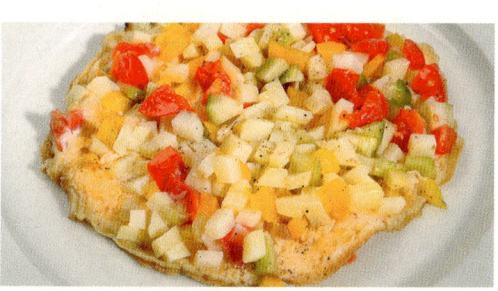

Bild 2   *Buntes Omelette*

Fortsetzung ⟶

Fortsetzung ⟶ (s. Bild 1)

■ Ananasscheiben mit Baiserhaube

Menge	Zutaten
100 Gramm	Ananasscheiben Konserve abgetropft
10 Gramm	Zucker
20 Gramm	Hühnerei Eiklar frisch
5 Milliliter	Trinkwasser
1 Gramm	Pflanzenmargarine mit Omega-3-Fett-säuren

kcal	145	K	133,00 mg
kJ	606	P	12,20 mg (= 0 PE)
EW	2,60 g	B1	0,03 mg
F	0,96 g	B2	0,07 mg
KH	30,40 g	B6	0,03 mg
GFS	0,22 g	B12	0,02 µg
MUFS	0,32 g	EUFS	0,38 g
Bst	1,25 g	NiaÄ	756,60 µg
Na	36,05 mg		

Ananasscheiben aus der Konserve gut abtropfen lassen. Feuerfestes Förmchen mit Margarine einfetten und Ananasscheiben hinein geben. Eiweiß mit Wasser und Zucker zu sehr steifem Schnee schlagen, auf die Ananas geben und im vorgeheizten Backofen bei 150 – 175 °C etwa 10 Minuten überbacken.

■ Kräutertee

Menge	Zutaten
125 Milliliter	Kräutertee (Getränk)

kcal	1	K	11,25 mg
kJ	4	B1	0,01 mg
KH	0,25 g	B2	0,01 mg
Na	1,25 mg		

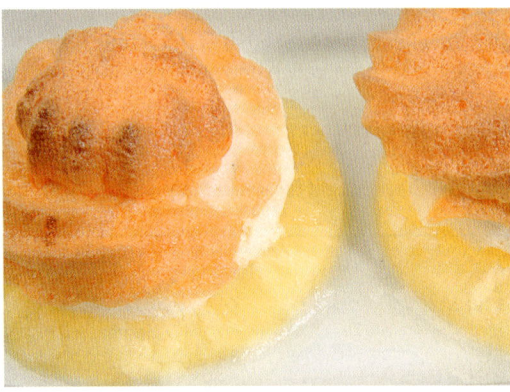

Bild 1 *Ananasscheiben mit Baiserhaube*

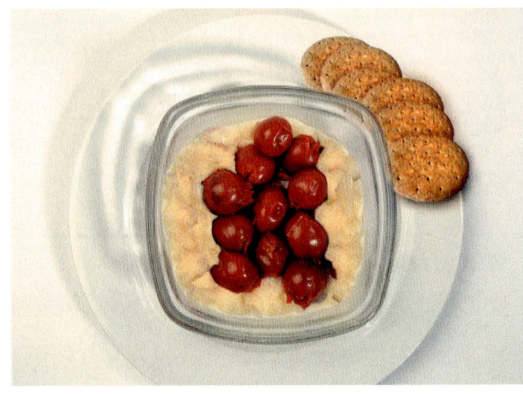

Bild 2 *Spätmahlzeit*

Spätmahlzeit: (s. Bild 2)

■ Reisspeise mit Sauerkirschen

Menge	Zutaten
20 Gramm	Milchreis (Wert von Reis parboiled verwendet)
50 Milliliter	Schlagsahne 30 % Fett
120 Milliliter	Trinkwasser
1 Prise	Zitronenschalenaroma
5 Gramm	Zucker weiß
30 Gramm	Sauerkirsche Konserve abgetropft
5 Gramm	Zimtzucker (Wert von Zucker weiß verwendet)

kcal	289	K	100,60 mg
kJ	1210	P	56,80 mg (= 1 PE)
EW	2,77 g	B1	0,11 mg
F	16,06 g	B2	0,09 mg
KH	33,07 g	B6	0,10 mg
GFS	9,14 g	Chol	45,00 mg
MUFS	0,62 g	B12	0,20 µg
Bst	0,56 g	EUFS	4,57 g
Na	18,00 mg	NiaÄ	1 320,00 µg

Milchreis waschen und in Sahne-Wasser-Gemisch weich kochen. 1 Prise Zitronenschalenaroma und Zucker dazu geben. In ein Dessertschälchen füllen und kalt stellen. Kurz vor dem Servieren mit abgetropften Sauerkirschen und etwas Zimtzucker garnieren.

■ Biskuitplätzchen

Menge	Zutaten
30 Gramm	Biskuitplätzchen (ca. 6 Stück)

kcal	123	K	38,10 mg
kJ	516	P	48,30 mg (= 0 PE)
EW	3,40 g	B1	0,02 mg
F	2,06 g	B2	0,05 mg
KH	22,46 g	B6	0,03 mg
GFS	0,59 g	Chol	74,70 mg
MUFS	0,32 g	EUFS	0,78 g
Bst	0,59 g	NiaÄ	824,70 µg
Na	29,70 mg		

210

10.2.2 Peritonealdialyse

Krankheitslehre

Beschreibung

Alternativ zur Hämodialyse gibt es die Peritoneal-dialyse, bei der das Bauchfell (Peritoneum) zur Dialyse genutzt wird. Damit das Bauchfell zur Dialyse genutzt werden kann, muss ein Katheter operativ implantiert werden, durch den die spezielle Flüssigkeit, das so genannte Dialysat, in den Bauchraum einläuft. Durch die semipermeable (halbdurchlässige) Membran des Bauchfells gelangen die harnpflichtigen Substanzen in die im Bauchraum befindliche Dialyseflüssigkeit.

Es gibt verschiedene Verfahren die Peritonealdia-lyse durchzuführen:

- CAPD (Kontinuierliche ambulante Peritoneal-dialyse):

  Ist am meisten bekannt und verbreitet. Dabei führt der Patient mit wenig technischem Aufwand vier-mal täglich einen Beutelwechsel durch. Wichtig zur Vermeidung von Infektionen (z.B. Peritonitis) ist das sterile An- und Abkoppeln des Dialysatbeutels an das jeweilige System, das als Verbindungsstück zwischen Katheter und Beutel dient. Die CAPD setzt ein großes Maß an eigenverantwortlichem und selbständigem Handeln voraus.

- CCPD (kontinuierliche, zyklische Peritoneal-dialyse):

  Hierbei wird der Dialysatwechsel wiederum durch einen Cycler vorgenommen. Die Bedienung des Gerätes übernimmt der Patient nach intensiver Schulung zu Hause selbst. Die Behandlung dauert 7–8 Stunden und wird vorzugsweise nachts durch-geführt. Am Morgen koppelt sich der Patient steril von der Maschine ab. Diese Nierenersatztherapie eignet sich besonders gut für berufstätige Patien-ten, die tagsüber weitgehend frei sein wollen.

- IPD (Intermittierende Peritonealdialyse):

  Ein Verfahren, das ausschließlich stationär, in der Regel dreimal wöchentlich, durchgeführt wird. Der Dialysatwechsel erfolgt über einen Cycler und dau-ert 10–12 Stunden. Die Bedienung des Geräts wird von ausgebildetem Fachpersonal vorgenommen. Für diese Methode entscheiden sich zumeist Patienten ohne die Möglichkeit einer Shunt-Anla-ge, sowie jene, die nicht in der Lage sind, die Peri-tonealdialyse selbst vorzunehmen.

- und weitere, z. T. kombinierte Verfahren

Entscheidet sich der Patient für ein Peritoneal-dialyseverfahren wie CAPD oder CCPD, so ist er unab-hängiger, freier in der Gestaltung des Tagesablaufes. Das Diätregime ist weniger streng, der Patient erlebt

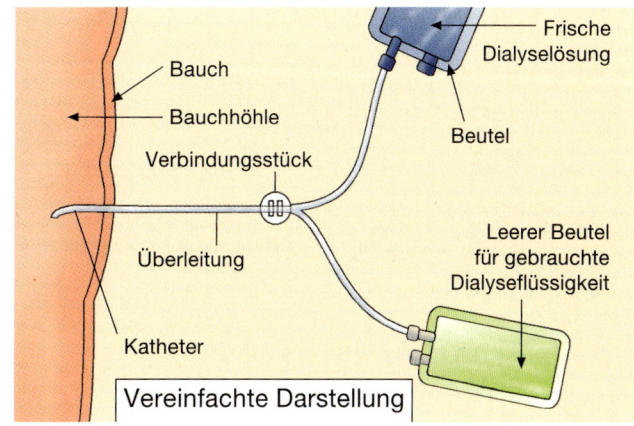

Bild 1 *Peritonealdialyse vereinfacht dargestelltes geschlossenes System*

mehr Lebensqualität. Die CAPD eignet sich auch gut für Säuglinge, Kinder, Jugendliche und Berufstätige. Zu beachten ist, dass das Bauchfell als natürliche Memb-ran maximal zehn Jahre (oft nur wenige Jahre) wegen z.B. häufig auftretender Bauchfellentzündungen ge-nutzt werden kann. Patienten mit Zystennieren können in der Regel diese Form der Nierenersatztherapie nicht wählen, da die großen und schweren Zysten auf den Bauchraum drücken, diesen einengen, dadurch ist die Aufnahme des Dialysats nicht möglich.

Häufigkeit

Siehe Hämodialyse, S. 202

Entstehung

Siehe CNI Prädialyse, S. 191

Symptome/Begleiterkrankungen

Patienten im Peritonealdialyseprogramm müssen unter äußerst hygienischen (keimfreien) Bedingun-gen arbeiten, da ein wesentliches Risiko dieser Nie-renersatztherapie die akute Peritonitis ist. Bei akuter Bauchfellentzündung kann sich die Ultrafiltrations-leistung des Bauchfelles erheblich verändern, und es treten massive Eiweißverluste auf. Die tägliche Ei-weißzufuhr muss dann auf 1,5 g Eiweiß pro kg Körper-gewicht am Tag erhöht werden. Während einer Perito-nitis haben die Patienten meist wenig Appetit, deshalb ist es notwendig, auf industriell hergestellte Eiweiß-konzentrate zurückzugreifen.

Besonders zu beachten/Therapie

Die Dialyselösungen enthalten Glukose in unter-schiedlichen Konzentrationen. Die Glukose ist not-wendig, um die Flüssigkeit aus dem Körper herauszu-filtrieren. Diesen Traubenzucker aus der Dialyselösung nimmt der Körper mit etwa 70 % auf. Die Folge kann z.B. eine Gewichtszunahme sein. Deshalb muss der Glukoseanteil in der Dialyselösung mit etwa 70 % auf die tägliche Kalorienzufuhr angerechnet werden.

211

Eine weitere Besonderheit der Bauchfelldialyse ist der größere Aminosäurenverlust als bei der Hämodialyse. Bedingt durch die Durchlässigkeit des Bauchfells kommt es zu einem Verlust an Aminosäuren von etwa 1,5–2 g pro Tag und einem Eiweißverlust von durchschnittlich 10 g pro Tag in die Spüllösung. Dieser Verlust muss durch die Ernährung ausgeglichen werden.

Ernährungstherapie

Ziele

- Vermeidung von Überwässerung; Folgen sind Herz-Kreislauf-Belastung, Schädigung des Herzmuskels, Blutdruckerhöhung
- Vermeidung der Hyperphosphatämie (auch die Bauchfelldialyse ist nicht in der Lage, Phosphat ausreichend zu entfernen)
- Vermeidung der Peritonitis
- Vermeiden von Übergewicht (Glukose im Dialysat berücksichtigen)

Kostform

Energie	< 60 Jahre 35 kcal pro kg Körpergewicht pro Tag > 60 Jahre 30 kcal pro kg Körpergewicht pro Tag Inklusive der Glukose im Dialysat
Protein	1,0–1,5 g pro kg Körpergewicht pro Tag 1,5 g bei Peritonitis
Phosphor	1000–1400 mg Phosphor (32–45 mmol pro Tag
Kalium	Individuelle Verordnung, selten reduziert
Natrium	1800–2500 mg pro Tag (80–110 mmol)
Trinkflüssigkeit	800 ml plus Restausscheidung

Europäische Ernährungsstandards.

Die Mengen bei Natrium und Phosphor beziehen sich auf einen Patienten mit einem Durchschnittsgewicht von 60–80 kg und müssen für Patienten mit einem Körpergewicht außerhalb dieser Werte angepasst werden.

Ernährungsempfehlungen

- Energie: Je nach Glukosegehalt der Dialyselösung liegt die Energiezufuhr durch die Dialyselösung bei etwa 25 % der Gesamtenergie des Kalorienbedarfes. Dies sind etwa 300–700 Kilokalorien pro Tag.
- Protein: siehe Ernährungsempfehlungen bei Hämodialyse
- Phosphor: siehe Ernährungsempfehlungen bei Hämodialyse
- Natrium: siehe Ernährungsempfehlungen bei Hämodialyse
- Flüssigkeit: ist in der Regel gelockerter. Die Flüssigkeitszufuhr bei Bauchfelldialyse orientiert sich an der durch Urinausscheidung und Ultrafiltration gesamten Flüssigkeitsausscheidung. Der Flüssigkeitsentzug über das Bauchfell (Ultrafiltration) lässt sich über die eingesetzten Glukosekonzentrationen in der Dialyseflüssigkeit steuern.

Hinweise zur Ernährungsberatung

- Siehe Kapitel Hämodialyse, Seite 203 ff.

Aufgaben

1. Begründen Sie die phosphorarme Ernährung für den Dialysepatienten.

2. Geben Sie einem Dialysepatienten, der eine kochsalzarme Kost einhalten soll, Informationen über geeignete Garmachungsarten und Würzmöglichkeiten.

3. Ein Patient im Hämodialyseprogramm möchte sich ovolactovegetabil ernähren. Welche Lebensmittel sollte er auswählen?

4. Welche küchentechnischen Tipps geben Sie einem Patienten zur Verminderung des Kaliumgehaltes bei Kartoffeln, Gemüse und Obst?

5. Empfehlen Sie einem Hämodialysepatienten fünf geeignete Getränke und geben Sie ihm vier Tipps zur Erleichterung des Durstgefühls.

6. Stellen Sie für einen Patienten im CAPD-Programm drei Zwischenmahlzeiten zusammen. Verordnung: 90 g Eiweiß pro Tag. Nennen Sie die Lebensmittelmengen, die Zubereitung und die Gewürze/Kräuter.

7. Ein Hämodialysepatient möchte einen Tagesausflug unternehmen. Stellen Sie die Kaltverpflegung für das 2. Frühstück, das Mittagessen und die Nachmittagszwischenmahlzeit zusammen. Geben Sie genaue Lebensmittelmengen, Kräuter und Gewürze an und berechnen sie den Phosphor- und Kaliumgehalt der Lebensmittel.

Wissensspeicher

Der Purinstoffwechsel

Die Hyperurikämie ist eine typische Wohlstandskrankheit. Gicht ist eine Folge der Hyperurikämie. Steigt der Harnsäurespiegel im Blut über ein normales Maß hinaus, wird es Hyperurikämie genannt. Wieviel Harnsäure in unserem Körper vorliegt, ist ein Resultat aus der Zufuhr (durch die Nahrung) und Eigensynthese von Purinen und der Ausscheidung.

Purine sind Bausteine von RNS und DNS, also Bestandteile der Erbinformation im Zellkern und Energieträger der Zelle.

Sie werden im Darm enzymatisch zu Nukleinsäuren und Proteinen zerlegt. Im Weiteren werden die Säuren zu Nukleosiden und schließlich zu Harnsäure abgebaut. Circa 20 % der Harnsäure werden über den Darm, 80 % über die Nieren ausgeschieden. Verschiedene Einflussfaktoren können diesen Stoffwechsel stören.

Fallbeispiel

Herr Klaus W., 48 Jahre alt, ist verheiratet und hat 2 Kinder. Er arbeitet viel und empfindet häufig Stress. Mittags isst Herr W. mitgebrachte Brote, oft aber auch in einer Imbissstube oder Fastfood-Restaurant. Abends gönnt er sich zu Hause ein deftiges Abendessen und trinkt dazu eine Flasche Bier. Im Laufe des Abends, bei Fernsehen und zu Knabbereien trinkt Herr W. auch oft noch 1–2 weitere Flaschen Bier. Bei einer Routineuntersuchung stellt der Betriebsarzt eine Hyperurikämie fest und empfiehlt ihm eine Diät. Herr W. findet zunächst keine Zeit, sich mit dem Empfehlungen des Arztes zu beschäftigen. Nach einer großen Familienfeier mit reichlichem Essen und Alkohol, hat Herr W. plötzlich besonders heftige Schmerzen im Grundgelenk des großen Zehen seines rechten Fußes. Der Vorfuß ist gerötet, erwärmt und geschwollen, die Schmerzen sind so stark, dass er keine Schuhe und Strümpfe anziehen kann. Der Hausarzt vermutet bei ihm einen akuten Gichtanfall. Die Analyse des Blutes und weitere Untersuchungen bestätigen die Vermutung des Arztes.

Krankheitslehre

Beschreibung

Normalerweise liegt die Harnsäurekonzentration im Blut zwischen 2 und 6,5 mg/dl. Wenn der Harnsäurespiegel auf ≥ 6,5 mg/dl (345 µmol/l) steigt, spricht man von Hyperurikämie. Damit ist die Löslichkeitsgrenze der Harnsäure im Blut überschritten. Ab einem Wert von über 8 mg/dl hat bereits jeder vierte Patient Gicht und jeder fünfte Uratnephrolithiasis. Gicht, auch Arthritis urica genannt entsteht, wenn die Harnsäure in Form von Natriumurat auskristalisiert. Bevorzugt lagern sich die Kristalle in Gelenken, an Knorpeln, Sehnen und Nierentubuli ab. Die entstandenen Knoten werden Tophi genannt, sie sind meist schmerzfrei. Charakteristisch ist die Ablagerung im Großzehengrundgelenk, die Podagra (etwa 60 % der akuten Gichtanfälle betreffen das Großzehengrundgelenk). Gicht verursacht plötzlich auftretende, heftigste Schmerzen. Betroffene Gelenke sind erwärmt, geschwollen und gerötet, sie sind entzündet. Das Risiko, einen Gichtanfall oder Nierensteine zu bekommen, steigt mit der Dauer und dem Ausmaß der Hyperurikämie und der genetischen Veranlagung an. Kommt es häufiger zu schweren Gichtanfällen mit Tophibildung, können sich die betroffenen Gelenke deformieren, es entsteht chronische Gicht.

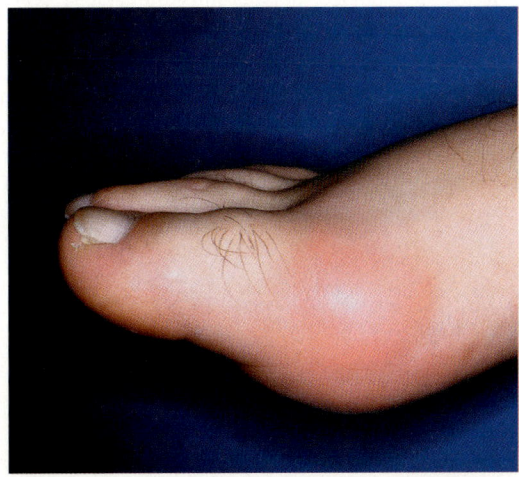

Bild 1   Typische Tophi am Großzehengrundgelenk, Podagra

Häufigkeit

Von der Gesamtbevölkerung weisen etwa 15 % Hyperurikämie auf, 1–2 % haben Gicht.

Männer sind von Hyperurikämie und Gicht weit häufiger betroffen als Frauen. Etwa 30 % der Männer und 2–6 % der Frauen weisen Harnsäurekonzentrationen ≥6,5 mg/dl auf. Bis zum 65. Lebensjahr haben knapp 3 % der Männer bereits mindestens einen Gichtanfall gehabt. Das Hormon Östrogen hat bis zur Menopause für die Frauen eine gewisse Schutzwirkung. Nach der Hormonumstellung sind sie gleich gefährdet, wie Männer. Jeder zehnte Patient mit Hyperurikämie bekommt Gicht.

Da die Entstehung der Gicht wesentlich durch eine überreiche Ernährung und Alkoholgenuss gefördert wird, war sie in Notzeiten nahezu unbekannt und nur eine Krankheit der reichen Kaufleute und Aristokraten.

Entstehung

Die Ursachen für die Störung des Purinstoffwechsels und eine zu hohe Harnsäurekonzentration im Blut, sind entweder die zu geringe Ausscheidung oder die vermehrte Synthese der Harnsäure.

Die primäre, auch familiäre Hyperurikämie ist eine angeborene Stoffwechselanomalie, die vererblich ist. In 99 % der Fälle liegt eine renale Ausscheidungsschwäche vor. Ein Encymdefekt ruft bei etwa 1 % eine vermehrte Harnsäuresynthese hervor. Die primäre Hyperurikämie wird wesentlich durch exogene Faktoren, z. B. Nahrung und Alkoholzufuhr und endogene Faktoren, z. B. Alter und Geschlecht beeinflusst.

Davon zu unterscheiden ist die sekundäre, oder symptomatische Hyperurikämie, als Folge einer Erkrankung, die nicht den Purinstoffwechsel betrifft oder mit vermehrtem Zelluntergang einhergeht. Mögliche, verursachende Krankheiten sind unter anderem bestimmte Blutkrankheiten, Niereninsuffizienz, zytostatische Therapie und Bestrahlung z. B. bei Krebs, entgleister Diabetes mellitus mit Ketoazidose oder Vergiftungen.

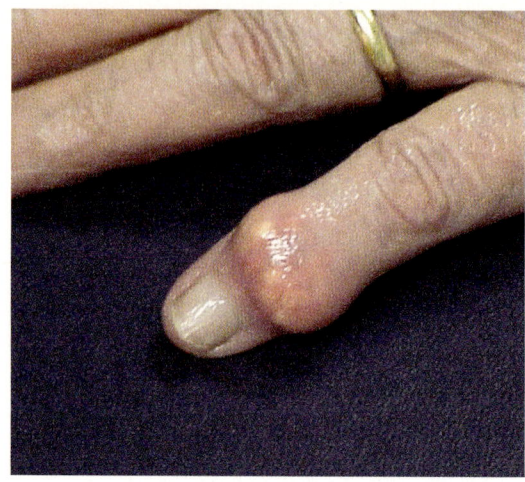

Bild 1 *Typische Deformierung der Hände bei schwerer Gicht*

Während die endogenen Faktoren, Geschlecht, Alter und Vererbung nicht beeinflussbar sind, bestimmen die exogenen Faktoren, ob der Harnsäurespiegel weiter ansteigt und es zu einer Ausfällung der Kristalle kommt. Die wesentlichen exogenen Faktoren sind eine überreichliche Ernährung mit der Folge des Übergewichts, ein hoher Fleischverzehr und vermehrter Alkoholgenuss. Übergewicht unterstützt die Entstehung der Hyperurikämie. Ein hoher Fleischverzehr geht oft einher mit einer hohen Zufuhr an Purinen. Alkohol wirkt sogar zweifach. Es hemmt die renale Ausscheidung und regt die hepatische Eigensynthese von Harnsäure an. Hinzu kommt, dass Bier größere Mengen Purine enthält.

Die Eigensynthese ist Resultat aus dem ständigen Auf- und Abbau der Körperzellen. Auch die dabei frei werdenden Purine müssen zu Harnsäure abgebaut werden.

Diese Faktoren verschieben das Verhältnis von Zufuhr, Eigensynthese und Ausscheidung der Purine (siehe Bild 2).

Auslöser eines Gichtanfalls ist meist eine drastische Erhöhung der Harnsäurekonzentration, z. B. durch ein überreichliches (Fest-) Essen mit Alkoholkonsum.

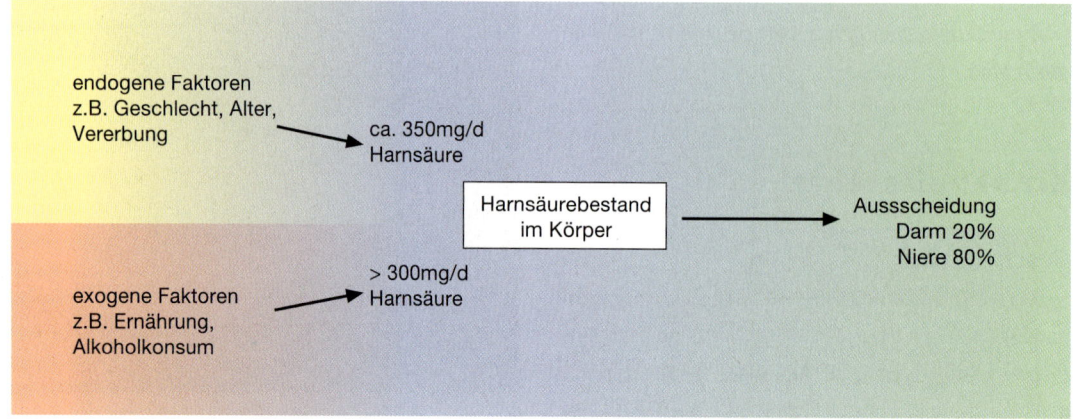

Bild 2 *Der Harnsäurebestand im Körper*

Auch bei einer extremen Gewichtsreduktion in kurzer Zeit erhöht sich der Harnsäurespiegel. Entstandene Ketonkörper hemmen die Harnsäureausscheidung dann ebenso wie bei einem entgleisten Diabetes mellitus.

Gicht tritt sehr häufig zusammen mit dem metabolischen Syndrom, Übergewicht, Diabetes mellitus Typ-2, Fettstoffwechselstörungen und Bluthochdruck auf. Ein genetischer Zusammenhang zwischen den Erkrankungen wird noch diskutiert. Während die Erkrankungen des metabolischen Syndrom Risikofaktoren für die Entstehung von Arteriosssklerose sind, scheint die Hyperurikämie ein Indikator für das Risiko zu sein.

Symptome

Beschwerden durch eine Hyperurikämie entstehen erst, wenn es zu einem Gichtanfall kommt. Die Ausfällung der Uratkristalle bringt Tophi hervor, die zunächst meist schmerzlos sind. Wenn sich die Gelenke entzünden, leiden die Betroffenen unter extremen Schmerzen. In ungünstigen Fällen wird die Gicht chronisch, die Gelenke deformieren. Da ein überwiegender Anteil der Harnsäure über die Nieren ausgeschieden wird, können sich Kristalle auch in den Nierentubuli ablagern und dort Schaden verursachen.

Der Krankheitsverlauf wird in 4 Stadien eingeteilt:

- Asymptomatische Gicht
- Akuter Gichtanfall
- Symptomloses Intervall zwischen zwei Gichtanfällen
- Chronische Gicht (mehrere Gelenke betroffen und deformiert)

Begleiterkrankungen

Nach langjähriger Gicht können Nierensteine aus Natriumurat entstehen. Häufig besteht auch eine Einschränkung der Nierenfunktion, die Gichtniere oder Uratnephropathie genannt wird. Sie kann nephrogenen Bluthochdruck hervorrufen, der zur Herzinsuffizienz führen kann.

Schleimbeutelentzündungen besonders im Bereich der Ellbogen sind oft anzutreffen.

Die Vergesellschaftung mit den Erkrankungen des metabolischen Syndroms wurde schon angesprochen.

Besonders zu beachten/Therapie

Die Ernährungsempfehlungen sollten ein Leben lang eingehalten werden. Wegen der Vergesellschaftung mit den Erkrankungen des metabolischen Syndroms ist es günstig, wenn die Diät durch einen entsprechenden Lebensstil mit vermehrter körperlicher Bewegung, Nichtrauchen und gesunder Ernährung unterstützt wird.

Hinweise zur Kostform

- Vollkost bei Elimination purinreicher Lebensmittel nach Diätverordnung
- Leichte Vollkost bei Gichtanfall bei Elimination purinreicher Lebensmittel nach Diätverordnung
- Reduktionskost bei Übergewicht

Ernährungstherapie

Ziele

Ziele der Therapie der Hyperurikämie sind:

- Die Vermeidung von akuten Gichtanfällen
- Die Beseitigung bestehender Depots von Harnsäure und Normalisierung der Harnsäurekonzentration durch verringerte Purinzufuhr, verbesserte Harnsäureausscheidung und Normalisierung des Körpergewichts
- Das Vermeiden von Tophibildung, Uratnierensteinen und Nierenschädigung

Kostformen

Als Dauerkost bei Hyperurikämie und Gicht ist eine purinarme Ernährung mit maximal 500 mg Harnsäure/Tag oder 3 000 mg Harnsäure/Woche anzustreben. Eine streng purinarme Ernährung mit maximal 300 mg Harnsäure/Tag oder 2 000 mg Harnsäure/Woche ist nur unter stationären Bedingungen und für einen begrenzten Zeitraum durchführbar. Mögliche Gründe für eine streng purinarme Ernährung sind die Kontraindikation einer medikamentösen Therapie bei akutem Gichtanfall, die Überprüfung des Effekts der diätetischen Therapie oder das Vorliegen besonders hoher Harnsäurekonzentrationen.

Die Nährstoffrelation entspricht den Empfehlungen der DGE mit 10–15 % Eiweiß, maximal 30 % Fett und mehr als 50 % Kohlenhydraten.

Eine energiearme Flüssigkeitszufuhr von mindesten 2 l/Tag ist zur besseren Harnsäureausscheidung unerläßlich.

Das Körpergewicht sollte moderat auf einen BMI < 25 gesenkt werden (siehe Kapitel 3, Übergewicht und Adipositas). Die Gewichtsreduktion ist eine sehr wirksame Maßnahme, die Serumkonzentration der Harnsäure dauerhaft zu senken.

Ebenfalls notwendig ist es, den Alkoholkonsum möglichst weit einzuschränken. Alkoholkarenz ist anzustreben. Toleriert werden kann, nach Rücksprache mit dem Arzt maximal ein, dem Getränk entsprechendes Glas zu einer Hauptmahlzeit am Tag, aber nicht täglich.

215

Gegenüberstellung der Harnsäuregehalte von Lebensmitteln in üblichen Portionsgrößen:

Harnsäurereiche Lebensmittel		Harnsäurearme Lebensmittel	
150 g Vollkornreis, gekocht	52,5 mg	150 g Kartoffeln	22,5 mg
Champignons, 150 g	90 mg	Möhren, 150 g	15 mg
Erbsen, grün, 150 g	225 mg	Kohlrabi, 150 g	45 mg
Spinat, 150 g	75 mg	Zucchini, 150 g	30 mg
Linsen, getrocknet, 60 g	120 mg	Schinken, gekocht, 30 g	39 mg
Sojabohnen, 60 g	352 mg	Putenbrust, 30 g	39 mg
Brathuhn, gegrillt, 150 g	450 mg	Putenschnitzel, 120g	192 mg
Schweineleber, 150 g	450 mg	Schweinefleisch, 120 g	180 mg
Matjesfilet, 120 g	252 mg	Rotbarschfilet, 150 g	195 mg
		Trinkmilch, 200 ml	0 mg
		Speisequark, 150 g	0 mg
Lachsschinken, 20 g		Goudakäse, 30 g	5 mg
Leberwurst, 20 g		Camembertkäse, 30 g	9 mg

Die Eiweißzufuhr sollte sich im Rahmen der, von der DGE empfohlenen 0,8 g Eiweiß/kg Körpergewicht bewegen. Eine weitere Reduktion bietet keine Vorteile.

Ernährungsempfehlungen

Für die Praxis empfiehlt es sich purinreiche Lebensmittel, wie Innereien, Haut von Geflügel und Fisch, Sprotten, Ölsardinen und Sardellen, Krustentiere, Fleisch- und Hefeextrakte und Schweineschwarte zu meiden. Auch einige pflanzliche Lebensmittel z.B. Hülsenfrüchte, einige Getreideerzeugnisse, frische Erbsen, Schwarzwurzeln, Spinat, Rosenkohl, Spargel und Blumenkohl enthalten, besonders wegen der größeren Portionsmenge recht viel Harnsäure (siehe Lebensmittelbox).

Bei unüberlegter Auswahl kann ein vegetarisches Essen ebenso viel Purine enthalten, wie eine Mahlzeit mit Fleisch. Trotzdem sollten Menschen mit Hyperurikämie höchstens 1 mal am Tag, aber nicht täglich eine kleine Portion von 100–150 g Fleisch, Geflügel oder Fisch essen. Bei streng purinarmer Ernährung ist nur eine Fleischmahlzeit pro Woche empfehlenswert.

Als Lieferanten von hochwertigem Eiweiß bieten sich fettarme Milch und Milchprodukte und Eier an. Sie enthalten keine oder nur sehr wenig Purine.

Kartoffeln, Obst und die meisten, mit Ausnahme der oben genannten Gemüsesorten, enthalten nur geringe Mengen Purine und sind damit ideale Lebensmittel. Durch Lagerung und Zubereitung verändern sich die Puringehalte von Lebensmitteln. Darum sind die Angaben in den Nährwerttabellen nur bedingt genau übertragbar. Generell sind jedoch fettarme Garmethoden zu bevorzugen, kochen ist günstiger als braten, weil etwa 20 % der Purine ins Kochwasser ausgeschwemmt werden. Das Kochwasser sollte anschließend verworfen werden und nicht für Saucen oder Suppen weitere Verwendung finden.

Durch das Ablagern von Fleisch sinkt der Puringehalt. Es ist deshalb zu bevorzugen. Räucherwaren wird bei der Herstellung Wasser entzogen. Sie weisen damit anteilig am Gewicht einen relativ hohen Puringehalt auf.

Eine überlegt ausgewählte, überwiegend ovolactovegetabile Ernährung bietet viele Vorteile und reduziert die exogene Purinzufuhr deutlich.

Häufig werden vegetarische Brotaufstriche unter Verwendung der purinreichen Hefe hergestellt. Es gibt aber auch Produkte ohne Hefezusatz. Sie sind für die purinarme Ernährung als Ersatz von Wurst meist gut geeignet (auch auf Hülsenfrüchte als Zutat achten).

Der ausreichenden Flüssigkeitszufuhr sollte ebenfalls genügend Aufmerksamkeit geschenkt werden. Bevorzugt sollten energiefreie oder energiearme Getränke, wie z. B. Wasser und Mineralwasser, Früchte- und Kräutertees, Saftschorlen getrunken werden. Entgegen früherer Meinung werden die in Kaffee, schwarzem Tee, Kakao und Schokolade enthaltenen Purine nicht zu Harnsäure abgebaut. Diese Getränke können deshalb in angemessenen Mengen getrunken werden.

Die Einschränkung der Alkoholzufuhr ist von entscheidender Bedeutung. Je nach Einsicht und Mitarbeit des Patienten sollte eine möglichst geringe Alkoholzufuhr vereinbart werden. Neben der die Harnsäureausscheidung hemmenden Wirkung, muss auch noch der Puringehalt von Bier bei der Menge und Auswahl der alkoholischen Getränke berücksichtigt werden. Bier, auch alkoholfreies enthält etwa 10–15 mg Harnsäure pro 100 ml. Ein mäßiger Weinkonsum geht wahrscheinlich nicht mit erhöhtem Gichtrisiko einher. Schwere Port- und Süßweine sind jedoch zu meiden.

Der hohe Energiegehalt alkoholischer Getränke sollte bedacht werden.

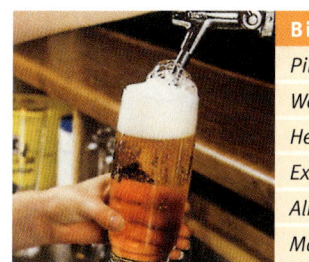

Bier	Harnsäuregehalt in mg/100 ml
Pilsbier	11
Weißbier	15
Hefeweißbier	15 + eine größere Menge für den Hefegehalt
Exportbier	11
Alkoholfreies Bier	3–30
Malzbier	24

Quelle: Das moderne Ernährungskonzept bei Gicht, Wolfram, 1992

Hinweise zur Ernährungsberatung

Häufig werden in Nährwerttabellen die Angaben in Gehalt an Purinen in mg/100 g Lebensmittel gemacht. Um auf den Harnsäuregehalt zu kommen, multipliziert man den Puringehalt mit 3.

Dazu ein Beispiel:

- Spinat enthält 23 mg Purine/100 g
- 23 mg x 3 = circa 69 mg Harnsäure

Es ist oft wichtiger, den Purin- bzw. Harnsäuregehalt pro Portion zu berücksichtigen, als den Gehalt pro 100 g Lebensmittel.

Dazu zwei Beispiele:

- 100 g Schweinefleisch enthalten 150 mg gebildete Harnsäure
- 250 g Spinat enthalten 125 g gebildete Harnsäure

Ein Mittagsgericht aus:

- Ochsenbrust, roh (120 g)
- Karottengemüse (150 g)
- Pellkartoffeln (150 g)
- Kopfsalat (30 g)
- Radieschen (30 g)
- Öl, Gewürze,
  enthält gesamt ca. 180 mg Harnsäure

Ein Mittagsgericht aus:

- Broccoli (250 g)
- Ei (1 Stück)
- Sahne, Gewürze als Broccoliauflauf
- Tomaten (150 g)
- Margarine (5 g) als Tomatensauce
- Kartoffeln (150 g)
- Sellerie (80 g)
- Walnüsse (5 g)
- Walnussöl, Gewürze als Salat enthält gesamt ca. 200 mg Harnsäure

Besonders bei Vorliegen der Krankheiten des metabolischen Syndroms sollten nur wenig leicht resorbierbare Kohlenhydrate verzehrt werden.

Weiterhin ist es unbedingt empfehlenswert Ess- und Alkoholexzesse zu vermeiden.

Bei Uratnephrolithiasis ist eine hohe Flüssigkeitszufuhr anzuraten. Günstig wirkt sich eine alkalisierende Kost mit Kartoffeln, Mehlspeisen, Zitrusfrüchten und alkalisierend wirkendem Mineralwasser (z. B. Fachinger) aus. Die Richtlinien der purinarmen Kost sind ebenfalls gültig.

Sehr große Mengen Fruktose und Sorbit führen zu einem Anstieg der Harnsäurewerte und sollten darum vermieden werden.

217

Lebensmittel-Box

Ungeeignete Lebensmittel	Im Austausch zu einer Fleischmahlzeit und in begrenzten Mengen:	Bedingt geeignete Lebensmittel, mit einem höheren Gehalt an Harnsäure:	Besonders geeignete Lebensmittel:
Haut von Fisch, Geflügel, und Schwein (Schweineschwarte)	Hülsenfrüchte, insbesondere getrocknete und frische, grüne Erbsen, Sojabohnen und deren Produkte (in kleinen Mengen)	Haferflocken, Knäckebrot, Teigwaren, insbesondere Vollkornteigwaren, Weizengrieß, Vollkornreis	Gemüse, die nicht unter der Rubrik „Im Austausch zu einer Fleischmahlzeit und in begrenzten Mengen" genannt wurden
Sardellen, Ölsardinen, Sprotten, Anchovis, Matjesfilet	Bestimmte Gemüsesorten in Portionen kleiner 200 g: Artischocken, Blumenkohl, Broccoli, Gemüsemais, Spinat, Mangold, Sauerampfer, Schwarzwurzeln und Rosenkohl	Fleisch, Fisch, Geflügel in Portionen von etwa 100–150 g am Tag, aber nicht täglich	Obst
Meeresfrüchte, Krustentiere			Kartoffeln,
Innereien, besonders Hirn und Leber		Wurst und Wurstwaren	Brot und Vollkornbrot in üblichen Verzehrsmengen
Fleischextrakte, Hefeextrakte, -flocken, -pasten, auch Bierhefe	Champignons, Austern-, Steinpilze in Portionen weniger als 200 g	Erdnüsse, Maronen	Fettarme Milch und Milchprodukte
			Eier
			Energiefreie und energiearme Getränke (Wasser, Mineralwasser, Saftschorlen, Früchte- und Kräutertees) und in angemessenen Mengen Kaffee und schwarzen Tee, Kakao und Schokolade sollten energetisch berücksichtigt werden

Aufgaben

1. Der Flüssigkeitszufuhr kommt bei der Hyperurikämie eine große Bedeutung zu. Erstellen Sie einen attraktiven und energiearmen Trinkfahrplan für einen Tag.

2. Welche Informationen über eventuell weitere Krankheiten benötigen Sie zusätzlich über den Patienten, bevor sie ihn optimal über die Ernährung bei Hyperurikämie und Gicht beraten können?

3. Warum ist es nur bedingt günstiger, als Patient mit Hyperurikämie eine ovolactovegetabile Ernährung zu bevorzugen?

4. Stellen sie bitte jeweils ein Tagesbeispiel für eine purinarme Kost mit einer ovolactovegetabilen Hauptmahlzeit, mit einer Fleisch- und einer Fischhauptmahlzeit zusammen.

5. Erstellen sie eine Liste von jeweils 10 bis 15 Hauptgerichten (ovolactovegetabil, mit Fleisch und Fisch), die bezüglich Garmethode und Puringehalt günstig sind.

6. Informieren Sie sich im Getränkehandel oder Supermarkt über die lokal üblichen alkoholfreien Biere und versuchen Sie Informationen über den Harnsäuregehalt zu erlangen.

Tageskostplan – Gicht

Patient: Klaus W., 48 Jahre, Mittagessen Essen von der Imbissbude

Wünschenswerte Energie- (D-A-CH Referenzwerte) und Nährstoffzufuhr:

Gesamtenergiebedarf	2 900 kcal/Tag bzw. 12 325 kJ/Tag; übergewichtiger Patient ≥ 1 500 kcal/Tag bzw. 6 400 kJ/Tag
Eiweiß 15–20 %	225–300 kcal = 56–75 g EW/Tag
Fett ca. 30 %	450 kcal = 50 g F/Tag
Kohlenhydrate 50–55 %	750–825 kcal = 188–206 g KH/Tag
Harnsäure	< 500 mg Harnsäure/Tag bzw. 3 500 mg/Woche

Frühstück
> Roggenvollkornbrot mit Schnittlauch, Vollkornbrötchen mit Karotten-Meerrettich-Aufstrich, Kaffee

Zwischenmahlzeit
> Buttermilchmüsli mit Heidelbeeren, Kräutertee

Mittagessen
> Fischbratling mit Zitronenspalte, Kartoffel-Gurken-Salat, gemischtem Salat, Johannisbeerschorle

Abendessen
> Vollkorngemüsestrudel, Feldsalat, „Feierabend Tee"

Gesamtsumme Tageskostplan

kcal	1 459	B1	1,11 mg
kJ	6 104	B2	1,07 mg
EW	59,83 g	B6	1,88 mg
F	49,96 g	Chol	174,45 mg
KH	184,06 g	B12	5,11 µg
GFS	8,02 g	EUFS	21,02 g
MUFS	16,09 g	NiaÄ	24 951,68 µg
Bst	28,94 g	Hsr	394,77 mg

Nährstoffrelation

Eiweiß	60 g	17 %
Fett	50 g	31 %
Kohlenhydrate	184 g	52 %

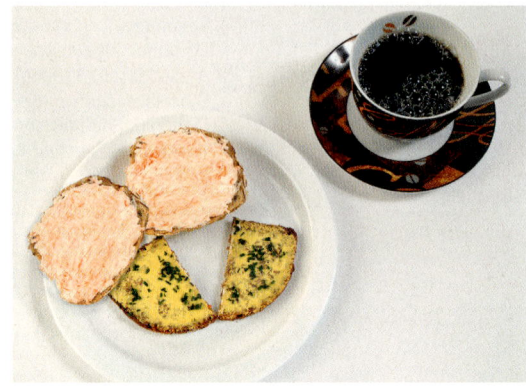

Bild 1 Frühstück (Rezepte s. S. 219)

Frühstück: (s. S. 218, Bild 1)

■ Roggenvollkornbrot mit Schnittlauch

Menge	Zutaten				
40 Gramm	Vollkornbrot-Roggenvollkornbrot	kcal	84	Bst	3,63 g
10 Gramm	Senf	kJ	352	B1	0,04 mg
1 Gramm	Schnittlauch frisch	EW	3,23 g	B2	0,06 mg
		F	0,79 g	B6	0,07 mg
		KH	15,64 g	EUFS	0,31 g
		GFS	0,07 g	NiaÄ	1 660,90 µg
		MUFS	0,27 g	Hsr	26,00 mg

Vollkornbrot mit Senf bestreichen. Gewaschenen und abgetrockneten Schnittlauch in feine Ringe schneiden und aufs Brot geben.

■ Vollkornbrötchen mit Karotten-Meerrettich-Aufstrich

Menge	Zutaten				
50 Gramm	Vollkornbrötchen	kcal	111	Bst	3,32 g
		kJ	464	B1	0,14 mg
		EW	3,98 g	B2	0,06 mg
		F	0,77 g	B6	0,12 mg
		KH	21,64 g	EUFS	0,09 g
		GFS	0,11 g	NiaÄ	2 381,50 µg
		MUFS	0,35 g	Hsr	31,50 mg

■ Karotten-Meerrettich-Aufstrich

Menge	Zutaten				
40 Gramm	Mohrrübe frisch	kcal	25	B1	0,04 mg
30 Gramm	Joghurt 0,1 % Fett	kJ	104	B2	0,08 mg
1 Prise	Jodiertes Salz	EW	1,82 g	B6	0,06 mg
1 Prise	Pfeffer	F	0,13 g	Chol	0,30 mg
5 Gramm	Meerrettich	KH	3,76 g	B12	0,15 µg
		GFS	0,03 g	EUFS	0,01 g
		MUFS	0,05 g	NiaÄ	687,00 µg
		Bst	1,83 g	Hsr	7,50 mg

Karotte waschen, schälen und fein mit dem Gemüsehobel in den Joghurt reiben. Mit Gewürzen und Meerrettich (z. B. aus dem Glas) abschmecken.

■ Kaffee

Menge	Zutaten				
300 Milliliter	Kaffee (Getränk)	kcal	6	KH	0,90 g
		kJ	27	B2	0,03 mg
		EW	0,60 g	NiaÄ	2 100,00 µg

219

Zwischenmahlzeit:

■ Buttermilchmüsli mit Heidelbeeren

Menge	Zutaten				
10 Gramm	Müslimischung ohne Zuckerzusatz	kcal	110	B1	0,10 mg
150 Milliliter	Buttermilch	kJ	460	B2	0,26 mg
50 Gramm	Heidelbeere frisch	EW	6,14 g	B6	0,12 mg
1 Stück	Minzeblättchen	F	1,78 g	Chol	4,50 mg
		KH	15,71 g	B12	0,30 µg
		GFS	0,56 g	EUFS	0,61 g
		MUFS	0,42 g	NiaÄ	1 905,40 µg
		Bst	3,26 g	Hsr	20,50 mg

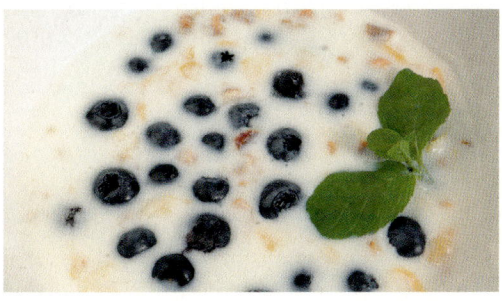

Müsli in der Buttermilch etwas quellen lassen. Heidelbeeren waschen, abtropfen lassen und dazu geben. Mit Minzeblättchen garnieren. (Für Berufstätige kann eine entsprechende, industriell hergestellte Fruchtbuttermilch und zuckerfreie Müslimischung mitgenommen werden).

Bild 1 *Buttermilchmüsli mit Heidelbeeren*

■ Kräutertee

Menge	Zutaten				
300 Milliliter	Kräutertee	kcal	3	B1	0,03 mg
		kJ	9	B2	0,01 mg
		KH	0,60 g		

Mittagessen:

■ Fischbratling mit Zitronenspalte

Menge	Zutaten
100 Gramm	Rotbarsch (Goldbarsch) frisch (Wert von Rotbarsch gegart verwendet)
20 Gramm	Weißbrot
	Trinkwasser
30 Gramm	Hühnerei Vollei frisch
5 Gramm	Zwiebeln frisch
1 Prise	Jodiertes Salz
1 Prise	Pfeffer
1 Prise	Majoran
1 Prise	Zitronenschale (unbehandelte Zitrone verwenden bzw. Zitronenschalen-aroma)
3 Gramm	Kapern
1 Gramm	Petersilienblatt frisch
10 Milliliter	Sojaöl
20 Gramm	Zitrone frisch

kcal	319	B1	0,15 mg
kJ	1 338	B2	0,17 mg
EW	27,13 g	B6	0,41 mg
F	17,92 g	Chol	169,00 mg
KH	11,84 g	B12	4,60 µg
GFS	3,39 g	EUFS	4,78 g
MUFS	7,36 g	NiaÄ	7 082,93 µg
Bst	0,99 g	Hsr	165,05 mg

Frisches Fischfilet zusammen mit in Wasser eingeweichtem Weißbrot durch den Fleischwolf mit feiner Scheibe geben. Restliche Zutaten dazu geben und Masse herstellen. Bratling formen und in Pflanzenöl in der Pfanne ausbacken. (Optimal wäre die fettfreie Zubereitung in einer beschichteten Pfanne).

■ Kartoffel-Gurken-Salat

Menge	Zutaten
180 Gramm	Kartoffeln ungeschält frisch gegart mit Küchenabfall
10 Gramm	Zwiebeln frisch
50 Gramm	Gurke frisch
50 Milliliter	Gemüsebrühe
5 Gramm	Senf
5 Milliliter	Sojaöl
1 Prise	Jodiertes Salz
1 Prise	Pfeffer
	Essig
1 Gramm	Schnittlauch frisch

kcal	149	B1	0,12 mg
kJ	623	B2	0,08 mg
EW	3,22 g	B6	0,33 mg
F	6,29 g	Chol	0,10 mg
KH	19,02 g	EUFS	1,53 g
GFS	0,88 g	NiaÄ	2 494,40 µg
MUFS	3,54 g	Hsr	27,47 mg
Bst	3,37 g		

Pellkartoffeln kochen, schälen und in dünne Scheiben schneiden. Zwiebel schälen und fein würfeln. Gurke waschen, schälen und in feine Scheiben schneiden. Mit Marinade aus Gemüsebrühe, Senf, Pflanzenöl, Jodsalz, Pfeffer und einem Spritzer Essig übergießen und durchziehen lassen. Mit frischem Schnittlauch garnieren.

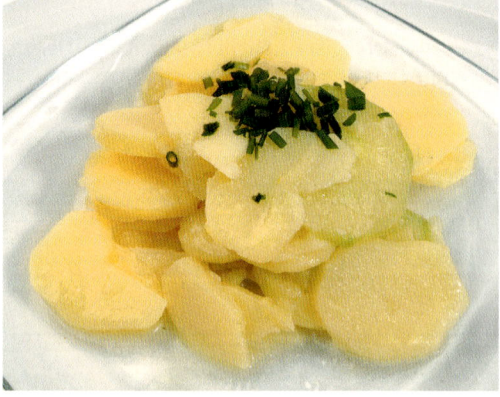

Bild 1 *Kartoffel-Gurken-Salat*

■ Gemischter Salat

Menge	Zutaten
30 Gramm	Eisbergsalat frisch
10 Gramm	Gemüsezwiebel frisch
40 Gramm	Radieschen frisch
20 Gramm	Paprikaschoten frisch
5 Milliliter	Olivenöl
1 Prise	Jodiertes Salz
	Essig

kcal	61	B1	0,04 mg
kJ	254	B2	0,03 mg
EW	1,08 g	B6	0,10 mg
F	5,18 g	Chol	0,05 mg
KH	2,41 g	EUFS	3,57 g
GFS	0,77 g	NiaÄ	404,10 µg
MUFS	0,56 g	Hsr	10,80 mg
Bst	2,09 g		

Eisbergsalat putzen und waschen. Zwiebel schälen und fein würfeln. Radieschen und Paprikaschote waschen, putzen und in Scheiben schneiden. Salatsauce aus Olivenöl, Essig und Jodsalz darüber geben.

■ Johannisbeerschorle

Menge	Zutaten
250 Milliliter	Johannisbeere schwarz Fruchtnektar
250 Milliliter	Natürliches Mineralwasser mit Kohlensäure

kcal	175	B1	0,02 mg
kJ	735	B2	0,02 mg
EW	0,65 g	B6	0,03 mg
F	0,07 g	EUFS	0,02 g
KH	40,32 g	NiaÄ	255,00 µg
GFS	0,01 g	Hsr	7,50 mg
MUFS	0,03 g		

Abendessen:

■ Vollkorngemüsestrudel

Menge	Zutaten
50 Gramm	Weizen Mehl Type 1200
1 Prise	Jodiertes Salz
40 Milliliter	Trinkwasser
5 Milliliter	Rapsöl
50 Gramm	Zucchini frisch
50 Gramm	Kohlrabi frisch
50 Gramm	Mohrrübe frisch
50 Gramm	Knollensellerie frisch
10 Gramm	Zwiebeln frisch
5 Milliliter	Olivenöl
1 Gramm	Knoblauch frisch
1 Prise	Pfeffer
1 Prise	Paprika
1 Prise	Thymian
1 Prise	Oregano
1 Prise	Jodiertes Salz
10 Gramm	Vollkornsemmelbrösel (Wert von Mehrkornbrötchen verwendet)
15 Milliliter	Trinkmilch 0,1 % Fett

kcal	332	B1	0,30 mg
kJ	1389	B2	0,20 mg
EW	10,18 g	B6	0,45 mg
F	11,65 g	Chol	0,45 mg
KH	45,80 g	B12	0,06 µg
GFS	1,40 g	EUFS	6,50 g
MUFS	2,85 g	NiaÄ	4 928,52 µg
Bst	8,72 g	Hsr	77,05 mg

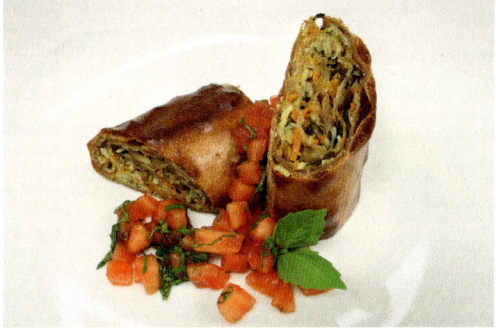

Bild 1 *Vollkorngemüsestrudel auf Tomatenbeet*

Gesiebtes Mehl, Prise Jodsalz, Wasser und Pflanzenöl zu einem glatten Teig verarbeiten und so lange kneten, bis er geschmeidig ist. Zur Kugel geformt in Frischhaltefolie gewickelt etwa 30 Minuten ruhen lassen. Währenddessen Gemüse waschen, schälen bzw. putzen, und in feine Streifen schneiden. Dann Gemüse in Olivenöl andünsten und würzen. Zugedeckt etwa 15 Minuten bei schwacher Hitze dünsten. Backofen auf 200 °C vorheizen.
Teig mit dem Nudelholz auf einem bemehlten Tuch dünn auswellen, Vollkornsemmelbrösel und abgekühltes Gemüse in einem dicken Streifen darauf verteilen. An den Seiten einschlagen und mit Hilfe des Tuches aufrollen. Mit der Nahtseite nach unten auf ein mit Backtrennpapier (oder Backfolie) ausgelegtes Blech setzen, mit Milch bestreichen und 30 Minuten backen. Während des Backens mehrfach mit Milch bestreichen. Strudel dekorativ teilen und auf Tomatenbeet servieren.

■ Tomatenbeet

Menge	Zutaten
120 Gramm	Tomaten frisch
5 Milliliter	Zitronensaft
1 Gramm	Basilikum frisch (Wert von Petersilienblatt frisch verwendet)
1 Prise	Jodiertes Salz
1 Prise	Pfeffer

kcal	26	Bst	1,19 g
kJ	111	B1	0,06 mg
EW	1,21 g	B2	0,04 mg
F	0,28 g	B6	0,12 mg
KH	4,19 g	EUFS	0,04 g
GFS	0,04 g	NiaÄ	829,48 µg
MUFS	0,12 g	Hsr	13,30 mg

Den Strunk der Tomate entfernen, Tomate kurz in heißes Wasser geben. Entnehmen, sobald sich die Haut zu lösen beginnt und in Eiswasser abschrecken. Tomate häuten, halbieren und entkernen. In Würfel schneiden und zusammen mit Zitronensaft und frischem Basilikum in eine beschichtete Pfanne geben und erwärmen. Mit Pfeffer und Jodsalz verfeinern.

■ Feldsalat

Menge	Zutaten
30 Gramm	Feldsalat frisch
5 Milliliter	Zitronensaft
5 Milliliter	Olivenöl
1 Prise	Jodiertes Salz

kcal	53	B1	0,02 mg
kJ	223	B2	0,02 mg
EW	0,58 g	B6	0,08 mg
F	5,11 g	Chol	0,05 mg
KH	1,21 g	EUFS	3,56 g
GFS	0,76 g	NiaÄ	222,45 µg
MUFS	0,54 g	Hsr	8,10 mg
Bst	0,55 g		

Feldsalat putzen, waschen und gut abtropfen lassen. Aus Zitronensaft, Olivenöl und Jodsalz Salatsauce herstellen und kurz vor dem Servieren über den Salat geben.

■ „Feierabend-Tee"

Menge	Zutaten
300 Milliliter	„Feierabend-Tee" (Wert von Kräutertee verwendet)

kcal	5	B1	0,05 mg
kJ	15	B2	0,02 mg
KH	1,00 g		

Getränke und Speisen können mit Süßstoff nachgesüßt werden. Ist der Patient nicht übergewichtig, kann leicht mit Zucker, Honig oder Sirup nachgesüßt werden.
Zusätzlich sollte über den Tag verteilt noch ein Liter (Mineral-)Wasser, mit oder ohne Kohlensäure, getrunken werden.

Wissensspeicher

Aufgaben des Skeletts

Das Skelett setzt sich aus über 200 Knochen zusammen. Diese sind durch Bänder, Sehnen und Muskulatur miteinander verbunden. Das Knochensystem umschließt und schützt unsere Organe. Es ist außerdem wichtiger Speicherplatz für Mineralstoffe und Spurenelemente, 99 % des gesamten Calciumgehaltes sind hier gespeichert. Im Kindes- und Jugendalter spielt die ausreichende Versorgung mit Calcium und Vitamin D aus der Nahrung eine entscheidende Rolle. In diesem Lebensabschnitt ist die Einlagerung von Calcium in die Knochenmatrix am effektivsten. Bei optimaler Lebensführung, d. h. regelmäßiger Bewegung an frischer Luft und calciumreicher Ernährung, bauen sich die Knochen bis zum 30. Lebensjahr kontinuierlich auf. Der Zeitpunkt, an dem die Knochen die dichteste Knochenmasse besitzen, nennt man „peak-bone-mass". Etwa ab dem 30. Lebensjahr verringert sich die Knochendichte mit zunehmendem Alter.

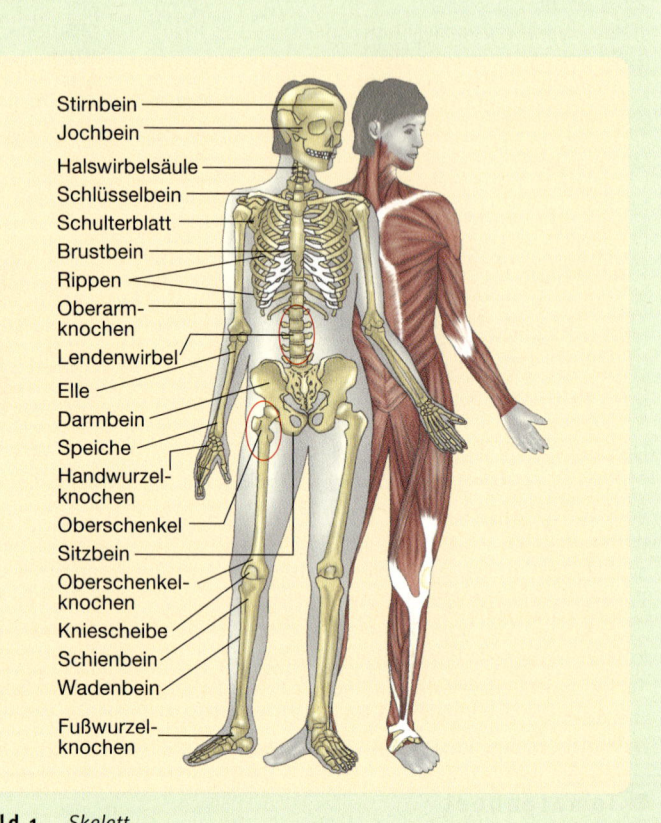

Stirnbein
Jochbein
Halswirbelsäule
Schlüsselbein
Schulterblatt
Brustbein
Rippen
Oberarm-
knochen
Lendenwirbel
Elle
Darmbein
Speiche
Handwurzel-
knochen
Oberschenkel
Sitzbein
Oberschenkel-
knochen
Kniescheibe
Schienbein
Wadenbein
Fußwurzel-
knochen

Bild 1   *Skelett*

Fallbeispiel

Frau Katharina M. ist 54 Jahre alt, sie arbeitet als Immobilienmaklerin. Ihr Berufsalltag ist mit viel Stress verbunden. Aus Zeitmangel verfiel sie schlechten Ernährungsgewohnheiten.
Die Folge waren wiederholte Entzündungen im Dünndarm, die oft eine lang andauernde Cortisonbehandlung nach sich zogen. Allmählich entwickelte sich auf Grund der jahrelangen Cortisonbehandlung, der mangelhaften Ernährung und der bewegungsarmen Lebensweise eine Osteoporose. Wegen starker Knochenschmerzen in der Hüfte und der Lendenwirbelgegend war Frau M. immer wieder arbeitsunfähig. Schließlich veranlassten die unerträglichen Schmerzen sie zu einer stationären Reha-Maßnahme.
Bei der Diätassistentin erfährt sie, wie sie mit einer ausgewogenen Ernährung und regelmäßiger Bewegung weitgehend beschwerdefrei leben kann.

Krankheitslehre

Beschreibung

Der Schwund an Knochengewebe, auch Osteopenie genannt, führt zur Entwicklung der Osteoporose. Die Osteopenie ist im hohen Alter von der Osteoporose nicht zu trennen. Die Osteoporose ist eine Knochenerkrankung des gesamten Skelettsystems. Starke Rückenschmerzen, Verkrümmungen der Wirbelsäule, die Abnahme der Knochenmasse bzw. der Knochendichte und die erhöhte Neigung zu Knochenbrüchen, das sind die Symptome, die die Diagnose Osteoporose bestätigen.

Häufigkeit

Derzeit sind in Deutschland etwa 6–7 Millionen Menschen von einer Osteoporose unterschiedlichen Grades betroffen. Etwa 30 % aller Frauen über 60 Jahren erkranken an Osteoporose. Jeder fünfte Patient ist ein Mann. Etwa zwei Millionen der betroffenen Frauen und eine Million Männer haben eine Fraktur der Wirbelkörper; ca. 20 % aller Frauen erleiden statistisch gesehen im Laufe ihres Lebens einen

222

Oberschenkelhalsbruch, d. h. jährlich kommen etwa 120 000 Oberschenkelhalsbrüche dazu. Die Folgekosten für künstliche Hüftgelenke (Männer und Frauen) belaufen sich auf etwa 500 Millionen Euro jährlich. Die Weltgesundheitsorganisation hat Osteoporose in die Liste der 10 bedeutendsten Krankheiten aufgenommen. Osteoporose hat zumindest in den Industrieländern den Status einer Volkskrankheit erlangt.

Entstehung/Ursachen

Die Ursache der Osteoporose liegt in der Verminderung der Knochendichte. Diese erfolgt dann, wenn mehr Knochensubstanz abgebaut wird, als neues Material gebildet werden kann.

Für den Knochenstoffwechsel sind zwei Zellsysteme verantwortlich:

die knochenbildenden Osteoblasten	die knochenabbauenden Osteoklasten
▼	▲
Aktivität beim Osteoporotiker verringert	Aktivität beim Osteoporotiker erhöht

Besteht beim gesunden Menschen ein Gleichgewicht zwischen Auf- und Abbau der Knochensubstanz, ist das Gleichgewicht beim an Osteoporose erkrankten Menschen zu Gunsten des Abbaus gestört. Dies kann mehrere Ursachen haben:

- Genetische Prädisposition
- Sexualhormonmangel
  Sexualhormone beeinflussen den Knochenstoffwechsel. Bei einer gesteigerten Bildung von Sexualhormonen (Östrogene bei der Frau, Testosteron beim Mann) kommt es zu einem vermehrten Knochenaufbau. Bei nachlassender oder fehlender Produktion wird Knochenmasse abgebaut. Dies ist der Fall bei operativer Entfernung der hormonproduzierenden Drüsen, wie Eierstöcke und Hoden oder bei einem Mangel an Östrogen z. B. bei Frauen in der Menopause. Aus diesem Grund sind Frauen häufiger betroffen als Männer.
- Bewegungsmangel
  Bewegungsmangel führt sowohl zu einer verringerten Muskelmasse, als auch zu einer verminderten Knochendichte. Deshalb ist regelmäßige körperliche Bewegung nicht nur für die Muskulatur, sondern auch für die Erhaltung eines stabilen Knochengerüsts unentbehrlich.
- Untergewicht
  Psychisch bedingte Essstörungen, wie Bulimia nervosa und Anorexia nervosa, können bei Frauen zur Amenorrhö führen. Der dadurch entstehende Östrogenmangel schädigt die Knochenmasse in gleicher Weise wie nach den Wechseljahren. Die geringere Knochendichte fördert so die Entstehung einer Osteoporose.
- Rauchen
  Außer den zahlreichen gesundheitsschädlichen Auswirkungen des Tabaks besitzt Nikotin eine osteoporosefördernde Wirkung. Durch den Zigarettenkonsum verengen sich die kleinsten Kapillaren, die Versorgung des Knochens mit Calcium und anderen Nährstoffen verschlechtert sich.
- Bestimmte Medikamente
  Glucocortikoide
  Glucocortikoide sind eine Hormongruppe die in der Nebennierenrinde gebildet wird. Die beiden bekanntesten Vertreter sind Cortison und Cortisol. Medikamentös werden diese Substanzen vorwiegend bei entzündlichen Erkrankungen, wie z. B. Rheuma, schwerem Asthma bronchiale oder auch Morbus Crohn eingesetzt. Glucocortikoide besitzen jedoch eine Reihe von knochenschädigenden Eigenschaften:
  - Hemmung der knochenaufbauenden Osteoblasten
  - Verringerte Calciumaufnahme aus dem Darm
  - Gesteigerte Calciumausscheidung über die Nieren
  - Verminderte Calcitoninausschüttung
  Diuretika
  Dies sind Medikamente u. a. zur Behandlung des Bluthochdrucks. Sie fördern die Ausscheidung von Wasser und Mineralstoffen über die Nieren, d. h. es kommt u. a. zu einer verstärkten Ausschwemmung von Calcium.
  Antacida, Phosphatbinder
  Diese Medikamente werden bei Dialysepatienten eingesetzt und haben knochenschädigende Nebenwirkungen.
- Calciummangel
  In den meisten Fällen ist ein Calciummangel auf eine ungenügende orale Zufuhr von Calcium mit der Nahrung zurückzuführen. Calcium spielt bei der Ausbildung der Knochenmatrix eine wichtige Rolle. Im Knochensystem werden immerhin 1–1,5 kg Calcium gespeichert. Beim Stoffwechsel besitzt Calcium eine Vielzahl wichtiger Funktionen, z. B.:
  - Muskelkontraktion
  - Aktivierung des Blutgerinnungssystems
  - Zellmembranstabilisierung
    Wird mit der Nahrung zu wenig Calcium zugeführt, dann greift der Körper auf die Calciumspeicher der Knochen zurück. Diese Entmineralisierung der Knochenmatrix kann auf Dauer zur Osteoporose führen.

223

■ Vitamin D Mangel

Durch das fettlösliche Vitamin D wird die Calciumaufnahme aus dem Darm ins Blut angeregt, der Einbau von Calcium in die Knochen gesteigert. Vitamin D hat außerdem die Eigenschaft, die Calciumausscheidung über die Nieren zu senken. Es ist somit indirekt am Knochenstoffwechsel beteiligt. Der Tagesbedarf liegt bei 5 µg/Tag. Schwangere, Stillende und Säuglinge benötigen 10 µg/Tag.

■ Hohe Phosphorzufuhr

Eine hohe Phosphorzufuhr verschlechtert die Calciumresorption. Deshalb wird empfohlen, den Verzehr von phosphorreichen Nahrungsmitteln und Getränken, wie Schmelzkäse, Wurst- und Fleischwaren und Cola-Getränken einzuschränken. Die Zufuhr von Phosphor sollte die des Calciums nicht übersteigen.

■ Oxalate, Phytinsäure und Ballaststoffe

Da Oxalsäure, Phytinsäure und Ballaststoffe das Calcium und andere Mineralstoffe und Spurenelemente im Darm binden, wird die Calciumresorption gehemmt.

■ Gesteigerte Calciumausscheidung

Eine hohe Zufuhr von tierischem Protein, v. a. den schwefelhaltigen Aminosäuren Cystein und Methionin, enthalten in Fleisch und Wurstwaren, führt über eine Absenkung des pH-Wertes des Harns zu einer gesteigerten Calciumausscheidung.

Das Hormon Adiuretin (ADH), das den Flüssigkeitshaushalt in der Niere regelt, wird durch den übermäßigen Konsum von Koffein und Alkohol gehemmt, wodurch vermehrt Flüssigkeit und damit auch Calcium ausgeschieden wird.

Die enterale Ausnutzung von Calcium nimmt bei überhöhtem Alkoholkonsum ab.

Auch ein hoher Verzehr von Kochsalz fördert die Ausscheidung des Calciums über die Niere.

■ Laktoseintoleranz

Da die Laktose die Resorption des Calciums verbessert und Milchprodukte gleichzeitig die wichtigsten Calciumlieferanten sind, erkranken Menschen mit einer Laktoseintoleranz häufiger an Osteoporose.

Symptome

■ Heftige Knochenschmerzen, besonders betroffen ist der Rücken

■ Gesteigerte Neigung zu Knochenbrüchen ohne erkennbare Ursache (Spontanfraktur)

■ Zusammensinken der Wirbelkörper (Rundrücken bzw. „Witwenbuckel", Abnahme der Körpergröße)

Begleiterkrankungen

Es gibt keine Begleiterkrankungen.

Besonders zu beachten/Therapie

Diagnose

Im Mittelpunkt der Diagnose steht die röntgenologische Messung des Knochenmineral(salz)gehalts (wird fälschlicherweise oft als „Knochendichtemessung" bezeichnet). Die Messung ermöglicht es, die Knochenmasse zu bestimmen und so einen beginnenden Knochenschwund frühzeitig zu erkennen. Die Auswertung berücksichtigt die erreichbare maximale Knochenmasse junger Erwachsener (T-Wert) und den Durchschnittswert gleichaltriger Gesunder (Z-Wert). Das jeweilige Ergebnis wird dann als Standardabweichung (= SD) angegeben. Das Ergebnis wird folgendermaßen eingeteilt:

■ Erhöhtes Risiko für einen Knochenbruch besteht bei einem Messwert unterhalb von −1 SD

■ Eine Standartabweichung von −1 bis −2,5 SD wird als Osteopenie bezeichnet.

■ Unterhalb von −2 SD besteht eine Osteoporose

Medizinische Therapie

Neben der Ernährung und der Bewegung ist die dritte Säule der Osteoporosetherapie die medikamentöse Behandlung. Man unterscheidet grundsätzlich zwei Arten von Wirkstoffgruppen:

■ Stimulation des Knochenaufbaus, d. h. die Osteoblasten werden angeregt.

– Als Basistherapie verordnet der Arzt Vitamin D3 und Calcium. Das Vitamin D3 bzw. das daraus gebildete Vitamin-D-Hormon fördert die Calciumaufnahme aus dem Darm und gleichzeitig den Einbau in die Knochen.

■ Hemmung des Knochenabbaus, d. h. die Osteoklasten werden gehemmt.

– Hier wird die Arzneimittelgruppe der Bisphosphonate verordnet. Sie verhindern, dass es durch die Osteoklasten zu einem übermäßigen Knochenabbau kommt.

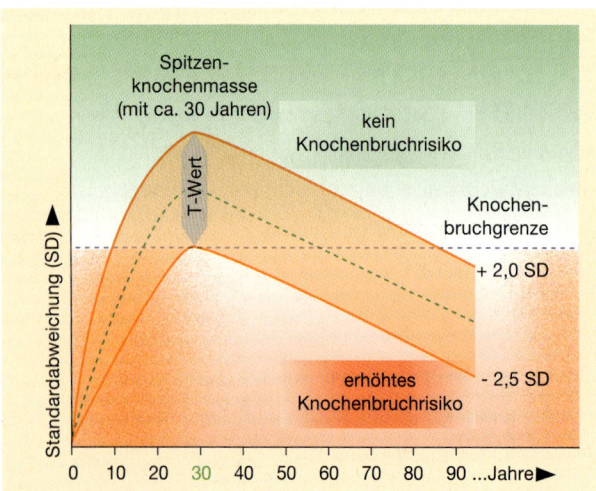

Bild 1   *Risiko des Knochenbruchs*

Ernährungstherapie

Kostform

Liegen keine anderen Erkrankungen wie z. B. Diabetes mellitus oder eine Fettstoffwechselstörung vor, wobei zusätzliche diätetische Richtlinien zu beachten sind, wird eine vollwertige, abwechslungsreiche Kost mit adäquater Calciumzufuhr empfohlen. Diese sollte bei mindestens 1 200 mg/Tag liegen.

Ziele

Der Zeitpunkt der Prävention ist nach der Diagnose Osteoporose überschritten. Auf Folgendes sollte besonders geachtet werden:

- Vermeiden der beeinflussbaren Risikofaktoren, die zur Entwicklung der Osteoporose beigetragen haben
- Bestmögliche Versorgung der Knochen mit Calcium und Vitamin D
- Anstreben eines optimalen Ernährungszustandes durch eine vollwertige Ernährung
- Vermeiden von Übergewicht, um das Knochensystem zu entlasten
- Regelmäßige, angepasste Bewegung, um das Muskel- und Knochensystem zu stabilisieren. Täglich mindestens 30 Minuten. Gut geeignete Ausdauersportarten sind zum Beispiel Gehen, Walking, Wandern, Schwimmen, Radfahren, Gymnastik, Tennis. Ungeeignet: Jogging.

Ernährungsempfehlungen

Calciumversorgung:

- Die besten Calciumquellen sind Milch und Milchprodukte. Sie sollten täglich auf dem Speiseplan stehen. Ohne diese Lebensmittel ist eine ausreichende Deckung des täglichen Bedarfs an Calcium schwieriger.
- Ein weiterer guter Calciumlieferant ist Mineralwasser, das mindestens 400 mg Calcium und weniger als 200 mg Natrium pro Liter enthalten soll, ebenso calciumangereicherte Fruchtsäfte.
- Auch verschiedene grüne Gemüse wie z. B. Grünkohl, Spinat und Brokkoli tragen zur Calciumversorgung bei.
- Calciumreich sind Küchenkräuter wie Petersilie, Dill und Brunnenkresse. Ihre Verwendung hilft Kochsalz zu reduzieren und die Gerichte schmackhafter zu gestalten.
- Eine Verbesserung der Calciumresorption kann erreicht werden durch: Laktose, Aminosäuren, Vitamine A, C, D, Fruktose und Magnesium.

Eine optimale Versorgung mit Calcium ist gewährleistet, wenn diese calciumhaltigen Lebensmittel in kleinen Mahlzeiten über den Tag verteilt werden.

Hinweise zur Kostform

- Vollkost (calciumreich)
- Leichte Vollkost (calciumreich)
- Kost für Diabetiker (calciumreich)
- Kost bei rheumatischen Erkrankungen

Empfohlene Ca-Zufuhr für verschiedene Bevölkerungsgruppen

(n. D-A-CH, Referenzwerte für die Nährstoffzufuhr, Umschau-Braus, 1. Aufl. 2000)

Alter	mg/d
0–4 Monate	220
4–12 Monate	400
1–4 Jahre	600
4–7 Jahre	700
7–10 Jahre	900
10–13 Jahre	1 100
13–19 Jahre	1 200
19 Jahre und älter [1] [2]	1 000

Calcium-Gehalt ausgewählter Nahrungsmittel

Menge	Nahrungsmittel	Ca-Gehalt
100 g	Milch	120 mg
100 g	Emmentaler (45 % i. Tr.)	1 150 mg
20 g (EL)	Parmesan, gerieben	236 mg
100 g	Schafskäse (40 % i. Tr.)	500 mg – 800 mg
100 g	Grünkohl	160 mg
25 g	Brunnenkresse, Gartenkresse (= 1 Kästchen)	50 mg 52 mg
5 g	Dill	12 mg
3 g	Petersilie	7 mg

Bei erhöhtem Cholesterinspiegel sollten Milch- und Milchprodukte in der Magerstufe verwendet werden.

Eine Einschränkung der Calciumzufuhr ist nur beim Vorliegen calciumhaltiger Nierensteine angezeigt.

- Betroffene, die an Laktasemangel leiden, vertragen 8 bis 10 g Laktose pro Tag. Milchsauer vergorene Milchprodukte sind zu empfehlen, da die Milchsäurebakterien bei der Spaltung der Laktose hilfreich sind. Besteht dagegen eine Laktose-Intoleranz (< 3 g Laktose/Tag), sind laktosefreie /-arme Käsesorten empfehlenswert, s. Kap. 17.3, S. 303, Tabelle 1)
- Oxalsäure, (besonders in Rhabarber, Spinat und Mangold) und Phytinsäure (ballaststoffreiche Nahrungsmittel wie z. B. Kleie) verhindern die Calciumresorption, denn sie binden das Calcium und andere Mineralstoffe und Spurenelemente im Darm. Diese organischen Säuren werden durch Erhitzen inaktiviert. Rohköstler sollten deshalb darauf achten, dass sie nicht mehr als 50 % der täglichen Nahrung in rohem Zustand essen.

225

- Auf eine ausreichende Zufuhr von Vitamin D sollte beachtet werden. Vorwiegend enthalten in Hering, Pilzen, Eiern, Kalbfleisch und Margarine.
- Wegen der calciumausschwemmenden Eigenschaften von Koffein und Alkohol, sollten zwei bis drei Tassen Kaffee pro Tag und mäßiger Alkoholkonsum eingehalten werden.
- Aufgrund der calciumbindenden Eigenschaften des Phosphats ist ein Calcium-Phosphat-Quotient von 1:1 erstrebenswert, d.h., die Nahrung sollte mehr Calcium als Phosphat enthalten. Einen sehr hohen Phosphatgehalt haben die Zusätze in Schmelzkäse, Fleisch und Wurstwaren, Cola-Getränken und vielen Fertigprodukten. Diese Produkte sollten möglichst ganz vermieden werden (S. Kapitel 10, S. 191 ff.).
- Rauchen einstellen (Raucher weisen eine geringere Knochendichte auf)

Mehr Information gibt es unter:

Bundesselbsthilfeverband für Osteoporose e. V. (BfO)

Kirchfeldstraße 149

40215 Düsseldorf

Telefon 02 11 30 13 14 0

Telefax 02 11 30 13 14 10

E-Mail: info@osteoporose-deutschland.de

Internet: www.osteoporose-deutschland.de

Aufgaben

1. Erklären Sie den Begriff Osteoporose.

2. Nennen Sie sechs Ursachen, die zur Entwicklung der Osteoporose beitragen können.

3. Man unterscheidet zwei verschiedene Zellsysteme im Knochenstoffwechsel. Nennen Sie die beiden Zellsysteme und geben Sie deren Funktion an.

4. Erklären Sie, warum besonders im Kindesalter auf eine ausreichende Calciumzufuhr und regelmäßige Bewegung zu achten ist.

5. Was bewirkt Vitamin D im Zusammenhang mit einer calciumreichen Ernährung?

6. Beschreiben Sie, welche Folgen Bewegungsmangel im Zusammenhang mit dem Calcium-Stoffwechsel hat?

7. Erstellen Sie eine Einkaufsliste mit Lebensmitteln, die Osteoporose-Patienten bevorzugt verwenden sollten.

8. Stellen Sie für eine 15-jährige Schülerin drei beispielhafte calciumreiche Zwischenmahlzeiten zusammen, die sie mit zur Schule nehmen kann. Welche Getränke empfehlen Sie der Schülerin?

Tageskostplan – Osteoporose

Patientin: Katharina M., 54 Jahre, 1,75 m, 68 kg, Immobilienmaklerin, isst ein Mal am Tag im Restaurant, nimmt 3 Mahlzeiten am Tag zu sich

Wünschenswerte Energie- (D-A-CH Referenzwerte) und Nährstoffzufuhr:

Energie	*2 000 kcal/Tag bzw. 8 500 kJ/Tag*
Eiweiß 15–17 %	*300–340 kcal = 75–85 g EW/Tag*
Fett 30–35 %	*600–700 kcal = 67–78 g F/Tag*
Kohlenhydrate 48–55 %	*960–1 100 kcal = 240–275 g KH/Tag*
Kalzium:	*1 400–1 600 mg/Tag*
Phosphor:	*1 400–1 600 mg/Tag*

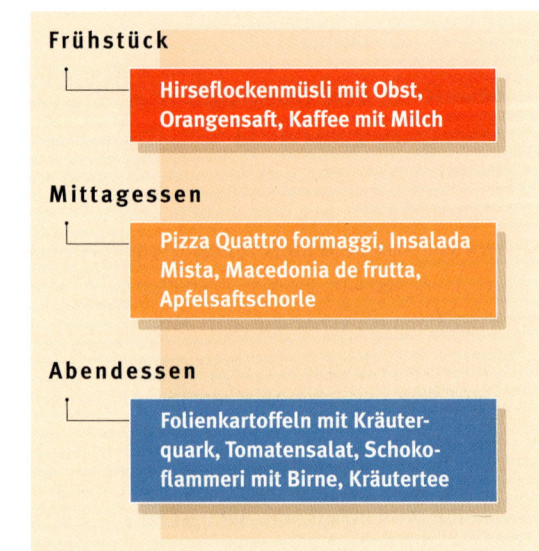

Frühstück

Hirseflockenmüsli mit Obst, Orangensaft, Kaffee mit Milch

Mittagessen

Pizza Quattro formaggi, Insalada Mista, Macedonia de frutta, Apfelsaftschorle

Abendessen

Folienkartoffeln mit Kräuterquark, Tomatensalat, Schokoflammeri mit Birne, Kräutertee

Gesamtsumme Tageskostplan

kcal	1 970	P	1 498,54 mg
kJ	8 250	B1	1,23 mg
EW	66,41 g	B2	1,88 mg
F	71,71 g	B6	1,98 mg
KH	252,75 g	Chol	153,68 mg
GFS	34,13 g	B12	3,83 µg
MUFS	5,76 g	EUFS	27,07 g
Bst	23,13 g	NiaÄ	23 791,25 µg
Ca	1 554,34 mg		

Nährstoffrelation

Eiweiß	66 g	14 %
Fett	72 g	33 %
Kohlenhydrate	253 g	53 %

■ Hirseflockenmüsli mit Obst

Menge	Zutaten
40 Gramm	Aprikose getrocknet
	Kalziumreiches Mineralwasser
30 Gramm	Hirseflocken
150 Gramm	Joghurt 3,5 % Fett
30 Gramm	Pflaumen frisch
100 Gramm	Apfel frisch
20 Gramm	Feige frisch
5 Milliliter	Zitrone Fruchtsaft
5 Gramm	Blütenhonig-Mischungen
5 Gramm	Mandel süß frisch

kcal	432	P	337,35 mg
kJ	1808	B1	0,33 mg
EW	11,79 g	B2	0,48 mg
F	10,39 g	B6	0,53 mg
KH	68,81 g	Chol	21,00 mg
GFS	4,07 g	B12	0,60 mg
MUFS	1,55 g	EUFS	3,95 g
Bst	9,31 g	NiaÄ	5 118,00 µg
Ca	276,25 mg		

Trockenobst über Nacht in kalziumreichem Mineralwasser einweichen. Mit Flüssigkeit zum Müsli dazu nehmen. Alle Zutaten in eine Schüssel geben und vermengen. Mit Zitronensaft und Honig abschmecken und mit Mandelblättchen garnieren.

■ Orangensaft

Menge	Zutaten
200 Milliliter	Orange Fruchtsaft frisch gepresst

kcal	90	Ca	86,00 mg
kJ	376	P	48,00 mg
EW	1,84 g	B1	0,12 mg
F	0,32 g	B2	0,06 mg
KH	17,58 g	B6	0,08 mg
GFS	0,06 g	EUFS	0,08 g
MUFS	0,10 g	NiaÄ	794,00 µg
Bst	0,44 g		

Orangen frisch auspressen und Saft in ein Glas geben.

■ Kaffee mit Milch

Menge	Zutaten
250 Milliliter	Kaffee (Getränk)
50 Milliliter	Trinkmilch 3,5 % Fett

kcal	37	P	51,50 mg
kJ	157	B1	0,02 mg
EW	2,15 g	B2	0,11 mg
F	1,75 g	B6	0,02 mg
KH	3,13 g	Chol	6,5 mg
GFS	1,06 g	B12	0,20 µg
MUFS	0,06 g	EUFS	0,53 g
Ca	65,00 mg	NiaÄ	2 153,50 µg

■ Pizza Quattro formaggi

Menge	Zutaten
60 Gramm	Weizenmehl Type 1050
3 Gramm	Bäckerhefe gepresst
3 Milliliter	Olivenöl
30 Milliliter	Trinkwasser
1 Prise	Zucker weiß
1 Prise	Jodiertes Salz
60 Gramm	Tomaten Konserve
1 Prise	Oregano, Thymian, Knoblauch, Pfeffer
20 Gramm	Mozarella 45 % F. i. Tr.
20 Gramm	Parmesan 40 % F. i .Tr.
20 Gramm	Gorgonzola 50 % F. i. Tr.
20 Gramm	Provolone 45 % F. i. Tr.

kcal	518	P	531,33 mg
kJ	2170	B1	0,33 mg
EW	26,87 g	B2	0,41 mg
F	26,64 g	B6	0,27 mg
KH	42,32 g	Chol	59,83 mg
GFS	14,44 g	B12	1,34 µg
MUFS	1,59 g	EUFS	8,91 g
Bst	3,71 g	NiaÄ	7092,41 µg
Ca	613,99 mg		

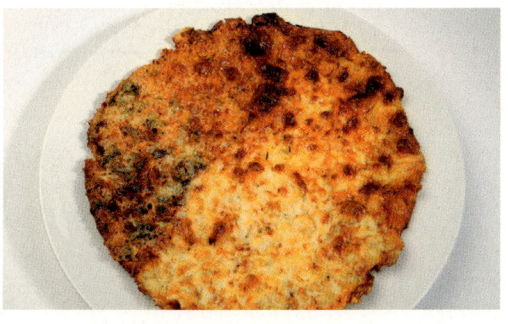

Hefe mit 1 Prise Zucker in lauwarmem Wasser auflösen. Mehl, Öl und 1 Prise Jodsalz dazu geben und zu einem glatten Teig kneten. Auf ein beschichtetes Pizzablech geben und 10 Minuten im Ofen bei 50 °C gehen lassen. Durchkneten und weitere 15 Minuten gehen lassen. Passierte Tomaten mit Gewürzen verfeinern und auf den Teig geben. Mit vier verschiedenen Käsesorten belegen. Im Ofen bei 200 °C etwa 15 Minuten backen.

Bild 1   *Pizza Quattro formaggi*

Fortsetzung →

⟶ Fortsetzung

■ Insalada Mista

Menge	Zutaten
10 Gramm	Radicchio frisch
10 Gramm	Eisbergsalat frisch
10 Gramm	Kopfsalat frisch
10 Gramm	Tomaten frisch
10 Gramm	Paprikaschoten frisch, gelb
10 Gramm	Mohrrübe frisch
3 Gramm	Zwiebeln frisch
5 Milliliter	Olivenöl
	Aceto Balsamico, Pfeffer

kcal	55	Ca	17,18 mg
kJ	231	P	18,31 mg
EW	0,69 g	B1	0,03 mg
F	5,12 g	B2	0,03 mg
KH	1,60 g	B6	0,06 mg
GFS	0,76 g	Chol	0,05 mg
MUFS	0,54 g	EUFS	3,57 g
Bst	1,37 g	NiaÄ	355,60 µg

Gemischten Salat dekorativ zubereiten, Balsamicoessig, Pfeffermühle und Olivenöl zum selbst abschmecken reichen.

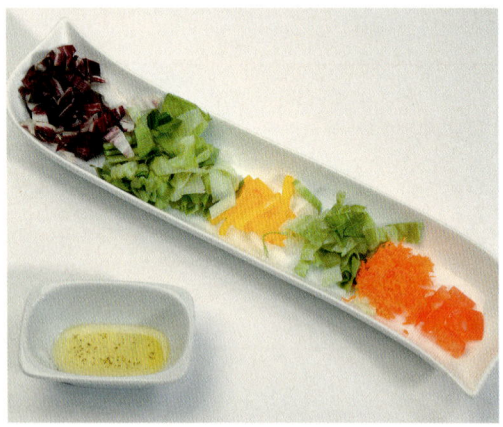

Bild 1 *Zutaten*

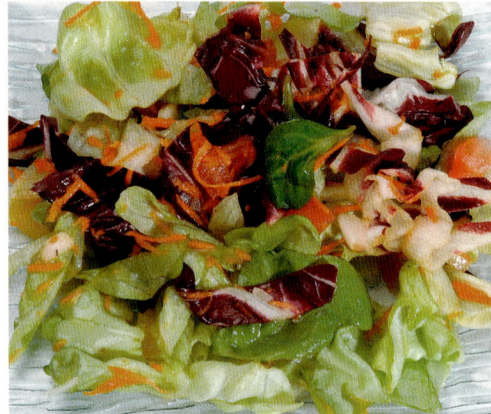

Bild 2 *Insalada Mista*

■ Macedonia de frutta

Menge	Zutaten
5 Milliliter	Zitronenfruchtsaft
5 Gramm	Vanillinzucker
100 Gramm	Banane frisch (130 g mit Schale)
50 Gramm	Mandarine Konserve abgetropft
20 Gramm	Schmand 40 % Fett

kcal	236	P	46,70 mg
kJ	990	B1	0,06 mg
EW	1,88 g	B2	0,08 mg
F	8,32 g	B6	0,38 mg
KH	37,02 g	Chol	23,40 mg
GFS	4,94 g	B12	0,06 µg
MUFS	0,40 g	EUFS	2,45 g
Bst	2,76 g	NiaÄ	1 161,05 µg
Ca	40,55 mg		

Zitronensaft mit Vanillinzucker vermischen, in gleichmäßige Scheiben geschnittene Banane damit beträufeln. Mandarinenfilets abtropfen lassen und über die dekorativ ausgelegten Bananenscheiben geben. Schmand darüber geben.

Bild 3 *Macedonia de frutta*

■ Apfelsaftschorle

Menge	Zutaten
250 Milliliter	Apfelfruchtsaft
250 Milliliter	Natürliches Mineralwasser mit Kohlensäure, kalziumreich

kcal	123	Ca	105,00 mg
kJ	518	P	27,50 mg
EW	0,77 g	B1	0,05 mg
F	0,83 g	B2	0,05 mg
KH	26,52 g	B6	0,10 mg
GFS	0,18 g	EUFS	0,05 g
MUFS	0,40 g	NiaÄ	495,00 µg
Bst	0,00		

Abendessen:

■ Folienkartoffeln mit Kräuterquark

Menge	Zutaten
180 Gramm	Kartoffeln ungeschält frisch, gegart mit Küchenabfall
3 Gramm	Butter
100 Gramm	Quark 20 % Fett
20 Milliliter	Trinkmilch 3,5 % Fett
2 Gramm	Petersilienblatt frisch
2 Gramm	Schnittlauch frisch
2 Gramm	Kerbel frisch
1 Prise	Jodiertes Salz
1 Prise	Pfeffer
1 Prise	Paprika edelsüß
1 Prise	Kümmel

kcal	219	P	259,51 mg
kJ	916	B1	0,14 mg
EW	13,99 g	B2	0,38 mg
F	7,73 g	B6	0,37 mg
KH	21,80 g	Chol	25,80 mg
GFS	4,64 g	B12	1,08 µg
MUFS	0,35 g	EUFS	2,29 g
Bst	2,80 g	NiaÄ	4 561,98 µg
Ca	161,57 mg		

Kartoffeln gründlich waschen und in Alufolie wickeln. Im Ofen backen. Folie öffnen und Kartoffeln halbieren. Butterflöckchen darauf geben. Quark mit Milch glatt rühren und reichlich frische fein gehackte Kräuter dazu geben. Mit Gewürzen abschmecken.

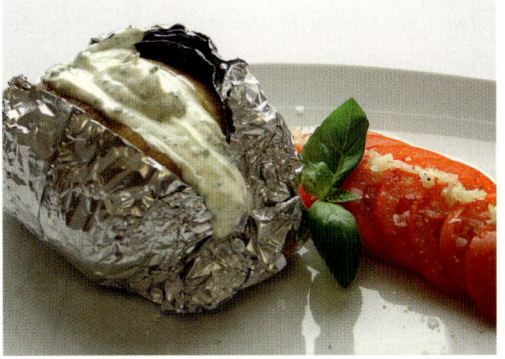

Bild 1   *Folienkartoffel mit Kräuterquark, Tomatensalat*

229

■ Tomatensalat   (Bild 1)

Menge	Zutaten
100 Gramm	Tomaten frisch
3 Gramm	Zwiebeln frisch
1 Prise	Jodiertes Speisesalz
1 Prise	Pfeffer
5 Milliliter	Olivenöl
1 Gramm	Basilikum frisch
	Essig

kcal	62	Ca	17,48 mg
kJ	261	P	28,81 mg
EW	0,99 g	B1	0,05 mg
F	5,20 g	B2	0,03 mg
KH	2,76 g	B6	0,10 mg
GFS	0,76 g	Chol	0,05 mg
MUFS	0,56 g	EUFS	3,59 g
Bst	1,00 g	NiaÄ	678,00 µg

Strunk aus den Tomaten entfernen und Tomaten in Scheiben schneiden. Dekorativ auf ein Salattellerchen legen. Mit Gewürzen und feinen Zwiebelwürfelchen bestreuen. Mit Essig und Öl anmachen und Basilikum dazu geben.

■ Schokoflammeri mit Birne

Menge	Zutaten
125 Milliliter	Kuhmilch Trinkmilch 3,5 % Fett
10 Gramm	Kartoffelstärke
3 Gramm	Kakaopulver schwach entölt
10 Gramm	Zucker weiß
30 Gramm	Birne Konserve abgetropft
5 Gramm	Quark 20 % Fett

kcal	195	P	149,53 mg
kJ	818	B1	0,06 mg
EW	5,44 g	B2	0,24 mg
F	5,41 g	B6	0,06 mg
KH	30,70 g	Chol	17,05 mg
GFS	3,22 g	B12	0,55 µg
MUFS	0,21 g	EUFS	1,65 g
Bst	1,74 g	NiaÄ	1 381,71 µg
Ca	166,32 mg		

Kakao mit Stärke vermischen und mit etwas Milch anrühren. Restliche Milch zum Kochen bringen und Masse einrühren. Zucker zugeben und aufkochen lassen. Birne in Fächer schneiden und dekorativ in ein Dessertschälchen geben. Mit dem Flammeri übergießen und kalt stellen. Mit Quarktupfer garnieren.

■ Kräutertee

Menge	Zutaten
250 Gramm	Kräutertee (Getränk)

kcal	3	B2	0,01 mg
kJ	8	B1	0,03 mg
Ca	5,00 mg	KH	0,50 g

Zusätzlich sollte über den Tag verteilt noch ein Liter kalziumreiches Mineral-Wasser getrunken werden. Getränke können nach Wahl mit Zucker, Honig, Sirup oder Süßstoff nachgesüßt werden.

13 Rheumatische Erkrankungen

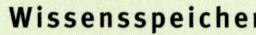

Wissensspeicher

Der Begriff „Rheuma" (griech. „fließen") stammt von dem griechischen Arzt und Begründer der wissenschaftlichen Medizin Hippokrates (ca. 460 v. Chr.–ca. 370 v. Chr.). Hippokrates vermutete, dass der „Fluss der Körpersäfte" gestört sei: „Wenn das Gehirn einen scharfen Fluss entsendet, so frisst er die Abflussstellen an und bringt sie zur Entzündung", schrieb der Urarzt von der Insel Kos in seiner kleinen Abhandlung über Drüsen. So entstünden beim Fluss aus der Kopfhöhle zu den Gelenken Gelenkerkrankungen. Hippokrates kannte bereits unterschiedliche Erscheinungsformen. Eine bedeutende Rolle spielt die mehrfach ungesättigte Fettsäure Arachidonsäure, die Bestandteil ausschließlich tierischer Nahrungsmittel ist, aber auch im menschlichen Körper gebildet wird.

Die Schmerzen, Schwellung und Überwärmung der Gelenke werden durch entzündungsfördernde Botenstoffe (so genannte Eicosanoide, Entzündungsmediatoren) verursacht, die aus Arachidonsäure gebildet werden. Eine geringe Zufuhr von Arachidonsäure über die Nahrung lässt den körpereigenen Arachidon-Spiegel nicht ansteigen. Deshalb sollte die Aufnahme mit der Nahrung < 350 mg pro Woche bzw. < 50 mg pro Tag nicht übersteigen. Die darüber hinaus aufgenommene Arachidonsäure wird in die Körperzellen eingeschleust und zur Bildung der Entzündungsmediatoren verwendet.

Fallbeispiel

Christa P. erkrankte im Alter von 15 Jahren an einer juvenilen chronischen Polyarthritis. Sie konnte, Dank eines verständnisvollen Arbeitgebers, ihre Lehre als Kauffrau abschließen, was ihr angeschlagenes Selbstbewusstsein sehr gestärkt hat. Nachdem ein Krankenhausaufenthalt dem anderen folgte, musste sie ihre Berufstätigkeit zunächst mit 27 Jahren aufgeben. Nach 1 ½ Jahren Krankschreibung konnte Christa P. wieder eine Teilzeitbeschäftigung aufnehmen und diese noch 15 Jahre ausführen. Inzwischen blickt sie auf eine 40jährige Krankengeschichte mit über 30 Operationen zurück. Bis auf ihre krankheitsbedingten Einschränkungen sagt sie, gehe es ihr noch ganz gut. Ohne Operationen und Endoprothesen (Endo = innen, Verankerung der Prothese im Knochen) würde sie ja sonst schon längst im Rollstuhl sitzen.

Krankheitslehre

Beschreibung

Rheuma ist der Begriff für alle entzündlichen, durch Verschleiß und durch Stoffwechsel sowie funktionelle Störungen bedingten Erkrankungen am Bewegungssystem. Die moderne Medizin unterscheidet insgesamt rund 450 verschiedene Krankheitsbilder. Alle sind verbunden mit Schmerzen und Funktionseinschränkungen, oft bis zu schwerer und schwerster körperlicher Behinderung.

Die bekanntesten Formen sind:
- Rheumatoide Arthritis (RA = internationale Bezeichnung) ist die häufigste entzündliche Erkrankung der Gelenke, die in Deutschland chronische Polyarthritis (cP) genannt wird. Das Besondere bei dieser Erkrankung ist der Angriff der Entzündungszellen auf den Gelenkknorpel und -knochen, dies kann bis zur Zerstörung der Gelenke führen. Der Verlauf der Erkrankung ist oft „schubweise", d. h. für einige Zeit sind die Gelenke besonders schmerzhaft und geschwollen. Die beschwerdefreien Intervalle werden im Verlauf der Erkrankung seltener. Insgesamt verläuft die rheumatoide Arthritis sehr unterschiedlich. Mit einem Stillstand der Erkrankung ist nur bei < 10 % der Patienten zu rechnen.
- Bechterewsche Erkrankung (entzündliche Wirbelsäulenversteifung)
- Arthrosen (Gelenkverschleiß)
- Weichteilrheumatismus (Muskel, Sehnen, Fibromyalgie)
- Gicht (Arthritis urica): stoffwechselbedingte Gelenkerkrankung
- Psoriasis – Arthritis

Diese schweren chronischen Erkrankungen beeinträchtigen durch den alltäglichen Kampf gegen die Schmerzen und die Bewegungseinschränkungen den Alltag: die Wege sind fünfmal so lang, die Mühen beim Waschen und Anziehen, nicht auszurutschen, wenn z. B. eine Tasse Kaffee an den Tisch getragen wird. Die Haare zu kämmen ist häufig nur möglich, wenn der Kamm durch einen Stab verlängert wurde.

Junge Menschen überlegen, welche Ausbildung sie wählen sollen und ob sie den Anforderungen an den Beruf gewachsen sind. Welche Perspektiven bieten sich privat, können sie den Erwartungen an Partnerschaft und eine Familie gerecht werden. Das Selbstwertgefühl leidet, die Zukunftsangst ist vorprogrammiert.

Häufigkeit

Weltweit leiden ca. 0,5 bis 1 % der Bevölkerung an rheumatoider Arthritis. In Deutschland rechnet man mit bis zu vier Millionen Menschen, wobei Frauen etwa dreimal häufiger betroffen sind. Die Erkrankung kann in jedem Lebensalter auftreten, bereits bei Kleinkindern, am häufigsten ist aber der Beginn zwischen dem 30. und 50. Lebensjahr. 1–2 % der Bevölkerung leiden unter Fibromyalgie. Frauen sind achtmal häufiger betroffen, meist im Alter zwischen 30–55 Jahren. Die Beschwerden können auch schon im Kindes- oder Jugendalter beginnen.

Für die Entwicklung einer Arthrose ist das Lebensalter der größte Risikofaktor. Sie kennt keine Klassen- oder Kulturunterschiede und ist somit auf der ganzen Welt verbreitet. Bis zum mittleren Lebensalter sind vor allem Männer betroffen, nach dem 55. Lebensjahr überwiegend Frauen. Rund 40 Millionen Menschen leben in der BRD mit Arthrosen, wovon circa 5 Millionen der ständigen Behandlung bedürfen.

Die Gicht zählt zu den Wohlstandserkrankungen und wird häufig durch Über- und Fehlernährung ausgelöst. In Deutschland sind ca. 15 % der Männer betroffen.

In Deutschland rechnet man mit etwa 200 000 Bechterew-Kranken.

Entstehung

Die Ursache(n) der rheumatoiden Arthritis ist (sind) noch immer nicht völlig geklärt. Eine Fehlsteuerung des Immunsystems wird nicht ausgeschlossen, ebenso eine erbliche Veranlagung, die beim Zusammentreffen mit bestimmten Bakterien/Viren zum Ausbruch der Erkrankung führen kann.

Symptome
- Entzündungen und Schmerzen der Gelenke
- Eingeschränkte Beweglichkeit mit so genannter „Morgensteife", d. h. Unbeweglichkeit beim Aufwachen
- Anschwellen der Sehnenscheiden (z. B. Handrücken, Fingerstrecksehnen, Halswirbelsäule, Schleimbeutel über den Gelenken)
- Bei ca. 10–20 % der Patienten bilden sich so genannte Rheumaknoten (z. B. an Ellenbogen, Fingern)

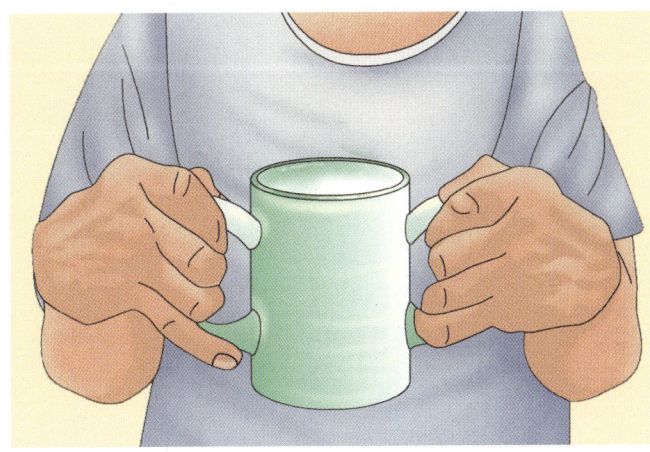

Bild 1 *Kaffeetasse mit zwei Griffen*

Weitere Symptome:
- Starke Müdigkeit
- Leistungsschwäche
- Fieber, Nachtschweiß
- Evt. Gewichtsabnahme

Begleiterkrankungen
- Osteoporose (ausgelöst durch den Entzündungsprozess, Medikamente wie Kortison und durch Bewegungseinschränkung)
- Bei schweren Krankheitsverläufen können ausserdem in Mitleidenschaft gezogen werden:
  – Augen (bis hin zur Erblindung)
  – Herzbeutel
  – Lunge
  – Rippenfell
  – Nerven u. a.

Besonders zu beachten/Therapie

Da Rheuma ein Sammelbegriff für unterschiedliche Erkrankungen ist, die an den Gelenken, der Wirbelsäule, der Muskulatur, den Sehnen, den Sehnenscheiden und den Knochen auftreten können, sind nach Diagnosestellung entsprechende Therapiemaßnahmen festzulegen. Die Erkrankungen haben unterschiedliche Ursachen und Krankheitsverläufe und erfordern daher vielseitige Behandlungsmethoden. Bei der am häufigsten vorkommenden rheumatoiden Arthritis (chronische Polyarthritis – cP) ist die Ernährungstherapie ein wesentlicher Bestandteil des umfangreichen Therapiekonzeptes.

Ernährungstherapie

Ziele
- Hemmung bzw. deutliche Besserung der Entzündung
- Reduzierung von Medikamenten
- Verhinderung der Osteoporose

231

Lebensmittel	Alphalinolen-säuregehalt (mg/100 g)	Verhältnis Omega-6 zu Omega-3 Fettsäuren	Anmerkung
Leinöl	55 300 mg	1 : 4	Reichhaltigste Omega-3 Quelle
Leinsamen	16 400 mg	1 : 4	Viermal mehr Omega-3 als Omega-6-Fettsäuren
Rapsöl	8 600 mg	2 : 1	Hauptsächlich einfach ungesättigte Fettsäuren und zusätzlich Omega-3-Fettsäuren
Hanföl	19 000 mg	3 : 1	nussiger Geschmack, wurde über Jahrhunderte verwendet
Walnussöl	13 400 mg	4 : 1	Enthält Antioxidantien, Vitamine, Spurenelemente und Omega-3-Fettsäuren
Walnüsse	7 000 mg	4 : 1	
Weizenkeimöl	8 900 mg	6 : 2	Vitamin E reichstes Öl bringt den ungesättigten Fettsäuren Stabilität
Sojaöl	7 600 mg	7 : 1	Im Verhältnis zu reichhaltig an Omega-6-Fettsäuren
Olivenöl	855 mg		

Kostformen

Vollkost bzw. leichte Vollkost sind nur bedingt geeignet, da die Fettauswahl eine entscheidende Rolle spielt. Außerdem werden die Fleischmahlzeiten begrenzt, die lacto-vegetabile Kost wird empfohlen.

Ernährungsempfehlungen

Die Zufuhr von Arachidonsäure soll reduziert werden, deshalb sind Nahrungsmittel tierischer Herkunft wie Fleisch- und Wurstwaren, Vollmilch, Sahne, Käse und Eier, besonders Eigelb, nur in begrenzten Menge möglich. Bereits bei zwei kleinen Fleischportionen in sieben Tagen wird die maximal empfohlene Wochenmenge von 350 mg Arachidonsäure erreicht. Bei Milch und Milchprodukten sind die fettarmen Varianten günstiger. Durch die begrenzte Menge tierischer Nahrungsmittel und tierischer Fette und der damit reduzierten Zufuhr von Arachidonsäure wird die Bildung entzündungsfördernder Botenstoffe gehemmt.

Eine spürbare Besserung der Entzündungen bedeutet weniger Schmerzen, d. h. mehr Wohlbefinden für den Kranken. Der gleiche Erfolg wird durch kurzfristiges Heilfasten (z. B. Saftfasten) erreicht. Fastentage eignen sich nicht für untergewichtige, mangelernährte Patienten. Etwa 40 % der Rheumatiker sind fehlernährt. Pflanzliche Öle, die reichlich Omega-3-Fettsäuren in Form von Alpha-Linolensäure enthalten, sind besonders zu empfehlen. Diese Linolensäure wird zur günstigen, vorteilhaften Eicosapentaensäure verstoffwechselt. Je weniger Linolsäure aus Pflanzenölen wie Sonnenblumen-, Maiskeim- oder Distelöl (= Safloröl) verzehrt wird, desto besser können die Omega-3-Fette vom Körper genutzt werden.

Neben den ausgewählten pflanzlichen Ölen sind fette Kaltwasserfische wegen ihres Gehaltes an Eicosapentaensäure, und einer weiteren Omega-3-Fettsäure, der Docosahexaensäure, ebenfalls sehr empfehlenswert.

Damit die Alpha-Linolensäure ihre entzündungshemmende Wirkung entfalten kann, ist das Verhältnis zur Linolsäure zu beachten:

Pflanzenöl	Verhältnis Omega 6 : Omega 3 soll ≤ 5 : 1 sein
Leinöl	1 : 4
Rapsöl	2,4 : 1
Walnussöl	4,3 : 1
Sojaöl	6,8 : 1
Olivenöl	9,6 : 1
Kürbiskernöl	100 : 1
Sonnenblumenöl	126 : 1
Distelöl	160 : 1

Gehalt an Omega-3-Fettsäuren in Fischen:

100 g Fisch enthalten:	Eicosa-pentaen-säure (mg):	Docosa-hexaen-säure (mg):
Hering (Atlantik)	2 038	677
Hering (Ostsee)	740	1 170
Thunfisch	1 385	2 082
Lachs	749	1 859
Makrele	629	1 124

Auch Antioxidantien können die Bildung von entzündungsfördernden Botenstoffen aus Arachidonsäure vermindern. Das wichtigste Antioxidans ist Vitamin E. Vitamin E wird durch den Angriff auf Sauerstoffradikale, die die Gelenkentzündung verstärken, selbst zum Radikal. Gegengesteuert wird durch erhöhte Vitamin C-Zufuhr und selenhaltige Enzyme, die Vitamin E wieder aufbauen. Deshalb liegt der Bedarf an den Vitaminen E und C sowie Selen deutlich über dem des Gesunden. Diese Nahrungsergänzungsmittel nach ärztlicher Rücksprache einsetzen:

- Vitamin E: 100–200 mg/Tag (bis zu 400 mg/Tag)
- Vitamin C: 200 mg/Tag
- Selen: 100–200 µg/Tag
- Fischölkapseln mit konzentrierten Omega-3-Fettsäuren
- Nachtkerzen- und Borretschöl enthalten Alpha-Linolensäure

Kostprinzip

- Möglichst lacto-vegetabile Kost (Milch, Joghurt, Kefir, Käse – fettreduziert oder Magerstufe).
- 2–3 Eier pro Woche.
- 0,5 l fettarme Milch oder entsprechende Sauermilchprodukte, sowie kalziumreiche Mineralwässer und kalziumangereicherte Frucht- oder Gemüsesäfte zur Osteoporoseprophylaxe pro Tag.
- 1–2 kleine (= 100 g Rohgewicht) Fleischmahlzeiten pro Woche, Wurst und Innereien sind nicht empfehlenswert.
- Zwei Fischmahlzeiten pro Woche.
- Tierische Fette und pflanzliche Öle mit überwiegendem Linolsäuregehalt gegen Omega-3-haltige Öle austauschen, vorwiegend Lein-, Raps-, Walnussöl gelegentlich auch Hanf-, Weizenkeim- und Sojaöl verwenden.
- Günstig ist die Verwendung von Omega-3-Diätmargarinen sowie vegetarischen Brotaufstrichen.
- Wenig Alkohol, d. h. 250 ml Wein oder 500 ml Bier, möglichst nicht täglich. Die Wechselwirkung von Alkohol mit Medikamenten ist zu beachten.
- DGE Empfehlung: 5 x am Tag frisches Obst und Gemüse verzehren, möglichst nach dem jahreszeitlichen Angebot, öfter kalziumreichen Sorten den Vorzug geben (vgl. Kapitel „Osteoporose").
- Täglich Vollkornprodukte: zum Frühstück bieten sich Müslizubereitungen aus verschiedenen Getreideflocken oder -schrot an. Als vegetarische Hauptgerichte z. B. Weizen, Grünkern, Dinkel, Quinoa, Reis, Mais, Hirse, Gerste, Hafer.
- Kräuter- und Früchtetees, Bohnenkaffee in Maßen (2–3 Tassen pro Tag).
- Rauchen vermeiden; rauchende Polyarthritiker haben doppelt so häufig einen positiven Rheumafaktor und mehr Gelenkdestruktionen.
- Schonende Zubereitungen und Garverfahren wählen.
- Wenn gesundheitlich unbedenklich, ist kurzfristiges Heilfasten sehr empfehlenswert.

Hinweise zur Ernährungsberatung

Die Wirkung und die Verträglichkeit von Medikamenten kann günstig beeinflusst werden durch:

- Nicht kortisonhaltige Antirheumatika gegen Ende der Mahlzeit einnehmen
- Kortikoide zur Mahlzeit
- Bei akutem Schub die Morgendosis Kortison vor dem Aufstehen mit einem Glas Magermilch oder -joghurt zuführen
- Wenn nach der Ernährungsumstellung eine Besserung eintritt, dürfen die notwendigen Medikamente keinesfalls ohne ärztliche Rücksprache vermindert oder weggelassen werden

100 g Lebensmittel	Arachidonsäure in mg
Milch und Milchprodukte	
Kuhmilch 3,5 % Fett	4
Kuhmilch, 1,5 % Fett	2
Molke, süss	0
Speisequark 20 % F. i. Tr.	5
Speisequark, mager	0
Camembert 45 % F. i. Tr.	34
Hühnereier	
Hühnerei, Gesamtinhalt	70
Eigelb	297
Fette und Öle	
Schweineschmalz	1 700
Diätmargarine	0
Weizenkeimöl	0
Fleisch und Fleischprodukte	
Schweineleber	870
Leberwurst	230
Schweinefleisch, Muskel	120
Rindfleisch, Muskel	70
Huhn	42
Kalbfleisch	62
Gemüse, Kartoffeln,	0
Obst	0
Sojaprodukte	0

Quelle: Thieme Verlag, Ernährungsmedizin K. Biesalski

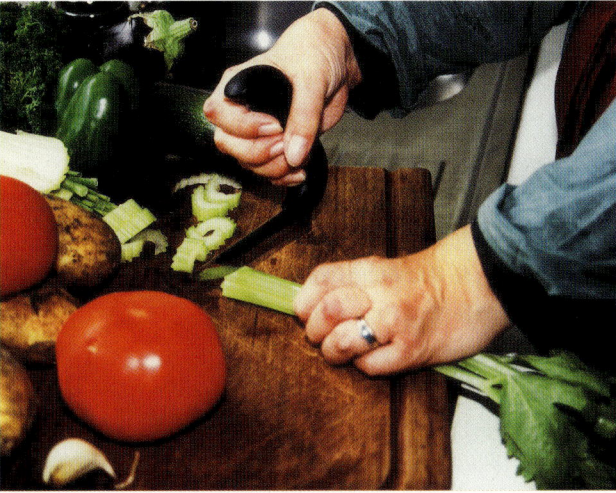

Bild 1 *Wiegemesser (Quelle: Deutsche Rheuma-Liga Bundesverband e. V.)*

Einige praktische Tipps

- Nach Möglichkeit elektrische Geräte benutzen, die die Hände schonen (z. B. Dosenöffner, Pürierstab, Brotschneidemaschine)
- Besteck und Gemüseschäler mit verdicktem Griff verbessern die Greiffunktion
- Spezielle Küchenmesser, so genannte Fuchsschwanzmesser, erleichtern die Arbeit
- Schränke in der Küche mit Ausziehschubladen für Geschirr
- Backofen mit Ausziehwagen
- Benutzung von Stehhilfen oder höhenverstellbaren Arbeitsstühlen
- Auf die angepasste Höhe bei Hängeschränken und Arbeitsplatten achten

Rat und Hilfe finden Betroffene bei:

Deutsche Rheuma Liga- Bundesverband e.V.
Maximilianstr. 14
53111 Bonn
Telefon 02 28 766 06-0
Infotelefon: 02 28 766 70 80
Fax: 02 28 766 06-20
Internet: www.rheuma-liga.de
E-Mail: bv@rheuma-liga.de

Deutsche Vereinigung Morbus Bechterew e. V.
Bundesverband
Metzgergasse 16
97421 Schweinfurt
Telefon: 097 21 220 33
Fax: 097 21 229 55
Internet: www.bechterew.de
E-Mail: DVMB@bechterew.de

Kontakt für Eltern rheumakranker Kinder
in der Rheumakinderklinik
Gehfeldstr. 24
82467 Garmisch-Partenkirchen
Telefon: 088 21 70 10
Fax: 088 21 739 16
Internet: www.rheuma-kinderklinik.de

Kontakt für Eltern rheumakranker Kinder in der
Kinderabteilung der Reumaklinik Bad Bramstedt,
Oskar- Alexander-Str. 26
24576 Bad Bramstedt
Telefon: 041 92 90 22 19
Fax: 041 92 90 23 73
Internet: www.rheuma-zentrum.de

Deutsche Fibromyalgie Vereinigung e. V. (DFV)
Waidachshoferstr. 25
74743 Seckach
Telefon: 062 92 92 87 58,
Fax: 062 92 92 87 61
Internet: www.fibromyalgie-fms.de
E-Mail: info@fibromyalgie-fms.de

234

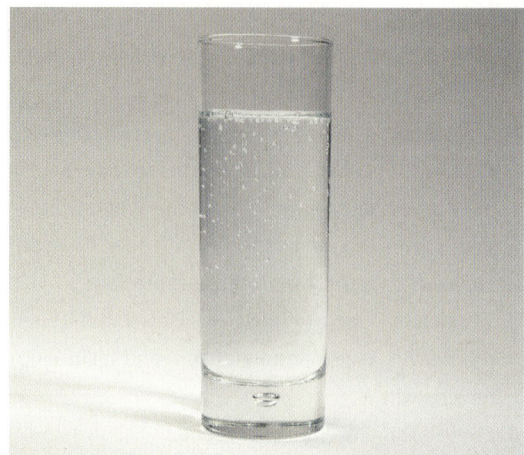

Bild 1   *Kalziumreiches Mineralwasser bevorzugen*

Aufgaben

1. Beurteilen Sie die Arachidonsäure in der Ernährungstherapie des Rheumakranken.

2. Zum Frühstück eignen sich besonders Müslizubereitungen. Stellen Sie drei verschiedene
   zusammen und verwenden Sie jeweils unterschiedliche Getreideprodukte. Die Mengenangaben sind erforderlich.

3. Begründen Sie die Empfehlung: 2 x pro
   Woche eine Seefischmahlzeit. Stellen Sie
   ein warmes Mittagessen mit Thunfisch und
   ein kaltes Abendessen mit Atlantik-Hering
   zusammen und geben Sie Mengen und Gewürze an.

4. Warum benötigt der Rheumatiker deutlich
   mehr Vitamin E, C und Selen als der Gesunde?

5. Nennen Sie vier Öle, die Omega-3-Fettsäuren
   enthalten.
   a. Begründen Sie Ihre Empfehlung, diese Öle
   vorwiegend in der Zubereitung der Kost zu
   verwenden.
   b. Beschreiben Sie Aussehen, Geruch und
   Geschmack von Leinöl. Nennen Sie zwei Ver-
   wendungsmöglichkeiten.

Tageskostplan – Rheuma

Patientin: Christa P., 58 Jahre

Wünschenswerte Energie- (D-A-CH Referenzwerte)
und Nährstoffzufuhr:

Gesamtenergiebedarf	*2 000 kcal bzw.*
	8 500 kJ/Tag
Eiweiß etwa 15 %	*300 kcal = 75 g EW/Tag*
Fett 30–35 %	*600–700 kcal*
	= 67–78 g F/Tag
Kohlenhydrate 50–55 %	*1 000–1 100 kcal*
	= 250–275 g KH/Tag
Vitamin E	*100–200 mg Tag*
Vitamin C	*200 mg/Tag*
Arachidonsäure	*< 50 mg/Tag*

Gesamtsumme Tageskostplan

kcal	2026	B1	1,23 mg
kJ	8470	B2	2,30 mg
EW	76,21 g	B6	1,76 mg
F	74,16 g	C	193,90 mg
KH	254,96 g	Chol	207,15 mg
GFS	17,99 g	B12	6,68 µg
MUFS	23,36 g	EUFS	29,05 g
Bst	27,87 g	NiaÄ	36 479,02 µg
E	43,28 mg	Arasre	47 mg

Nährstoffrelation

Eiweiß	76 g	15 %
Fett	74 g	33 %
Kohlenhydrate	255 g	51 %

Frühstück

Vollkornbrötchen mit Gemüse-
aufstrich, Weizenvollkornbrot mit
Pflanzenmargarine und Konfitüre,
Milchkaffee, Mineralwasser

Zwischenmahlzeit

Vanillejoghurt mit Papaya und
Orange, Lindenblütentee,
Mineralwasser

Mittagessen

Rahmchampignons, Semmel-
knödel, Feldsalat mit Walnuss,
Johannisbeerschorle

Zwischenmahlzeit

Mürbteigkuchen mit Birnenfüllung,
Rooibostee, Mineralwasser

Abendessen

Räucherforelle in Gelee,
Röstkartoffeln, Gurken-Tomaten-
Salat, Traubensaftschorle,
Mineralwasser

Spätmahlzeit

Schokoflammeri mit Quark-
tupfer, Pfefferminztee

Frühstück:

■ Vollkornbrötchen mit Gemüseaufstrich

Menge	Zutaten
50 Gramm	Vollkornbrötchen
10 Gramm	Zucchini frisch
10 Gramm	Paprikaschoten frisch, gelb
10 Gramm	Paprikaschoten frisch, rot
1 Prise	Jodiertes Salz
1 Prise	Pfeffer
1 Prise	Basilikum, Knoblauch
30 Gramm	Hüttenkäse 20 % F. i. Tr.

kcal	148	B1	0,17 mg
kJ	617	B2	0,15 mg
EW	8,15 g	B6	0,20 mg
F	2,15 g	C	29,40 mg
KH	23,21 g	Chol	4,80 mg
GFS	0,91 g	B12	0,30 µg
MUFS	0,45 g	EUFS	0,48 g
Bst	4,15 g	NiaÄ	3 409,10 µg
E	1,21 mg		

Vollkornbrötchen aufschneiden. Gemüse waschen, putzen und schälen (Zucchini). In feine Würfelchen
schneiden und mit Gewürzen und Hüttenkäse vermengen und auf das Brötchen streichen.

■ Weizenvollkornbrot mit Pflanzenmargarine und Konfitüre

Menge	Zutaten
50 Gramm	Vollkornbrot-Weizenvollkornbrot
10 Gramm	Pflanzenmargarine mit Omega 3 Fettsäuren
25 Gramm	Erdbeerkonfitüre

kcal	245	E	8,61 mg
kJ	1 021	B1	0,08 mg
EW	3,93 g	B2	0,06 mg
F	8,76 g	B6	0,12 mg
KH	36,95 g	C	0,60 mg
GFS	2,11 g	EUFS	3,49 g
MUFS	2,95 g	NiaÄ	2 405,00 µg
Bst	3,39 g		

Brötchen aufschneiden, mit Pflanzenmargarine
und Erdbeerkonfitüre bestreichen.

Fortsetzung →

⟶ *Fortsetzung*

■ Milchkaffee

Menge	Zutaten
250 Milliliter	Kaffee (Getränk)
50 Milliliter	Trinkmilch 1,5 % Fett

kcal	29	B1	0,02 mg
kJ	124	B2	0,11 mg
EW	2,20 g	B6	0,03 mg
F	0,80 g	C	0,50 mg
KH	3,20 g	Chol	3,00 mg
GFS	0,48 g	B12	0,25 µg
MUFS	0,03 g	EUFS	0,24 g
Bst	0,00	NiaÄ	2 161,50 µg
E	0,01 mg		

■ Mineralwasser

Menge	Zutaten
500 Milliliter	Natürliches Mineralwasser

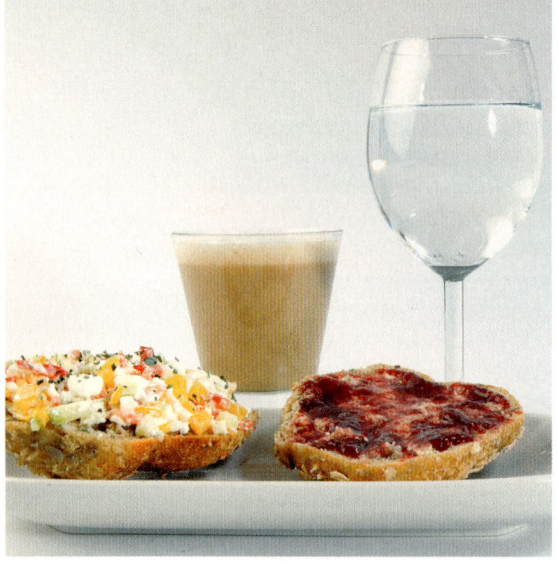

Bild 1 *Frühstück (Rezept s. S. 235 f.)*

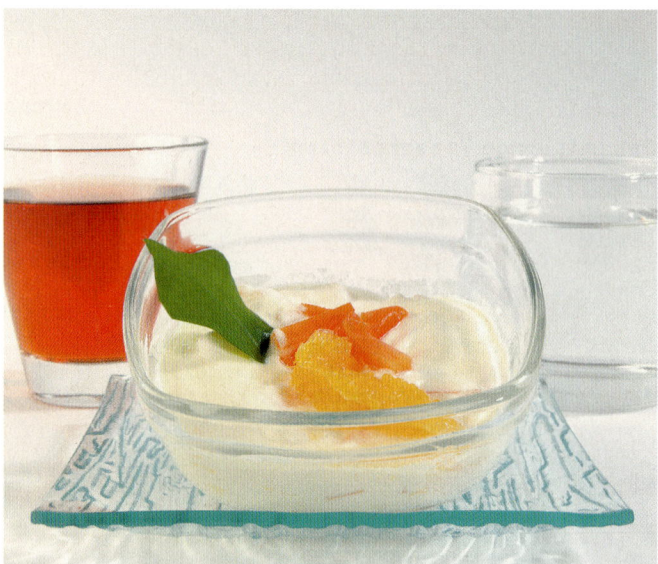

Bild 2 *Zwischenmahlzeit (Rezepte unten)*

Zwischenmahlzeit:

■ Vanillejoghurt mit Papaya und Orange

Menge	Zutaten
100 Gramm	Joghurt 1,5 % Fett
20 Milliliter	Trinkmilch 1,5 % Fett
	Mark von ½ Vanilleschote
5 Gramm	Blütenhonig-Mischungen
30 Gramm	Papaya
30 Gramm	Orange frisch
	Minzeblättchen

kcal	89	B1	0,07 mg
kJ	373	B2	0,23 mg
EW	4,55 g	B6	0,08 mg
F	1,91 g	C	40,92 mg
KH	12,31 g	Chol	6,20 mg
GFS	1,11 g	B12	0,50 µg
MUFS	0,08 g	EUFS	0,57 g
Bst	1,23 g	NiaÄ	1 340,45 µg
E	0,33 mg		

Joghurt mit Milch, Vanillemark und Honig glatt rühren. Papaya waschen, schälen, halbieren und Samenkörner mit dem Löffel entfernen und in mundgerechte Stücke schneiden. Orange waschen und filetieren und mit den Papayastücken in den Joghurt geben. Mit Minzeblättchen garnieren.

■ Lindenblütentee

Menge	Zutaten
250 Milliliter	Lindenblütentee (Wert von Kräutertee verwenden)

kcal	3	B1	0,03 mg
kJ	8	B2	0,01 mg
KH	0,50 g		

■ Mineralwasser

Menge	Zutaten
200 Milliliter	Natürliches Mineralwasser

236

Mittagessen:

■ Rahmchampignons

Menge	Zutaten
5 Gramm	Pflanzenmargarine mit Omega 3 Fettsäuren
5 Gramm	Gemüsezwiebel frisch
200 Gramm	Champignon frisch
100 Milliliter	Gemüsebrühe
5 Gramm	Weizen Mehl Type 550
10 Milliliter	Kaffeesahne 10 % Fett
1 Prise	Jodiertes Salz
1 Prise	Pfeffer
1 Prise	Kümmel
1 Prise	Paprika
1 Gramm	Petersilienblatt frisch

kcal	115	B1	0,22 mg
kJ	484	B2	0,91 mg
EW	6,61 g	B6	0,15 mg
F	7,38 g	C	13,54 mg
KH	5,89 g	Chol	3,90 mg
GFS	1,93 g	B12	0,05 µg
MUFS	2,75 g	EUFS	2,42 g
Bst	4,84 g	NiaÄ	11 501,68 µg
E	5,50 mg		

Margarine schmelzen lassen und Zwiebelwürfel glasig dünsten. Fein blättrig geschnittene Champignons dazu geben und mit etwas Gemüsebrühe aufgießen. Mehl mit Sahne und verbliebener Gemüsebrühe anrühren und dazu geben. Aufkochen und abbinden lassen. Gewürze dazu geben und abschmecken. Kurz vor dem Servieren mit fein gehackter Petersilie bestreuen.

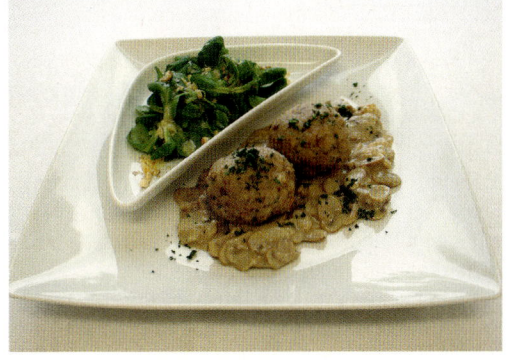

Bild 1   *Rahmchampignons mit Semmelknödel*

■ Semmelknödel   (Bild 1)

Menge	Zutaten
75 Gramm	Roggenbrötchen
60 Milliliter	Trinkmilch 1,5 % Fett
1 Prise	Jodiertes Salz
1 Prise	Muskat
1 Prise	Pfeffer
3 Gramm	Pflanzenmargarine mit Omega 3 Fettsäuren
10 Gramm	Gemüsezwiebel frisch
1 Gramm	Petersilienblatt frisch
30 Gramm	Hühnerei Vollei frisch

kcal	267	B1	0,16 mg
kJ	1 118	B2	0,27 mg
EW	10,86 g	B6	0,19 mg
F	7,47 g	C	3,07 mg
KH	38,45 g	Chol	122,40 mg
GFS	2,28 g	B12	0,90 µg
MUFS	1,61 g	EUFS	2,72 g
Bst	4,75 g	NiaÄ	3 198,63 µg
E	3,50 mg	Arasre	21 mg

Brötchen in feine Scheiben schneiden (oder Knödelbrot verwenden), mit warmer Milch einweichen und Gewürze dazu geben. Zwiebelwürfelchen in der Margarine glasig dünsten und mit der fein gehackten Petersilie dazu geben. Ei aufschlagen und mit der Knödelmasse gut vermengen. Knödel drehen und im leicht siedenden Salzwasser pochieren.

■ Feldsalat mit Walnuss

Menge	Zutaten
40 Gramm	Feldsalat frisch
3 Gramm	Senf
5 Milliliter	Walnussöl
	Essig
3 Gramm	Gemüsezwiebel frisch
1 Prise	Jodiertes Salz
1 Prise	Pfeffer
3 Gramm	Walnuss

kcal	73	E	0,59 mg
kJ	305	B1	0,04 mg
EW	1,39 g	B2	0,04 mg
F	7,12 g	B6	0,13 mg
KH	0,93 g	C	14,32 mg
GFS	0,77 g	Chol	0,05 mg
MUFS	4,80 g	EUFS	1,20 g
Bst	0,99 g	NiaÄ	602,21 µg

Feldsalat waschen und putzen und abtropfen lassen. Senf mit Öl und etwas Essig glatt rühren, Zwiebelwürfelchen, Salz und Pfeffer dazu geben und mit dem Feldsalat vermengen. Mit gehackten Walnüssen bestreuen.

■ Johannisbeerschorle

Menge	Zutaten
150 Milliliter	Natürliches Mineralwasser mit Kohlensäure
150 Milliliter	Johannisbeere schwarz Fruchtnektar

kcal	105	E	0,64 mg
kJ	441	B1	0,01 mg
EW	0,39 g	B2	0,01 mg
F	0,04 g	B6	0,02 mg
KH	24,19 g	C	34,72 mg
GFS	0,01 g	EUFS	0,01 g
MUFS	0,02 g	NiaÄ	153,00 µg
Bst	0,00		

Zwischenmahlzeit:

■ Mürbteigkuchen mit Birnenfüllung

Menge	Zutaten
16 Gramm	Weizen Mehl Type 405
8 Gramm	Mais Stärke
6 Gramm	Zucker weiß
3 Milliliter	Trinkwasser
16 Gramm	Pflanzenmargarine mit Omega 3 Fettsäuren
40 Gramm	Birne frisch
6 Gramm	Zucker weiß
4 Gramm	Weintrauben getrocknet
3 Gramm	Pflanzenmargarine mit Omega 3 Fettsäuren
2 Gramm	Puderzucker (Wert von Zucker verwendet)
1 Gramm	Pflanzenmargarine mit Omega 3 Fettsäuren

kcal	316	E	16,32 mg
kJ	1 311	B1	0,03 mg
EW	1,92 g	B2	0,02 mg
F	16,34 g	B6	0,04 mg
KH	39,81 g	C	2,55 mg
GFS	4,05 g	EUFS	6,86 g
MUFS	5,34 g	NiaÄ	502,52 µg
Bst	1,98 g		

Mehl und Stärke in eine Schüssel geben. Zucker, Eiswasser und die Margarine darauf geben. Alles mit einem Handrührgerät auf der niedrigsten Stufe verkneten und den Mürbteig kalt stellen.
Für den Kuchen 1/3 des Teiges als Deckel zu einem Kreis mit 26 cm Durchmesser auswellen. In diesem Deckel mehrere Löcher ausstechen, so dass der Dampf beim Backen entweichen kann. Restlichen Teig auswellen, Boden und Rand der gefetteten Form auslegen.
Birnen mit Zucker und Rosinen mischen und darauf geben. Margarineflöckchen darüber verteilen.
Die Teigdecke über die Birnen geben, Teigränder gut zusammen drücken und im vorgeheizten Ofen bei 200–225 °C etwa 40–50 Minuten backen. Nach dem Auskühlen mit Puderzucker bestäuben. (Gilt für Rezept mal 12).

■ Rooibostee

Menge	Zutaten
250 Milliliter	Rooibostee (Wert von Kräutertee verwendet)

kcal	3	B1	0,03 mg
kJ	8	B2	0,01 mg
KH	0,50 g		

■ Mineralwasser

Menge	Zutaten
200 Milliliter	Natürliches Mineralwasser

Abendessen:

■ Räucherforelle in Gelee

Menge	Zutaten
	Pfefferkörner
	Petersilie frisch
	Zwiebel frisch
	Karotte frisch
150 Milliliter	Trinkwasser
5 Milliliter	Zitrone Fruchtsaft
	Jodiertes Salz
4 Gramm	Gelatine
100 Gramm	Forelle geräuchert
20 Gramm	Zucchini frisch
20 Gramm	Mohrrübe frisch
15 Gramm	Gewürzgurken Sauerkonserve abgetropft
15 Gramm	Knollensellerie frisch
15 Gramm	Porree frisch

kcal	157	B1	0,12 mg
kJ	656	B2	0,10 mg
EW	26,37 g	B6	0,27 mg
F	3,81 g	C	13,54 mg
KH	3,45 g	Chol	59,00 mg
GFS	0,97 g	B12	4,00 µg
MUFS	1,31 g	NiaÄ	6 983,24 µg
Bst	1,99 g	Arasre	26 mg
E	2,05 mg		

Sud aus Wasser, Pfefferkörnern, Petersilie, Zwiebel, Karotten, Zitronensaft und Jodsalz zubereiten. Sud durch ein Sieb abseihen und 150 ml Sud auf 125 ml einreduzieren lassen. Gelatine in kaltem Wasser einweichen, ausdrücken und zum Auflösen in den nicht mehr kochenden Sud geben. In einem Teller Fischfilet mit dem Gemüse dekorativ anrichten und mit dem Sud übergießen. Kühl stellen.

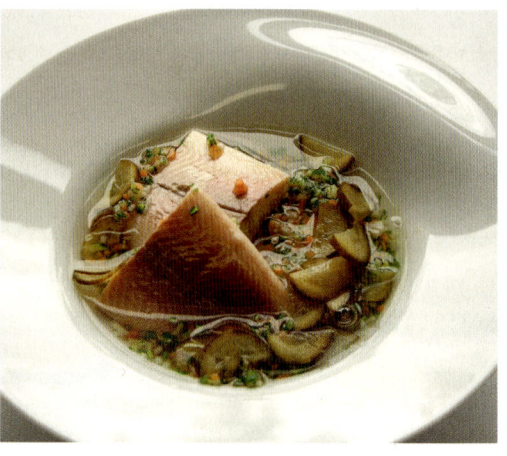

Bild 1   *Räucherforelle in Gelee*

Fortsetzung ⟶

⤑ Fortsetzung

■ Röstkartoffeln

Menge	Zutaten				
180 Gramm	Kartoffeln ungeschält gegart mit Küchenabfall	kcal	172	E	2,35 mg
		kJ	722	B1	0,10 mg
		EW	2,47 g	B2	0,05 mg
10 Gramm	Gemüsezwiebel frisch	F	10,04 g	B6	0,30 mg
10 Milliliter	Rapsöl	KH	17,54 g	C	16,48 mg
1 Prise	Jodiertes Salz	GFS	0,80 g	Chol	0,20 mg
1 Prise	Pfeffer	MUFS	3,26 g	EUFS	5,51 g
1 Prise	Kümmel	Bst	2,77 g	NiaÄ	1936,40 µg
1 Prise	Majoran				

Pellkartoffeln garen, schälen und in Scheiben schneiden. Zwiebel würfeln und in Öl glasig dünsten, Kartoffelscheiben dazu geben und goldgelb braten. Mit Gewürzen abschmecken. Gut geeignet, wenn z. B. vom Vortag noch Pellkartoffeln übrig sind.

■ Gurken-Tomaten-Salat

Menge	Zutaten				
50 Gramm	Gurke frisch	kcal	68	B1	0,04 mg
50 Gramm	Tomaten frisch	kJ	287	B2	0,03 mg
1 Prise	Jodiertes Salz	EW	0,85 g	B6	0,07 mg
1 Prise	Pfeffer	F	5,21 g	C	19,34 mg
1 Prise	Zucker weiß	KH	4,28 g	Chol	0,05 µg
1 Gramm	Dill frisch (Wert von Petersilienblatt frisch verwendet)	GFS	0,78 g	B12	0,00
		MUFS	0,56 g	EUFS	3,58 g
		Bst	0,79 g	NiaÄ	498,88 µg
5 Milliliter	Zitrone Fruchtsaft	E	1,09 mg		
5 Milliliter	Olivenöl				

Gurke waschen, schälen und in feine Scheiben schneiden. Tomaten waschen und vom Strunk befreien und ebenfalls in Scheiben schneiden. Dekorativ auf ein Salattellerchen geben und mit Marinade aus den restlichen Zutaten übergießen.

■ Traubensaftschorle

Menge	Zutaten				
		kcal	107	B1	0,04 mg
150 Milliliter	Weintrauben Fruchtsaft	kJ	449	B2	0,03 mg
150 Milliliter	Natürliches Mineralwasser	EW	0,95 g	B6	0,09 mg
		F	0,36 g	C	3,63 mg
		KH	23,29 g	Chol	0,00
		GFS	0,13 g	B12	0,00
		MUFS	0,12 g	EUFS	0,02 g
		Bst	0,00	NiaÄ	379,50 µg
		E	1,01 mg		

■ Mineralwasser

Menge	Zutaten
200 Milliliter	Natürliches Mineralwasser

Spätmahlzeit:

■ Schokoflammeri mit Quarktupfer

Menge	Zutaten				
125 Milliliter	Trinkmilch 1,5 % Fett	kcal	129	B1	0,06 mg
3 Gramm	Kakaopulver schwach entölt	kJ	540	B2	0,25 mg
10 Gramm	Kartoffelstärke	EW	5,58 g	B6	0,07 mg
5 Gramm	Zucker weiß	F	2,76 g	C	1,29 mg
5 Gramm	Quark 0,2 % Fett	KH	19,95 g	Chol	7,55 mg
		GFS	1,65 g	B12	0,68 µg
		MUFS	0,09 g	EUFS	0,85 g
		Bst	0,99 g	NiaÄ	1406,91 µg
		E	0,06 mg		

2/3 der Milch zum Kochen bringen. Kakao mit Stärke und Zucker vermischen und mit restlicher Milch anrühren. Mit dem Schneebesen in die kochende Milch einrühren, aufkochen lassen, portionieren und kalt stellen. Mit Quarktupfer garnieren.

■ Pfefferminztee

Menge	Zutaten				
250 Milliliter	Pfefferminztee (Wert von Kräutertee verwendet)	kcal	3	B1	0,03 mg
		kJ	8	B2	0,01 mg
		KH	0,50 g		

14 Lebensmittelallergien und -intoleranzen

14.1 Allergologische Erkrankungen

Wissensspeicher

Allergien sind schon seit Jahrtausenden bekannt. Damals wurde bereits von Insektengift- Allergien (Bienengift) berichtet.

Wieder, wie so oft in der Medizin, wird der griechische Arzt Hippokrates zitiert, der schon um 400 vor Christus Menschen beschrieb, die auf natürliche Lebensmittel Krankheiten entwickelten, diese andersartige Reaktion nannte er „Idiosynkrasie". Auch im 17. und 18. Jahrhundert wurden Unverträglichkeiten, verursacht durch Brot, Früchte, Milch und Hühnerei erwähnt, und entsprechend typische Symptome beschrieben. Heuschnupfen wurde als Frühsommer- oder Sommerkatarrh bezeichnet. Der Arzt Charles Blackley, der selbst an Heuschnupfen litt, konnte im 19. Jahrhundert durch Eigenversuche nachweisen, dass der Blütenstaub ursächlich ist. Zu Beginn des 20. Jahrhunderts wurde intensiv geforscht und der Fachbegriff „Allergie" geprägt (Allos = anders, Ergon = Wirkung).

Das intakte Immunsystem verfügt über Abwehrmechanismen gegen schädigende Umweltstoffe. Bei einer Allergie sind diese Funktionen in verschiedener Weise gestört. Das Immunsystem stuft normalerweise harmlose Stoffe wie Blütenpollen, Gräser oder Eiweiße aus Lebensmitteln als gefährlich ein. Diese „Fehlalarm" führt zur Bildung von spezifischen Antikörpern, meist vom Typ IgE (Immunglobulin E) gegen das artfremde Eiweiß, auch als Antigen bezeichnet. Die Aktivierung des Immunsystems durch die Antikörperbildung wird als Sensibilisierung bezeichnet.

Bei einem erneuten Kontakt des Allergens der durch die Antikörper sensibilisierten Schleimhaut sprechen wir von der Antigen-Antikörperreaktion. Als Folge wird Histamin freigesetzt, das für die vielfältigen allergischen Reaktionen verantwortlich ist. Eine Nahrungsmittelallergie ist immer eine immunologische Reaktion, das heißt mit dem Nachweis von Immunglobulinen im Blut verbunden (= IgE vermittelt). Eine Lebensmittelintoleranz ist eine nicht-immunologische Reaktion, das heißt es gibt keinen IgE-Nachweis. Letztere kann bereits beim ersten Kontakt, das heißt ohne vorherige Sensibilisierung auftreten.

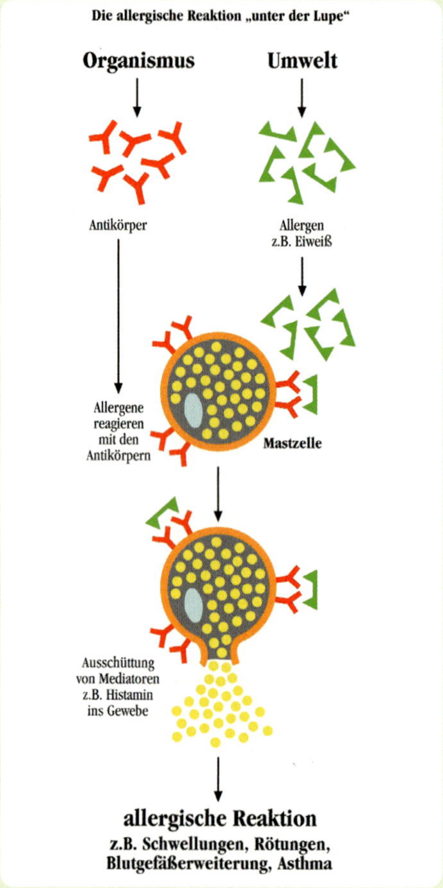

Die allergische Reaktion „unter der Lupe"

Bild 1   *Immunreaktion*

Definition:

■ *Immunologische Reaktionen:* Lebensmittelallergien bzw. Nahrungsmittelzusatzstoffallergien sind immer Folge von immunologischen Mechanismen, d. h. es werden allergenspezifische Antikörper gebildet. Die häufigsten Nahrungsmittelallergien werden durch IgE-Antikörper verursacht.

■ *Toxische Reaktionen:* Müssen von den immunologischen Reaktionen abgegrenzt werden. Das sind z. B. Vergiftungen nach dem Genuss nicht essbarer Pilze oder roher Bohnen.

■ Mit wissenschaftlichen Methoden lassen sich psychische Aversionen auf Nahrungsmittel („Idiosynkrasien") nicht belegen.

■ *Nahrungsmittelintoleranzen* werden alle Reaktionen auf Nahrungsmittel bezeichnet, bei denen das Immunsystem nicht betroffen, d. h. keine Antikörper nachweisbar sind. Es gibt unbekannte, nicht zu definierende Intoleranzerscheinungen neben pharmakologischen und enzymatischen. Pharmakologische Intoleranzen treten z. B. nach Genuss von histaminreichen Lebensmitteln auf, enzymatische z. B. bei der Laktoseintoleranz oder bei Zöliakie (siehe Kapitel 2.1).

Fallbeispiel

Hubert B., 15 Jahre alt, leidet seit frühester Kindheit an Ekzemen, immer wieder tauchten winzige Quaddeln im Gesicht, oft am ganzen Körper auf. In der dermatologischen Praxis wird eine Hauttestung auf mögliche allergische Auslöser durchgeführt. An der Stelle am Unterarm, an der auf Haselnüsse getestet wurde, zeigt sich nach etwa 15 Minuten eine kräftige Rötung. Das Testergebnis kann Hubert nicht glauben. Nach etwa 3 Wochen nascht er einige Rippchen Haselnussschokolade. Prompt rötet sich die gesamte Haut, Quaddelbildung ist zu erkennen und zusätzlich treten Atembeschwerden auf. Jetzt sind alle Zweifel an der Haselnussallergie ausgeräumt und Hubert vermeidet tunlichst Haselnüsse und informiert sich vor dem Verzehr von Gebäck, Süßigkeiten, Brot und Backwaren ob eventuell Nüsse enthalten sein können. Von Krankheitsattacken dieser Art ist er seither verschont geblieben.

Krankheitslehre

Beschreibung Allergie

Allergien können sich im Laufe des Lebens ändern. Bereits vorhandene bessern sich oder klingen ganz ab, können sich aber auch verstärken oder neue treten auf, deshalb ist eine genaue Diagnose wichtig. Ebenso eine zweijährige Kontrolluntersuchung. Manchmal richtet sich die Allergie nur gegen ein oder einzelne, wenige Nahrungsmittel, manchmal auch gegen mehrere Vertreter einer Pflanzenfamilie. Bei Sellerieallergie z. B. zeigen sich oft allergische Reaktionen auf Petersilie, Fenchel oder Karotten. So genannte Kreuzreaktionen bestehen zwischen Pollen und Nahrungsmitteln, nicht nur biologischer Verwandtschaft. Bekannt ist z. B. das „Sellerie-Beifuß-Gewürz-Syndrom", d. h. es treten Kreuzreaktionen zwischen Beifußpollen und Sellerie, aber auch mit Kümmel, Zwiebel, Knoblauch, Soja und Curry auf.

Nahrungsmittelallergiker benötigen eine umfassende Beratung und Aufklärung, in welchem Lebensmittel die Allergie auslösenden Stoffe enthalten sein könnten. Die neue EU Richtlinie von November 2003, die Ende 2005 in Kraft getreten ist, erleichtert den betroffenen den Einkauf (siehe Tipps Ernährungsberatung). Leider bleibt immer noch ein Restrisiko, z. B. beim Essen außer Haus oder wenn Hersteller die Zutaten ihrer Produkte ändern.

Häufigkeit

Das Auftreten von Allergien ist in jedem Lebensalter möglich, gehäuft allerdings bei Kindern und Jugendlichen. Diskutiert wird in den letzten Jahren der Zusammenhang zwischen steigender Umweltbelastung (-schadstoffe) und der rapiden Zunahmen von Allergien. Etwa 30 % der Gesamtbevölkerung sind betroffen, davon allerdings nur 1,4–2,4 % von echten Nahrungsmittelallergien. Der Begriff Allergie wird abgegrenzt, d. h. er ist nur für die immunologisch vermittelten Reaktionen anzuwenden. Davon:

- etwa 15 % leiden unter Heuschnupfen
- etwa 6 % unter Asthma
- 10–20 % allgemeine Atemwegsallergien (Pollen, Milbenkot); mit zunehmendem Alter nimmt die Häufigkeit von pollenassoziierten Lebensmittelallergien zu.
- 21 % der Frauen und 8 % der Männer sind von Kontaktekzemen (z. B. Nickel) betroffen

Beispiel für berufsbedingte Kontaktallergien:

Berufe	Allergene Stoffe
Bäcker, Bäckereifachverkäufer, Konditor, Koch, Diätassistent	*Mehlstaub, Backmittel, Hefen, Kochdämpfe*

Entstehung

- Erbfaktoren (atopische Veranlagung, „Atopikerfamilien")
- Emotionale Belastungen (Nervosität, Anspannungen) und Stress aktivieren das Immunsystem und sind somit auf der psychischen Ebene an der Entstehung und der Aufrechterhaltung von Allergien beteiligt.
- Das Immunsystem wird mit den verschiedensten ständig verfügbaren Lebens- und Genussmitteln konfrontiert. Die Möglichkeit des Einzelnen auf einen für ihn Allergie auslösenden Stoff zu treffen ist deutlich größer geworden.
- Umwelteinflüsse wie Tabakrauch, Abgase, Ozon, Schimmel, Milbenkot, übertriebene Hygiene und Tierepithelien scheinen ursächlich bei dem multifaktorellen Geschehen eine Rolle zu spielen.

Akute Schübe können ausgelöst werden durch:
- Spezifische Allergene: Triggerfaktoren
- Nahrungsmittel in Verbindung mit Alkohol
- Nahrungsmittel und körperliche Anstrengung
- Zubereitung der Nahrungsmittel
- Aggressivität des Allergens (z. B. bei Nüssen)
- Stabilität des Immunsystems der Betroffenen

Symptome

Die allergischen Reaktionen werden nach Mechanismus und Zeitabfolge in vier Typen eingeteilt, die oft parallel oder ineinander übergehend auftreten.

241

Klassi- fikation	Symptome	Typische Auslöser
Typ I	Sofortreaktion, Reaktionen, die über spezifische IgE Antikörper ausgelöst werden, 90 % der allergischen Symptome sind Sofortreaktionen, d. h. sie treten nach einigen Sekunden bzw. wenigen Minuten auf. *Krankheitsbild:* Rhinitis (Fließschnupfen), Heuschnupfen, Konjunktivitis (Bindehautentzündung der Augen) mit Augenjucken und Tränen der Augen, Atemnot, Asthma, Urticaria (Nesselsucht), Quincke-Ödeme (Gesichtsschwellung), Ekzeme	Nahrungsmittel Pollen Tierhaare Schimmelpilze

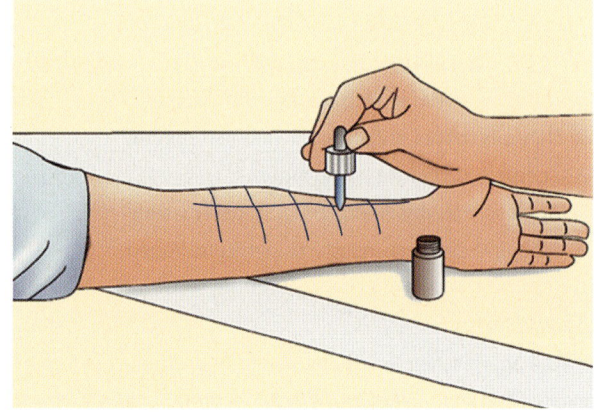

Bild 1 Ekzem an der Handinnenseite **Bild 2** Hautexzem am Ellenbogen/ Unterarm **Bild 3** Hautexzem am Daumen

	Im Magen-Darm-Bereich Blähungen, Durchfall, Krämpfe, Koliken, Erbrechen, Übelkeit bis hin zu Gastroenteritis (Magenschleimhaut-Dünndarmschleimhautentzündung) Im Herz-Kreislauf-System auffällige Müdigkeit, Herzrasen, Herzflimmern. Starke Kopfschmerzen bis hin zu heftigsten Migräneattacken. Anaphylaktischer Schock (Allergieschock): ist das schwerwiegendste Symptom, das, wenn nicht sofort ärztlich therapiert wird, tödlich verlaufen kann. Eine Spätphase mit ähnlicher klinischer Symptomatik wird durch Mediatoren verursacht, das Auftreten der Reaktion kann sich um mehrere Stunden verzögern.	
Typ II	*Zytotoxische* Reaktion gegen körpereigene Strukturen (Zellen, Gewebe). Diese Reaktionen sind sehr selten und treten nach Minuten bis Stunden auf. *Krankheitsbild:* Zerstörung roter Blutkörperchen oder Schwund der weißen Blutkörperchen.	Medikamente (Penicillin, Sulfonamide)
Typ III	Ist so selten wie Typ II; eine durch Immunkomplexbildung ausgelöste Reaktion nach mehreren Stunden. *Krankheitsbild:* Allergische Entzündung der Lungenbläschen („Farmerlunge", „Taubenzüchterkrankheit") Entzündungen der Gefäße, Nieren und Gelenke	Schimmelpilze Kontakt mit Heu, Laub, Stroh, Vogelfedern
Typ IV	Spätreaktion nach mehreren Stunden bis Tage (keine Antikörperbildung, dafür spezifische T-Zellen). *Krankheitsbild:* Arzneimittelexanthem (entzündliche Hautveränderungen) Photosensibilisierung (irreführend als Lichtallergie bezeichnet, ist aber eine kontakt-allergische Reaktion mit Fieber, Mattigkeit und Gliederschmerzen)	Metalle Medikamente Chemikalien Kontaktallergene (häufig: nickelhaltige Legierungen) Nahrungsmittel, besonders nickelhaltige

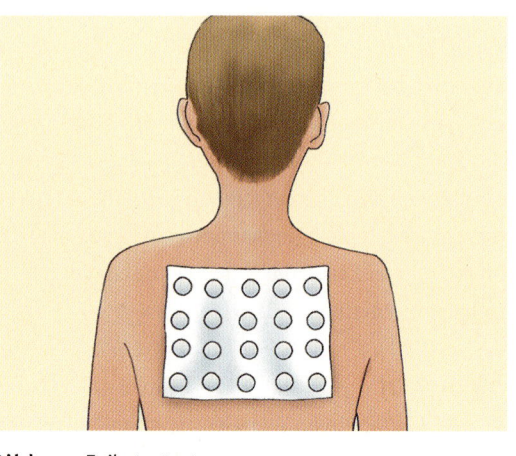

Bild 4 Pricktest **Bild 5** Epikutantest

Eine nickelarme Diät ist erforderlich bei der Allergie vom Typ IV. Die nickelreichen Lebensmittel, die nachweisbar die Krankheitserscheinungen verursachen, werden eliminiert:

- Kakao, Produkte mit Kakao, Nüsse, Erdnüsse und alle anderen Hülsenfrüchte,
- Vollkornprodukte aus Hafer, Roggen, Buchweizen, Mais,
- Blumenkohl, Broccoli, Muscheln, Hummer, Bier und Wein.

Besondere Hinweise:

- Keine Konserven verwenden,
- Kochgeschirr aus Porzellan,
- Küchengeräte aus Holz verwenden.

Für rund 20 000 Substanzen ist bis jetzt eine allergieauslösende Wirkung bekannt.

Besonders zu beachten/Therapie

Diagnostik

- Krankengeschichte = Allergie-Anamnese: Ernährungstagebuch, häusliches sowie berufliches Umfeld, Lebensgewohnheiten, psychosoziales Umfeld
- Labortests (Bluttests): Mithilfe von Blutproben wird die Reaktionsbereitschaft und spezifische Sensibilisierung gegen die untersuchten Allergene im Labor ausgetestet. Bekannt ist der Radio-Allergo-Sorbent-Test, kurz RAST bezeichnet, mit dem allergenspezifische IgE-Antikörper im Blut nachgewiesen werden.
- RAST (Radio-Allergo-Sorbent-Test)
Ein Diagnoseverfahren zur Bestimmung der Konzentration von Immunglobulin E (IgE) im Blut. Bei einem RAST werden dem Patienten einige ml Blut abgenommen. Das zu testende Allergen ist an einen festen Träger gebunden.
- Nach Inkubation mit dem Patientenserum entstehen, bei einer entsprechenden Sensibilisierung, Allergen-Antikörper-Komplexe, die nach Waschung radioaktiv markiert und quantitativ bestimmt

werden. Wird der Allergen-Antikörper- Komplex enzymatisch markiert, spricht man von EAST.

Haut- und Bluttests rechtfertigen noch keine Diät, die festgestellte Sensibilisierung auf Nahrungsmittel ist nicht der Nachweis einer Allergie.

Symptome	Therapie
☺ Trockene Haut	*Rückfettende Cremes, Salben, Ölbäder*
☺ Juckreiz, Entzündung	*Kortisonfreie Entzündungshemmer*
☹ Schwerer Schub	*Kortisonsalben*

Bild 1 *Therapie bei Neurodermitis*

Ernährungstherapie

Ziele

- Erhalt bzw. Verbesserung der Lebensqualität, psychische Stabilität
- Weitgehende Symptomfreiheit
- Gewährleistung einer vollwertigen und bedarfsgerechten Ernährung, bei Elimination der allergieauslösenden Lebensmittel bzw. Lebensmittelbestandteile
- Berücksichtigung individueller Verträglichkeiten (z. B. Apfel mit oder ohne Schale)
- Umfassende Schulung/Information des Betroffenen durch Diätassistentin oder Ökotrophologin

Diagnostische Kostformen

Je höher der IgE-Wert nach z. B. einem Bluttest, desto wahrscheinlicher ist eine Nahrungsmittelallergie. Jetzt sind spezielle, diagnostische Kostformen notwendig, um den Verdacht zu bestätigen.

243

Hauttest	
Reibtest	*Die Indikation für diesen Test ist ein extrem hoher Sensibilisierungsgrad. Das pure Allergen wird etwa. 10-mal unter mäßigem Druck auf die Innenseite des Unterarmes leicht gerieben. Nach etwa 20 Minuten wird die Hautreaktion an den entsprechenden Hautstellen untersucht.*
Pricktest	*Hauttest, bei dem Allergenlösungen mit einer Tropfpipette an der Innenseite des Unterarmes aufgetragen und mithilfe einer Prick-Lanzette leicht eingestochen werden. Die Ablesung erfolgt nach 15–20 Minuten. Bewertet wird hier der Durchmesser von Rötung und Quaddel im Vergleich zur Reaktion auf eine positiv und Negativkontrolle. Positive Ergebnisse zeigen eine Sensibilisierung auf das entsprechende Allergen.*
Epikutantest (Patchtest)	*Hauttest, bei dem verdünnte Allergene in winzige Aluminiumkammern gegeben werden. Diese werden mit speziellen Pflastern auf den Rücken aufgeklebt. Die Ablesung erfolgt nach 24, 48 und ggf. 72 Stunden. Bewertet wird die Stärke von Rötung, Infiltrat, Papeln und Bläschen. Hier wird zwischen irritativen und allergischen Reaktionen unterschieden. Mit dem klassischen Epikutantest werden Kontaktsensibilisierungen (z. B. Nickelsensibilisierung) nachgewiesen.*
Scratchtest	*Hauttest, bei den die Haut durch den Allergenextrakt hindurch mit einer Lanzette oberflächlich angeritzt wird (ca. 5 mm lang).*

Kostformen bei spezifischem Verdacht	Kostformen bei unspezifischem Verdacht
Eliminationsdiäten: *Eliminationsdiäten werden sehr häufig im Kindesalter bei Vorliegen von ein oder zwei Allergenen eingesetzt. Dauer 7 Tage bis zu 4 Wochen bei atopischer Dermatitis. Der Provokationstest DBPCFC entscheidet, ob keine Diät erforderlich ist, oder eine Ernährung unter Ausschluss des/r erkannten Allergens/-e durchgeführt werden muss.* *Im Jugendlichen- und Erwachsenenalter spielt die Eliminationsdiät als Kost ohne pollenassoziierte Lebensmittel eine immer größere Rolle. Bestätigung wieder durch den DBPCFC-Test. Bei Verdacht auf eine nicht-allergische (nicht IgE vermittelte) Lebensmittelüberempfindlichkeit wird eine pseudoallergenarme Diät für etwa 4 Wochen empfohlen. Provokation erfolgt mit einer pseudoallergenreichen Kost mit Zusatzstoffen.* *Je nach Ergebnis keine Diät oder individuelle Ernährungstherapie. Die Provokationsdiät ist sehr wichtig, um die Allergie oder Unverträglichkeit auf Lebensmittel eindeutig nachzuweisen.*	*Oligoallergene Basisdiät:* *Besteht aus 10–20 gut verträglichen Lebensmitteln, die individuell für den Patienten zusammengestellt werden. Diese werden 7–14 Tage verabreicht.* *Geeignete Lebensmittel:* *Reis, Lamm-, Putenfleisch, Blumenkohl, Broccoli, Gurken, raffiniertes Pflanzenöl, milchfreie Diätmargarine, Schwarztee, Mineralwasser, Kochsalz, Zucker* *Alle 3 Tage wird ein neues Lebensmittel zur Basisdiät gegeben und die Reaktion darauf getestet. Treten Hauterscheinungen auf, wird das Lebensmittel, das vermutlich unverträglich ist, im Provokationstest DBPCFC zusammen mit einem Placebo verabreicht. Bei Kindern muss nach 1–2 Jahren eine Überprüfung erfolgen.* *Nur noch untergeordnete bzw. keine Bedeutung mehr haben Kartoffel-Reis-Diät, Nulldiät oder Rotationskost.*

Ernährungsempfehlungen

Eindeutig nachgewiesene Allergieauslöser müssen, meist lebenslang, eliminiert werden und sollten etwa im Abstand von zwei Jahren überprüft werden. Individuelle Verträglichkeiten werden ausgetestet und sollen im Speiseplan berücksichtigt werden. Dadurch wird die Kost abwechslungsreicher und das „rigide Diätschema" entfällt.

Beispiel Apfelallergie: Der Patient reagiert unterschiedlich auf die einzelnen Sorten. So werden „Altländer" oder „Hammerstein" (sehr alte Apfelsorten) besser oder sogar gut vertragen. Ebenso kann ein Test mit geschälten Früchten erfolgreich sein, da der Schalenbereich eine höhere Allergenaktivität aufweist. Auch lösen Apfelmus oder -kompott häufig keine Erscheinungen aus. Falls eine Hyposensibilisierung durchgeführt wurde, sollte die Verträglichkeit erneut getestet werden.

Beispiele:
- ▨ Fischallergie: Fischallergene sind hitzestabil, d. h. dass Allergiker weder rohen noch gekochten Fisch vertragen.
  - Allergische Reaktionen auf Salzwasserfische sind häufiger, auf Süßwasserfische eher selten.
  - Fische enthalten aggressive Allergene, so kann eine Reaktion bereits durch den Geruch hervorgerufen werden.
  - Wichtig ist außerdem die Küchenhygiene: saubere Arbeitsgeräte (Messer, Töpfe, Küchenbretter u. a.)
  - Vorkommen: Salzwasserfische wie z. B. Kabeljau, Hering, Schellfisch
  - Hühnereier, Hühnerfleisch, Geflügel (bei Fischmehlfütterung)
  - Suppeneinlagen (z. B. Hechtklößchen)
  - Fischfond
- ▨ Schalentiere: lösen ggf. aus sehr heftige Reaktionen (Schwellungen im Mund- und Rachenraum bis hin zum anaphylaktischen Schock).

- Unbedingt zu meiden sind:
  - Garnelen, Hummer, Krabben, Krebse, Muscheln, Shrimps, Austern, Seeschnecken
  - Krabbenpaste, Krebsbutter
  - Bei Pizza, Suppen, Saucen und Salaten genau die Zusammensetzung beachten
- ▨ Nüsse: Erdnüsse (= Hülsenfrüchte)
  - Walnüsse, Paranüsse, Mandeln, Cashewnüsse, Haselnüsse
  - Allergien auf Haselnüsse sind häufig, es kann, muss aber nicht gleichzeitig eine Allergie auf andere Sorten bestehen. Auch Nüsse gehören zu den potentiell hochaggressiven Allergenen und können lebensbedrohliche Reaktionen auslösen. Eingehend untersucht wurden die Erdnussallergene. Die Allergenaktivität kann durch Rösten auf das 90-fache ansteigen.
  - Zu eliminieren sind alle Lebensmittel, die Nüsse enthalten können:
    Nussmus, Nussbutter, Erdnussöl, Erdnussflips, Pralinen, Fleischpasteten, bestimmte Wurstsorten, Liköre, Essenzen, Aromen, Müslimischungen, Käse (z. B. Walnusskäse)
- ▨ Soja: Auch hier können nach dem Verzehr schwerwiegende Symptome auftreten. Die Sojabohne enthält verschiedene Eiweiße mit unterschiedlich allergener Potenz. Soja hat viele gute technologische Eigenschaften (stabilisierend, emulgierend) und wird daher gern für die Herstellung vieler Lebensmittel verwendet.
  Vorkommen:
  - Sojamilch, Tofu, Sojamolke
  - Süßwaren
  - Brot, Gebäck
  - Fleisch- und Wurstwaren
  - Kindernahrung
  - Diätprodukte
  - Suppen, Saucen, Ketchup, Kaffeeweißer
  - Margarine, Pflanzenölmischungen
  - Gewürzmischungen
  - Emulgator „Lecithin"

244

Besondere Hinweise

- Zutatenverzeichnis genau lesen
- Verzicht auf Fertigprodukte, wenn Allergenzusatz nicht sicher auszuschließen ist
- Nachfrage bei Bäcker bei unverpacktem Brot/Gebäck/Torten
- Ggf. Brot/Gebäck selbst herstellen
- Herstellerinformationen einholen

Allgemeine Hinweise zur Küchenpraxis

- Möglichst nur frische oder naturbelassene Tiefkühlware verwenden, ggf. Pflanzenfamilien beachten bei der Zusammenstellung der Speisen (siehe Tabellen S. 246).
- Fertigprodukte nur verwenden, wenn die Zutatenliste vollständig ist, bei Zweifeln weg lassen.
- Fachgerechte Lagerung der Lebensmittel, Kontakt mit eventuell allergenhaltigen Lebensmitteln vermeiden.
- Die Allergene pflanzlicher Lebensmittel sind gehäuft unter der Schale und im Kern (Samen) anzutreffen, deshalb sollten Obst und Gemüse großzügig entkernt und geschält werden.
- Allergene können durch blanchieren teilweise inaktiviert werden, durch Kochen wird die Allergenpotenz deutlich herabgesetzt bzw. sogar aufgehoben.

- Töpfe, Messer, Schöpfkellen, Schneidbretter u. a. müssen einwandfrei gereinigt sein, am besten vor jedem Gebrauch mit heißem Wasser abspülen.
- Allgemeine Küchenhygiene streng handhaben.
- Anstelle von Gewürzmischungen sind reine Gewürze und frische Kräuter zu verwenden.

Pollenassoziierte Lebensmittelallergie (=Kreuzreaktion zwischen Pollen und Nahrungsmitteln)

Allergien auf Obst und Gemüse treten nicht nur isoliert, sondern häufig als Kreuzreaktion auf. Botanisch oder chemisch ähnliche Lebensmittelallergene können Kreuzreaktionen auslösen und spielen deshalb eine wichtige Rolle.

Beispiele:

Pollenallergiker auf	reagieren über Kreuz mit:
Baumpollen (Birke, Hasel, Erle)	Nüssen, Stein- und Kernobst, Kiwi, Sellerie, Karotten, rohe Kartoffeln (bereits durch Berühren)
Gräser- und Getreidepollen	Mehl, Müsli, Frischkornbrei, Hülsenfrüchte (besonders Erdnuss und Soja)
Kräuterpollen	Beifuß, Sellerie (roh und gekocht), Kamille, Gewürze wie Kümmel, Anis, Paprika Oder in folgender Variante als „Sellerie-Beifuß-Gewürz-Syndrom": Sellerieallergie mit Anis, Kümmel, Petersilie, Fenchel und Paprika, fast immer kombiniert mit einer Beifußpollensensibilisierung.

245

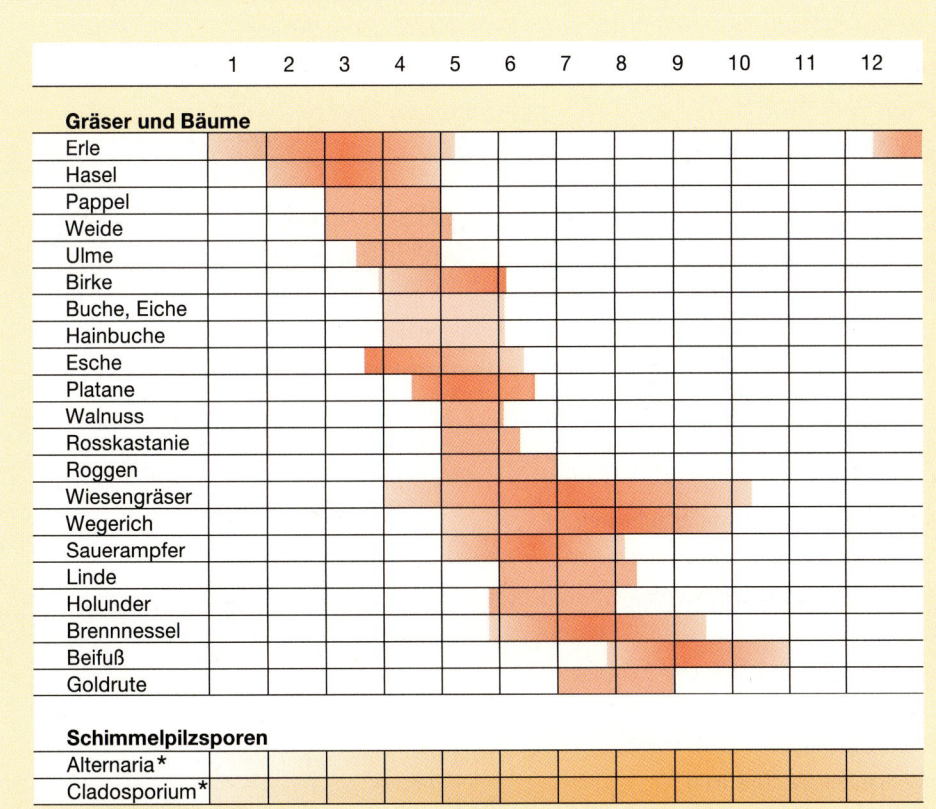

Bild 1 *Pollenkalender*

Häufig sind auch Kreuzreaktionen zwischen Sellerie und Apfel, sowie innerhalb von Pflanzenfamilien zu finden:

Allergiker der Pflanzenfamilie	reagieren über Kreuz mit
Rosaceae	Apfel, Birne, Quitte, Kirsche, Pflaume, Aprikose, Pfirsich, Himbeere, Erdbeere, Mandel
Rutaceae (Zitrusfrüchte-Allergie)	Orange, Zitrone, Grapefruit, Limette
Apiaceae (Petersilienallergie)	Sellerie, Fenchel, Karotte, Petersilienwurzel, Kerbel, Dill, Kümmel, Koriander
Allergiker auf	**reagieren über Kreuz mit**
Latex	Banane, Avocado, Feige, Esskastanie, Kiwi, Mango, Melone, Ananas, Orange, Pfirsich, Papaya
Hausstaubmilbenkot	Schnecken

Nicht nahrungsmittelinduzierte Allergien sind z. B. Bienen-, Insektenstiche (Insektengift), Medikamente, Röntgenkontrastmittel oder Sperma-Allergie.

Nahrungsmittelintoleranzen (sollten nicht mehr als Pseudoallergien bezeichnet werden) können die gleichen Symptome wie bei den IgE-vermittelten Allergien zeigen.

Auslöser können sein:
- Obst: Himbeeren, Johannisbeeren, Blaubeeren (Heidelbeeren), Preiselbeeren, Brombeeren, Aprikosen, Ananas, Orangen, Erdbeeren
- Trockenobst: Rosinen, Datteln
- Gemüse und Pilze: Rettich, Radieschen, Zucchini, Porree (Lauch), Champignons
- Getränke: Rum, Portwein
- Sonstiges: Tomatenmark, Gewürze
- Lebensmittelinhaltsstoffe:
  - Aromastoffe (z. B. in Tomaten, Weißwein)
  - Zusatzstoffe (Farbstoffe, Konservierungsmittel [Benzoe-, Sorbinsäure], Emulgatoren, Geschmacksverstärker)
  - Biogene Amine (Histamin, Tyramin, Serotonin u. a.) lösen pharmakologische Effekte aus
- Salicylate
  Obst (Himbeeren, Johannisbeeren, Blaubeeren (Heidelbeeren), Preiselbeeren, Brombeeren, Aprikosen, Ananas, Orangen, Erdbeeren)
  Trockenobst (Datteln)
  Gemüse und Pilze (Rettich, Radieschen, Zucchini, Porree (Lauch), Champignons)
  Getränke (Rum, Portwein)
  Sonstiges (Tomatenmark, Gewürze)
  (Kleine Mengen, z. B. 1–2 Erdbeeren werden häufig gut vertragen; große Mengen lösen Symptome aus.)

246

Biogenes Amin	Vorkommen	Konzentration mg/kg
Histamin	Hefeextrakte	260–2800
	Käse (Emmentaler, Parmesan, Roquefort)	0–1800
	Gemüse (Spinat)	30–50
	Weine (Chianti, Burgunder)	0–30
	Fisch (Thunfisch, Makrele)	0–5000
Tyramin	Käse (Camembert, Cheddar)	0–1000
	Hefeextrakte	60–2200
	Wein (Chianti)	2–25
	Wurst	85–250
	Fisch	0–500
Serotonin	Walnüsse	170–340
	Früchte (Banane, Ananas, Pflaume)	7–80
	Sauerkraut	20–100
	Tomaten	12
	Mollusken	
Phenylethylamin	Käse (Gouda, Stilton) Rotwein Schokolade	

Nach gründlicher Anamnese wird eine pseudoallergenarme Diät über 3–6 Wochen verabreicht. Der endgültige Beweis für eine Intoleranz kann nur durch den ärztlich überwachten Provokationstest mit pseudoallergenreicher Kost und Zusatzstoffen erbracht werden.

Nahrungsmittelzusatzstoffe mit E-Nummern:

Stoffgruppe	Name	E-Nummer
Farbstoffe	Tartrazin	E 102
Andere synthetische Azofarbstoffe	Chinolingelb	E 104
	Gelborange S	E 110
	Cochenille/Karmin	E 120
	Azorubin	E 122
	Amaranth	E 123
	Penceau 4 R	E 124
Nicht-Azofarbstoffe	Erythrosin	E 127
	Patentblau	E 131
	Indigokarmin	E 132
	Brillantschwarz BN	E 151
Naturfarbstoffe	Eisen-III-oxid, rot	E 172
Konservierungsstoffe	Sorbinsäure	E 200
	Natriumbenzoat	E 211
	p-Hydroxibenzoesäure + Ester	E 214–219
	Natriummetabisulfit	E 223
	Natriumnitrat	E 251
Antioxidantien	Tokopherol	E 306–309
	Propylgallate	E 310
	Butylhydroxianisol (BHA)	E 320
	Butylhydroxitoluol (BHT)	E 321
Geschmacksverstärker	Natriumglutamat	E 621
Natürlich vorkommende Stoffe	Salizylsäure, Salizylate Biogene Amine p-Hydroxybenzoesäure	

Pseudoallergische Nahrungsmittelunverträglichkeiten

Pseudoallergenarme Diät *

(3–6 Wochen)

▼

Besserung

Pseudoallergenreiche Kost

(2–4 Tage, stationär)

▼   ▼

keine Reaktion   Reaktion

▼   ▼

Abbruch   Sammel-Exposition mit Zusatzstoffen

▼

Reaktion

▼

Einzelexposition

▼

Reaktion

▼

Ernährungsberatung

* Pseudoallergenarme Diät ohne:
Zusatzstoffe, Fertiggerichte, Histaminreiche Nahrungsmittel, Tomaten, Paprika, Pilze, Nüsse, Obst- und Obstprodukte, Fisch, Krustentiere, Eier, Süßigkeiten, Alkohol

Zum Abschmecken erlaubt Salz, Schnittlauch, Zwiebeln, Honig, Zucker. Geeignete Lebensmittel vgl. Diagnostische Kostformen oligoallergene Basisdiät Kap. 14.1.

Stiftung Deutscher Polleninformationsdienst

Im Prinzenpalais/Burgstr. 12

33175 Bad Lippspringe

Telefon: 05252 391203

Fax: 05252 931204

Internet: www.pollenstiftung.de

E-Mail: pollenstiftung@t-online.de

Hinweise zur Ernährungsberatung

■ Frische Lebensmittel bevorzugen

■ Zutatenliste aufmerksam lesen

Die Hersteller können die Zusammensetzung ihrer Produkte jederzeit abändern. Ende 2005 sind die neuen Kennzeichnungsvorschriften der Europäischen Union in Kraft getreten.

Auf dem Etikett müssen folgende möglicherweise allergieauslösende Zutaten aufgelistet werden:

■ Glutenhaltiges Getreide und glutenhaltige Getreideerzeugnisse

■ Krebstiere und Krebstiererzeugnisse

■ Eier und Eiererzeugnisse

■ Fisch und Fischerzeugnisse

■ Erdnüsse und Erdnusserzeugnisse

■ Soja und Sojaerzeugnisse

■ Milch und Milcherzeugnisse einschließlich Laktose

■ Schalenfrüchte und Nebenerzeugnisse

■ Sellerie und Sellerieerzeugnisse

■ Senf und Senferzeugnisse

■ Sesamsamen und Sesamsamenerzeugnisse

■ Schwefeloxid und Sulfite

Für Allergiker bedeutet diese EU-Richtlinie eine deutliche Verbesserung, allerdings keine absolute Sicherheit. Die ehemalige 25 %-Regel hat keinen Bestand mehr, d. h. die Zutaten zusammengesetzter Lebensmittel müssen alle angegeben werden.

Es gibt Ausnahmen:

■ Zusammengesetzte Zutaten, für die kein Zutatenverzeichnis vorgeschrieben ist wie z. B. bei Käse, Joghurt.

■ Zusammengesetzte Zutaten, die mit weniger als 2 % im Endprodukt enthalten sind, wenn gleichzeitig die Zusammensetzung im EU-Gemeinschaftsrecht geregelt wurde wie z. B. bei Schokolade, Konfitüre.

■ Gewürz- und Kräutermischungen < 2 % wie z. B. Curry

Wenn von diesen Ausnahmen Gebrauch gemacht wird, müssen die Zutaten aus der Auflistung „möglicherweise allergieauslösende Zutaten…" genannt werden (siehe Aufzählung oben).

Kreuzkontaminationen: In der neuen Kennzeichnungspflicht werden ausschließlich die Bestandteile der Rezeptur angegeben, nicht aber allergene Anteile, wie z. B. kleinste Mengen Haselnüsse, die unbeabsichtigt im Endprodukt enthalten sein können. Diese sogenannten „Cross contacts" fallen unter die Produkthaftung des Herstellers. Der Hersteller kann folgende Angaben machen: „Kann Spuren von Nüssen enthalten".

- Allergene Potenz von Obst und Gemüse durch Vor- und Zubereitung vermindern oder entfernen (vgl. „Hinweise zur Küchenpraxis").
- Striktes Vermeiden des ausgetesteten Allergens, schon winzige Spuren oder Gerüche können ausreichen, um eine allergische Erscheinung auszulösen.
- Auswärts Essen: Bei Unklarheiten im Restaurant direkt in der Küche nachfragen oder nachfragen lassen. Bei Einladungen vorab den Gastgeber informieren.
- Die Kost sollte so allergenarm wie nötig und so vollwertig und abwechslungsreich wie möglich sein. Die Ernährung muss immer dem Energiebedarf entsprechen, besonders bei Säuglingen und Kindern.
- Auch Medikamente können das oder die allergieauslösenden Stoffe enthalten. Ist der Beipackzettel nicht aufschlussreich, muss beim Arzt oder Apotheker nachgefragt werden.

Adressen

Deutscher Allergie- und Asthmabund e. V. (DAAB e. V.)
Fliethstr. 114
41061 Mönchengladbach
Telefon: 02161 814940
Internet: www.daab.de
E-Mail: info@daab.de

Der DAAB hält auch Adressenlisten von Lebensmittelherstellern bereit, die bei konkreten Produktfragen angefordert werden können.

Verband der Diätassistenten Deutscher Bundesverband e. V.
Postfach 104062
45040 Essen
Telefon: 0201 946853-70
Fax: 0201 946853-80
Internet: www.vdd.de
E-Mail: vdd@vdd.de

Verband der Diplom-Oecotrophologen e. V. (VDOE)
Reuterstr. 161
53113 Bonn
Telefon: 0228 289220
Fax: 0228 289277
Internet: www.vdoe.de
E-Mail: vdoe@vdoe.de

Lebenswichtiger Hinweis:

Notfallset für Patienten mit hochgradiger Sensibilisierung. Bei Hinweisen auf anaphylaktischen Schock sofort anzuwenden:

- Kortisonspray
  oder
- Antihistaminika.
  oder
- Adrenalinspritze mit Instruktionen zur Handhabung des Injektionssystems. Nach der Notfallspritze ist sofort ein Arzt/Allergologe/Klinik aufzusuchen. Patient und Angehörige müssen mit dem Umgang der Notfallspritze vertraut sein und die Symptome kennen, die den Allergieschock ankündigen.

Außerdem im Notfallset:
- Auflistung der allergieauslösenden Stoffe/Nahrungsmittel und Allergieausweis

Gelegentlich sollte überprüft werden, ob die Medikamente im Notfallset erneuert werden müssen (Verfallsdatum).

Aufgaben

1. Erklären Sie folgende Begriffe:
   - Lebensmittelallergie
   - Lebensmittelintoleranz

   a) Wie werden Intoleranzen derzeit noch bezeichnet?
   b) Geben Sie je ein Beispiel für eine pharmakologisch und eine enzymatisch bedingte Lebensmittelintoleranz an.

2. Erklären Sie den Begriff „Pollenassoziierte Nahrungsmittelallergie" an einem Beispiel.

3. Nennen Sie fünf allergische Symptome.

4. Welche allergische Reaktion ist die schwerwiegendste, die auch letal verlaufen kann?

5. Nennen Sie küchentechnische Maßnahmen, um die allergene Potenz von frischem Obst und Gemüse zu verringern bzw. aufzuheben.

6. Welches Testverfahren bestätigt zweifelsfrei eine Nahrungsmittelallergie bzw. -intoleranz?

7. Geben Sie die Zutaten für drei Kuchen an, die für einen Allergiker geeignet sind, der weder Hühnerei noch Haselnüsse verträgt.

8. Warum und wie lange sollten Säuglinge aus Atopikerfamilien gestillt werden?

9. „Packen" Sie ein Lunchpaket für ein 4-jähriges Mädchen mit Kuhmilchallergie für den Kindergartenausflug. Inhalt: kaltes Mittagessen und Nachmittags-Snack.

14.2 Allergologische Erkrankungen im Kindesalter

14.2.1 Neurodermitis/Atopische Dermatitis

Wissensspeicher

Kleiner geschichtlicher Überblick: Die Erstbeschreibung der Neurodermitis erfolgte im Jahre 1808 durch Dr. Willan. 1844 wurde der Befall der großen Beugen als typisches Merkmal dieser Krankheit diagnostiziert. 1892 stellte Purigo Besnier die primäre Rolle des Juckreizes dar. Erst 1923 wurde der Begriff „Atopie" definiert, 10 Jahre später erfolgte die Einteilung der Neurodermitis in drei Phasen. 1966 entdeckte Dr. Ishizaka das Immunglobulin IgE. IgE ist für die Allergie der bedeutsamste Eiweißkörper und wird auch als IgE-Antikörper bezeichnet. 1973 erfolgte die Einteilung in Hauptmerkmale und in Minimalformen. Bis heute fehlt eine eindeutige Erklärung der Erkrankung und damit ist sicher auch die Vielfalt der Bezeichnungen zu erklären: Neurodermitis (Neuron = Nerv, Dermitis = Hautentzündung) ist eine chronisch-entzündliche Hauterkrankung, die mitunter auch durch das Nervensystem beeinflusst wird. Gebräuchliche Bezeichnungen sind auch Atopisches Ekzem, Atopische Dermatitis oder Endogenes Ekzem. Seltener sind Konstitutionelles Ekzem oder auch Purigo Besnier zu lesen. Alle Namen haben jedoch eines gemeinsam: es ist immer die gleiche Erkrankung gemeint.

Fallbeispiel

Familie M. hat drei Kinder. Jan, der Älteste ist 13, Verena 10 Jahre alt und Nesthäkchen Marika 5. Die Mutter Monika M., 37 Jahre alt, leidet seit ihrem 14. Lebensjahr an Asthma bronchiale, Rheuma und seit 5 Jahren an Osteoporose. Sohn Jan erkrankte mit 6 Jahren an Asthma, Verena wird von Heuschnupfen und Neurodermitis geplagt. Die jüngste Tochter Marika erkrankte bereits wie ihre Schwester einjährig an Neurodermitis. Beide Mädchen hatten zudem bis zum 2. Lebensjahr eine Kuhmilchallergie. Glücklicherweise verlor sich diese allergische Reaktion bei beiden Kleinen kurz nach dem 2. Geburtstag.

Krankheitslehre

Beschreibung

Die Neurodermitis ist eine chronisch entzündliche Hauterkrankung, die häufig mit extrem trockener und schuppiger Haut anzutreffen ist. Die Patienten leiden unter starken Schmerzen und quälendem Juckreiz, der dazu führt, dass sich die Kinder blutig kratzen. Die Folge sind nässende, offene Hautstellen, die leicht für Bakterien, Viren oder Pilze zugänglich sind. Hauteiterungen und schwere Sekundärinfektionen können auftreten. So entsteht ein Teufelskreis von Hauttrockenheit, Entzündungen, Juckreiz, Kratzen, Verletzungen und vermehrten Entzündungen sowie noch stärkerem Juckreiz. Schätzungen zufolge ist in Deutschland jede sechste Familie von Neurodermitis betroffen, das sind etwa zwei Millionen Kinder und ebenso viele Erwachsene. Tritt ein akuter Neurodermitis-Schub auf, bedeutet dies für die ganze Familie eine große Belastung.

Etwa 70 % aller Betroffenen klagen über Schlafstörungen, schlimme Nächte für Kind(er) und die Familie. Häufig werden die kleinen oder großen Patienten gehänselt, sind eingeschränkt bei Spiel und Sport oder leiden unter sozialer Ausgrenzung. Schwierigkeiten in der Schule können auftreten, stressbedingt ist vor Schulaufgaben, Prüfungen oder ähnlichen Situationen ein akuter Schub zu verzeichnen.

249

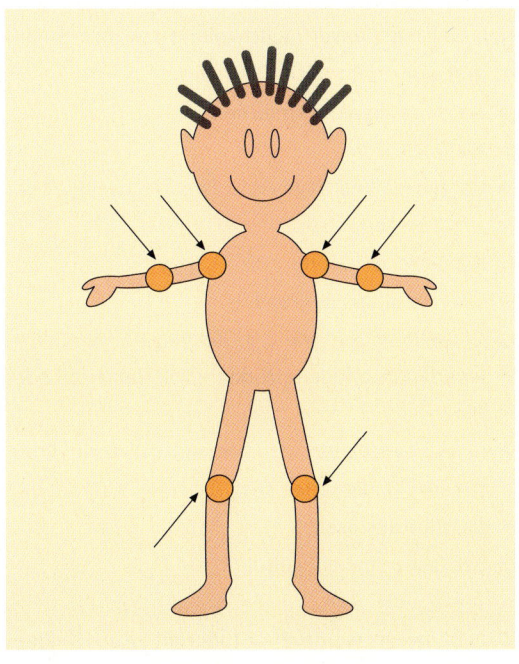

Bild 1 *Kinderzeichnung – häufig betroffene Körperstellen*

Hierbei können sich große Hautpartien bzw. der ganze Körper schmerzhaft entzünden.

Etwa 1/3 aller betroffenen Säuglinge oder Kleinkinder entwickeln zusätzlich eine Allergie, sehr häufig auf Kuhmilch und Hühnerei. Somit ist auch der Speiseplan deutlichen Einschränkungen unterworfen. Neurodermitis-Familien haben mit vielen Problemen und Belastungen zu kämpfen, nicht nur einmal im Jahr wie bei einer Kinderkrankheit, sondern viele Male im Jahr.

Häufigkeit

Zehn bis fünfzehn Prozent der Kinder sind betroffen, davon erkranken etwa 70 % in den ersten beiden Lebensjahren (ca. die Hälfte schon im Verlauf der ersten 12 Lebensmonate, die restlichen 50 % bereits in den ersten 6 Lebensmonaten). Im Alter von 6 Jahren hat sich das Atopische Ekzem bei rund 85 % der Patienten manifestiert (etwa 2 Millionen Kinder). Nach Vollendung des 20. Lebensjahres sind es lediglich noch etwa 2 % Neuerkrankungen. Bei der Hälfte der erkrankten Säuglinge und Kleinkinder heilt die Neurodermitis im Verlauf der ersten beiden Lebensjahre wieder ab. Im Erwachsenenalter sind nur noch etwa zwei bis vier Prozent der Bevölkerung betroffen. Leider lässt sich der Verlauf dieser Erkrankung beim Einzelnen nicht vorhersagen.

Entstehung

Die Ursachen sind vielfältig. Bei den so genannten Atopikerfamilien, in denen allergische Erkrankungen wie Asthma, Heuschnupfen, Neurodermitis oder Nahrungsmittelallergien vorkommen, ist das Atopische Ekzem häufiger zu finden. Bei einem Großteil der Patienten ist allerdings keine Erbanlage nachzuweisen. Weitere Ursachen sind Nahrungsmittelallergien und Nahrungsmittelunverträglichkeiten, sowie die Ernährung allgemein.

Sonstige mögliche Ursachen:
- Wenig Schlaf
- Unregelmäßiger Tagesablauf mit wechselnden Bezugspersonen
- Klimatische Faktoren
- Sozialer Status der Familie
- Umwelteinflüsse wie z. B. Tabakrauch, Weichspüler oder die antigene Wirkung von Bakterien oder Pilzen
- Stress jeglicher Art, das können auch schon Probleme im Kindergarten sein, die einen Neurodermitisschub auslösen
- Seelische Spannungen

In Dänemark wurde eine Studie mit 24 000 Kindern durchgeführt:

Die Manifestation für ein Atopisches Ekzem vermindert sich bei drei oder mehr Geschwistern (<0,86), bei Haustierhaltung (0,87) und durch das Aufwachsen auf einem Bauernhof (0,90). Ein wesentlicher Grund könnten die bäuerlichen Lebensgemeinschaften (Großfamilie) im Gegensatz zur städtischen Kleinfamilie sein, da deren Tagesablauf sich stärker an biologischen Rhythmen von Tier und Mensch orientiert.

Symptome

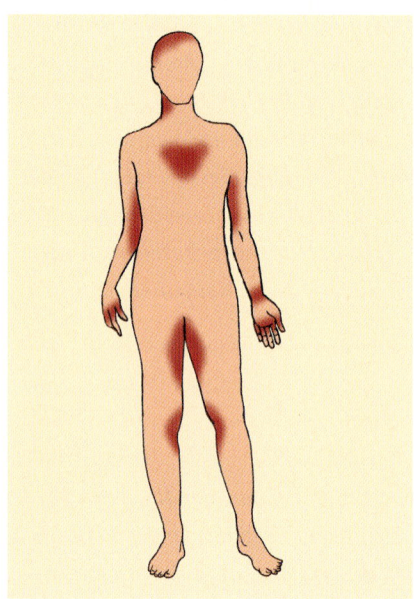

Bild 1   *Neurodermitis am Körper eines Erwachsenen*

- Quälender Juckreiz (Pruritus)
- Aufgekratzte Haut
- Rötung der Haut (Erythem)
- Hautverdickung
- Auffällige Blässe des Gesichtes
- Doppelte Unterlidfalten und/oder
- Augenschatten

Bei Säuglingen zeigen sich erste ekzematöse Hautveränderungen häufig als „Milchschorf". Bevorzugt befallene Körperstellen sind bei Säuglingen und Kleinkindern die Streckseiten der Arme und Beine, sowie Hand- und Fußgelenke. Mit zunehmendem Alter finden sich die Hautveränderungen in den für Neurodermitis typischen Bereichen wie Ellenbeugen, Kniekehlen, Brust- und Schulterbereich, Gesicht, Hals und Hände wie oben in der Abbildung verdeutlicht.

Charakteristisch ist immer der Verlauf der Erkrankung in Schüben mit zwischenzeitlichen Erholungsphasen.

Begleiterkrankungen/Komplikationen

Durch die vom Kratzen verletzte Haut gelangen Bakterien, Pilze und Viren in die offenen Stellen, deswegen ist die Superinfektion die häufigste Komplikation:

- Pilzinfektionen (z. B. schuppige Hautveränderungen der Kopfhaut)
- Bakterielle Infektionen
- Warzen und Dellwarzen (= derbe Papeln, besonders im Gesicht und an den Genitalien [können chirurgische Eingriffe erfordern])
- Virusinfektionen (Herpes, Gürtelrose)
- Asthma, Heuschnupfen
- Kreisrunder Haarausfall
- Impfungen können, müssen aber nicht, eine Verstärkung der Neurodermitis hervorrufen, ebenso wie
- Fiebrige Atemwegsinfekte

Besonders zu beachten/Therapie

Die Therapie des Patienten muss auf mehreren Säulen stehen. Anzuraten ist das Führen eines Tagebuchs über Lebens- und Ernährungsgewohnheiten. Eventuelle Nahrungsmittelallergien bzw. -unverträglichkeiten werden erfasst und finden in der Ernährungstherapie Berücksichtigung. Kindern, bei denen keine Allergie nachgewiesen werden konnte, dürfen nicht mit einseitiger Kost als Vorsichtsmassnahme zusätzlich belastet werden. In Phasen akuter Entzündungen haben sich Entspannungsübungen als sehr hilfreich für den geplagten Patienten erwiesen. Jede Therapie muss individuell auf den einzelnen Betroffenen abgestimmt werden, unter Berücksichtigung spezifischer Faktoren.

Ernährungstherapie

Ziele

- Linderung des Juckreizes
- Anhaltende symptomfreie Intervalle
- Stressabbau bei den Betroffenen und seinen Angehörigen
- Verminderung der seelischen Spannungen

Kostformen

Vollkost und Leichte Vollkost unter Berücksichtigung individueller Nahrungsmittelunverträglichkeiten und nachgewiesener Allergien.

Ernährungsempfehlungen

Die Mahlzeiten sollten aus frischen Zutaten hergestellt und möglichst nach saisonalem Angebot von Gemüse und Obst ausgewählt werden. Fertigprodukte weitestgehend meiden, da sie allergieauslösende Inhaltsstoffe enthalten können. Ein Ernährungstagebuch kann sehr hilfreich sein, um herauszufinden, ob sich die Neurodermitis durch die Ernährung verschlimmert. Es sollte jedoch kein „Essens-Stress"

entstehen, der eine Verschlechterung des Hautzustandes bewirken kann. Zucker hat keine allergene Wirkung. In großen Studien konnte bewiesen werden, dass Zuckerverzehr in normalen Mengen (vgl. DGE Empfehlung) den Verlauf der Krankheit in keiner Weise negativ beeinflusst. Ernährungsempfehlungen beim Vorliegen einer Allergie werden im Kapitel „Allergien" besprochen.

Tipps für die Ernährungsberatung

Deutscher Neurodermitis Bund e. V.
Baumkamp 18
22299 Hamburg
Telefon: 040 23 07 44
Fax: 040 23 10 08
Internet: www.dnb-ev.de
E-Mail: info@dnb-ev.de

Arbeitsgemeinschaft Allergiekrankes Kind (AAK) e. V.
Auguststr. 20
35745 Herborn
Telefon: 02772 928 70
Fax: 02772 928 79
Internet: www.aak.de
E-Mail: koordination@aak.de

Tipps

- Im Allgemeinen genügen eine Dusche oder ein Bad pro Woche. Nicht trocken rubbeln, sondern vorsichtig abtupfen. Anzuraten sind rückfettende Ölbäder, keine normale Seife oder klassische Schaumbäder.
- Tägliche Pflege mit speziellen Feuchtigkeit spendenden Cremes für Neurodermitiker. Bisher konnte man im akuten Schub auf eine Kortisontherapie nicht verzichten. Seit 2002 gibt es zwei sehr gut verträgliche Alternativen zu Kortison: Tacrolismus-Salbe und Pimecrolismus-Creme nach ärztlicher Verordnung. Nebenwirkungsfrei bedeuten sie eine große Erleichterung für den Patienten.
- Einschlafhilfen:
  - Kühle Raumtemperaturen (maximal 15 °C), regelmäßiges Lüften
  - Einschlafrituale (z. B. beruhigende, ablenkende Geschichte)
  - Juckreizlindernde Creme und ein Kühlakku/-pack in Bettnähe
  - Leichtes Bettzeug (bei Hausstaubmilbenallergie: allergiedichter Matratzenüberzug [Encasing], waschbare Oberbetten (bei mind. 60 °C)
- Ledermöbel statt Polstermöbel
- Kurzflorige Teppiche regelmäßig saugen
- Glatte Böden täglich reinigen

251

■ Kuscheltiere sollten alle vier Wochen „verreisen" (d. h. in eine Plastiktüte gepackt 12–24 Stunden in den Tiefkühlschrank gelegt, anschließend in der Waschmaschine gereinigt)

■ Ferien: Klimawechsel wirkt sich positiv auf Haut und Seele aus. Erfolg versprechend sind Höhenlagen über 1 500 Metern, Nordseeregionen sowie das Klima des Toten Meeres.

■ Frühen Kontakt mit Tierhaaren vermeiden (Haustiere, Schaffell, Rosshaarmatratze u. a.)

■ Vermeidung von frühzeitigem Kontakt mit Blütenpollen (bei starkem Pollenflug ab früh morgens die Fenster geschlossen halten)

■ Richtige Bekleidung: z. B. 100 % Baumwolle, Seide, Leinen oder Viskose. Spezialanzüge aus Mikrofasern. Seit 2003 gibt es die erste Spezialwaschmaschine für Allergiker.

■ Kleidung vor dem ersten Tragen waschen.

■ Tabakrauch meiden.

14.2.2 Nahrungsmittelallergien bei Kindern

Krankheitslehre

Beschreibung (vgl. auch Kap. 14.1)

Die allergische Erkrankung eines Kindes stellt auch für die Familie eine ganz erhebliche Belastung dar. Die Beschwerden, vor allem in den ersten Lebensjahren sind oft sehr stark, deshalb muss das Allergen konsequent gemieden werden.

Das ist z. B. der Verzicht auf den (eihaltigen) Kuchen beim Kindergeburtstag oder den Osterhasen aus Milchschokolade. Der kleine Patient kann für sein Taschengeld nicht, wie die gesunden Freunde „wahllos" einkaufen, oder mit ihnen mal schnell ins Fast-Food-Restaurant gehen. Hier sind vor allem die Eltern gefordert: wenn sie gut geschult sind, können sie auch leckere Alternativen anbieten.

Häufigkeit

Allergien nehmen weltweit zu. Allergische Symptome werden inzwischen etwa bei 30 % aller Kinder bis zum Alter von 11 Jahren diagnostiziert. Davon sind etwa 0,3–7,5 % von echten, IgE vermittelten, Nahrungsmittelallergien betroffen. Etwa 1/3 aller Säuglinge und Kleinkinder mit einer Atopischen Dermatitis haben zusätzlich eine Nahrungsmittelallergie. Je jünger die Kinder zum Zeitpunkt des Auftretens allergischer Reaktionen sind, desto größer ist die Chance, dass sich diese bis zum Schulalter verlieren. In der Regel verschwinden rund 80 % der Nahrungsmittel-

allergien im Verlauf der ersten vier Lebensjahre wieder. 90 % der Kinder mit einer Nahrungsmittelallergie reagieren nur auf 1–2 Nahrungsmittel, also nur 10 % haben auf mehr als 2 Nahrungsmittel Unverträglichkeitserscheinungen.

Entstehung (siehe auch 14.1)

Genetische Disposition: je mehr Familienmitglieder an einer Allergie leiden (Eltern, Geschwister) desto größer ist das Risiko eines Kindes allergisch zu reagieren.

Allergie-Risiko eines Neugeborenen in Abhängigkeit von der Atopiebelastung der Familie:

Kein Elternteil	allergisch	5–15 %
Ein Elternteil	allergisch	20–40 %
Ein Geschwister	allergisch	25–35 %
Beide Eltern	allergisch	40–60 %
Beide Eltern allergisch mit gleicher Manifestation z. B. Atopische Dermatitis		60–80 %

Symptome (siehe auch 14.1)

Etwa 75 % der Säuglinge erkranken bereits in den ersten sechs Lebensmonaten an einer Allergie auf Kuhmilch. Neben Hautreaktionen gehören Magen-Darm-Beschwerden (Erbrechen, Durchfälle) zu den häufigsten Symptomen.

Besonders zu beachten/Therapie
Diagnostik

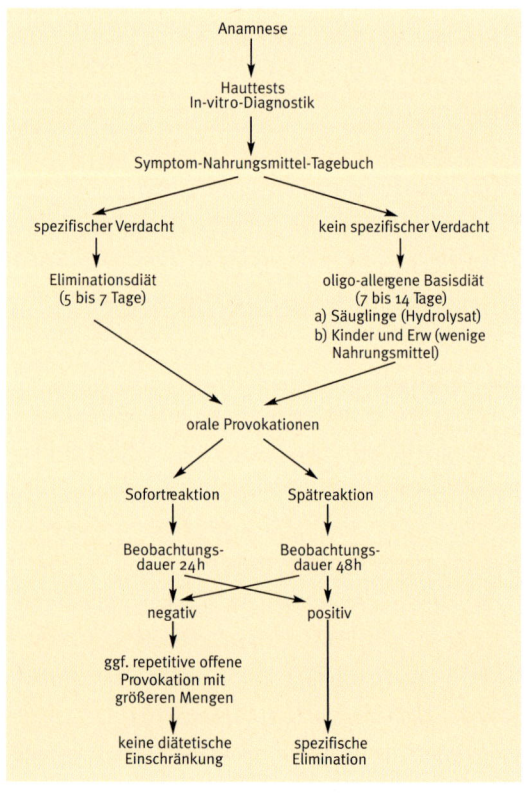

Bild 1 *Flussschema zum diagnostischen Vorgehen bei Verdacht auf Nahrungsmittelallergie im Kindesalter*

- Gründliche Anamnese
- Ggf. Pricktest (siehe Allergolog. Erkrankungen)
- Bluttest: Bei unspezifischem Verdacht Oligoallergene Basisdiät für 7–14 Tage (siehe Kap. 14.1). Als Milchersatz kommen bei der Oligoallergenen Basisdiät ein Extensiv-Hydrolysat oder eine Elementardiät auf Aminosäurenbasis in Frage. Ab einem Alter von 6 Monaten Reis oder Mais sowie Apfelmus. Kinder zwischen 3 und 6 Monaten dürfen zusätzlich noch Karotten, Kürbis und Lamm essen. Alle 2–4 Tage wird ein neues Lebensmittel dazu gegeben.
- Provokation DBPCFC: Je nach Ergebnis keine Diät oder individuelle, allergenfreie Kost, die bei Kindern nach 1–2 Jahren überprüft werden sollte.
- Bei spezifischem Verdacht: Eliminationsdiät für 7 Tage bis 4 Wochen (bei Atopischer Dermatitis) wird im Kindesalter sehr häufig bei Verdacht von ein oder zwei Allergenen durchgeführt. Bei Bestätigung durch DBPCFC wird die Kost individuell zusammengestellt, bei negativem Ergebnis keine Diät.

Ernährungstherapie

Ziele
- Normale Entwicklung des Kindes
- Weitgehende Symptomfreiheit
- Bedarfsgerechte Ernährung ohne allergieauslösende Nahrungsmittel
- Gute Schulung und Aufklärung der Eltern

Kostformen
(siehe Besonders zu beachten/Therapie und Kap. 14.1)

Ernährungsempfehlungen/Prävention
- 4–6 Monate stillen; Kann das Baby nicht oder nicht voll gestillt werden, soll eine hypoallergene Säuglingsnahrung verwendet werden.
- Beikost erst nach dem 6. Lebensmonat einführen, dabei auf Kuhmilch, Eier, Fisch, Nüsse, Weizen, Soja und Zitrusfrüchte bis zur Vollendung des 1. Lebensjahres verzichten. Mit diesen Maßnahmen kann das Risiko einer Allergieentwicklung in den ersten 5 Lebensjahren um etwa 50 % herabgesetzt werden. Im 2. Lebensjahr kann bei allergiebelasteten Kindern das Verbot von Kuhmilch, Weizen, Soja etc. weitgehend aufgehoben werden.
- Ist aber eine Allergie nachgewiesen, im Säuglingsalter sehr häufig auf Kuhmilch und Hühnerei, müssen entsprechende diätetische Maßnahmen ergriffen werden.

Empfehlungen bei Kuhmilchallergie
Kuhmilch muss konsequent gemieden werden, d.h. Ausschluss von:
- Kuhmilch und -produkten wie Joghurt, Kefir, Buttermilch, Quark, Käse u.a.
- Alle Produkte mit Kuhmilcheiweißzusatz wie Saucen, Eis, Pudding, Cremesuppen, Brot, Gebäck, Kuchen, Torten, Wurstwaren, Kaffeeweißer, vegetarischer Brotbelag.
- Zusammensetzung der Körperpflegemittel beachten z.B. bei Molkebad oder Babypuder.

Milchersatznahrungen:
Wird nicht mehr gestillt, kommen Spezialnahrungen zum Einsatz.
- Extensive Hydrolysate (Semi-Elementardiäten). Die potentiellen Allergene (Proteine) werden durch enzymatische Aufspaltung so weit zerkleinert, dass das Immunsystem sie nicht mehr als Allergieauslöser erkennt. Bei Hochgradiger Sensibilisierung sind vereinzelt Reaktionen auf diese Präparate beobachtet worden. Deshalb sollten sie unter ärztlicher Kontrolle vorsichtig ausgetestet werden. Als Alternative steht ein allergenfreies Vollhydrolysat zur Verfügung.
- Vollhydrolysate auf Aminosäurenbasis enthalten keine allergieauslösenden Eiweiße mehr wie z.B. Pregomin AS®. Diese Präparate sind als „bilanzierte Diäten" zur ausschließlichen Ernährung im ersten Lebensjahr geeignet.

Säuglingsnahrung auf Sojabasis
Ist nicht in jedem Fall geeignet, da etwa 25–40 % der Kuhmilchallergiker eine Sojaallergie entwickeln.

Hypoallergene Säuglingsnahrungen
Sind nur für die Allergievorbeugung bei Säuglingen mit einem erhöhten Allergierisiko geeignet. Bei manifester Kuhmilchallergie darf Hypoallergene Nahrung (HA-Nahrung) keinesfalls verabreicht werden. Diese Präparate sind nur zur Prävention zu verwenden, da sie noch größere Eiweißteile enthalten, die eine allergische Reaktion auslösen können. Ebenso nicht empfehlenswert sind die Milcharten anderer Tiere wie z.B. Ziegen-, Schaf- oder Stutenmilch.

Die Einführung der Beikost sollte schrittweise erfolgen, im ersten Lebensjahr werden nur Lebensmittel verwendet, die sehr selten Allergien auslösen (siehe Oligoallergene Basisdiät).

Alternativen zu kuhmilchhaltigem Getreidebrei:
- Spezialbrei auf der Basis von Reis und Johannisbrotkernmehl, der nährstoffangereichert ist.
- Hafer-, Reis- und Dinkelgetränke

Schwierig ist die Deckung des gesteigerten Calciumbedarfs für den heranwachsenden Säugling. In Absprache mit dem Kinderarzt/Allergologen muss eine Substitution in Betracht gezogen werden. Glücklicherweise ist die Eliminationsdiät bei Kuhmilchallergie im Säuglings- und Kleinkinderalter keine lebenslange Maßnahme. In der Regel verlieren viele Kinder bis zur Einschulung ihre Sensibilisierung gegen Milcheiweiße.

Ernährungsempfehlungen bei Hühnereiallergie

Verzicht auf Hühnereier in jeder Form und auf verarbeitete Lebensmittel, denen Hühnerei zugesetzt wird.

Die Zutatenliste genau lesen, ggf. beim Hersteller (z. B. Bäcker, Metzger) nachfragen. Evtl. werden Puten- oder Wachteleier vertragen, es können jedoch Kreuzreaktionen auftreten. Die Verträglichkeit kann nur durch ärztlich überwachte Provokation abgeklärt werden. Auch die Verzehrsmenge spielt eine große Rolle.

Hinweise zur Ernährungsberatung, s. Kapitel Neurodermitis, S. 251

254

Lebensmittelauswahl für Hühnereiallergiker:

Geeignet	Nicht geeignet
Eifreie Hartweizen- oder Dinkelnudeln, ital. Pasta, eifreie Vollkornnudeln	Eiernudeln, Eierteigwaren
Gebäck/Kuchen/Torten/ Kekse aus eifreiem Hefe-, Mürb-, Blätterteig	Gebäck, Kuchen, Torten, Kekse
Brot, Brötchen ohne Ei	Eierwecken, Brot oder Brötchen mit Ei
Reine Schokolade, ungefüllte Pralinen	Süßigkeiten, Schokoladenerzeugnisse
Fruchteis, einfacher Pudding ohne Ei, Creme ohne Ei	Eis, Cremes, Pudding
Suppen nur mit Sahne legiert ohne Ei	Cremesuppen
Kartoffelteige ohne Zusatz von Ei (Kartoffel-klöße)	Kartoffelteige mit Eizusatz
Eifreie Getränke	Milchmischgetränke
Mit Mehl oder naturell belassenes Fleisch/Fisch/ Gemüse	Panade, paniertes Fleisch/ Fisch/Gemüse
Fleisch- und Wurstwaren ohne Zusatz von Ei	Fleisch- und Wurstwaren

Tageskostplan – Neurodermitis bei Kindern

Patientin: Marika M., 5 Jahre alt, ohne Hühnereiweiß
Wünschenswerte Energie- (D-A-CH Referenzwerte) und Nährstoffzufuhr:

Gesamtenergiebedarf	1 400 kcal bzw. 5 950 kJ/Tag
Eiweiß 15–20 %	210–280 kcal = 53–70 g EW/Tag
Fett ca. 30 %	420 kcal = 47 g F/Tag
Kohlenhydrate 50–55 %	700–770 kcal/Tag = 175–193 g KH/Tag

Ohne Hühnereiweiß

Gesamtsumme Tageskostplan

kcal	1 428	B1	1,18 mg
kJ	5 976	B2	1,66 mg
EW	53,62 g	B6	1,45 mg
F	48,52 g	Chol	125,85 mg
KH	187,23 g	B12	5,52 µg
GFS	19,99 g	EUFS	17,17 g
MUFS	7,82 g	NiaÄ	19 513,04 µg
Bst	19,34 g		

Nährstoffrelation

Eiweiß	54 g	15 %
Fett	49 g	31 %
Kohlenhydrate	187 g	54 %

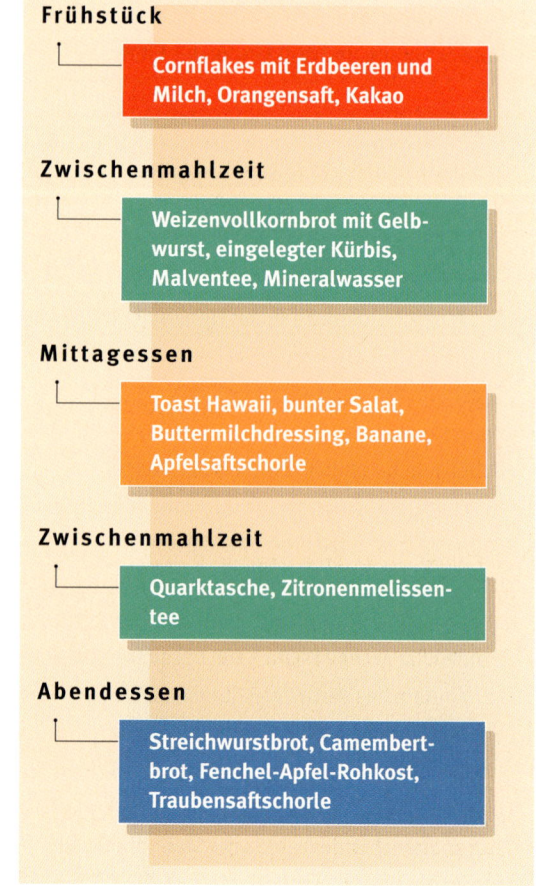

Frühstück
Cornflakes mit Erdbeeren und Milch, Orangensaft, Kakao

Zwischenmahlzeit
Weizenvollkornbrot mit Gelbwurst, eingelegter Kürbis, Malventee, Mineralwasser

Mittagessen
Toast Hawaii, bunter Salat, Buttermilchdressing, Banane, Apfelsaftschorle

Zwischenmahlzeit
Quarktasche, Zitronenmelissentee

Abendessen
Streichwurstbrot, Camembertbrot, Fenchel-Apfel-Rohkost, Traubensaftschorle

Frühstück:

■ Cornflakes mit Erdbeeren und Milch

Menge	Zutaten
20 Gramm	Cornflakes
50 Gramm	Erdbeere frisch
150 Milliliter	Trinkmilch 3,5 % Fett
5 Gramm	Honig

kcal	198	B1	0,09 mg
kJ	832	B2	0,29 mg
EW	6,80 g	B6	0,11 mg
F	5,57 g	Chol	19,50 mg
KH	29,46 g	B12	0,60 µg
GFS	3,21 g	EUFS	1,65 g
MUFS	0,34 g	NiaÄ	2 034,25 µg
Bst	1,80 g		

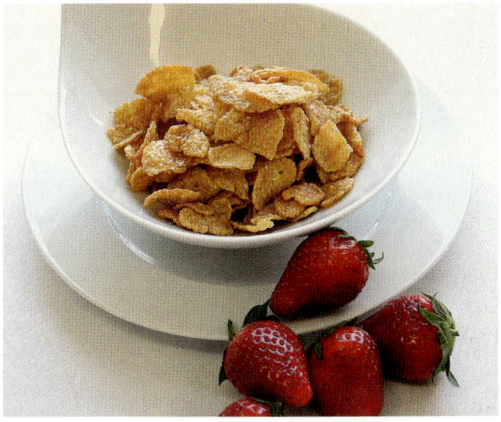

Erdbeeren waschen und vom Stiel befreien. In mundgerechte Stücke schneiden und mit Milch aufgießen. Cornflakes dazu geben und mit etwas Honig (oder Zucker) süßen.

Bild 1   *Cornflakes mit Erdbeeren*

■ Orangensaft

Menge	Zutaten
200 Milliliter	Orange Fruchtsaft frisch gepresst

kcal	90	Bst	0,44 g
kJ	376	B1	0,12 mg
EW	1,84 g	B2	0,06 mg
F	0,32 g	B6	0,08 mg
KH	17,58 g	EUFS	0,08 g
GFS	0,06 g	NiaÄ	794,00 µg
MUFS	0,10 g		

Orangen frisch auspressen und Saft in ein Glas geben.

■ Kakao

Menge	Zutaten
150 Milliliter	Trinkmilch 3,5 % Fett
5 Gramm	Kakaopulver schwach entölt
5 Gramm	Blütenhonig-Mischungen

kcal	128	B1	0,07 mg
kJ	539	B2	0,28 mg
EW	5,96 g	B6	0,07 mg
F	6,48 g	Chol	19,50 mg
KH	11,44 g	B12	0,60 µg
GFS	3,90 g	EUFS	1,99 g
MUFS	0,22 g	NiaÄ	1 554,50 µg
Bst	1,64 g		

3/4 der Milch zum Kochen bringen. 1/4 der Milch mit Kakaopulver und Honig verrühren und in die kochende Milch einrühren und aufkochen lassen.

Zwischenmahlzeit:

■ Weizenvollkornbrot mit Gelbwurst

Menge	Zutaten
40 Gramm	Weizenvollkornbrot
30 Gramm	Gelbwurst mit Petersilie, ohne Zusatz von Hühnereiweiß
	Petersilie

kcal	170	B1	0,20 mg
kJ	713	B2	0,08 mg
EW	6,47 g	B6	0,17 mg
F	8,65 g	Chol	13,80 mg
KH	16,63 g	B12	0,30 µg
GFS	2,98 g	EUFS	3,85 g
MUFS	1,17 g	NiaÄ	3 034,00 µg
Bst	2,58 g		

Brot mit in Scheiben geschnittener Gelbwurst mit Petersilie belegen.

■ Eingelegter Kürbis

Menge	Zutaten
30 Gramm	Kürbis frisch
1 Prise	Zucker
1 Prise	Jodiertes Salz
1 Stück	Zimtstange
1 Stück	Ingwer frisch
	Essig

kcal	12	MUFS	0,03 g
kJ	51	Bst	0,23 g
EW	0,42 g	B1	0,03 mg
F	0,06 g	B2	0,02 mg
KH	2,37 g	B6	0,04 mg
GFS	0,01 g	NiaÄ	564,90 µg

Schale des Kürbis entfernen und Kürbisfleisch in mundgerechte Stücke schneiden. In Sud aus Wasser, Zucker, Salz, Zimtstange, Ingwer und Essig „al dente" garen.

Fortsetzung --->

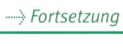 *Fortsetzung*

Malventee

Menge	Zutaten				
250 Milliliter	Malventee (Wert von Früchtetee verwendet)	kcal	3	B1	0,03 mg
		kJ	8	B2	0,01 mg
		KH	0,50 g		

Mineralwasser

Menge	Zutaten
200 Milliliter	Natürliches Mineralwasser

Mittagessen:

Toast Hawaii

Menge	Zutaten				
25 Gramm	Weißbrot-Weizentoastbrot mit Schrotanteilen	kcal	163	B1	0,11 mg
		kJ	683	B2	0,13 mg
20 Gramm	Schwein Schinken gekocht ohne Zusatz von Hühnereiweiß	EW	11,12 g	B6	0,08 mg
		F	4,89 g	Chol	17,20 mg
30 Gramm	Ananas Konserve abgetropft	KH	18,08 g	B12	0,64 µg
		GFS	2,52 g	EUFS	1,58 g
20 Gramm	Edamer 30 % F. i. Tr.	MUFS	0,44 g	NiaÄ	2 790,35 µg
		Bst	1,19 g		

Toastbrot leicht toasten und mit Schinken, Ananasscheibe (oder Stückchen) und Käse belegen. Im Ofen bei 200 °C backen, bis der Käse zerläuft.

Bunter Salat

Menge	Zutaten				
30 Gramm	Kopfsalat frisch	kcal	9	Bst	1,03 g
		kJ	38	B1	0,03 mg
20 Gramm	Tomaten frisch	EW	0,68 g	B2	0,03 mg
10 Gramm	Paprikaschoten frisch	F	0,14 g	B6	0,06 mg
		KH	1,13 g	EUFS	0,01 g
		GFS	0,02 g	NiaÄ	375,50 µg
		MUFS	0,07 g		

Salat und Gemüse waschen und putzen. Salat in mundgerechte Blätter teilen, Tomate und Paprika z. B. in Streifen schneiden. Mit Dressing übergießen.

Buttermilchdressing

Menge	Zutaten				
0,5 Gramm	Schnittlauch frisch	kcal	42	B1	0,01 mg
		kJ	175	B2	0,05 mg
1 Gramm	Petersilienblatt frisch, Dill frisch	EW	1,02 g	B6	0,02 mg
30 Milliliter	Buttermilch	F	3,14 g	Chol	0,93 mg
1 Prise	Jodiertes Salz	KH	2,28 g	B12	0,06 µg
1 Prise	Zucker weiß	GFS	0,41 g	EUFS	0,53 g
3 Milliliter	Walnussöl	MUFS	2,05 g	NiaÄ	286,58 µg
	Essig	Bst	0,07 g		

Kräuter waschen, abtropfen lassen und fein hacken. Aus den restlichen Zutaten Salatdressing herstellen und kurz vor dem servieren über den Salat gießen.

Banane

Menge	Zutaten				
100 Gramm	Banane frisch (130 g mit Schale)	kcal	95	Bst	2,00 g
		kJ	398	B1	0,04 mg
		EW	1,15 g	B2	0,05 mg
		F	0,18 g	B6	0,37 mg
		KH	21,39 g	EUFS	0,02 g
		GFS	0,06 g	NiaÄ	950,00 µg
		MUFS	0,05 g		

Apfelsaftschorle

Menge	Zutaten				
100 Milliliter	Natürliches Mineralwasser mit Kohlensäure	kcal	49	MUFS	0,16 g
		kJ	207	B1	0,02 mg
		EW	0,31 g	B2	0,02 mg
100 Milliliter	Apfel Fruchtsaft naturrein	F	0,33 g	B6	0,04 mg
		KH	10,61 g	EUFS	0,02 g
		GFS	0,07 g	NiaÄ	198,00 µg

Zwischenmahlzeit:

■ Quarktasche

Menge	Zutaten
20 Gramm	Weizen Mehl Type 1050
1 Prise	Jodiertes Salz
2 Gramm	Bäckerhefe gepresst
10 Milliliter	Trinkmilch 3,5 % Fett
3 Gramm	Butter
3 Gramm	Zucker weiß
12 Gramm	Quark 0,2 % Fett
3 Gramm	Zucker weiß
4 Gramm	Weintrauben getrocknet (Rosinen)

kcal	143	B1	0,12 mg
kJ	597	B2	0,11 mg
EW	4,67 g	B6	0,08 mg
F	3,30 g	Chol	8,62 mg
KH	23,09 g	B12	0,16 µg
GFS	1,81 g	EUFS	0,91 g
MUFS	0,29 g	NiaÄ	1 477,76 µg
Bst	1,32 g		

Mehl in eine Schüssel sieben und in der Mitte eine Vertiefung eindrücken. Etwas lauwarme Milch mit der Hefe verrühren und in die Vertiefung geben. Vorteig etwa 10 Minuten gehen lassen. Dann restliche Milch mit Margarine und Gewürzen erwärmen und zum Mehl geben. Alle Zutaten verrühren und zu einem glatten Teig kneten. Hefeteig etwa 15 Minuten gehen lassen. Quark mit Zitronenschale und Zucker abschmecken und die heiß gewaschenen Rosinen unterziehen. Hefeteig auswellen und 12 Kreise ausstechen. Füllung auf die Teigkreise verteilen, Taschen formen und den Teigrand mit einer Gabel festdrücken. Quarktaschen mit Kondensmilch bestreichen. Bei 180 °C etwa 15–20 Minuten backen. (Gilt für Rezept mal 12).

■ Zitronenmelissentee

Menge	Zutaten
250 Milliliter	Zitronenmelissentee (Wert von Kräutertee verwendet)

kcal	3	B1	0,03 mg
kJ	8	B2	0,01 mg
KH	0,50 g		

Abendessen:

■ Streichwurstbrot

Menge	Zutaten
30 Gramm	Vollkornbrot-Roggenvollkornbrot
20 Gramm	Kalbsleberwurst ohne Hühnereiweiß

kcal	120	B1	0,10 mg
kJ	501	B2	0,30 mg
EW	5,29 g	B6	0,14 mg
F	5,76 g	Chol	37,00 mg
KH	11,57 g	B12	2,80 µg
GFS	1,99 g	EUFS	2,50 g
MUFS	0,79 g	NiaÄ	2467,20 µg
Bst	2,63 g		

Brot mit Streichwurst bestreichen und bei Bedarf in mundgerechte Stücke schneiden.

■ Camembertbrot

Menge	Zutaten
30 Gramm	Vollkornbrot-Weizenvollkornbrot
20 Gramm	Camembert 40 % F. i. Tr.

kcal	117	B1	0,06 mg
kJ	490	B2	0,14 mg
EW	6,72 g	B6	0,12 mg
F	4,43 g	Chol	9,20 mg
KH	12,41 g	B12	0,36 µg
GFS	2,49 g	EUFS	1,25 g
MUFS	0,34 g	NiaÄ	2635,70 µg
Bst	1,93 g		

Camembert in Scheiben schneiden und auf das Brot legen. Brot in mundgerechte Stücke schneiden.

■ Fenchel-Apfel-Rohkost

Menge	Zutaten
40 Gramm	Fenchel frisch
40 Gramm	Apfel frisch
10 Milliliter	Zitrone Fruchtsaft
5 Milliliter	Rapsöl
1 Prise	Jodiertes Salz
1 Prise	Pfeffer
	Fenchelgrün

kcal	85	B1	0,11 mg
kJ	353	B2	0,06 mg
EW	1,16 g	B6	0,06 mg
F	5,27 g	Chol	0,10 mg
KH	7,69 g	B12	0,00
GFS	0,45 g	EUFS	2,77 g
MUFS	1,76 g	NiaÄ	350,30 µg
Bst	2,49 g		

Fenchel waschen und putzen. In feine Streifen hobeln, Apfel waschen, vierteln und entkernen, in Stücke schneiden. Marinade aus Zitronensaft, Gewürzen und Öl herstellen. Zutaten miteinander vermengen.

■ Traubensaftschorle

Menge	Zutaten
250 Milliliter	Lindenblütentee (Wert von Kräutertee verwendet)

kcal	3	B1	0,03 mg
kJ	8	B2	0,01 mg
KH	0,50 g		

Bereits beim Einkaufen muss darauf geachtet werden, dass in den Lebensmitteln für die Patientin kein Hühnereiweiß enthalten ist. Ist nur Lecithin auf der Zutatenliste angegeben, sollte auf das Produkt verzichtet werden. Getränke können nach Wahl mit Zucker, Honig, Sirup oder Süßstoff nachgesüßt werden.

Wissensspeicher

Über 100 verschiedene Erkrankungen werden unter dem Begriff Krebs zusammen gefasst. Sie haben unterschiedliche Ursachen, aber auch Gemeinsamkeiten. Alle Krebsarten sind gekennzeichnet durch ungehemmtes Wachstum von körpereigenem Gewebe, welches nicht mehr den Mechanismen der geregelten Zellteilung unterliegt. Die Krebszellen vermehren sich sehr schnell und ohne Beschränkung bezüglich Zugehörigkeit und Funktion. Zunächst entsteht ein so genannter gutartiger (benigner) Tumor, bei dem die entarteten Zellen noch in einem Zellhaufen zusammengeballt sind. Bösartig (maligne) wird der Tumor durch Streuung der Zellen in andere Gewebe. Nahezu alle Krebsarten können Metastasen bilden. So wird die Ausbreitung in angrenzendes Gewebe oder über die Lymph- oder Blutbahn zu anderen Geweben genannt. Charakteristisch für Krebszellen ist, dass sie kaum noch oder gar keine Funktion des Ausgangsgewebes besitzen. Das betroffene Gewebe (oder Organ) verliert also seine Funktionsfähigkeit.

Im Prinzip können alle Gewebe des Körpers von Krebs betroffen sein. Sogenannte Karzinome, Krebsgeschwüre an Epithelzellen sind am häufigsten, wahrscheinlich weil sich diese Gewebszellen besonders häufig teilen und am meisten Umwelteinflüssen ausgesetzt sind. Sarcome sind Krebsgeschwulste an Bindegeweben oder Muskelzellen. Daneben gibt es noch verschiedene Arten von Leukämie, Krebsarten die von Blutzellen ausgehen.

Einfuss auf die Entstehung bösartiger Tumoren haben Alter, Veranlagung und äußere Einflussfaktoren (z. B. Ernährung, Nikotingenuss, Arbeitsbedingungen, Sonneneinstrahlung) Der Ernährung und dem Lebensstil kommt bei der Kanzerogenese sehr große Bedeutung zu. Derzeit werden die sekundären Pflanzenstoffe bei die Prävention von Krebs diskutiert. Tabelle 1 gibt Aufschluss über die bekannten Gruppen sekundärer Pflanzenstoffe und ihrem Vorkommen: Folgende Tabelle zeigt die Gruppen sekundärer Pflanzenstoffe, ihr jeweiliges Vorkommen in Lebensmitteln und ihre Wirkung.

Bezeichnung	Vorkommen	Wirkung
Carotinoide	Stark gefärbte Gemüse- und Obstsorten (z. B. in den Farben gelb, orange, rot, aber auch dunkel grüne Sorten wie Broccoli)	Antioxidativ Antikanzerogen Unterstützen das Abwehrsystem Fördern die Verdauung
Phytosterine	Fettreiche Pflanzenteile, z. B. Nüsse, Samen und Hülsenfrüchte	Antikanzerogen Antimikrobiell Senken den Cholesterinspiegel
Glucosinolate	Kohlarten, Rettich, Senf (in Kreuzblütlern)	Antikanzerogen Antimikrobiell Senken den Cholesterinspiegel
Polyphenole (z. B. Flavonoide)	In den meisten Pflanzenarten (besonders in den Randschichten und Blättern), Vollkornprodukten, schwarzem Tee	Antioxidativ Antikanzerogen Antimikrobiell Entzündungshemmend Regulieren Blutdruck und Blutzucker
Protease-Inhibitoren	In den meisten Pflanzen, besonders Hülsenfrüchte, Getreide, Kartoffeln	Antikanzerogen Regulieren den Blutzucker
Monoterpene	Als Aromastoffe in Pflanzen, z. B. Limonen, Menthol, Pfefferminze, Kümmel	Antikanzerogen
Phytoöstrogene	Hülsenfrüchte (z. B. Sojabohne), ballaststoffreiche Getreide	Antikanzerogen Antioxidativ Senken den Cholesterinspiegel
Sulfide (Schwefelverbindungen)	Zwiebelgewächse (z. B. Knoblauch, Zwiebel)	Antioxidativ Antikanzerogen Antimikrobiell Unterstützung des Abwehrsystems Senken den Cholesterinspiegel
Saponine	Hülsenfrüchte, Kräuter	Antikanzerogen Senkung des Cholesterinspiegels Unterstützung des Abwehrsystems antibiotisch
Phytinsäure, Lektine, Chlorphyll		Antioxidative Wirkung

Fallbeispiel

In den letzten 6 Monaten hat Frau Birgitt H. unge-
wollt etwa 5 kg ihres Körpergewichtes verloren. Sie
ist 55 Jahre alt und hatte vor der Gewichtsabnahme
einen BMI von 27. Bei der Krebsvorsorgeunter-
suchung findet sich unsichtbares Blut in der Stuhl-
untersuchung und es entsteht der Verdacht auf
Krebs im Magen-Darm-Trakt. Weitere Untersuchun-
gen bestätigen den Verdacht Frau H. hat Dickdarm-
krebs – eine Operation des Tumors wird notwendig.
Anschließend soll eine Chemotherapie Sicherheit
geben, dass die Tumorzellen entfernt sind. Nach
der Operation hat Frau H. Verdauungsprobleme.
Obstipation und Diarrhoen wechseln sich ab. Hinzu
kommt, dass sie aus Angst vor weiteren Verdau-
ungsproblemen und ihrem Darm zu schaden wenig
isst. In der Chemotherapie leidet Frau H. häufig
unter Übelkeit und Erbrechen. Nach den Behandlun-
gen hat sie regelmäßig Durchfall. Schließlich hat
Frau H. nochmals 6 kg abgenommen. Sie fühlt sich
ständig müde, kraftlos, leidet unter häufigen Infek-
ten und hat zu nichts mehr Lust. Früher hat Frau H.
an allen Unternehmungen ihres großen Bekannten-
kreises teilgenommen und hat 2 mal pro Woche
Sport getrieben. Heute schafft sie das nicht mehr.
Meist bleibt sie zu Hause.

Krankheitslehre

Beschreibung

Krebszellen haben auf Grund einer Schädigung der Struktur und Funktion der DNA die Fähigkeit zur Differenzierung verloren. Sie besitzen meist kaum noch (oder keine) Eigenschaften der Herkunftszelle und der Zellen, in dessen Gewebe sie wachsen. Charakteristisch ist ihr schnelles, ungehemmtes Wachstum, welches nicht mehr den Regeln der Zellteilung im menschlichen Körper unterliegt.

Auf Grund des schnellen Wachstums verbraucht der Tumor mehr Energie als gesundes Gewebe. Hinzu kommt, dass durch Produktion von Cytokinen der Grundumsatz eines an Krebs Erkrankten ansteigt. Auch der Proteinumsatz steigt an. Außerdem findet keine Anpassung des Körpers an den Hungerstoffwechsel wie beim Gesunden statt. Gekennzeichnet ist dieser Prozess insbesondere durch die Abnahme der fettfreien Körpermasse, also der Muskulatur. Folgen sind Leistungsabfall, Immunschwäche und verschlechtertes Allgemeinbefinden. Man spricht von Tumorkachexie, einem Syndrom mit negativer Energie- und Stickstoffbilanz. Dem Tumorkranken ist es nicht möglich den erhöhten Energie- und Eiweißumsatz auszugleichen.

Es kommt nur sehr selten, bei bestimmten hormonabhängigen Krebsarten während der Erkrankungs- und Therapiephase zu einer Gewichtszunahme (z. B. bei Hormontherapie bei Brust-, Gebärmutterhals-, Prostatakrebs, Schilddrüsenunterfunktion nach Bestrahlung oder wenn durch chirurgische Maßnahmen die Wechseljahre künstlich ausgelöst werden).

Häufigkeit

Nach den Herz-Kreislauferkrankungen stellt Krebs die zweit häufigste Todesursache in der Bundesrepublik Deutschland dar. Männer sind etwas häufiger betroffen als Frauen. Bei Frauen im mittleren Lebensalter ist Krebs die häufigste Todesursache. Im Jahr 2004 gab es etwa 436500 Neuerkrankungen an Krebs. In Deutschland sind die häufigsten Krebsarten in abnehmender Reihenfolge: 1. Prostatakrebs bei den Männern, Brustkrebs bei den Frauen, 2. Darmkrebs und 3. Lungenkrebs bei beiden Geschlechtern.

Aus Sicht der Ernährungstherapie ist besonders interessant, dass 50 % der Erkrankten bei Diagnosestellung ein wesentlich erhöhtes Risiko für eine Mangelernährung haben, oder im Verlauf der Therapie eine Tumorkachexie, also eine körperliche Auszehrung mit Verlust an Muskelmasse entwickeln. Integriert die onkologische Therapie eine individuelle Ernährungsberatung kann dieser Prozentsatz wesentlich gesenkt werden.

Die folgende Tabelle zeigt die Krebserkrankungen, bei denen Betroffene besonders häufig Tumorkachexie entwickeln:

Krebsart	Gewichtsverlust und Appetitlosigkeit
Magenkrebs Pankreaskrebs Gebärmutterkrebs Leberkrebs Speiseröhrentumore und Tumore im Hals-Nasen-Ohren-Bereich	*Sehr häufig*
Lungentumore Darmkrebs Prostatakrebs Leukämie und Lymphome	*Häufig*
Malignome der Haut, der Muskulatur oder der Brust	*seltener*

Entstehung

Einfuss auf die Entstehung bösartiger Tumoren haben Alter, Veranlagung und äußere Einflussfaktoren (z. B. Ernährung, Alkoholgenuss, Nikotingenuss, Arbeitsbedingungen, Sonneneinstrahlung, u. v. m.)

Nach aktuellen Vorstellungen verläuft die Kanzerogenese in einem Mehrstufenmodell mit drei Phasen. Die Entstehung von Krebs ist ein Prozess, der über Jahre oder Jahrzehnte hinweg verläuft.

259

1. Phase: „Startphase" Initiation durch Karzinogene

In der ersten Phase kommt es zum Kontakt zwischen karzinogenen Stoffen und einer Zelle. Dabei wird eine Zelle veranlasst (Initiation), ihr genetisches Material zu verändern.

Krebserregende Substanzen in Lebensmitteln können sein:

■ Mykotoxine (Schimmelpilzgifte, z. B. Aflatoxine)
■ Nitrosamine (durch Bakterien gebildete Nitroso-Aminverbindungen aus Nitrat und Nitrit, z. B. aus nitratreichen Gemüsesorten wie Spinat)
■ polyzyklische, aromatische Kohlenwasserstoffe (z. B. Benzpyrene, entstehen, wenn Fleischsaft in die Glut des Holzkohlengrills tropft und blauer Rauch entsteht)
■ Protein-Protolyse-Produkte (entstehen bei großer Hitzeeinwirkung auf eiweißreiche Lebensmittel z. B. beim scharfen Braten von Fleisch und Fisch)
■ Sauerstoff Radikale (chemisch veränderter Sauerstoff)

Die karzinogenen, also krebserregenden Stoffe müssen im Körper oft noch durch Enzyme aktiviert werden. Hier kann ein Schutzsystem zur Inaktivierung von Karzinogenen eingreifen. Schutzsysteme sind z. B. Sekundäre Pflanzenstoffe, die antioxidativen Vitamine VitaminC, VitaminE, Carotinoide und Folsäure und einige weitere Substanzen. Karzinogene Stoffe wirken auch schon in kleinsten Mengen krebserregend.

2. Phase: „Entwicklungsphase" Promotion durch Promotoren

Promotoren sind Stoffe, die die Krebsentwicklung in Gang setzen. Sie können auf die veränderte Zelle einwirken und veranlassen sie, die veränderte DNA weiterzugeben, indem sie sich ungehemmt vermehrt. Nach heutigem Wissensstand können als Promotoren aus dem Bereich der Ernährung wirken (siehe auch Tabelle 1, S. 261):

■ Hormone
■ Alkohol (z. B. durch chronische Reizung der Schleimhäute im oberen Magen-Darm-Trakt)
■ Fett (durch erhöhtes Adipositasrisiko und vermehrte Bildung sekundärer Gallensäuren im Darm)
■ Kochsalz (durch Vitamin-C-Verluste in der Magenschleimhaut und vermehrter Bildung von Nitrosaminen)
■ Übergewicht (z. B. durch vermehrte Östrogenproduktion) wird immer wieder diskutiert.

Es gibt aber auch Anti-Promotoren, die das Wachstum veränderter Zellen hemmen oder verlangsamen:

■ Sekundäre Pflanzenstoffe, z. B. Flavonoide, Phytoöstrogene (insbesondere aus Gemüse, Obst, Hülsenfrüchten und Getreideprodukten)
■ Calcium
■ Selen

260

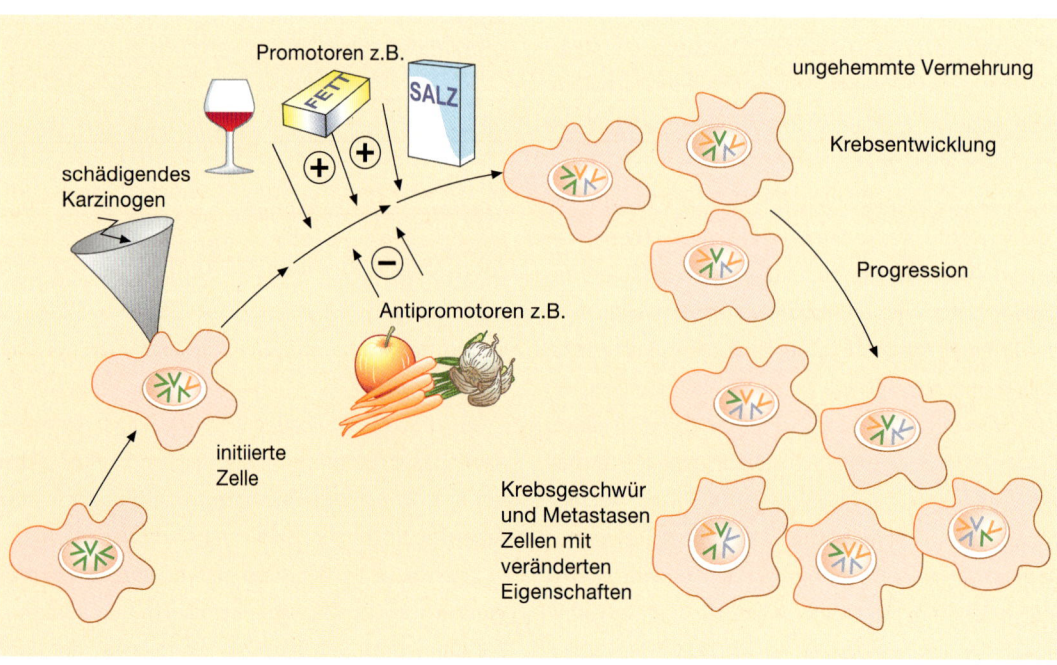

Bild 1 *Schematische Darstellung der Krebsentstehung*

Folgende Tabelle evaluiert vorteilhafte (+) und ungünstige (–) Ernährungseinflüsse und Lebensgewohnheiten bezüglich Krebsentstehung

Lokalisation des Tumors	Fett	Obst	Gemüse	Fisch	Milch-produkte	Ballast-stoffe	Alkohol	Überge-wicht	Fleisch	Verarbeite-tes Fleisch	Bewegung
Brust	–	+	+				–	–	–		**+**
Darm: Dickdarm		+	+	+		+	–	–	–	–	**+**
Gebärmutter		+	+					–			
Kehlkopf		+	+								
Leber							–				
Magen		+	+				–				
Mund, Rachen, Speiseröhre		+	+				–				
Niere								–			
Pankreas						+	–				

Fett gedruckt = gesicherter Zusammenhang, Normal gedruckt = wahrscheinlicher Zusammenhang

3. Phase: „Festigungs- und Streuungsphase" Progression

In der dritten Phase der Tumorentstehung verliert die veränderte Zelle ihre Eigenschaften der Ausgangszelle. Es kommt zum schnellen und unkontrollierten Wachstum der Tumorzellen und zur Metastisierung. Das Krebsgeschwür ist manifest und streut die Tumorzellen im Körper.

Symptome

Der Tumor kann die Organe in denen er wächst in ihrer Funktion behindern und schädigen. Dementsprechend kann es, je nach Lokalisation der Geschwulst zu organischen Funktionsstörungen, z. B. der Verdauung bei Darmkrebs, der Nahrungsverwertung im Darm bei Pankreaskrebs, Schluckstörungen bei Speiseröhrenkrebs oder zu respiratorischen Problemen bei Lungen- oder Bronchialkrebs kommen. Onkologische Erkrankungen im Verdauungstrakt führen häufig zu Ernährungsproblemen schon vor Diagnosestellung, aber auch während und nach der Krebstherapie.

Ein weiteres Symptom vieler bösartiger Geschwulste ist die Tumorkachexie einhergehend mit Schwäche, Anämie, Appetitlosigkeit und vorzeitigem Sättigungsgefühl, Lebensmittelaversionen, Abnahme der fettfreien Körpermasse und verändertem Geschmacks- und Geruchssinn.

Warnsignale für das Risiko einer Mangelernährung bei Krebs sind:
- Aktuelles Körpergewicht < 90 % des Sollgewichts
- Ungewollter Gewichtsverlust > 10 % des Ausgangsgewichtes in den letzten 6 Monaten
- Ungewollter Gewichtsverlust > 5 % des Ausgangsgewichtes in den letzten 3 Monaten
- Nicht ausreichende Nahrungsaufnahme < 60 % des berechneten Bedarfs für 1 Woche oder mehr
- Andauernde Diarrhoen, mehrfache und/oder großflächige onkologische Chemotherapie, Strahlentherapie, häufige Nüchternphasen aus diagnostischen oder chirurgischen Gründen

Mangelernährung beeinträchtigt den Stoffwechsel, die Immunabwehr und die Erfolgsaussichten der Tumortherapie einschließlich einer sinkenden Lebenserwartung und besonders abnehmender Lebensqualität. Letzteres kann auch zu psychologischen Problemen mit weiterer Inappetenz, Depressionen und Isolation des Betroffenen führen.

Lebensmittelaversionen sind bei Krebserkrankungen und Krebstherapie recht häufig. Besonders gegen Fleisch und Fleischprodukte entwickeln viele Betroffene eine Abneigung.

Oft wird eine verminderte Schwelle für das Geschmacksempfinden von bitter beobachtet. Die Geschmacksschwelle für süß ist im Gegenzug erhöht. Besonders häufig haben Krebspatienten mit verstärktem Geschmacksempfinden für bitter eine Abneigung gegen Fleisch.

Bei onkologischen Erkrankungen des Mund- und Rachenraumes, der Speiseröhre oder auch bei Lungen- oder Bronchialkrebs sind Schluckstörungen sehr häufig. Bestrahlung des betroffenen Gebietes können ebenfalls Schluckprobleme, aber auch Entzündungen der Schleimhäute hervorrufen. Solche Entzündungen verursachen Schmerzen bei der Nahrungsaufnahme, insbesondere bei sauren, scharfen, salzigen und zu heißen Speisen.

Übelkeit und Erbrechen sind ebenfalls häufige Folgen der Krebstherapie mit Zytostatika oder bei

Bestrahlung. Diarrhoen entstehen häufig bei Bestrahlung des Unterbauchs oder Chemotherapie, aber auch Obstipation und Blähungen sind möglich.

Auch aus Sicht der Ernährungsberatung bereiten nicht zuletzt Schmerzen, die im fortgeschrittenen Stadium von Krebserkrankungen häufig auftreten ein großes Problem. Auch die psychischen Folgen der zunächst lebensbedrohlichen Diagnose wirken sich negativ auf die Ernährungssituation aus.

Begleiterkrankungen

Neben den Begleiterkrankungen, die bereits im Abschnitt „Beschreibung" abgehandelt wurden, entsteht häufiger als bisher angenommen im Verlauf der Krebserkrankung das „Fatigue-Syndrom", das heisst eine allgemeine Schwäche.

Symptome des Fatigue-Syndroms sind:
- Leistungsminderung
- Müdigkeit und Schlafstörungen
- Abgeschlagenheit
- Lustlosigkeit, Antriebsarmut und Gleichgültigkeit
- Konzentrationsmangel und Gedächnisstörungen
- Appetitlosigkeit
- Gleichgültigkeit und Hoffnungslosigkeit

Besonders häufig sind Patienten betroffen, bei denen der Krebs bereits Metastasen gebildet hat. Im Gegensatz zum Gesunden ist das Fatigue-Syndrom dadurch gekennzeichnet, dass es durch eine Erholungsphase und ausreichend Schlaf nicht beeinflusst werden kann. Verursacht und verstärkt wird das Syndrom unter anderem auch durch Ernährungsstörungen z. B. Eisenmangel, Mangel an Vitaminen, Nährstoffen und Energie, Flüssigkeitsdefizite und Verschiebung des Mineralstoffhaushaltes, oder auch durch andere Faktoren z. B. Isolation, Einsamkeit oder Depressionen.

Besonders zu beachten/Therapie

Eine individuelle, regelmäßige und insbesondere frühzeitige Ernährungsberatung kann maßgeblich zur Erhaltung der Lebensqualität und in begrenztem Umfang auch zur verbesserten Lebenserwartung beitragen. Ernährung kann unterstützen, aber nicht heilen. In diesem Zusammenhang ist von speziellen Krebsdiäten abzuraten. Unerlässlich für eine individuelle Beratung sind auch die diagnostischen Maßnahmen, z. B. Ernährungsanamnese, Befragung des Patienten

und konsequente Gewichtsverlaufskontollen. Hierbei ist zu berücksichtigen, dass eventuelle Wassereinlagerungen eine Gewichtsabnahme verdecken können.

Auch verschiedene Laborparameter (siehe Tabelle) können zur Bestimmung einer Mangelernährung herangezogen werden. Da unterschiedliche Proteine im Blut verschiedene Halbwertszeiten haben, ist es sinnvoll mindestens 2 der vorgeschlagenen Blutwerte zur Bestimmung einer Mangelernährung heranzuziehen.

Schließlich kann mit Anthropometrie das Ausmaß einer Mangelernährung festgestellt werden. Hierfür wird in der Mitte des Oberarms der Armumfang gemessen und mithilfe einer Messzange (Caliper) die Hautfettfaltendicke bestimmt.

Zunächst sollte der Ernährungszustand erhoben und sein Verlauf dokumentiert werden. Ernährungsprotokolle dienen der qualitativen und quantitativen Analyse der Nahrungsaufnahme. Eine Ernährungstherapie ist in jedem Fall angezeigt, wenn eine Mangelernährung droht oder bereits manifest ist (siehe Symptome, S. 261 f., Warnsignale einer Mangelernährung). Die Therapieplanung hinsichtlich Kostform, Verabreichung der Nahrung und Nährstoffbedarf sollte selbstverständlich individuell mit dem Patienten abgesprochen werden und Prognose, Wünsche und Lebensumstände berücksichtigen.

Neben den zahlreichen Hinweisen zur Ernährungstherapie, sollte auch die Bedeutung des Nichtrauchens und des mäßigen Alkoholkonsums zur Krebsvermeidung erwähnt werden.

Ernährungstherapie

Ziele

Vorrangiges Ziel ist die Erhaltung der Lebensqualität durch Vermeidung von Mangelernährung, Tumorkachexie und deren Folgen z. B. Fatigue-Syndrom, Isolation, Infektanfälligkeit. Die Ernährung sollte außerdem im Rahmen ihrer Möglichkeiten dazu beitragen, ein Fortschreiten der Krebserkrankung aufzuhalten oder zumindest zu verzögern. Leitgedanke sollte sein: „Wieder essen können, egal was" (nach Else Kröner Fresenius-Zentrum für Ernährunsgmedizin, Klinikum rechts der Isar, TU München)

Normwerte und krankhafte Werte verschiedener Bluteiweiße

	Normalwert	Ausmaß der Mangelernährung Milde Ausprägung	Mäßige Ausprägung	Schwere Ausprägung
Albumin	35–45 g/l	32–35 g/l	28–32 g/l	< 28 g/l
Präalbumin	150–300 mg/l	120–150 mg/l	100–120 mg/l	< 100 mg/l
Transferrin	2,5–3,0 g/l	1,8–2,5 g/l	1,5–1,8 g/l	< 1,5 g/l

Kostformen

Bei erhöhtem Risiko für oder bestehender Mangelernährung ist eine hochkalorische Kost angezeigt.

Je nach Lokalisation des Tumors, z. B. im Gastrointestinal-Trakt können Leichte Vollkost, definierte Kost oder weitere Diätkostformen (z. B. nach Pankreas- oder Magen-Teilresektion) notwendig sein.

Genau und frühzeitig abzuwägen ist der Einsatz von Trinknahrung zur Substitution von Energie und Nährstoffen oder eine enterale Ernährung (s. Kapitel Enterale und parenterale Ernährung, S. 284).

Sollte es in einem der selteneren Fälle zu Gewichtszunahme kommen, wird eine leicht energiereduzierte Kost und vermehrte körperliche Bewegung empfohlen, wenn sich die gesundheitliche Situation verbessert hat.

Von speziellen Krebsdiäten muss dringend abgeraten werden. Sie sind häufig nicht bedarfsdeckend und schränken die Lebensqualität des Patienten dramatisch ein. Außerdem wecken sie allzu oft falsche Hoffnungen, mit dem Anspruch, Krebs heilen zu können. Diese Aussage ist nie bewiesen worden.

Ernährungsempfehlungen

In der Praxis hat sich eine Wunschkost mit ca. 30–40 kcal (125–165 KJ)/kg Körpergewicht/Tag bewährt. Sie sollte leicht verdaulich, wohlschmeckend, abwechslungsreich und mit besonderer Sorgfalt hinsichtlich Zubereitung und Darreichung ausgewählt sein. Bei vorliegender Übelkeit und Erbrechen sollte Wunschkost mit Bedacht eingesetzt werden, um erlernte, konditionierte Abneigungen gegen bisherige Lieblingsspeisen zu vermeiden. Wichtig ist ferner die Berücksichtigung von Aversionen, Abneigungen und Unverträglichkeiten. Betroffene sollten zum Essen auch durch ansprechende Darreichung und Gesellschaft beim Essen motiviert werden. Die Bedeutung der bedarfsdeckenden Ernährung ist den Patienten zu erklären.

Während einer Chemo- oder Strahlentherapie oder nach Operationen kann es durchaus sinnvoll sein, den Fettanteil in der Nahrung auf über 30 % (bis zu 40 %) je nach Verträglichkeit zu steigern. So werden die Kraft raubenden Therapien oft besser überstanden.

Eine ausreichende Flüssigkeitszufuhr kann durch Abwechslung bei der Getränkeauswahl unterstützt werden. In Phasen ohne Übelkeit oder Durchfall bieten sich frisch gepresste Säfte und Saftschorlen an, welche die Vitamin-, Energie- und Flüssigkeitsversorgung gleichzeitig zu verbessern. Sinnvoll ist es, bevorzugt zwischen den Mahlzeiten zu trinken, damit der Appetit und die Nahrungsaufnahme nicht gehemmt werden.

Weil viele Betroffene schnell satt sind, ist häufigen kleinen Mahlzeiten (auch außerhalb der regulären Essenszeiten, z. B. nachts) der Vorzug zu geben. Die Patienten sollten dann essen, wenn der Appetit da ist.

Bezüglich der Aversionen gegen bestimmte Lebensmittel können auch andere Darreichungsformen die Lebensmittelauswahl vergrößern. Kleine Mengen kaltes und z. B. dünn aufgeschnittenes Fleisch, auch in Salaten, wird oft besser toleriert, als die sonst übliche Komponente der Hauptmahlzeit, das warme Fleisch.

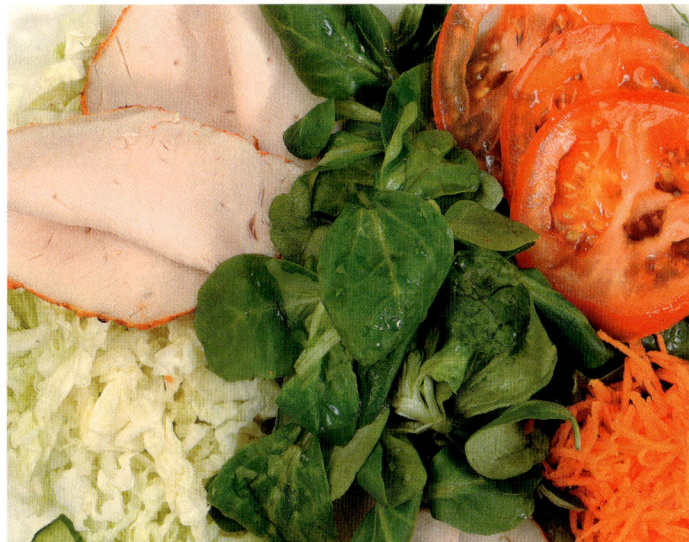

Bild 1 *Alternativer Serviervorschlag von Fleisch*

Die orale Nahrungsaufnahme sollte so lange wie möglich beibehalten werden. Wenn die Nahrungsaufnahme trotz energetischer Anreicherung (siehe Anhang) unzureichend ist, sollte sie dennoch frühzeitig durch Formuladiäten und Supplemente (sogenannte Trinknahrung) ergänzt werden. Auch wenn eine enterale Ernährung indiziert ist, ist es sinnvoll (wenn erlaubt) immer wieder zur oralen Nahrungsaufnahme anzuregen. Erst wenn eine enterale Ernährung nicht mehr durchführbar ist, weil z. B. große Stenosen die Darmpassage verschließen, findet die parenterale Ernährung Einsatz (siehe Kapitel Enterale und parenterale Ernährung, S. 284 ff.).

Für immunsupprimierte Patienten nach Knochenmarkstransplantation, Blutstammzellentransplantation oder bei Zytostatikatherapie bei Leukopenie-Patienten kann gegebenenfalls eine keimreduzierte Kost ohne frisches Obst, Gemüse, Salate und ohne rohe und halbgare Lebensmittel, z. B. Fleisch empfohlen sein (siehe Kapitel 17, S. 299).

Individuelle Unverträglichkeiten lassen sich durch das Führen eines Ernährungstagebuches herausfinden.

Die Ernährung muss auf die jeweilige Situation mit den spezifischen Problemen angepasst werden:

Art oder Lokalisation des Tumors	Weitere Ernährungshinweise im Buch
Z. n. Magen(teil-)resektion	Kapitel 17.4, S. 291 ff.
Z. n. Dünndarmresektion	Kapitel 17.2, S. 289
Lebertumor	Kapitel 7, S. 154 ff.
Pankreastumor	Kapitel 8.2, S. 176 f.
Nierentumor	Kapitel 10, S. 193 ff.
Mund-, Rachen- Speiseröhren-tumor oder Bronchialtumor mit Schluckstörungen	Kapitel 1, S. 11

Häufig auftretende Ernährungsprobleme bei der Krebstherapie im Einzelnen

■ Erbrechen, Übelkeit, Durchfall

Zur Aufrechterhaltung des Flüssigkeits- und Mineralstoffhaushaltes viel trinken und Supplemente mit Mineralstoffen zuführen. Blähende Lebensmittel und frisches Obst eher meiden. Steht Übelkeit im Vordergrund, sollte eine leichte Kost in viele kleine Mahlzeiten unterteilt werden und Ruhe beim Essen gewährleistet sein. Kühle, leicht gewürzte Speisen sind, besonders süßen, stark riechenden oder fetten Speisen vorzuziehen. Um Erbrechen vorzubeugen können feste, kohlenhydratreiche Lebensmittel (z. B. Kräcker, Knäckebrot, Schüttelbrot), die gut gekaut werden müssen, helfen. Wichtig ist, dass Lieblingsspeisen nicht bei Übelkeit angeboten werden, sonst können Abneigungen gegen diese entstehen. Ferner sollte bei Übelkeit nach Chemotherapie einige Stunden vor Therapiebeginn nicht gegessen werden, um eine Verknüpfung von Essen und Übelkeit zu vermeiden.

Bei Völlegefühl und Blähungen kann die Verwendung von Gewürzen und Kräutern Linderung verschaffen. Kümmel, Liebstöckel, Koriander und Dill verhindern oder lindern Blähungen. Basilikum und Ingwer regen die Verdauung an, wirken appetitanregend und lindern Übelkeit. Oregano lindert Durchfall und Blähungen. Die Verwendung von Gewürzen und Kräutern bietet zahlreiche Vorteile.

■ Geschmacksveränderungen, wenig Appetit, Lebensmittelaversionen

Zunächst kann man das individuelle Geschmacksempfinden austesten. Es wurde beobachtet, dass weniger Veränderungen des Geschmacksempfindens entstehen, wenn die Energieaufnahme angemessen ist, beziehungsweise gesteigert werden konnte. Sinnvoll ist es, Speisen zunächst wenig zu würzen und den Betroffenen die Möglichkeit zum Nachwürzen zu geben. Starke Essengerüche sind zu vermeiden. Eine bis eine halbe Stunde vor der Mahlzeit kann, nach Rücksprache mit dem Arzt, ein Aperitif appetitanregend wirken. Die Mahlzeiten sollten mit Sorgfalt appetitlich angerichtet sein und nur kleine Portionen beinhalten.

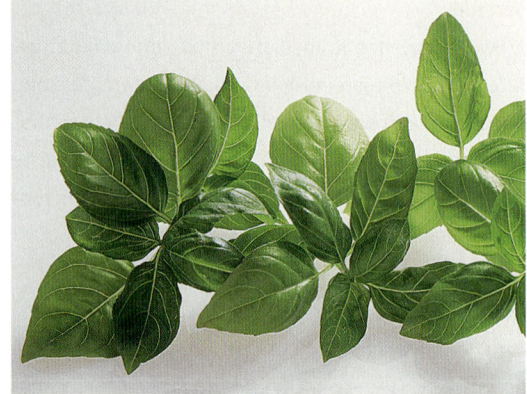

Bild 1 *Basilikum lindert Übelkeit, regt die Verdauung an und wirkt appetitanregend*

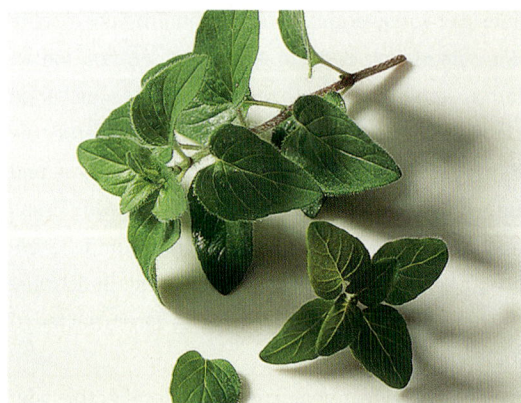

Bild 2 *Oregano lindert Durchfall und Blähungen*

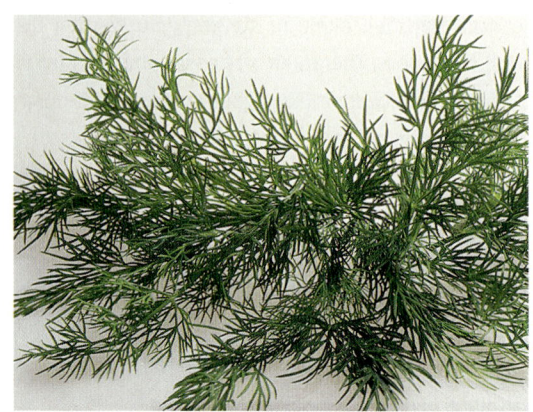

Bild 3 *Dill verhindert und lindert Blähungen*

Feste Essenszeiten können abgelöst werden von der Möglichkeit, dann zu essen, wenn der Patient Appetit hat, eventuell auch nachts. Möchte ein Betroffener kein Fleisch essen, sollten Milch- und Milchprodukte oder Eier angeboten werden, um biologisch hochwertiges Eiweiß in ausreichender Menge zuzuführen. Bei Geschmacksveränderungen kann es helfen, den Mund vor der Mahlzeit mit Wasser auszuspülen und Kunststoffgeschirr und -besteck zu verwenden (Mit dem Patienten bitte vorher absprechen, da es weniger appetitlich aussieht.).

■ Entzündungen oder Reizungen der Schleimhäute in der Mundhöhle und des oberen Verdauungstraktes, Mundtrockenheit, Schluckbeschwerden

Im Rahmen einer Strahlentherapie kommt es häufig zu Mundtrockenheit oder Entzündungen der Mund- bzw. Rachenschleimhaut, die in Schluckbeschwerden enden können. Auch Schluckbeschwerden auf Grund einer Stenosierung können auftreten. Bei Reizungen oder Entzündungen sollten scharfe, sehr salzige, zu kalte oder zu heiße Speisen gemieden werden. Auch säurehaltige Lebensmittel, z. B. Tomaten, Johannis- und Stachelbeeren, Rhabarber, Grapefruit, Orangen, Zitronen, Fruchtsäfte, Essig und kohlensäurehaltige Getränke erzeugen Beschwerden. Dickflüssige Cremesuppen und pürierte Speisen sind leicht zu schlucken, ohne zusätzliche Reizungen hervorzurufen. Auch Säuglingsnahrung ist eine gute Alternative. Häufig werden gekühlte Geleespeisen (Wackelpudding) als sehr angenehm empfunden. Spülungen mit Salbei- oder Kamillentee können lindernd und entzündungshemmend wirken. Betroffene empfinden es häufig als angenehm, gekühlte Getränke mit einem Strohhalm zu trinken. In jedem Fall sollte bei Schluckbeschwerden ein Logopäde hinzugezogen werden. Frischmilch wirkt schleimbildend und ist bei Schluckbeschwerden eher ungeeignet. Besser geeignet sind dann Sauermilchprodukte.

Bei Mundtrockenheit helfen kleine Mengen Zitronen- oder Pfefferminztee, Kaugummi kauen oder zuckerfreie Zitronenbonbons. Auch regt Pfefferminze den Speichelfluss an.

Oft ist die Nahrungsaufnahme so eingeschränkt, dass hochkalorische Nahrungssupplemente zum Einsatz kommen, mindestens aber Vitamine und Mineralstoffe wegen des geringen Obst- und Gemüseverzehrs ergänzt werden sollten.

Hinweise zur Ernährungsberatung

Eine seriöse Ernährungsberatung unterscheidet sich auch dadurch von unseriösen Angeboten, dass sie keine falschen Hoffnungen weckt. Ernährung kann nicht heilen, nur helfen.

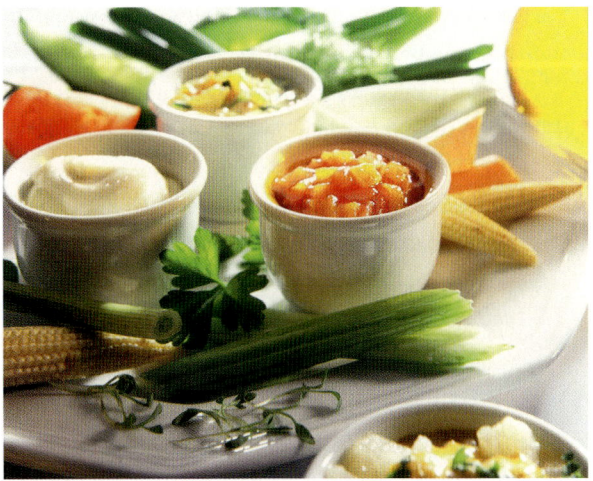

Bild 1 *Eine ausgewogene Ernährung hilft das Krebsrisiko zu vermindern*

So lange wie möglich sollte die orale Ernährung beibehalten werden. Zur Anreicherung der Nahrung werden zahlreiche Produkte angeboten, um aus herkömmlichen Speisen hochkalorische Kost zu machen (siehe Anhang diätetische Lebensmittel). Es gibt Pulver bestehend aus Malto Dextrin, Protein und Malto Dextrin-Fett-Gemischen, die sinnvollerweise zunächst in wenig Flüssigkeit verrührt werden und dann Getränken, Suppen, Saucen, Kompotts oder Milchprodukten zugesetzt werden können. Weiterhin können auch herkömmliche Lebensmittel zur Anreicherung eingesetzt werden. (Geröstete) Sonnenblumen-, Pinien- oder Kürbiskerne weisen nicht nur viele günstige Fettsäuren auf, sie schmecken auch gut und können Salate oder Aufläufe aufwerten. Tahin (Sesammus) im Müsli oder wie Erdnussbutter als Brotaufstrich sind sehr fett- und damit energiereich.

Viele Betroffene empfinden sich selbst und den medizinischen Maßnahmen gegenüber als hilflos. Sie sind deshalb im Anschluss an die Therapie oft bestrebt, ihren Lebensstil und damit auch die Ernährung hinsichtlich einer Sekundärprävention, zu verändern. Das Nichtrauchen ist sowohl in der Primär-, als auch Sekundärprävention von entscheidender Bedeutung. Außerdem gelten die gleichen Regeln der DGE, wie zur Verminderung des Krebsrisikos in der Primärprävention:

Die sechs Regeln der DGE zur Verminderung des Krebsrisikos:

■ Körpergewicht normalisieren, Übergewicht vermeiden

■ Fettzufuhr unter 30 % der täglichen Energie, Bevorzugen von Ölen mit einfach ungesättigten Fettsäuren und hohem antioxidativem Gehalt

■ Ausreichend Vitamine, Mineralstoffe und Spurenelemente, 5 x täglich Obst und Gemüse, weniger Fleisch, mehr Fisch, ausreichend calciumreiche Lebensmittel

265

- Bevorzugen von ballaststoffreichen Lebensmitteln
- Reduktion des Kochsalzverzehrs
- Nur mäßiger Konsum alkoholischer Getränke oder diese ganz meiden

Zahlreiche Organisationen unterstützen Betroffene. Neben lokalen Krebshilfevereinen und Selbsthilfegruppen geben folgende Kontaktadressen Hilfen und vermitteln an regionale Ansprechpartner:

Fachberatung
Deutsches Krebsforschungszentrum Heidelberg (DKFZ)
Im Neuenheimer Feld 280
69120 Heidelberg
Tel.: 06221 420
E-Mail: webmaster@dkfz.de

Informationen für Betroffene, Angehörige und Interessierte
Krebsinformationsdienst KID im DKFZ
Adresse s. o.
E-Mail: krebsinormation@dkfz.de

Brustkrebstelefon: 06221 424343

Informationsdienst Krebsschmerz KSID im DKFZ
Adresse s. o.
Tel.: 06221 422000
E-Mail: krebsschmerz@dkfz.de
Deutsche Krebsgesellschaft e. V.
Steinlestr. 6
60596 Frankfurt am Main
Tel.: 069 6300960
E-Mail: service@krebsgesellschaft.de

Deutsche Krebshilfe e. V.
Thomas-Mann-Str. 40
53111 Bonn
Tel.: 0228 729900
E-mail: deutsche@krebshilfe.de

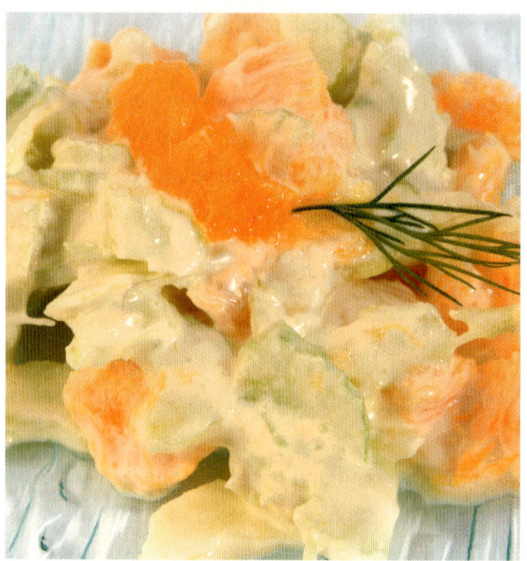

Bild 2 *Sellerie-Orangen-Salat (Rezept s. S. 271)*

Aufgaben

1. An welchen Stellen der Krebsentstehung kann unsere Art und Weise der Ernährung positiven oder negativen Einfluss ausüben?

2. Sie sind beauftragt mit der Betreuung und Beratung von Patienten mit Krebs. Bei welchen Krebsarten müssen Sie besonders mit dem Auftreten einer Mangelernährung rechnen?

3. Welche Parameter können Sie (und das pflegerische und ärztliche Personal) zur Diagnosestellung einer Mangelernährung und dessen Ausmass heran ziehen?

4. Erstellen Sie einen Vorschlag für einen Tageskostplan für einen Krebspatienten, der nach Strahlentherapie der oberen Luftwege (und damit einschließlich des Mundes, Rachens und der Speiseröhre) unter Schluckbeschwerden, Mundtrockenheit, Geschmacksveränderungen und Schleimhautreizung leidet.

5. Ein von Krebs Betroffener möchte nach der erfolgreichen Therapie von Ihnen wissen, was er tun kann, damit es nicht zu einer erneuten Krebserkrankung kommen kann. Was raten Sie ihm? Mithilfe welcher Darstellung können Sie ihm diese Ernährungsform erklären?

6. Ein Krebspatient, der zur Zeit mit Chemotherapie behandelt wird, verliert wegen mangelnden Appetits stetig an Gewicht. Er soll hochkalorische Kost bekommen. Welche küchentechnischen Tricks können Sie bei der Zubereitung anwenden und welche Nahrungsergänzungen können Sie einsetzen?

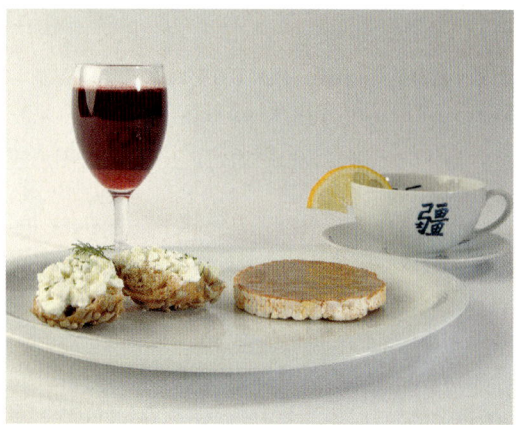

Bild 1 *Beispiel für ein Frühstück (Rezepte s. S. 267 f.)*

Tageskostplan während der Krebstherapie

Patientin: Birgitt H., 55 Jahre, Dickdarmtumor. Im Wechsel Diarrhöen und Obstipation; während der Chemotherapie Übelkeit und Erbrechen.

Wünschenswerte Energie- (D-A-CH Referenzwerte) und Nährstoffzufuhr:

Gesamtenergiebedarf	*2 000 kcal bzw.*
	8 500 kJ/Tag
Eiweiß ca. 15 %	*300 kcal = 75 g EW/Tag*
Fett 30–35 %	*600–700 kcal*
	= 67–78 g F/Tag
Kohlenhydrate 50–55 %	*1 000–1 100 kcal*
	= 250–275 g KH/Tag

Gesamtsumme Tageskostplan

kcal	2048	B1	1,38 mg
kJ	8586	B2	2,28 mg
EW	73,25 g	B6	1,86 mg
F	74,26 g	Chol	462,60 mg
KH	263,09 g	B12	4,98 µg
GFS	26,70 g	EUFS	27,79 g
MUFS	13,42 g	NiaÄ	25 490,80 µg
Bst	39,11 g		

Nährstoffrelation

Eiweiß	73 g	14 %
Fett	74 g	33 %
Kohlenhydrate	263 g	53 %

Frühstück

Dinkelbrötchen mit Gurkenfrischkäse und Tomate, Reiswaffel mit Nussmus, Apfel-Rote-Bete-Saft, Schwarztee mit Zitrone

Zwischenmahlzeit

Birnensahne, Kräcker und Dickmilch, „Kräutergarten Tee"

Mittagessen

Italienischer Roggenauflauf, Ruccolasalat, Erdbeersorbet, Lindenblütentee

Zwischenmahlzeit

Biskuitroulade mit Konfitürenfüllung, Gerstenmalzkaffee mit Milch

Abendessen

Gefüllte Aubergine mit Kräutersauce, Sellerie-Orangen-Salat, Fencheltee

Spätmahlzeit

Joghurt mit Beerensauce, Kakao

Frühstück:

■ Dinkelbrötchen mit Gurkenfrischkäse und Tomate

Menge	Zutaten
20 Gramm	Gurke frisch
30 Gramm	Hüttenkäse 20 % F. i. Tr.
1 Gramm	Dill frisch
45 Gramm	Dinkelbrötchen (Wert von Vollkornbrötchen verwenden)
50 Gramm	Tomate frisch

kcal	142	B1	0,17 mg
kJ	595	B2	0,15 mg
EW	8,00 g	B6	0,18 mg
F	2,13 g	Chol	4,80 mg
KH	22,00 g	B12	0,30 µg
GFS	0,91 g	EUFS	0,48 g
MUFS	0,42 g	NiaÄ	3 403,48 µg
Bst	3,61 g		

Gurke waschen, schälen, fein würfeln und unter den Frischkäse mischen. Frischen Dill waschen, abtropfen lassen und fein gewiegt ebenfalls dazu geben. Pikanten Frischkäse auf die Brötchenhälften oder -scheiben geben und Tomate im Ganzen oder in Scheiben geschnitten dazu reichen.

■ Reiswaffel mit Nussmus

Menge	Zutaten
8 Gramm	Vollreiswaffel (1 Stück)
10 Gramm	Nussmus

kcal	97	Bst	0,89 g
kJ	409	B1	0,02 mg
EW	1,79 g	B2	0,01 mg
F	6,56 g	B6	0,02 mg
KH	7,98 g	EUFS	4,90 g
GFS	0,51 g	NiaÄ	381,90 µg
MUFS	0,66 g		

Reiswaffel mit Nussmus bestreichen.

Fortsetzung ⟶

⟶ Fortsetzung

■ Apfel-Rote-Bete-Saft

Menge	Zutaten
100 Milliliter	Apfel Fruchtsaft (aus etwa 500 g Äpfeln)
100 Milliliter	Rote Bete Gemüsesaft (aus etwa 400 g Rote Bete)
5 Gramm	Hafer Flocken fein (Schmelzflocken)
5 Milliliter	Walnussöl

kcal	146	B1	0,06 mg
kJ	616	B2	0,06 mg
EW	2,29 g	B6	0,07 mg
F	5,74 g	Chol	0,05 mg
KH	20,72 g	B12	0,00
GFS	0,68 g	EUFS	0,96 g
MUFS	3,75 g	NiaÄ	725,00 µg
Bst	0,53 g		

Apfel und Rote Bete selbst entsaften und vermischen. Haferflocken und Öl unterrühren.

■ Schwarztee mit Zitrone

Menge	Zutaten
250 Milliliter	Tee schwarz (Getränk)
10 Milliliter	Zitronensaft

kcal	10	MUFS	0,02 g
kJ	47	Bst	0,01 g
EW	0,31 g	B1	0,01 mg
F	0,04 g	B2	0,03 mg
KH	1,99 g	B6	0,01 mg
GFS	0,01 g	NiaÄ	309,60 µg

Zwischenmahlzeit:

■ Birnensahne

Menge	Zutaten
100 Gramm	Birne frisch
	Nelke
	Zimtstange
5 Gramm	Blütenhonig-Mischungen
80 Milliliter	Trinkwasser
10 Milliliter	Kaffeesahne 10 % Fett

kcal	79	B1	0,03 mg
kJ	332	B2	0,05 mg
EW	0,83 g	B6	0,02 mg
F	1,30 g	Chol	3,90 mg
KH	16,55 g	B12	0,05 µg
GFS	0,63 g	EUFS	0,40 g
MUFS	0,15 g	NiaÄ	287,35 µg
Bst	2,80 g		

Frische Birne waschen, schälen und in gleichmäßige Spalten schneiden. In mit einem Stück Zimtstange und einer Nelke versehenem Wasser dünsten und mit Honig süßen. Abkühlen lassen. Kaffeesahne kurz vor dem Verzehr mit dem Stab zum Milch aufschäumen schlagen und unter das Kompott geben.

■ Kräcker

Menge	Zutaten
20 Gramm	Kräcker (etwa 4 Stück)

kcal	75	Bst	0,90 g
kJ	315	B1	0,02 mg
EW	2,06 g	B2	0,01 mg
F	0,65 g	B6	0,02 mg
KH	15,01 g	EUFS	0,17 g
GFS	0,20 g	NiaÄ	440,80 µg
MUFS	0,19 g		

■ Dickmilch

Menge	Zutaten
150 Gramm	Dickmilch 1,5 % Fett

kcal	69	B1	0,06 mg
kJ	290	B2	0,26 mg
EW	5,10 g	B6	0,08 mg
F	2,25 g	Chol	9,00 mg
KH	6,15 g	B12	0,75 µg
GFS	1,35 g	EUFS	0,68 g
MUFS	0,08 g	NiaÄ	1 234,50 µg
Bst	0,00		

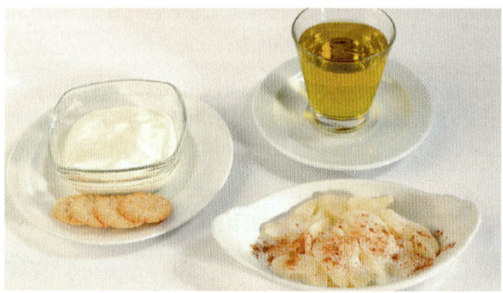

Bild 1   *Zwischenmahlzeit*

■ „Kräutergarten-Tee"

Menge	Zutaten
250 Milliliter	„Kräutergarten-Tee" (Wert von Kräutertee verwendet)

kcal	3	B1	0,03 mg
kJ	8	B2	0,01 mg
KH	0,50 g		

Mittagessen:

■ Italienischer Roggenauflauf

Menge	Zutaten
50 Gramm	Roggen Vollkorn
125 Milliliter	Trinkwasser
70 Milliliter	Gemüsebrühe
125 Gramm	Zucchini frisch
5 Milliliter	Olivenöl
125 Gramm	Tomaten frisch
50 Milliliter	Trinkmilch 1,5 % Fett
1 Prise	Jodiertes Salz
1 Prise	Thymian, Rosmarin, Oregano
30 Gramm	Edamer 30 % F. i. Tr.
5 Gramm	Butter

kcal	388	B1	0,36 mg
kJ	1 627	B2	0,44 mg
EW	17,77 g	B6	0,42 mg
F	17,69 g	Chol	26,15 mg
KH	38,51 g	B12	0,91 µg
GFS	7,10 g	EUFS	6,96 g
MUFS	2,36 g	NiaÄ	5 699,60 µg
Bst	9,87 g		

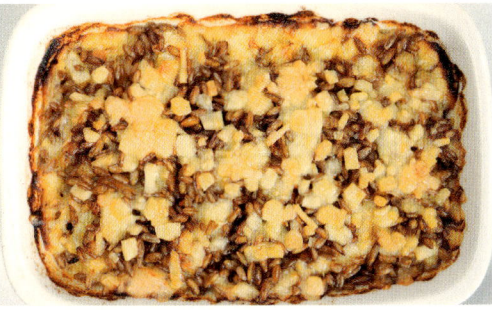

Roggen über Nacht in Trinkwasser einweichen. In Gemüsebrühe etwa 90 Minuten kochen und abtropfen lassen. Zucchini putzen, waschen, schälen und in feine Stifte schneiden. Strunk der Tomaten entfernen, Tomaten kurz in heißes Wasser geben und häuten. Halbieren, entkernen und in Streifen schneiden. Olivenöl erhitzen und Zucchini und Tomaten andünsten. Milch dazugeben und mit Gewürzen anschmecken. Roggenkörner zur Hälfte in eine gefettete Auflaufform geben, Gemüsemischung darauf geben und mit dem restlichen Roggen bedecken. Im vorgeheizten Ofen bei 200 °C etwa 20 Minuten backen. Dann mit geriebenem Käse überstreuen und im Ofen lassen, bis der Käse zerlaufen ist.

Bild 1 *Italienischer Roggenauflauf*

■ Ruccolasalat

Menge	Zutaten
1 Prise	Jodiertes Salz
1 Prise	Pfeffer
	Essig
3 Gramm	Senf mild
5 Milliliter	Rapsöl
40 Gramm	Ruccola

kcal	52	Bst	0,43 g
kJ	219	B1	0,02 mg
EW	0,98 g	B2	0,04 mg
F	5,07 g	B6	0,03 mg
KH	0,98 g	Chol	0,10 mg
GFS	0,39 g	EUFS	2,83 g
MUFS	1,62 g	NiaÄ	207,00 µg

Aus Jodsalz, Pfeffer, Essig, etwas mildem Senf und Öl Dressing herstellen. Ruccola waschen, putzen und in mundgerechte Stücke schneiden. Kurz vor dem Servieren mit der Salatsauce übergießen.

■ Erdbeersorbet

Menge	Zutaten
70 Gramm	Erdbeere frisch
10 Gramm	Zucker weiß
10 Gramm	Vanillinzucker
25 Milliliter	Trinkwasser
5 Milliliter	Zitronensaft
15 Milliliter	Natürliches Mineralwasser mit Kohlensäure
	Melissenblättchen

kcal	108	Bst	1,41 g
kJ	454	B1	0,02 mg
EW	0,59 g	B2	0,04 mg
F	0,30 g	B6	0,04 mg
KH	24,80 g	EUFS	0,04 g
GFS	0,02 g	NiaÄ	521,65 µg
MUFS	0,17 g		

Erdbeeren im Mixer pürieren. Zucker und Wasser kochen und unter ständigem Abschäumen wieder abkühlen lassen (Läuterzucker). Erdbeerpüree, Läuterzucker, Zitronensaft und Mineralwasser verrühren und im Eisschrank unter Umrühren erstarren lassen. Mit Melissenblättchen garnieren.

■ Lindenblütentee

Menge	Zutaten
250 Milliliter	Lindenblütentee (Wert von Kräutertee verwendet)

kcal	3	B1	0,03 mg
kJ	8	B2	0,01 mg
KH	0,50 g		

Zwischenmahlzeit:

■ Biskuitroulade mit Konfitürefüllung

Menge	Zutaten
10 Gramm	Hühnerei Eigelb frisch
3 Gramm	Zucker weiß
1 Teelöffel	Trinkwasser
15 Gramm	Hühnerei Eiweiß frisch
3 Gramm	Zucker weiß
5 Gramm	Weizen Mehl Type 1050
5 Gramm	Maisstärke
25 Gramm	Aprikosenkonfitüre
2 Gramm	Puderzucker (Wert von Zucker verwendet)

kcal	177	B1	0,05 mg
kJ	740	B2	0,09 mg
EW	3,94 g	B6	0,05 mg
F	3,32 g	Chol	126,00 mg
KH	32,31 g	B12	0,22 µg
GFS	0,97 g	EUFS	1,30 g
MUFS	0,48 g	NiaÄ	1 016,80 µg
Bst	0,49 g		

Aus Eigelb, Zucker und Wasser Schaummasse herstellen. Eiweiß mit Zucker zu steifem Schnee schlagen, auf die Schaummasse geben. Dann mit Stärke vermischtes, gesiebtes Mehl darüber sieben und mit dem Schneebesen unterheben. Auf ein mit Backtrennpapier oder -folie ausgelegtes Backblech streichen und im vorgeheizten Ofen bei 220 °C etwa 8 Minuten backen. Biskuitplatte entnehmen, auf ein mit Puderzucker bestreutes Tuch geben, Ränder abschneiden und noch heiß aufrollen. Auskühlen lassen. Mit Aprikosenkonfitüre bestreichen (gilt für Rezept mal 16).

■ Gerstenmalzkaffee mit Milch

Menge	Zutaten
250 Milliliter	Malzkaffee (Getränk) aus reinem Gerstenmalz
15 Milliliter	Trinkmilch 1,5 % Fett

kcal	12	B1	0,01 mg
kJ	53	B2	0,03 mg
EW	0,51 g	B6	0,01 mg
F	0,24 g	Chol	0,90 mg
KH	1,99 g	B12	0,08 µg
GFS	0,15 g	EUFS	0,07 g
MUFS	0,01 g	NiaÄ	663,45 µg
Bst	0,00		

Abendessen:

■ Gefüllte Aubergine

Menge	Zutaten
200 Gramm	Aubergine frisch
180 Gramm	Kartoffeln geschält gegart
60 Gramm	Hühnerei Vollei frisch
10 Gramm	Butter
1 Prise	Jodiertes Salz
1 Prise	Muskat
1 Prise	Petersilienblatt frisch

kcal	325	B1	0,27 mg
kJ	1361	B2	0,34 mg
EW	13,86 g	B6	0,61 mg
F	15,58 g	Chol	261,60 mg
KH	31,15 g	B12	1,20 µg
GFS	7,14 g	EUFS	5,21 g
MUFS	1,46 g	NiaÄ	5 865,53 µg
Bst	9,77 g		

Aubergine waschen, Kappen abschneiden und Aubergine der Länge nach halbieren. Hälften aushöhlen und etwa 5 Minuten in Salzwasser ankochen. Kartoffeln als Salzkartoffeln garen und noch heiß durch die Kartoffelpresse geben. Ei, Butter und ausgehöhltes Fruchtfleisch dazu geben und die Masse abschmecken. Masse in einen Spritzbeutel füllen und Auberginenhälften damit füllen. Im vorgeheizten Ofen bei 160 °C etwa 15 Minuten backen.

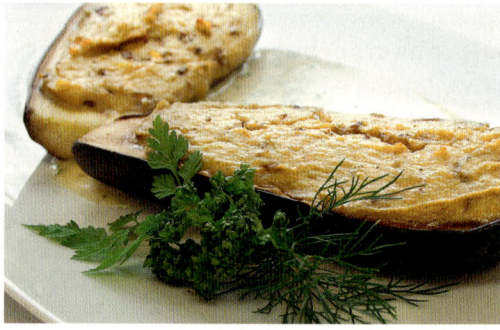

Bild 1   *Gefüllte Aubergine*

■ Kräutersauce

Menge	Zutaten
5 Gramm	Butter
7 Gramm	Weizen Mehl Type 405
125 Milliliter	Gemüsebrühe
10 Milliliter	Trinkmilch 1,5 % Fett
1 Prise	Jodiertes Salz
1 Prise	Muskat
1 Prise	Paprika edelsüß
1 Gramm	Dill frisch
	Kerbel frisch
	Petersilienblatt frisch

kcal	90	B1	0,02 mg
kJ	376	B2	0,03 mg
EW	1,38 g	B6	0,03 mg
F	6,68 g	Chol	12,60 mg
KH	6,19 g	B12	0,05 µg
GFS	2,89 g	EUFS	1,81 g
MUFS	1,59 g	NiaÄ	447,64 µg
Bst	0,87 g		

Butter schmelzen lassen und Mehl einstreuen. Glatt rühren und mit kalter Gemüsebrühe aufgießen. Auskochen lassen, Milch und Gewürze dazu geben. Kräuter verlesen, waschen, abtrocknen und fein wiegen. Erst kurz vor dem Servieren in die Sauce geben und abschmecken.

Fortsetzung ⸽⸽⸽→

·····➔ *Fortsetzung*

■ Sellerie-Orangen-Salat

Menge	Zutaten						
20 Gramm	Joghurt 1,5 % Fett	kcal	51	B1	0,07 mg		
5 Milliliter	Zitronensaft	kJ	214	B2	0,11 mg		
1 Prise	Jodiertes Salz	EW	2,17 g	B6	0,11 mg		
1 Prise	Pfeffer	F	0,58 g	Chol	1,00 mg		
80 Gramm	Bleichsellerie frisch	KH	8,15 g	B12	0,08 µg		
50 Gramm	Orange frisch	GFS	0,22 g	EUFS	0,12 g		
1 Prise	Dill frisch	MUFS	0,13 g	NiaÄ	1 102,05 µg		
		Bst	3,14 g				

Aus Joghurt, Zitronensaft, Jodsalz und Pfeffer eine Marinade zubereiten. Bleichsellerie waschen, schälen und raspeln. Orange filetieren und zum Sellerie geben. Marinade über den Salat geben; vorsichtig vermengen und etwa 5 Minuten durchziehen lassen. Fertig abschmecken, anrichten und mit Dillsträußchen garnieren.

■ Fencheltee

Menge	Zutaten				
250 Milliliter	Fencheltee (Wert von Kräutertee verwendet)	kcal	3	B1	0,03 mg
		kJ	8	B2	0,01 mg
		KH	0,50 g		

Spätmahlzeit:

■ Joghurt

Menge	Zutaten				
150 Gramm	Joghurt 1,5 % Fett	kcal	69	B1	0,04 mg
		kJ	290	B2	0,26 mg
		EW	5,10 g	B6	0,06 mg
		F	2,25 g	Chol	7,50 mg
		KH	6,15 g	B12	0,60 µg
		GFS	1,35 g	EUFS	0,68 g
		MUFS	0,08 g	NiaÄ	1 350,00 µg

■ Beerensauce

Menge	Zutaten				
10 Gramm	Johannisbeeren frisch	kcal	39	Bst	2,76 g
10 Gramm	Heidelbeere frisch	kJ	166	B1	0,01 mg
10 Gramm	Himbeere frisch	EW	0,50 g	B2	0,02 mg
10 Gramm	Brombeere frisch	F	0,25 g	B6	0,03 mg
10 Gramm	Erdbeere frisch	KH	8,08 g	B12	0,00
5 Gramm	Ahornsirup	GFS	0,01 g	EUFS	0,03 g
		MUFS	0,15 g	NiaÄ	266,60 µg

Frische Beeren mischen, kurz abbrausen und abtropfen lassen. Beerenmischung mixen, durch sein Sieb streichen und mit Ahornsirup süßen.

■ Kakao

Menge	Zutaten				
150 Milliliter	Trinkmilch 1,5 % Fett	kcal	109	B1	0,07 mg
5 Gramm	Kakaopulver schwach entölt	kJ	461	B2	0,29 mg
5 Gramm	Zucker weiß	EW	6,09 g	B6	0,08 mg
		F	3,63 g	Chol	9,00 mg
		KH	12,88 g	B12	0,75 µg
		GFS	2,18 g	EUFS	1,13 g
		MUFS	0,11 g	NiaÄ	1 567,85 µg
		Bst	1,64 g		

Einen Teil der Milch mit dem Kakao verrühren. Restliche Milch zum Kochen bringen und Kakao einrühren und aufkochen lassen. Mit Zucker süßen. (Alternativ kann auch ein industriell vorgefertigtes Kakaogetränkepulver verwendet werden).

Speisen und Getränke können nach Wahl mit Zucker, Honig, Sirup oder Süßstoff nachgesüßt werden. Zusätzlich sollte über den Tag verteilt ein Liter (Mineral-)Wasser getrunken werden, je nach Bekömmlichkeit mit oder ohne Kohlensäure.

16 Phenylketonurie (PKU)

Aufgaben der Proteine im Körper

Proteine sind komplexe Verbindungen aus Aminosäuren. Der Körper benötigt sie nicht als Energievorrat wie die Kohlenhydrate und Fette, sondern als Baustoff. Alle Zellen unseres Körpers sind daraus entstanden. In der Nahrung kommen etwa 20 verschiedene Aminosäuren vor. Unser Körper ist besonders auf die Zufuhr der so genannten essentiellen Aminosäuren angewiesen, also solche, die er nicht selber herstellen kann. Von den 20 vorkommenden werden neun als essentiell für den Gesunden angesehen. Dazu gehört auch Phenylalanin. Proteine sind die einzige für den Menschen verwertbare Stickstoffquelle (N).

Etwa alle sieben Jahre ist ein Mensch vollständig neu aufgebaut, denn alle Zellen unterliegen einem ständigen Erneuerungsprozess. Proteine können noch viel mehr, als unsere Körpersubstanz aufzubauen und zu erhalten. Sie organisieren viele Stoffwechselvorgänge in Form von Enzymen. Zum Beispiel sorgt das Enzym Amylase aus dem Speichel dafür, dass Doppelzucker gespalten und schon vom Mund als Einfachzucker in das Blut gelangen kann. So ist eine direkte Versorgung des Körpers mit Energie gewährleistet. Proteine regulieren in Form von Hormonen viele Abläufe im Körper. Sie sind am Immunsystem in Form von Abwehrzellen beteiligt. Proteine dienen als Transportmittel für schlecht wasserlösliche Subtanzen im Blut, z. B. als Transportmittel für fettlösliche Vitamine. In Form von Neurotransmittern steuern Proteine die Wahrnehmung.

272

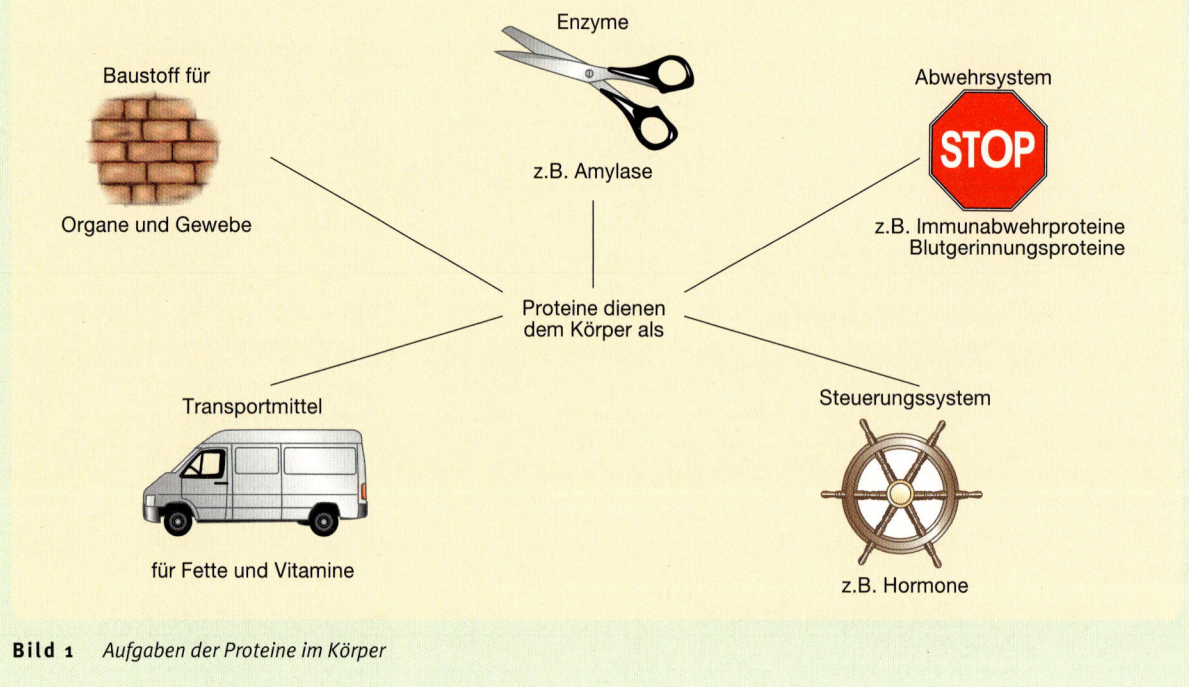

Bild 1 Aufgaben der Proteine im Körper

Fallbeispiel

Henriette G. ist sieben Jahre alt. Ein paar Tage nach ihrer Geburt wird Phenylketonurie bei ihr festgestellt. Die Eltern sind zunächst schockiert, denn ihr Kind soll eine Erkrankung haben, die eine lebenslange Diät erfordert. Sie fragen nach Medikamenten und müssen erfahren, dass die einzig wirksame Therapie eine eiweißarme Kost kombiniert mit Eiweißpräparaten ist. Frau G. darf Henriette stillen und eine spezielle Flaschennahrung ergänzt die Ernährung. Die Familie muss geschult werden, damit das Kind angemessen ernährt werden kann. Viele Blutkontrollen sind nötig. Alle Maßnahmen dienen dazu, eine gute geistige und psychomotorische Entwicklung zu gewährleisten. Inzwischen hat sich Henriette wie die gesunden Kinder entwickelt. Sie besucht die erste Klasse einer Grundschule. Bei ihren Mitschülern einmal in der Pause vom Brot abbeißen, das geht allerdings nicht. Henriette hat ihr eigenes Essen dabei und darf davon nur sehr wenig abweichen.

Krankheitslehre

Beschreibung

Heute ist sicher, dass mit einer lebenslangen Diät, möglichst von den ersten Lebenstagen an, eine ganz normale Entwicklung und ein gutes Erwachsenenleben mit der Stoffwechselstörung möglich sind. Phenylketonurie ist eine Erkrankung, die vor fünfzig Jahren immer zu geistiger Behinderung führte, weil man die Zusammenhänge zwischen dem Eiweißstoffwechsel und der Entwicklung bei Kindern noch nicht verstanden hatte.

Industriell gefertigte Produkte wie eiweißarmes Brot und Milchersatz sowie Fertigmahlzeiten erleichtern das Einhalten dieser Kost heutzutage. Kinder müssen ganz früh lernen, dass sie nicht einfach essen dürfen, was ihnen in ihrer Umgebung angeboten wird, z. B. Kinderjoghurt, Würstchen oder Schokolade. Das Leben mit PKU ist gekennzeichnet von einer strengen Diät, die häufig kontrolliert werden muss.

Anders als bei Diabetikern, die bei Ernährungsfehlern ins Koma fallen können oder einen Schock erleiden, sind Diätfehler bei PKU-Patienten nicht direkt spürbar. Sie wirken sich jedoch besonders auf das Gehirn aus und es kann zu Entwicklungsstörungen bei Kindern kommen. Erwachsene, die längere Zeit ihre Ernährung vernachlässigen, bekommen Störungen der Motorik und können sich schlechter konzentrieren.

Das Leben mit PKU bedeutet, täglich das Essen zu kontrollieren. Hierfür gibt es handliche kleine Computer, in die man direkt das Gegessene eingeben kann, um so die erlaubte Tagesmenge an Phenylalanin im Blick zu behalten. Ein PKU-Patient benötigt neben der Nahrung Proteinmischungen, um seinen Bedarf zu decken. Diese in Pulverform angebotene Nahrungsergänzung wird unter Getränke, Süßspeisen oder Suppen gerührt.

Häufigkeit

In der Bundesrepublik Deutschland tritt die PKU bei einem von 10 000 geborenen Kindern auf. Schätzungsweise 2500 Menschen leben mit dieser Krankheit in Deutschland, jährlich kommen etwa 60 neue Patienten hinzu.

Entstehung

Phenylketonurie ist eine angeborene Stoffwechselkrankheit. Sie wird autosomal rezessiv vererbt, das bedeutet, dass ein Paar, bei dem beide das Merkmal für die Erkrankung tragen, mit einer Wahrscheinlichkeit von 25 % ein krankes Kind bekommt.

Ursache für PKU ist ein Enzym-Mangel. In der Leber wird Phenylalanin durch das Enzym Phenylalaninhydroxylase zu Tyrosin verstoffwechselt. Fehlt das Enzym, so kommt es zur Anhäufung von Phenylalanin im Blut. Es kommt dadurch zu Enzephalopathie (Hirnschäden).

Symptome

Wird PKU nicht in den ersten Lebenstagen erkannt, so können sich nach den ersten drei Lebensmonaten folgende Symptome zeigen:

- Apathie
- Empfindliche, helle Haut, weil die Pigmentierung gestört ist
- Auffälliger Geruch des Urins

Jedes Neugeborene wird seit 1963 dem so genannten Guthrie-Test unterzogen. Hierbei werden ein paar Tropfen Blut des Neugeborenen auf Filterpapier gegeben und auf den Phenylbrenztraubensäuregehalt untersucht. Liegt der Wert im Bereich von 0,7–4 mg/dl, so liegt keine PKU vor. Ist der Wert erhöht, werden weitere Untersuchungen zur Abklärung vorgenommen.

Begleiterkrankungen

Wird PKU in den ersten Tagen nach der Geburt diagnostiziert und die Diät eingehalten, so entstehen keine Begleiterkrankungen. Die Kinder entwickeln sich normal und können wie alle anderen zur Schule gehen und einen Beruf lernen. Die Lebenserwartung ist nicht eingeschränkt. Patienten, die im Erwachsenenalter über einen längeren Zeitraum ihre Diät vernachlässigen, entwickeln reversible Ausfallserscheinungen des Bewegungsapparates vom unbeholfenen Gang über allgemeine Zittrigkeit bis hin zu Spastiken. Eine fortwährende ärztliche Kontrolle und immer wieder erneute Anpassung der Ernährung ist die beste Prävention für Ausfallserscheinungen.

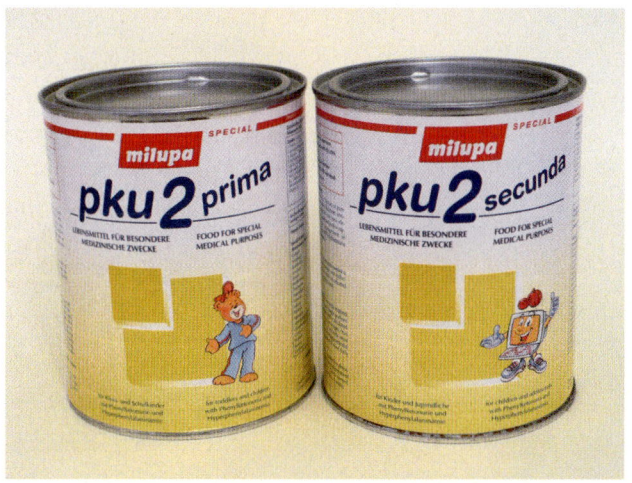

Bild 1 *Phenylalaninfreie Aminosäuremischungen*

273

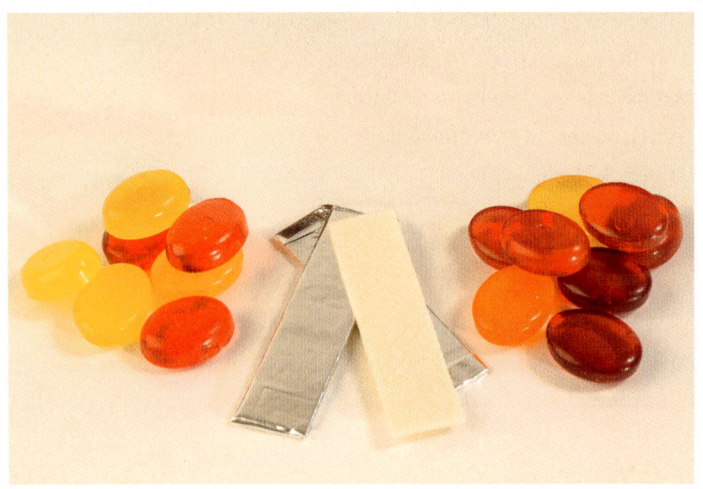

Bild 1 *Zuckerfreie Süßigkeiten mit Aspartam*

Besonders zu beachten/Therapie

Der seit 1981 weltweit zugelassene Süßstoff Aspartam enthält Phenylalanin und muss von PKU-Betroffenen unbedingt gemieden werden. Er ist zum Beispiel in zuckerfreien Bonbons, Limonaden und Kaugummis enthalten. Aspartam ist kennzeichnungspflichtig. Er hat die E-Nummer 951. Erkennbar ist er auch an den Markennamen Nutra Sweet® und Canderel®.

Frauen mit PKU können Kinder bekommen. Sie müssen jedoch ihre Diät streng einhalten und vor der Empfängnis möglichst einen Blutwert von 2–6 mg/dl Phenylalanin im Blut einhalten. Diätfehler können zu Herz- und Hirnschädigungen des Ungeborenen führen. Nach der zwanzigsten Schwangerschaftswoche darf der Phenylalanin-Blutwert höher liegen, weil kritische Entwicklungsphasen des Ungeborenen dann abgeschlossen sind. Wichtig ist die ausreichende Versorgung der Schwangeren mit Eiweiß, damit das Baby genügend Baustoffe für seinen Körper erhält. Im

ersten Drittel der Schwangerschaft pro Tag 1,1 g/kg Körpergewicht, dann 1,3–1,4 g/kg Körpergewicht.

Bei PKU müssen viele Menschen ausführlich informiert werden, damit solchen Patienten nicht unbedarft und gut gemeint Lebensmittel mit zu hohem Eiweißgehalt gegeben werden. Besonders Kleinkinder müssen geschützt werden. Die Eltern müssen alle sonstigen Bezugspersonen informieren.

Ernährungstherapie

Kostform

Die einzig wirksame Therapie bei PKU besteht in einer streng eiweißarmen Diät unter Zugabe von Aminosäuremischungen, um den gesamten Eiweißbedarf zu decken. Die Mischungen sind phenylalaninfrei. Eiweißreiche Lebensmittel wie Fleisch, Käse oder Quark dürfen gar nicht gegessen werden. Die täglich zugeführten Lebensmittel müssen berechnet werden, damit der Phenylalaningehalt nicht zu hoch liegt. Um den Energiebedarf zu decken, bieten mehrere Hersteller Spezialnahrungsmittel an, die phenylalaninarm sind, z. B. Brot, Ersatzmilch, Gebäck.

Da PKU von Geburt an besteht, muss die Diät ständig neu an das Alter des Kindes angepasst werden. Der Blutspiegel für Phenylalanin sollte in den ersten 10 Lebensjahren zwischen 0,7 mg/dl und 4 mg/dl liegen. Eine Kontrolle wird bei Säuglingen alle zwei Wochen empfohlen, vom ersten bis zum 15. Lebensjahr dann etwa einmal monatlich. Im Alter von 11 bis 16 Jahren werden Phenylalaninblutspiegel von 0,7–15 mg/dl als unbedenklich angesehen. Anschließend hält man bis 20 mg/dl für akzeptabel.

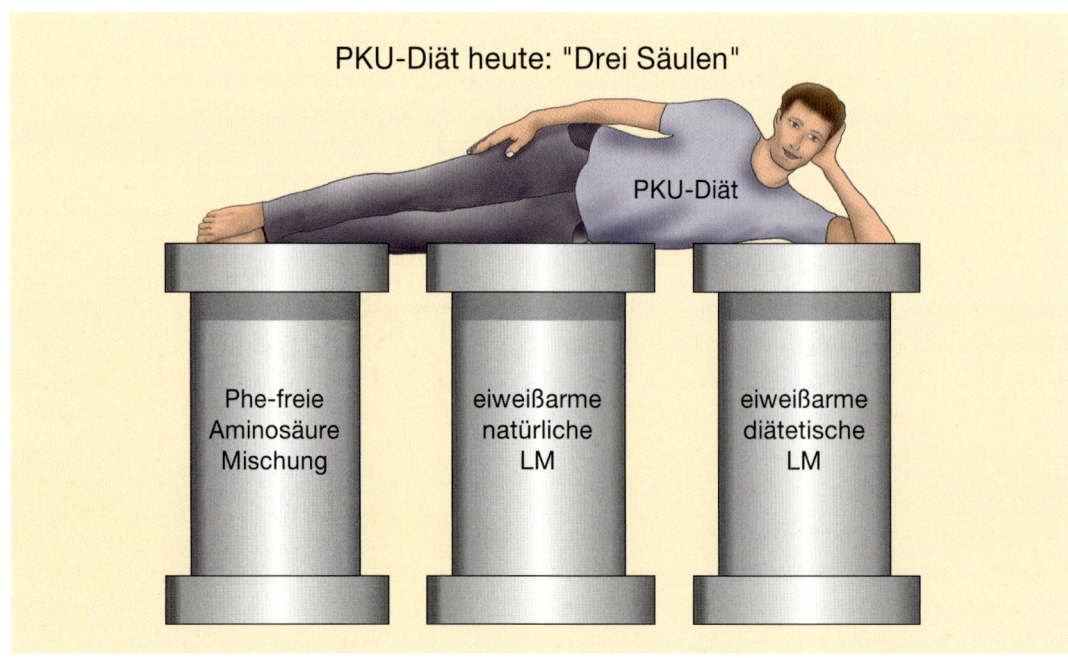

Bild 2 *Die Kostform bei PKU beruht auf drei Säulen*

Lebensmittel, die nicht gegessen werden dürfen	Lebensmittel, die nach Berechnung gegessen werden können	Lebensmittel, die kein Phenylalnin enthalten
Fleisch und Fleischerzeugnisse, Geflügel, Wild Fisch und Fischprodukte Milch, Milchprodukte, Käse Eier und alle mit Eiern zubereitete LM Nudeln, Brot, Kuchen, Kekse Hülsenfrüchte, Nüsse Kakao und Kakaoprodukte Mit Aspartam gesüßte LM	Gemüse Obst, Konfitüren Kartoffeln, Reis Diätetische LM wie phenylalaninarme Teigwaren, Brot, Kuchen, Kekse, Käse	Zucker, Honig, Lutscher, Limonade ohne Aspartam Öl

Es gibt drei Anbieter für die Aminosäuremischungen: SHS, Milupa und metaX. Die Produkte sind mit Aromastoffen versetzt, damit der Geruch und der Geschmack angenehm sind. Sie enthalten auch Fette und Kohlenhydrate, damit die Verwertung der Aminosäuren verbessert wird.

Ziele

- Vermeiden von Enzephalopathie (Hirnschäden)
- Altersgerechte Versorgung mit Nährstoffen
- Deckung des Eiweißbedarfes durch eiweißarme Lebensmittel und Aminosäuremischungen
- Die Lebensqualität durch diätetische Lebensmittel ohne Phenylalanin erhalten

Ernährungsempfehlungen

Ohne den Einsatz von diätetischen Lebensmitteln wäre das Essen von PKU-Betroffenen recht schlicht. Heute gibt es eine große Vielfalt phenylalaninarmer Produkte wie Mehl, Gebäck, Teigwaren, Fruchtpulver, Schokoladen und sogar Fertiggerichte.

Täglich essen diese Patienten die Aminosäuremischungen, um ihren gesamten Eiweißbedarf decken zu können. Es bedarf Phantasie, schmackhafte abwechslungsreiche Zubereitungen für diese Gemische zur Verfügung zu haben. Als Möglichkeiten bieten sich pikante Zubereitungen mit Gemüsesuppen und Pürees oder Säften, süße Getränke und Gerichte wie eiweißarme Spezialmilch mit Fruchtpulver, Limonaden und Tee, Pudding aus Spezialmilch oder Fruchtpürees.

Langkettige ungesättigte Fettsäuren werden oft zu wenig verzehrt. Es wird daher empfohlen, Rapsöl oder Walnussöl in der Kost einzusetzen.

Tipps für die Beratung/Zusammenfassung

- Eine Nährwerttabelle mit den Angaben zum Gehalt an Phenylalanin in den Lebensmitteln gibt es bei der „Arbeitsgemeinschaft für Pädiatrische Stoffwechselerkrankungen" (http://www.aps-med.de) und beim Institut für Kinderernährung (http://www.fke-do.de). Jede Familie mit einem PKU-erkrankten Mitglied braucht eine solche Tabelle.
- Beim Milupa-PKU-Info gibt es einen PKU-Taschenkalender sowie das Lernspiel „Phelix".

- Kindgerechte Kost heißt bei PKU auch, Süßigkeiten nicht zu stark zu beschränken. Sie brauchen, wenn sie nahezu vollständig aus Zucker hergestellt werden, nicht auf die Phenylalaninmenge angerechnet zu werden, z. B. Bonbons und Lutscher. Nicht möglich dagegen sind Schaumzuckerwaren wie Negerküsse, Marshmallows und Waffeln.
- Kinder müssen ganz früh über ihre Diät informiert werden, damit sie nicht unbedarft essen.

Deutsche Interessengemeinschaft PKU
Adlerstraße 6
91077 Kleinsendelbach
Tel.: 091 26 44 53
http://www.dig-pku.de

Milupa PKU-Info
Bahnstraße 14–30
61381 Friedrichsdorf
Tel.: 06172 99 11 87

Aufgaben

1. *Welche Aufgaben haben Proteine im Körper?*

2. *Begründen Sie, warum Soja-Produkte nicht als Fleisch-Ersatz für PKU-Patienten in Frage kommen.*

3. *Informieren Sie sich in der Apotheke über phenylalaninfreie Aminosäuremischungen.*

4. *Stellen Sie eine süße und eine pikante phenylalaninarme Zwischenmahlzeit zusammen, die ein Schulkind gerne isst.*

5. *Suchen Sie im Internet nach Herstellern diätetischer Lebensmittel für PKU-Betroffene und stellen Sie eine Liste mit Produkten zusammen.*

6. *Erklären Sie, warum das Einhalten der Diät auch für erwachsene Betroffene so wichtig ist.*

7. *Stellen Sie eine süße und eine pikante phenylalaninarme Zwischenmahlzeit zusammen, die ein Erwachsener gerne isst.*

275

Tageskostplan – Phenylketonurie (PKU)

Patientin: Henriette G., 7 Jahre, Schülerin, sehr zart
Wünschenswerte Energie- (D-A-CH Referenzwerte)
und Nährstoffzufuhr:

Gesamtenergiebedarf	*1 700 kcal/Tag bzw.*
	7 225 kJ/Tag
	≥ Erhöhung der Energie-
	zufuhr auf 1 900 kcal bzw.
	8 075 kJ/Tag
Eiweiß 5–8 %	*95–152 kcal*
	= 24–38 g EW/Tag
Fett 30–35 %	*570–665 kcal*
	= 63–74 g F/Tag
Kohlenhydrate 62–65 %	*1 178–1 235 kcal*
	= 295–309 g KH/Tag
Phenylalanin	*10 mg/kg KG ≥ 10 mg*
	Phe x 20,5 kg = 205 mg
	Phe/Tag

Phenylalaninfreie Amino-
säurenmischung mit Vita-
minen und Mineralstoffen 3 x/Tag

Gesamtsumme Tageskostplan

kcal	1 915	B1	0,92 mg
kJ	8 046	B2	0,94 mg
EW	26,26 g	B6	1,38 mg
F	65,51 g	Phe	203,41 mg
KH	301,70 g	Chol	38,74 mg
GFS	15,39 g	B12	1,12 µg
MUFS	12,88 g	EUFS	27,66 g
Bst	10,30 g	NiaÄ	10 648,98 µg

Nährstoffrelation

Eiweiß	26 g	26 %
Fett	66 g	31 %
Kohlenhydrate	302 g	64 %

Frühstück

Eiweiß- und phenylalaninarmes Gewürzbrot mit Butter und Quittengelee, Malventee mit phenylalaninfreier Aminosäuremischung

Zwischenmahlzeit

Eiweiß- und phenylalaninarme Zuckerstreuseltaler, frische Weintrauben, „Päuschen Tee"

Mittagessen

Eiweiß- und phenylalaninarme Teigwaren mit Paprikagemüsesauce, Tomatensalat, Pfefferminztee mit phenylalaninfreier Aminosäuremischung

Zwischenmahlzeit

Eiweiß- und phenylalaninarme Birnenwaffeln, Limonade ohne Phenylalanin

Abendessen

Eiweiß- und phenylalaninarmes Brötchen mit Avocado-Apfel Aufstrich, frische Radieschen, Mineralwasser mit phenylalaninfreier Aminosäuremischung

Spätmahlzeit

Zwetschgenkompott

Frühstück:

■ Eiweiß- und phenylalaninarmes Gewürzbrot, 1 Scheibe

Menge	Zutaten
1,3 Gramm	Bäckerhefe gepresst
20 Milliliter	Trinkwasser
1,3 Milliliter	Rapsöl
26 Gramm	Eiweiß- und phenylalaninarme Backmischung
1 Gramm	Zucker weiß
1 Gramm	Jodiertes Salz
1,6 Milliliter	Birnendicksaft
1 Prise	Fenchelsamen gemahlen
1 Prise	Kümmel ganz
1 Prise	Koriander gemahlen
1 Gramm	Butter/Walnussöl (anteilig)

kcal	119	B1	0,01 mg
kJ	505	B2	0,03 mg
EW	0,29 g	B6	0,01 mg
F	2,19 g	Phe	12,21 mg
KH	24,73 g	Chol	2,43 mg
GFS	0,61 g	EUFS	0,97 g
MUFS	0,45 g	NiaÄ	210,71 µg
Bst	0,09 g		

Rezept, s. S. 280

Fortsetzung →

--> Fortsetzung

■ Butter und Quittengelee

Menge	Zutaten				
15 Gramm	Butter	kcal	158	Bst	0,00
20 Gramm	Quittengelee	kJ	653	Chol	0,00
		F	12,00 g	B12	0,00
		KH	12,40 g	EUFS	5,10 g
		GFS	3,00 g	NiaÄ	0,00
		MUFS	3,90 g		

■ Malventee mit phenylalaninfreier Aminosäurenmischung

Menge	Zutaten				
125 Milliliter	Malventee (Wert von Früchtetee verwendet)	kcal	55	B2	0,16 mg
		kJ	232	B6	0,19 mg
		EW	4,21 g	Chol	0,00
14,5 Gramm	Aminosäuremischung phenylalanin-frei mit Fruchtgeschmack	F	1,96 g	B12	0,19 µg
		KH	5,18 g	EUFS	0,00
		B1	0,15 mg	NiaÄ	2 175,00 µg

Zwischenmahlzeit:

■ Eiweiß- und phenylalaninarme Zuckerstreuseltaler (4 Stück)

Menge	Zutaten				
25 Gramm	Eiweiß- und phenylalaninarme Backmischung	kcal	247	MUFS	0,46 g
		kJ	1 041	Phe	6,90 mg
2 Gramm	Vanillinzucker	EW	0,15 g	Chol	36,00 mg
6 Gramm	Zucker weiß	F	12,53 g	EUFS	3,76 g
15 Gramm	Butter	KH	33,82 g	NiaÄ	27,60 µg
4 Gramm	Zuckerstreusel bunt (Wert von Zucker verwendet)	GFS	7,57 g		

Rezept, s. S. 280

■ Frische Weintrauben

Menge	Zutaten
135 Gramm	Weintrauben frisch

kcal	96	Bst	1,08 g
kJ	401	B1	0,05 mg
EW	0,94 g	B2	0,03 mg
F	0,40 g	B6	0,09 mg
KH	21,06 g	Phe	20,25 mg
GFS	0,15 g	EUFS	0,01 g
MUFS	0,14 g	NiaÄ	400,95 µg

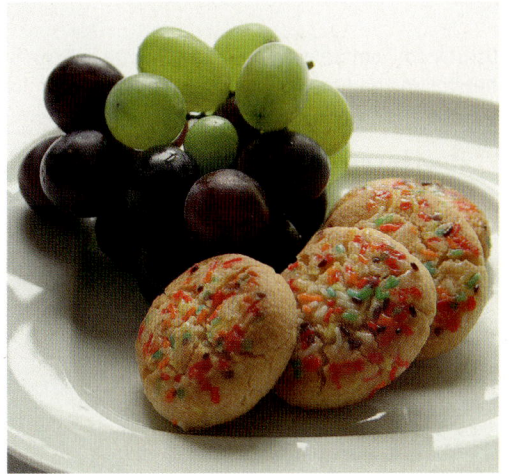

Bild 1 *Zuckerstreuseltaler mit frischen Weintrauben*

■ „Päuschen Tee"

Menge	Zutaten				
250 Milliliter	Päuschen Tee (Wert von Kräutertee verwendet)	kcal	3	B1	0,03 mg
		kJ	8	B2	0,01 mg
		KH	0,50 g		

277

Mittagessen:

■ Eiweiß- und phenylalaninarme Teigwaren mit Paprikagemüsesauce

Menge	Zutaten
40 Gramm	Eiweiß- und phenylalaninarme Teigwaren roh (etwa 100 g gegart)
5 Milliliter	Olivenöl
1 Prise	Jodsalz
90 Gramm	Paprikaschoten frisch
10 Gramm	Schalotte frisch
10 Milliliter	Olivenöl
50 Milliliter	Trinkwasser
1 Prise	Jodiertes Salz
1 Prise	Pfeffer
1 Prise	Zucker weiß
1 Gramm	Basilikum frisch

kcal	302	B1	0,05 mg
kJ	1274	B2	0,05 mg
EW	1,73 g	B6	0,27 mg
F	15,79 g	Phe	66,49 mg
KH	38,45 g	Chol	0,15 mg
GFS	2,25 g	B12	0,00
MUFS	1,55 g	EUFS	10,69 g
Bst	3,42 g	NiaÄ	597,33 µg

Teigwaren in Salzwasser mit etwas Öl „al dente" garen und abtropfen lassen. Paprikaschoten in verschiedenen Farben waschen, putzen und in grobe Würfel schneiden. Schalotte schälen und fein würfeln. Olivenöl erhitzen und Gemüse darin anbraten. Mit Trinkwasser angießen und mit Gewürzen abschmecken. Kurz vor dem Servieren frisch gewiegtes Basilikum dazu geben.

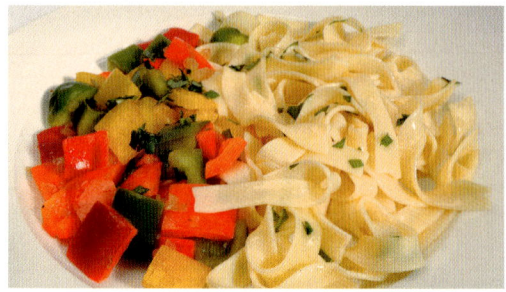

Bild 1 *Eiweiß- und phenylalaninarme Teigwaren mit Paprikagemüsesauce*

■ Tomatensalat

Menge	Zutaten
50 Gramm	Tomaten frisch
10 Milliliter	Zitronensaft
5 Milliliter	Walnussöl
1 Prise	Jodiertes Salz
1 Prise	Pfeffer
1 Gramm	Schnittlauch frisch

kcal	63	B1	0,03 mg
kJ	264	B2	0,02 mg
EW	0,57 g	B6	0,06 mg
F	5,13 g	Phe	15,15 mg
KH	3,30 g	Chol	0,05 mg
GFS	0,56 g	EUFS	0,83 g
MUFS	3,48 g	NiaÄ	361,10 µg
Bst	0,55 g		

Strunk der Tomate entfernen und Tomate in Scheiben schneiden. Aus den restlichen Zutaten Dressing herstellen und über die dekorativ angerichteten Tomatenscheiben geben. Mit Schnittlauch garnieren.

■ Pfefferminztee mit phenylalaninfreier Aminosäuremischung

Menge	Zutaten
250 Milliliter	Pfefferminztee (Wert von Kräutertee verwendet)
15 Gramm	Aminosäuremischung phenylalaninfrei (z. B. P-AM 2)

kcal	49	B2	0,39 mg
kJ	206	B6	0,38 mg
EW	11,63 g	B12	0,75 µg
KH	0,50 g	NiaÄ	3 600,00 µg
B1	0,36 mg		

Zwischenmahlzeit:

■ Eiweiß- und phenylalaninarme Birnenwaffeln (2 Stück)

Menge	Zutaten
30 Gramm	Butter
10 Gramm	Zucker weiß
10 Gramm	Vanillinzucker
65 Gramm	Eiweiß- und phenylalaninarme Backmischung
3 Gramm	Backpulver
5 Gramm	Eiweiß- und phenylalaninarmes Eiersatzpulver
65 Milliliter	Eiweiß- und phenylalaninarme „PKU-Milch"
30 Gramm	Birne frisch
5 Milliliter	Rapsöl

kcal	439	B1	0,01 mg
kJ	1849	B2	0,01 mg
EW	0,79 g	B6	0,00
F	7,58 g	Phe	22,60 mg
KH	91,76 g	Chol	0,10 mg
GFS	0,39 g	B12	0,00
MUFS	1,63 g	EUFS	2,78 g
Bst	0,84 g	NiaÄ	62,04 µg

Rezept, s. S. 280

■ Phenylalaninfreie Limonade

Menge	Zutaten
200 Milliliter	Limonade ohne Phenylalanin

kcal	84	KH	20,00 g
kJ	348	NiaÄ	2,00 µg

Abendessen:

■ Eiweiß- und phenylalaninarmes Brötchen (1 Stück)

Menge	Zutaten				
1 Gramm	Bäckerhefe gepreßt	kcal	118	B1	0,01 mg
4 Milliliter	Trinkwasser	kJ	503	B2	0,02 mg
3 Gramm	Kartoffeln geschält gegart	EW	0,30 g	B6	0,01 mg
29 Gramm	Eiweiß- und phenylalaninarme	F	1,07 g	Phe	12,51 mg
	Backmischung	KH	27,03 g	Chol	0,01 mg
12 Milliliter	Trinkwasser	GFS	0,11 g	EUFS	0,17 g
1 Milliliter	Walnussöl	MUFS	0,69 g	NiaÄ	200,60 µg
2 Milliliter	Birnendicksaft	Bst	0,14 g		

Rezept, s. S. 280

■ Avocado-Apfel Aufstrich

Menge	Zutaten				
20 Gramm	Avocado	kcal	59	Bst	1,07 g
20 Gramm	Apfel frisch	kJ	246	B1	0,02 mg
5 Milliliter	Zitronensaft	EW	0,48 g	B2	0,04 mg
1 Prise	Jodiertes Salz	F	4,80 g	B6	0,12 mg
1 Prise	Pfeffer	KH	3,36 g	Phe	15,80 mg
		GFS	0,73 g	EUFS	3,33 g
		MUFS	0,51 g	NiaÄ	345,15 µg

Avocado halbieren und entkernen. Fruchtfleisch mit Löffel aus der Frucht holen und in eine Schüssel geben. Mit geschältem, geriebenem Apfel mit Zitronensaft und Gewürzen vermischen, abschmecken und mit dem Pürierstab fein mixen.

■ Radieschen

Menge	Zutaten				
50 Gramm	Radieschen frisch	kcal	8	B1	0,01 mg
1 Prise	Jodiertes Salz	kJ	31	B2	0,01 mg
		EW	0,53 g	B6	0,03 mg
		F	0,07 g	Phe	18,50 mg
		KH	1,06 g	Chol	0,00
		GFS	0,01 g	B12	0,00
		MUFS	0,03 g	EUFS	0,01 g
		Bst	0,81 g	NiaÄ	166,50 µg

■ Mineralwasser mit phenylalaninfreier Aminosäuremischung

Menge	Zutaten				
150 Milliliter	Natürliches Mineralwasser	kcal	52	B1	0,13 mg
14,5 Gramm	Aminosäuremischung phenylalaninfrei	kJ	220	B2	0,15 mg
	mit Fruchtgeschmack	EW	4,06 g	B6	0,18 mg
		F	1,89 g	B12	0,18 µg
		KH	4,76 g	NiaÄ	2 100,00 µg

Spätmahlzeit:

■ Zwetschgenkompott

Menge	Zutaten				
100 Gramm	Zwetschgen, frisch entsteint	kcal	63	Bst	2,30 g
50 Milliliter	Trinkwasser	kJ	266	B1	0,05 mg
1 Stück	Zimtstange	EW	0,60 g	B2	0,03 mg
1 Stück	Nelke	F	0,10 g	B6	0,05 mg
5 Gramm	Zucker weiß	KH	13,79 g	Phe	13,00 mg
		GFS	0,01 g	EUFS	0,01 g
		MUFS	0,05 g	NiaÄ	400,00 µg

Zwetschgen waschen, halbieren und entkernen. In wenig Wasser mit Zimtstange und Nelke dünsten. Mit Zucker abschmecken.

Zum Nachsüßen können Zucker, Honig oder phenylalaninfreier Sirup verwendet werden.
Zusätzlich sollte über den Tag verteilt ein Liter (Mineral-)Wasser getrunken werden, je nach Bekömmlichkeit mit oder ohne Kohlensäure.
Hersteller und Anbieter von diätetischen Spezialprodukten, s. S. 368, Kap. Diätetische Lebensmittel

Rezeptanhang zum Plan „PKU":

■ Rezept für etwa 15 Scheiben eiweiß-und phenylalaninarmes Gewürzbrot (etwa 620 g Teig)

Menge	Zutaten
20 Gramm	Bäckerhefe gepresst frisch
300 Milliliter	Trinkwasser
20 Milliliter	Rapsöl
400 Gramm	Eiweiß- und phenylalaninarme Backmischung
2 Gramm	Zucker weiß
3 Gramm	Jodiertes Salz
25 Milliliter	Birnendicksaft
1 Prise	Fenchelsamen gemahlen
1 Prise	Kümmel ganz
1 Prise	Koriander gemahlen
5 Gramm	Butter
5 Milliliter	Walnussöl

Hefe in lauwarmen Wasser auflösen und Öl dazu geben. Spezialmehl in eine Rührschüssel geben, Handrührgerät mit Knethaken versehen. Zucker, Jodsalz, Birnendicksaft, Gewürze und aufgelöste Hefe dazu geben und zu einem glatten Teig verkneten. Teig in eine gefettete Kastenform geben, mit in Öl getauchter Teigkarte glatt streichen und an einem warmen Ort etwa 30 Minuten gehen lassen. Im vorgeheizten Backofen bei 200–225 °C etwa 40 Minuten backen. Nochmals mit Öl bestreichen und weitere 5 Minuten backen.

■ Eiweiß- und phenylalaninarme Zuckerstreuseltaler (32 Stück)

Menge	Zutaten
200 Gramm	Eiweiß- und phenylalaninarme Backmischung
16 Gramm	Vanillinzucker
50 Gramm	Zucker weiß
120 Gramm	Butter
32 Gramm	Zuckerstreusel bunt (Wert von Zucker verwendet)

Aus den Zutaten Mürbeteig herstellen und den Teig kalt stellen. Kügelchen aus dem Teig formen, platt drücken und in Zuckerstreuseln wenden. Auf ein mit Backtrennpapier oder -folie ausgelegtes Blech geben und im vorgeheizten Ofen bei 200–225 °C etwa 12–15 Minuten backen.

■ Eiweiß- und phenylalaninarme Birnenwaffeln (4 Stück)

Menge	Zutaten
60 Gramm	Butter
20 Gramm	Zucker weiß
20 Gramm	Vanillinzucker
130 Gramm	Eiweiß- und phenylalaninarme Backmischung
6 Gramm	Backpulver
10 Gramm	Eiweiß- und phenylalaninarmes Eiersatzpulver
130 Milliliter	Eiweiß- und phenylalaninarme „PKU-Milch"
60 Gramm	Birne frisch
10 Milliliter	Rapsöl

Butter schaumig rühren und mit Vanillinzucker vermischten Zucker unterrühren. Spezialmehl mit Backpulver und eiweiß- und phenylalaninarmen Eiersatz vermischen und unter Zugabe der eiweiß- und phenylalaninarmen Spezialmilch unterrühren. Teig 10 Minuten quellen lassen. Birne waschen, schälen und das Kernhaus entfernen. Fein raspeln und unter den Teig geben. In mit Öl eingepinseltem Waffeleisen 4 Waffeln ausbacken.

■ Eiweiß- und phenylalaninarme Brötchen (etwa 620 g Teig) (14 Stück)

Menge	Zutaten
10 Gramm	Bäckerhefe gepresst frisch
3 Gramm	Zucker weiß
60 Milliliter	Trinkwasser
50 Gramm	Kartoffeln geschält gegart
400 Gramm	Eiweiß- und phenylalaninarme Backmischung
160 Milliliter	Trinkwasser
2 Milliliter	Essigessenz
15 Milliliter	Walnussöl
30 Milliliter	Birnendicksaft
3 Gramm	Jodiertes Salz

Hefe mit Zucker, 4 Esslöffeln Spezialmehl und lauwarmen Wasser verrühren und an einem warmen Ort etwa 20 Minuten gehen lassen. Kartoffel schälen, klein schneiden und in wenig Wasser garen. Kochwasser aufheben und zu 180 ml auffüllen. Kartoffeln mit dem Stampfer zerdrücken und mit Essigessenz und Pflanzenöl vermischen. Restmenge Spezialmehl in eine Rührschüssel geben, Vorteig, zerdrückte Kartoffel-Essigmischung und Sirup dazu geben und mit dem Handrührgerät mit Knethaken vermengen. Teig aus der Schüssel nehmen und mit eingeölten Händen gut durchkneten. Abgedeckt nochmals 30 Minuten gehen lassen. Dann Teig nochmals gut kneten und in 14 Teile teilen und Brötchen ausformen. Auf ein mit Backtrennpapier oder -folie ausgelegtes Blech geben und 30 Minuten gehen lassen, mit einem in Öl getauchten Messer sternförmig leicht einschneiden. Mit etwas Wasser bestreichen und im vorgeheizten Ofen bei 200–220 °C etwa 30 Minuten backen. Auf den Boden des Ofens eine Tasse Wasser gießen und den Ofen sofort schließen (Verbrühungsgefahr!).

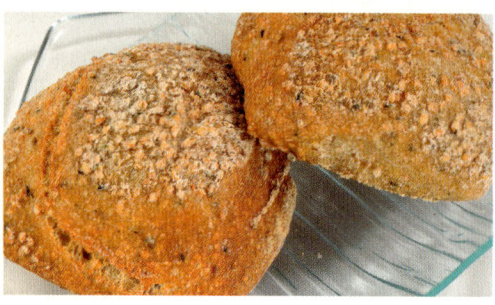

Bild 1 *Brötchen*

17 Besondere Ernährungsweise für weitere Krankheiten oder Lebenssituationen

17.1 Ernährung bei HIV-Infektion und AIDS

Beschreibung

AIDS steht für die englische Bezeichnung „acquired immunodeficiency syndrom" und beschreibt das erworbene Immundefektsyndrom, welches 1981 erstmals als eigenständiges Krankheitsbild beschrieben wurde. Auslöser ist die Infektion mit dem HI Virus (human immunodeficiency virus), der in Körperflüssigkeiten (Sperma, Blut und Blutprodukte, z. B. Bluttransfusionen) vorkommt. Hauptursache ist die Ansteckung über sexuelle Kontakte. Auch eine Ansteckung des Ungeborenen ist möglich.

Die Inkubationszeit beträgt 5–90 Tage. Bis die HIV-Infektion in ihrem Vollbild als AIDS ausbricht, können 15 bis 20 Jahre vergehen. Letztendlich kommt es zu einem Zusammenbruch des körpereigenen Abwehrsystems und andere, sekundäre Krankheitserreger vermehren sich ohne Widerstand im Körper des Betroffenen (z. B. Candidosen im Mundraum, Diarrhöe). Ungewollter Gewichtsverlust, auch als Wasting bezeichnet, ist oft erstes Anzeichen für AIDS und den Ausbruch des Vollbildes der HIV-Infektion.

Zurzeit sind Wissenschaftler immer noch mit der steten Forschung an Impfstoffen und Medikamenten zur Therapie der HIV-Infektion beschäftigt. Dadurch bedingt werden sich immer wieder Symptome verändern und Therapien (auch die Ernährungstherapie) anpassen müssen.

Weltweit werden für 2005 etwa 40,3 Millionen infizierte Personen geschätzt, über 90 % der Betroffenen lebt in den Entwicklungsländern. Im Jahr 2007 lebten in Deutschland schätzungsweise 59 000 HIV-infizierte und 9500 akut AIDS kranke Personen. Der Anteil der infizierten Frauen nimmt zu. Rasant nach oben entwickelt sich auch die AIDS-Statistik in den Nachfolgestaaten der Sowjetunion. Während in den Industrienationen vorwiegend Homosexuelle, Drogenabhängige und an der Bluterkrankheit erkrankte zu den Risikogruppen zählen, sind es in den Entwicklungsländern besonders in Großstädten lebende Frauen, im gebärfähigen Alter, die von einer HIV-Infektion bedroht sind.

Ernährungsempfehlungen

Durch gute medikamentöse Behandlung von HIV-Infizierten hat sich die symptomfreie Zeit für die Betroffenen erheblich ausgedehnt. In dieser Zeit sollten die Patienten auf eine ausgewogene, gesunde Ernährung im Sinne der Vollkost oder leichten Vollkost achten.

Bei den derzeitigen Behandlungssystemen stehen aus ernährungstherapeutischer Sicht folgende, durch die HIV-Infektion oder als Medikamentennebenwirkung ausgelöste Faktoren, im Vordergrund:

- Appetitlosigkeit
- Verringerte Nahrungsaufnahme durch Infektionen im Mundraum
- Angst vor Diarrhöen nach Nahrungsaufnahme
- Neurologische und psychische Störungen bei Infektion des zentralen Nervensystems
- Soziale Isolation, Depression, finanzielle Probleme, Probleme am/mit dem Arbeitsplatz
- Verminderte Ausnutzung der Nährstoffe bei Erkrankung des Dünndarms
- Erhöhter Nährstoffbedarf

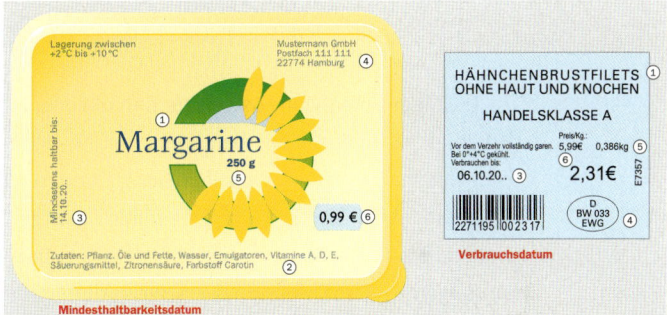

Bild 1 *Mindesthaltbarkeitsdatum beachten*

Hinweise zur Kostform
- Vollkost
- Leichte Vollkost (modifiziert je nach funktioneller Einschränkung)

Hygienischen Maßnahmen bei der Verarbeitung von Lebensmitteln (siehe Tabelle 1, S. 282), Behandlung einer durch Medikamente ausgelösten Fettstoffwechselstörung und die Prävention von Mangelernährung sind im Frühstadium der Erkrankung wahrscheinlich häufige Themen der Ernährungsberatung. Im weiteren Verlauf können dann Themen der Energieanreicherung, Vitamin- und Mineralstoffsubstitution und der Einsatz von Trinknahrung oder enteraler Ernährung besprochen werden. Die hygienischen Maßnahmen bei der Lebensmittelverarbeitung sollen helfen, Sekundärinfektionen, z. B. Toxoplasmose durch rohes Fleisch, zu vermeiden.

Tabelle 1 *Hygienische Maßnahmen bei der Lebensmittelverarbeitung bei HIV-Infektion und AIDS ab einer T-Helferzellenzahl < 200*

Bereich der Lebens-mittelverarbeitung	Maßnahme
Einkauf und Lagerung	Überprüfung, ob die Kühlkette eingehalten wurde (z. B. keine angetauten Tiefkühlprodukte kaufen)
	Mindesthaltbarkeitsdatum beachten
Vorbereitung	„Unreine" von „reinen" Lebensmitteln trennen (z. B. Fleisch von Obst und Salat)
	Kunststoff-, besser Glasbretter zum Kleinschneiden verwenden
	Unreine Lebensmittel vor der Verarbeitung gründlich reinigen
	Zubereitete Speisen nicht warm halten
	Nur einwandfreie Lebensmittel (Obst, Gemüse ohne Faulstellen, Eier nicht angeschlagen, einwandfreie Wurstwaren) kaufen
Fleisch, Geflügel, Fisch	Hackfleisch am Einkaufstag gut durchbraten
	Rohes Fleisch (Mett, Tatar) oder halbgares Fleisch (z. B. Steak medium) vermeiden
	Tiefgefrorenes Fleisch und Geflügel im Kühlschrank auftauen, Auftauflüssigkeit auffangen, verwerfen und den direkten Kontakt mit Küchengeräten vermeiden
Eier	Keine rohen oder weich gekochten Eier
	Eier möglichst nur von verlässlichen Händlern kaufen
Milch und Milchprodukte	Rohmilch und deren Produkte (Rohmilchkäse) meiden
Gemüse, Ost, Salate	Keine fertig geschnittenen Salate
	Tiefgekühltes Gemüse unaufgetaut verwenden
	Vor der Weiterverarbeitung Gemüse, Obst und Salate gründlich putzen
Getreide	Für Frischkornbreie Getreide max. 3 h bei Zimmertemperatur oder über Nacht im Kühlschrank einweichen und mit Zitronensaft oder Joghurt säuern
Getränke	Leitungswasser ab < 100 Helferzellen abkochen
	Trinknahrung maximal 4 Stunden bei Zimmertemperatur oder maximal 8 Stunden Im Kühlschrank geöffnet aufbewahren.
Nach der Zubereitung	Spültücher täglich, Schwämme öfter wechseln
	Wasser zum Spülen > 65°C verwenden; Spülmaschinen sind hygienischer

Die Medikamente, die derzeit zur Behandlung der HIV-Infektion eingesetzt werden, können unterschiedliche Nebenwirkungen hervorrufen. Der Ausbruch von AIDS kann durch sie bis zu 20 Jahre heraus gezögert werden. Medikamentenassoziierte Fettstoffwechselstörungen können in dieser Zeit arteriosklerotische Veränderungen auslösen. Fettstoffwechselstörungen sollten auf jeden Fall durch entsprechende Fettmodifikation ernährungstherapeutisch behandelt werden (siehe Kapitel 4, S. 76 ff.). Einige Quellen sprechen von einer Reduktion des Fettanteils in der Nahrung auf 25–35 % und geben die Empfehlung der Alkoholkarenz.

Eine psychische Belastung für die Betroffenen stellt eine weitere Nebenwirkung der Medikamente dar. Häufig ist ein Abbau von subkutanem und Aufbau von abdominellem Fettgewebe zu beobachten. Die Patienten sehen oft krank aus, obwohl sie mit der medikamentösen Behandlung gute Blutwerte aufweisen und in ausreichender körperlicher Verfassung sind. Diese Veränderungen betreffend der Fettverteilung im Körper werden auch als Lipodystrophiesyndrom bezeichnet.

Dem Betroffenen sind regelmäßige Gewichtskontrollen dringend anzuraten. Ein Gewichtsverlust geht meist einher mit einer schlechten Prognose bezüglich Überlebenszeit und Sekundärinfektionen. Der Verlauf der Gewichtsabnahme kann Hinweise auf die Ursache geben (siehe Tabelle 1 S. 283). Eine ausführliche Ernährungsanamnese erleichtert die individuelle Planung bei Bestimmung des möglichen Auslösers einer Gewichtsabnahme. Die Appetitlosigkeit ist neben der Gewichtsabnahme oft das Leitsymptom, kann aber auch Nebenwirkung der Medikamente sein.

Von Außenseiterdiäten (z. B. kohlenhydratfreie Diät um einen Pilz im Magendarmtrakt auszuhungern) und einseitigen Ernährungsgewohnheiten sollte abgeraten werden. Zum Teil werden sogar falsche Hoffnungen geweckt, indem dem Patienten eine Lebensverlängerung durch die spezielle Diätform versprochen wird.

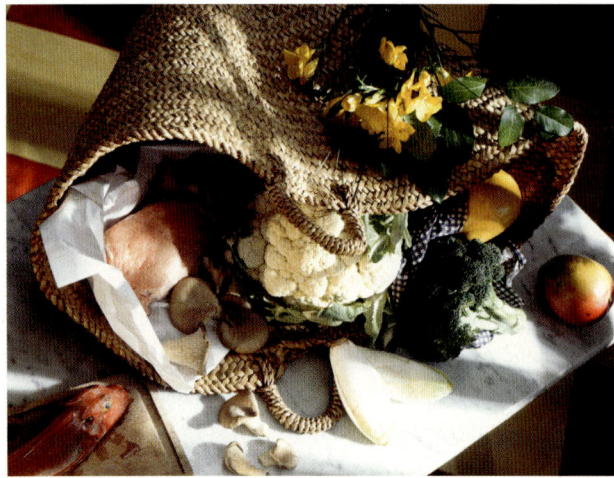

Bild 1 *Ausgewogene, fettarme Ernährung*

Tabelle 1 *Verlauf, Ursachen und Bedeutung eines Gewichtsverlustes bei HIV-Infektion und AIDS*

Verlauf des Gewichtsverlustes	Ursachen und/oder Bedeutung
Rascher Gewichtsverlust	*Opportunistische, zweite Infektion; nach Behandlung der Infektion häufig wieder Gewichtszunahme, allerdings nicht bis zum Ausgangsgewicht*
Langsamer, kontinuierlicher Gewichtsverlust	*Kann Hinweis auf eine gastrointestinale Funktionsstörung (Malabsorption) sein; Eine Gewichtszunahme ist oft schwer zu erreichen*
Gewicht ist stabil, aber Körperzellmasse/Muskelmasse nimmt ab	*Meist multifaktoriell: Störungen in der Nähstoffverwertung (ähnliche der bei Krebserkrankungen), Nahrungsaufnahme, Stoffwechsel und Energiebilanz; meist einer gehend mit schlechter Prognose bezüglich Überlebenszeit*
HIV-Kachexie (früher Wasting): Gewichtsverlust > 10 % vom Ausgangsgewicht und chronische Diarrhöe oder chronisches Fieber (früher: ohne Erregernachweis; heute werden die Erreger meist durch die genaueren Analyseverfahren identifiziert)	

Im weiteren Verlauf der Erkrankung, z. B. bei ungewolltem Gewichtsverlust oder Diarrhöen, können andere Aspekte der Ernährungstherapie in den Vordergrund treten.

Die Nahrung sollte eine hohe Nährstoffdichte aufweisen. Bei drohendem Gewichtsverlust ist eine energie- und eiweißreiche Kost mit 35–40 kcal/kg Körpergewicht und mehr als 0,8 g Eiweiß/kg Körpergewicht zu empfehlen.

Bei Appetitlosigkeit, Geschmacksveränderungen und Kau- und Schluckstörungen durch Candidosen im Mundraum, können die Methoden angewendet werden, die im Kapitel „Ernährung während der Krebstherapie" S. 258 ff. besprochen wurden. Wenn der Betroffene die Nahrungsaufnahme einschränkt, um Diarrhöen zu vermeiden oder zu vermindern, sollte die Bedeutung der ausreichenden Ernährung für das Immunsystem besprochen werden. Anschließend ist es wichtig, alternative Speisen und Getränke, die weniger abführend wirken zu ermitteln.

Viele Patienten entwickeln im Laufe der Erkrankung und unter Beteiligung des Magendarmtraktes einen Lactasemangel. In diesen Fällen ist ein Laktosearme Kost (siehe Kapitel Laktoseintoleranz S. 302 f.) zu empfehlen.

Als weitere Medikamentennebenwirkung werden Polyneuropathien begünstigt. Eine Substitution von Vitamin B 12 kann durch entsprechende Ernährung unterstützt werden.

Kommt es zu einem Gewichtsverlust, sollte die Nahrung zunächst mit Energie angereichert werden. Dafür stehen bei HIV-Infektion Maltodextrin, Eiweißkonzentrate, Fette und pulverisierte Gemische aus den drei Komponenten zur Verfügung. Suppen, Saucen und andere Speisen lassen sich außerdem mit Sahne anreichern. Fette sollten jedoch bei fortgeschrittener Schädigung des Dünndarms mit Malabsorption mit Vorsicht angewendet werden. Leicht können Unverträglichkeiten auftreten. In diesen Fällen ist die Verwendung von MCT-Fetten (siehe Anhang) angezeigt. Außerdem ist eine fettreiche Ernährung bezüglich des Lipodystrophiesyndroms problematisch. Ist die Ge-

wichtsabnahme größer als 10 % des Ausgangsgewichtes und sind die oben genannten Interventionen und Veränderungen im häuslichen Umfeld (z. B. bezüglich Appetitlosigkeit) schon umgesetzt, muss der frühzeitige Einsatz von ergänzende, bilanzierten Diäten als Trinknahrung in Betracht gezogen werden, wenn der Betroffene diese problemlos akzeptiert. Allerdings sollten sie nur als Zwischenmahlzeit und nicht als Ersatz einer Hauptmahlzeit die Nahrung ergänzen. Bei Malabsorption können hier nährstoffdefinierte Diäten (z. B. mit MCT-Fetten), bei Laktasemangel auch laktosefreie Diäten eingesetzt werden.

Ist eine ausreichende, orale Ernährung nicht mehr gewährleistet, sollte die Möglichkeit einer PEG-Anlage diskutiert werden. Allerdings wird diese Möglichkeit von Betroffenen häufig abgelehnt. Nur bei schweren gastrointestinalen Problemen, wenn eine enterale Ernährung nicht mehr möglich ist, sollte die parenterale Ernährung Einsatz finden.

Die Selbstmedikation von Multivitaminpräparaten ist unter den Betroffenen weit verbreitet. Trotzdem kommt es gerade bei Vitamin A, Vitamin B 6, Vitamin B12, Vitamin E und Folsäure häufiger zu einem Mangel.

Wegen des erhöhten oxidativen Stresses sollte die Zufuhr an Antioxidantien Vitamin C, Vitamin E, β-Carotin und Selen durch eine ausgewogene Ernährung optimiert werden. Eine niedrig dosierte Substitution von wasserlöslichen Vitaminen ist eventuell sinnvoll und sollte gegebenenfalls in Absprache mit dem Arzt erfolgen. Zu bedenken ist, dass eine (hoch dosierte) Substitution von Vitaminen auch Interaktionen mit den Medikamenten hervorrufen kann. Der behandelnde Arzt sollte deshalb auch über die Selbstmedikation informiert sein.

Informationen und Kontaktadressen:
www.hiv-med-info.de
www.hiv.net
www.aidshilfe.de
Deutsche AIDS-Hilfe e.V.
Dieffenbachstr. 33
10967 Berlin

283

17.2 Enterale und parenterale Ernährung

Beschreibung

Eine künstliche Ernährung kann enteral, das heißt unter Einbeziehung des Magendarmtraktes und parenteral, also unter Umgehung des Magendarmtraktes direkt in die Blutbahn erfolgen. Indikationen für die künstliche Ernährung sind gegeben, wenn der Patient nicht mehr (ausreichend) essen kann, darf oder will (siehe Tabelle 1) und eine Mangelernährung droht.

Die enterale Ernährung ist immer der parenteralen Ernährung vorzuziehen, es sei denn, es liegen ausdrückliche Kontraindikation für eine enterale Ernährung vor. Gründe für die Bevorzugung der enteralen Ernährung sind:

- Die enterale Ernährung ist physiologischer.
- Die Barrierefunktion des Darms wird aufrechterhalten und damit kommt es wesentlich seltener zu Komplikationen auf Grund von Infektionen (Translokation).

Es werden immer noch viel zu selten Kombinationen der beiden Ernährungsformen angewendet, um eine optimale Bedarfsdeckung zu erreichen. Vorteile einer Kombination können leichtere Deckung des Energiebedarfs unter Schonung des Gastrointestinaltraktes wegen geringerem Volumen sein. Gleichzeitig wird aber die Barrierefunktion des Darms aufrechterhalten.

Ziel der künstlichen Ernährungstherapie ist es, eingebettet in das medizinische Gesamtkonzept, die Gesundheit des Patienten wiederherzustellen, oder zumindest die Lebensqualität zu verbessern (z. B. bei Tumorleiden).

Immer häufiger wird die künstliche Ernährung nach der Zeit des Krankenhausaufenthaltes auch zu Hause ambulant durchgeführt. Diese Tatsache stellt auch das Klinikpersonal vor neue Aufgaben, nämlich der Unterweisung der Betroffenen in der Handhabung der künstlichen Ernährung.

Ernährungsempfehlungen – Enterale Ernährung

Kann, darf oder will ein Patient nicht (ausreichend) essen und trinken, sollte nach folgendem Schema vorgegangen werden:

1. Prüfung der Indikationen

Die künstliche Ernährung darf nicht nur aus Gründen der Arbeits- und Zeitersparniss durchgeführt werden. Gerade bei geriatrischen Patienten, die die Nahrungsaufnahme verweigern, wird die Indikation für eine künstliche Ernährung oft kontrovers diskutiert.

2. Entscheidung über die Art und Anlage des Zugangsweges

Hier ist die Indikaktion für die künstliche Ernährung in erster Linie ausschlaggebend. Wie schon erwähnt, ist die enterale Ernährung, bis auf wenige Ausnahmen, der parenteralen vorzuziehen.

Für die enterale Ernährung stehen verschiedene Zugangswege zur Verfügung:

- Orale Zufuhr von bilanzierten Diäten, z. B. bei Passagebehinderung im Mund-Rachenraum oder der nicht ausreichenden Fähigkeit zur bedarfsdeckenden Ernährung bei konsumierenden Erkrankungen
- Nasogastrale, nasoduodenale oder nasojejunale Sonde (über Nase und Speiseröhre in den Magen, den Zwölffingerdarm oder ins Jejunum) für maximal 14–30 d Liegedauer empfohlen
- PEG (percutane endoskopisch kontrollierte Gastrostomie) (durch die Bauchdecke wird ein Zugang in den Magen gelegt), bei längerer Liegedauer (länger als 14–30 d) und Passagebehinderung im Mund-Rachenraum oder in der Speiseröhre
- PEJ (percutane endoskopisch kontrollierte Jejunostomie) (wie bei der PEG, aber ins Jejunum) bei Passagebehinderung am Magenausgang oder im Duodenum, Magenentleerungsstörungen, zum Teil auch nach akutem Schub des Morbus Crohn

Patient kann nicht (ausreichend) essen	Patient darf nicht essen	Patient will nicht essen
z. B. bei Passagebehinderung im Mund-Rachenraum durch Tumor z. B. bei Passagebehinderung durch Strahlentherapie z. B. durch Magen- oder Darmstenose z. B. auf Grund von Bewußtlosigkeit, Koma, Schluckstörungen oder Apoplexien z. B. bei erhöhtem Energiebedarf bei konsumierenden Erkrankungen	z. B. nach postoperativen Zuständen bei ausgedehnten Magen- Darmoperationen z. B. bei Aspirationspneumonien	z. B. bei Anorexia nervosa, und Nahrungsverweigerung bei Demenz (aus ethischen Gründen immer wieder kontrovers diskutiert)

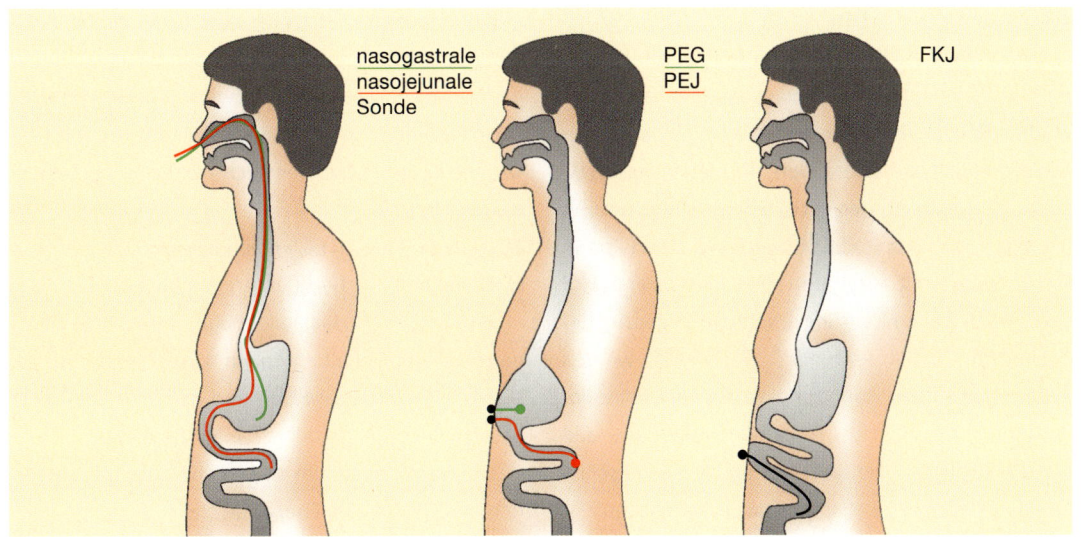

Bild 1 Verschiedene Sondenlagen bei den unterschiedlichen Verfahren der enteralen Ernährung

▪ FKJ (Feinnadel-Katheder-Jejunostomie oder andere Ernährungsfisteln) (operativ wird das Sondenende durch die Bauchdecke in den oberen Teil des Jejunums gelegt), z. B. bei Passagebehinderung im Mund-Rachenraum, die endoskopisch nicht passierbar sind oder bei geplanter enteraler Ernährung, nach operativem Eingriff .

3. Auswahl des Nahrungssubstrates:

Bei der Auswahl des Nahrungssubstrates sind der Zugangsweg, der Ernährungszustand und eventuelle Besonderheiten auf Grund der Erkrankung zu berücksichtigen. Die Bestandteile aller Nahrungen für die enterale Ernährung orientieren sich an den DACH-Empfehlungen „Referenzwerte für die Nährstoffzufuhr" geregelt. Welche Substrate zur Zeit auf dem Markt sind, kann z. B. unter www.prodiaet.de aktuell nachgelesen werden. Nahrungen, die den Bedarf eines Menschen vollständig decken können, werden bilanzierte Diäten genannt. Davon abzugrenzen sind die ergänzenden, bilanzierten Diäten (auch Supplemente, Zusatzdiäten), die den Nährstoffbedarf eines Menschen nicht vollständig decken können, aber auf Besonderheiten, z. B. einen erhöhten Proteinbedarf durch größeren Eiweißanteil eingehen. Sie werden häufig als Trinknahrung angeboten.

Trinknahrungen können aber auch voll bilanziert sein. Die bilanzierten Diäten sind in zwei große Gruppen zu unterteilen:

Nährstoffdefinierte Diäten
(früher Formular- oder Formeldiäten)

Voraussetzung ist eine ungestörte Verdauungs- und Resorptionsfunktion des Darms. Die Nährstoffrelation entspricht den Empfehlungen der DGE für Gesunde Erwachsene. Die Nährstoffe liegen als größere Moleküle in intakter Form (deshalb hochmolekular) vor. Die Substrate werden mit und ohne Ballaststoffanteil angeboten. Die Diäten enthalten unterschiedliche Energiemengen, zwischen 0,5 kcal/ml (niederkalorisch)–2,0 kcal/ml (hochkalorisch). Bei Einschränkung der Flüssigkeitszufuhr bietet sich der Einsatz hochkalorischer Nahrungen an. Indikationen für den Einsatz von nährstoffdefinierten Diäten sind gegeben, wenn der Verdauungs- und Resorptionsvorgang vollkommen intakt ist, z. B.: Passagebehinderung bei Tumoren, Kachexie, Nahrungsverweigerung, Apoplexie, Schluckstörungen. Sie können je nach Geschmackszugabe als Sondenkost oder Trinknahrung verabreicht werden.

Chemisch definierte Diäten
(auch Peptiddiäten, Elementardiäten, Astronautenkost)

Sie werden eingesetzt, wenn die Verdauungs- und oder Resorptionsleistung vermindert ist. Die Nährstoffe liegen „vorverdaut" vor (deshalb auch niedermolekulare Diät). Eiweiße sind zu kurzkettigen Peptiden, Kohlenhydrate zu Oligosacchariden und Fette überwiegend zu MCT-Fetten industriell abgebaut. Die Nahrungen enthalten keine Ballaststoffe und sind normokalorisch, sonst würde eine zu hohe Osmolarität erreicht. Geschmacklich sind diese Nahrungen wenig akzeptabel und deswegen ausschließlich als Sondennahrung geeignet. Ihr Einsatzgebiet sind Zustände der Maldigestion oder Malabsorption, z. B. akute Pankreatitis (milde, bzw. mittelschwere Form), Kurzdarmsyndrom, akuter Schub des Morbus Crohn und jejunale Sondenlage.

Sowohl nährstoffdefinierte, als auch chemisch definierte Diäten werden mit besonderen Zusätzen als Krankheits- oder stoffwechseladaptierte Nahrungen angeboten.

285

Modifizierte Diäten

Für Diabetiker wird in bestimmten Nahrungssubstraten z. B. der Anteil einfach ungesättigter Fettsäuren erhöht, dafür der Kohlenhydratanteil zu Gunsten spezieller Kohlenhydrate verändert. Bei Fettverwertungsstörungen stehen Diäten mit einem verminderten und modifizierten Fettanteil (MCT-Fette) zur Verfügung. Für Patienten mit respiratorischer Insuffizienz wird der Fettanteil einer Nahrung erhöht, im Gegenzug der Kohlenhydratanteil vermindert. Außerdem werden einigen Nahrungen Stoffe zur sogenannten „Immunonutrition", z. B. Arginin, Glutamin, Nukleotide und Omega-3-Fettsäuren zugesetzt. Ihre Wirksamkeit ist allerdings noch nicht ausreichend nachgewiesen.

Der Ernährungszustand wird später Einfluss auf die Berechnung des Energiebedarfs haben. Bei einem hohem Energiebedarf kann dann ein hochkalorisches Substrat ausgewählt werden.

Bild 1 *Auswahl an bilanzierten und ergänzenden bilanzierten Diäten*

4. Kostaufbau und Ernährungsplan

Zur Erstellung des Ernährungsplans ist es zunächst unabdingbar, den individuellen Energie- und Flüssigkeitsbedarf zu berechnen. Zur Berechnung des Energiebedarfs wird meist die Berechnungsformel nach Harris und Benedikt herangezogen.

- Männer: Grundumsatz = 66 + (13,8 x Körpergewicht/kg) + (5 x Größe in cm) – (6,8 x Alter in Jahren)
- Frauen: Grundumsatz = 655 + (9,6 x Körpergewicht/kg) + (1,8 x Größe in cm) – (4,7 x Alter in Jahren)

Der errechnete Wert muss noch mit dem Aktivitätsfaktor und dem Stressfaktor (für den Energiemehrbedarf der spezifischen Erkrankung) multipliziert werden. Zur Berechnung des Flüssigkeitsbedarfs muss für Erwachsene von folgenden Richtwerten ausgegangen werden:

- 19–<51 Jahre 35 ml/kg Körpergewicht/d
- ≥ 51 Jahre 30 ml/kg Körpergewicht/d

Wurde der Flüssigkeitsbedarf berechnet, muss nun noch der Gehalt an freiem Wasser im Nahrungssubstrat errechnet werden und die Differenz durch zusätzliche Gabe Flüssigkeit ergänzt werden.

Der Gehalt an freiem Wasser im Nahrungssubstrat richtet sich nach der Energiedichte:

- Normokalorische Nahrung enthält ca. 80 % freies Wasser
- Hochkalorische Nahrung enthält etwa 70 % freies Wasser

Für die Flüssigkeitsergänzung eignen sich abgekochtes Wasser oder Tee (Fenchel-Kamille, Pfefferminztee), die nach der Zubereitung schnell im Wasserbad abgekühlt und abgedeckt werden sollten (maximal 6–8 h bei Zimmertemperatur aufbewahren). Kohlensäurehaltiges Mineralwasser, welches vor der Applikation durch Rühren oder Stehenlassen ausgeperlt ist, eignet sich wegen der geringeren Keimbelastung ebenfalls sehr gut. Soll Leitungswasser verwendet werden, ist darauf zu achten, dass es ausreichend lange abgelaufen ist, damit nur Wasser verwendet wird, welches nicht durch Stehen in der Leitung mit Keimen belastet ist.

Je nach Verträglichkeit, Grunderkrankung und Sondenlage muss noch die Art der Applikation festgelegt werden. Die Bolusapplikation (Gabe in Portionen) eignet sich z. B. für Patienten mit intaktem Magendarmtrakt, Kau- und Schluckbeschwerden oder erhöhtem Energiebedarf. Eine Applikation per Dauertropf oder Ernährungspumpe ist sinnvoll z. B. für Patienten mit eingeschränkter Verdauungs- und Resorptionsleistung, Patienten mit erhöhter Aspirationsgefahr, bei duodenaler oder jejunaler Sondenlage, eventuell auch mit schlecht einzustellendem Diabetes mellitus.

Nachdem eine Ernährungssonde (egal welcher Art) gelegt wurde, ist es notwendig einen Kostaufbauplan zu erstellen (siehe Beispiel Tabelle 1). Insbesondere nach Nahrungskarrenz oder bei duodenaler oder jejunaler Sondenlage sollte der Kostaufbau langsam ablaufen. Etwa 3–4 Stunden nach Anlage der Sonde kann ein erster Ernährungsversuch mit ca. 50 ml Bolus des gewählten Nahrungssubstrates erfolgen. Bei guter Verträglichkeit können noch 2–3 weitere 50 ml Boli am Anlagetag gegeben werden. Eine Flüssigkeitszufuhr von ca. 250 ml ist ebenfalls anzuraten.

Tabelle 1 *Beispiel für einen unkomplizierten Kostaufbau mit Bolusapplikation*

	Anlagetag	Tag 1	Tag 2	Tag 3	Tag 4	Tag 5
Nahrungssubstrat	2–4 x 50 ml	5 x 100 ml	5 x 150 ml	6 x 150 ml	6 x 200 ml	6 x 250 ml
Flüssigkeit	250 ml	500 ml	500 ml	350 ml	400 ml	400 ml

5. Medikamentengabe

Medikamente sollten, soweit möglich in flüssiger Form über die Sonde verabreicht werden. Ist die Umstellung auf Tropfen als Medikament nicht möglich, muss sichergestellt werden, dass die Tabletten mit dem Mörser zerkleinert werden dürfen. Bei der Gabe über die Sonde sollten die Tabletten zu feinstem Pulver mit 40 ml Wasser je Tablette verdünnt verabreicht werden. Anschließend muss die Sonde mit Wasser gespült werden. Medikamente sollten nicht zusammen mit der Sondennahrung verabreicht werden.

6. Überwachung und Pflege

Nach jeder Gabe von Sondennahrung muss die Ernährungssonde mit Flüssigkeit gespült werden, damit einer Verstopfung der dünnen Sonden vorgebeugt wird. Es versteht sich von selbst, dass bei der Vorbereitung und Applikation der Sondennahrung mit großer hygienischer Sorgfalt vorgegangen wird. Wird eine größere Verpackungseinheit Sondennahrung geöffnet und nicht unmittelbar verbraucht, sollte sie aus hygienischen Gründen mit dem Namen des Patienten und dem Datum und der Uhrzeit, wann sie geöffnet wurde, versehen und im Kühlschrank gelagert werden.

Bei Applikation und eine halbe Stunde danach ist es besonders wichtig, den Oberkörper der Patienten mindesten 30–40° hochzulagern. Besser ist es, der Betroffene sitzt. Damit kann der Rückfluss von Nahrung und eine versteckte Aspiration vermieden werden.

7. Komplikationen bei enteraler Ernährung

Häufigste Komplikation bei der Verabreichung von Sondennahrung ist das Auftreten von Diarrhöen. Folgende Punkte sollten beachtet und überprüft werden:

- Mindesthaltbarkeitsdatum beachten, mögliche Kontamination des Nahrungssubstrates (z. B. falsche Lagerung), hygienische Voraussetzungen einhalten
- Gleichzeitige Gabe von Medikamenten, z. B. Antibiotika, können Diarrhöen auslösen
- Laufgeschwindigkeit zu schnell (bei kontinuierlicher Gabe) oder Bolus zu groß (bei Bolusapplikation)
- Bei Bolusgabe eventuell kontinuierliche Gabe in Erwägung ziehen und mit einer Ernährungspumpe langsam applizieren

- Nahrungssubstrat war zu kalt (ideal ist Zimmertemperatur, dafür ca. 30–60 Minuten vor Applikation aus dem Kühlschrank nehmen)
- Die Osmolarität des Nahrungssubstrat war zu hoch (normokalorische Nahrung einsetzen oder Nahrung verdünnen)
- Kostaufbau zu schnell
- Falsche Diät ausgewählt (z. B. mit Laktosegehalt, zu fettreich, Austausch von Fetten gegen MCT-Fette, Milcheiweißunverträglichkeit)
- Ballaststoffgehalt der Nahrung wirkt sich günstig auf die Häufigkeit und Stärke von Diarrhöen aus

Muss die enterale Ernährung vom Patienten oder seinen Angehörigen zu Hause ambulant fortgeführt werden, sollten sie in folgenden Punkten unterwiesen werden, beziehungsweise Informationen erhalten:

- Grundlagen über die unterschiedlichen Diäten und Verdauungsvorgänge im menschlichen Körper
- Information über die verschieden Sondenarten und -materialien, Nährstoffpumpe und deren Handhabung und Pflege
- Durchführung der täglichen Verabreichung der Sondennahrung nach individuellem Plan
- Was tun bei Komplikationen
- Liste mit Ansprechpartnern (Ärzte, Pflegepersonal, Ernährungsteams)
- Dokumentation der enteralen Ernährung

Ernährungsempfehlungen – Parenterale Ernährung

Bei der parenteralen Ernährung werden drei grundsätzliche Stufen unterschieden:

1. Stufe: Substitution von Flüssigkeit und eventuelle Minimalzufuhr an Kohlenhydraten
2. Stufe: hypokalorische Ernährung (auch periphervenöse möglich)
3. Stufe: normokalorische Ernährung (zentralvenöse Versorgung erforderlich)

Die parenterale Ernährung muss an die jeweilige Stoffwechselsituation angepasst werden, weil z. B. die Hunger-Sättigungs-Regulation nicht funktioniert. Eine engmaschige Kontrolle der Stoffwechselparameter (z. B. Blutbild, Elektrolyte, Harnstoff, Kreatinin, Leberfunktionsparameter, Phosphat, Magnesium, Gesamteiweiß, Albumin, Eisen, Triglyceride, Cholesterin, Blutglukose) ist, gerade zu Beginn der parenteralen

287

Ernährung notwendig. Eine permanente, ausschließliche parenterale Ernährung ist relativ selten wirklich notwendig, z. B. bei einem ausgeprägten Kurzdarmsyndrom oder inoperabelen Stenosen des Magendarmtraktes. Kurzfristige Indikationen sind Ileus und nicht ausreichende Fähigkeit zur enteralen Ernährung (dann mit Kombinationstherapie enterale und parenterale Ernährung).

Der Grundumsatz wird mit 25 kcal (< 30 Jahre), 22,5 kcal (< 70 Jahre) oder 20 kcal (> 70 Jahre)/kg Körpergewicht pro Tag berechnet und muss noch mit einem Aktivitätslevel bzw. Faktor für den Schweregrad der Erkrankung multipliziert werden (z. B. 1,2 bei Frakturen oder Dekubitalgeschwüren). Die Verteilung der Nährstoffe sollte 20 % Eiweiß, 30 % Fett und 50 % Kohlenhydrate betragen. Die Kohlenhydrate werden in Form von Glukose (3,0 g–3,5 g (max.4 g)/kg Körpergewicht/d) verabreicht. Die Fettzufuhr wird mit 0,7 g–1,3 g/kg Körpergewicht berechnet. Für Patienten mit Tumorerkrankungen oder respiratorischen Komplikationen, bzw. künstlicher Beatmung ist eine erhöhte Fettzufuhr von 1,5 g Fett/kg Körpergewicht sinnvoll.

Der optimalen Zufuhr an Aminosäuren kommt besondere Bedeutung zu. Um eine Unter-, aber auch Überversorgung zu vermeiden, sind Kontrollen notwendig. Ziel ist es, die katabole Proteinsituation zu stoppen und Voraussetzungen für eine anabole Stoffwechsellage zu schaffen. Als Richtwert für Erwachsene geben verschiedene Quellen 0,8 g Aminosäuren/kg Körpergewicht/d an (in Ausnahmefällen bis 1,2–1,5 oder sogar 2,0–2,5 g), wobei 45–50 % der Aminosäuren unentbehrliche sein sollten. Die anderen Aminosäuren sollen einen physiologischen und ökonomischen Proteinstoffwechsel gewährleisten. Aminosäuren sollen, im Gegensatz zu früheren Angaben, in Verbindung mit den anderen energietragenden Nährstoffen verabreicht werden.

Außerdem müssen Elektrolyte, Spurenelemente und Vitamine angepasst an die jeweilige Situation (z. B. Vitaminmangelsituation) des Patienten ergänzt werden. Zu bedenken ist, dass der Bedarf häufig gesteigert ist. Grund dafür ist die vermehrte Encymaktivität im Stressstoffwechsel. Vitamine und Mineralstoffe sind oft Bausteine der Encyme.

Heute werden auch so genannte All-in-one-Lösungen (Alles in einem Mischungen) angeboten, die die gewünschten Nährstoffe in der (meist) richtigen Kombination enthalten. Diese Systeme können aber auch dazu veranlassen, die Zufuhr an Energie nicht an dem Bedarf des Patienten, sondern an der Verpackungsgröße zu orientieren.

Die begleitende parenterale Ernährung mit einer geringen Osmolarität (unter 600–700 mosmol/l) wird über eine wechselnde, periphere Vene (periphervenös) zugeführt. Für eine ausschließlich parenterale Ernährung, muss ein zentraler Venenkatheder (ZVK) gelegt werden. Dieser muss alle 7–14 Tage gewechselt werden. Für eine lang andauernde parenterale Ernährung ist die Anlage eines sogenannten Portsystems sinnvoll. Ein kleiner Vorratsbehälter unter der Haut kann sehr häufig angestochen werden und das Infektionsrisiko ist wesentlich geringer.

Zum Kostaufbau und bei kritisch Kranken (z. B. mit schwerer Sepsis) genügt es, mit der Hälfte der berechneten und empfohlenen Energiemenge zu ernähren. Andere Quellen berichten von einem „Kostaufbau" beginnend mit 15 kcal/kg Körpergewicht und tägliche Steigerung um weitere 5 kcal/kg Körpergewicht bis zum Erreichen des Gesamtenergiebedarfs.

Hauptkomplikation bei der parenteralen Ernährung ist die Infektion des venösen Zugangs. Mangelzustände können häufiger bei Selen und Biotin, seltener bei Zink vorkommen. Leberfunktionsstörungen oder die Bildung einer Fettleber können ebenfalls auftreten. Es ist bei beiden Formen der künstlichen Ernährung wichtig, dass sogenannte Refeeding-Syndrom nach längerer Nahrungskarrenz (wörtlich übersetzt: Überfütterungs Syndrom) mit sinkenden Kalium-, Phosphat- und Magnesiumspiegeln zu erkennen. Ein besonders behutsamer Kostaufbau ist notwendig.

Soll die parenterale Ernährung zu Hause durchgeführt werden, müssen Betroffene und/oder Angehörige entsprechend vorbereitet und informiert werden. Dazu gehören die Themen Pflege und Kontrolle des Katheders, Lagerung, Vorbereitung und Verabreichung der Nährlösung nach individuellem Ernährungsplan mit dem Ziel, eine Sepsis zu verhindern, Funktion einer Ernährungspumpe, Erkennen von Komplikationen und Einleitung entsprechender Maßnahmen, Dokumentation der parenteralen Ernährung. Außerdem sollte eine Liste mit Ansprechpartnern (z. B. Ärzte, Pflegepersonal, Ernährungsteam) überreicht werden. Infos zu Leitlinien der Ernährung: www.DGEM.de.

17.3 Kostaufbau nach Dünndarm- und Dickdarmoperation

Beschreibung

Bezüglich der Ernährungstherapie muss grundsätzlich zwischen Operationen am Dünndarm und am Dickdarm unterschieden werden. Zu Aufbau und Anatomie des Dünndarms und Dickdarms siehe Kapitel 2, Seite 24.

Ausgedehnte Dünndarmoperationen bei Erwachsenen treten am ehesten nach Störungen der intestinalen Durchblutung, bei Morbus Crohn, onkologischen Erkrankungen und nach Unfällen auf. Auswirkungen auf den Kostaufbau haben Lokalisation und Ausmaß der Resektion und zeitlicher Abstand von der Operation. Nach Dünndarmoperationen sind aus ernährungstherapeutischer Sicht Diarrhöen, Steatorrhöen und Mangelernährung, einher gehend mit Gewichtsverlust die Hauptprobleme. Diese Symptome werden auch unter dem Begriff Kurzdarmsyndrom zusammen gefasst. Werden weniger als 50 % des Dünndarms entfernt, kommt es in der Regel weniger oder kaum zu Malabsorption und Mangelernährung. Eine Adaption, das heißt die Anpassung des Restdarms an die veränderte Verdauungs- und Resorptionssituation kann ausreichend gut und schnell vollzogen werden. Ungünstig für die spätere Ernährungssituation sind Resektionen von mehr als 50 bis 75 % des Dünndarms, Entfernung des terminalen Ileums, Verlust der Ileozökalklappe und Kombination mit einer Kolektomie. Die Einteilung in Phasen ermöglicht einen Überblick an den zeitlichen Rahmen der Adaption des Restdarms :

- 1. Phase Hypersekretion mit hohen Verlusten an Flüssigkeit und Elektrolyten (circa 14 Tage)
- 2. Phase Adaption mit langsam abnehmenden Flüssigkeits- und Elektrolytverlusten (bis zu 12 Monaten)
- 3. Phase Stabilisation mit nur noch wenig Diarrhöen und Steatorrhöen (circa 1–2 Jahre)

Dickdarmoperationen können z. B. nach Komplikationen bei Divertikulitis (siehe Seite 50), Colitis Ulcerosa (siehe Seite 42) und bei onkologischen Erkrankungen (siehe Seite 258) notwendig werden. Unkomplizierte, den Dickdarm erhaltende Operationen, werden heute immer öfter mit dem so genannten „Fast Track Surgery" (frei übersetzt etwa „schnelles Operationsschema") vor- und nachbereitet. Ausgedehnte Dickdarmoperationen, z. B. auch mit Anlage eines Anus präter erfordern auch weiterhin einen längerfristigen Kostaufbau. Besondere Bedeutung hat aus ernährungstherapeutischer Sicht auch die Anlage eines sogenannten Pouch (sprich Pautsch). Der Pouch ist die Anlage eines Beutels aus dem unteren Dünndarmabschnitt und ermöglicht den Erhalt der Stuhlkontinenz.

Ernährungstherapie – Dünndarmoperation

Der Kostaufbau nach Dünndarmoperation sollte individuell geplant und an die persönliche Situation angepasst werden. Als Indikatoren für den richtigen Kostaufbau dienen:

- Stuhlfrequenz
- Menge Fett im Stuhl (Ausmaß der Steatorrhö)
- Stuhlgewicht in 24 Stunden
- Verhalten des Körpergewichtes
- Subjektive Verträglichkeit

Wenn nur < 100 cm des Dünndarms erhalten werden können, ist eine permante parenterale Substitution sehr wahrscheinlich.

Können mehr als 100 cm des Dünndarms erhalten werden, ist eine ausschließliche orale Ernährung nach der Stabilisation möglich. Dieses Vorgehen ermöglicht eine raschere Adaption.

Allgemein lässt sich folgendes Schema zum Kostaufbau empfehlen:

	Kostprinzip	Auswahl der Lebensmittel und Speisen
Stufe 1	Parenterale Ernährung	Ungesüßter Tee
Stufe 2	Parenterale Teilernährung Erste orale Nahrungsaufnahme Kleine Mahlzeiten Streng fettarm, kohlenhydratreich laktosefrei	Tee (auch gesüßt) Zwieback Hafer- oder Reisschleim Entfettete Brühe Stilles Wasser Eine Energieanreicherung mit Malto Dextrin ist sinnvoll
Stufe 3	Noch parenterale Teilernährung orale Nahrungsaufnahme steigern Kleine Mahlzeiten fettarm, kohlenhydratreich, passierte Konsistenz laktosearm	Siehe Stufe 2, zusätzlich: Weißbrot, Honig oder Gelee, Magerquark, passiertes Kompott Gemüsesaft, sehr leichtes und passiertes Gemüse Kartoffelschnee, Reis, Teigwaren Gekochtes Fleisch passiert in fettarmer Sauce Puddinge oder Breie aus fettarmer Milch
Stufe 4	Nur noch geringfügige parenterale Teilernährung, Mahlzeiten langsam steigern, (Menge und Anzahl), Lebensmittel und Speisen in üblicher Darreichungsform (nicht mehr passiert)	Siehe Stufe 3, zusätzlich: Wenig Streich- und Kochfett (eventuell MCT-Fette) Fettarmer Brotbelag (Aufschnitt, Käse) Fettarme Milchprodukte (bei Toleranz von Milchzucker) Fisch und Geflügel Kompott Etwas erweiterte Gemüseauswahl Fettarmes Gebäck
Stufe 5	Ausschließlich orale Ernährung, angereichert mit Malto Dextrin bei Mangelernährung, meist viele kleine Mahlzeiten	Leichte Vollkost, modifiziert entsprechend den Richtlinien die in dem entsprechenden Kapitel erläutert werden.

Bei der Gestaltung der Kost nach Resektion des terminalen Ileums muss zwischen kompensierter und dekompensierter cholagener Diarrhoe unterschieden werden. Ist die cholagene Diarrhoe kompensiert, kann die Leber noch ausreichend Gallensäuren für die Fettresorption produzieren. Die Diarrhoe wird medikamentös durch Abfangen der Gallensäuren behandelt. Kann die Leber nicht mehr ausreichend Gallensäuren produzieren, kommt es zur Steatorrhö. Bei der dekompensierten cholagenen Diarrhö sollte die Kost fettreduziert sein. Ein Austausch langkettiger Fettsäuren gegen MCT-Fette ist ratsam.

Weiterhin ist es gegebenenfalls sinnvoll, nicht zu den Mahlzeiten zu trinken. Um Diarrhöen zu mindern hilft es, die notwendige Flüssigkeit bis zu einer halben Stunde vor und nach dem Essen als isotonisches Getränk zu sich zu nehmen. Weiterer Vorteil des nicht Trinkens zu den Mahlzeiten ist eine bessere Nährstoffverwertung durch verlangsamte Darmpassage.

Kommt es bei Resektion des terminalen Ileums zur dekompensierten cholagenen Diarrhö, ist es sinnvoll, neben der Fettmodifikation, oxalsäurereiche Lebensmittel zu meiden. Außerdem ist auf eine ausreichende Trinkmenge zur Nierensteinprophylaxe zu achten. Fettlösliche Vitamine können weniger ausgenutzt werden. Eine Substitution muss dann durch den Arzt in Erwägung gezogen werden. Der Einsatz chemisch definierter Diäten hat wegen der geringen Adaption des Restdarms keine Vorteile gegenüber einem oralen Kostaufbau. Ist eine enterale Ernährung unumgänglich, sollten Substrate mit geringer Osmolarität kontinuierlich (möglichst per Ernährungspumpe) verabreicht werden. Ab einer Resektion von mehr als 50 bis 75 % des Dünndarms, ist mit einer zunehmend ausgeprägten Malabsorption und Malnutrition zu rechnen.

Zur Ergänzung von Energie und Nährstoffen können dann verschiedene Trinknahrungen und die Anreicherung der Nahrung mit Malto Dextrinen und Eiweißkonzentraten eingesetzt werden (siehe Kapitel 17.2, Seite 284 ff.). Der Übergang von der parenteralen zur oralen Ernährung sollte überlappend und schleichend verlaufen. Wenn nicht anders möglich, sollte die parenterale Ernährung von der oralen Ernährung auch dauerhaft begleitet werden. Zu bedenken ist, dass auch die parenterale Ernährung die Anpassung des Restdarms an die veränderte Situation verzögert.

Das Kostprinzip bei Abschluss des Kostaufbaus ist:
◾ Mehrere kleine Mahlzeiten
◾ Ballaststoffarm und Lebensmittel mit leicht aufschließbaren Nährstoffen
◾ Fettarm und gegebenenfalls Einsatz von MCT-Fetten

◾ Laktosetoleranz testen, gegebenenfalls laktosefrei oder laktosearm
◾ Bevorzugt kohlenhydratreich

Eine langfristige, intravenöse Substitution von Vitamin B 12 ist bei Resektion des terminalen Ileums notwendig. Die optimale Funktion des Kolons ist bei ausschließlicher Dünndarmoperation von großer Bedeutung. Lösliche Ballaststoffe können durch Bildung kurzkettiger Fettsäuren die bakterielle Besiedlung des Dickdarms positiv beeinflussen. Diese Empfehlung steht scheinbar zunächst im Gegensatz zur Empfehlung des Kostprinzips. Aufgabe der Ernährungsfachkraft ist es, den Patienten dahingehend gut zu beraten, dass ein Gleichgewicht zwischen optimaler Nährstoffausnutzung, Verträglichkeit und Anteil löslicher Ballaststoffe gefunden wird.

Ernährungstherapie – Dickdarmoperation

Grundsätzlich orientiert sich der Kostaufbau am herkömmlichen Schema (siehe Tabelle, S. 289). Ein Vitamin B 12 Mangel kommt relativ häufig vor, weil vermehrt Darmbakterien im terminalen Ileum den Vitamin B 12 Verbrauch erhöhen. Eine Substitution ist dann sinnvoll. Auch eine Laktoseintoleranz ist häufiger anzutreffen. Diätetisch ist mit einer laktosereduzierten oder laktosefreien Kost (siehe Kapitel 17.11, S. 302 f.) zu reagieren. Durch Laktoseverzehr hervorgerufene Diarrhöen und vermehrte Stuhlentleerungen können die Haut eines Ileostoma reizen und schädigen. Individuelle Unverträglichkeiten können durch das Führen eines Ernährungstagebuches identifiziert werden. Einige Quellen berichten von geringerem Wasserverlust bei Gabe von circa 150 g Glukose/d, durch Steigerung der Wasserresorption. Auch der Einsatz von Pektinen (geriebener Apfel, Möhrensuppe, als Nahrungsergänzung z. B. Aplona) kann hilfreich sein.

Häufigste Komplikation bei Pouch-Anlage sind entzündliche Wandveränderungen des Beutels. Wahrscheinlich wird die sogenannte Pouchitis hervorgerufen durch bakterielle Fehlbesiedlung. Es kann in der Folge zu Störungen im Wasser- und Elektrolythaushalt und zu einem Vitamin B 12 Mangel kommen. Ernährungstherapeutisch läßt sich die Pouchitis nach derzeitigem Wissenstand kaum beeinflussen.

Grundsätzlich sollte keine überwiegend flüssige Kost empfohlen werden. Bei ausreichender Trinkmenge und trinken zwischen den Mahlzeiten, ist ein Harnvolumen von etwa 1,2 l täglich anzustreben. Das Anreichern der Nahrung mit löslichen Ballaststoffen, z. B. Guar oder Pektin unterstützt die Ernährungstherapie und hemmt Diarrhöen. Insgesamt wird eine Kost ohne blähende Lebensmittel und eher ballaststoffarm gut toleriert. Fünf bis sechs kleine Mahlzeiten bei knapper Abendmahlzeit, mit ausreichender Natrium- und hoher Kaliumzufuhr sind empfehlenswert. Ziel ist nach Abschluss des Kostaufbaus eine leichte Vollkost unter Berücksichtigung individueller Unverträglichkeiten. Bei Anlage eines künstlichen Darmausgangs, anus präter, bestimmt auch die individuelle Verträglichkeit die Lebensmittelauswahl. Blähende Lebensmittel, unverdauliche Lebensmittel (z. B. Mais, Champignons) und Lebensmittel mit harten, unverdaulichen Fasern (z. B. Ananas, Spargel) oder Kernen (z. B. Weintrauben) sind eher zu meiden.

Bei kleineren, unkomplizierten Dickdarmoperationen werden inzwischen auch in Deutschland immer häufiger Operationen unter dem Fast Track Surgery durchgeführt. Charakteristisch ist die veränderte und kurze Operationsvorbereitung, bei nachfolgend schnellem Kostaufbau nach der Operation. Häufig werden dabei auch kohlenhydrat- und proteinhaltige Trinknahrungen eingesetzt. Bisher beinhaltete die Operationsvorbereitung eine mehrtägige, kalorisch unzureichende flüssige Kost und Nahrungskarrenz. Bei der Fast Track Therapie kann bis zum Abend des Vortages leichte Vollkost und bis zu 6 Stunden vor der Narkose eine leichte Mahlzeit (z. B. Weißbrot, Konfitüre, Banane) gegessen werden. Bis zu zwei Stunden vor der Narkose können die Patienten noch klare Flüssigkeiten, ohne Fett, Alkohol oder feste Bestandteile trinken. Mögliche Getränke sind Wasser, Mineralwasser, Kaffee, Tee (jeweils ohne Milch), Säfte ohne Fruchtfleisch, Limonaden und kohlenhydratreiche, fettfreie Trinknahrungen (siehe Anhang, S. 368 f.). Zur Vorbereitung auf die Operation wird dann durch Laxantien abgeführt. Bereits circa 6 Stunden nach der Operation wird den Patienten etwa 1 Liter Flüssigkeit inclusive einer eiweißreichen Trinknahrung angeboten. Am Tag nach der Operation wird die Flüssigkeitszufuhr gesteigert und durch eiweißreiche, eher fettarme Trinknahrung und ganz leicht verdauliche, orale Kost ergänzt. Die Mobilisation der Patienten ist von großer Bedeutung. Bereits am zweiten Tag nach der

Operation ist meist schon eine leichte Vollkost möglich. Ziel ist es, Mangelernährung durch Darmoperationen zu vermeiden oder zu vermindern. Außerdem kann die Liegedauer bei gleich niedriger Komplikationsrate verkürzt werden, was aus ökonomischer Sicht sicher von immer größerer Bedeutung sein wird.

17.4 Magenresektion (partiell oder total)

> ### Hinweise zur Kostform
>
> Nach Kostaufbau: leichte Vollkost (Modifiziert mit vielen, kleinen Mahlzeiten, unter Berücksichtigung individueller Probleme, z. B. Laktoseintoleranz, Früh- oder Spätdumping)

Beschreibung

Die Entfernung des Magens (Magenresektion), oder eines Teiles, wird nach wiederholten und chronisch verlaufenden Magen- oder Zwölffingerdarmgeschwüren, bei Ulkuskomplikationen oder bei Magenkarzinomen vorgenommen.

Heute werden verschiedene Operationsverfahren der Gastrektomie (Magenentfernung) angewendet. Bekannt sind unter anderem Billroth 1 und Billroth 2 und die totale Gastrektomie nach y-Roux, wie sie im Folgenden beschrieben wird. Dabei wird der Magen ober- und unterhalb des Ein- (1) beziehungsweise Ausgangs (2) abgetrennt und entfernt. Der Dünndarm wird hinter dem Zwölffingerdarm (3) durchtrennt, hochgezogen zur Speiseröhre und damit verbunden. Nun muss noch das offene Ende des Zwölffingerdarms verschlossen und das untere Ende mit dem hochgezogenen Dünndarm verbunden werden. Die Verbindung Dünndarm und Zwölffingerdarm ist notwendig, damit die Verdauungssäfte des Pankreas und der Leber (Galle) mit dem Speisebrei vermischt werden können. Im Bild 1 wird dieser Vorgang vereinfacht dargestellt.

291

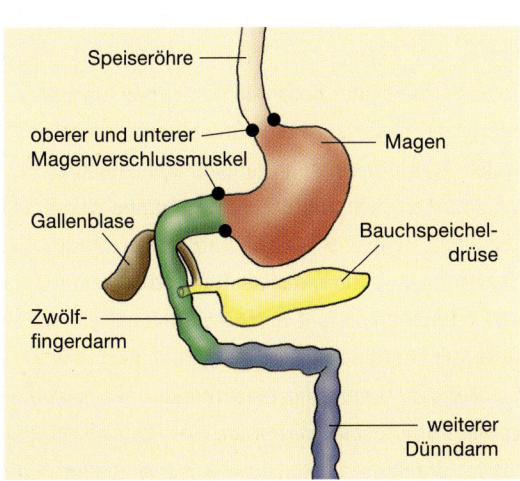

Bild 1 *Intakter Magen-Darm-Trakt*

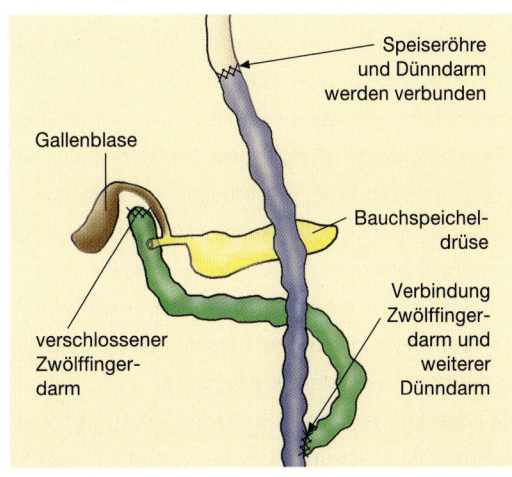

Bild 2 *Magen-Darm-Trakt nach einer totalen Gastrektomie*

Die diätetischen Richtlinien sind nach partieller oder totaler Gastrektomie die gleichen. Häufig sind aber die Beschwerden und die damit verbundenen diätetischen Maßnahmen nach totaler Entfernung des Magens deutlich ausgeprägter.

Ernährungsempfehlungen

Grundsätzlich sollte der Patient nach Gastrektomie energiereich mit mindestens 35 kcal/kg Körpergewicht ernährt werden.

Von wesentlicher Bedeutung ist es, dem Patienten besonders zu Beginn der Ernährungstherapie nach Gastrektomie viele kleine Mahlzeiten zu empfehlen. Anfangs sind 8–10 kleine Mahlzeiten durchaus normal und oft die einzige Möglichkeit, den ohnehin kritischen Ernährungszustand der meisten Patienten aufrechtzuerhalten oder etwas zu normalisieren. Im Verlauf der erfolgreichen Ernährungstherapie können die meisten Betroffenen innerhalb der ersten Jahre nach der Operation die Mahlzeitenfrequenz auf circa 6 kleine Mahlzeiten senken. Langsam essen und gutes Kauen verhelfen dem Patienten zu einer bessern Verträglichkeit und Ausnutzung der Nahrung. Getränke sollten zwischen den Mahlzeiten und nicht zum Essen getrunken werden (jeweils eine halbe Stunden vor- und nachher nicht trinken). Ein bis 2 Tassen Tee und eventuell eine Scheibe Knäckebrot nüchtern vor dem Frühstück steigern ebenfalls Verträglichkeit und Appetit.

Die Nahrungsmittel und die Nahrungszubereitung sollten hygienisch einwandfrei sein, da die desinfizierende Wirkung der Magensäure fehlt. Rohes Fleisch, roher Fisch, rohe Eier und Rohmilchprodukte sind ungeeignete Lebensmittel für Patienten nach Gastrektomie.

Leicht verdauliche Lebensmittel und Speisen sollten bevorzugt werden. Das Rationalisierungsschema 2004 des BDEM und die Richtlinien der leichten Vollkost (siehe S. 323 ff.) geben Auskunft über leicht und schwer verdauliche Lebensmittel. Individuelle Unverträglichkeiten lassen sich am Besten durch das Führen eines Ernährungstagebuches herausfinden. So kann z. B. der an sich leicht verdauliche, gehackte Spinat individuell starke Beschwerden hervorrufen. „Neue" Lebensmittel, mit denen der Patient nach der Operation noch keine Erfahrungen gesammelt hat, sollten nur einzeln und in kleinen Mengen eingeführt werden. Schlechte Erfahrungen wurden mit folgenden Lebensmitteln gemacht: Erdnüsse, grüne Bohnen mit Fäden, Pilze, Muscheln, Hülsenfrüchte, Zwiebeln, sämtliche Kohlgemüse, Essiggurken, Vollkornbrote mit ganzen Körnern, alkoholische Getränke (< 15 Vol%). Weißbrot ist zwar ein klassischer Vertreter der leichten Vollkost, dennoch wird es häufig von den Betroffenen nicht gut vertragen, weil es beim intensiven Kauen verklumpt. Fein vermahlene Vollkornbrote lassen sich meist besser essen.

Ein weiteres, häufiges Problem ist, dass Nahrungszufuhr und Anregung der Bauchspeicheldrüse, Verdauungssäfte zu produzieren, nicht synchron laufen. Daraus resultieren oft Gewichtsverlust und Steatorrhöe (Fettstuhl). Fettstuhl stinkt sehr stark, ist hell gefärbt und schwimmt. Mit dem Fett verliert der Patient wertvolle Energie, Fettsäuren und fettlösliche Vitamine. Die Nahrung sollte in diesen Fällen eher fettarm sein. Ein sogenannter Fettaperitiv drei bis fünf Minuten vor der eigentlichen Mahlzeit, soll die Verdauungssäfte anregen und dafür sorgen, dass sie mit dem Speisebrei im Darmlumen zusammentreffen. Ein Fettapperitiv kann z. B. ein Stück Zwieback, Knäckebrot oder Baguette mit wenig Butter bestrichen, ein Butterkeks, oder ein Stück Schokolade sein. Weiterhin sind korrekte, medikamentöse Maßnahmen wichtig. Pankreasencympräparate sollten als Granulat zur Mahlzeit eingenommen werden. Die Menge ist nach intensiver Selbstbeobachtung individuell anzupassen und kann von einer Einheit zum Mittagessen bis zu jeweils zwei Einheiten zu den Hauptmahlzeiten und einer Einheit zu jeder Zwischenmahlzeit reichen. Die Hochlagerung des Oberkörpers nach Einnahme der Fermente ist wichtig, damit ein eventuelles Aufsteigen der Verdauungsencyme vermieden wird. Außerdem ist die Zusammensetzung der Speisen, z. B. der Fettgehalt zu berücksichtigen. Bei ausgeprägter Steatorrhöe ist der Einsatz von MCT-Fetten sinnvoll (siehe Kapitel 8.2 Pankreatektomie, S. 174 ff.).

Nach Gastrektomie kann der plötzliche Übertritt großer Mengen Speisebreis in den Darm ein Frühdumpingsyndrom hervorrufen. Die diätetischen Maßnahmen decken sich mit denen nach Pankreatektomie (siehe Kapitel 8.2, S. 174 ff.). Zusätzlich profitieren Patienten von einer Andickung der (flüssigen) Speisen mittels viskositätssteigernder Ballaststoffe (z. B. Guar, Pektin). Dazu werden 5 g pro Mahlzeit verwendet.

Rund die Hälfte der Patienten haben ein Blutzuckerprofil, dass auf ein Spätdumpingsyndrom hinweist. Aber nur ein sehr geringer Teil verspürt circa 1,5 Stunden postprandial die Symptome des Spätdumpings, wie z. B. Schweißausbruch, Müdigkeit, Schlappheit, Zittern, Konzentrationsprobleme. Das Spätdumping entsteht durch eine Hypoglykämie infolge der starken Insulinausschüttung nachdem große Mengen Mono- und Disaccharide im Speisebrei verdaut und resorbiert wurden. Der daraus resultierende, dramatische Blutzuckeranstieg bedingt eine ausgeprägte Insulinausschüttung, die aber nicht durch entsprechend viele Zucker aufgefangen werden kann. Durch das Missverhältniss von Insulin und Zucker kommt es zur Unterzuckerung. Mono- und Disaccharide (und auch Malto Dextrin zur Energieanreicherung) sollten deshalb eher gemieden werden. Das gilt insbesondere für das Frühstück, da nach dieser Mahlzeit, die Symptome besonders ausgeprägt sind. Die Verwendung von Süßstoffen zum Süßen von Speisen und Getränken ist anzuraten. Allerdings ist Sorbit wegen der abführenden Wirkung nicht geeignet. Zu bevorzugen sind langsam resorbierbare Kohlenhydrate in Form von feinvermahlenen Vollkornprodukten. Sinnvoll ist in diesen Fällen, zunächst ein engmaschiges Blutzuckerprofil (etwa alle 30–60 Minuten) am Vormittag durchzuführen, um den problematischen Zeitpunkt herauszufinden. Anschließend kann durch gezielte Zwischenmahlzeiten vor dem Blutzuckerabsturz interveniert werden. Das Verhalten in Notfallsituationen (Hypoglycämie) sollte intensiv in der Ernährungsberatung behandelt werden. Die Beschwerden des Dumpingsyndroms lassen häufig im Laufe der Jahre nach und nach 5–10 Jahren weisen nur noch sehr wenige Betroffene Symptome auf.

Viele Patienten haben einen Laktasemangel. Deshalb ist es sinnvoll, Milch und größere Mengen Sauermilchprodukte oder Molke zu meiden (siehe Kapitel Laktoseintoleranz, S. 302 ff.).

Bei Vorliegen eines schlechten Ernährungszustandes kann es schwierig sein, den Energiebedarf des Patienten zu decken. Die übliche Anreicherung von Speisen mittels Malto Dextrin, Sahne oder Fetten geht oft zu Lasten der Verträglichkeit. Dann kann der Einsatz von bilanzierten, industriell hergestellten Diäten (Trinknahrungen) als Ergänzung zur sonstigen Nahrung angezeigt sein (siehe Kapitel enterale/parenterale Ernährung S. 284 ff.). Die Substrate enthalten meist keine Laktose und haben eine günstige Osmolarität bei hohem Energiegehalt. Es sollten allerdings nur Trinknahrungen mit maximal 1 kcal/ml, einem Fettgehalt < 30 % und Ballaststoffen angeboten werden. Der langsame Genuss am Abend ist der ideale Zeitpunkt, da Appetit und normales essen nicht beeinflusst werden. Gute Erfahrungen wurden mit einem selbst hergestellten Getränk aus 150 g Malto Dextrin mit etwas Zitronensaft und 1 Liter Tee gemacht.

Für eine gute Nahrungsverwertung ist gründliches Kauen unbedingt notwendig. Getränke und Speisen sollten nicht zu kalt verzehrt werden. Leichte Bewegung steigert den Appetit und ist deshalb empfehlenswert. Es ist ferner sinnvoll in der Ernährungsberatung soziale Aspekte, soweit möglich zu besprechen und zu überlegen, wer im Haushalt einkaufen und kochen wird.

Bei der Zubereitung sind schonende, leicht verdauliche Garmachungsarten (z. B. dünsten, dämpfen, kochen, grillen, garen in Alufolie, Bratschlauch oder Römertopf, Garen in der Mikrowelle oder in einer beschichteten Pfanne) zu bevorzugen. Die Mahlzeiten sollten nicht zur stark gewürzt und auch nicht stark gesalzen (wegen erhöhter Osmolarität) sein. Fleisch wird in zerkleinerter Form (z. B. Hackfleisch oder weich gekochtes Gulasch) besser vertragen. Von Alkoholgenuss und Rauchen ist abzuraten. Das Vitamin B12 und alle fettlöslichen Vitamine A, D, E, K müssen sehr häufig durch Injektion alle drei Monate ergänzt werden.

17.5 Ernährung und Zahngesundheit

Beschreibung

Im Bezug auf die Zahnerkrankungen Karies und Paradontose spielt die Ernährung eine wesentliche Rolle. Karies zählt zu den weltweit häufigsten Erkrankungen. Der Zahn ist aufgebaut aus dem Zahnhartgewebe Schmelz, Dentin und Zement und aus dem Weichgewebe, der Pulpa.

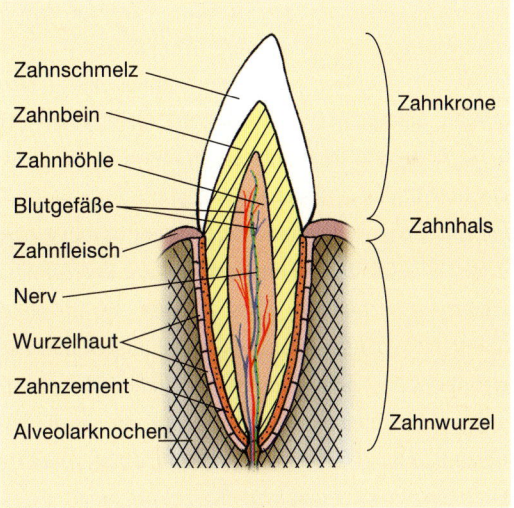

Bild 1 *Struktureller Zahnaufbau*

Zahnveränderungen können grundsätzlich in zwei Gruppen unterteilt werden:

1. Nicht kariöse Zahnerkrankungen
■ Strukturanomalien der Schmelzbildung durch Mangelernährung bei Rachitis oder Zöllakie (Im Falle von Mangelernährung sollte die Ernährungsberatung frühzeitig eine Malnutrition verhindern, beziehungsweise rechtzeitig erkennen und beseitigen. Im Folgenden wird deshalb auf Zahnerkrankungen auf Grund von Mangelernährung nicht eingegangen.)

293

■ Fluoridüberdosierung z. B. wenn fluoridangereicherte Säuglingsnahrung mit fluoridreichem Trinkwasser hergestellt wird und evtl. noch Fluoridtabletten verabreicht werden.

■ Mechanische Abtragung z. B. durch nächtliches Zähneknirschen

2. kariöse Zahnveränderungen bedingt durch Ernährungsfaktoren

■ Durch die Wirkung von Kohlenhydraten, die zu Säuren abgebaut werden.

■ Durch die Wirkung von körpereigenen Säuren (z. B. bei Bulimie, bulimische Anorexie, gastroösophagalem Reflux).

■ Durch die Wirkung von Säuren aus Nahrungsmitteln (z. B. Fruchtsäfte, Obst, säurehaltige Getränke)

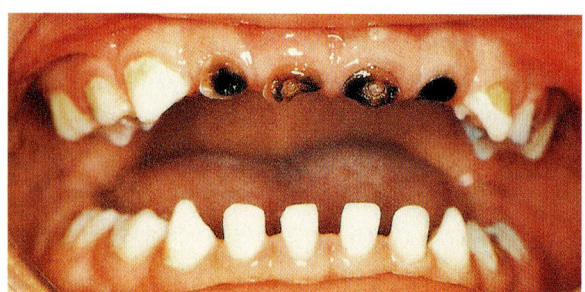

Bild 1 *Zahnkaries durch Dauernuckel (Quelle: ZFV-Verlag, Herne)*

An die Schmelzstruktur der Zähne lagern sich ständig Bakterien an. Dieser Plaque bildet aus leicht verwertbaren Kohlenhydraten im Mund saure Stoffwechselprodukte, welche die Zahnhartsubstanz erweicht. Schmelzbestandteile werden herausgelöst und schließlich zerfällt die Hartsubstanz des Zahnes. Es ist wahrscheinlich, dass weniger die absolute Menge der Kohlenhydrate, als die Häufigkeit und Verweildauer der Kohlenhydrate im Mund die Kariesentstehung bestimmen. Protektive Einflüsse auf die Kariesentstehung haben gute Speichelbildung, optimale Fluoridversorgung und intensive Zahnreinigung.

Säure, z. B. aus Obst, Fruchtsäften, Früchtetees, säurehaltigen Getränken, Essig, aber auch durch Erbrechen oder Reflux von Mageninhalt, demineralisieren die Zahnhartsubstanz. Besonders Zitronen- und Apfelsäure sind sehr aggressiv und wirken stärker als die Säure der Plaquebakterien.

Ernährungsempfehlungen

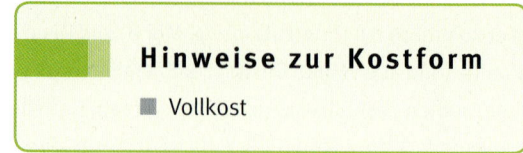

Hinweise zur Kostform
■ Vollkost

Da die Verweildauer und Häufigkeit der Kohlenhydrataufnahme wesentliche Faktoren für die Kariesentstehung sind, werden möglichst wenig Zwischenmahlzeiten empfohlen. Der aktuell häufig anzutreffende „Snackcharakter" unserer Ernährung ist eher abzulehnen. Wenn leicht verwertbare Kohlenhydrate gegessen werden, sollten sie möglichst zu den Hauptmahlzeiten verzehrt werden, z. B. als Dessert. Anschließend ist die Zahnreinigung zu empfehlen.

Weiterhin ist es sinnvoll möglichst wenig zu Süßen, um insbesondere Kinder nicht an einen „zu süßen" Geschmack zu gewöhnen. Beim Süßen können außerdem Zuckerersatzstoffe verwendet werden, die weniger kariöse Wirkung aufweisen (siehe Tabelle 1). Der Einsatz solcher Süßungsmittel bei Kindern ist nicht unkritisch und sollte nur mit Bedacht, z. B. beim gelegentlichen Naschen von Bonbons oder ähnlichem verwendet werden. Alternative oder natürliche Süßungsmittel z. B. Honig und Apfeldicksaft bieten bezüglich der Kariesentstehung keine Vorteile.

Süßwaren, die unter Verwendung wenig oder nicht kariös wirkender Süßungsmittel hergestellt wurden, können an folgendem Symbol erkannt werden:

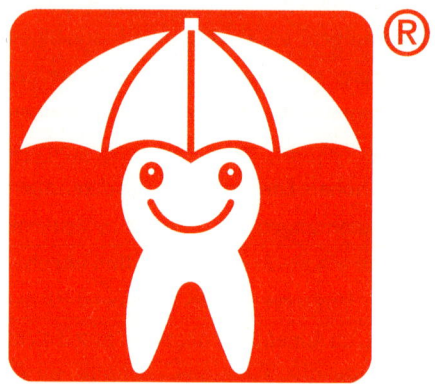

Bild 2 *Symbol zur Kennzeichnung von zahnfreundlichen Süßwaren*

Tabelle 1 *Kariogene Wirkung verschiedener Süßungsmittel*

Kariogene Wirkung	Süßungsmittel
Hohe kariogene Wirkung	*Saccharose, Glukose, Fruktose, Maltose, Laktose, Malto Dextrin*
Wenig/keine kariogene Wikung	*Zuckeraustauschstoffe: Sorit, Mannit, Xylit, Isomalt, Maltit, Lactit*
Keine kariogene Wirkung	*Zuckerersatzstoffe: Saccharin, Cyclamat, Aspartam, Acesulfam-K, Thaumatin, Neohesperidin-Dihydrochalcon*

Tabelle 1 *Schema der Fluoridierungsmaßnahmen zur Kariesprophylaxe*

Alter (Jahren)	0	0,5	1	2	3	4	5	6	älter
Fluoridiertes Jodsalz		*Basisprophylaxe für die ganze Familie*							
Zahnpasta		*1 x täglich, Kinderzahnpasta, erbsengroße Menge*			*2 x täglich, Kinderzahnpasta, erbsengroße Menge*				*Mindestens 2 x täglich, Erwachsenenzahnpasta (1 000–1 500 ppm Fluorid)*
Fluoridtabletten		*Bei hohem Kariesrisiko und wenn kein Fluoridspeisesalz oder fluoridierte Kinderzahnpasta verwendet wird (siehe Tab. 2)*							
Sonstiges (bei hohem Kariesrisiko)					*Fluoridlack, -gelee, -lösung durch den Zahnarzt* *Ab dem 6. Lebensjahr Fluoridgelee oder Zahnspülung mit Fluorid*				

Unter bestimmten Umständen kann sogar Stärke eine gewisse kariogene Wirkung aufweisen.

Durch Hitzebehandlung von stärkehaltigen Lebensmitteln, entstehen zum Teil schon Spaltprodukte der Stärke, die von den Plaquebakterien abgebaut werden können, z. B. bei (ungesüßten) Cornflakes. Weniger stark behandelte Stärkeprodukte sind wesentlich günstiger.

Eine ausführliche Ernährungsanamnese kann helfen, versteckte Zucker (z. B. in vordergründig nicht süßen Lebensmitteln wie Tomatenketchup, Medikamenten (Hustensaft), Gemüsekonserven) in der Ernährung aufzudecken und die Mahlzeitenhäufigkeit zu überprüfen. In der Ernährungsberatung sollte darauf hingewiesen werden, dass die Bezeichnung „ohne Zuckerzusatz" nur die industrielle Zugabe von Saccharose untersagt, nicht aber die Zugabe anderer, auch kariogen wirkenden Süßungsmittel.

Besonders ungünstig sind die so genannten Dauernuckel für Säuglinge und Kleinkinder. Die früher oft verabreichten, aber sehr ungünstigen zuckerhaltigen Instanttees werden heute weniger eingesetzt. Ursache für frühe Zahnkaries sind heute eher Fruchtsäfte, Fruchtsaftschorlen und Früchtetees als Dauernuckel und Honigschnuller. Auch Malto Dextrin als Trägersubstanz in (ungesüßten) Instanttees wirkt kariogen. Sogar Wasser als Dauernuckel kann wegen der speichelverdünnenden Wirkung Karies fördern. Häufiges, nächtliches Stillen nach dem Zahndurchbruch kann sich ebenfalls ungünstig auswirken. Sinnvoll ist es, die Kinder möglichst früh aus Bechern oder Tassen trinken zu lassen und Dauersaugflaschen, insbesondere zum Einschlafen zu vermeiden.

Häufige bis regelmäßige Gabe von zuckerhaltigen Medikamenten, z. B. Hustensaft sollte möglichst vermieden werden. Sinnvollerweise sollte der Apotheker und/oder Arzt ein zahnfreundliches Ersatzprodukt empfehlen.

Bis zum Zahndurchbruch kann der Zahnschmelz über das Blut versorgt werden. Danach ist nur noch die Versorgung über die Zahnoberfläche möglich. Erwachsenen und Kindern ist grundsätzlich die Verwendung von fluoridiertem Jodspeisesalz zu empfehlen,

sofern der Trinkwasserfluoridgehalt unter 1 ppm liegt (beim Wasserwerk zu erfragen). Der Großteil der deutschen Bevölkerung wird mit fluoridarmen Trinkwasser versorgt. Schwarzer Tee hat einen relativ hohen Fluoridgehalt. Zur Zahnpflege sollte grundsätzlich eine fluoridhaltige Zahnpasta verwendet werden.

Bei Kindern sollte ab dem Zahndurchbruch des ersten Zahns bis zur Einschulung die Zahnpflege mit fluoridierter Kinderzahnpasta (bis 500 ppm Fluorid) durchgeführt werden. Nach der Einschulung können Kinder normale Erwachsenenzahnpasta benutzen. Zu bevorzugen sind Zahncremes ohne besonders süßen Frucht- oder Bonbongeschmack, denn sie verleiten dazu verschluckt zu werden. Außerdem sollte die Menge maximal erbsengroß sein. Die Gabe von Fluoridtabletten im Säuglingsalter richtet sich nach dem Fluoridgehalt des Trinkwasser und dem Alter des Kindes (siehe Tabelle 2, Empfehlungen der Deutschen Gesellschaft für Zahn- Mund-, Kieferheilkunde zur Gabe von Fluoridtabletten). Die Gabe von Fluorid beginnt mit dem Zahndurchbruch, also in der Regel ab dem 6. Lebensmonat. Fluoridtabletten sollten langsam im Mund zergehen, damit ein möglichst intensiver Kontakt zum Zahnschmelz gegeben ist.

Tabelle 2 *Dosierung von Fluoridtabletten bei unterschiedlichem Fluoridgehalt des Wassers*

Alter	Fluoridgehalt im Wasser		
	< 0,3 mg/l	0,3 – 0,7 mg/l	> 0,7 mg/l
0–6 Monate	0	0	0
6–12 Monate	0,25 mg	0	0
1–<3 Jahre	0,25 mg	0	0
3–<6 Jahre	0,5 mg	0,25 mg	0
> 6 Jahre	1,0 mg	0,5 mg	0

Während Säuren aus Fruchtsäften und andere Lebensmittelsäuren die Demineralisation der Zähne fördern, kann Käse die Remineralisation unterstützen. Zuständig dafür sind der hohe Calcium-, Phosphat-, Fett- und Caseingehalt. Der Käse als Abschluss eines Menüs hat also nicht nur kulinarische Vorteile.

Bei der Entstehung einer Parodontitis oder Gingivitis kann eine suboptimale Vitamin C Versorgung mitverantwortlich sein. Auf eine optimale Vitamin C Versorgung ist in diesen Fällen zu achten.

Häufiger Mundgeruch kann als Ursache mangelnder Mundhygiene, bakteriell besiedelter Zahnfleischtaschen oder verminderter Speichelproduktion im Alter oder als Medikamentennebenwirkung auftreten. In den ersten beiden Fällen sollte die Mundhygiene optimiert werden. Bei herabgesetzter Speichelproduktion ist die ausreichende Flüssigkeitsaufnahme wichtig. Saure Speisen können die Speichelproduktion anregen.

Weiterhin sollte in allen Fällen auf die optimale Zahnpflege und Mundhygiene eingegangen werden. Nach dem Verzehr einer Mahlzeit, auch von Zwischenmahlzeiten, ist die Zahnpflege anzuraten.

Kontaktadresse und Information:
Deutsche Gesellschaft für Zahn-, Mund-, und
Kieferheilkunde e.V.
Lindemannstr. 96
40237 Düsseldorf
e-mail: dgzmk@t-online.de
Internet: www.dgzmk.de

17.6 Morbus Wilson

Beschreibung

Kennzeichnend für den Morbus Wilson ist eine verringerte Kupferausscheidung, einher gehend mit Kupferanreicherungen in Leber und Gehirn. Durch eine autosomal-rezessiv vererbte Störung des Kupferstoffwechsels, reichert sich Kupfer vor allem in der Leber an. Gleichzeitig weisen die Betroffenen verminderte Kupferkonzentrationen im Blutplasma auf. Es können Leberzirrhose, aber auch zerebrale Veränderungen (z.B. parkinsonähnliches Zittern, Psychosen und Demenz) entstehen. Unsere tägliche Nahrung liefert uns circa 2–5 mg Kupfer täglich. Nach Abzug der Resorptionsverluste stehen dem Körper etwa 0,6–2 mg Kupfer/d zur Verfügung. Wird weniger Kupfer als der Bedarf zugeführt, nimmt die Kupferausscheidung über Galle und Darm automatisch ab. Beim Morbus Wilson kommt es schon bei einer täglichen

Zufuhr von etwa 0,6 mg Kupfer/d zu einer ausgeglichenen Kupferbilanz. Es entsteht ein Kupferüberschuss, der in der Leber und im Gehirn abgelagert wird. Die medikamentöse Therapie der Erkrankung steht im Vordergrund. Eine Möglichkeit ist die medikamentöse Zinksubstitution. Zink wirkt hemmend bei der Kupferresorption.

Ernährungsempfehlungen

Prinzipiell sollten Betroffene weniger als 0,6 mg Kupfer/d zu sich nehmen. Diese Diät ist schwer durchführbar. Eine kupferreduzierte Kost ist deshalb nur Therapie begleitend. Folgende Lebensmittel sind eher ungeeignet und sollten von Betroffenen weitgehend gemieden werden:
- Leber, Niere, Gehirn
- Große Fleisch- und Wurstmengen
- Nüsse, Trockenobst, insbesondere getrocknete Pflaumen und Rosinen
- Pilze, Avocados
- Kakao
- Meeresfrüchte und Seefisch

Ballaststoffe hemmen die Kupferresorption. Deshalb sollten an Morbus Wilson erkrankte Menschen ballaststoffreiche Lebensmittel bevorzugen.

Unser Trinkwasser kann kupferreich sein und die tägliche Kupferaufnahme um <1,4 mg/d steigern. Ab einem Kupfergehalt von >80 mg/l ist die Verwendung von entmineralisiertem Wasser eventuell empfehlenswert. Werden Speisen in Glas, statt in Metallgefäßen zubereitet, kann die Kupferaufnahme zusätzlich etwas gesenkt werden. Kupfergefäße zur Zubereitung und Lagerung sollten vermieden werden.

Gut geeignete Lebensmittel sind:
- Milch und Milchprodukte
- Getreide- und Getreideprodukte, Zucker
- Gemüse, Obst und Kartoffeln

Kontaktadressen:
Deutsche Leberhilfe e.V.
Luxemburger Str. 50
50937 Köln
Tel.: 0221 282 99 80
E-Mail: info@leberhilfe.org

Morbus Wilson e.V.
Leiblstr. 2
83024 Rosenheim
Tel.: 08031 24 92 30
(nach 20⁰⁰ Uhr oder am Wochenende)
E-Mail: info@morbus-wilson.de

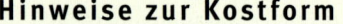

Hinweise zur Kostform
- Vollkost bei Elimination der genannten Lebensmittel
- Leichte Vollkost bei Leberzirrhose und Elimination der genannten Lebensmittel

17.7 Hämochromatose

Beschreibung

Die Hämochromatose ist eine der häufigsten, vererbbaren Stoffwechselstörungen in Deutschland. Circa 5–10 % der nordeuropäischen Bevölkerung tragen diesen Gendefekt in sich. Charakteristisch für die Erkrankung sind die übermäßig gefüllten Eisenspeicher, die zu Schäden an Leber (Leberzirrhose), Herz, Pankreas, Gelenken und Hirnanhangsdrüse führen können. Hervorgerufen werden diese überfüllten Speicher durch vermehrte Eisenresorption. Beim Gesunden werden nur etwa 10 % des Nahrungseisens resorbiert (aus vegetarischer Nahrung nur etwa 5 %). Daraus resultiert eine tägliche Aufnahme von circa 1–2 mg Eisen. Menschen mit Hämochromatose resorbieren aber 20 % des Eisens aus der Nahrung. Sie nehmen damit täglich etwa das Doppelte, also 2–4 mg Eisen auf. Es entstehen im Laufe der Jahre 10–30 g Eisenspeicher. Schäden an den Organen sind ab einer Speichermenge von 8–10 g zu erwarten.

Die Haupttherapie bei Hämochromatose besteht im regelmäßigen Aderlass. Begleitend dazu können Ernährungsrichtlinien die Eisenaufnahme verringern. Dies gilt insbesondere für die sekundären Hämochromatoseformen (durch häufige Bluttransfusionen, massive orale Eisenaufnahme, spezifische Anämieformen), weil ein häufiger Aderlass nicht möglich ist.

Ernährungsempfehlungen

Eine strikte eisenarme Diät kann nicht empfohlen werden, weil sie einerseits sehr schwer einzuhalten und andererseits wenig wirksam ist. Dennoch können einige Ernährungsempfehlungen helfen, die Eisenzufuhr zu vermindern und die Eisenresorption zu senken.

Sehr eisenreiche Lebensmittel sollten gemieden werden:

- Innereien, z. B. Leber, Herz, Nieren
- Wurstwaren, in denen Blut und/oder Leber verarbeitet wurde, z. B. Leber-, Blutwurst
- Meeresfrüchte

Eine vorwiegend ovo-lactovegetabile Kost ist zu bevorzugen, da rote Fleischsorten häufig sehr eisenreich sind. Pflanzliche Eisenlieferanten, auch Spinat, sind ohne Einschränkung zu genießen. Das Eisen aus pflanzlichen Lebensmitteln kann nur zu einem geringen Teil (ca. 5 %) resorbiert werden. Zusätzlich hemmt die Anwesenheit von Oxalsäure die Eisenresorption.

Hinweise zur Kostform

- Vollkost bei Elimination der genannten Lebensmittel
- Leichte Vollkost bei bestehender Leberzirrhose und Elimination der genannten Lebensmittel

Bestimmte Inhaltsstoffe von Lebensmitteln können die Eisenresorption hemmen und sind damit für Betroffene eine weitere Möglichkeit, die Eisenaufnahme zu verringern:

- Ballaststoffe und Phytin hemmen die Eisenresorption. Ballaststoffe sind reichlich in Vollkornprodukten, Obst und Gemüse enthalten. Hervorzuheben sind die pektinreichen Lebensmittel, z. B. Äpfel, Beerenobst, Steinobst. Phytine finden sich in Vollkorngetreideprodukten, Kleie und Hafererzeugnissen. Aus diesem Grund sind Vollkornprodukte, obwohl relativ eisenreich, empfehlenswert.
- Auch Calcium und Phosphat aus Milch und Milchprodukten hemmen die Eisenaufnahme. Sie bilden unlösliche Komplexe mit Eisen.
- Oxalsäure (z. B. in Spinat und Rhabarber) verringern ebenfalls die Eisenresorption.
- Eine Tasse schwarzer Tee zur Mahlzeit hemmt die Eisenaufnahme aus dem Darm.
- Eine medikamentöse Zinksubstitution kann ebenfalls die Resorption des Eisens hemmen.

Weiterhin empfehlenswert ist die Verwendung eines eisenarmen Mineralwassers (<0,05 mg Eisen/ Liter), welches gleichzeitig calciumreich sein sollte.

Auch bei der Auswahl von Fertigprodukten und der Vor- und Zubereitung der Speisen kann der Betroffene einige leichte Regeln beachten und somit das Eisenangebot für den Körper verringern:

- Vermeidung kohlensäurereicher Getränke aus Dosen
- Fertiggerichte, Gemüse und Obst besser nicht aus Konservendosen
- Obst und Gemüse nicht in angebrochenen Konserven lagern.
- Salzhaltige Lebensmittel nicht in Stahlgefäßen oder Alufolie eingewickelt lagern.
- Bevorzugen bissfest gegarter Gemüse – sie enthalten noch reichlich Ballaststoffe.
- Bei der Zubereitung möglichst auf eisenhaltige Gefäße verzichten.

Bei bestehender Leberzirrhose sind außerdem die Empfehlungen des Kapitels Leberzirrhose (siehe S. 151 ff.) zu beachten.

297

Adressen, an die sich Betroffene und Interessierte wenden können:
Hämochromatose-Vereinigung e. V.
Ulitzkastr. 23
51063 Köln
Tel.: 02 21 95 15 42-16
www.haemochromatose.org
E-Mail: info@haemachromatose.org

Deutsche Leberhilfe e. V.
Luxemburger Str. 50
50937 Köln
Tel.: 02 21 28 29 99 80
E-mail: info@leberhilfe.org

17.8 Ketogene Diät

Beschreibung

Die ketogene Diät ist eine sehr fettreiche, kohlenhydratarme, kalorienbilanzierte Diät, die individuell berechnet wird. Sie imitiert den metabolischen Zustand des Fastens. Im Fasten dienen Ketonkörper aus dem körpereigenen Fettabbau als Energiequelle. Entscheidend für die Wirksamkeit der Diät ist die entstehende Ketose. Die ketogene Diät hält diese Ketose durch die Bereitstellung eines sehr hohen Anteils an Nahrungsfett aufrecht und verhindert so den Fettabbau des Körpers. Die ketogene Diät ist definiert durch ein festes Verhältnis von Fett zu „Nichtfett", d. h. Kohlenhydrate und Eiweiß. Üblich sind die Gewichtsrelationen 4:1 oder 3:1. Die Eiweißversorgung wird entsprechend den Empfehlungen der D-A-CH-Referenzwerte altersgemäß sichergestellt.

Die ketogene Diät wirkt antikonvulsiv bei Epilepsien im Kindesalter, die medikamentös nicht behandelbar sind. Der Wirkmechanismus ist nicht bekannt. Bis in die 50er Jahre war diese Diät wesentliches Element der Epilepsiebehandlung und findet in den letzten Jahren erneutes Interesse. Eingesetzt wird die Ketogene Diät als Therapie der Wahl auch bei seltenen Formen von Störungen des cerebralen Energiestoffwechsels, z. B. Glukosetransportdefekt (GLUT 1) und dem Pyruvatdehydrogenasemangel, weil sie für das Gehirn Ketonkörper als alternative Energiequelle bereitstellen kann.

Die ketogene Diät wird für den Einsatz im Kindes- und Jugendalter empfohlen. Bei Säuglingen muss die Anwendung wegen deren empfindlicher Stoffwechselsituation spezialisierten Zentren überlassen bleiben. Bei Thrombosegefahr ist sie kontraindiziert.

Ziel

◼ Erreichen einer konsequenten und stabilen Ketose
◼ Sicherstellen einer bedarfsgerechten Energie- und Nährstoffzufuhr

Ernährungsempfehlungen

Diese Kostform stellt eine besonders hohe ernährungstechnische Herausforderung an das betreuende Team. Sie wird in wenigen Zentren angewendet.

In der Regel wird der Patient zur Einleitung der Ketose stationär aufgenommen. So können in der Fastenphase unerwartete Komplikationen z. B. durch einen unerkannten Stoffwechseldefekt, aufgefangen werden. Während des Fastens werden in Abständen von 4–6 Stunden die metabolischen Basisparameter kontrolliert. Der Patient erhält nur kohlenhydratfreie Getränke.

Ernährung bei Erreichen der Ketose (Blutketonwert > 2 mmol/l); spätestens aber nach 24 Stunden (Säugling) bzw. 48 Stunden (Kleinkind, Schulkind) Fasten:

◼ Kleine Teilmahlzeit ketogener Kost, 1/3 der Tagesmenge
◼ Steigerung der Menge nach Verträglichkeit
◼ Energiezufuhr entsprechend Alter und körperlicher Aktivität
◼ Gewichtsverhältnis Fett : Nichtfett
  < 2 Jahre: 3 : 1 (meist ausreichend)
  > 2 Jahre: 4 : 1
◼ Das verordnete Verhältnis muss bei jeder Mahlzeit eingehalten werden.
◼ Proteinzufuhr gemäß D-A-CH-Referenzwerten, wobei auf hohe biologische Wertigkeit zu achten ist.
◼ Eine ausreichende Zufuhr an essentiellen Fettsäuren ist anzustreben.
◼ Bei Obstipation oder zur Verstärkung der Ketose kann ein geringer Teil der LCT-Fette durch MCT-Fett ersetzt werden
◼ Trinkmenge ad libitum, keine kohlenhydrathaltigen Getränke
◼ Die Anzahl der Mahlzeiten kann individuell festgelegt werden, mindestens 3 Mahlzeiten.

Besonderheiten

Der Patient und seine Betreuer müssen im Umgang mit der ketogenen Diät geschult werden. Die Entlassung erfolgt erst nach mindestens 24 Stunden stabiler Ketose und vollem ketogenen Kostaufbau und abgeschlossener Schulung.

Als mögliche Nebenwirkungen und Folgeerscheinungen der Kostumstellung sind Verdauungsbeschwerden und Bauchschmerzen, verursacht durch MCT-Fette, zu berücksichtigen. Zur Vermeidung von Mangelerscheinungen ist die Supplementierung mit

Vitaminen, Mineralstoffen und Spurenelementen angezeigt. Auf die Verwendung von kohlenhydratfreien Zubereitungen ist dabei zu achten.

Langzeitbeobachtungen zum atherosklerotischen Risiko durch diese extrem fettreiche Kost bestehen noch nicht.

Sollte die Diät nach einem Zeitraum von mindestens acht Wochen nicht erfolgreich sein, kann sie zügig über wenige Tage abgebrochen werden. Patienten, die über einen längeren Zeitraum auf die Diät eingestellt waren, sollen kontrolliert langsam über die Reduzierung der Fett-Nichtfettrelation die Diät beenden.

17.9 Keimreduzierte Kost

Beschreibung

Eine keimreduzierte Kost findet Anwendung bei immunsuppremierten Patienten mit einer Leukozytenanzahl <1000/ml (z. B. bei Chemo- und Strahlentherapie) und nach Organtransplantationen von Knochenmark, Pankreas, Herz, Leber oder Nieren. Ziel dieser Kostform ist es, den geschwächten Patienten,

> **Hinweise zur Kostform**
>
> - Leichte Vollkost
> - Vollkost (bei guter Verträglichkeit aller Lebensmittel und Speisen)
> - Konsistendefinierte Kostformen (bei Kau- und Schluckstörungen bei Karzinomen im Mund- Rachenraum, Speiseröhre, Bronchien oder Lunge)

dem es an körpereigenen Abwehrkräften fehlt, nicht zusätzlich mit Keimen jeglicher Herkunft zu belasten. Zu berücksichtigen ist, dass die Betroffenen häufig auf Grund ihrer Erkrankung in einem schlechten Ernährungszustand sind. Die Kost sollte deshalb in den meisten Fällen neben der Keimreduzierung, mit Energie angereichert sein. Zur Verbesserung der Ernährungssituation ist es selbstverständlich, dass die Ernährung abwechslungsreich, vollwertig, Vitamin- und Mineralstoffreich ist.

299

Nahrungs- mittel	Ungeeignet	Geeignet
Obst	Roh, ungeschält oder ungekocht Mit Druck- oder Fäulnisstellen	Geschält oder gekocht
Gemüse	Roh, ungeschält oder ungekocht Mit Druck- oder Fäulnisstellen	Geschält oder gekocht
Kartoffeln	Pellkartoffeln Kartoffelsalat mit Mayonnaise	Salz-, Bratkartoffeln, Pommes Frites, Kroketten, o. ä., Kartoffelsalat mit Essig-Öl-Dressing
Gewürze, Kräuter	Ungekocht Herkömmliche Grill- oder Würzsaucen aus geöffneten Flaschen (z. B. Ketchup, Senf)	Gekocht Aus Portionspackungen
Fleisch, Geflügel	Roh, z. B. Mett, Tartar, Roastbeef, Steak medium Fleisch- und Geflügelsalate mit Mayonnaise Schinken, roh, Lachsschinken Rohwurst (z. B. Cervelat-, Tee-, Hartwurst) Lose, nicht abgepackte Wurst- und Geflügelwaren	Durchgegartes Fleisch Selbst hergestellte Salate ohne Mayonnaise, alsbald verzehrt Schinken, gekocht Kochwurst, Bratenaufschnitt durchgegart Vakuum verpackte Wurstwaren
Fisch	Geräucherter, gebeizter Fisch (Lachs, Schillerlocken, Heilbutt), Krabben, Krebse, Muscheln, Kaviar, Schnecken, Auster Hering, nicht gegart in Sahnesauce	Fisch durchgegart Alle Fischkonserven
Milch, Milchprodukte	Frisch- Rohmilch, und Sahne, Buttermilch, Kefir, Joghurt, probiotische Sauermilchprodukte, saure Sahne Rohmilchkäse, Frischkäse, Schimmelpilzkäse z. B. Camembert, Brie, Blauschimmelkäse	Ultahocherhitze Milch und Sahne (H-Milch) Frischmilch und -sahne mitgekocht Andere Käsesorten (Rinde vorher sorgfältig entfernt)
Eier	Roh, weich gekocht, legiert in Suppen oder Saucen, roh in Süßspeisen (z. B. als Eischnee) Remoulade, Mayonnaise	Hart gekocht, 7–10 Minuten
Nüsse, Samen, Getreide, Trockenobst	Roh, unbehandelte Getreidekörner als Frischkornbrei, Müsli, Trockenmüsli Rosinen, Trockenobst, Nüsse, Samen auch verbacken	Gekochte Getreidekörner
Marmelade, Süßungs- mittel, Honig	Aus geöffneten Verpackungen	Am Besten portionsweise verpackt oder mitgegart
Brot, Backwaren,	Im offenen Verkauf Mit Nüssen, Samen, Müsli, Trockenobst	industriell abgepackte Waren, neu geöffnet, innerhalb von 12 h verzehrt oder portionsweise tiefgefroren
Süßwaren	Mit Marzipan, Nougat, Zitronat, Orangeat Torten mit Sahne-, Cremefüllung Eis, Softeis im offenen Verkauf	Schokolade portionsweise verpackt Eis in Portionen industriell verpackt
Sonstiges	Rohe Hefe, Hefepasten	

Ernährungsempfehlungen

Die Auswahl und Zubereitung der Nahrungsmittel soll so gestaltet sein, dass eine hohe Keimbelastung vermieden wird. Da Alkohol und Nikotin das Immunsystem zusätzlich schwächen, ist deren Genuss zu vermeiden.

Einkauf, Lagerung und Zubereitung

- Speisen nach der Zubereitung möglichst rasch verzehren und nicht lange warm halten.
- Auf die genaue Trennung von reinem und unreinem Bereichen und Lebensmittel bei der Verarbeitung achten (z. B. Trennung von Fleisch und Obst und Gemüse von verzehrsfertigen Speisen)
- Auf ein ausreichendes Mindesthaltbarkeitsdatum achten
- Tiefgekühlte Lebensmittel nur erhitzt verzehren (keine Torten, Speiseeis, usw.)
- Speisen nicht nur in der Mikrowelle erwärmen, sondern richtig erhitzen
- Die üblichen Hygieneregeln bei der Zubereitung strengstens beachten (z. B. ordnungsgemäße Händereinigung und -desinfektion, saubere und bei 95 °C waschbare Kleidung, keine Holzbretter oder -werkzeuge, täglicher Wechsel von Spüllappen oder Geschirr- und Handtüchern, usw.)
- Lagerung von Hackfleisch, Bratwurst, Gulasch oder ähnlichem (dessen Oberflächen vergrößert wurden) nur im Kühlschrank für maximal 6 Stunden.
- Brot und Backwaren möglichst frisch verzehren und in einem geschlossenen, sauberen Behälter aufbewahren oder besser portionsweise einfrieren
- Angebrochene Getränke im Kühlschrank maximal 48 Stunden aufbewahren. Wasserzubereiter (z. B. Sodastreamer) sind ungeeignet.
- Garnituren, Kräuter und Gewürze müssen verzehrbar und damit gegart sein.

17.10 Fruktose-Intoleranz

Beschreibung

Als Fruktoseintoleranz wird allgemein die Unverträglichkeit von Fruktose verstanden, die mit einem abdominellen Beschwerdebild einhergeht. Sie ist deutlich zu unterscheiden von der hereditären Fruktoseintoleranz. Während diese hereditäre Fruktoseintoleranz auf einem Enzymdefekt im Stoffwechsel der Fruktose beruht, liegt der Fruktoseintoleranz eine Malabsorption zu Grunde. Sie entsteht, wenn die Kapazität des Transportsystems GLUT-5 vermindert ist. Die Malabsorption kann angeboren oder erworben sein und vorübergehend oder dauerhaft auftreten.

Mit der Nahrung aufgenommene Fruktose wird nicht in vollem Umfang aus dem Dünndarm absorbiert. Sie gelangt in den Dickdarm und wird dort bakteriell abgebaut. Dabei entstehen kurzkettige Fettsäuren sowie Methan und Wasserstoff. Folge können Blähungen, Bauchkrämpfe und Durchfälle sein, ein abdominelles Beschwerdebild. Die Absorption von Fruktose kann durch die Anwesenheit von Glukose gefördert werden, damit treten Beschwerden in geringerem Maße auf. Durch die Anwesenheit von Sorbit wird die Resorption von Fruktose reduziert und Beschwerden treten eher auf.

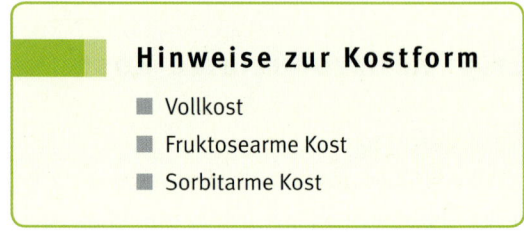

Hinweise zur Kostform

- Vollkost
- Fruktosearme Kost
- Sorbitarme Kost

Ziel

- Ziel ist das Vermeiden des abdominellen Beschwerdebildes
- Begrenzung des Fruktosegehaltes der Kost auf die individuell verträgliche Menge
- Begrenzung des Sorbitgehaltes der Kost
- Sicherstellen einer bedarfsgerechten Energie- und Nährstoffzufuhr.

Ernährungsempfehlungen

- Der erste Schritt der Ernährungstherapie ist die Ermittlung, welche Mengen an Fruktose ohne Beschwerden vertragen werden. Dazu muss zunächst eine Kost mit so geringem Fruktoseanteil eingehalten werden, dass keine Beschwerden auftreten. Es wird dann der Anteil an Fruktose in der Kost langsam schrittweise gesteigert bis die noch tolerierte Fruktosemenge erreicht ist. Diese tolerierte Fruktosemenge in der Kost richtet sich nach der individuellen Verträglichkeit und kann sich verändern. Die Fruktosezufuhr sollte gleichmäßig auf die Mahlzeiten verteilt sein.

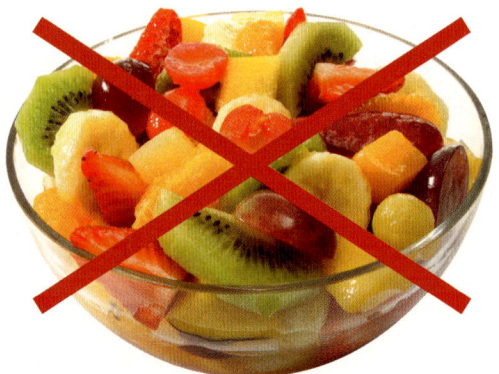

Bild 1 *Früchte sind bei Fruktose-Intoleranz zu meiden*

Im Vordergrund der Kostform steht die Kontrolle bzw. Einschränkung der Lebensmittel, die besonders reich an Fruktose und Sorbit sind. Ein absoluter Verzicht auf Fruktose ist im Falle der Fruktosemalabsorption auf Dauer nicht notwendig. Es kommt darauf an, die individuell verträgliche Menge an Fruktose mit der Kost nicht zu überschreiten. Der Auswahl der geeigneten Lebensmittel kommt die entscheidende Rolle zu.

Lebensmittelauswahl

Zu meiden sind fruktose- und sorbitreiche Lebensmittel. Dies sind Früchte, insbesondere alle Kern- und Steinobstarten und zahlreiche Gemüsesorten wie Kohlgemüse, Bohnen, Lauch, ebenso Fruchtsäfte, Trockenfrüchte und Honig.

Gemüse ist oft in gegartem Zustand verträglicher, Rohkost sollte eher gemieden werden.

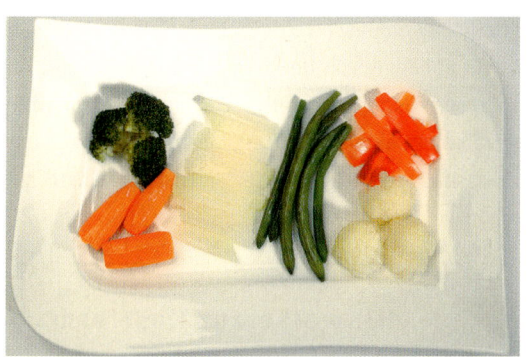

Bild 1 *Gegartes Gemüse ist verträglicher*

Wird fruktosereiches Obst in Verbindung mit Glukose (Traubenzucker) aufgenommen, so verbessert sich meist die Verträglichkeit.

Fruktose findet vielfältigen Einsatz als Zutat in verarbeiteten Produkten. Deshalb ist eine sorgfältige Auswahl und eine genaue Prüfung des Zutatenverzeichnisses wichtig.

Fruktose findet auch Einsatz als technischer Hilfsstoff in der Produktion von industriell gefertigten Lebensmitteln oder als Trägerstoff bei Medikamenten.

Als Bezeichnungen für Fruktose und fruktosehaltige Verbindungen werden verwendet: Fruktose, Fruchtzucker, Fruktooligosaccharid, Inulin, Zuckeraustauschstoff, Maisstärkesirup.

Die gleichzeitige Zufuhr von Sorbit (E 420) ist zu meiden. Es ist Zutat in Diabetikerprodukten, Kaugummi, Süßigkeiten oder wird als Süßungsmittel zugesetzt. Natürlicherweise ist Sorbit in bestimmten Obstsorten und Bier etc. enthalten.

Zu beachten ist, dass auch Isomalt (E 95) 25 % Sorbit enthält.

Die Zuckeralkohole Mannit, Maltit, Xylit und Lactit können vergleichbar dem Sorbit zu Beschwerden führen.

Tabelle 1 *Gehalt an Fruktose und Sorbit in Obst pro 100 g Lebensmittel*

Lebensmittel	Fruktose-gehalt (mg)	Sorbit-gehalt (mg)
Obst		
Fruktosegehalt < 1 g		
Aprikose	863	803
Limette	800	
Fruktosegehalt 1–3 g		
Banane	3 640	
Erdbeere	2 280	33
Himbeere	2 040	10
Mandarine	1 300	
Nektarine	1 790	87
Orange/Apfelsine	2 870	
Pfirsich	1 240	890
Pflaumen	2 020	1 420
Wassermelone	2 900	
Fruktosegehalt > 4 g		
Apfel	5 740	514
Birne	6 750	2 170
Dattel	31 300	
Rosinen	32 800	
Sauerkirsche	4 770	
Süßkirsche	6 160	
Weintrauben	7 630	203
Gemüse		
Fruktosegehalt < 1 g		
Blumenkohl	913 mg	
Bohnen grün	560 mg	
Broccoli	904 mg	
Champignon	28 mg	
Eisbergsalat	628 mg	
Endivien	51 mg	
Erbsen grün	246 mg	
Feldsalat	175 mg	
Gurke	878 mg	
Kartoffeln	148 mg	
Radicchio	600 mg	
Rosenkohl	888 mg	
Sauerkraut	273 mg	
Sellerie	610 mg	
Spinat frisch	110 mg	
Wirsingkohl	856 mg	
Zucchini	697 mg	
Fruktosegehalt > 1 g		
Fenchel	1 140 mg	
Gemüsepaprika grün	1 190 mg	
Gemüsepaprika rot	3 740 mg	
Kohlrabi	1 110 mg	
Möhre	1 320 mg	
Porree	1 160 mg	
Rotkohl	1 810 mg	
Spargel	1 160 mg	
Tomaten	1 300 mg	
Weißkohl	1 870 mg	
Zwiebeln	1 080 mg	

Quelle: DGE-PC professional, Version 3.0,

301

Lebensmittel, die häufig zu Beschwerden führen:

- Saccharose, Honig, Invertzucker
- alle süßen Lebensmittel (Süßigkeiten, Pudding, süße Backwaren, Speiseeis, Schokolade),
- Lebensmittel mit Zuckeraustauschstoffen und Inulin,
- gesüßte Getränke (Limonade, Dessertwein, Likör), Säfte und Saftschorlen, Wein u. Bier
- Obst (Marmelade, Saft), Trockenobst
- Nüsse, Mandeln, Nougat
- Besonders fruktosehaltige Gemüsesorten (Möhren, Kohlsorten, Lauch, Rote Bete, Zwiebeln)
- Rohkost
- Besonders fruktosehaltige Obstarten (Apfel, Birne, Kirsche, Pflaume, Pfirsich)
- Vollkorn und -produkte, Kleie, Keime
- Fertiggerichte, Fertigsuppen, Fertigsaucen
- Diabetikerlebensmittel

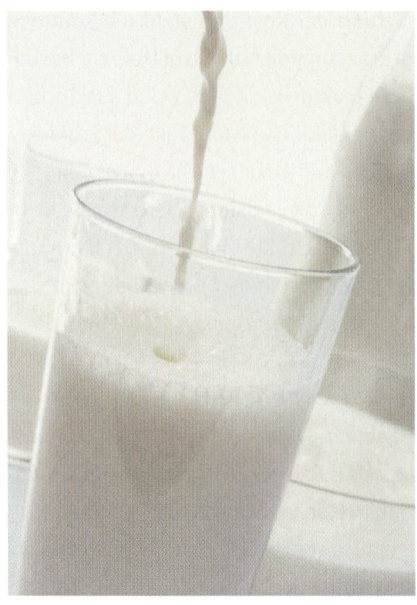

Bild 1   *Milch enthält Laktose*

17.11 Laktose-Intoleranz

Beschreibung

Als Laktoseintoleranz wird allgemein die Unverträglichkeit von Laktose verstanden. Betroffene leiden unter einem abdominellen Beschwerdebild mit Blähungen, Darmkrämpfen und Durchfällen.

Die Ursache für Laktoseintoleranz ist eine verminderte oder fehlende Aktivität des Enzyms Laktase in der Dünndarmschleimhaut. Das hat zur Folge, dass der mit der Nahrung aufgenommene Milchzucker, das Disaccharid Laktose, zum Teil ungespalten bleibt und nicht absorbiert werden kann. Laktose gelangt in den Dickdarm und kann dort durch die vorhandenen Darmbakterien zu Milchsäure, Essigsäure, Wasserstoff und Kohlendioxid abgebaut werden. Dadurch steigt der osmotische Druck im Dickdarm, der Wassereinstrom in den Dickdarm ist erhöht und die Darmperistaltik steigt. Es kommt zu den beschriebenen abdominellen Beschwerden. Deren Schwere ist nicht direkt abhängig von der aufgenommenen Menge an Laktose. Vielmehr beeinflusst auch die Art und die Anzahl der Bakterien im Darm die Verträglichkeit der Laktose. Die Verträglichkeit von Laktose variiert somit in weiten Grenzen.

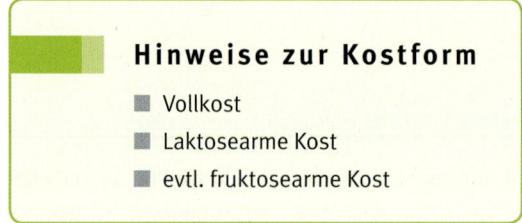

Hinweise zur Kostform

- Vollkost
- Laktosearme Kost
- evtl. fruktosearme Kost

Ziel

- Vermeiden abdomineller Beschwerden
- Begrenzung des Laktosegehaltes der Kost auf die individuell verträgliche Laktosemenge
- Erreichen der wünschenswerten Calciumzufuhr
- Sicherstellen einer bedarfsgerechten Energie- und Nährstoffzufuhr

Einen allgemeingültigen Grenzwert für einen verträglichen Laktosegehalt der Kost gibt es nicht.

Ernährungsempfehlungen

Der erste Schritt der Ernährungstherapie ist die Ermittlung, welche Mengen an Laktose ohne Beschwerden vertragen werden. Dazu muss zunächst eine Kost mit so geringem Laktoseanteil eingehalten werden, dass keine Beschwerden auftreten. Es wird dann mit kleinen Mengen Milch beginnend die Laktosezufuhr langsam gesteigert bis die noch tolerierte Laktosemenge erreicht ist. Diese tolerierte Laktosemenge in der Kost richtet sich nach der individuellen Verträglichkeit und kann sich verändern.

Tabelle 1   *Ursachen der Laktose-Intoleranz*

Laktase-mangel	Erläuterung
Primär	
kongenital	*angeborener Enzymdefekt, das Enzym Lactase fehlt von Geburt an – seltene Form der Laktoseintoleranz*
erworben	*kann bei Erwachsenen auftreten, die bis dahin Laktose vertragen haben. Die Ursachen sind unbekannt. Eine Schädigung der Darmschleimhaut durch Virusinfekte wird diskutiert*
Sekundär	*kann als Begleiterkrankung bei verschiedenen Erkrankungen des Dünndarmes auftreten* ■ *Zöliakie* ■ *Morbus Crohn, selten* ■ *nach Magen- und/oder Darmoperationen* ■ *nach Gabe von Antibiotika und Zytostatika* *Laktoseintoleranz schwindet in dem Maße, indem sich die Grundkrankheit unter der Therapie zurückbildet*

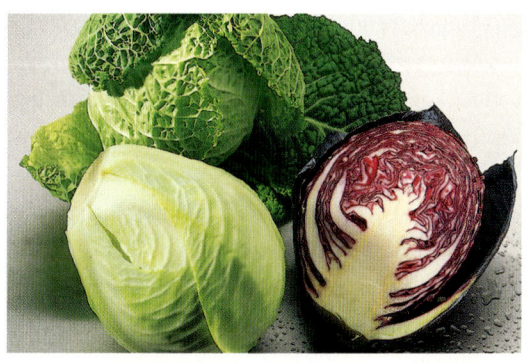

Bild 1   *Kohlgemüse als Calciumquelle*

- Im Vordergrund der Kostform steht die Kontrolle bzw. Einschränkung bei Milch und Milchprodukten, weil Milchzucker vorwiegend in diesen Lebensmitteln enthalten ist. Einzuschränken sind auch Produkte und Gerichte, die aus oder mit Milch hergestellt werden. Es ist nicht notwendig, komplett auf Milch und laktosehaltige Lebensmittel zu verzichten.

Lebensmittelauswahl

- Fermentierte Milchprodukte, z. B. Joghurt, die lebende Milchsäurebakterien enthalten, sind häufig leichter verträglich, weil die enthaltenen Milchsäurebakterien das Enzym Laktase mitbringen und so den Abbau der Laktose im Darm unterstützen können.
- Laktosehaltige Lebensmittel sollten nicht separat sondern als Teil der Mahlzeit aufgenommen werden, um die Symptome zu vermindern.
- Die insgesamt verträgliche Laktosemenge sollte nicht mit einer Mahlzeit aufgenommen werden sondern sollte auf mehrere Mahlzeiten verteilt werden.
- Für die Kostplanung ist zu berücksichtigen, dass verarbeitete Lebensmittel nennenswerte Mengen an Laktose enthalten können. Dies ist der Fall wenn eine Laktose haltige Zutat wie Milchpulver, Sahne, Molke usw. verwendet wurde. Die Zutatenliste bei Fertigprodukten wie Saucen, Suppen, Kartoffelprodukten, Fertiggerichten, Dressings oder Desserts ist deshalb besonders zu beachten.
- Laktose wird auch bei Medikamenten häufig als Trägersubstanz verwendet.

Besonders zu beachten

Durch die Einschränkung bei Milch und Milchprodukten wird gleichzeitig die zentrale Quelle für Calcium eingeschränkt. Wie hoch die tatsächliche Calciumzufuhr ist, muss immer wieder überprüft werden. In der Regel ist es notwendig, die Calciumzufuhr durch andere calciumliefernde, nicht laktosehaltige Lebensmittel zu ergänzen.

Geeignet sind u. a. Weißkohl, Wirsing, grüne Bohnen, Kohlrabi, Grünkohl, Beeren, Apfelsinen, Aprikosen. Dabei ist zu beachten, dass der Calciumgehalt generell geringer ist als in Milchprodukten. Als Quelle für Calcium sind auch calciumreiche Mineralwässer geeignet. Als calciumhaltig darf ein Mineralwasser angeboten werden, wenn es mehr als 150 mg Calcium pro Liter enthält

Als Ersatz für herkömmliche, calciumhaltige Milch und -produkte sind laktosefreie Produkte im Handel.

Adressen

Milchzuckerunverträglichkeit-SHG
Gymnasiumstraße 30
70790 Filderstadt
Telefon: 07 11 707 95 99

Laktose Intoleranz/Reizdarm
Roggenmarkt 18–20
44632 Lünen
Telefon: 023 06 100-572

Tabelle 1   *Gehalt an Laktose in Milch und Milchprodukten*

Lebensmittel	Gehalt in 100 g	Portionsgröße	Gehalt je Portion
Butter	0,6–0,7 g	5 g	30–35 mg
Buttermilch	3,5–4,0 g	200 ml	7,0–8,0 g
Crème fraîche	2,0–3,6 g	15 g	300–540 mg
Dickmilch	3,7–5,3 g	200 ml	7,4–10,6 g
Eiscreme (Milch-, Frucht-, Joghurteis)	5,1–6,9 g	75 g	3,8–5,2 g
Frischmilch	4,8–5,0 g	200 ml	9,6–10,0 g
Hart-, Schnitt-, Weichkäse	geringe Mengen	30 g	geringe Mengen
Hüttenkäse (20 % Fett i. Tr.)	2,6 g	15 g	390 mg
Joghurt	3,7–5,6 g	150 g	5,55–8,40 g
Kaffeesahne (10–15 % Fett)	3,8–4,0 g	15 g	570–600 mg
Kefir	3,5–6,0 g	200 ml	7,0–12,0 g
Kondensmilch (4–10 % Fett)	9,3–12,5 g	15 g	1,4–1,88 g
Molke, Molkegetränke	2,0–5,2 g	200 ml	4,0–10,4 g
Quark, mager	4,1 g	150 g	6,15 g
Süße Sahne	2,8–3,6 g	15 g	420–540 mg

17.12 Mangelernährung im Alter

Beschreibung

Im Jahre 2000 waren ungefähr ein Viertel der deutschen Bevölkerung über 60 Jahre. Für das Jahr 2030 wird ein Bevölkerungsanteil über 33,3 % mit mehr als 60 Jahren erwartet. Diese Zahlen belegen, dass die Ernährung alter Menschen in der Ernährungsberatung und Gemeinschaftsverpflegung eine immer größere Rolle spielt. Für den steigenden Bevölkerungsanteil alter Menschen sind unter anderem zunehmende Lebenserwartung bei sinkender Geburtenrate verantwortlich. Die Lebensphasen des alten Menschen teilen sich in etwa folgend auf:

- 51–60 Jahre sind alternde Menschen
- 61–75 Jahre sind ältere Menschen
- 75–90 Jahre sind alte Menschen
- älter als 91 Jahre sind sehr alte (hochbetagte) Menschen

Während bei den sogenannten jungen Alten (51–75 Jahre) die Überernährung mit Übergewicht, Dyslipoproteinämie, Hypertonie und anderen, mit Überernährung assoziierte Erkrankungen im Vordergrund stehen, ist die Mangelernährung bei den über 75jährigen eine durchaus oft anzutreffende Diagnose. Schätzungsweise 60–70 % der in Institutionen lebenden alten Menschen (z. B. in Altenheimen) weisen mindestens einen, oft mehrere Mangelzustände auf. Auch die noch in häuslicher Umgebung lebenden Alten sind betroffen von Mangelernährung, allerdings nicht so häufig wie in Heimen lebende. Da die Mangelernährung oft nicht (rechtzeitig) erkannt wird, können nur ungefähre Angaben zur Häufigkeit gemacht werden.

Mangelernährung im Alter kann durch ungewollten (von den Betroffenen oft unerkannten) Gewichtsverlust, kognitiven Abbau, nachlassende Selbständigkeit im ADL-Bereich (in Dingen des täglichen Lebens, z. B. Waschen und Anziehen), sozialen Rückzug, Depression und dem Fehlen einer offensichtlich verantwortlichen Erkrankung gekennzeichnet sein.

Die Entstehung einer Mangelernährung hat meist mehrere Gründe gleichzeitig. Folgende Darstellung (Bild 1) gibt einen Überblick über Ursachen und Kreislauf der Entstehung s. Bild 1).

Ernährungsempfehlungen

Vorrangige Ziele bei der Ernährung alter Menschen mit Mangelernährung sind die Verbesserung oder Erhaltung der Lebensqualität und der Ausgleich funktioneller Defizite. Minderung der Krankheit und Sterblichkeit sind eher untergeordnete Ziele.

Der wünschenswerte BMI
- für Menschen zwischen 55–64 Jahre liegt bei 23–28 kg/m²
- für Menschen ab dem 65 Lebensjahr bei 24–29 kg/m².

Er ist mit der größten Lebenserwartung verbunden. Grund ist wahrscheinlich die Fähigkeit, gesundheitlich kritischen Situationen (Energie-)Reserven entgegensetzten zu können.

Mittels einer Kombination aus Ernährungsassessment (Fragenkatalog), anamnestischer und klinischer Erhebung (z. B. Plasmaproteine, Vitamine und Mineralstoffe im Serum; Einschätzung des Verlustes an Fettgewebe) und antropometrischen Messungen (z. B. Messung des Unterhautfettgewebes oder der Muskelmasse) kann das Risiko für oder der Grad einer Man-

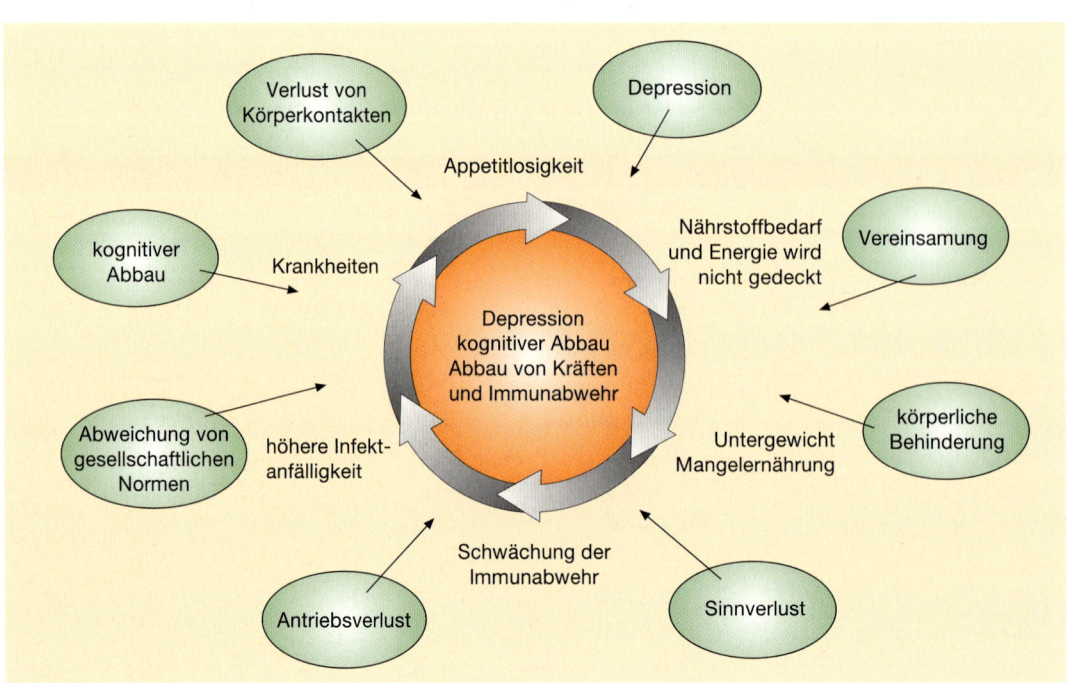

Bild 1 *Entstehung und Kreislauf der Mangelernährung*

gelernährung bestimmt werden. Gängige und geeignete Ernährungsassessments sind z.B. das Mini Nutritinal Assessment (MNA), Subjekt Global Assessment (SGA), Innsbrucker Nutrition Score (INS), Risikobestimmung für eine Mangelernährung

Dem veränderten Bedarf an Energie und Nährstoffen ist bei der Ernährung alter Menschen und insbesondere bei einer Mangelernährung Rechnung zu tragen. Alte Menschen weisen einen verminderten Energiebedarf, bei gleichem, zum Teil sogar erhöhtem Nährstoffbedarf auf. Deshalb sollten bevorzugt Lebensmittel mit einer hohen Nährstoffdichte ausgewählt werden. Weil diese häufig von alten Menschen abgelehnt werden, müssen die Lebensmittel durch geeignete Verfahren in einen, für alte Menschen verzehrbaren und angenehmen Zustand gebracht werden (z.B. Obst schälen, klein schneiden, weiches Obst bevorzugen).

Grundlage für die Ernährung alter, auch mangelernährter Menschen sind die DACH-Refenzwerte für die Nährstoffzufuhr.

Bei der Berechnung des Energiebedarfs mittels Grundumsatz und PAL-Wert, muss ein Multiplikationsfaktor für die Erkrankungen berücksichtigt werden. Zur schnellen (aber nicht so genauen) Berechnung können auch 30 kcal/kg Körpergewicht, bei schwerer Erkrankung, Kachexie oder ähnlichem sogar 35–38 kcal/kg Körpergewicht veranschlagt werden.

Der Proteinbedarf steigt z.B. bei konsumierenden Erkrankungen, Wundheilungsstörungen oder Dekubiti von üblicherweise 0,8 g Eiweiß/kg Körpergewicht auf 1–1,2 g/kg Körpergewicht.

Eine gründliche Ursachenforschung ist bei der Behebung der Mangelernährung notwendig. Im Folgenden werden mögliche Gründe aufgelistet:

- Schlechter Zahnstatus oder schlecht sitzende Zahnprothese schränken die Lebensmittelauswahl ein. Zerkleinerte harte Lebensmittel (z.B. fein geraspelte Möhren, fein vermahlenes Vollkornmehl) können häufig dennoch gegessen werden.
- Alters- oder krankheitsbedingte Kau- und Schluckstörungen schränken ebenfalls die Auswahl an Speisen und Getränken ein. Die Konsistenz der Speisen muss an die Situation angepasst werden.
- Multimorbidität (viele Erkrankungen) und damit verbundene Multimedikation (viele Medikamente) ohne entsprechende „Magenschutzmedikamente" hemmen den Appetit.
- Soziale Probleme (z.B. infolge von Harn- oder Stuhlinkontinenz), finanzielle Probleme, tiefgreifende Lebenseinschnitte (z.B. Tod des Lebenspartners) führen zu Vereinsamung.

Hinweise zur Kostform
- Vollkost
- Leichte Vollkost
- Konsistenzdefinierte Kostformen (bei Kau- und Schluckstörungen)

- Körperliche Behinderung, Bewegungseinschränkung (z.B. infolge einer schweren Kniegelenksarthrose kann der alte Mensch die Wohnung nicht mehr verlassen oder nach einem Schlaganfall die Nahrung nicht selbst zubereiten)
- Depression, Demenz, kognitive Defizite erschweren den Bezug zu Zubereitung und Verzehr, z.B. kann auch die zeitliche Orientierung zur Nahrungsaufnahme verloren gehen.
- Unerkannte Erkrankungen oder altersbedingte Veränderungen des oberen Gastrointestinaltraktes (z.B. Magengeschwür oder verminderte Resorptionsleistung)
- Bewegungsmangel (insbesondere an der frischen Luft) hemmt den Appetit. Bewegung im Rahmen der Möglichkeiten, möglichst an der frischen Luft helfen, den Appetit anzuregen.
- Appetitlosigkeit, gestörtes Hunger-Sättigungsempfinden, nachlassender Geruchs- oder Geschmackssinn (z.B. haben > 75 % der über 80-jährigen nur noch einen stark verminderten Geruchssinn). In Absprache mit dem Arzt kann ein Glas Wein, Sekt, Bier oder auch Pepsinwein circa 30 Minuten vor dem Essen appetitanregend wirken.
- Einschränkung der Sehfähigkeit (Visusminderung), z.B. das Glas Mineralwasser wird kaum noch wahrgenommen
- Nachlassendes Durstempfinden beeinflusst die ausreichende Flüssigkeitsaufnahme und damit verbunden die kognitive Leistungsfähigkeit. Ein Trinkfahrplan kann helfen, mehr zu trinken.
- Diarrhöen, Obstipation oder Wechsel zwischen Beidem machen Angst vor Nahrungsaufnahme und Völlegefühl und schränken die Lebensmittelauswahl ein.

Es müssen individuelle Lösungswege für die persönlichen Ursachen der Mangelernährung gefunden werden.

Speisen und Getränke können mit unterschiedlichen Nährstoffen, Lebensmitteln und Produkten angereichert werden, z.B. Sahne, Fetten (Butter oder Margarine), nach Verträglichkeit, Malto Dextrine, Eiweißkonzentrate (siehe Anhang diätetische Lebensmittel oder www.prodiaet.de).

305

Wichtig ist ebenfalls der rechtzeitige Einsatz von Supplementen und bilanzierten oder teilweise bilanzierten Diäten als Trink- oder Sondennahrung. Vielversprechend ist eine Trinknahrung am Abend, nach dem Abendessen, wenn sie leicht gekühlt angeboten wird. Dauerhaft werden selten mehr als 200ml bis maximal 400 ml Trinknahrung täglich getrunken.

Traditionen, Gewohnheiten und Lieblingsspeisen sollten bekannt sein (im Altenheim am besten bei Aufnahme mittels Fragebogen ermitteln) und bei dem Speisenangebot berücksichtigt werden.

Strenge Diäten sollten, wenn möglich eher gemieden werden (z.B. Diabetes Kost und insbesondere die salzreduzierte Kost).

Mehrere, kleine Mahlzeiten und Zwischenmahlzeiten helfen, Völlegefühl zu vermeiden und die Energiebilanz trotzdem positiv zu beeinflussen.

Mangelerscheinungen bei Vitamin- und Mineralstoffstatus müssen durch Substitution gezielt behandelt werden. Bei folgenden Mikronährstoffen kommt es gerade bei Mangelernährung häufig zu einer Unterversorgung:

Vitamin D, zum Teil auch Vitamin A und ß-Carotin, Vitamin B-Komplex, besonders Vitamin B 12, Vitamin C, Folsäure, Kalium, Eisen, Jod, Kalzium

Die Ernährungstherapie kann die Substitution durch gezielte Lebensmittelauswahl unterstützen, wenn sie mit den Vorlieben und Gewohnheiten des alten Menschen zu vereinbaren sind.

Weiterhin ist eine Substitution bestimmter Nährstoffe (z.B. Zink bei Dekubitus und Mangelernährung) sinnvoll.

Durch Hilfsmittel bei der Zubereitung und beim Verzehr der Speisen, kann den Betroffenen mehr Selbständigkeit zurückgegeben werden. So kann z.B. ein Einhänderbrett, die Tellerranderhöhung oder die Griffverdickung einem vom Schlaganfall mit einseitiger Lähmung Betroffenen helfen, wieder selbständig zu essen.

17.13 Harnsteine

Beschreibung

Im gesamten Bereich der Harnwege können sich Harnsteine bilden: in den Nierenbecken, den Harnleitern, der Blase und der Harnröhre. Harnsteine können sowohl an ihrem Entstehungsort verbleiben, aber auch durch das Abflusssystem wandern.

Kleinere Steine verursachen in aller Regel keine Beschwerden. Erst wenn Steinchen oder Steine zu einer Harnstauung führen, kommt es zu Schmerzzuständen. Der so genannte Kapselschmerz äußert sich als dumpfer Schmerz in den Flanken. Die typische

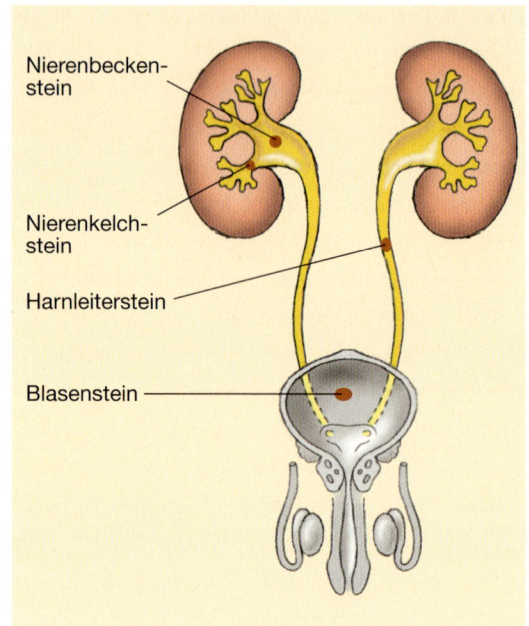

Bild 1 *Harnableitendes System und Nieren mit möglichen Lokalisationen für Harnsteine*

Harnleiterkolik entsteht, wenn die Steingebilde wandern und den Harnleiter dehnen. Je nach Lage der Steine strahlen die Schmerzen in den Rücken, in die Flanken, in den Unterbauch oder in den Genitalbereich ab. Oft treten gleichzeitig Blasenkrämpfe auf. Stets finden sich sichtbare oder aber im Labor feststellbare Spuren von Blut im Urin. Auch Übelkeit, Brechreiz oder Stuhlverhalt zählen zu den Symptomen. Die Art der Entfernung eines Steines hängt von seiner Zusammensetzung, Größe und Lage ab. 80% der Steine gehen spontan ab.

Pro Jahr erleiden in Deutschland schätzungsweise 400.000 Personen eine Harnsteinepisode.

Steine bestehen aus organischen Stoffen wie z.B. Harnsäure, Xanthin, Cystin, Mucoproteinen, und anorganischen Stoffen wie Calcium, Phosphat und Oxalat. Häufigste Steinart sind Calciumoxalatsteine.

Zur Bildung von Kristallen und nachfolgend von Steinen kann es kommen, wenn im Harn ein Ungleichgewicht zwischen steinbildenden Substanzen und kristallisationsverhindernden Substanzen wie Citrat oder Glucosaminoglykanen entsteht. Von besonderer Bedeutung ist dabei der Harn-pH-Wert. Ändert sich dieser, lösen sich manche Salze nicht mehr so gut und fallen aus: je saurer der Urin, desto weniger Harnsäure löst sich, je alkalischer der Urin, desto weniger Phosphate lösen sich.

Bakterielle Infekte, eine vermehrte Ausscheidung steinbildender Stoffe und geringes Harnvolumen können ebenfalls Auslöser sein.

Für die Einleitung einer geeigneten Rezidivprophylaxe ist es wichtig, eine exakte Analyse der Zusammensetzung des Steines zu erhalten.

306

Häufigkeit von Steinsubstanzen

Calciumoxalat	70,6 %
Calciumphosphat	12,7 %
Harnsäure	6,4 %
Struvit (Magnesiumammonium-phosphat)	4,9 %
Sonstige	5,4 %

Das Harnsteinleiden ist eine multifaktorielle Erkrankung. Fehl- und Überernährung gehört zu den Risikofaktoren. Von besonderer Bedeutung sind überhöhte Energiezufuhr, hohe Mengen an tierischem Protein, Purine, Alkohol sowie zu geringe Mengen an Flüssigkeit und Ballaststoffen. Zur Vermeidung eines Rezidivs ist eine Ernährungstherapie sinnvoll.

Ernährungsempfehlungen

Ziel einer Ernährungstherapie ist es,
- Rezidive zu verhindern,
- Vermeiden der Übersättigung des Urins
- Steigerung des Harnvolumens auf 2,5 Liter pro 24 Stunden
- Unterstützung der Einstellung eines günstigen Harn-pH
- Ausreichende Zufuhr geeigneter Getränke
- Sicherstellen einer bedarfsangepassten Ernährung

Kostform

Jede Harnsteintherapie hat als Basis eine vollwertige Ernährung nach den Empfehlungen der DGE. Zweiter zentraler Punkt der Therapie ist eine ausreichende Flüssigkeitszufuhr mit geeigneten Getränken. Eine Trinkmenge von mindestens 2,5 l pro Tag sollte gleichmäßig über den Tag verteilt werden. Damit kann die Konzentration steinbildender Stoffe wirksam reduziert werden. Zusätzlich kann die Steinbildung durch einen günstigen pH-Wert des Harns verhindert werden. Für jede Steinart ist der pH-Wert, der eine Steinbildung fördert oder hemmt unterschiedlich. Deshalb ist es wichtig, Getränke auszuwählen, die den Harn-pH in die gewünschte Richtung verändern. Welche Getränke, welchen Einfluss auf den pH-Wert des Harns haben, zeigt die nachfolgende Tabelle.

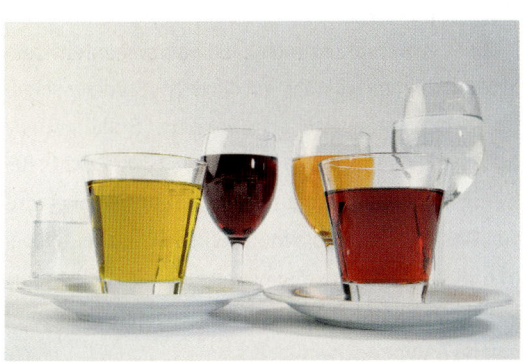

Bild 1 *Indifferente Getränke*

Indifferente Getränke	
Mineralwasser calcium- u. hydrogencarbonatarm	$Ca < 150$ mg/l und $HCO_3 < 500$ mg/l
Leitungswasser	
Nieren- und Blasentee	
Früchte- und Kräutertee	
Apfelsaft, Traubensaft	
Alkalisierende Getränke	
Mineralwasser hydrogencarbonatreich	$HCO_3 > 1500$ mg/l
Citrussäfte	Orangensaft, Pampelmusensaft
Säuernde Getränke	
Mineralwasser sulfatreich	$SO_4 > 400$ mg/l
Preiselbeersaft	
Ungeeignete Getränke	
Alkoholhaltige Getränke, einschließlich Bier	
Zuckerhaltige Erfrischungs-getränke	
Coffeinhaltiger Kaffee	
Coffeinhaltige Getränke	Energy drinks; Erfrischungsgetränke mit Guarana

Calciumoxalatsteine

- Vollkost
- Calcium entsprechend D-A-CH-Referenzwerten
- Verschiedene Nahrungsfaktoren können die Calciumausscheidung ungünstig beeinflussen. Zu achten ist auf:
  - Begrenzung der Zufuhr an tierischem Protein,
  - Begrenzung der niedermolekularen Kohlenhydrate,
  - Einhaltung der D-A-CH-Referenzwerte Vitamin D
  - Begrenzung Kochsalz.
- Verzicht auf oxalathaltige Lebensmittel, insbesondere bei den Patienten, bei denen eine Hyperabsorption von Oxalsäure vorliegt. Oxalatreiche Lebensmittel sind:
  - Rhabarber
  - Mangold, Spinat, Rote Bete
  - Kakao, Schokolade, Kakaogetränke
- Begrenzung der Purinzufuhr maximal 500 mg Harnsäure/d
  Das Vermeiden einer hohen Ausscheidungsmenge von Harnsäure ist wichtig, weil Harnsäure diejenigen Stoffe im Harn blockiert, die die Steinbildung hemmen.
- Bevorzugung ballaststoffreicher Lebensmittel
- Getränke: harnneutral und harnalkalisierend

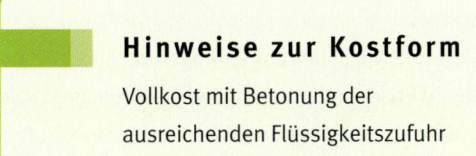

Hinweise zur Kostform

Vollkost mit Betonung der ausreichenden Flüssigkeitszufuhr

307

Harnsäuresteine

- ■ Vollkost
- ■ Pflanzliche Lebensmittel bevorzugen
- ■ Begrenzung der Purinzufuhr
  maximal 500 mg Harnsäure/d
- ■ Eine lacto-ovo-vegetabile Ernährung ist günstig.
- ■ Hülsenfrüchte müssen wegen des hohen Puringehaltes stark eingeschränkt werden.
- ■ Alle alkoholischen Getränke sind zu meiden. Lactat als Abbauprodukt von Alkohol beeinflusst die Ausscheidung von Harnsäure in ungünstiger Weise.
- ■ Getränke: alkalisierend

Struvitsteine

Die Ausheilung des zugrundeliegenden Infektes und die komplette Steinsanierung stehen im Mittelpunkt der Therapie. Die Ernährungstherapie kann unterstützen. Dabei steht die ausreichende Verdünnung des Harns im Vordergrund.

- ■ Vollkost
- ■ Vegetarische Ernährung ist wegen der alkalisierenden Wirkung auf den Harn nicht geeignet. Mischkost ist zu bevorzugen.
- ■ Getränke: harnneutral und harnsäuernd

Calciumphosphatsteine

Die wichtigste Maßnahme in der Ernährungstherapie ist eine ausreichende und gleichmäßige Verdünnung des Harns. Es sollte eine Ausscheidungsmenge von 2,5 bis 3,0 Liter pro 24 Stunden erreicht werden. Die Getränkeauswahl ist wichtig um eine medikamentöse Harnsäuerung zu unterstützen.

- ■ Alkoholische Getränke sind nicht erlaubt.
- ■ Vollkost
- ■ Vegetarische Ernährung ist wegen der alkalisierenden Wirkung auf den Harn nicht geeignet. Die Mischkost ist zu bevorzugen. Die Calciumzufuhr ist entsprechend den D-A-CH-Referenzwerten einzuplanen.
- ■ Getränke: harnneutral und harnsäuernd

Cystinsteine

Cystinsteine bilden sich als Folge einer erhöhten Ausscheidung an Cystin, die auf eine erbliche Stoffwechselstörung zurückgeht. Cystin entsteht im Organismus aus Methionin.

- ■ Selektive Einschränkung der methioninreichen Lebensmittel, d. h. der tierischen Proteinlieferanten Fleisch, Fisch, Geflügel, Milch, Milchprodukte, Ei.
- ■ Vollkost
- ■ Vegetarische Ernährung ist wegen der alkalisierenden Wirkung auf den Harn sehr gut geeignet. Die Löslichkeit von Cystin wird im Harn gesteigert.
- ■ Reduktion der Kochsalzmenge. Kochsalz kann die Cystinausscheidung zusätzlich ansteigen lassen.
- ■ Um die Löslichkeit von Cystin im Harn sicherzustellen ist eine extreme Steigerung der Harndilution notwendig. Eine tägliche Flüssigkeitsaufnahme von 3,5 bis 4 Liter pro 24 Stunden ist notwendig. Diese Menge ist über den Tag und möglichst über die Nacht gleichmäßig zu verteilen.
- ■ Getränke: harnneutral und harnalkalisierend

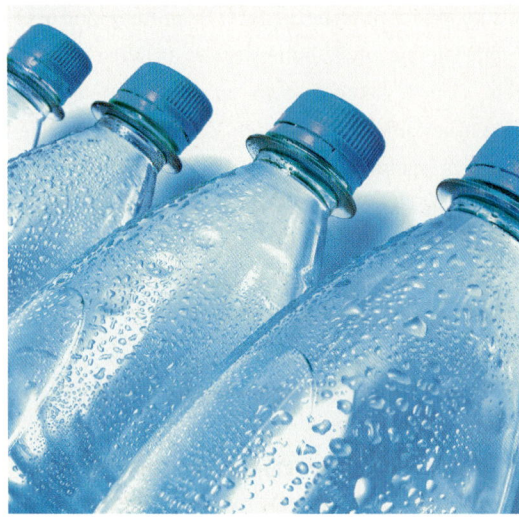

Bild 1 *Getränke für Harnsteinpatienten*

Bei allen Steinarten muss eine hohe Konzentration des Harns vermieden werden. Eine ausreichende Flüssigkeitszufuhr ist deshalb unverzichtbar. Flüssigkeitszufuhr und Harnmenge sollten regelmäßig kontrolliert werden. Auch auf mögliche zusätzliche Flüssigkeitsverluste muss geachtet werden. Diese können durch vermehrtes Schwitzen bei körperlicher Anstrengung, durch hohe Umgebungstemperaturen oder bei Fieber auftreten. Hohe Flüssigkeitsverluste können auch bei Durchfallerkrankungen und Erbrechen entstehen. Immer ist in diesen Fällen die Trinkmenge zu erhöhen.

17.14 Obstipation

Beschreibung

Unter Verstopfung oder Obstipation versteht man eine verminderte oder erschwerte Stuhlausscheidung. Normalerweise schwankt die Stuhlfrequenz zwischen zweimal pro Tag und dreimal pro Woche. Bei weniger als drei Darmentleerungen pro Woche wird von Obstipation gesprochen. Neben Beschwerden bei der Stuhlabsetzung können als mögliche Folgen des verstärkten Pressens Hämorrhoiden und Verletzungen im Analbereich auftreten.

Ursachen der Obstipation	Erläuterung
Stenosierende Prozesse	Kolonkarzinom, Divertikulitis Polypen, Morbus Crohn Würmer, Fremdkörper, die Hindernisse im Darmlumen sind
Verhaltensbedingte Ursachen	Ballastoffarme Ernährung, Geringe Flüssigkeitszufuhr Bewegungsmangel, Immobilität Psychische Faktoren Hoher Nikotinkonsum Änderungen der Lebensgewohnheiten
Metabolische und endokrine Störungen	Hypokaliämie, Hypercalcämie, Hypothyreose, diabetische Neuropathie Schwangerschaft
Medikamente	Chronischer Abusus von Laxanthien Opiate, Codein, Psychopharmaka, aluminiumhaltige Antiazida, Diuretika, Colestyramin, Sedativa, Neuroleptika, Eisenpräparte

Verstopfung ist ein weit verbreitetes Beschwerdebild. Am häufigsten sind Frauen und ältere Menschen betroffen. Obstipation tritt mit steigendem Alter häufiger auf.

Je nach Dauer der Obstipation unterscheidet man die situative, die passagere und die chronische Obstipation.

Ernährungsempfehlungen

Die Ernährungstherapie sollte immer einer medikamentösen Therapie vorausgehen. Ziel einer Ernährungstherapie ist es,

- regelmäßigen, geformten Stuhlgang und problemlose Defäkation zu erreichen.
- Vermeiden des Einsatzes von Laxantien

Kostform

Mittelpunkt der Ernährungstherapie ist die ballaststoffreiche Kost. Sie hat folgende Kennzeichen:

- Ballaststoffzufuhr von mindestens 30 g pro Tag entsprechend den Empfehlungen der DGE
- Ausreichende Flüssigkeitszufuhr
- bedarfsgerechte Energie- und Nährstoffzufuhr

Es ist zu beachten, dass bei Obstipationsbeschwerden auf Basis von intestinaler Obstruktion eine ballaststoffreiche Kost kontraindiziert ist. Bei Defäkationsstörungen, Immobilität und neurologischen Erkrankungen ist die Kostumstellung alleine nicht wirksam.

Ein Ballaststoffanteil von mindestens 30 g pro Tag sollte erreicht werden. Die Ballaststoffzufuhr über 50 g pro Tag bringt keine weiteren Vorteile. Die angestrebte Ballaststoffzufuhr von 30 g ist mit natürlichen Lebensmitteln zu erreichen. Getreide und -produkte aus Vollkorn sowie Obst und Gemüse einschließlich der Hülsenfrüchte stehen dabei im Mittelpunkt. Die Steigerung der Ballaststoffzufuhr mit der Kost muss schrittweise erfolgen.

Die Ballaststoffzufuhr sollte gleichmäßig auf die Mahlzeiten verteilt werden. Anfangs kann es, insbesondere bei zu schneller Steigerung der Ballaststoffmenge zu abdominellen Missempfindungen und Blähungen kommen. Gleichzeitig mit der Steigerung der Ballaststoffmenge muss die Flüssigkeitszufuhr entsprechend angepasst werden. Dies ist notwendig, um die Quellung der Ballaststoffe entsprechend zu unterstützen und um eine Obstipation zu verhindern. Um eine ausreichende Flüssigkeitszufuhr zu sichern, kann es hilfreich sein, ein Trinkprotokoll anzufertigen. Geeignete Getränke sind energiefrei oder energiearm.

- Eine hilfreiche Ergänzung kann der Einsatz laxierend wirkender Lebensmittel sein. Dazu zählen gesäuerte Milchprodukte wie Joghurt und Dickmilch, ebenso Sauerkraut und eingeweichte Trockenpflaumen. Ein Teil des Gemüses sollte als Rohkost gegessen werden.
- Die Ernährungstherapie kann sinnvoll unterstützt werden durch reichlich körperliche Bewegung. Unterstützend kann es auch sein, einen festen Tagesrhythmus mit festen Zeiten für Stuhlgang, einzuüben.

Betroffene sollten darauf hingewiesen werden, dass die Besserung der Stuhlentleerung nicht sofort sondern nach ein bis zwei Wochen eintritt.

- Bei nicht ausreichender Wirkung der ballaststoffreichen Ernährung kann der Einsatz spezieller Quellmittel erfolgen. Leichtes bis mittleres Quellvermögen haben Weizenkleie, Haferkleie und Leinsamen. Hohes Quellvermögen haben Plantago-ovato-Samen. Die richtige Dosierung und die ausreichende Flüssigkeitszufuhr sind zu berücksichtigen. Bewährt haben sich 20–30 g Weizenkleie in 2–3 Portionen mit entsprechend ausreichender Flüssigkeitszufuhr.

309

Hinweise zur Kostform

- Vollkost mit Betonung des Ballaststoffanteils und der ausreichenden Flüssigkeitszufuhr
- Leichte Vollkost mit Betonung des Ballaststoffanteils und der ausreichenden Flüssigkeitszufuhr

Tabelle 1 *Lösliche und unlösliche Ballaststoffe und deren Funktion*

| Wasserunlösliche Ballaststoffe | | Lösliche Ballaststoffe | |
Funktion	Vertreter	Funktion	Vertreter
Wasserbindung	Zellulose	Abbau durch Dickdarmflora	Guar
Erhöhung des Stuhlvolumens	Lignin	Bildung von kurzkettigen Fettsäuren	Pektin
Verbesserung der Stuhl-konsistenz	Hemizellulose	Stärkung der Darmschleimhaut	Carob (Johannisbrot-kernmehl)
Beeinflussung der Transitzeit		Steigerung der Wasserrück-resorption	Inulin

Die Hauptfunktion der wasserunlöslichen Ballaststoffe ist die Wasserbindung. Dadurch vergrößert sich das Stuhlvolumen, die Peristaltik wird angeregt und die Transitzeit erniedrigt. Durch die weichere Stuhlkonsistenz wird der Druck des Darminhaltes auf die Darmwand verringert und das Absetzen des Stuhls erleichtert. Lösliche Ballaststoffe sind für die Vermehrung der Darmbakterien sehr wichtig. Sie werden im Dickdarm von Darmbakterien zu kurzkettigen Fettsäuren abgebaut und sind die Grundlage für die erwünschte Darmflora. Das Stuhlvolumen wird erhöht und erhält eine lockere, weiche Beschaffenheit. Zusätzlich wird der Darm angeregt, den Stuhl zügig weiter zu transportieren. Es kommt zu einer schnelleren Entleerung.

Lebensmittelauswahl
- Vollkornbrot u. Vollkornbrötchen
- Teigwaren aus Vollkorn
- Vollkornreis
- Vollkorngetreideflocken, z. B. Haferflocken
- Hülsenfrüchte, z. B. Linsen, Bohnen, Kichererbsen
- Gemüse, z. B. Weißkohl, Rotkohl, Chinakohl, Wirsing, Kohlrabi, Möhren
- Sauer vergorenes Gemüse, z. B. Sauerkraut, saure Bohnen
- Obst, z. B. Apfel, Birne, Pflaume, Aprikose, Pfirsich, Ananas

310

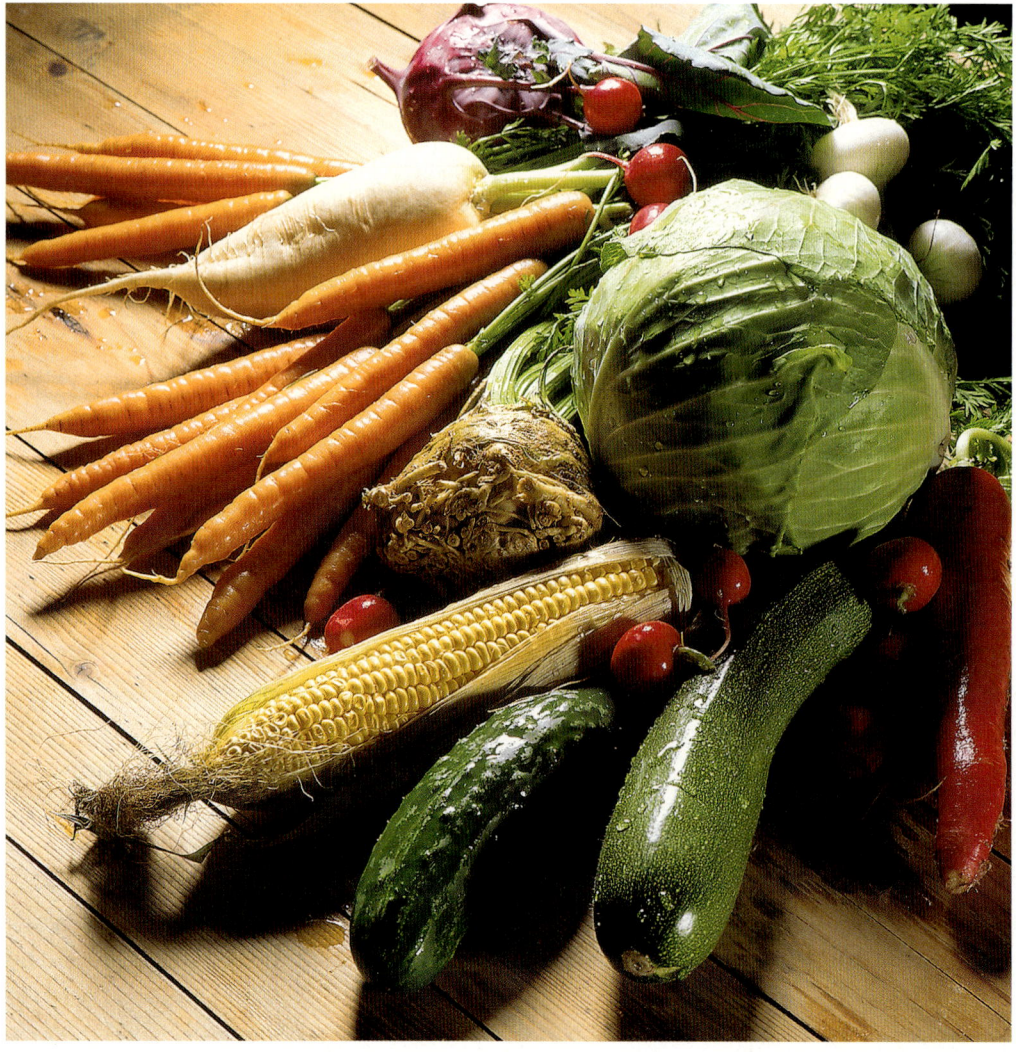

Bild 1 *Lebensmittel, die für eine ballaststoffreiche Ernährung besonders geeignet sind*

Teil 2 – Basis-Kostformen

mit Rezepten

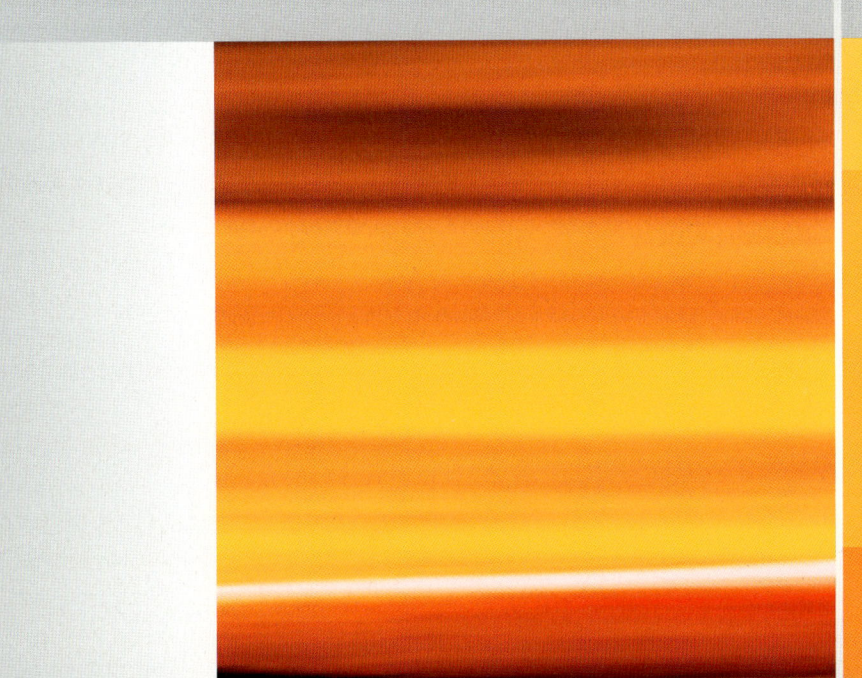

2

1 Vollkost

Definition

Vollkost spielt eine zentrale Rolle in der Ernährungstherapie. Sie ist sowohl für die Prävention wie für die Therapie geeignet. Die wirksamen Diätkomponenten einer Ernährung bei Diabetes, Hypertonie, Hyperurikämie, Gicht und Dyslipoproteinämie können in die Vollkost integriert werden. Ihre Anwendung wird im Rationalisierungsschema dargelegt. (Literatur: Kluthe, R., Das Rationalisierungsschema 2004, Aktuelle Ernährungsmedizin 2004; S. 245–253). Vollkost ist eine Kost, die

- den Bedarf an essenziellen Nährstoffen deckt,
- den Bedarf an Energie berücksichtigt,
- Erkenntnisse der Ernährungsmedizin zur Prävention und auch zur Therapie berücksichtigt,
- in ihrer Zusammensetzung den üblichen Ernährungsgewohnheiten angepasst ist, sofern die Punkte 1 bis 3 erfüllt werden.

Vollkost orientiert sich an den Ernährungsempfehlungen der DGE. Zu diesen grundlegenden Empfehlungen zählen u. a. die D-A-CH-Referenzwerte, die lebensmittelbezogenen Empfehlungen des DGE-Ernährungskreises und die Grundlagen der Kampagne „5 am Tag".

Prinzip

Nährstoffbezogene Empfehlungen für Vollkost

Energie, Hauptnährstoffe und Nährstoffrelation:

- Energie: 2 000 kcal (Mittelwert aus PAL 1,2 und 1,4; ohne Unterscheidung nach Geschlecht)
- Eiweiß: 15 %
- Fett: 30 %
- Kohlenhydrate: 55 %

Energie

Die Verpflegung im Krankenhaus wird im Energiegehalt auf die besondere Situation der Patienten ausgerichtet. Maßstab sind immobile Personen im Akutkrankenhaus (PAL 1,2) oder eingeschränkt mobile Personen in Reha-Einrichtungen (PAL 1,4). Für die Energiezufuhr werden 2 000 kcal pro Person zugrundegelegt. Dieser Wert ist ein Mittelwert aus den Werten für die Energiezufuhr bei unterschiedlichen Aktivitätsniveaus. Eine Unterscheidung in der Energiezufuhr für Männer und Frauen wird bei diesem Wert nicht gemacht. Zu beachten ist, dass dieser Wert zur Orientierung dient und keine vorgeschriebene Größe ist. Eine individuelle Anpassung an jeden Patienten ist möglich und meist auch notwendig.

Fett

Die Fettzufuhr soll moderat sein, also 30 % der Energiezufuhr nicht überschreiten. Für die Zusammensetzung des Nahrungsfettes gelten folgende Richtlinien:

- Gesättigte Fettsäuren < 10 % der Energiezufuhr
- Einfach ungesättigte Fettsäuren 10–15 % der Energiezufuhr
- Mehrfach ungesättigte Fettsäuren 7–10 %
- Das Verhältnis n-6-FS : n-3-FS sollte maximal 5 : 1 betragen
- Cholesterinzufuhr sollte 300 mg pro Tag nicht übersteigen

Kohlenhydrate

- Komplexe Kohlenhydrate sollten niedermolekularen Kohlenhydraten vorgezogen werden.
- Der Ballaststoffanteil sollte 30 g pro Tag betragen

Vitamine und Mineralstoffe

Die Vitamin- und Mineralstoffzufuhr soll an den D-A-CH-Referenzwerten ausgerichtet werden

- Calciumzufuhr: 1 000 mg/Tag
- Natriumzufuhr: 2,4 g/Tag (entspricht 6 g Kochsalz/Tag)
- Jodzufuhr: 200 µg/Tag
- Magnesiumzufuhr: 350 mg/Tag

Der DGE-Ernährungskreis stellt dar, in welchen Mengenrelationen die Lebensmittelgruppen in der Kost vertreten sein sollten.

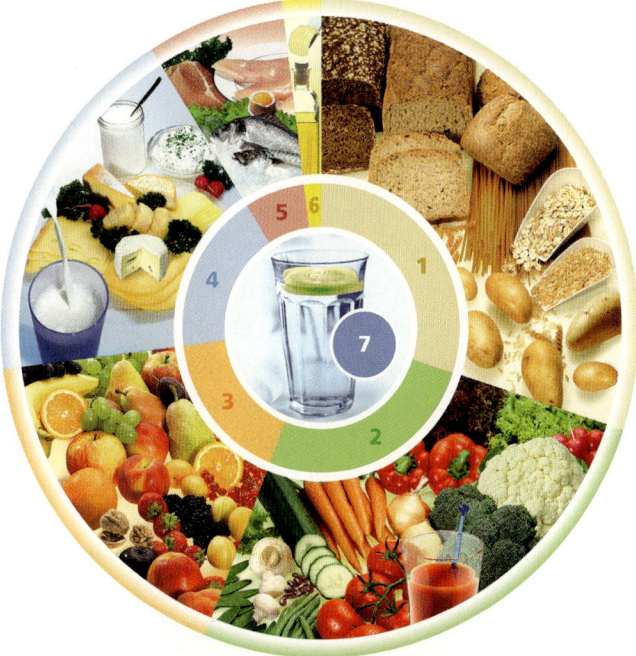

Bild 1 *DGE-Ernährungskreis (© Deutsche Gesellschaft für Ernährung, Bonn)*

Die 10 Regeln der DGE

1. Vielseitig essen

Genießen Sie die Lebensmittelvielfalt. Merkmale einer ausgewogenen Ernährung sind abwechslungsreiche Auswahl, geeignete Kombination und angemessene Menge nährstoffreicher und energiearmer Lebensmittel.

2. Reichlich Getreideprodukte – und Kartoffeln

Brot, Nudeln, Reis, Getreideflocken, am besten aus Vollkorn, sowie Kartoffeln enthalten kaum Fett, aber reichlich Vitamine, Mineralstoffe, Spurenelemente sowie Ballaststoffe und sekundäre Pflanzenstoffe. Verzehren Sie diese Lebensmittel mit möglichst fettarmen Zutaten.

3. Gemüse und Obst – Nimm „5 am Tag" ...

Genießen Sie 5 Portionen Gemüse und Obst am Tag, möglichst frisch, nur kurz gegart, oder auch eine Portion als Saft – idealerweise zu jeder Hauptmahlzeit und auch als Zwischenmahlzeit: Damit werden Sie reichlich mit Vitaminen, Mineralstoffen sowie Ballaststoffen und sekundären Pflanzenstoffen (z. B. Carotinoiden, Flavonoiden) versorgt. Das Beste, was Sie für Ihre Gesundheit tun können.

4. Täglich Milch und Milchprodukte; ein- bis zweimal in der Woche Fisch; Fleisch, Wurstwaren sowie Eier in Maßen

Diese Lebensmittel enthalten wertvolle Nährstoffe, wie z. B. Calcium in Milch, Jod, Selen und Omega-3 Fettsäuren in Seefisch. Fleisch ist wegen des hohen Beitrags an verfügbarem Eisen und an den Vitaminen B_1, B_6 und B_{12} vorteilhaft. Mengen von 300–600 Gramm Fleisch und Wurst pro Woche reichen hierfür aus. Bevorzugen Sie fettarme Produkte, vor allem bei Fleischerzeugnissen und Milchprodukten.

5. Wenig Fett und fettreiche Lebensmittel

Fett liefert lebensnotwendige (essenzielle) Fettsäuren und fetthaltige Lebensmittel enthalten auch fettlösliche Vitamine.

Fett ist besonders energiereich, daher kann zu viel Nahrungsfett Übergewicht fördern. Zu viele gesättigte Fettsäuren erhöhen das Risiko für Fettstoffwechselstörungen, mit der möglichen Folge von Herz-Kreislauf-Krankheiten. Bevorzugen Sie pflanzliche Öle und Fette (z. B. Raps- und Sojaöl und daraus hergestellte Streichfette).

Achten Sie auf unsichtbares Fett, das in Fleischerzeugnissen, Milchprodukten, Gebäck und Süßwaren sowie in Fast-Food und Fertigprodukten meist enthalten ist. Insgesamt 60–80 Gramm Fett pro Tag reichen aus.

6. Zucker und Salz in Maßen

Verzehren Sie Zucker und Lebensmittel, bzw. Getränke, die mit verschiedenen Zuckerarten (z. B. Glukosesirup) hergestellt wurden, nur gelegentlich. Würzen Sie kreativ mit Kräutern und Gewürzen und wenig Salz. Verwenden Sie Salz mit Jod und Fluorid.

7. Reichlich Flüssigkeit

Wasser ist absolut lebensnotwendig. Trinken Sie rund 1,5 Liter Flüssigkeit jeden Tag. Bevorzugen Sie Wasser – ohne oder mit Kohlensäure – und andere kalorienarme Getränke. Alkoholische Getränke sollten nur gelegentlich und nur in kleinen Mengen konsumiert werden.

8. Schmackhaft und schonend zubereiten

Garen Sie die jeweiligen Speisen bei möglichst niedrigen Temperaturen, soweit es geht kurz, mit wenig Wasser und wenig Fett – das erhält den natürlichen Geschmack, schont die Nährstoffe und verhindert die Bildung schädlicher Verbindungen.

9. Nehmen Sie sich Zeit, genießen Sie Ihr Essen

Bewusstes Essen hilft, richtig zu essen. Auch das Auge isst mit. Lassen Sie sich Zeit beim Essen. Das macht Spaß, regt an vielseitig zuzugreifen und fördert das Sättigungsempfinden.

10. Achten Sie auf Ihr Gewicht und bleiben Sie in Bewegung

Ausgewogene Ernährung, viel körperliche Bewegung und Sport (30 bis 60 Minuten pro Tag) gehören zusammen. Mit dem richtigen Körpergewicht fühlen Sie sich wohl und fördern Ihre Gesundheit.

Lebensmittelbezogene Empfehlungen

- Fette

  Es sollte bevorzugt Rapsöl, Walnussöl, Sojaöl und Leinöl verwendet werden. Diese dienen der Sicherung der Zufuhr an n-3-Fettsäuren.

- Fisch, Fleisch, Wurst

  1 bis 2 mal pro Woche sollte eine Seefischmahlzeit eingenommen werden.

  Fleisch oder Wurstmahlzeiten sollten maximal 2 bis 3 mal pro Woche eingenommen werden, ansonsten sollte ovo-lacto-vegetarische Kost bevorzugt werden.

- Obst und Gemüse

  Obst und Gemüse sollten entsprechend der Regel „5-am-Tag" gegessen werden. Das bedeutet, dass pro Tag 2 Portionen Obst und 3 Portionen Gemüse eingeplant werden müssen. Bei Gemüse sollte ein Teil der Gesamtmenge roh gegessen werden.

- Alkohol

  In der Krankenhausernährung ist Alkohol grundsätzlich abzulehnen. Auch wenn generell gilt, dass als gesundheitlich verträgliche Mengen für Frauen 10 g/Tag und für Männer 20 g/Tag geduldet werden. Regelmäßiger Alkoholkonsum bedeutet ein Risiko für die Gesundheit, insbesondere in der Schwangerschaft und Stillzeit.

Anwendung

Vollkost ist Basiskostform bei

- Diabetes
- Arterieller Hypertonie
- Ödemen
- Hyperurikämie und Gicht
- Dyslipoproteinämie

Vollkost ist in Nährstoffrelation und Zusammensetzung die Basis für die leichte Vollkost.

Für die Umsetzung der Ernährung gilt es, die 10 Regeln der DGE für eine vollwertige Ernährung einzuhalten. Sie sind auf Basis aktueller wissenschaftlicher Erkenntnisse formuliert und helfen, genussvoll und gesunderhaltend zu essen und zu trinken.

1.1 Exemplarischer Tageskostplan für Vollkost mit Fleisch und Fisch

Wünschenswerte Energie- und Nährstoffzufuhr (D-A-CH Referenzwerte):

Gesamtenergiebedarf	*2 000 kcal bzw.*
	8 500 kJ/Tag
Eiweiß 15 %	*300 kcal*
	= 75 g EW/Tag
Fett 30 %	*600 kcal*
	= 67 g F/Tag
Kohlenhydrate 55 %	*1 100 kcal*
	= 275 g KH/Tag
Ballaststoffe > 30 g	
5 am Tag	

Gesamtsumme Tageskostplan

kcal	1 988	B1	1,62 mg
kJ	8 329	B2	1,60 mg
EW	80,93 g	B6	2,60 mg
F	67,76 g	Chol	226,40 mg
KH	253,05 g	B12	4,31 µg
GFS	20,90 g	EUFS	29,13 g
MUFS	12,47 g	NiaÄ	27 913,45 µg
Bst	35,87 g		

Nährstoffrelation

Eiweiß	81 g	17 %
Fett	68 g	31 %
Kohlenhydrate	253 g	52 %

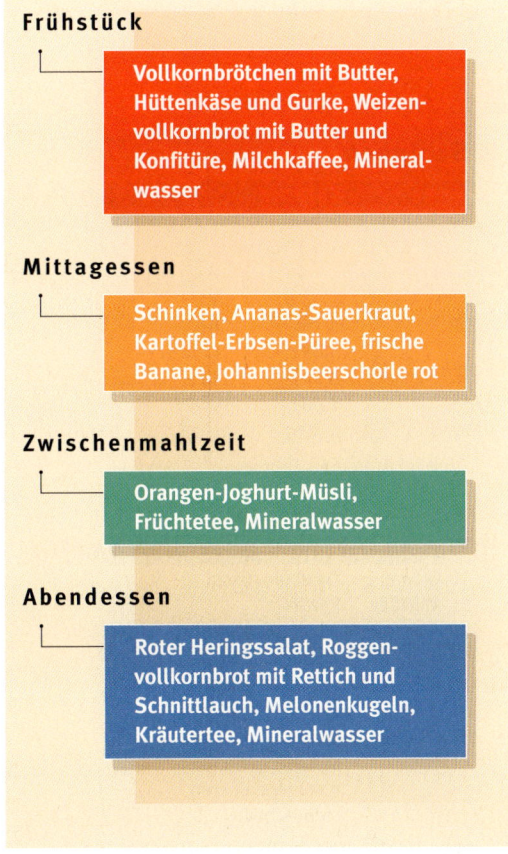

Frühstück

Vollkornbrötchen mit Butter, Hüttenkäse und Gurke, Weizenvollkornbrot mit Butter und Konfitüre, Milchkaffee, Mineralwasser

Mittagessen

Schinken, Ananas-Sauerkraut, Kartoffel-Erbsen-Püree, frische Banane, Johannisbeerschorle rot

Zwischenmahlzeit

Orangen-Joghurt-Müsli, Früchtetee, Mineralwasser

Abendessen

Roter Heringssalat, Roggenvollkornbrot mit Rettich und Schnittlauch, Melonenkugeln, Kräutertee, Mineralwasser

Frühstück:

■ Vollkornbrötchen mit Butter, Hüttenkäse und Gurke

Menge	Zutaten
50 Gramm	Vollkornbrötchen
40 Gramm	Hüttenkäse 20 % F. i. Tr.
50 Gramm	Gurke frisch

kcal	149	B1	0,16 mg
kJ	626	B2	0,14 mg
EW	9,6 g	B6	0,16 mg
F	1,42 g	Chol	2 mg
KH	23,65 g	B12	0,28 µg
GFS	0,48 g	EUFS	0,26 g
MUFS	0,41 g	NiaÄ	3 666,60 µg
Bst	3,59 g		

Brötchen teilen, Hüttenkäse darauf geben. Gurke waschen, schälen und in Scheiben geschnitten oder am Stück dazu geben.

■ Weizenvollkornbrot mit Butter und Konfitüre

Menge	Zutaten
50 Gramm	Vollkornbrot-Weizenvollkornbrot
10 Gramm	Butter
25 Gramm	Sauerkirsche Konfitüre

kcal	249	Bst	3,30 g
kJ	1045	B1	0,08 mg
EW	4,01 g	B2	0,06 mg
F	9,08 g	B6	0,12 mg
KH	37,51 g	Chol	24,00 mg
GFS	5,16 g	EUFS	2,60 g
MUFS	0,65 g	NiaÄ	2 412,40 µg

Brot mit Butter und Konfitüre bestreichen.

■ Milchkaffee

Menge	Zutaten
250 Milliliter	Kaffee (Getränk)
50 Milliliter	Trinkmilch

kcal	37	B1	0,02 mg
kJ	157	B2	0,11 mg
EW	2,15 g	B6	0,03 mg
F	1,75 g	Chol	3,00 mg
KH	3,20 g	B12	0,20 µg
GFS	1,06 g	EUFS	0,53 g
MUFS	0,06 g	NiaÄ	2 161,50 µg

■ Mineralwasser

Menge	Zutaten
500 Milliliter	Ca-reiches Mineralwasser

Mittagessen:

■ Schinken

Menge	Zutaten
80 Gramm	Schweineschinken gekocht

kcal	90	B1	0,26 mg
kJ	378	B2	0,13 mg
EW	14,74 g	B6	0,17 mg
F	3,08 g	Chol	39,20 mg
KH	0,77 g	B12	0,80 µg
GFS	1,08 g	EUFS	1,40 g
MUFS	0,32 g	NiaÄ	3 866,40 µg

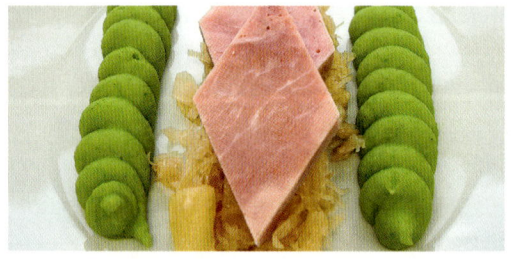

Bild 1   Schinken auf Ananas-Sauerkraut, Kartoffel-Erbsen-Pürree

■ Ananas-Sauerkraut   (Bild 1)

Menge	Zutaten
10 Gramm	Zwiebeln frisch
15 Milliliter	Rapsöl
200 Gramm	Sauerkraut Konserve abgetropft
50 Gramm	Ananas Konserve abgetropft
60 Milliliter	Gemüsebrühe
1 Prise	Jodiertes Salz
1 Prise	Pfeffer
1 Prise	Kümmel gemahlen
	Wacholderbeeren
	Lorbeerblatt

kcal	209	Bst	8,14 g
kJ	872	B1	0,09 mg
EW	3,49 g	B2	0,12 mg
F	16,45 g	B6	0,47 mg
KH	8,9 g	Chol	0,20 mg
GFS	1,39 g	EUFS	8,55 g
MUFS	5,82 g	NiaÄ	698,40 µg

Zwiebelwürfelchen in Öl glasig dünsten, Sauerkraut und Ananasstück dazu geben und mit etwas Gemüsebrühe aufgießen.

Pfeffer, Kümmel, Wacholder und Lorbeerblatt dazu geben und durch kochen lassen.
Vor dem servieren Wacholderbeeren und Lorbeerblatt entfernen.

Fortsetzung →

→ Fortsetzung

■ Kartoffel-Erbsen-Püree (s. S. 316, Bild 1)

Menge	Zutaten				
100 Gramm	Kartoffeln geschält gegart	kcal	144	B1	0,22 mg
60 Gramm	Erbsen grün gegart	kJ	600	B2	0,18 mg
40 Milliliter	Trinkmilch	EW	7,20 g	B6	0,30 mg
1 Prise	Jodiertes Salz	F	1,78 g	Chol	5,2 mg
1 Prise	Muskat	KH	23,50 g	B12	0,16 µg
		GFS	0,97 g	EUFS	0,51 g
		MUFS	0,13 g	NiaÄ	3 358,80 µg
		Bst	5,36 g		

Geschälte Kartoffeln und Erbsen weich dämpfen.
Kartoffeln noch heiß durch die Kartoffelpresse geben und mit Gewürzen und Milch vermengen. Erbsen fein pürieren und dazu geben. Je nach verwendeter Kartoffelsorte eventuell noch etwas Flüssigkeit zugeben.

■ Frische Banane

Menge	Zutaten				
150 Gramm	Banane frisch (180 g mit Schale)	kcal	143	Bst	3,00 g
		kJ	597	B1	0,06 mg
		EW	1,72 g	B2	0,08 mg
		F	0,27 g	B6	0,55 mg
		KH	32,09 g	EUFS	0,03 g
		GFS	0,09 g	NiaÄ	1 425,00 µg
		MUFS	0,08 g		

■ Johannisbeerschorle rot (Bild 1)

Menge	Zutaten				
150 Milliliter	Johannisbeere Fruchtnektar rot	kcal	101	MUFS	0,02 g
150 Milliliter	Natürliches Mineralwasser mit Kohlensäure	kJ	423	B1	0,01 mg
		EW	0,33 g	B2	0,01 mg
		F	0,04 g	B6	0,01 mg
		KH	23,31 g	EUFS	0,01 g
		GFS	0,01 g	NiaÄ	102,00 µg

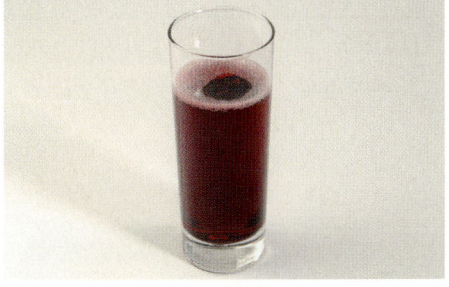

Bild 1 *Johannisbeerschorle, rot*

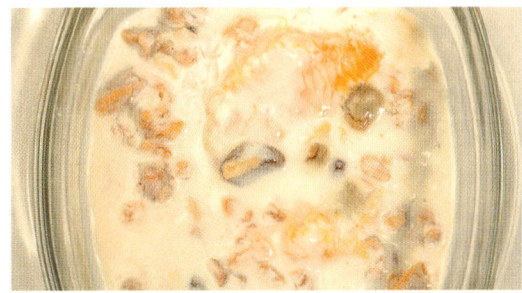

Bild 2 *Orangen-Joghurt-Müsli*

Zwischenmahlzeit:

■ Orangen-Joghurt-Müsli (Bild 2)

Menge	Zutaten				
100 Gramm	Joghurt 1,5 % Fett	kcal	191	B1	0,20 mg
50 Milliliter	Trinkmilch	kJ	800	B2	0,31 mg
50 Gramm	Orange frisch	EW	8,07 g	B6	0,12 mg
20 Gramm	Haferflocken	F	4,75 g	Chol	8,00 mg
5 Gramm	Blütenhonig-Mischungen	KH	27,49 g	B12	0,65 µg
		GFS	2,23 g	EUFS	1,50 g
		MUFS	0,69 g	NiaÄ	2 377,25 µg
		Bst	2,79 g		

Joghurt mit Milch verrühren, Orangenfilets und Haferflocken dazu geben. Mit Honig süßen.

■ Früchtetee

Menge	Zutaten				
250 Milliliter	Früchtetee (Getränk)	kcal	3	B1	0,03 mg
		kJ	8	B2	0,01 mg
		KH	0,50 g		

■ Mineralwasser

Menge	Zutaten
500 Milliliter	Natürliches Mineralwasser

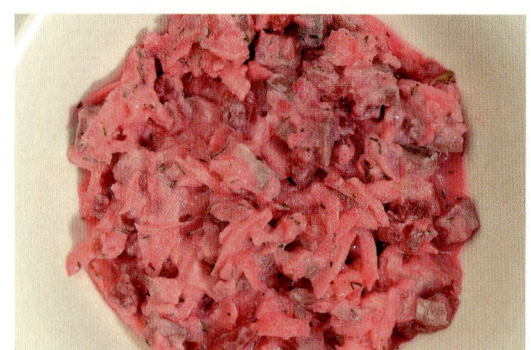

Bild 1   *Roter Heringssalat*

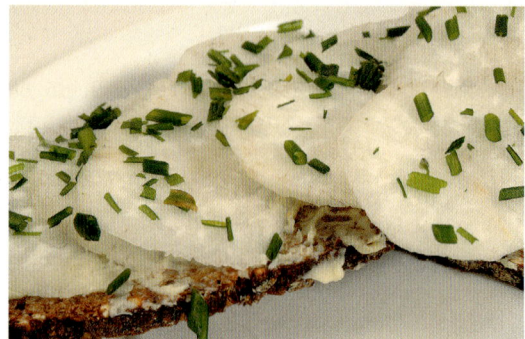

Bild 2   *Roggenvollkornbrot mit Rettich und Schnittlauch*

Abendessen:

■ Roter Heringssalat

Menge	Zutaten
80 Gramm	Matjeshering Konserve abgetropft
50 Gramm	Rote Bete gegart
50 Gramm	Apfel frisch
10 Gramm	Gemüsezwiebel frisch
20 Gramm	Gewürzgurken Sauerkonserve abgetropft
50 Milliliter	Joghurt 1,5 % Fett
1 Prise	Jodiertes Salz
1 Prise	Pfeffer
1 Gramm	Dill frisch

kcal	287	B1	0,06 mg
kJ	1202	B2	0,22 mg
EW	17,19 g	B6	0,19 mg
F	18,88 g	Chol	104,90 mg
KH	11,67 g	B12	2,60 µg
GFS	4,16 g	EUFS	9,29 g
MUFS	3,52 g	NiaÄ	4 916,60 µg
Bst	2,49 g		

Matjeshering mit Küchenpapier trocken tupfen und in mundgerechte Stücke schneiden. Gekochte Rote Bete in Würfel schneiden, Apfel waschen, vierteln und entkernen und in feine Blätter hobeln. Zwiebel ebenfalls fein hobeln. Aus Joghurt und Gewürzen Marinade herstellen, Zutaten hinein geben und vermengen.

■ Roggenvollkornbrot mit Rettich und Schnittlauch

Menge	Zutaten
100 Gramm	Vollkornbrot-Roggenvollkornbrot
10 Gramm	Butter
40 Gramm	Rettich frisch
1 Gramm	Schnittlauch frisch

kcal	293	Bst	7,42 g
kJ	1226	B1	0,17 mg
EW	8,21 g	B2	0,13 mg
F	9,83 g	B6	0,25 mg
KH	42,13 g	Chol	24 mg
GFS	5,27 g	EUFS	2,68 g
MUFS	1,00 g	NiaÄ	2 152,90 µg

Brot mit Butter bestreichen und mit gewaschenem, geschältem und in Scheiben gehobeltem Rettich belegen. Mit Schnittlauch bestreuen.

■ Melonenkugeln

Menge	Zutaten
50 Gramm	Honigmelone frisch
50 Gramm	Ogenmelone frisch (Wert von Melone frisch verwendet)
50 Gramm	Netzmelone frisch (Wert von Melone frisch verwendet)
10 Milliliter	Zitrone Fruchtsaft
5 Gramm	Zucker

kcal	87	Bst	1,13 g
kJ	367	B1	0,07 mg
EW	1,25 g	B2	0,05 mg
F	0,23 g	B6	0,12 mg
KH	16,61 g	EUFS	0,02 g
GFS	0,07 g	NiaÄ	775,60 µg
MUFS	0,08 g		

Mit dem Kugelausstecher aus den Melonen Kugeln ausstechen und mit gezuckertem Zitronensaft vermengen.

■ Kräutertee

Menge	Zutaten
250 Milliliter	Kräutertee (Getränk)

kcal	3	B1	0,03 mg
kJ	8	B2	0,01 mg
KH	0,50 g		

■ Mineralwasser

Menge	Zutaten
500 Milliliter	Natürliches Mineralwasser

1.2 Exemplarischer Tageskostplan – ovo-lacto-vegetabile ballaststoffreiche Vollkost

Wünschenswerte Energie- und Nährstoffzufuhr
(D-A-CH Referenzwerte):

Gesamtenergiebedarf	*2 000 kcal bzw.*
	8 500 kJ/Tag
Eiweiß 15 %	*200–300 kcal*
	= 50–75 g EW/Tag
Fett 30 %	*600 kcal*
	= 67 g F/Tag
Kohlenhydrate 55 %	*1 100 kcal*
	= 275 g KH/Tag

Ballaststoffe > 30 g

5 am Tag

Gesamtsumme Tageskostplan

kcal	1877	B1	1,21 mg
kJ	7862	B2	2,21 mg
EW	72,14 g	B6	1,86 mg
F	64,33 g	Chol	453,00 mg
KH	241,49 g	B12	3,59 µg
GFS	21,55 g	EUFS	20,08 g
MUFS	16,73 g	NiaÄ	22 461,45 µg
Bst	38,17 g		

Nährstoffrelation

Eiweiß	72 g	16 %
Fett	64 g	31 %
Kohlenhydrate	241 g	53 %

Frühstück
Dinkelfrischkornbrei mit Birne, Grapefruit-Bananen-Trunk, Milchkaffee, Mineralwasser

Mittagessen
Rotkohl-Apfel-Rohkost, Roggenbratling, Kerbelsauce, Mischgemüse, Kiwi-Trauben-Salat, Sauerkirschschorle

Abendessen
Spinatpudding, Ziegenfrischkäsesauce, Feldsalat mit Champignons, Quark-Erdbeer-Schichtspeise, Rooibostee, Mineralwasser

319

Frühstück:

■ Dinkelfrischkornbrei mit Birne

Menge	Zutaten
60 Gramm	Dinkelschrot (Wert von Dinkel ganzes Korn verwendet)
350 Milliliter	Wasser
100 Gramm	Birne frisch
5 Gramm	Honig
20 Milliliter	Trinkmilch 1,5 % Fett

kcal	269	B1	0,22 mg
kJ	1 127	B2	0,16 mg
EW	11,40 g	B6	0,03 mg
F	1,22 g	Chol	1,20 mg
KH	53,13 g	B12	0,10 µg
GFS	0,21 g	EUFS	0,20 g
MUFS	0,12 g	NiaÄ	375,25 µg
Bst	8,20 g		

Dinkelschrot über Nacht in 150 ml Wasser einweichen. Gequollenen Dinkelschrot in kaltem Wasser aufsetzen, aufkochen lassen und mindestens 30 Minuten quellen lassen. Gewaschene, geschälte, fein geraspelte Birne dazu geben. Brei mit Honig süßen und mit Milch verfeinern.

■ Grapefruit-Bananen-Trunk

Menge	Zutaten
100 Milliliter	Grapefruit Fruchtsaft frisch gepresst (aus 2,5 Grapefruits)
90 Gramm	Banane frisch
20 Milliliter	Natürliches Mineralwasser mit Kohlensäure

kcal	134	Bst	1,85 g
kJ	557	B1	0,07 mg
EW	1,57 g	B2	0,07 mg
F	0,28 g	B6	0,35 mg
KH	27,71 g	EUFS	0,04 g
GFS	0,07 g	NiaÄ	1 116,00 µg
MUFS	0,09 g		

Grapefruit frisch auspressen und zusammen mit der Banane und Mineralwasser in den Mixer geben. Kurz aufmixen.

Fortsetzung ⟶

---> Fortsetzung

■ Milchkaffee

Menge	Zutaten
250 Milliliter	Kaffee (Getränk)
50 Milliliter	Trinkmilch 1,5 % Fett

kcal	29	B1	0,02 mg
kJ	124	B2	0,11 mg
EW	2,20 g	B6	0,03 mg
F	0,80 g	Chol	3,00 mg
KH	3,20 g	B12	0,25 µg
GFS	0,48 g	EUFS	0,24 g
MUFS	0,03 g	NiaÄ	2 161,50 µg

■ Mineralwasser

Menge	Zutaten
500 Milliliter	Natürliches Mineralwasser

Mittagessen:

■ Rotkohl-Apfel-Rohkost

Menge	Zutaten
30 Gramm	Joghurt 1,5 % Fett
5 Milliliter	Walnussöl
5 Milliliter	Zitronensaft
5 Gramm	Honig
1 Prise	Jodiertes Salz
1 Prise	Pfeffer
1 Prise	Zimt gemahlen
1 Prise	Nelken gemahlen
50 Gramm	Rotkohl frisch
50 Gramm	Apfel frisch

kcal	116	B1	0,06 mg
kJ	483	B2	0,09 mg
EW	1,99 g	B6	0,12 mg
F	5,74 g	Chol	1,55 mg
KH	13,46 g	B12	0,12 µg
GFS	0,87 g	EUFS	0,96 g
MUFS	3,59 g	NiaÄ	730,70 µg
Bst	2,26 g		

Aus Joghurt, Öl, Zitronensaft, Honig und Gewürzen Dressing herstellen. Rotkohl putzen und waschen und fein raspeln. Apfel waschen, vierteln und entkernen und grober raspeln. Zutaten miteinander vermengen und dekorativ auf einem Kohlblatt anrichten.

■ Roggenbratling

Menge	Zutaten
40 Gramm	Roggenschrot (Wert von Roggen Korn verwendet)
150 Milliliter	Wasser
5 Milliliter	Rapsöl
5 Gramm	Zwiebel frisch
30 Gramm	Mohrrübe frisch
30 Gramm	Porree frisch
15 Gramm	Knollensellerie frisch
15 Gramm	Zucchini frisch
30 Gramm	Quark 0,2 % Fett
30 Gramm	Hühnerei Vollei frisch
1 Prise	Jodiertes Salz
1 Prise	Pfeffer
0,5 Gramm	Petersilienblatt frisch
0,5 Gramm	Schnittlauch frisch
5 Milliliter	Rapsöl

kcal	297	B1	0,24 mg
kJ	1244	B2	0,31 mg
EW	13,09 g	B6	0,32 mg
F	14,28 g	Chol	119,30 mg
KH	28,66 g	B12	0,90 µg
GFS	1,94 g	EUFS	6,95 g
MUFS	4,11 g	NiaÄ	3 984,93 µg
Bst	8,28 g		

Roggenschrot in 150 ml Wasser über Nacht einweichen. Dann mitsamt der Flüssigkeit 15 Minuten kochen und anschließend erkalten lassen. Zwiebelwürfel und Gemüsebrunoise in Rapsöl andünsten. Quark, Ei und Kräuter zur Masse geben, gut vermengen und abschmecken. Küchlein formen und in Rapsöl goldgelb braten.

■ Kerbelsauce

Menge	Zutaten
5 Gramm	Butter
5 Gramm	Weizen Mehl Type 550
10 Milliliter	Trinkmilch 1,5 % Fett
100 Milliliter	Gemüsebrühe
1 Prise	Jodiertes Salz
1 Prise	Pfeffer
1 Gramm	Kerbel frisch (Wert von Petersilienblatt frisch verwendet)

kcal	78	B1	0,02 mg
kJ	328	B2	0,03 mg
EW	1,13 g	B6	0,02 mg
F	6,21 g	Chol	12,60 mg
KH	4,64 g	B12	0,05 µg
GFS	2,84 g	EUFS	1,71 g
MUFS	1,31 g	NiaÄ	357,48 µg
Bst	0,69 g		

Butter schmelzen lassen, Mehl dazu geben und mit Milch glatt rühren. Mit Gemüsebrühe aufgießen, aufkochen lassen. Abschmecken und frischen Kerbel in die Sauce geben.

Fortsetzung -->

320

→ Fortsetzung

■ Mischgemüse

Menge	Zutaten					
60 Gramm	Bleichsellerie frisch	kcal	70	Bst	4,48 g
50 Gramm	Bohnen grün frisch	kJ	293	B1	0,09 mg
40 Gramm	Mohrrübe frisch	EW	2,34 g	B2	0,12 mg
5 Gramm	Butter	F	4,48 g	B6	0,23 mg
1 Prise	Jodiertes Salz	KH	4,86 g	Chol	12,00 mg
1 Prise	Pfeffer	GFS	2,58 g	EUFS	1,27 g
		MUFS	0,32 g	NiaÄ	1 337,70 µg

Gemüse putzen, waschen und dämpfen. Gewürze und Butter dazu geben.

■ Kiwi-Trauben-Salat

Menge	Zutaten				
100 Gramm	Kiwi frisch	kcal	122	Bst	4,31 g
50 Gramm	Weintraube frisch	kJ	509	B1	0,03 mg
5 Milliliter	Zitrone Fruchtsaft	EW	1,38 g	B2	0,06 mg
5 Gramm	Vanillinzucker	F	0,80 g	B6	0,05 mg
		KH	24,55 g	EUFS	0,11 g
		GFS	0,20 g	NiaÄ	734,05 µg
		MUFS	0,30 g		

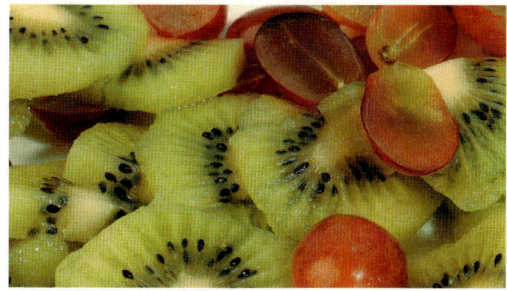

Bild 1   *Kiwi-Trauben-Salat*

Kiwi schälen, waschen, halbieren und in Scheiben schneiden. Blaue Trauben halbieren. Dekorativ in ein Dessertschälchen geben und mit Vanillinzucker verrührten Zitronensaft übergießen.

■ Sauerkirschschorle

Menge	Zutaten				
250 Milliliter	Sauerkirschnektar	kcal	153	MUFS	0,07 g
250 Milliliter	Natürliches Mineralwasser mit Kohlensäure	kJ	638	B1	0,03 mg
		EW	0,70 g	B2	0,03 mg
		F	0,28 g	B6	0,03 mg
		KH	34,87 g	EUFS	0,07 g
		GFS	0,05 g	NiaÄ	350,00 µg

Abendessen:

■ Spinatpudding

Menge	Zutaten				
40 Gramm	Weißbrot ohne Rinde	kcal	229	B1	0,22 mg
50 Milliliter	Trinkmilch 1,5 % Fett	kJ	964	B2	0,48 mg
20 Gramm	Hühnerei Eiweiß frisch	EW	12,49 g	B6	0,35 mg
20 Gramm	Hühnerei Eigelb frisch	F	9,70 g	Chol	259,80 mg
100 Gramm	Spinat frisch	KH	22,44 g	B12	0,67 µg
1 Prise	Jodiertes Salz	GFS	3,56 g	EUFS	3,43 g
1 Prise	Muskat	MUFS	1,31 g	NiaÄ	3 778,18 µg
2 Gramm	Butter oder Margarine	Bst	3,78 g		

Weißbrot ohne Rinde fein schneiden und mit kochender Milch überbrühen. Abdecken und eingeweichtes Brot erkalten lassen. Spinat putzen, blanchieren und fein hacken. Ei trennen. Spinat mit Eigelb und Gewürzen vermengen. Eiklar zu Schnee schlagen und unterziehen. In gefettete Puddingform geben und im Wasserbad etwa 45–50 Minuten pochieren.

Bild 2   *Spinatpudding mit Ziegenfrischkäsesauce und Feldsalat mit Champignons*

Fortsetzung ⋯→

⟶ *Fortsetzung*

■ Ziegenfrischkäsesauce (s. S. 321, Bild 1)

Menge	Zutaten
50 Gramm	Ziegenfrischkäse 50 % Fett (Wert von Frischkäse Rahmstufe verwendet)
50 Milliliter	Trinkmilch 1,5 % Fett
1 Prise	Pfeffer
1 Prise	Muskat

kcal	221	B_1	0,17 mg
kJ	927	B_2	0,37 mg
EW	11,23 g	B_6	0,24 mg
F	9,55 g	Chol	259,80 mg
KH	22,17 g	B_{12}	0,67 µg
GFS	3,54 g	EUFS	3,42 g
MUFS	1,22 g	NiaÄ	3 151,68 µg
Bst	2,49 g		

Ziegenfrischkäse und Milch glatt rühren und langsam im Topf erhitzen. Mit Gewürzen abschmecken.

■ Feldsalat mit Champignons

Menge	Zutaten
40 Gramm	Feldsalat frisch
30 Gramm	Champignon frisch
5 Gramm	Gemüsezwiebel frisch
3 Gramm	Walnuss frisch
5 Milliliter	Walnussöl
	Aceto Balsamico
1 Prise	Jodiertes Salz
1 Prise	Pfeffer

kcal	75	Bst	1,60 g
kJ	315	B_1	0,07 mg
EW	2,05 g	B_2	0,17 mg
F	7,08 g	B_6	0,15 mg
KH	1,01 g	Chol	0,05 mg
GFS	0,78 g	EUFS	1,12 g
MUFS	4,81 g	NiaÄ	2 075,31 µg

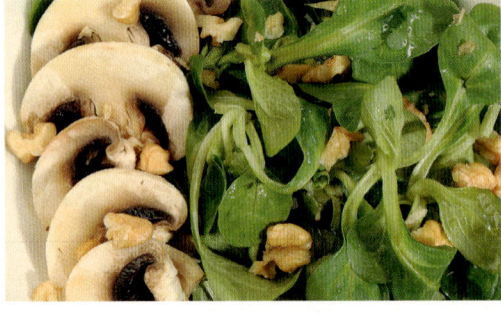

Feldsalat putzen, waschen und abtropfen lassen. Champignons kurz abbrausen, halbieren und blättrig schneiden. Zwiebel fein würfeln, Walnuss hacken. Aus Balsamicoessig, Gewürzen und Walnussöl Dressing herstellen. Feldsalat und Champignons dekorativ anrichten, Dressing und gehackte Walnuss darüber streuen.

Bild 1 *Feldsalat mit Champignons*

■ Quark-Erdbeer-Schichtspeise

Menge	Zutaten
80 Gramm	Quark 0,2 % Fett
20 Milliliter	Trinkmilch 1,5 % Fett
5 Gramm	Blütenhonig-Mischungen
50 Gramm	Erdbeere frisch
20 Gramm	Pumpernickel

kcal	139	B_1	0,08 mg
kJ	581	B_2	0,32 mg
EW	13,20 g	B_6	0,13 mg
F	0,87 g	Chol	2,00 mg
KH	18,20 g	B_{12}	0,90 µg
GFS	0,33 g	EUFS	0,19 g
MUFS	0,22 g	NiaÄ	3 487,35 µg
Bst	2,73 g		

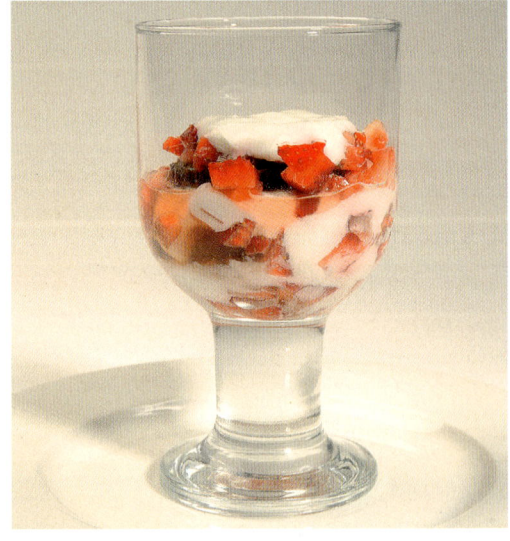

Quark mit Milch glatt rühren und mit Honig süßen. Erdbeeren waschen und vom Stiel befreien. In Stückchen schneiden. Abwechselnd mit Quark und Pumpernickel in ein Dessertschälchen geben.

Bild 2 *Quark-Erdbeer-Schichtspeise*

■ Rooibostee

Menge	Zutaten
300 Milliliter	Rooibostee (Wert von Kräutertee verwendet)

kcal	3	B_1	0,03 mg
kJ	9	B_2	0,01 mg
KH	0,60 g		

■ Mineralwasser

Menge	Zutaten
500 Milliliter	Natürliches Mineralwasser

Definition

Sie unterscheidet sich von der normalen Vollkost durch das Weglassen von Lebensmitteln oder Speisen, die häufig Unverträglichkeiten auslösen. Weiteres Merkmal der leichten Vollkost ist eine schonende Zubereitung. Die leichte Vollkost ist eine Kostform, mit der sich kein direkter therapeutischer Effekt erzielen lässt. Sie trägt aber zur Entlastung einzelner Verdauungsorgane oder des gesamten Stoffwechsels bei. Es handelt sich um eine vollwertige Kost, die den Körper angemessen mit Energie sowie mit allen notwendigen Nährstoffen in ausreichendem Maße versorgt. Sie basiert auf den Empfehlungen der Deutschen Gesellschaft für Ernährung (DGE).

Prinzip

In Nährstoffrelation und Zusammensetzung entspricht die leichte Vollkost den Prinzipien der Vollkost.

Nährstoffbezogene Empfehlungen für leichte Vollkost

- Energie: 2000 kcal
- Eiweiß: 15 %
- Fett: 30 %
- Kohlenhydrate: 55 %

Es gelten die Erläuterungen, die für die Nährstoffempfehlungen zur Vollkost gemacht wurden [s. S. 313].

Lebensmittelbezogene Empfehlungen für leichte Vollkost

Oberstes Entscheidungskriterium für die Auswahl der Lebensmittel ist die Verträglichkeit. Weil Unverträglichkeiten individuell sehr unterschiedlich sein können, muss immer die persönliche Verträglichkeit ausgetestet werden.

Für die Gemeinschaftsverpflegung ist hilfreich, die Lebensmittel auszuschließen, die bei vielen Personen erfahrungsgemäß Unverträglichkeiten verursachen. Eine entsprechende Erhebung wurde von der Deutschen Arbeitsgemeinschaft für klinische Ernährung und Diätetik gemacht.

Zu den Lebensmitteln und Zubereitungsarten, die generell schlechter vertragen werden, gehören:

- Stark oder mit Speck angebratene, geröstete und frittierte Lebensmittel
- Fette und geräucherte Fleisch-, Wurst- und Fischwaren
- Hart gekochte Eier und fette Eierspeisen, Mayonnaisen
- Vollfette Milchprodukte (z. B. Sahneprodukte, vollfetter Käse)
- Fette Brühen, Suppen, Saucen
- Große Mengen an Streich- oder Kochfett
- Frisches Brot, frische, sehr fette Backwaren, grobe Vollkornbrote
- Fette oder frittierte Kartoffelzubereitungen
- Schwer verdauliche oder blähende Gemüse, sehr fettreiche Zubereitungen
- Unreifes Obst, Steinobst, Nüsse, Mandeln, Pistazien, Avocados
- Fette Süßigkeiten
- Alkohol, kohlensäurehaltige Limonaden oder Mineralwässer, eisgekühlte Getränke
- Große Mengen an scharfen Gewürzen, Zwiebel- oder Knoblauchpulver

Besonderheiten in der Lebensmittelauswahl

Berücksichtigung von Erkrankungen

Aufgrund spezifischer Erkrankungen und Beschwerdebilder müssen eventuell einige Einschränkungen in der Lebensmittelauswahl berücksichtigt werden.

Bei Entzündungen der Speiseröhre können säurereiche und fettreiche Lebensmittel Beschwerden verursachen. Hierzu zählen Rhabarber, Mayonnaise, Schokolade usw.

Bei einer Übersäuerung des Magens wird empfohlen, auf Magensäurelocker wie Bohnenkaffee, alkoholische Getränke, scharfe Gewürze, scharf gebratene, sehr süße Speisen usw. zu verzichten.

Bei Gallen- und Bauchspeicheldrüsenerkrankungen können fettreiche Mahlzeiten häufig zu Beschwerden führen. Bei Gallensteinen sollte ausgetestet werden, wie viel Fett und in welcher Zubereitung Fett verträglich ist.

Die Temperatur der Kost ist ebenfalls zu berücksichtigen. Besonders heiße oder sehr kalt servierte Speisen werden oft schlecht vertragen.

Verzehrsgeschwindigkeit

Hastig hinuntergeschlungene Bissen und nicht ausreichend lang gekaute Speisen haben eine längere Verweildauer im Magen und verursachen Unbekömmlichkeit. Besonders für Magen-Darm-Empfindliche gilt deshalb, „gut gekaut ist halb verdaut".

Psychische Verfassung

Eine entspannte und ruhige Atmosphäre kann die Verträglichkeit der Speisen wesentlich beeinflussen.

Beratung

Es ist empfehlenswert, in der Beratung keine allgemeinen Listen mit geeigneten und ungeeigneten Lebensmitteln auszuhändigen, sondern die Beratung auf die individuelle Verträglichkeit auszurichten. Es sollte vermieden werden, dass wertvolle nährstoffliefernde Lebensmittel unnötig aus dem Kostplan gestrichen werden.

Anwendung

Die Leichte Vollkost ist keine Spezialdiät, mit der therapeutische Zwecke erfüllt werden.

Leichte Vollkost ist indiziert, vor allem gegenüber unspezifischen Intoleranzen gegenüber bestimmten Lebensmitteln im Bereich des Verdauungstraktes, die nach Nahrungsaufnahme auch bei den verschiedenen Erkrankungen des Gastrointestinaltraktes auftreten können.

- Entzündungen der Speiseröhre
- Chronische Magenschleimhautentzündungen
- Magen- und Zwölffingerdarmgeschwür
- Chronische Leberentzündung
- Leberzirrhose
- Gallenwegs- und Gallenblasenentzündungen
- Chronische Darmentzündungen während der nicht-akuten Phase
- funktionelle Magenbeschwerden aufgrund psychischer Belastungen
- Lebensmittelunverträglichkeiten unklarer Ursache

2.1 Exemplarischer Tageskostplan für leichte Vollkost

Wünschenswerte Energie-und Nährstoffzufuhr
(D-A-CH Referenzwerte):

Gesamtenergiebedarf	*2 000 kcal bzw.*
	8 500 kJ/Tag
Eiweiß 15 %	*300 kcal*
	= 75 g EW/Tag
Fett 30 %	*600 kcal*
	= 67 g F/Tag
Kohlenhydrate 55 %	*1 100 kcal*
	= 275 g KH/Tag

Gesamtsumme Tageskostplan

kcal	2 062	B1	1,96 mg
kJ	8 645	B2	1,85 mg
EW	78,73 g	B6	2,04 mg
F	79,83 g	Chol	285,88 mg
KH	248,66 g	B12	4,52 µg
GFS	24,64 g	EUFS	29,51 g
MUFS	20,09 g	NiaÄ	29 486,17 µg
Bst	31,13 g		

Nährstoffrelation

Eiweiß	79 g	16 %
Fett	80 g	35 %
Kohlenhydrate	249 g	49 %

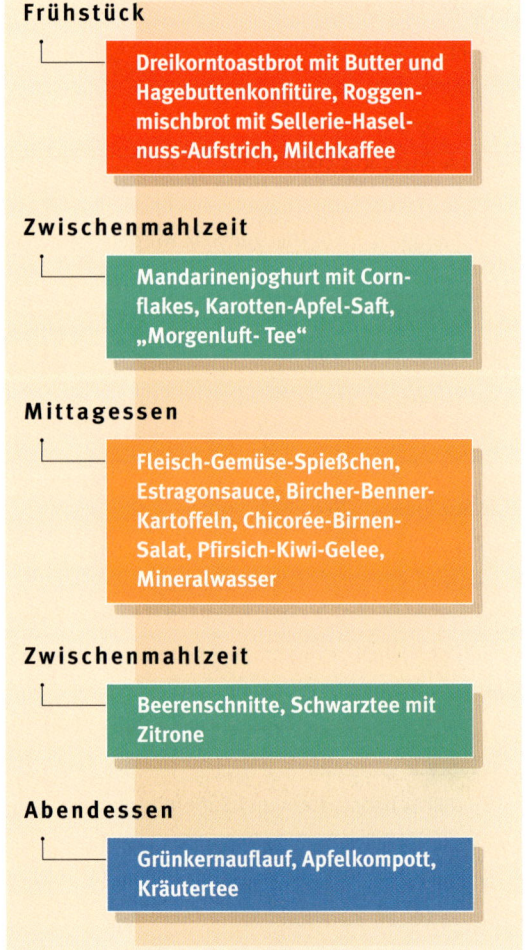

Frühstück

Dreikorntoastbrot mit Butter und Hagebuttenkonfitüre, Roggenmischbrot mit Sellerie-Haselnuss-Aufstrich, Milchkaffee

Zwischenmahlzeit

Mandarinenjoghurt mit Cornflakes, Karotten-Apfel-Saft, „Morgenluft- Tee"

Mittagessen

Fleisch-Gemüse-Spießchen, Estragonsauce, Bircher-Benner-Kartoffeln, Chicorée-Birnen-Salat, Pfirsich-Kiwi-Gelee, Mineralwasser

Zwischenmahlzeit

Beerenschnitte, Schwarztee mit Zitrone

Abendessen

Grünkernauflauf, Apfelkompott, Kräutertee

Frühstück:

■ Dreikorntoastbrot mit Butter und Hagebuttenkonfitüre

Menge	Zutaten				
25 Gramm	Dreikorntoastbrot (Wert von Weizen-toastbrot mit Schrotanteil verwendet)	kcal	167	B1	0,03 mg
		kJ	698	B2	0,03 mg
		EW	2,06 g	B6	0,02 mg
		F	9,19 g	Chol	24,00 mg
10 Gramm	Butter	KH	18,87 g	B12	0,00
10 Gramm	Hagebutten Konfitüre	GFS	5,34 g	EUFS	2,76 g
		MUFS	0,54 g	NiaÄ	634,45 µg
		Bst	1,04 g		

Getoastetes Toastbrot mit Butter und Hagebuttenkonfitüre bestreichen.

■ Roggenmischbrot mit Sellerie-Haselnuss-Aufstrich

Menge	Zutaten				
40 Gramm	Graubrot-Roggenmischbrot mit Schrotanteilen	kcal	215	B1	0,14 mg
		kJ	900	B2	0,18 mg
30 Gramm	Knollensellerie frisch	EW	8,10 g	B6	0,18 mg
5 Milliliter	Zitronensaft	F	10,04 g	Chol	1,40 mg
15 Gramm	Haselnuss frisch	KH	22,59 g	B12	0,30 µg
20 Gramm	Trinkmilch 1,5 % Fett	GFS	0,95 g	EUFS	7,32 g
20 Gramm	Quark 0,2 % Fett	MUFS	1,19 g	NiaÄ	2501,53 µg
1 Prise	Jodiertes Salz	Bst	4,57 g		
1 Gramm	Petersilienblatt frisch				

Abgelagertes Roggenmischbrot mit Sellerie-Haselnuss-Aufstrich bestreichen.
Knollensellerie schälen, waschen und fein raspeln. Mit Zitronensaft beträufeln und mit gemahlenen Haselnüssen, Milch und Quark verrühren. Mit etwas Jodsalz und gewiegter Petersilie abschmecken.

■ Milchkaffee

Menge	Zutaten				
250 Milliliter	Kaffee (Getränk) (je nach Verträglich-keit eventuell säurearm)	kcal	29	B1	0,02 mg
		kJ	124	B2	0,11 mg
		EW	2,20 g	B6	0,03 mg
50 Milliliter	Trinkmilch 1,5 % Fett	F	0,80 g	Chol	3,00 mg
		KH	3,20 g	B12	0,25 µg
		GFS	0,48 g	EUFS	0,24 g
		MUFS	0,03 g	NiaÄ	2161,50 µg
		Bst	0,00		

325

Zwischenmahlzeit:

■ Mandarinenjoghurt mit Cornflakes

Menge	Zutaten				
50 Gramm	Mandarine frisch	kcal	120	B1	0,07 mg
125 Gramm	Joghurt 1,5 % Fett	kJ	505	B2	0,25 mg
10 Milliliter	Trinkmilch 1,5 % Fett	EW	5,32 g	B6	0,08 mg
5 Gramm	Honig	F	2,22 g	Chol	6,85 mg
5 Gramm	Cornflakes	KH	18,37 g	B12	0,55 µg
		GFS	1,26 g	EUFS	0,65 g
		MUFS	0,14 g	NiaÄ	1488,10 µg
		Bst	1,05 g		

Joghurt mit Milch glatt rühren und mit Honig süßen. Frische Mandarine schälen und filetieren. Fruchtfilets dazu geben und mit Cornflakes bestreuen.

■ Karotten-Apfel-Saft

Menge	Zutaten				
200 Milliliter	Karottensaft frisch gepresst (aus etwa 650 g Karotten)	kcal	119	B1	0,08 mg
		kJ	499	B2	0,08 mg
		EW	2,03 g	B6	0,12 mg
100 Milliliter	Apfel Fruchtsaft naturrein (aus etwa 300 g Apfel)	F	3,64 g	Chol	0,03 mg
		KH	18,59 g	B12	0,00
3 Milliliter	Walnussöl	GFS	0,45 g	EUFS	0,52 g
		MUFS	2,39 g	NiaÄ	1370,00 µg
		Bst	0,74 g		

Karotten und Äpfel waschen. Äpfel vierteln und
Kernhaus entfernen. In den Entsafter geben. Mit etwas Pflanzenöl vermischt servieren.

Fortsetzung ⟶

---→ Fortsetzung

■ „Morgenluft-Tee"

Menge	Zutaten					
300 Milliliter	Morgenluft-Tee (Wert von Kräutertee (Getränk) verwendet)	kcal	3	B1	0,03 mg	
		kJ	9	B2	0,01 mg	
		KH	0,60 g			

Mittagessen:

■ Fleisch-Gemüse-Spießchen (s. S. 328, Bild 3)

Menge	Zutaten				
100 Gramm	Schwein Lende	kcal	176	B1	0,97 mg
50 Gramm	Zucchini frisch	kJ	738	B2	0,31 mg
50 Gramm	Aubergine frisch	EW	23,80 g	B6	0,62 mg
40 Gramm	Tomaten frisch	F	7,35 g	Chol	70,05 mg
1 Prise	Jodiertes Salz	KH	3,32 g	B12	2,00 µg
5 Milliliter	Olivenöl	GFS	1,50 g	EUFS	4,49 g
		MUFS	0,84 g	NiaÄ	10 048,20 µg
		Bst	2,34 g		

Fleisch in gleichmäßige Würfel schneiden. Zucchini und Aubergine waschen und in dicke Scheiben schneiden. Tomate halbieren, entkernen und in Achtel schneiden. Gemüse im Wechsel mit dem Fleisch auf einen Spieß stecken und salzen. Bei mäßiger Hitze langsam von allen Seiten in Olivenöl andünsten.

■ Estragonsauce

Menge	Zutaten				
5 Gramm	Pflanzenmargarine mit Omega 3 Fettsäuren	kcal	84	B1	0,02 mg
		kJ	350	B2	0,03 mg
		EW	1,06 g	B6	0,03 mg
5 Gramm	Weizen Mehl Type 405	F	6,88 g	Chol	3,90 mg
10 Milliliter	Kaffeesahne 10 % Fett	KH	4,53 g	B12	0,05 µg
100 Milliliter	Gemüsebrühe	GFS	1,82 g	EUFS	2,41 g
1 Prise	Jodiertes Salz	MUFS	2,48 g	NiaÄ	352,68 µg
1 Prise	Muskat	Bst	0,68 g		
1 Gramm	Estragon frisch (Wert von Petersilienblatt frisch verwendet)				

Velouté zubereiten und zum Schluss frischen Estragon in die Sauce geben.

■ Bircher-Benner-Kartoffeln

Menge	Zutaten				
160 Gramm	Kartoffeln ungeschält frisch	kcal	158	Bst	3,60 g
1 Prise	Jodiertes Salz	kJ	661	B1	0,18 mg
1 Prise	Kümmel ganz	EW	3,26 g	B2	0,06 mg
5 Milliliter	Walnussöl	F	5,15 g	B6	0,48 mg
		KH	23,70 g	Chol	0,05 mg
		GFS	0,57 g	EUFS	0,81 g
		MUFS	3,49 g	NiaÄ	2 724,80 µg

Kartoffeln mit der Bürste gründlich sauber waschen und bürsten. Abtropfen lassen. In eine mit Öl ausgestrichene feuerfeste Form Salz und Kümmelkörner auf den Boden geben. Kartoffeln halbieren und darauf legen. Bei 200 °C etwa 60 Minuten backen.

■ Chicorée-Birnen-Salat (s. S. 328, Bild 4)

Menge	Zutaten				
10 Milliliter	Zitronensaft	kcal	104	B1	0,04 mg
5 Milliliter	Walnussöl	kJ	438	B2	0,04 mg
1 Prise	Jodiertes Salz	EW	1,02 g	B6	0,04 mg
5 Gramm	Blütenhonig-Mischungen	F	5,26 g	Chol	0,05 mg
50 Gramm	Chicorée	KH	13,18 g	B12	0,00
50 Gramm	Birne frisch	GFS	0,57 g	EUFS	0,86 g
		MUFS	3,54 g	NiaÄ	389,58 µg
		Bst	2,10 g		

Marinade aus Jodsalz, Zitronensaft, Honig und Pflanzenöl herstellen. Chicorée waschen, halbieren und Strunk entfernen. In breitere Streifen schneiden und in die Marinade geben. Birne waschen, halbieren und entkernen. Blättrig aufschneiden und unter den Salat mischen. Abschmecken und kurz ziehen lassen.

Fortsetzung ---→

326

→ Fortsetzung

■ Pfirsich-Kiwi-Gelee (s. S. 328, Bild 1)

Menge	Zutaten
2 Gramm	Gelatine
80 Gramm	Pfirsich Konserve abgetropft
60 Gramm	Kiwi frisch
80 Milliliter	Apfel Fruchtsaft (oder Kompottsaft)
5 Gramm	Zucker weiß

kcal	164	Bst	3,96 g
kJ	688	B1	0,03 mg
EW	3,06 g	B2	0,06 mg
F	0,71 g	B6	0,05 mg
KH	34,17 g	B12	0,00
GFS	0,15 g	EUFS	0,09 g
MUFS	0,29 g	NiaÄ	917,42 µg

Gelatine in kaltem Wasser einweichen. Pfirsich abtropfen lassen, in feine Spalten schneiden und in Dessertschalen geben. Apfelsaft mit Zucker erhitzen, ausgedrückte Gelatine darin auflösen. Über die Pfirsiche geben und kaltstellen. Kiwi waschen, schälen und in feine Würfel geschnitten auf das feste Pfirsich-Apfelsaft-Gelee streuen.

■ Mineralwasser

Menge	Zutaten
500 Milliliter	Natürliches Mineralwasser

Zwischenmahlzeit:

■ Beerenschnitte

Menge	Zutaten
10 Gramm	Quark 0,2 % Fett
5 Milliliter	Trinkmilch 1,5 % Fett
5 Milliliter	Walnussöl
5 Gramm	Zucker weiß
1 Prise	Jodiertes Salz
15 Gramm	Weizen Mehl Type 405
1 Gramm	Backpulver
50 Gramm	Quark 0,2 % Fett
20 Gramm	Joghurt 1,5 % Fett
20 Gramm	Heidelbeere frisch
5 Gramm	Zucker weiß
3 Milliliter	Zitronensaft
3 Gramm	Gelatine
10 Gramm	Johannisbeeren frisch
10 Gramm	Himbeere frisch

kcal	223	B1	0,05 mg
kJ	933	B2	0,24 mg
EW	13,33 g	B6	0,10 mg
F	5,81 g	Chol	1,95 mg
KH	27,74 g	B12	0,71 µg
GFS	0,87 g	EUFS	1,00 g
MUFS	3,60 g	NiaÄ	2645,34 µg
Bst	2,99 g		

Aus durchs Sieb gestrichenem Quark, Milch, Öl, Zucker und Gewürzen eine glatte Masse rühren. Gesiebtes Mehl mit Backpulver vermischen. Eine Hälfte des Mehles unter die Masse rühren, die andere rasch unterkneten. Teig 10 Minuten ruhen lassen (Quarkölteig herstellen). Teig auswellen und auf ein mit Backpapier ausgelegtes Backblech geben, mehrfach mit einer Gabel einstechen. Boden bei 180 °C backen. Nach dem auskühlen einen 5 cm hohen Rand aus Alufolie (oder Tortenring) anbringen.
Für die Füllung Quark durchs Sieb streichen, mit Joghurt, Zitronensaft, Heidelbeerpüree und Zucker verrühren. Gelatine einweichen und auflösen. Unter Wärmeausgleich unter die Quarkmasse ziehen und diese auf dem Kuchenboden verteilen. Mit den vorbereiteten Beeren garnieren und den Kuchen etwa 6 Stunden kalt stellen (gilt für Rezept mal 20).

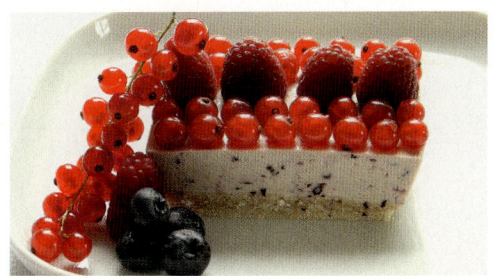

Bild 1 *Beerenschnitte*

■ Schwarztee mit Zitrone

Menge	Zutaten
250 Milliliter	Tee schwarz fermentiert (Getränk)
10 Milliliter	Zitronensaft

kcal	10	B1	0,01 mg
kJ	47	B2	0,03 mg
EW	0,31 g	B6	0,01 mg
F	0,04 g	Chol	0,00
KH	1,99 g	B12	0,00
GFS	0,01 g	EUFS	0,00
MUFS	0,02 g	NiaÄ	309,60 µg
Bst	0,01 g		

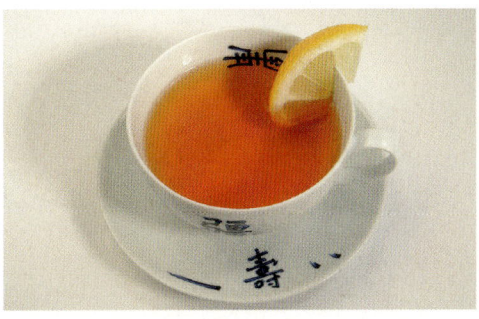

Bild 2 *Schwarztee mit Zitrone*

Abendessen:

■ Grünkernauflauf (Bild 2)

Menge	Zutaten
40 Gramm	Grünkern Schrot
50 Milliliter	Trinkwasser
90 Milliliter	Trinkmilch 1,5 % Fett
10 Gramm	Hühnerei Eigelb frisch
15 Gramm	Hühnerei Eiweiß frisch
10 Gramm	Butter
5 Gramm	Zucker weiß
10 Gramm	Mandel süß frisch
1 Prise	Jodiertes Salz
1 Prise	Zitronenschalenaroma
1 Prise	Zimt gemahlen
3 Gramm	Butter

kcal	389	B1	0,21 mg
kJ	1629	B2	0,35 mg
EW	12,60 g	B6	0,21 mg
F	21,97 g	Chol	162,60 mg
KH	35,28 g	B12	0,67 µg
GFS	9,00 g	EUFS	8,78 g
MUFS	2,39 g	NiaÄ	3 565,07 µg
Bst	5,04 g		

Grünkernschrot über Nacht in Wasser einweichen. In der Milch kochen, 20 Minuten quellen und erkalten lassen. Eier trennen, Eigelb mit Butter und Zucker schaumig rühren. Grünkernmasse, gemahlene Mandeln, Zimt, Jodsalz und Zitronenschale hinzufügen. Eiweiß steif schlagen und vorsichtig unterheben. Masse in eine gefettete Form geben und im vorgeheizten Ofen bei 175 °C ca. 50 Minuten backen. (Gilt für Rezept mal 6).

■ Apfelkompott

Menge	Zutaten
80 Milliliter	Trinkwasser
5 Milliliter	Zitronensaft
5 Gramm	Blütenhonig-Mischungen
1 Prise	Jodiertes Salz
150 Gramm	Apfel frisch

kcal	98	Bst	3,01 g
kJ	411	B1	0,05 mg
EW	0,56 g	B2	0,05 mg
F	0,62 g	B6	0,08 mg
KH	21,89 g	EUFS	0,03 g
GFS	0,14 g	NiaÄ	368,70 µg
MUFS	0,31 g		

Wasser mit Zitronensaft, 1 Prise Salz und Honig zum Kochen bringen. Reifen Apfel waschen, dünn schälen, halbieren, entkernen und in feine Spalten schneiden und in den Sud geben. Aufkochen lassen und Apfelspalten bis zur gewünschten Konsistenz weich werden lassen.

■ Kräutertee

Menge	Zutaten
300 Milliliter	Kräutertee (Getränk)

kcal	3	B1	0,03 mg
kJ	9	B2	0,01 mg
KH	0,60 g		

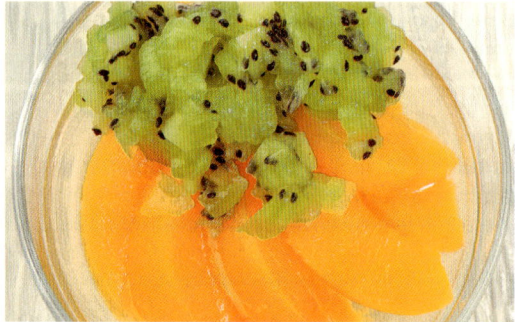

Bild 1 *Pfirsich-Kiwi-Gelee (Rezept s. S. 327)*

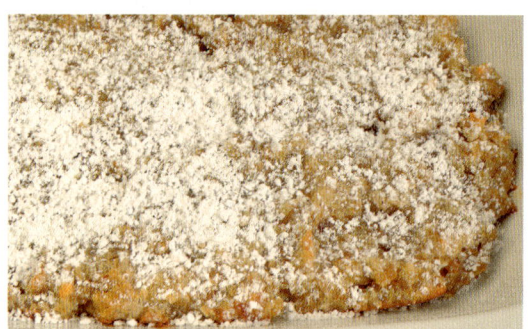

Bild 2 *Grünkernauflauf (Rezept s. S. 328)*

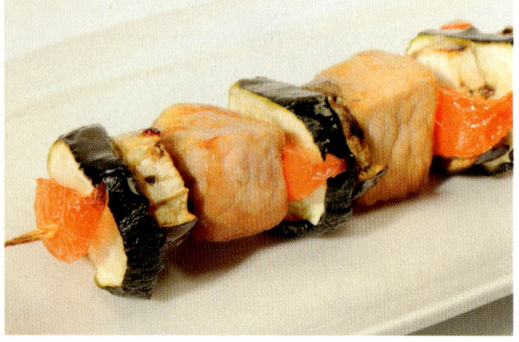

Bild 3 *Fleisch-Gemüse-Spießchen (Rezept s. S. 326)*

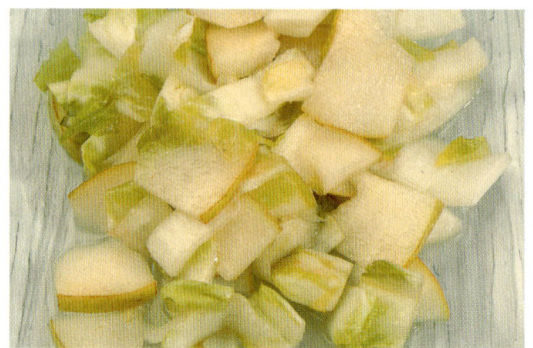

Bild 4 *Chicorée-Birnen-Salat (Rezept s. S. 326)*

2.2 Exemplarischer Tageskostplan für leichte Vollkost, mäßig natriumarm

Wünschenswerte Energie- und Nährstoffzufuhr (D-A-CH Referenzwerte):

Gesamtenergiebedarf	*2 000 kcal bzw.*
	8 500 kJ/Tag
Eiweiß 15 %	*300 kcal*
	= 75 g EW/Tag
Fett 30 %	*600 kcal*
	= 67 g F/Tag
Kohlenhydrate 55 %	*1 100 kcal*
	= 275 g KH/Tag
Natriumchlorid < 6 g/Tag	*< 2 400 mg Natrium/Tag*

Gesamtsumme Tageskostplan

kcal	*2071*	**Na**	*1 418,29 mg*
kJ	*8676*	**B₁**	*1,24 mg*
EW	*83,47 g*	**B₂**	*2,01 mg*
F	*72,42 g*	**B₆**	*1,60 mg*
KH	*265,64 g*	**Chol**	*455,35 mg*
GFS	*20,89 g*	**B₁₂**	*5,75 µg*
MUFS	*10,48 g*	**EUFS**	*33,77 g*
Bst	*23,60 g*	**NiaÄ**	*25 539,12 µg*

Nährstoffrelation

Eiweiß	*84 g*	*16 %*
Fett	*72 g*	*31 %*
Kohlenhydrate	*266 g*	*52 %*

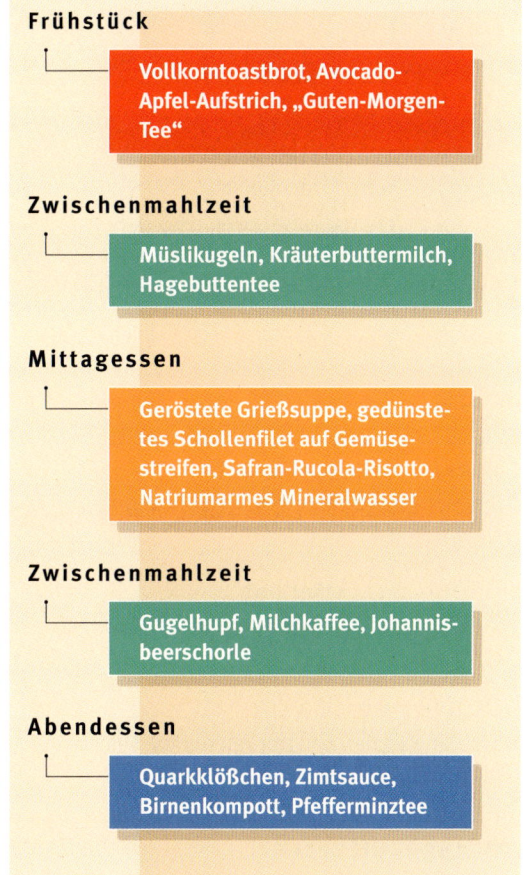

Frühstück
Vollkorntoastbrot, Avocado-Apfel-Aufstrich, „Guten-Morgen-Tee"

Zwischenmahlzeit
Müslikugeln, Kräuterbuttermilch, Hagebuttentee

Mittagessen
Geröstete Grießsuppe, gedünstetes Schollenfilet auf Gemüsestreifen, Safran-Rucola-Risotto, Natriumarmes Mineralwasser

Zwischenmahlzeit
Gugelhupf, Milchkaffee, Johannisbeerschorle

Abendessen
Quarkklößchen, Zimtsauce, Birnenkompott, Pfefferminztee

Frühstück:

■ Vollkorntoastbrot

Menge	Zutaten
50 Gramm	Weizentoastbrot mit Schrotanteilen

Toastbrot toasten.

kcal	*126*	Bst	*1,64 g*
kJ	*528*	Na	*217,50 mg*
EW	*3,73 g*	B₁	*0,06 mg*
F	*1,70 g*	B₂	*0,06 mg*
KH	*23,60 g*	B₆	*0,04 mg*
GFS	*0,57 g*	EUFS	*0,50 g*
MUFS	*0,45 g*	NiaÄ	*1 131,50 µg*

■ Avocado-Apfel-Aufstrich

Menge	Zutaten
50 Gramm	Avocado frisch reif
50 Gramm	Apfel frisch
5 Milliliter	Zitronensaft
1 Prise	Jodiertes Salz

kcal	*140*	Bst	*2,66 g*
kJ	*584*	Na	*391,60 mg*
EW	*1,15 g*	B₁	*0,06 mg*
F	*11,97 g*	B₂	*0,09 mg*
KH	*6,91 g*	B₆	*0,29 mg*
GFS	*1,81 g*	EUFS	*8,32 g*
MUFS	*1,27 g*	NiaÄ	*850,05 µg*

Avocado halbieren und entkernen. Fruchtfleisch mit dem Löffel aus der Frucht schaben und in eine Schüssel geben. Apfel waschen, schälen, raspeln und mit Zitronensaft, Avocadofleisch und Gewürzen vermischen und abschmecken. Mit dem Pürierstab mixen und auf getoastetem Toastbrot servieren.

■ „Guten-Morgen-Tee"

Menge	Zutaten
300 Milliliter	Guten-Morgen-Tee (Wert von Kräutertee (Getränk) verwendet)

kcal	*3*	MUFS	*0,00*
kJ	*9*	Bst	*0,00*
EW	*0,00*	Na	*3,00 mg*
F	*0,00*	B₁	*0,03 mg*
KH	*0,60 g*	B₂	*0,01 mg*
GFS	*0,00*	B₆	*0,00*

Zwischenmahlzeit: (Bild 1)

■ Müslikugeln

Menge	Zutaten
25 Gramm	Hafer Flocken
30 Milliliter	Trinkwasser
5 Milliliter	Zitronensaft
20 Gramm	Banane frisch
10 Gramm	Apfel getrocknet
10 Gramm	Aprikose getrocknet
10 Gramm	Feige getrocknet
5 Gramm	Weintrauben getrocknet
5 Gramm	Haselnuß frisch
5 Gramm	Mandel süß frisch

kcal	273	Bst	6,22 g
kJ	1143	Na	6,85 mg
EW	6,37 g	B1	0,24 mg
F	8,15 g	B2	0,14 mg
KH	42,13 g	B6	0,24 mg
GFS	0,91 g	EUFS	4,95 g
MUFS	1,79 g	NiaÄ	2 356,05 µg

Haferflocken in lauwarmem Wasser einweichen. Zusammen mit in über Nacht in Wasser eingeweichten Trockenfrüchten, Haselnüssen und Zitronensaft pürieren. Zu Kugeln drehen und in Mandelblättchen wälzen.

■ Kräuterbuttermilch

Menge	Zutaten
200 Milliliter	Buttermilch
1 Gramm	Petersilienblatt frisch
	Kerbel frisch
	Dill frisch
1 Prise	Paprika edelsüß

kcal	73	Na	120,33 mg
kJ	302	B1	0,06 mg
EW	6,44 g	B2	0,32 mg
F	1,00 g	B6	0,08 mg
KH	8,09 g	Chol	6,00 mg
GFS	0,60 g	B12	0,40 µg
MUFS	0,02 g	EUFS	0,30 g
Bst	0,04 g	NiaÄ	1 725,33 µg

Kräuter waschen und trocken tupfen. Fein hacken und mit einer Prise gemahlenen edelsüßem Paprikapulver mit der Buttermilch vermischen.

■ Hagebuttentee

Menge	Zutaten
300 Milliliter	Früchtetee (Getränk)

kcal	3	Na	3,00 mg
kJ	9	B1	0,03 mg
KH	0,60 g	B2	0,01 mg

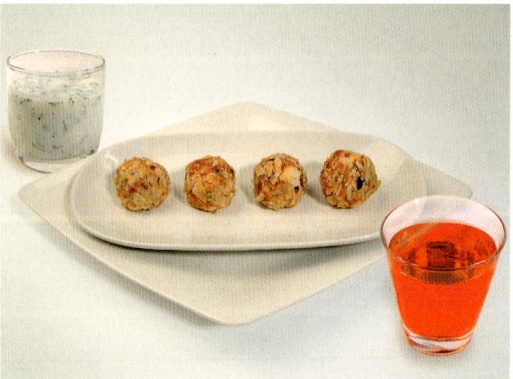

Bild 1 *Zwischenmahlzeit*

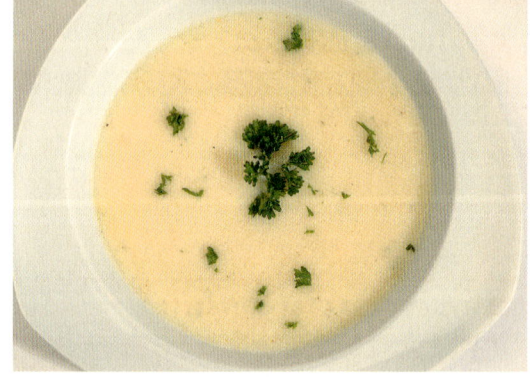

Bild 2 *Grießsuppe*

Mittagessen:

■ Grießsuppe (Bild 2)

Menge	Zutaten
15 Gramm	Weizen Grieß
5 Milliliter	Rapsöl
200 Milliliter	Trinkwasser für NaCl reduzierte Gemüsebrühe
1 Gramm	Petersilienblatt frisch
1 Prise	Muskat

kcal	93	Na	2,53 mg
kJ	390	B1	0,02 mg
EW	1,48 g	B2	0,01 mg
F	5,07 g	B6	0,01 mg
KH	10,41 g	Chol	0,10 mg
GFS	0,40 g	B12	0,00
MUFS	1,65 g	EUFS	2,77 g
Bst	1,11 g	NiaÄ	460,33 µg

Grieß in Öl leicht goldgelb werden lassen. Mit selbst hergestellter Gemüsebrühe aufgießen und auf- und durchkochen lassen. Mit frischer Petersilie und Muskat abschmecken.

Fortsetzung ⟶

⟶ *Fortsetzung*

■ Gedünstetes Schollenfilet auf Gemüsestreifen

Menge	Zutaten
100 Gramm	Scholle (Goldbutt) (Wert von Scholle gegart (120 g Filet roh) verwendet)
5 Milliliter	Zitronensaft
5 Milliliter	Rapsöl
50 Gramm	Mohrrübe frisch
50 Gramm	Bleichsellerie frisch
25 Gramm	Knollensellerie frisch
50 Gramm	Zucchini frisch
50 Milliliter	Trinkwasser für NaCl reduzierte Gemüsebrühe
1 Gramm	Dill frisch (Wert von Petersilienblatt verwendet)
	Zitronenmelisse frisch

kcal	190	Na	235,73 mg
kJ	794	B1	0,37 mg
EW	23,20 g	B2	0,31 mg
F	7,72 g	B6	0,54 mg
KH	6,14 g	Chol	50,10 mg
GFS	0,86 g	B12	2,00 µg
MUFS	2,41 g	EUFS	3,41 g
Bst	4,73 g	NiaÄ	8 322,13 µg

Fischfilet säubern und säuern. Gemüse putzen und in feine Streifen schneiden. Gemüsestreifen in Öl anbraten und Fischfilet dazu geben. Mit etwas selbst hergestellter Gemüsebrühe angießen und dünsten. Gewaschene, trocken getupfte und fein gehackte Zitronenmelisse dazu geben.

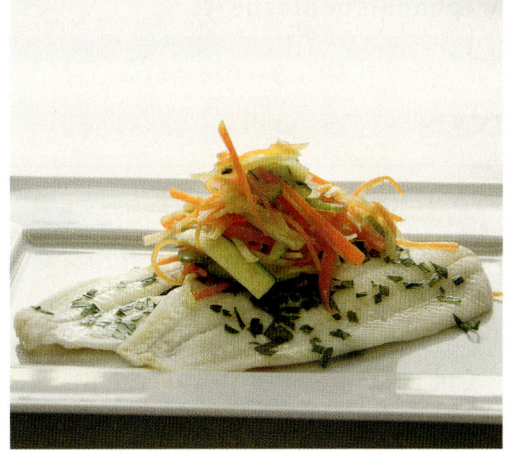

Bild 1   *Gedünstetes Schollenfilet auf Gemüsestreifen*

■ Safran-Rucola-Risotto

Menge	Zutaten
50 Gramm	Risotto Reis roh
5 Milliliter	Olivenöl
100 Milliliter	Trinkwasser für NaCl reduzierte Gemüsebrühe
1 Stück	Safranfaden
20 Gramm	Rucola frisch

kcal	221	Bst	0,90 g
kJ	935	Na	6,45 mg
EW	3,90 g	B1	0,01 mg
F	5,53 g	B2	0,02 mg
KH	39,11 g	B6	0,01 mg
GFS	0,73 g	Chol	0,05 mg
MUFS	0,47 g	EUFS	3,56 g

Risotto Reis (z. B. Arborio) in Olivenöl glasig dünsten, mit Gemüsebrühe aufgießen, Safranfaden dazu geben und ausquellen lassen. Rucola waschen, abtrocknen und fein schneiden und unter den fertig gegarten Reis mischen.

■ Natriumarmes Mineralwasser

Menge	Zutaten
500 Milliliter	Natürliches Mineralwasser (NaCl < 20 mg/l)

Na	5,00 mg

Zwischenmahlzeit:

■ Gugelhupf

Menge	Zutaten
10 Gramm	Butter
15 Gramm	Zucker weiß
15 Gramm	Hühnerei Eiweiß frisch
8 Gramm	Hühnerei Eigelb frisch
1 Prise	Zitronen-Aroma (Zitronenschale)
20 Milliliter	Kuhmilch Trinkmilch 1,5 % Fett
25 Gramm	Weizen Mehl Type 405
16 Gramm	Kartoffelstärke
1 Gramm	Backpulver

kcal	328	Na	159,86 mg
kJ	1372	B1	0,05 mg
EW	6,25 g	B2	0,13 mg
F	12,35 g	B6	0,08 mg
KH	47,54 g	Chol	126,00 mg
GFS	6,04 g	B12	0,28 µg
MUFS	0,78 g	EUFS	3,66 g
Bst	1,02 g	NiaÄ	1 541,48 µg

Butter schaumig rühren, Zucker und Eigelb zugeben. Zitronenschalenaroma, Milch und mit Backpulver vermischtes Mehl zugeben, als letztes Eischnee unterheben.
Bei 160 °C Ober- und Unterhitze ca. 60 Minuten backen. (Gilt für Rezept mal 12).

Fortsetzung ⟶

⋯⋯⟶ Fortsetzung

■ Milchkaffee

Menge	Zutaten				
250 Milliliter	Kaffee (Getränk) eventuell säurearm – je nach Verträglichkeit	kcal	29	Na	27,50 mg
		kJ	124	B1	0,02 mg
		EW	2,20 g	B2	0,11 mg
50 Milliliter	Trinkmilch 1,5 % Fett	F	0,80 g	B6	0,03 mg
		KH	3,20 g	Chol	3,00 mg
		GFS	0,48 g	B12	0,25 µg
		MUFS	0,03 g	EUFS	0,24 g
		Bst	0,00	NiaÄ	2 161,50 µg

■ Johannisbeerschorle

Menge	Zutaten				
100 Milliliter	Natürliches Mineralwasser (NaCl < 20 mg/l)	kcal	3	B1	0,03 mg
		kJ	8	B2	0,01 mg
100 Milliliter	Johannisbeere schwarz Fruchtnektar	KH	0,50 g		

Abendessen:

■ Quarkklößchen

Menge	Zutaten				
100 Gramm	Quark 0,2 % Fett	kcal	326	Na	167,45 mg
10 Gramm	Butter	kJ	1367	B1	0,16 mg
60 Gramm	Hühnerei	EW	23,46 g	B2	0,50 mg
10 Gramm	Semmelbrösel	F	15,62 g	B6	0,17 mg
5 Gramm	Blütenhonig-Mischungen	KH	22,30 g	Chol	262,60 mg
10 Gramm	Weizen Mehl Type 1050	GFS	7,23 g	B12	2,20 µg
		MUFS	1,37 g	EUFS	5,29 g
		Bst	1,05 g	NiaÄ	5 549,05 µg

Zutaten zu einem glatten Teig vermengen. Mit zwei Löffeln zu Klößchen formen, (Probe-) Klößchen in leicht siedendem Wasser gar ziehen lassen.

■ Zimtsauce

Menge	Zutaten				
125 Milliliter	Trinkmilch 1,5 % Fett	kcal	91	Na	62,59 mg
3 Gramm	Mais Stärke	kJ	383	B1	0,05 mg
5 Gramm	Zucker weiß	EW	4,26 g	B2	0,23 mg
1 Prise	Zimt gemahlen	F	2,00 g	B6	0,06 mg
		KH	13,69 g	Chol	7,50 mg
		GFS	1,21 g	B12	0,63 µg
		MUFS	0,06 g	EUFS	0,60 g
		Bst	0,03 g	NiaÄ	1 031,15 µg

¾ der Milch zum Kochen bringen. Verbleibende Milch mit Stärke anrühren und in die kochende Milch einrühren. Mit Zucker und Zimt abschmecken.

■ Birnenkompott

Menge	Zutaten				
150 Gramm	Birne frisch	kcal	103	Bst	4,21 g
5 Milliliter	Zitronensaft	kJ	434	Na	3,90 mg
50 Milliliter	Trinkwasser	EW	0,78 g	B1	0,05 mg
5 Gramm	Zucker weiß	F	0,47 g	B2	0,05 mg
		KH	24,58 g	B6	0,02 mg
		GFS	0,03 g	EUFS	0,15 g
		MUFS	0,18 g	NiaÄ	308,55 µg

Birne waschen, schälen und Kernhaus entfernen.
In gleichmäßige Spalten schneiden, mit Zitronensaft beträufeln und in etwas gezuckertem Wasser „al dente" bzw. weich garen, je nach Verträglichkeit.

■ Pfefferminztee

Menge	Zutaten				
300 Milliliter	Pfefferminztee (Wert von Kräutertee)	kcal	3	MUFS	0,00
		kJ	9	Bst	0,00
		EW	0,00	Na	3,00 mg
		F	0,00	B1	0,03 mg
		KH	0,60 g	B2	0,01 mg
		GFS	0,00	B6	0,00

1 g Kochsalz könnte noch zum Nachwürzen verwendet werden. Entweder im Gastronomiebedarf oder in der Apotheke besorgen, bzw. selbst mit der Briefwaage abwiegen.

3 Reduktionskost

Definiton

Energiereduzierte Mischkost als Vollkost, leichte Vollkost oder ovolacto-vegetabile Kost.

Das Wort leitet sich aus dem lateinischen ab (reducere = zurückführen, reduzieren), und beinhaltet eine im Energiegehalt reduzierte Kost zur Gewichtsabnahme bei Übergewicht und Adipositas.

Eine langfristige Gewichtsabnahme kann nur dann erfolgreich sein, wenn die tägliche Kalorienaufnahme den Energieverbrauch um 500–600 kcal unterschreitet. Die tägliche Kalorienzufuhr liegt dabei je nach Alter, Größe, Ausgangsgewicht und Geschlecht zwischen 1200 und 2400 kcal bei Männern, zwischen 1200 und 2000 kcal bei Frauen. Pro Woche kann so ein Gewichtsverlust von etwa 500 g erreicht werden.

Eine langsame Gewichtsreduktion ist „nebenwirkungsfrei", d. h. Beschwerden wie Schwindel, Kopfschmerzen, Hungergefühl werden vermieden, die Leistungsfähigkeit bleibt erhalten.

Körperliche Bewegung

Ohne Steigerung der körperlichen Aktivität sind eine dauerhafte Gewichtsabnahme sowie das Halten des erreichten Gewichts nicht möglich. Mehr Bewegung führt zu einem erhöhten Energieverbrauch und trägt zur Stabilisierung und Senkung des Körpergewichts bei.

Zu empfehlen sind Ausdauersportarten wie:
- Schwimmen,
- Radfahren,
- schnelles Gehen („Fast Walking"),
- Nordic Walking,
- Wandern und
- Gymnastik.

Die sportlichen Betätigungen je nach Fitness langsam steigern bis täglich etwa 30 Minuten Ausdauersport erreicht sind.

Ganz einfache Tipps für den Alltag:
- Treppen anstelle des Aufzugs benutzen
- Kleine Morgengymnastik
- Kurze Strecken mit dem Fahrrad oder zu Fuß zurücklegen. „Jede Minute Bewegung zählt."

Ernährungs-Hinweise

Fett reduzieren

- Bevorzugung fettarme Lebensmittel, fettreiches wie z. B. Süßigkeiten, Fertigprodukte nur in kleinen Mengen als „Genuss" verzehren.

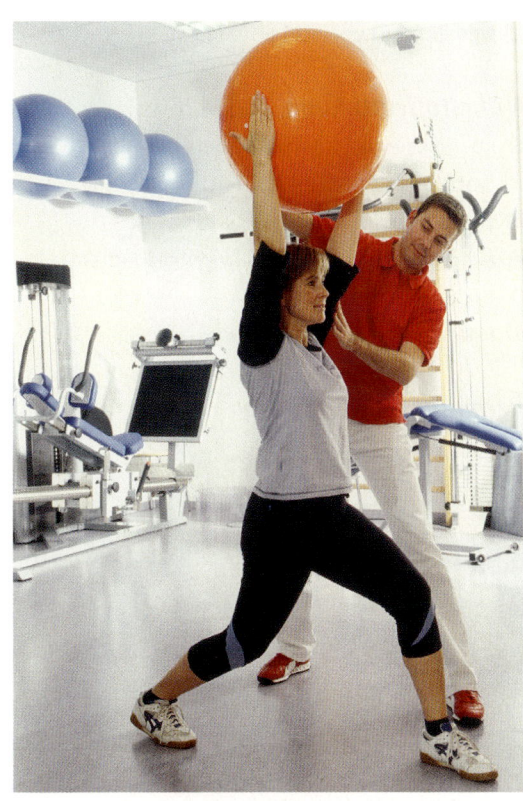

Bild 1 *Bewegung unterstützt beim Abnehmen*

- Gesättigte Fette, die vorwiegend in tierischen Produkten, wie fettes Fleisch, Wurst oder Sahne enthalten sind gegen magere Fleisch- und Wurstsorten austauschen, Sahne nur gelegentlich.
- Tierische Fette wie z. B. Schmalz. Speck durch pflanzliche Öle ersetzen. Hier werden die gesundheitsfördernden Omega-3-Fettsäuren unterschieden, die zu den mehrfach ungesättigten Fettsäuren gehören (= MUFS). Enthalten z. B. in Kaltwasserfischen, Raps-, Walnuss- und Leinöl. Die Omega-6-reichen Öle, z. B. Sonnenblumen-, Maiskeimöl, sind zu vernachlässigen, da sie Blutdrucksteigernde und Entzündungsfördernde Wirkungen haben.
- Empfehlenswert sind ebenfalls die einfach gesättigten Fettsäuren, die vorwiegend in Olivenöl, Walnüssen und Avocado vorkommen. (EUFS).

Zuckerhaltige Produkte reduzieren

- energiefrei sind Süßstoffe, aber nicht Zuckeraustauschstoffe, wie Fruchtzucker oder Sorbit.
- Wichtig ist die ausreichende Trinkmenge etwa 2 bis 3 Liter/Tag. Energiefrei sind Wasser, Tee ohne Zucker, Kaffee ohne Zucker (etwa 3 Tassen/Tag).
- Alkohol nur gelegentlich in kleinen Mengen als „Genuss". Es ist kein Getränk zum Durstlöschen.

- Vorwiegend ballaststoffreiche (z. B. Vollkornprodukte) und wasserreiche Lebensmittel (Obst, Gemüse) auswählen.
- Zusätzliche Vitamine-, und Mineralstoffpräparate sind in der Regel nicht erforderlich.

Nährstoffverteilung

- 50–55 Energie-% Kohlenhydrate
- (vorzugsweise ballaststoffreiche)
- 15–20 Energie-% Eiweiß
- (≥ 50 g/Tag biologisch hochwertiges Protein)
- ca. 30 Energie-% Fett
- Fettauswahl siehe „Ernährungs- Hinweise", S. 333

Verhaltensmodifikation

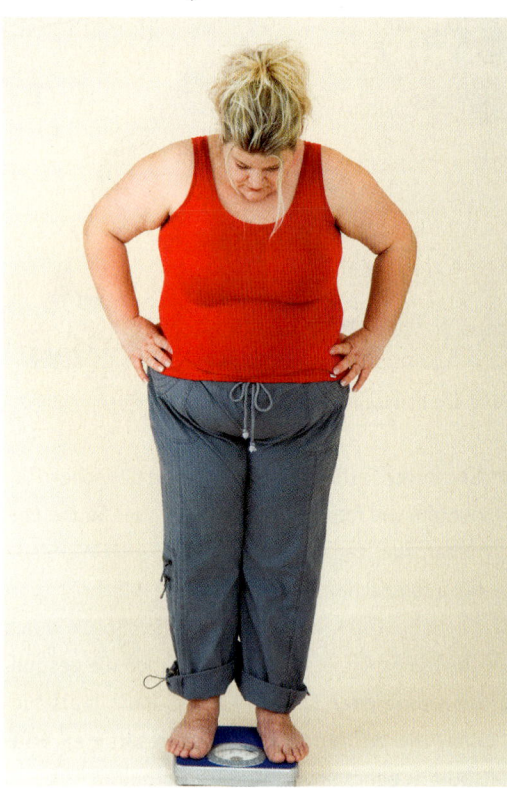

Bild 1 *Gewichtskontrolle*

- Regelmäßige, aber nicht tägliche Gewichtskontrolle. Bei Erfolg z. B. mit einem Kino-/Theaterbesuch oder Kleidung belohnen.
- Das Führen eines Ernährungs-Tagebuches ist zu empfehlen, um das Ess- und Trinkverhalten zu überprüfen.
- Erstellen einer Einkaufsliste, um nur das zu kaufen, was wirklich benötigt wird.

Erfolge sind nur zu erwarten, wenn der Patient bereit ist, langfristig seinen Lebensstil zu verändern. Eine qualifizierte Ernährungsberatung durch Diätassistenten/Oecotrophologen im Rahmen des interdisziplinären Teams trägt entscheidend zum Erfolg bei.

Übergewicht bei Kindern

Das Ess- und Trinkverhalten kann nur gemeinsam mit den Angehörigen/Erziehungsberechtigten erfasst werden. Danach können eine entsprechende Aufklärung/Schulung/Beratung und das Hinführen zu einem vernünftigen Umgang mit Lebensmitteln erfolgen.

- Wichtig ist die Langzeitbetreuung mit dem Ziel der Rückfallprophylaxe.
- Unverzichtbar ist die körperliche Aktivität, sportliche Betätigungen zu finden, die dem Kind Spaß bereiten.
- Bei der Zusammenstellung des Speiseplans sind die Wünsche („Lieblingsspeisen") des Kindes zu berücksichtigen.
- Die Energiezufuhr beträgt etwa 1500–1800 kcal/Tag je nach Alter. Viel Obst und Gemüse einplanen, an sättigende Zwischenmahlzeiten (Schulpausen) denken.
- Fasten und Appetitzügler sind für Kinder völlig ungeeignet.

Übergewicht bei Diabetikern

Eine Reduktionskost ist bei der Therapie übergewichtiger (adipöser) Typ-2-Diabetikern von zentraler Bedeutung, da jedes Kilogramm weniger sich positiv auf die vorhandene Insulinresistenz auswirkt.

Sinnvoll ist auch hier eine energiereduzierte Mischkost, die etwa 500–600 kcal unter dem Bedarf liegen sollte.

Jeder Patient sollte nach intensiver Schulung in der Lage sein, seine Kost abwechslungsreich mit den geeigneten Lebensmitteln zusammen zustellen.

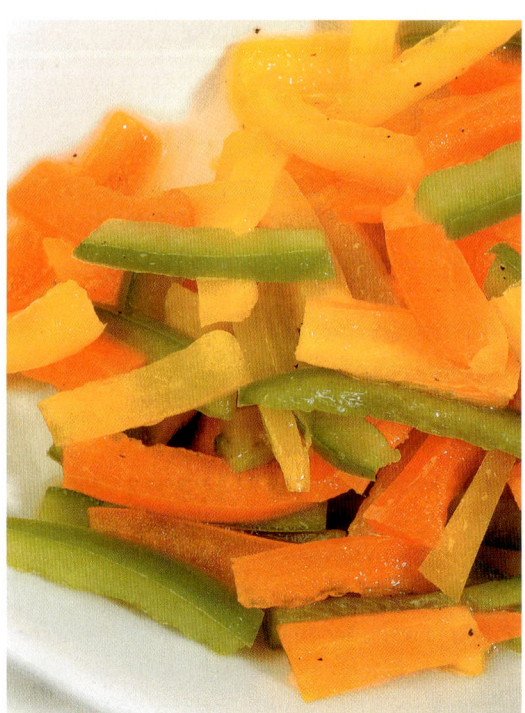

Bild 2 *Paprikarohkost (Rezept s. S. 336)*

334

3.1 Exemplarischer Tageskostplan für Reduktionskost mit 1 200 kcal/Tag

Wünschenswerte Energie- (D-A-CH Referenzwerte) und Nährstoffzufuhr:

Gesamtenergiebedarf	*1 200 kcal bzw.*
	5 100 kJ/Tag
Eiweiß 15–20 %	*180–240 Kcal*
	= 45–60 g EW/Tag
Fett 25–30 %	*300–360 kcal*
	= 33–40 g F/Tag
Kohlenhydrate 50–55 %	*600–660 kcal*
	= 150–165 g KH/Tag
Ballaststoffe > 30 g	

Gesamtsumme Tageskostplan

kcal	1151	B1	1,05 mg
kJ	4814	B2	1,42 mg
EW	52,73 g	B6	1,38 mg
F	33,36 g	Chol	61,80 mg
KH	150,10 g	B12	3,26 µg
GFS	10,02 g	EUFS	12,83 g
MUFS	7,51 g	NiaÄ	23 219,18 µg
Bst	29,01 g		

Nährstoffrelation

Eiweiß	53 g	19 %
Fett	33 g	27 %
Kohlenhydrate	150 g	54 %

Frühstück

Buttermilch-Früchtemüsli, Rooibostee, Mineralwasser

Zwischenmahlzeit

Roggenvollkornbrot mit Hüttenkäse und Radieschen, Mineralwasser

Mittagessen

Paprikarohkost, Reistopf mit Parmesan, Pampelmuse, Früchtetee, Mineralwasser

Zwischenmahlzeit

Knäckebrot mit Geflügelwurst und Gurke, Mineralwasser

Abendessen

Mexikanischer Rindfleischsalat, Reiswaffel, Kräutertee, Mineralwasser mit Zitrone

335

Frühstück:

■ Buttermilch-Früchtemüsli

Menge	Zutaten
50 Gramm	Birne frisch
50 Gramm	Apfel frisch
30 Gramm	Müsli ungezuckert
5 Gramm	Weizenkleie
200 Milliliter	Buttermilch
50 Gramm	Brombeere frisch
1 Spritzer	Süßstoff flüssig

kcal	253	B1	0,26 mg
kJ	1058	B2	0,43 mg
EW	11,29 g	B6	0,25 mg
F	4,26 g	Chol	6,00 mg
KH	40,16 g	B12	0,40 µg
GFS	0,99 g	EUFS	1,51 g
MUFS	1,25 g	NiaÄ	4 491,55 µg
Bst	10,39 g		

Obst waschen, Apfel und Birne vierteln, entkernen und fein blättrig schneiden. Zutaten miteinander vermischen und zuletzt Brombeeren dazu geben. Mit Süßstoff süßen.

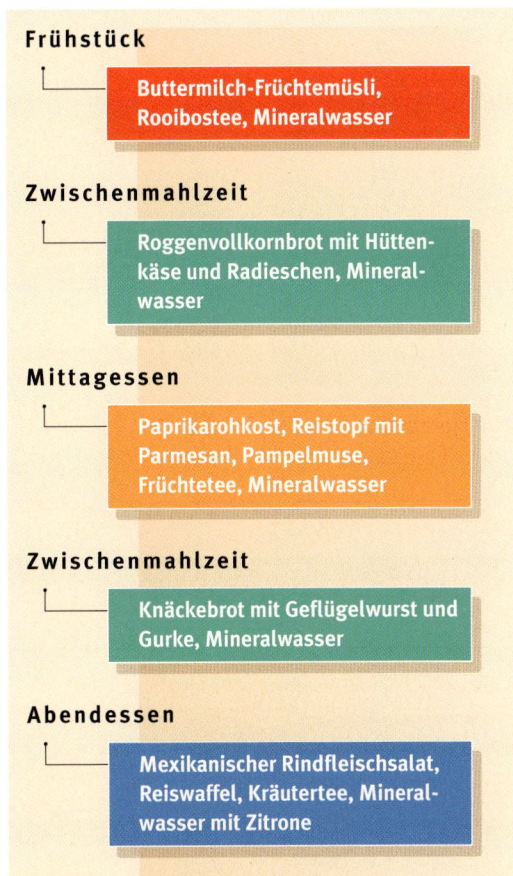

Bild 1 *Buttermilch-Früchtemüsli*

■ Rooibostee

Menge	Zutaten
300 Milliliter	Rooibostee (Wert von Kräutertee verwendet)

kcal	3	B1	0,03 mg
kJ	9	B2	0,01 mg
KH	0,60 g		

■ Mineralwasser

Menge	Zutaten
500 Milliliter	Natürliches Mineralwasser

Zwischenmahlzeit:

■ Roggenvollkornbrot mit Hüttenkäse und Radieschen

Menge	Zutaten
40 Gramm	Vollkornbrot-Roggenvollkornbrot
5 Gramm	Senf
30 Gramm	Hüttenkäse 20 % F. i. Tr.
40 Gramm	Radieschen frisch
1 Prise	Pfeffer

kcal	101	B1	0,08 mg
kJ	418	B2	0,34 mg
EW	6,84 g	B6	0,10 mg
F	3,00 g	Chol	12,00 mg
KH	8,27 g	B12	1,00 µg
GFS	1,80 g	EUFS	0,90 g
MUFS	0,10 g	NiaÄ	1 671,33 µg
Bst	0,04 g		

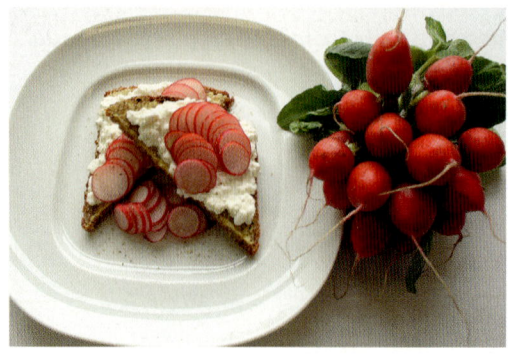

Bild 1   *Roggenvollkornbrot mit Hüttenkäse*

Vollkornbrot mit Senf bestreichen, Hüttenkäse darauf geben und mit gewaschenen und in Scheiben geschnittenen Radieschen belegen. Mit etwas Pfeffer bestreuen.

■ Mineralwasser

Menge	Zutaten
500 Milliliter	Natürliches Mineralwasser

Mittagessen:

■ Paprikarohkost

Menge	Zutaten
	Essig
1 Prise	Jodiertes Salz
1 Prise	Pfeffer
5 Milliliter	Rapsöl
30 Gramm	Paprikaschoten frisch gelb
30 Gramm	Paprikaschoten frisch rot
30 Gramm	Paprikaschoten frisch grün
10 Gramm	Gemüsezwiebel frisch

kcal	65	Bst	3,41 g
kJ	271	B1	0,05 mg
EW	1,18 g	B2	0,04 mg
F	5,24 g	B6	0,26 mg
KH	3,11 g	Chol	0,10 mg
GFS	0,43 g	EUFS	2,77 g
MUFS	1,75 g	NiaÄ	527,00 µg

Aus Essig, Gewürzen und Öl Marinade herstellen. Paprika waschen, entkernen und in feine, mundgerechte Streifen schneiden. In die Marinade geben und Zutaten vermischen.

■ Reistopf mit Parmesan

Menge	Zutaten
20 Gramm	Gemüsezwiebel frisch
5 Gramm	Pflanzenmargarine mit Omega 3 Fettsäuren
40 Gramm	Reis ungeschält roh
100 Milliliter	Gemüsebrühe
80 Gramm	Champignon frisch
100 Gramm	Tomaten frisch
50 Gramm	Aubergine frisch
1 Gramm	Petersilienblatt frisch
1 Gramm	Schnittlauch frisch
1 Prise	Oregano, Thymian, Pfeffer, Paprikapulver
10 Gramm	Parmesan 40 % F. i. Tr.

kcal	283	B1	0,33 mg
kJ	1 184	B2	0,50 mg
EW	10,43 g	B6	0,51 mg
F	10,74 g	Chol	8,20 mg
KH	35,50 g	B12	0,20 µg
GFS	3,64 g	EUFS	3,40 g
MUFS	3,12 g	NiaÄ	9 059,93 µg
Bst	5,78 g		

Reis waschen. Zwiebelwürfelchen in Pflanzenmargarine andünsten, bis sie glasig sind. Dann Reis dazu geben und mit Gemüsebrühe aufgießen. Aufkochen und auf kleiner Flamme köcheln lassen. Kurz bevor der Reis gar ist Gemüse in gröbere Würfel geschnitten dazu geben und „al dente" garen. Mit Gewürzen und frisch gewiegten Kräutern abschmecken. Kurz vor dem Servieren mit geriebenem Parmesan bestreuen.

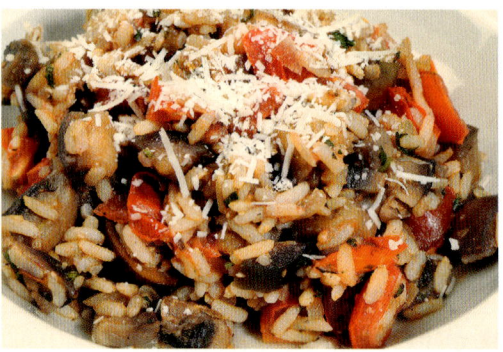

Bild 2   *Reistopf mit Parmesan*

Fortsetzung →

---> Fortsetzung

■ Pampelmuse

Menge	Zutaten
180 Gramm	Pampelmuse frisch

kcal	90	Bst	1,04 g
kJ	376	B1	0,07 mg
EW	1,08 g	B2	0,04 mg
F	0,27 g	B6	0,04 mg
KH	16,11 g	EUFS	0,05 g
GFS	0,05 g	NiaÄ	552,60 µg
MUFS	0,09 g		

Pampelmuse halbieren, am Rand zwischen Schale und Fruchtfleisch entlang schneiden und eventuell mit Süßstoff süßen.

■ Früchtetee

Menge	Zutaten
300 Milliliter	Früchtetee

kcal	3	B1	0,03 mg
kJ	9	B2	0,01 mg
KH	0,60 g		

■ Mineralwasser

Menge	Zutaten
500 Milliliter	Natürliches Mineralwasser

Zwischenmahlzeit:

■ Knäckebrot mit Geflügelwurst und Gurke

Menge	Zutaten
10 Gramm	Knäckebrot mit Mehrkorn
20 Gramm	Geflügelgelbwurst mit Petersilie (Wert von Gelbwurst verwendet)
30 Gramm	Gurke frisch

kcal	95	B1	0,12 mg
kJ	397	B2	0,04 mg
EW	3,36 g	B6	0,08 mg
F	5,59 g	Chol	9,20 mg
KH	7,77 g	B12	0,20 µg
GFS	1,97 g	EUFS	2,55 g
MUFS	0,70 g	NiaÄ	1 126,10 µg
Bst	0,92 g		

Knäckebrot mit dünn aufgeschnittener Geflügelwurst und Gurkenscheiben belegen.

■ Mineralwasser

Menge	Zutaten
500 Milliliter	Natürliches Mineralwasser

Abendessen:

■ Mexikanischer Rindfleischsalat

Menge	Zutaten
40 Gramm	Joghurt 1,5 % Fett
1 Prise	Jodiertes Salz
1 Prise	Pfeffer, Paprika, Curry, Chilipulver
50 Gramm	Rind Fleisch gegart mager
10 Gramm	Gewürzgurken Sauerkonserve, abgetropft
10 Gramm	Paprikaschoten frisch grün
10 Gramm	Zuckermais (Gemüsemais) gegart
10 Gramm	Perlzwiebel Konserve abgetropft
20 Gramm	Passierte Tomaten (Wert von Tomaten frisch verwendet)
	Essig

kcal	131	B1	0,07 mg
kJ	548	B2	0,20 mg
EW	16,00 g	B6	0,13 mg
F	4,69 g	Chol	33,50 mg
KH	5,53 g	B12	2,16 µg
GFS	2,06 g	EUFS	1,98 g
MUFS	0,28 g	NiaÄ	5 141,30 µg
Bst	1,06 g		

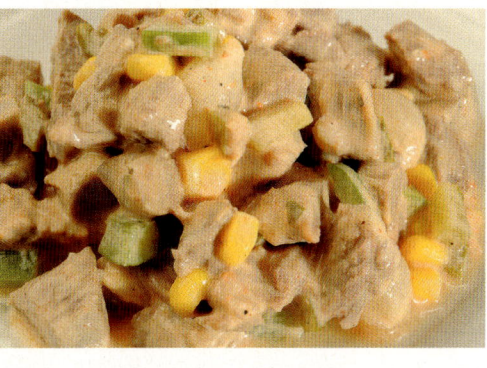

Bild 1 *Mexikanischer Rindfleischsalat*

Aus Joghurt, passierten Tomaten und Gewürzen Marinade herstellen. Gekochtes oder fettarm gebratenes mageres Rindfleisch, Gewürzgurken und Paprikaschoten in mundgerechte Stücke schneiden. Maiskörner und Perlzwiebeln dazu geben und vermengen. Durchziehen lassen und eventuell mit etwas Essig verfeinern.

Fortsetzung -->

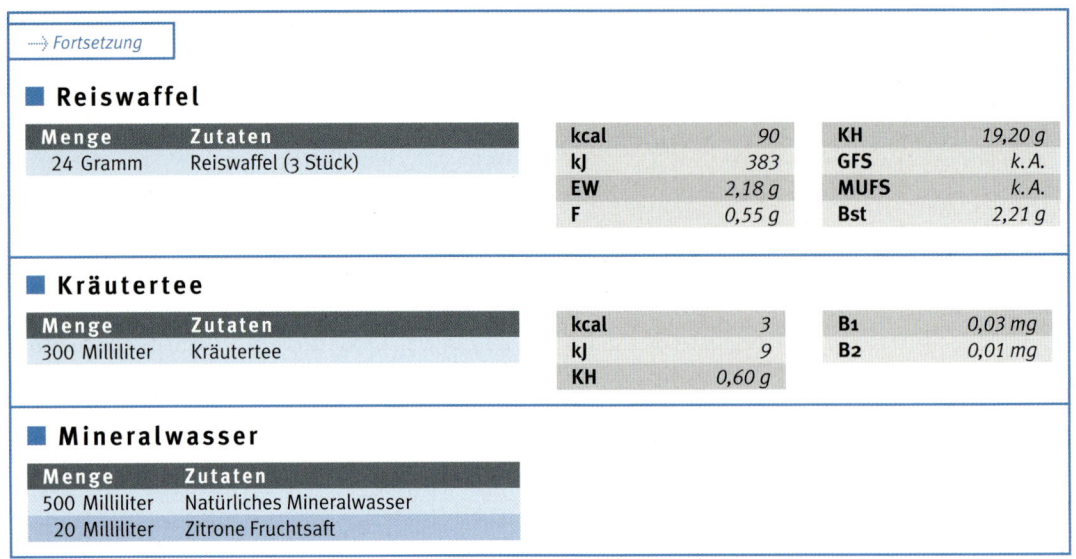

⟶ Fortsetzung

■ Reiswaffel

Menge	Zutaten	kcal	90	KH	19,20 g
24 Gramm	Reiswaffel (3 Stück)	kJ	383	GFS	k. A.
		EW	2,18 g	MUFS	k. A.
		F	0,55 g	Bst	2,21 g

■ Kräutertee

Menge	Zutaten	kcal	3	B_1	0,03 mg
300 Milliliter	Kräutertee	kJ	9	B_2	0,01 mg
		KH	0,60 g		

■ Mineralwasser

Menge	Zutaten
500 Milliliter	Natürliches Mineralwasser
20 Milliliter	Zitrone Fruchtsaft

3.2 Exemplarischer Tageskostplan für Reduktionskost mit 1 600 kcal / Tag

Wünschenswerte Energie- (D-A-CH Referenzwerte) und Nährstoffzufuhr:

Gesamtenergiebedarf	1 600 kcal bzw. 6 800 kJ/Tag
Eiweiß 15–20 %	240–320 kcal = 60–80 g EW/Tag
Fett 25–30 %	400–480 kcal = 44–53 g F/Tag
Kohlenhydrate 50–55 %	800–880 kcal = 200–220 g KH/Tag
Ballaststoffe > 30 g/Tag	

Gesamtsumme Tageskostplan

kcal	1 644	B_1	1,25 mg
kJ	6 874	B_2	1,50 mg
EW	72,98 g	B_6	1,83 mg
F	55,43 g	Chol	89,45 mg
KH	202,07 g	B_{12}	1,84 µg
GFS	13,80 g	EUFS	22,23 g
MUFS	16,40 g	NiaÄ	29 145,50 µg
Bst	38,55 g		

Nährstoffrelation

Eiweiß	73 g	18 %
Fett	55 g	31 %
Kohlenhydrate	202 g	51 %

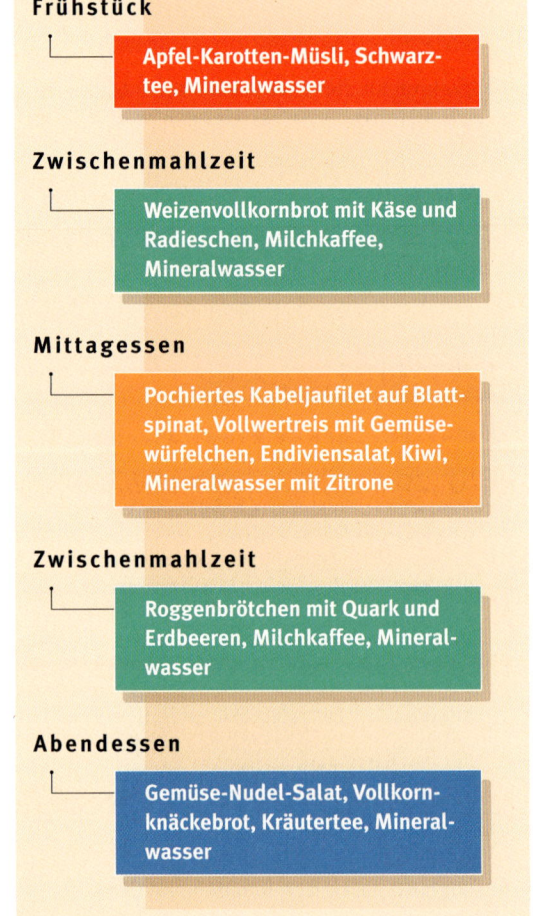

Frühstück

Apfel-Karotten-Müsli, Schwarztee, Mineralwasser

Zwischenmahlzeit

Weizenvollkornbrot mit Käse und Radieschen, Milchkaffee, Mineralwasser

Mittagessen

Pochiertes Kabeljaufilet auf Blattspinat, Vollwertreis mit Gemüsewürfelchen, Endiviensalat, Kiwi, Mineralwasser mit Zitrone

Zwischenmahlzeit

Roggenbrötchen mit Quark und Erdbeeren, Milchkaffee, Mineralwasser

Abendessen

Gemüse-Nudel-Salat, Vollkornknäckebrot, Kräutertee, Mineralwasser

Frühstück: (Bild 1)

■ Apfel-Karotten-Müsli

Menge	Zutaten				
100 Gramm	Apfel frisch	kcal	162	Bst	5,43 g
50 Gramm	Mohrrübe frisch	kJ	676	B1	0,14 mg
20 Gramm	Müsli ohne Zuckerzusatz	EW	2,91 g	B2	0,08 mg
120 Milliliter	Karottensaft	F	1,95 g	B6	0,15 mg
		KH	30,63 g	B12	0,00
		GFS	0,29 g	EUFS	0,73 g
		MUFS	0,70 g	NiaÄ	1 425,80 µg

Apfel waschen, vierteln und entkernen. In feine Stücke schneiden und mit geschälter, geraspelter Karotte vermischen. Müslimischung dazu geben und mit Karottensaft aufgießen.

■ Schwarztee

Menge	Zutaten				
250 Milliliter	Tee schwarz fermentiert (Getränk)	kJ	5,00	B2	0,03 mg
		EW	0,25 g	NiaÄ	292,50 µg

■ Mineralwasser

Menge	Zutaten
500 Milliliter	Natürliches Mineralwasser

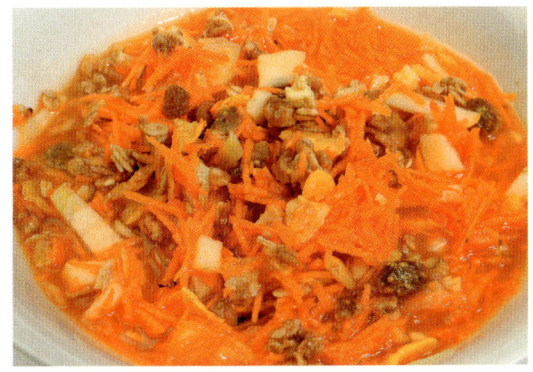

Bild 1   *Apfel-Karotten-Müsli*

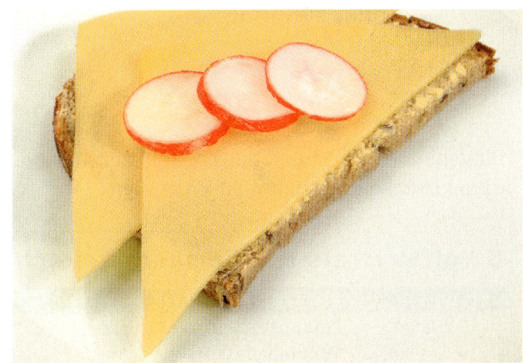

Bild 2   *Weizenvollkornbrot mit Käse und Radieschen*

Zwischenmahlzeit: (Bild 2)

■ Weizenvollkornbrot mit Käse und Radieschen

Menge	Zutaten				
50 Gramm	Vollkornbrot-Weizenvollkornbrot	kcal	263	B1	0,11 mg
10 Gramm	Pflanzenmargarine mit Omega 3	kJ	1095	B2	0,18 mg
	Fettsäuren	EW	12,61 g	B6	0,17 mg
30 Gramm	Edamer 30 % F. i. Tr.	F	13,66 g	Chol	11,10 mg
50 Gramm	Radieschen frisch	KH	21,77 g	B12	0,66 µg
1 Gramm	Schnittlauch frisch	GFS	5,07 g	EUFS	4,95 g
1 Prise	Jodiertes Salz, Pfeffer	MUFS	3,14 g	NiaÄ	4 354,60 µg
		Bst	4,08 g		

Brot mit Margarine bestreichen, Käse darauf legen. Radieschen waschen. Ein paar Radieschen in Scheiben schneiden und ebenfalls darauf geben. Mit Gewürzen, Schnittlauch und restlichen Radieschen garnieren.

■ Milchkaffee

Menge	Zutaten				
250 Milliliter	Kaffee (Getränk)	kcal	29	B1	0,02 mg
50 Milliliter	Trinkmilch 1,5 % Fett	kJ	124	B2	0,11 mg
		EW	2,20 g	B6	0,03 mg
		F	0,80 g	Chol	3,00 mg
		KH	3,20 g	B12	0,25 µg
		GFS	0,48 g	EUFS	0,24 g
		MUFS	0,03 g	NiaÄ	2 161,50 µg

■ Mineralwasser

Menge	Zutaten
500 Milliliter	Natürliches Mineralwasser

Mittagessen:

■ Pochiertes Kabeljaufilet

Menge	Zutaten
120 Gramm	Kabeljau gegart (150 g Kabeljaufilet frisch)
5 Milliliter	Zitrone Fruchtsaft
1 Prise	Jodiertes Salz
50 Milliliter	Trinkwasser
	Wacholderbeeren, Lorbeerblatt

kcal	113	B1	0,06 mg
kJ	471	B2	0,06 mg
EW	24,40 g	B6	0,24 mg
F	0,98 g	Chol	72,00 mg
KH	0,99 g	B12	0,48 µg
GFS	0,18 g	EUFS	0,11 g
MUFS	0,38 g	NiaÄ	6 153,75 µg
Bst	0,01 g		

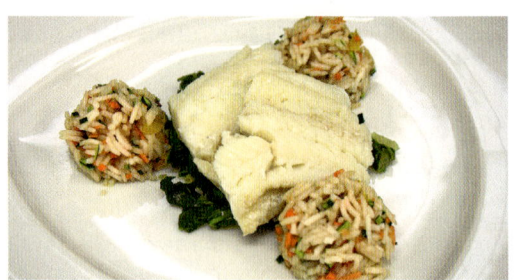

Bild 1 *Pochiertes Kabeljaufilet auf Blattspinat*

Fischfilet säubern, säuern und salzen. In etwas Wasser mit Wacholderbeeren und Lorbeerblatt pochieren.

■ Blattspinat

Menge	Zutaten
250 Gramm	Blattspinat frisch
5 Gramm	Gemüsezwiebel frisch
5 Gramm	Pflanzenmargarine mit Omega 3 Fettsäuren
1 Prise	Jodiertes Salz
1 Prise	Muskat
1 Prise	Pfeffer
1 Gramm	Knoblauch frisch

kcal	263	B1	0,11 mg
kJ	1095	B2	0,18 mg
EW	12,61 g	B6	0,17 mg
F	13,66 g	Chol	11,10 mg
KH	21,77 g	B12	0,66 µg
GFS	5,07 g	EUFS	4,95 g
MUFS	3,14 g	NiaÄ	4 354,60 µg
Bst	4,08 g		

Blattspinat waschen und putzen. In Pflanzenmargarine Zwiebelwürfelchen glasig dünsten und Spinat dazu geben. Mit Gewürzen abschmecken.

■ Vollwertreis mit Gemüsewürfelchen

Menge	Zutaten
40 Gramm	Reis ungeschält roh
10 Gramm	Mohrrübe frisch
10 Gramm	Zucchini frisch
10 Gramm	Paprikaschoten frisch gelb
100 Milliliter	Gemüsebrühe
1 Prise	Jodiertes Salz

kcal	165	Bst	2,16 g
kJ	693	B1	0,19 mg
EW	3,48 g	B2	0,06 mg
F	2,80 g	B6	0,32 mg
KH	31,11 g	EUFS	0,62 g
GFS	0,45 g	NiaÄ	2 891,70 µg
MUFS	1,47 g		

Reis waschen und Gemüse in kleine Würfelchen schneiden. Gemüsebrühe zum Kochen bringen, Reis einstreuen und aufkochen lassen. Hitzezufuhr reduzieren, Gemüsewürfelchen dazu geben und ausquellen lassen. Eventuell mit jodiertem Speisesalz salzen.

■ Endiviensalat

Menge	Zutaten
30 Gramm	Endivien frisch
5 Milliliter	Rapsöl
1 Prise	Jodiertes Salz, Pfeffer
1 Gramm	Schnittlauch frisch
5 Milliliter	Zitrone Fruchtsaft

kcal	52	Bst	0,43 g
kJ	219	B1	0,02 mg
EW	0,59 g	B2	0,04 mg
F	5,04 g	B6	0,02 mg
KH	1,10 g	Chol	0,10 mg
GFS	0,40 g	EUFS	2,76 g
MUFS	1,64 g	NiaÄ	239,15 µg

Endivie waschen, putzen und in feine Streifen schneiden. Mit Marinade aus den restlichen Zutaten übergießen.

■ Kiwi

Menge	Zutaten
150 Gramm	Kiwi frisch

kcal	92	Bst	5,85 g
kJ	383	B1	0,02 mg
EW	1,50 g	B2	0,08 mg
F	0,95 g	B6	0,02 mg
KH	16,15 g	EUFS	0,15 g
GFS	0,21 g	NiaÄ	865,50 µg
MUFS	0,36 g		

■ Mineralwasser mit Zitrone

Menge	Zutaten
500 Milliliter	Natürliches Mineralwasser
20 Milliliter	Zitrone Fruchtsaft

Zwischenmahlzeit:

■ Roggenbrötchen mit Quark und Erdbeeren

Menge	Zutaten
50 Gramm	Brötchen-Roggenbrötchen
20 Gramm	Quark 0,2 % Fett
40 Gramm	Erdbeere frisch

kcal	139	B1	0,09 mg
kJ	583	B2	0,12 mg
EW	6,21 g	B6	0,11 mg
F	0,68 g	Chol	0,20 mg
KH	26,16 g	B12	0,20 µg
GFS	0,10 g	EUFS	0,09 g
MUFS	0,32 g	NiaÄ	2 042,80 µg
Bst	3,82 g		

Brötchen in Scheiben schneiden und mit Quark bestreichen. Erdbeeren waschen, von Stiel befreien und in Scheiben schneiden und auf das Brötchen geben.

■ Milchkaffee

Menge	Zutaten
250 Milliliter	Kaffee (Getränk)
50 Milliliter	Trinkmilch 1,5 % Fett

kcal	29	B1	0,02 mg
kJ	124	B2	0,11 mg
EW	2,20 g	B6	0,03 mg
F	0,80 g	Chol	3,00 mg
KH	3,20 g	B12	0,25 µg
GFS	0,48 g	EUFS	0,24 g
MUFS	0,03 g	NiaÄ	2 161,50 µg

■ Mineralwasser

Menge	Zutaten
500 Milliliter	Natürliches Mineralwasser

Abendessen:

■ Gemüse-Nudel-Salat

Menge	Zutaten
100 Gramm	Vollkornteigwaren gegart
20 Gramm	Gewürzgurken Sauerkonserve, abgetropft
30 Gramm	Tomaten frisch
30 Gramm	Zucchini frisch
30 Gramm	Paprikaschoten frisch gelb
30 Gramm	Mohrrübe frisch
20 Gramm	Perlzwiebel Konserve abgetropft
	Gewürzgurkenessig
1 Prise	Jodiertes Salz, Pfeffer
1 Gramm	Petersilienblatt frisch
5 Milliliter	Olivenöl

kcal	224	Bst	8,48 g
kJ	937	B1	0,23 mg
EW	7,62 g	B2	0,10 mg
F	6,46 g	B6	0,19 mg
KH	32,85 g	Chol	0,05 mg
GFS	0,96 g	EUFS	3,71 g
MUFS	1,16 g	NiaÄ	2 822,93 µg

Teigwaren „al dente" kochen und abtropfen lassen. Gemüse in Streifen schneiden, Perlzwiebeln halbieren. Aus Gewürzgurkenessig, Gewürzen und Olivenöl Dressing herstellen und alle Zutaten vermengen. Mit gewiegter Petersilie garnieren.

■ Vollkornknäckebrot

Menge	Zutaten
40 Gramm	Knäckebrot mit Mehrkorn
20 Gramm	Pflanzenmargarine mit Omega 3 Fettsäuren

kcal	281	Bst	3,00 g
kJ	1166	B1	0,09 mg
EW	3,72 g	B2	0,05 mg
F	16,61 g	B6	0,10 mg
KH	28,70 g	EUFS	6,89 g
GFS	4,09 g	NiaÄ	1 150,40 µg
MUFS	5,48 g		

■ Kräutertee

Menge	Zutaten
300 Milliliter	Kräutertee

kcal	3	B1	0,03 mg
kJ	9	B2	0,01 mg
KH	0,60 g		

■ Mineralwasser

Menge	Zutaten
500 Milliliter	Natürliches Mineralwasser

3.3 Exemplarischer Tageskostplan für Reduktionskost mit Diabetes mellitus-Typ-2

Wünschenswerte Energie- (D-A-CH Referenzwerte) und Nährstoffzufuhr:

Gesamtenergiebedarf	1 600 kcal bzw. 6 800 kJ/Tag
Eiweiß 15–20 %	240–320 kcal = 60–80 g EW/Tag
Fett 25–30 %	400–480 kcal = 44–53 g F/Tag
Kohlenhydrate 50–55 %	800–880 kcal = 200–220 g KH/Tag
Ballaststoffe > 30 g	

Gesamtsumme

kcal	1591	B1	1,31 mg
kJ	6652	B2	2,52 mg
EW	74,13 g	B6	2,07 mg
F	52,22 g	Chol	42,50 mg
KH	192,38 g	B12	4,27 µg
GFS	12,43 g	EUFS	23,67 g
MUFS	12,51 g	NiaÄ	27 571,60 µg
Bst	34,63 g		

Nährstoffrelation

Eiweiß	74 g	19 %
Fett	52 g	30 %
Kohlenhydrate	192 g	50 %

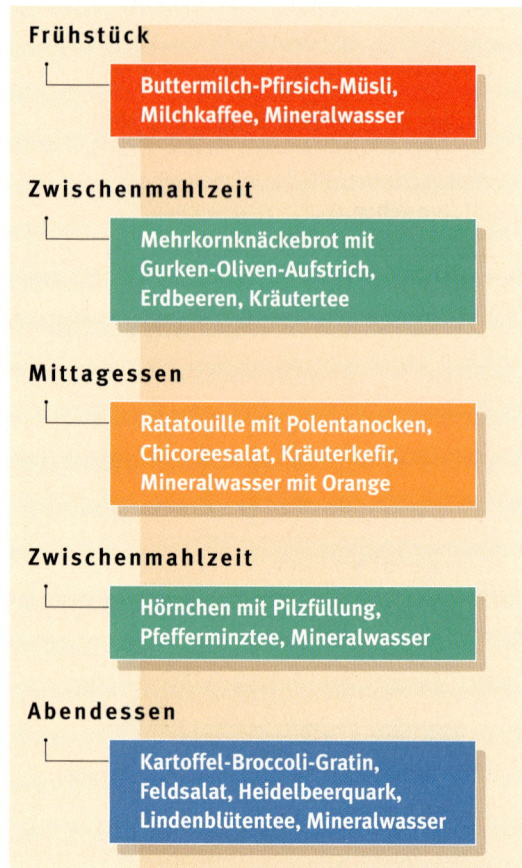

Frühstück
> Buttermilch-Pfirsich-Müsli, Milchkaffee, Mineralwasser

Zwischenmahlzeit
> Mehrkornknäckebrot mit Gurken-Oliven-Aufstrich, Erdbeeren, Kräutertee

Mittagessen
> Ratatouille mit Polentanocken, Chicoreesalat, Kräuterkefir, Mineralwasser mit Orange

Zwischenmahlzeit
> Hörnchen mit Pilzfüllung, Pfefferminztee, Mineralwasser

Abendessen
> Kartoffel-Broccoli-Gratin, Feldsalat, Heidelbeerquark, Lindenblütentee, Mineralwasser

Frühstück:

■ Buttermilch-Pfirsich-Müsli

Menge	Zutaten
20 Gramm	Hafer Flocken Vollkorn
5 Gramm	Hafer Kleie
250 Milliliter	Buttermilch
140 Gramm	Pfirsich frisch

kcal	238	B1	0,22 mg
kJ	992	B2	0,50 mg
EW	12,46 g	B6	0,16 mg
F	3,22 g	Chol	7,50 mg
KH	37,47 g	B12	0,50 µg
GFS	1,02 g	EUFS	0,92 g
MUFS	0,63 g	NiaÄ	4 185,00 µg
Bst	4,31 g		

Haferflocken und -kleie in der Buttermilch etwas quellen lassen. Pfirsich waschen, in Spalten schneiden und dazu geben. Mit Minzeblättchen garnieren.

■ Milchkaffee

Menge	Zutaten
250 Milliliter	Kaffee (Getränk)
50 Milliliter	Trinkmilch 1,5 % Fett

kcal	29	B1	0,02 mg
kJ	124	B2	0,11 mg
EW	2,20 g	B6	0,03 mg
F	0,80 g	Chol	3,00 mg
KH	3,20 g	B12	0,25 µg
GFS	0,48 g	EUFS	0,24 g
MUFS	0,03 g	NiaÄ	2 161,50 µg

■ Mineralwasser

Menge	Zutaten
500 Milliliter	Natürliches Mineralwasser

Zwischenmahlzeit:

■ Mehrkornknäckebrot mit Gurken-Oliven-Aufstrich

Menge	Zutaten
20 Gramm	Knäckebrot mit Mehrkorn
15 Gramm	Oliven schwarz Glas ohne Kern
20 Gramm	Gurke frisch
20 Gramm	Quark 0,2 % Fett
10 Milliliter	Natürliches Mineralwasser mit Kohlensäure
1 Prise	Jodiertes Salz
1 Prise	Pfeffer
1 Prise	Pfeffer
1 Gramm	Knoblauch frisch

kcal	140	B1	0,06 mg
kJ	588	B2	0,10 mg
EW	5,07 g	B6	0,07 mg
F	5,76 g	Chol	0,20 mg
KH	16,53 g	B12	0,20 µg
GFS	0,87 g	EUFS	3,90 g
MUFS	0,66 g	NiaÄ	1 360,87 µg
Bst	2,20 g		

Oliven aus dem Glas bis auf eine fein hacken und mit geraspelter Gurke und Quark vermischen. Mit frischem Knoblauch und Gewürzen abschmecken und mit Olive garnieren.

■ Erdbeeren

Menge	Zutaten
200 Gramm	Erdbeeren frisch

kcal	64	Bst	4,00 g
kJ	268	B1	0,06 mg
EW	1,60 g	B2	0,10 mg
F	0,80 g	B6	0,12 mg
KH	11,00 g	EUFS	0,12 g
GFS	0,04 g	NiaÄ	1 466,00 µg
MUFS	0,46 g		

■ Kräutertee

Menge	Zutaten
300 Milliliter	Kräutertee (Getränk)

kcal	3	B1	0,03 mg
kJ	9	B2	0,01 mg
KH	0,60 g		

343

Mittagessen:

■ Ratatouille

Menge	Zutaten
70 Gramm	Zucchini frisch
70 Gramm	Aubergine frisch
20 Gramm	Paprikaschoten frisch, grün
20 Gramm	Paprikaschoten frisch, gelb
20 Gramm	Paprikaschoten frisch, rot
20 Gramm	Tomaten frisch
20 Gramm	Gemüsezwiebel frisch
5 Milliliter	Olivenöl
1 Prise	Jodiertes Salz
1 Prise	Pfeffer
1 Gramm	Basilikum frisch (Wert von Petersilienblatt frisch verwendet)

kcal	91	B1	0,12 mg
kJ	382	B2	0,13 mg
EW	3,17 g	B6	0,32 mg
F	5,66 g	Chol	0,05 mg
KH	6,51 g	B12	0,00
GFS	0,86 g	EUFS	3,61 g
MUFS	0,79 g	NiaÄ	1 625,93 µg
Bst	5,49 g		

Gemüse waschen, putzen, in grobe Würfel schneiden und in Olivenöl „al dente" dünsten. Mit Gewürzen und frischem Basilikum abschmecken.

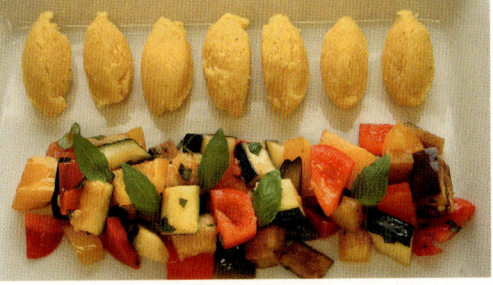

Bild 1 *Ratatouille mit Polentanocken*

■ Polentanocken (Bild 1)

Menge	Zutaten
100 Milliliter	Trinkwasser
1 Prise	Jodiertes Salz
5 Milliliter	Olivenöl
40 Gramm	Polenta Grieß (Wert von Weizen Grieß verwendet)
1 Prise	Muskat
1 Prise	Pfeffer

kcal	174	Bst	2,85 g
kJ	730	B1	0,05 mg
EW	3,82 g	B2	0,01 mg
F	5,30 g	B6	0,03 mg
KH	27,57 g	Chol	0,05 mg
GFS	0,78 g	EUFS	3,60 g
MUFS	0,61 g	NiaÄ	1 160,00 µg

Wasser mit Salz und Öl aufkochen. Maisgrieß mit dem Schneebesen einstreuen und 30–40 Min. quellen lassen. Gewürze dazu geben und mit zwei Teelöffelchen Nocken aus der Polenta stechen und auf das Ratatouille geben.

Fortsetzung ⟶

---> *Fortsetzung*

■ Chicoreesalat

Menge	Zutaten		
50 Gramm	Chicoree frisch		
10 Milliliter	Zitrone Fruchtsaft		
1 Prise	Jodiertes Salz, Pfeffer		
5 Milliliter	Rapsöl		

kcal	62	B1	0,03 mg
kJ	261	B2	0,02 mg
EW	0,71 g	B6	0,03 mg
F	5,08 g	Chol	0,10 mg
KH	3,15 g	B12	0,00
GFS	0,41 g	EUFS	2,76 g
MUFS	1,67 g	NiaÄ	253,60 µg
Bst	0,66 g		

Chicoree waschen, Strunk entfernen und in Streifen schneiden. Aus Zitronensaft, Gewürzen und Öl Dressing herstellen und darüber geben.

■ Kräuterkefir

Menge	Zutaten		
250 Milliliter	Kefir 1,5 % Fett		
2 Gramm	Petersilienblatt, Dill, Kerbel, Schnittlauch, frisch		
1 Prise	Jodiertes Salz		
1 Prise	Pfeffer		
1 Prise	Paprika edelsüß		

kcal	126	B1	0,10 mg
kJ	524	B2	0,43 mg
EW	8,59 g	B6	0,13 mg
F	3,76 g	Chol	15,00 mg
KH	10,40 g	B12	1,25 µg
GFS	2,25 g	EUFS	1,13 g
MUFS	0,13 g	NiaÄ	2 108,16 µg
Bst	0,09 g		

Kräuter waschen und trocken tupfen. Fein hacken und mit den Gewürzen in den Kefir geben und gut verrühren. Mit Kräuterblüte dekorieren.

■ Mineralwasser mit Orange

Menge	Zutaten		
500 Milliliter	Natürliches Mineralwasser		
20 Milliliter	Orange Fruchtsaft naturrein		

kcal	9	Bst	0,04 g
kJ	38	B1	0,01 mg
EW	0,18 g	B2	0,01 mg
F	0,03 g	B6	0,01 mg
KH	1,76 g	EUFS	0,01 g
GFS	0,01 g	NiaÄ	79,40 µg
MUFS	0,01 g		

Zwischenmahlzeit:

■ Hörnchen mit Pilzfüllung

Menge	Zutaten		
15 Gramm	Quark 0,2 % Fett		
5 Milliliter	Rapsöl		
10 Milliliter	Trinkmilch 1,5 % Fett		
20 Gramm	Roggen Mehl Type 1150		
15 Gramm	Weizen Mehl Type 405		
2 Gramm	Backpulver		
3 Gramm	Pflanzenmargarine mit Omega 3 Fettsäuren		
10 Gramm	Gemüsezwiebel frisch		
20 Gramm	Champignon frisch		
1 Gramm	Petersilienblatt frisch		
1 Prise	Jodiertes Salz		
1 Prise	Pfeffer		
1 Prise	Kümmel		

kcal	205	B1	0,09 mg
kJ	857	B2	0,18 mg
EW	6,22 g	B6	0,14 mg
F	8,03 g	Chol	0,85 mg
KH	26,60 g	B12	0,20 µg
GFS	1,17 g	EUFS	3,88 g
MUFS	2,61 g	NiaÄ	2 591,39 µg
Bst	2,95 g		

Quarkölteig herstellen, auswellen und Teig als Dreieck zuschneiden. Zwiebeln und Champignons andünsten, abschmecken und auf breiteren Teil des Teiges geben. Zu Hörnchen rollen und bei 180 °C etwa 15 Minuten backen (gilt für Rezept mal 3).

■ Pfefferminztee

Menge	Zutaten		
300 Milliliter	Pfefferminztee (Wert von Kräutertee verwenden)		

kcal	3	B1	0,03 mg
kJ	9	B2	0,01 mg
KH	0,60 g		

■ Mineralwasser

Menge	Zutaten
500 Milliliter	Natürliches Mineralwasser

Abendessen:

■ Kartoffel-Broccoli-Gratin

Menge	Zutaten
180 Gramm	Kartoffeln ungeschält frisch (160 g geschält)
150 Gramm	Broccoli frisch
125 Milliliter	Trinkmilch 1,5 % Fett
1 Prise	Jodiertes Salz
1 Prise	Muskat
1 Prise	Pfeffer
20 Gramm	Edamer 30 % F. i. Tr.
3 Gramm	Pflanzenmargarine mit Omega 3 Fettsäuren

kcal	300	B1	0,39 mg
kJ	1 259	B2	0,62 mg
EW	18,33 g	B6	0,87 mg
F	8,14 g	Chol	14,90 mg
KH	36,55 g	B12	1,07 µg
GFS	3,86 g	EUFS	2,61 g
MUFS	1,20 g	NiaÄ	7 622,55 µg
Bst	8,55 g		

Auflaufform mit Pflanzenmargarine fetten. Feine Kartoffelscheiben und Broccoliröschen in die Form schichten und mit gewürzter Milch übergießen. Bei 180 °C etwa 50 Minuten backen. Mit geriebenem Käse bestreuen und 10 Minuten gratinieren.

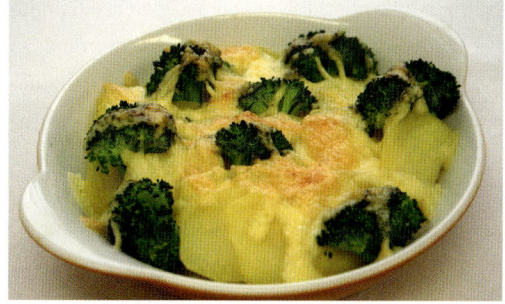

Bild 1   *Kartoffel-Broccoli-Gratin*

■ Feldsalat

Menge	Zutaten
30 Gramm	Feldsalat frisch
1 Prise	Jodiertes Salz
1 Prise	Pfeffer
10 Milliliter	Zitrone Fruchtsaft
5 Milliliter	Walnussöl
1 Spritzer	Süßstoff flüssig

kcal	58	Bst	0,55 g
kJ	244	B1	0,02 mg
EW	0,61 g	B2	0,03 mg
F	5,12 g	B6	0,08 mg
KH	2,19 g	Chol	0,05 mg
GFS	0,56 g	EUFS	0,81 g
MUFS	3,49 g	NiaÄ	231,00 µg

Feldsalat putzen, waschen und dekorativ auf ein Salattellerchen geben. Aus den übrigen Zutaten Dressing herstellen und Salat kurz vor dem Verzehr damit fertig stellen.

■ Heidelbeerquark

Menge	Zutaten
80 Gramm	Quark 0,2 % Fett
20 Milliliter	Natürliches Mineralwasser mit Kohlensäure
60 Gramm	Heidelbeere frisch
1 Spritzer	Süßstoff flüssig
	Minzeblättchen

kcal	58	B1	0,02 mg
kJ	244	B2	0,03 mg
EW	0,61 g	B6	0,08 mg
F	5,12 g	Chol	0,05 mg
KH	2,19 g	B12	0,00
GFS	0,56 g	EUFS	0,81 g
MUFS	3,49 g	NiaÄ	231,00 µg
Bst	0,55 g		

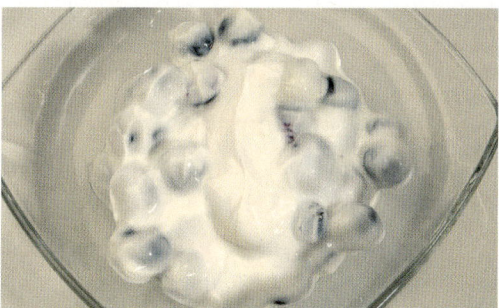

Quark mit kohlensäurehaltigem Mineralwasser verrühren. Gewaschene und abgetropfte Heidelbeeren dazu geben, mit Süßstoff süßen und mit Minzeblättchen garnieren.

Bild 2   *Heidelbeerquark*

■ Lindenblütentee

Menge	Zutaten
300 Milliliter	Lindenblütentee (Wert von Kräutertee verwendet)

kcal	3	B1	0,03 mg
kJ	9	B2	0,01 mg
KH	0,60 g		

■ Mineralwasser

Menge	Zutaten
500 Milliliter	Natürliches Mineralwasser

4 Konsistenzdefinierte Kostformen

Werden die konsistenzdefinierten Kostformen auf Grund einer Überempfindlichkeit der Mund- und Rachenschleimhaut (z. B. bei Pilzerkrankungen oder nach Strahlentherapie) durchgeführt, sollten die Speisen nicht zu stark gewürzt und gesalzen angeboten werden. Die streng passierte Kost muss gleichzeitig häufig energiereich sein. Eine Anreicherung der Speisen mit Maltodextrinen, Fetten, Sahne oder Eiweißkonzentraten ist dann durchzuführen. Bei der Auswahl der geeigneten Lebensmittel ist zwischen den Indikationen neurologischer Schluckstörungen und physikalischer Kau- oder Passagebehinderungen zu unterscheiden. Neurologisch bedingte Schluckstörungen erfordern ein besonders strenges Regime und die enge Zusammenarbeit von Arzt, Schluck- und/oder Sprachtherapeut und Ernährungsfachkraft.

Lebensmittelauswahl bei den verschiedenen konsistenzdefinierten Kostformen

Weiche Kost	Passierte Kost	Streng passierte Kost	Flüssige Kost
Brot mit weicher Rinde	Weiches Brot ohne Rinde	Kein Brot oder Gebäck	Kein Brot oder Gebäck
Weiches Gebäck, Kuchen	Weiches Gebäck, Kuchen	Schmelzflocken, Grieß oder Stärkemehl in Flüssigkeit zu einem Brei gegart	Schmelzflocken, Grieß oder Stärkemehl in Flüssigkeit zu einer dünnflüssigen Suppe gegart
Alle Nährmittel gegart	Alle Nährmittel gegart,	Kein Reis, keine Nudeln	Kein, Reis, keine Nudeln
Reis, Nudeln weich gegart	Nudeln weich gegart, Reis nur wenn ausdrücklich erlaubt		
Kartoffeln in Form aller herkömmlichen Zubereitungsmethoden, außer Pommes Frites oder fritierte oder gebackene Kartoffelspalten	Kartoffeln in Form aller herkömmlichen Zubereitungsmethoden, außer Pommes Frites, fritierte oder gebackene Kartoffelspalten, scharf gebratene Kartoffelprodukte	Kartoffelpüree, -schnee	Kartoffeln gegart und zu einer trinkbaren Suppe verarbeitet
Gemüse weich gekocht	Gemüse zu kleineren Stücken geschnitten und weich gekocht	Gemüse gegart und im Mixer zu feinstem Püree verarbeitet, ohne dass sich Flüssigkeit absetzt	Gemüse gegart und im Mixer zu einer trinkbaren Suppe verarbeitet
Kräuter fein zerkleinert	Kräuter fein zerkleinert	Keine Kräuter, auch nicht fein zerkleinert	Keine Kräuter, auch nicht fein zerkleinert
Hülsenfrüchte weich gekocht	Hülsenfrüchte weich gekocht	Hülsenfrüchte weich gekocht und so passiert, dass keine Schalen oder andere feste Bestandteile bleiben	Hülsenfrüchte weich gekocht und zu einer Suppe ohne Schalen verarbeitet
Fleisch, Fisch und Geflügel weich gegart, nicht scharf gebraten oder stark gegrillt, keine langfaserigen Fleischstücke (z. B. Rinderbraten), Fisch ohne Gräten	Fleisch, Fisch und Geflügel weich gegart, nicht scharf gebraten oder stark gegrillt, lang- oder zähfaseriges Fleisch zu Hackfleisch (z. B. Wurst ohne Pelle, Hackfleischbällchen) verarbeitet, Fisch ohne Gräten	Weiches Fleisch, Fisch, Geflügel im Mixer zu einer homogenen Masse verarbeitet, ohne dass sich Sauce oder Flüssigkeit absetzt, Fisch ohne Gräten (hier ist der Einsatz industriell vorgefertigter Produkte oft auch aus optischen Gründen besonders sinnvoll)	Fleisch, Fisch und Geflügel kann auf Grund der faserigen Struktur nicht zu einer, durch den Strohhalm trinkbaren Suppe verarbeitet werden.
Weiches, reifes oder gekochtes Obst, in kleinere Stücke geschnitten	Weiches, reifes oder gekochtes Obst (z. B. Banane, Pfirsich, ohne Schale)	Weiches, reifes oder gekochtes Obst zu einer homogenen Masse verarbeitet, ohne dass sich Flüssigkeit absetzt	Obst (weich, ohne Schale oder gekocht) in Saft oder Milch zerkleinert, sodass sie ohne Stücke durch den Strohhalm trinkbar ist
Milch und Milchprodukte sind alle möglich	Milch und Milchprodukte sämtliche Sorten, bis auf Hartkäse	Milch und Milchprodukte ohne Stücke, Körner oder Fruchtstücke (z. B. im Joghurt, Quark), Kein Käse als Brotbelag	Milch und flüssige, durch den Strohhalm trinkbare Milchprodukte, ohne Stücke oder Körner
Eier in allen Zubereitungsformen, Spiegelei weich	Omelett, weicher Pfannkuchen, Rührei, weiches Spiegelei, Eistich	Weiches Rührei	Kein Ei, da gegart nicht trinkbar und roh aus hygienischen Gründen nicht vertretbar
Weiche Wurst, ungünstig sind z. B. Schinken, Bratenaufschnitt	Weiche Wurst, günstig sind Streichwurstsorten, Mortadella,	Wurst als Brotbelag entfällt, verarbeitet als fein verarbeitete Pastete	Wurst als Brotbelag entfällt

4.1 Weiche Kost

Definition/Ernährungsprinzipien

Bei der weichen Kost sollten die einzelnen Komponenten mit der Gabel zerdrückbar sein. Alle Lebensmittel und Speisen, die diesen Anforderungen gerecht werden, können verwendet werden (siehe Tabelle 1, S. 346). Ziele sind, den Kauvorgang zum Verzehr der Speisen zu erleichtern oder die empfindliche Mund- oder Rachenschleimhaut nicht unnötig durch besonders harte Lebensmittel zu reizen. Außerdem können Menschen mit einer leichten Dysphagie eine weiche Kost oft besser verzehren und die Kost ist bei körperlichen Behinderungen (z. B. nachlassende Handmotorik im hohen Lebensalter) leichter zu verzehren.

Anwendung:

- Dysphagie (Kapitel 1.2, S. 16 ff.)
- Leberzirrhose (Kapitel 7, S. 151 ff.)
- Ernährung bei Krebstherapie (Kapitel 15, S. 258 ff.)
- Mangelernährung im Alter (Kapitel 17, S. 304 ff.)

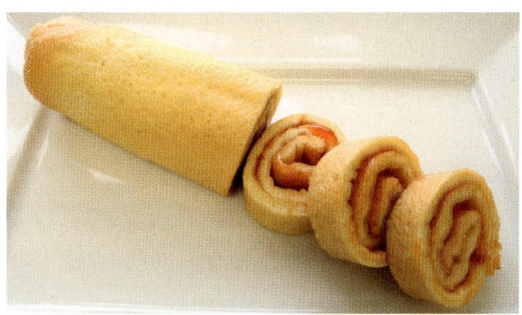

Bild 1 *Beispiel für weiche Kost (Rezept s. S. 350)*

4.1.1 Exemplarischer Tageskostplan für konsistenz definierte Kostformen – weiche Kost

Patient: Albert V. 78 Jahre, Pflegeheim
Wünschenswerte Energie- (D-A-CH Referenzwerte)
und Nährstoffzufuhr:

Gesamtenergiebedarf	*2 300 kcal/Tag bzw.*
	9 775 kJ/Tag
Eiweiß 15–20 %	*345–460 kcal*
	= 86–115 g EW/Tag
Fett 30–35 %	*690–805 kcal*
	= 77–89 g F/Tag
Kohlenhydrate 50–55 %	*1150–1265 kcal*
	= 288–316 g KH/Tag

Gesamtsumme

kcal	*2245*	B1	*1,63 mg*
kJ	*9404*	B2	*2,23 mg*
EW	*88,14 g*	B6	*2,27 mg*
F	*83,50 g*	Chol	*488,40 mg*
KH	*276,96 g*	B12	*4,07 µg*
GFS	*27,27 g*	EUFS	*21,55 g*
MUFS	*13,74 g*	NiaÄ	*30 317,95 µg*
Bst	*30,84 g*		

Nährstoffrelation

Eiweiß	*88 g*	*16 %*
Fett	*84 g*	*34 %*
Kohlenhydrate	*277 g*	*50 %*

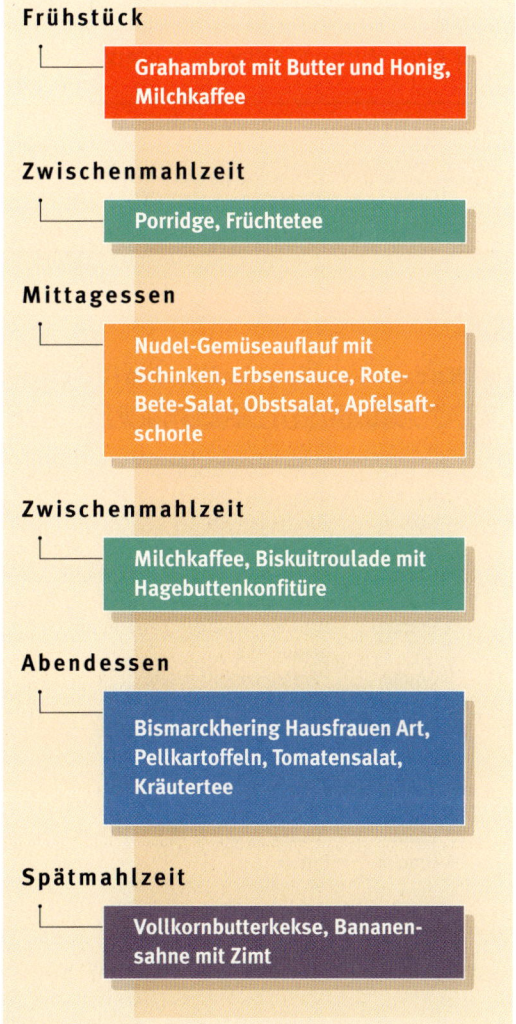

Frühstück
Grahambrot mit Butter und Honig, Milchkaffee

Zwischenmahlzeit
Porridge, Früchtetee

Mittagessen
Nudel-Gemüseauflauf mit Schinken, Erbsensauce, Rote-Bete-Salat, Obstsalat, Apfelsaftschorle

Zwischenmahlzeit
Milchkaffee, Biskuitroulade mit Hagebuttenkonfitüre

Abendessen
Bismarckhering Hausfrauen Art, Pellkartoffeln, Tomatensalat, Kräutertee

Spätmahlzeit
Vollkornbutterkekse, Bananensahne mit Zimt

Frühstück:

■ Grahambrot mit Butter und Honig

Menge	Zutaten
50 Gramm	Grahambrot ohne Rinde, fein ausgemahlen
10 Gramm	Butter
25 Gramm	Blütenhonig-Mischungen

kcal	257	Bst	3,21 g
kJ	1075	B1	0,08 mg
EW	4,02 g	B2	0,07 mg
F	9,05 g	B6	0,15 mg
KH	39,51 g	Chol	24,00 mg
GFS	5,15 g	EUFS	2,59 g
MUFS	0,64 g	NiaÄ	2 442,15 µg

Brot entrinden und mit Butter und Honig bestreichen. Bei Bedarf in mundgerechte Stücke schneiden.

■ Milchkaffee

Menge	Zutaten
250 Milliliter	Kaffee (Getränk)
50 Milliliter	Trinkmilch 1,5 % Fett

kcal	29	B1	0,02 mg
kJ	124	B2	0,11 mg
EW	2,20 g	B6	0,03 mg
F	0,80 g	Chol	3,00 mg
KH	3,20 g	B12	0,25 µg
GFS	0,48 g	EUFS	0,24 g
MUFS	0,03 g	NiaÄ	2 161,50 µg

Zwischenmahlzeit:

■ Porridge

Menge	Zutaten
40 Gramm	Hafer Flocken
250 Milliliter	Trinkwasser
1 Prise	Jodiertes Salz
100 Milliliter	Trinkmilch 1,5 % Fett
25 Milliliter	Kaffeesahne 10 % Fett
5 Gramm	Blütenhonig-Mischungen

kcal	241	B1	0,29 mg
kJ	1 009	B2	0,28 mg
EW	9,21 g	B6	0,13 mg
F	6,90 g	Chol	15,75 mg
KH	34,97 g	B12	0,63 µg
GFS	3,00 g	EUFS	2,24 g
MUFS	1,24 g	NiaÄ	2 345,40 µg
Bst	2,17 g		

Haferflocken mit Salzwasser aufkochen, unter rühren 5 Min. ausquellen lassen. Haferbrei mit warmer oder kalter Milch und Kaffeesahne übergießen und süßen.

■ Früchtetee

Menge	Zutaten
250 Milliliter	Früchtetee

kcal	3	B1	0,03 mg
kJ	8	B2	0,01 mg
KH	1 g		

Mittagessen:

■ Nudel-Gemüse-Auflauf mit Schinken

Menge	Zutaten
30 Gramm	Broccoli frisch
30 Gramm	Blumenkohl frisch
20 Gramm	Mohrrübe frisch
20 Gramm	Zucchini frisch
20 Gramm	Knollensellerie frisch
100 Gramm	Teigwaren eifrei, gekocht, weich (40 g roh)
30 Gramm	Schwein Schinken gekocht ungeräuchert
1 Gramm	Petersilienblatt frisch
60 Gramm	Hühnerei Vollei frisch
60 Milliliter	Kaffeesahne 10 % Fett
1 Prise	Jodiertes Salz
1 Prise	Pfeffer
1 Prise	Muskat
20 Gramm	Tilsiter 30 % F. i. Tr.
5 Gramm	Butter

kcal	466	B1	0,31 mg
kJ	1 949	B2	0,55 mg
EW	28,91 g	B6	0,38 mg
F	22,31 g	Chol	295,10 mg
KH	36,81 g	B12	2,26 µg
GFS	10,77 g	EUFS	7,38 g
MUFS	1,91 g	NiaÄ	7 904,73 µg
Bst	5,91 g		

Gemüse weich garen. Teigwaren in Salzwasser weich garen, gut abtropfen lassen. Schinken in Streifen schneiden. Gemüse, Schinken und Nudeln in gefettete Form geben und vermischen, mit abgeschmeckter Eiermilch übergießen. Im Ofen bei 160 °C etwa 30 Minuten backen. Käsescheibe darauf geben und zerlaufen lassen.

Fortsetzung ⟶

⟶ Fortsetzung

■ Erbsensauce

Menge	Zutaten		
3 Gramm	Butter		
5 Gramm	Zwiebeln frisch		
100 Gramm	Erbsen grün frisch (oder tiefgekühlt)		
1 Prise	Jodiertes Salz		
1 Prise	Muskat		
1 Prise	Pfeffer		

kcal	106	Bst	5,09 g
kJ	441	B1	0,30 mg
EW	6,63 g	B2	0,16 mg
F	2,99 g	B6	0,17 mg
KH	12,56 g	Chol	7,20 mg
GFS	1,69 g	EUFS	0,90 g
MUFS	0,15 g	NiaÄ	3 393,52 µg

Zwiebelwürfel in Butter dünsten, Erbsen zu geben und mit dünsten, mit Gemüsebrühe aufgießen und ca. 5 Min. garen. Gemüse mit dem Mixstab pürieren und abschmecken.

■ Rote-Beete-Salat

Menge	Zutaten		
1 Gramm	Meerrettich frisch		
5 Gramm	Zwiebeln frisch		
5 Milliliter	Sonnenblumenöl		
1 Prise	Jodiertes Salz		
1 Prise	Pfeffer		
	Essig		
50 Gramm	Rote Bete gegart		

kcal	62	Bst	1,38 g
kJ	261	B1	0,01 mg
EW	0,81 g	B2	0,02 mg
F	5,05 g	B6	0,02 mg
KH	3,41 g	Chol	0,05 mg
GFS	0,59 g	EUFS	1,12 g
MUFS	3,10 g	NiaÄ	213,50 µg

Marinade aus Jodsalz, Pfeffer, Essig, Pflanzenöl, Meerrettich und Zwiebeln herstellen. Gekochte Rote Bete in Scheiben schneiden und dazu geben. Abschmecken und ziehen lassen.

■ Obstsalat

Menge	Zutaten		
30 Gramm	Aprikose frisch, weich		
30 Gramm	Erdbeere frisch, weich		
30 Gramm	Kiwi frisch, weich		
30 Gramm	Zuckermelone frisch, weich		
30 Gramm	Weintraube rot frisch ohne Kerne		
5 Milliliter	Zitrone Fruchtsaft		
5 Gramm	Vanillinzucker		

kcal	95	Bst	2,89 g
kJ	398	B1	0,05 mg
EW	1,31 g	B2	0,06 mg
F	0,48 g	B6	0,09 mg
KH	19,69 g	EUFS	0,07 g
GFS	0,10 g	NiaÄ	960,75 µg
MUFS	0,20 g		

Obst waschen und in mundgerechte Stücke schneiden. Mit Vanillezucker vermischten Zitronensaft darüber geben und vorsichtig durchmischen.

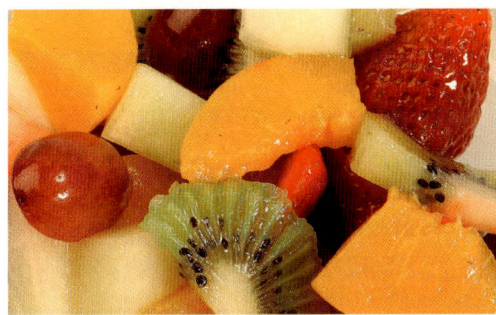

Bild 1   *Obstsalat*

■ Apfelsaftschorle

Menge	Zutaten		
150 Milliliter	Apfel Fruchtsaft		
150 Milliliter	Natürliches Mineralwasser still		

kcal	74	B1	0,03 mg
kJ	311	B2	0,03 mg
EW	0,46 g	B6	0,06 mg
F	0,50 g	B12	0,00
KH	15,91 g	EUFS	0,03 g
GFS	0,11 g	NiaÄ	297,00 µg
MUFS	0,24 g		

Zwischenmahlzeit:

■ Milchkaffee

Menge	Zutaten
250 Milliliter	Kaffee (Getränk)
50 Milliliter	Trinkmilch 3,5 % Fett

kcal	29	B1	0,02 mg
kJ	124	B2	0,11 mg
EW	2,20 g	B6	0,03 mg
F	0,80 g	Chol	3,00 mg
KH	3,20 g	B12	0,25 µg
GFS	0,48 g	EUFS	0,24 g
MUFS	0,03 g	NiaÄ	2 161,50 µg

Fortsetzung ⟶

⤳ Fortsetzung (s. S. 347, Bild 1)

■ Biskuitroulade mit Hagebuttenkonfitüre

Menge	Zutaten
10 Gramm	Hühnerei Eigelb frisch
3 Gramm	Zucker weiß
1 Teelöffel	Trinkwasser
15 Gramm	Hühnerei Eiweiß frisch
3 Gramm	Zucker weiß
5 Gramm	Weizen Mehl Type 405
5 Gramm	Kartoffelstärke
25 Gramm	Hagebutte Konfitüre
2 Gramm	Puderzucker (Wert von Zucker verwendet)
10 Milliliter	Schlagsahne 30 % Fett

kcal	211	B1	0,04 mg
kJ	885	B2	0,11 mg
EW	4,37 g	B6	0,05 mg
F	6,33 g	Chol	135,00 mg
KH	33,67 g	B12	0,26 µg
GFS	2,78 g	EUFS	2,20 g
MUFS	0,60 g	NiaÄ	1 130,85 µg
Bst	0,76 g		

Aus Eigelb, Zucker und Wasser Schaummasse herstellen. Eiweiß mit Zucker zu steifem Schnee schlagen. Mit Stärke vermischtes, gesiebtes Mehl darüber sieben und mit dem Schneebesen unterheben. Auf ein Backblech streichen und im vorgeheizten Ofen bei 220 °C etwa 5 Minuten backen. Biskuitplatte entnehmen, auf ein mit Puderzucker bestreutes Tuch geben und noch heiß aufrollen. Auskühlen lassen. Mit Hagebuttenkonfitüre bestreichen. Geschlagene Sahne dazu servieren.

Abendessen:

■ Bismarckhering Hausfrauen Art

Menge	Zutaten
100 Gramm	Bismarckhering, gehäutet
20 Gramm	Joghurt 1,5 % Fett
30 Gramm	Quark 0,2 % Fett
5 Milliliter	Zitrone Fruchtsaft
1 Prise	Jodiertes Salz
1 Prise	Pfeffer
50 Gramm	Apfel frisch
10 Gramm	Gemüsezwiebel frisch

kcal	265	B1	0,09 mg
kJ	1108	B2	0,34 mg
EW	20,25 g	B6	0,21 mg
F	15,81 g	Chol	1,30 mg
KH	9,22 g	B12	0,38 µg
GFS	0,27 g	EUFS	0,12 g
MUFS	0,13 g	NiaÄ	1 279,95 µg
Bst	1,19 g		

Bismarckhering häuten und in mundgerechte Stücke schneiden. Joghurt und Quark mit Zitronensaft, Salz und Pfeffer verrühren. Fischstücke dazu geben. Apfel waschen, schälen, vierteln und entkernen. Apfelviertel und Zwiebel fein hobeln und zum Fisch geben. Durchziehen lassen.

■ Pellkartoffeln

Menge	Zutaten
180 Gramm	Kartoffeln ungeschält frisch gegart mit Küchenabfall

kcal	82	MUFS	0,06 g
kJ	344	Bst	2,59 g
EW	2,35 g	B1	0,10 mg
F	0,12 g	B2	0,04 mg
KH	17,05 g	B6	0,29 mg
GFS	0,03 g	NiaÄ	1 886,40 µg

■ Tomatensalat

Menge	Zutaten
50 Gramm	Tomaten frisch
1 Prise	Jodiertes Salz
1 Gramm	Schnittlauch frisch
5 Milliliter	Rapsöl
	Essig

kcal	52,52	B1	0,03 mg
kJ	220,79	B2	0,02 mg
EW	0,51 g	B6	0,05 mg
F	5,06 g	Chol	0,10 mg
KH	1,32 g	B12	0,00 µg
GFS	0,40 g	EUFS	2,77 g
MUFS	1,64 g	NiaÄ	344,00 µg
Bst	0,53 g		

Strunk der Tomate entfernen. Tomate kurz in heißes Wasser geben und häuten. Halbieren und entkernen und Fleischstücke in Würfel schneiden. Aus Essig, Salz, Öl und Schnittlauch mildes Dressing herstellen und darüber geben.

■ Kräutertee

Menge	Zutaten
250 Milliliter	Kräutertee

kcal	3	B2	0,01 mg
kJ	8	B12	0,00
KH	0,50 g	EUFS	0,00
B1	0,03 mg	NiaÄ	0,00

Spätmahlzeit:

■ Vollkornbutterkekse

Menge	Zutaten
25 Gramm	Vollkornbutterkekse (Wert von Vollkornkeksen verwendet)

kcal	118	Bst	2,12 g
kJ	493	B1	0,16 mg
EW	2,87 g	B2	0,20 mg
F	6,05 g	B6	0,06 mg
KH	12,94 g	EUFS	1,31 g
GFS	0,72 g	NiaÄ	2 295,00 µg
MUFS	3,67 g		

Fortsetzung ⤳

----> Fortsetzung

■ Bananensahne

Menge	Zutaten
150 Gramm	Banane frisch
1 Prise	Zimt gemahlen
10 Milliliter	Kaffeesahne 10 % Fett

kcal	154	B1	0,06 mg
kJ	646	B2	0,09 mg
EW	2,03 g	B6	0,56 mg
F	1,27 g	Chol	3,90 mg
KH	32,49 g	B12	0,05 µg
GFS	0,70 g	EUFS	0,33 g
MUFS	0,11 g	NiaÄ	1 501,70 µg
Bst	3,00 g		

Banane mit der Gabel zerdrücken, etwas Zimt darüber stäuben und geschlagene Sahne unterheben.

4.2 Passierte Kost

Definition/Ernährungsprinzipien

Bei der passierten Kost, sollten alle Speisen ohne Kauvorgang schluckbar sein. Die einzelnen Komponenten sollten unter dem Gaumen mit der Zunge zerdrückbar sein, oder bereits so fein zerkleinert und weich sein, dass sie direkt schluckbar sind. Kleine Stücke oder Würfel dürfen noch vorhanden sein, besonders weiche Lebensmittel dürfen auch als ganze Portion (z. B. eine Scheibe weiches Brot) angeboten werden. Harte, grobfaserige oder langfaserige Lebensmittel (z. B. Rindfleisch) sollten bereits mit entsprechenden Küchengeräten (z. B. Mixer oder Fleischwolf) so fein zerkleinert werden, dass den Betroffenen der Kau- und Schluckvorgang wesentlich erleichtert wird. Alle Lebensmittel und Speisen, die diesen Anforderungen entsprechen, dürfen eingesetzt werden (siehe Tabelle 1, S. 346)

Anwendung:

■ Dysphagie (Kapitel 1.2, S. 16 ff.)

■ Divertikulose/Divertikulitis (Kapitel 2.4, S. 50 ff.)

■ Ernährung bei Krebstherapie (Kapitel 15, S. 258 ff.)

■ Mangelernährung im Alter (Kapitel 17.12, S. 304 ff.)

351

4.2.1 Exemplarischer Tageskostplan für konsistenzdefinierte Kostformen – passierte Kost

Patient: Albert V, 78 Jahre, Pflegeheim

Wünschenswerte Energie- (D-A-CH Referenzwerte) und Nährstoffzufuhr:

Gesamtenergiebedarf	*2 300 kcal/Tag bzw.*
	9 775 kJ/Tag
Eiweiß 15–20 %	*345–460 kcal*
	= 86–115 g EW/Tag
Fett 30–35 %	*690–805 kcal*
	= 77–89 g F/Tag
Kohlenhydrate 50–55 %	*1 150–1 265 kcal*
	= 288–316 g KH/Tag

Gesamtsumme

kcal	2 339	B1	1,26 mg
kJ	9 795	B2	2,44 mg
EW	90,03 g	B6	1,86 mg
F	90,41 g	Chol	360,48 mg
KH	281,51 g	B12	11,86 µg
GFS	36,89 g	EUFS	33,47 g
MUFS	13,45 g	NiaÄ	40 154,17 µg
Bst	27,92 g		

Nährstoffrelation

Eiweiß	90 g	16 %
Fett	90 g	35 %
Kohlenhydrate	282 g	49 %

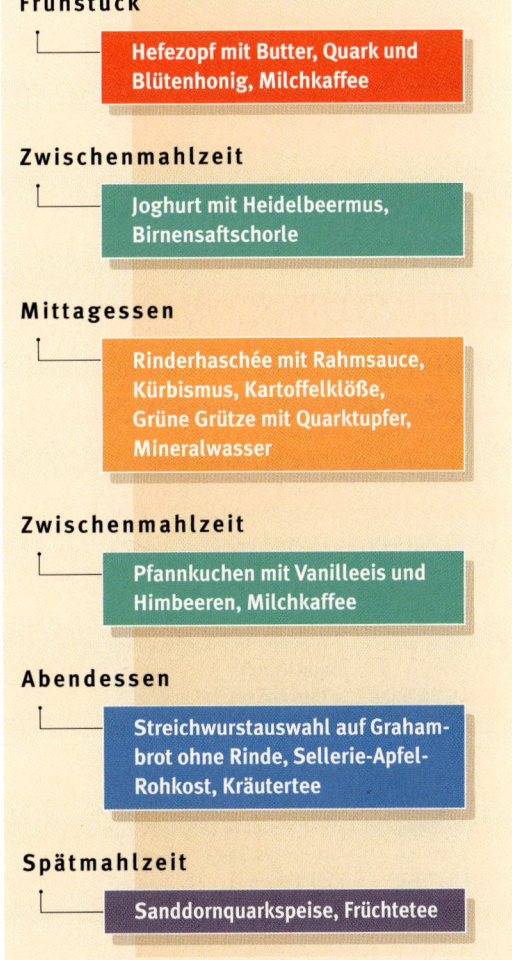

Frühstück

Hefezopf mit Butter, Quark und Blütenhonig, Milchkaffee

Zwischenmahlzeit

Joghurt mit Heidelbeermus, Birnensaftschorle

Mittagessen

Rinderhaschée mit Rahmsauce, Kürbismus, Kartoffelklöße, Grüne Grütze mit Quarktupfer, Mineralwasser

Zwischenmahlzeit

Pfannkuchen mit Vanilleeis und Himbeeren, Milchkaffee

Abendessen

Streichwurstauswahl auf Grahambrot ohne Rinde, Sellerie-Apfel-Rohkost, Kräutertee

Spätmahlzeit

Sanddornquarkspeise, Früchtetee

Frühstück:

■ Hefezopf mit Butter, Quark und Blütenhonig

Menge	Zutaten
50 Gramm	Hefezopf
20 Gramm	Butter
20 Gramm	Quark 0,2 % Fett
25 Gramm	Blütenhonig

kcal	421	B1	0,04 mg
kJ	1762	B2	0,14 mg
EW	7,42 g	B6	0,10 mg
F	22,12 g	Chol	98,60 mg
KH	47,63 g	B12	0,20 µg
GFS	12,94 g	EUFS	6,71 g
MUFS	1,05 g	NiaÄ	1 819,05 µg
Bst	1,53 g		

Hefezopf mit Butter, Quark und Honig bestreichen. Bei Bedarf in mundgerechte Stücke schneiden.

■ Milchkaffee

Menge	Zutaten
250 Milliliter	Kaffee (Getränk)
50 Milliliter	Trinkmilch 1,5 % Fett

kcal	29	B1	0,02 mg
kJ	124	B2	0,11 mg
EW	2,20 g	B6	0,03 mg
F	0,80 g	Chol	3,00 mg
KH	3,20 g	B12	0,25 µg
GFS	0,48 g	EUFS	0,24 g
MUFS	0,03 g	NiaÄ	2 161,50 µg

Zwischenmahlzeit:

■ Joghurt mit Heidelbeermus

Menge	Zutaten
50 Gramm	Heidelbeere, frisch, püriert
150 Gramm	Joghurt 1,5 % Fett
5 Gramm	Honig

kcal	105	B1	0,06 mg
kJ	442	B2	0,27 mg
EW	5,42 g	B6	0,10 mg
F	2,55 g	Chol	7,50 mg
KH	13,60 g	B12	0,60 µg
GFS	1,37 g	EUFS	0,71 g
MUFS	0,26 g	NiaÄ	1577,15 µg
Bst	2,45 g		

Heidelbeeren mit Joghurt und Honig vermischen und pürieren.

■ Birnensaftschorle

Menge	Zutaten
150 Milliliter	Birnen Fruchtsaft
150 Milliliter	Natürliches Mineralwasser still

kcal	81	B1	0,03 mg
kJ	339	B2	0,03 mg
EW	0,69 g	B6	0,02 mg
F	0,36 g	Chol	0,00
KH	19,30 g	EUFS	0,12 g
GFS	0,03 g	NiaÄ	247,50 µg
MUFS	0,13 g		

Mittagessen:

■ Rinderhaschée mit Rahmsauce

Menge	Zutaten
5 Milliliter	Rapsöl
5 Gramm	Gemüsezwiebel frisch
100 Gramm	Rinderhackfleisch frisch
10 Gramm	Mohrrübe frisch
10 Gramm	Porree frisch
10 Gramm	Gewürzgurken Sauerkonserve, abgetropft
10 Gramm	Paprikaschoten frisch
10 Gramm	Tomatenpaprika Sauerkonserve, abgetropft
50 Milliliter	Trinkwasser
	Rahmsauce
5 Gramm	Butter
5 Gramm	Weizen Mehl Type 405
125 Milliliter	Gemüsebrühe
10 Milliliter	Kaffeesahne 10 % Fett
1 Prise	Jodiertes Salz
1 Prise	Zucker weiß
1 Prise	Pfeffer, Paprika edelsüß

kcal	355	B1	0,27 mg
kJ	1489	B2	0,31 mg
EW	25,30 g	B6	0,27 mg
F	24,78 g	Chol	73,60 mg
KH	8,21 g	B12	5,33 µg
GFS	8,23 g	EUFS	11,58 g
MUFS	3,65 g	NiaÄ	12 687,85 µg
Bst	1,83 g		

Alle Zutaten in Pflanzenöl an- und gut durch braten. Mit Wasser ablöschen und durchziehen lassen.
Butter schmelzen, Mehl einstreuen und glatt rühren. Mit kalter Gemüsebrühe aufgießen und gut durchkochen lassen. Sauce etwas abkühlen lassen, würzen und Sauerrahm hineingeben. Hackfleisch-Gemüsemischung dazu geben und pürieren.

Fortsetzung →

352

→ Fortsetzung

■ Kürbismus

Menge	Zutaten
150 Gramm	Kürbis frisch
5 Gramm	Butter
1 Prise	Zucker
1 Prise	Jodiertes Salz
1 Prise	Muskat
	Essig
	Salzwasser

kcal	82	Bst	1,17 g
kJ	340	B1	0,14 mg
EW	2,13 g	B2	0,09 mg
F	4,46 g	B6	0,23 mg
KH	7,91 g	Chol	12,00 mg
GFS	2,58 g	EUFS	1,27 g
MUFS	0,29 g	NiaÄ	2 833,70 µg

Kürbisfleisch in wenig Salzwasser (oder im Dampftopf) weich garen. Butter, Zucker, Gewürze und etwas Essig zugeben und eventuell mit etwas Kochwasser pürieren.

■ Kartoffelklöße

Menge	Zutaten
125 Gramm	Kartoffeln gegart
30 Gramm	Kartoffelstärke
1 Prise	Jodiertes Salz
50 Milliliter	Trinkmilch 1,5 % Fett
10 Gramm	Weißbrot-Weizenbrot
3 Gramm	Butter
	Salzwasser

kcal	258	B1	0,13 mg
kJ	1 080	B2	0,15 mg
EW	5,05 g	B6	0,30 mg
F	3,58 g	Chol	10,20 mg
KH	49,99 g	B12	0,25 µg
GFS	2,06 g	EUFS	1,02 g
MUFS	0,24 g	NiaÄ	2 345,87 µg
Bst	3,17 g		

Kartoffel kochen, noch heiß durch die Presse geben und abkühlen lassen. Mit Jodsalz vermischte Stärke darüber streuen und vermengen. Mit kochender Milch übergießen und zu einem glatten Teig verkneten. Weißbrot zu Würfelchen schneiden und in der Butter anrösten. Aus dem Teig zwei Klöße formen, geröstetes Weißbrot in die Kloßmitte geben. Im siedenden Salzwasser etwa 20 Minuten gar ziehen lassen.

353

■ Grüne Grütze mit Quarktupfer

Menge	Zutaten
65 Milliliter	Weintrauben Fruchtsaft
5 Gramm	Zucker weiß
8 Gramm	Kartoffelstärke
150 Gramm	Kiwi frisch
5 Gramm	Quark 0,2 % Fett

kcal	189	B1	0,04 mg
kJ	792	B2	0,10 mg
EW	2,63 g	B6	0,06 mg
F	1,12 g	Chol	0,05 mg
KH	38,09 g	B12	0,05 µg
GFS	0,28 g	EUFS	0,16 g
MUFS	0,42 g	NiaÄ	1 203,30 µg
Bst	5,86 g		

Traubensaft mit Zucker zum Kochen bringen, ¼ Traubensaft mit Stärke glatt rühren und in den kochenden Saft einrühren. Geschälte und in mundgerechte Stücke geschnittene Kiwi dazu geben und aufkochen lassen. Grütze in Dessertschälchen füllen und kaltstellen. Vor dem Servieren mit Quarktupfer garnieren.

■ Mineralwasser

Menge	Zutaten
500 Milliliter	Natürliches Mineralwasser

Zwischenmahlzeit:

■ Pfannkuchen mit Vanilleeis und Himbeeren

Menge	Zutaten
25 Gramm	Weizen Mehl Type 405
1 Prise	Jodiertes Salz
50 Milliliter	Trinkmilch 1,5 % Fett
15 Gramm	Hühnerei Vollei frisch
5 Gramm	Rapsöl
30 Milliliter	Einfacheiscreme, Vanille
30 Gramm	Himbeere frisch

kcal	239	B1	0,07 mg
kJ	1 000	B2	0,21 mg
EW	7,75 g	B6	0,12 mg
F	10,39 g	Chol	100,00 mg
KH	27,86 g	B12	0,73 µg
GFS	2,73 g	EUFS	4,57 g
MUFS	2,19 g	NiaÄ	1 921,45 µg
Bst	3,01 g		

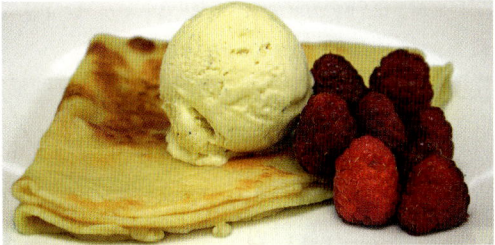

Bild 1 *Pfannkuchen mit Vanilleeis und Himbeeren*

Pfannkuchenteig herstellen und einen Pfannkuchen in Pflanzenöl ausbacken. Mit einer Kugel Vanilleeiscreme und frischen Himbeeren garnieren.

Fortsetzung →

→ Fortsetzung

■ Milchkaffee

Menge	Zutaten
250 Milliliter	Kaffee (Getränk)
50 Milliliter	Trinkmilch 1,5 % Fett

kcal	29	B1	0,02 mg
kJ	124	B2	0,11 mg
EW	2,20 g	B6	0,03 mg
F	0,80 g	Chol	3,00 mg
KH	3,20 g	B12	0,25 µg
GFS	0,48 g	EUFS	0,24 g
MUFS	0,03 g	NiaÄ	2 161,50 µg

Abendessen:

■ Streichwurstauswahl auf Grahambrot ohne Rinde

Menge	Zutaten
80 Gramm	Grahambrot ohne Rinde, fein ausgemahlen
20 Gramm	Kalbsleberwurst
20 Gramm	Teewurst

kcal	306	B1	0,30 mg
kJ	1284	B2	0,40 mg
EW	12,41 g	B6	0,33 mg
F	13,60 g	Chol	49,00 mg
KH	33,44 g	B12	3,00 µg
GFS	4,62 g	EUFS	5,87 g
MUFS	1,96 g	NiaÄ	6 546,80 µg
Bst	5,18 g		

Brotrinde entfernen und mit Streichwurst bestreichen. Bei Bedarf in mundgerechte Stücke schneiden.

■ Sellerie-Apfel-Rohkost

Menge	Zutaten
60 Gramm	Knollensellerie frisch
60 Gramm	Apfel frisch
50 Gramm	Joghurt 1,5 % Fett
5 Milliliter	Zitrone Fruchtsaft
1 Prise	Jodiertes Salz
5 Gramm	Blütenhonig-Mischungen
3 Milliliter	Walnussöl

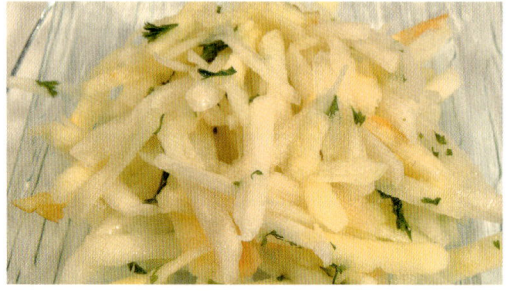

Bild 1 *Sellerie-Apfel-Rohkost*

kcal	112	B1	0,05 mg
kJ	471	B2	0,15 mg
EW	2,97 g	B6	0,18 mg
F	4,18 g	Chol	2,53 mg
KH	15,00 g	B12	0,20 µg
GFS	0,87 g	EUFS	0,74 g
MUFS	2,29 g	NiaÄ	1 369,20 µg
Bst	3,73 g		

Sellerie schälen und in Streifen schneiden. Apfel waschen, schälen, vierteln und entkernen. Mit allen weiteren Zutaten in den Mixer geben und pürieren.

■ Kräutertee

Menge	Zutaten
250 Milliliter	Kräutertee

kcal	3	B1	0,03 mg
kJ	8	B2	0,01 mg
KH	0,50 g		

Spätmahlzeit:

■ Sanddornquarkspeise

Menge	Zutaten
100 Gramm	Quark 0,2 % Fett
25 Milliliter	Sanddornbeere Fruchtsaft
10 Gramm	Blütenhonig-Mischungen

kcal	127	B1	0,05 mg
kJ	535	B2	0,35 mg
EW	13,86 g	B6	0,10 mg
F	1,68 g	Chol	1,00 mg
KH	13,07 g	B12	1,00 µg
GFS	0,21 g	EUFS	0,24 g
MUFS	0,92 g	NiaÄ	3 279,30 µg

Quark mit Sanddornbeerensaft verrühren und mit Honig süßen.

■ Früchtetee

Menge	Zutaten
250 Milliliter	Früchtetee

kcal	3	B1	0,03 mg
kJ	8	B2	0,01 mg
KH	0,50 g		

4.3 Streng passierte Kost

Definition/Ernährungsprinzipien

Jede Speise der streng passierten Kost (auch breiige Kost oder fein passierte Kost) muss für sich eine homogene Masse sein, die leicht zu schlucken ist. Es dürfen keinesfalls kleine Stücke, Körner, Krümel oder Fasern enthalten sein. Flüssigkeit darf sich nicht absetzten und die Speisen dürfen nicht zu fest oder zu flüssig sein. Die feinste Zerkleinerung der Speisen mit einem Mixer ist unumgänglich, wenn nicht von Natur aus das Lebensmittel (z.B. Naturjoghurt) eine entsprechende Konsistenz aufweist. Getränke oder andere Flüssigkeiten können zum kontrollierten Schluckvorgang angedickt werden (siehe Anhang S. 368). Vorsicht ist eventuell mit schleimbildenden Lebensmitteln (z.B. Milch) geboten. Die Lebensmittelauswahl ist auf Grund der diätetischen Anforderungen eingeschränkt (siehe Tabelle 1, S. 346).

Anwendung:

- Dysphagie (Kapitel 1.2, S. 16 ff.)
- Divertikulose/Divertikulitis (Kapitel 2.4, S. 50 ff.)

Sonstige Informationen

Zur Arbeitserleichterung und für eine größere Auswahl an Speisen stehen der Gemeinschaftsverpflegung inzwischen industriell vorgefertigte Obst-, Gemüse- und Fleisch-, Fisch- oder Geflügelpellets zur Verfügung. Diese werden nach Herstellerangaben zubereitet. Sie können leicht portioniert und optisch ansprechend angerichtet werden. Fisch ist garantiert grätenfrei. Einzelportionen können nach der Zubereitung eingefroren und dann bedarfsgerecht wieder aufgetaut und erhitzt werden.

4.3.1 Exemplarischer Tageskostplan für konsistenz definierte Kostformen – streng passierte Kost

Patient: Albert V., 78 Jahre, Pflegeheim
Wünschenswerte Energie- (D-A-CH Referenzwerte) und Nährstoffzufuhr:

Gesamtenergiebedarf	*2 300 kcal/Tag bzw. 9 775 kJ/Tag*
Eiweiß 15–20 %	*345–460 kcal = 86–115 g EW/Tag*
Fett 30–35 %	*690–805 kcal = 77–89 g F/Tag*
Kohlenhydrate 50–55 %	*1 150–1 265 kcal = 288–316 g KH/Tag*

Gesamtsumme Tageskostplan

kcal	2 269	B1	1,25 mg
kJ	9 518	B2	3,54 mg
EW	91,29 g	B6	2,07 mg
F	74,66 g	Chol	579,70 mg
KH	294,09 g	B12	8,59 µg
GFS	31,60 g	EUFS	24,63 g
MUFS	12,08 g	NiaÄ	29 580,17 µg
Bst	28,48 g		

Nährstoffrelation

Eiweiß	91 g	17 %
Fett	75 g	30 %
Kohlenhydrate	294 g	53 %

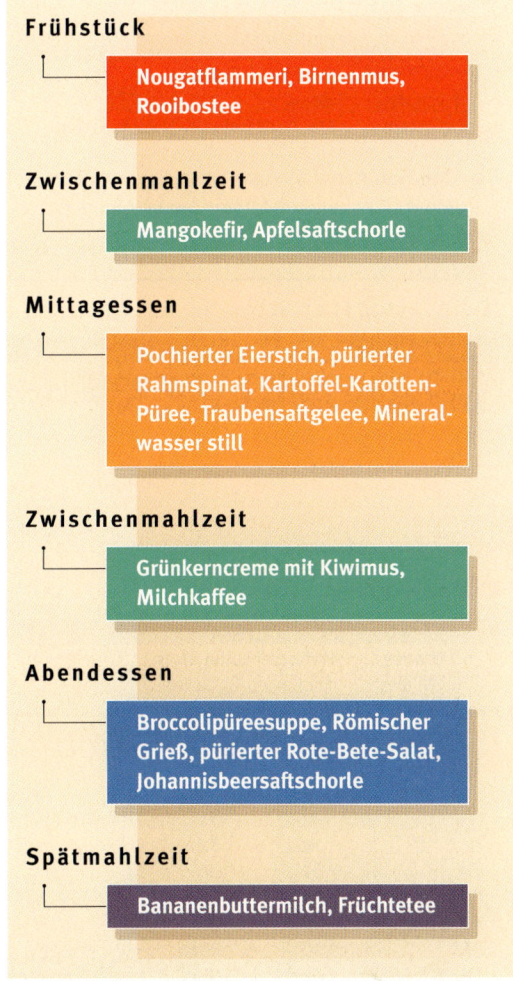

Frühstück
Nougatflammeri, Birnenmus, Rooibostee

Zwischenmahlzeit
Mangokefir, Apfelsaftschorle

Mittagessen
Pochierter Eierstich, pürierter Rahmspinat, Kartoffel-Karotten-Püree, Traubensaftgelee, Mineralwasser still

Zwischenmahlzeit
Grünkerncreme mit Kiwimus, Milchkaffee

Abendessen
Broccolipüreesuppe, Römischer Grieß, pürierter Rote-Bete-Salat, Johannisbeersaftschorle

Spätmahlzeit
Bananenbuttermilch, Früchtetee

Frühstück:

■ Nougatflammeri

Menge	Zutaten
250 Milliliter	Trinkmilch 1,5 % Fett
20 Gramm	Nougatpuddingpulver (Wert von Kartoffelstärke verwendet)
1 Prise	Jodiertes Salz
10 Gramm	Blütenhonig-Mischungen

kcal	219	B1	0,10 mg
kJ	921	B2	0,46 mg
EW	8,65 g	B6	0,14 mg
F	4,02 g	Chol	15,00 mg
KH	36,38 g	B12	1,25 µg
GFS	2,43 g	EUFS	1,20 g
MUFS	0,14 g	NiaÄ	2 126,80 µg
Bst	0,02 g		

¾ der Milch zum Kochen bringen. Mit dem Rest Puddingpulver anrühren und in die kochende Milch einrühren. Aufkochen lassen, eine Prise Jodsalz und Honig dazu geben und portionieren.

■ Birnenmus

Menge	Zutaten
150 Gramm	Birne Konserve abgetropft

kcal	126	Bst	3,74 g
kJ	525	B1	0,02 mg
EW	0,61 g	B2	0,02 mg
F	0,36 g	B6	0,01 mg
KH	29,78 g	EUFS	0,12 g
GFS	0,03 g	NiaÄ	136,50 µg
MUFS	0,13 g		

Birne im Mixer pürieren.

■ Milchkaffee

Menge	Zutaten
250 Milliliter	Kaffee (Getränk)
50 Milliliter	Trinkmilch 1,5 % Fett

kcal	29	B1	0,02 mg
kJ	124	B2	0,11 mg
EW	2,20 g	B6	0,03 mg
F	0,80 g	Chol	3,00 mg
KH	3,20 g	B12	0,25 µg
GFS	0,48 g	EUFS	0,24 g
MUFS	0,03 g	NiaÄ	2 161,50 µg

Zwischenmahlzeit:

■ Mangokefir

Menge	Zutaten
200 Milliliter	Kefir 1,5 % Fett
5 Gramm	Honig
50 Gramm	Mango feinst püriert ohne Fasern

kcal	145	B1	0,10 mg
kJ	606	B2	0,37 mg
EW	7,12 g	B6	0,17 mg
F	3,23 g	Chol	12,00 mg
KH	18,35 g	B12	1,00 µg
GFS	1,85 g	EUFS	0,98 g
MUFS	0,14 g	NiaÄ	2 090,15 µg
Bst	0,85 g		

Kefir mit Honig und Mangomus (z. B. tiefgefroren, aufgetaut oder verzehrfertiges feines Mangomus ohne Fasern) im Mixer aufmixen.

■ Apfelsaftschorle

Menge	Zutaten
150 Milliliter	Natürliches Mineralwasser still
150 Milliliter	Apfel Fruchtsaft

kcal	74	MUFS	0,24 g
kJ	311	B1	0,03 mg
EW	0,46 g	B2	0,03 mg
F	0,50 g	B6	0,06 mg
KH	15,91 g	EUFS	0,03 g
GFS	0,11 g	NiaÄ	297,00 µg

Mittagessen:

■ Pochierter Eierstich

Menge	Zutaten
60 Gramm	Hühnerei Vollei frisch
60 Milliliter	Trinkmilch 1,5 % Fett
1 Prise	Jodiertes Salz
1 Prise	Muskat
5 Gramm	Butter

kcal	158	B1	0,08 mg
kJ	664	B2	0,29 mg
EW	9,81 g	B6	0,10 mg
F	11,84 g	Chol	253,20 mg
KH	3,39 g	B12	1,50 µg
GFS	5,10 g	EUFS	4,22 g
MUFS	1,08 g	NiaÄ	2 363,00 µg

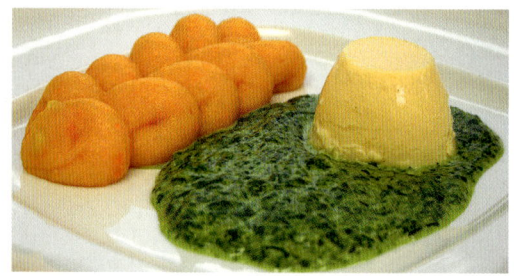

Bild 1 *Pochierter Eierstich mit Rahmspinat und Kartoffel-Karotten-Püree*

Ei mit Milch verrühren, durch ein feines Haarsieb in gefettetes Puddingförmchen geben und im Wasserbad stocken lassen.

Fortsetzung →

→ *Fortsetzung*

■ Pürierter Rahmspinat (s. S. 356, Bild 1)

Menge	Zutaten
5 Gramm	Gemüsezwiebel frisch
5 Gramm	Butter
5 Gramm	Weizen Mehl Type 405
20 Milliliter	Saure Sahne 10 % Fett
150 Gramm	Spinat tiefgefroren
je 1 Prise	Jodiertes Salz, Muskat, Pfeffer

kcal	109	B1	0,09 mg
kJ	455	B2	0,28 mg
EW	5,62 g	B6	0,23 mg
F	6,75 g	Chol	19,40 mg
KH	5,19 g	B12	0,10 µg
GFS	3,80 g	EUFS	1,89 g
MUFS	0,57 g	NiaÄ	2081,75 µg
Bst	4,96 g		

Zwiebel in Butter glasig dünsten, Mehl dazu geben und glatt rühren. Sahne einrühren und Spinat dazu geben. Weich kochen und mit Gewürzen abschmecken. Im Mixer fein pürieren.

■ Kartoffel-Karotten-Püree (s. S. 356, Bild 1)

Menge	Zutaten
100 Gramm	Kartoffeln, weich gekocht
50 Gramm	Karotten, weich gekocht
20 Milliliter	Kaffeesahne 10 % Fett
20 Milliliter	Gemüsebrühe
5 Gramm	Butter
1 Prise	Jodiertes Salz
1 Prise	Muskat

kcal	144	B1	0,11 mg
kJ	600	B2	0,09 mg
EW	3,13 g	B6	0,26 mg
F	6,72 g	Chol	19,80 mg
KH	16,96 g	B12	0,10 µg
GFS	3,81 g	EUFS	1,94 g
MUFS	0,55 g	NiaÄ	1812,40 µg
Bst	4,16 g		

Weich gekochte Kartoffeln und Karotten mit den restlichen Zutaten in den Mixer geben und fein pürieren.

■ Traubensaftgelee

Menge	Zutaten
3 Gramm	Gelatine
125 Milliliter	Weintrauben Saft rot
5 Gramm	Zucker
30 Gramm	Pfirsich Konserve abgetropft

kcal	141	Bst	0,61 g
kJ	591	B1	0,04 mg
EW	3,51 g	B2	0,03 mg
F	0,32 g	B6	0,08 mg
KH	29,78 g	EUFS	0,02 g
GFS	0,11 g	NiaÄ	502,58 µg
MUFS	0,11 g		

Gelatine in kaltem Wasser einweichen. Traubensaft mit Zucker aufkochen und ausgedrückte Gelatine in nicht mehr kochender Flüssigkeit auflösen. Masse z. B. in ein Förmchen füllen und kalt stellen. Pfirsich im Mixer fein pürieren und auf ein Desserttellerchen geben, Gelee stürzen und darauf setzen.

■ Mineralwasser

Menge	Zutaten
500 Milliliter	Natürliches Mineralwasser

Zwischenmahlzeit:

■ Grünkerncreme mit Kiwimus

Menge	Zutaten
125 Milliliter	Trinkmilch 1,5 % Fett
1 Prise	Jodiertes Salz
12 Gramm	Grünkern Mehl
5 Gramm	Blütenhonig-Mischungen
10 Gramm	Haselnuss frisch feinst gemahlen
50 Gramm	Kiwi frisch

kcal	211	B1	0,13 mg
kJ	885	B2	0,29 mg
EW	7,12 g	B6	0,14 mg
F	8,72 g	Chol	7,50 mg
KH	24,81 g	B12	0,63 µg
GFS	1,76 g	EUFS	5,46 g
MUFS	0,94 g	NiaÄ	2115,24 µg
Bst	3,49 g		

Milch mit 1 Prise jodiertem Salz aufkochen. Grünkernmehl mit dem Schneebesen einrühren und etwa 10 Minuten quellen lassen. Honig und feinst gemahlene Haselnüsse dazu geben, portionieren und kalt stellen. Kiwi waschen, schälen und im Mixer fein pürieren und durch ein Haarsieb auf die Creme geben.

■ Milchkaffee

Menge	Zutaten
250 Milliliter	Kaffee (Getränk)
50 Milliliter	Trinkmilch 1,5 % Fett

kcal	29	B1	0,02 mg
kJ	124	B2	0,11 mg
EW	2,20 g	B6	0,03 mg
F	0,80 g	Chol	3,00 mg
KH	3,20 g	B12	0,25 µg
GFS	0,48 g	EUFS	0,24 g
MUFS	0,03 g	NiaÄ	2161,50 µg

Abendessen:

■ Broccolipüreesuppe

Menge	Zutaten
5 Gramm	Gemüsezwiebel frisch
2 Gramm	Butter
120 Gramm	Broccoli frisch
250 Milliliter	Gemüsebrühe
10 Milliliter	Kaffeesahne 10 % Fett
1 Prise	Jodiertes Salz
1 Prise	Muskat

kcal	92	B1	0,13 mg
kJ	387	B2	0,24 mg
EW	4,88 g	B6	0,24 mg
F	5,83 g	Chol	3,90 mg
KH	4,93 g	B12	0,05 µg
GFS	1,17 g	EUFS	1,31 g
MUFS	2,96 g	NiaÄ	2 296,70 µg
Bst	4,79 g		

Zwiebel in Butter glasig dünsten, Broccoliröschen dazu geben, mit Gemüsebrühe aufgießen und Broccoli weich kochen. Suppe in den Mixer geben, Kaffeesahne und Gewürze dazu geben und fein pürieren.

■ Römischer Grieß

Menge	Zutaten
250 Milliliter	Trinkmilch 1,5 % Fett
50 Gramm	Weizen Grieß
3 Gramm	Butter
75 Milliliter	Trinkmilch 1,5 % Fett
50 Gramm	Hühnerei Vollei frisch
1 Prise	Jodiertes Salz
1 Prise	Muskat
20 Gramm	Edamer 30 % F. i. Tr. gerieben
2 Gramm	Butter

kcal	484	B1	0,25 mg
kJ	2035	B2	0,83 mg
EW	27,77 g	B6	0,28 mg
F	18,60 g	Chol	236,90 mg
KH	50,76 g	B12	3,07 µg
GFS	9,35 g	EUFS	6,06 g
MUFS	1,36 g	NiaÄ	6 887,35 µg
Bst	3,56 g		

Milch aufkochen, Grieß einstreuen, Butter dazu geben und etwa 25 Minuten ausquellen lassen. Grießmasse ca. 1 cm dick auf ein nasses Brett streichen und auskühlen lassen. In 4 cm breite Streifen schneiden, fächerförmig in eine gebutterte Kokotte setzen. Milch, Ei, Jodsalz und Muskat verquirlen, abschmecken und über den Grieß geben. Auflauf mit geriebenem Käse bestreuen. Bei 140 °C ca. 25 Minuten gratinieren.

■ Rote-Bete-Salat püriert

Menge	Zutaten
1 Prise	Jodiertes Salz
	Essig
5 Milliliter	Distelöl
5 Gramm	Zwiebeln frisch
50 Gramm	Rote Bete gegart

kcal	61	Bst	1,30 g
kJ	257	B1	0,01 mg
EW	0,78 g	B2	0,02 mg
F	5,03 g	B6	0,02 mg
KH	3,30 g	B12	0,00
GFS	0,45 g	EUFS	0,60 g
MUFS	3,74 g	NiaÄ	200,50 µg

Marinade aus Jodsalz, Essig, Pflanzenöl und Zwiebeln herstellen. Gekochte Rote Bete in Stücke schneiden und dazu geben. Durchziehen lassen, abschmecken und im Mixer fein pürieren.

■ Johannisbeerschorle

Menge	Zutaten
150 Milliliter	Natürliches Mineralwasser still
150 Milliliter	Johannisbeernektar schwarz

kcal	105	MUFS	0,02 g
kJ	441	B1	0,01 mg
EW	0,39 g	B2	0,01 mg
F	0,04 g	B6	0,02 mg
KH	24,19 g	EUFS	0,01 g
GFS	0,01 g	NiaÄ	153,00 µg

Spätmahlzeit:

■ Bananenbuttermilch

Menge	Zutaten
200 Milliliter	Buttermilch
50 Gramm	Banane frisch
5 Milliliter	Zitrone Fruchtsaft
5 Gramm	Honig

kcal	74	B1	0,03 mg
kJ	311	B2	0,03 mg
EW	0,46 g	B6	0,06 mg
F	0,50 g	B12	0,00
KH	15,91 g	EUFS	0,03 g
GFS	0,11 g	NiaÄ	297,00 µg
MUFS	0,24 g		

Buttermilch mit den weiteren Zutaten in den Mixer geben und durchmixen.

■ Früchtetee

Menge	Zutaten
250 Milliliter	Früchtetee

kcal	3	B1	0,03 mg
kJ	8	B2	0,01 mg
KH	0,50 g		

Hersteller hochwertiger tiefgefrorener Obst-, Gemüse-, Fleisch-, Fischpellets, s. S. 368, Kap. Diätetische Lebensmittel.

4.4 Flüssige Kost

Definition/Ernährungsprinzipien

Für die flüssige Kost müssen die Lebensmittel so verarbeitet und mit Flüssigkeiten (z.B. Brühe oder Saft) verdünnt sein, dass sie mit einem großlumigen Strohhalm trinkbar sind. Die Suppen dürfen keine Körner, Fasern oder andere feste Bestandteile enthalten. Die Lebensmittelauswahl ist drastisch eingeschränkt (siehe Tabelle 1, S. 346).

Anwendung:

■ Dysphagie (Kapitel 1.2, S. 16 ff.)
■ Divertikulose/Divertikulitis (Kapitel 2.4, S. 50 ff.)

Sonstige Informationen

Eine langfristige Ernährung mit ausschließlich flüssiger Kost ist nicht sinnvoll, da sie nie bedarfsdeckend sein kann. Für diese Fälle ist eine enterale Ernährung mit bilanzierten Diäten, z.B. als Trinknahrung in Erwägung zu ziehen.

4.4.1 Exemplarischer Tageskostplan für konsistenz definierte Kostformen – flüssige Kost

Patient: Ralf U. 25 Jahre, 1,80 m, 68 kg
Automechaniker, Befund: komplizierter Kieferbruch
nach einem Motorradunfall
Wünschenswerte Energie- (D-A-CH Referenzwerte)
und Nährstoffzufuhr:

Energie:	2 900 kcal/Tag	
	bzw. 12 325 kJ/Tag	
Eiweiß 12–15 %	348–435 kcal	
	= 87–109 g/Tag	
Fett 30–35 %	870–1 015 kcal	
	= 97–113 g/Tag	
Kohlenhydrate 50–58 %	1 450–1 682 kcal	
	= 363–421 g/Tag	

Gesamtsumme

kcal	3011	B1	0,65 mg
kJ	12 621	B2	2,68 mg
EW	94,14 g	B6	0,79 mg
F	107,99 g	Chol	171,70 mg
KH	408,64 g	B12	6,47 µg
GFS	33,02 g	EUFS	31,58 g
MUFS	19,13 g	NiaÄ	17 994,73 µg
Bst	4,07 g		

Nährstoffrelation

Eiweiß	94 g	13 %
Fett	108 g	32 %
Kohlenhydrate	409 g	55 %

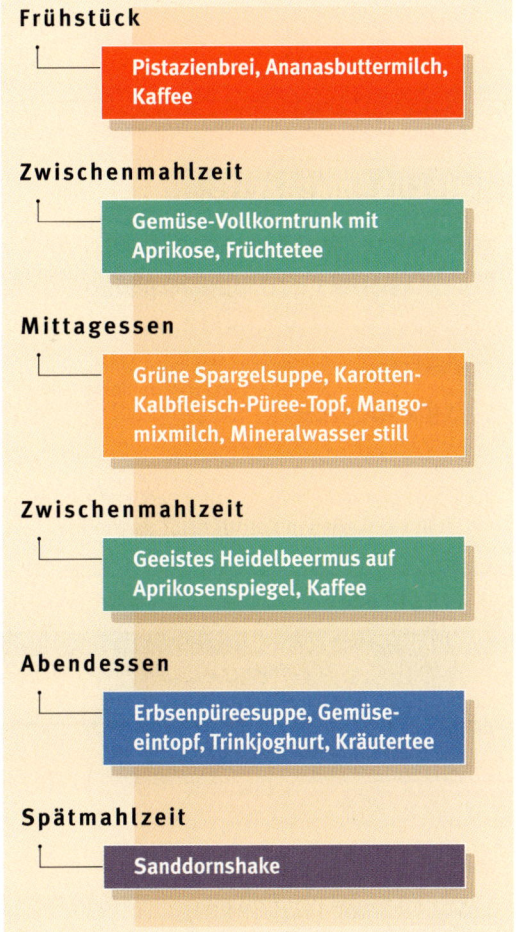

Frühstück
Pistazienbrei, Ananasbuttermilch, Kaffee

Zwischenmahlzeit
Gemüse-Vollkorntrunk mit Aprikose, Früchtetee

Mittagessen
Grüne Spargelsuppe, Karotten-Kalbfleisch-Püree-Topf, Mangomixmilch, Mineralwasser still

Zwischenmahlzeit
Geeistes Heidelbeermus auf Aprikosenspiegel, Kaffee

Abendessen
Erbsenpüreesuppe, Gemüseeintopf, Trinkjoghurt, Kräutertee

Spätmahlzeit
Sanddornshake

359

Frühstück:

■ Pistazienbrei

Menge	Zutaten
250 Milliliter	Trinkmilch 1,5 % Fett
10 Gramm	Pistazienpuddingpulver (Wert von Kartoffelstärke zur Berechnung verwendet)
25 Gramm	Maltodextrin® 19 (z. B. SHS)
1 Prise	Jodiertes Salz

kcal	252	B1	0,10 mg
kJ	1058	B2	0,45 mg
EW	8,56 g	B6	0,13 mg
F	4,01 g	Chol	15,00 mg
KH	44,56 g	B12	1,25 µg
GFS	2,43 g	EUFS	1,20 g
MUFS	0,13 g	NiaÄ	2081,50 µg
Bst	0,01 g		

Puddingpulver mit etwas kalter Milch glatt rühren. Restliche Milch zum Kochen bringen und die Mischung einrühren. Aufkochen lassen, Maltodextrin® 19 und Prise Jodsalz zugeben und portionieren.

⤳ Fortsetzung

⤳ *Fortsetzung*

■ Ananasbuttermilch

Menge	Zutaten
50 Gramm	Ananaspüree feinst ohne Stückchen und Fasern, tiefgekühlt
50 Gramm	Maltodextrin® 19 (z. B. SHS)
200 Milliliter	Buttermilch

kcal	295	B1	0,06 mg
kJ	1231	B2	0,32 mg
EW	6,65 g	B6	0,08 mg
F	1,20 g	Chol	6,00 mg
KH	62,02 g	B12	0,40 µg
GFS	0,60 g	EUFS	0,30 g
MUFS	0,02 g	NiaÄ	1 700,00 µg

Ananaspüree etwas auftauen lassen und mit Maltodextrin® verrühren. Mit einem Schneebesen unter die Buttermilch rühren.

■ Kaffee

Menge	Zutaten
250 Milliliter	Kaffee (Getränk)
30 Milliliter	Kaffeesahne 10 % Fett

kcal	40	B1	0,01 mg
kJ	170	B2	0,07 mg
EW	1,43 g	B6	0,01 mg
F	3,00 g	Chol	11,70 mg
KH	1,95 g	B12	0,15 µg
GFS	1,82 g	EUFS	0,90 g
MUFS	0,11 g	NiaÄ	1 980,10 µg

Zwischenmahlzeit:

■ Gemüse-Vollkorntrunk mit Aprikose

Menge	Zutaten
20 Gramm	Vollkorntrunk
200 Milliliter	Möhrensaft
50 Gramm	Aprikosenpüree feinst ohne Stückchen und Fasern, tiefgekühlt
10 Milliliter	Rapsöl
1 Prise	Jodiertes Salz

kcal	232	GFS	0,77 g
kJ	971	MUFS	3,19 g
EW	4,45 g	Chol	0,20 mg
F	12,15 g	EUFS	5,51 g
KH	23,80 g		

Vollkorntrunk mit etwas Karottensaft glatt rühren, Aprikosenpüree und restliche Zutaten dazu geben und mit dem verbliebenen Karottensaft aufgießen.

■ Früchtetee

Menge	Zutaten
250 Milliliter	Früchtetee

kcal	3	B1	0,03 mg
kJ	8	B2	0,01 mg
KH	0,50 g		

Mittagessen:

■ Grüne Spargelsuppe

Menge	Zutaten
10 Gramm	Butter
10 Gramm	Weizen Mehl Type 405
250 Milliliter	Gemüsebrühe
1 Prise	Zucker weiß
1 Prise	Jodiertes Salz
3 Milliliter	Zitronensaft
20 Milliliter	Kaffeesahne 10 % Fett
50 Gramm	Spargelpüree grün, feinst ohne Stückchen und Fasern, tiefgekühlt
25 Gramm	Maltodextrin® 19 (z. B. SHS)

kcal	291	B1	0,03 mg
kJ	1 218	B2	0,06 mg
EW	3,48 g	B6	0,05 mg
F	15,11 g	Chol	31,80 mg
KH	35,07 g	B12	0,10 µg
GFS	6,80 g	EUFS	4,12 g
MUFS	3,23 g	NiaÄ	745,23 µg
Bst	1,50 g		

Butter schmelzen lassen, Mehl dazu geben und glatt rühren. Mit Gemüsebrühe oder Spargelfond ablöschen und aufkochen lassen. Zucker, Jodsalz, Zitronensaft, Sahne, Spargelpüree und Maltodextrin® 19 dazu geben und ganz mild abschmecken.

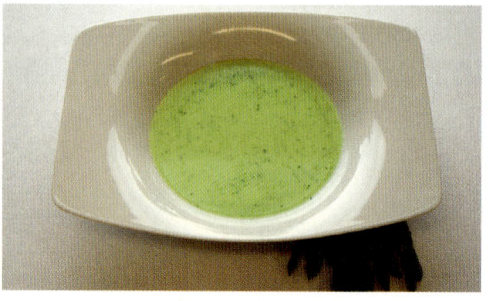

Bild 1 *Grüne Spargelsuppe*

→ *Fortsetzung*

■ Karotten-Kalbfleisch-Püree-Topf

Menge	Zutaten
100 Gramm	Karottenpüree, feinst ohne Stückchen und Fasern, tiefgekühlt
100 Gramm	Kalbfleischpüree, feinst ohne Stückchen und Fasern, tiefgekühlt
25 Gramm	Getreidestandard
120 Milliliter	Trinkmilch 1,5 % Fett
120 Milliliter	Gemüsebrühe
5 Gramm	Rapsöl
30 Milliliter	Kaffeesahne 10 % Fett
1 Prise	Jodiertes Salz

kcal	407	B1	0,07 mg
kJ	1 706	B2	0,27 mg
EW	23,02 g	B6	0,08 mg
F	22,62 g	Chol	19,00 mg
KH	29,69 g	B12	0,75 µg
GFS	3,62 g	EUFS	4,71 g
MUFS	3,11 g	NiaÄ	1 378,50 µg
Bst	0,53 g		

Alle Zutaten in eine Eintopfschale geben. Im Mikrowellenherd bei 600 Watt etwa 5 Minuten bei mehrmaligem umrühren erwärmen.

■ Mangomixmilch

Menge	Zutaten:
150 Milliliter	Trinkmilch 1,5 % Fett
30 Gramm	Joghurt 1,5 % Fett
30 Gramm	Quark 0,2 % Fett
20 Milliliter	Kaffeesahne 10 % Fett
50 Gramm	Maltodextrin® 19 (z. B. SHS)
40 Gramm	Mangopüree, feinst ohne Stückchen und Fasern, tiefgekühlt

kcal	355	B1	0,09 mg
kJ	1488	B2	0,44 mg
EW	10,99 g	B6	0,11 mg
F	5,11 g	Chol	18,60 mg
KH	64,98 g	B12	1,27 µg
GFS	2,97 g	EUFS	1,47 g
MUFS	0,16 g	NiaÄ	2 582,80 µg

Alle Zutaten im Mixer vermischen und portionieren.

■ Mineralwasser still

Menge	Zutaten
300 Milliliter	Natürliches Mineralwasser still

Zwischenmahlzeit:

■ Geeistes Heidelbeermus auf Aprikosenspiegel

Menge	Zutaten:
100 Gramm	Heidelbeerpüree, feinst ohne Stückchen und Fasern, tiefgekühlt
50 Gramm	Aprikosenpüree, feinst ohne Stückchen und Fasern, tiefgekühlt
25 Gramm	Maltodextrin® 19 (z. B. SHS)

kcal	155	F	0,65 g
kJ	648	KH	36,50 g
EW	0,75 g		

Fruchtpürees mit Maltodextrin® 19 verrühren, Heidelbeermus z. B. in Förmchen streichen und ins Eisfach geben, bis es wieder fest ist. Aprikosenpüree auf Dessertellerchen geben und Heidelbeermus darauf stürzen.

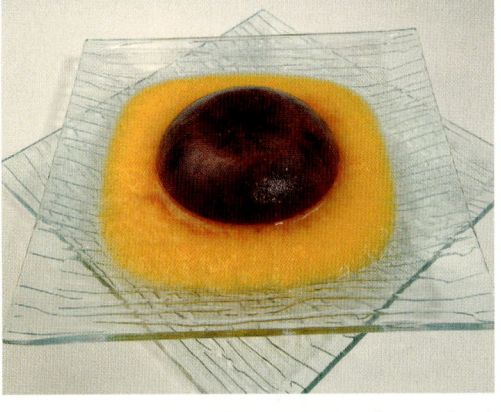

Bild 1 *Geeistes Heidelbeermus auf Aprikosenspiegel*

■ Kaffee

Menge	Zutaten
250 Milliliter	Kaffee (Getränk)
30 Milliliter	Kaffeesahne 10 % Fett

kcal	40	B1	0,01 mg
kJ	170	B2	0,07 mg
EW	1,43 g	B6	0,01 mg
F	3,00 g	Chol	11,70 mg
KH	1,95 g	B12	0,15 µg
GFS	1,82 g	EUFS	0,90 g
MUFS	0,11 g	NiaÄ	1 980,10 µg

Abendessen:

■ Erbsenpüreesuppe

Menge		Zutaten
10	Gramm	Butter
10	Gramm	Weizen Mehl Type 405
20	Gramm	Kaffeesahne 10 % Fett
250	Milliliter	Gemüsebrühe
50	Gramm	Erbsenpüree, feinst ohne Stückchen und Fasern, tiefgekühlt
1	Prise	Jodiertes Salz

kcal	204	B1	0,03 mg
kJ	854	B2	0,06 mg
EW	4,72 g	B6	0,05 mg
F	15,20 g	Chol	31,80 mg
KH	12,48 g	B12	0,10 µg
GFS	6,80 g	EUFS	4,12 g
MUFS	3,22 g	NiaÄ	740,10 µg
Bst	1,50 g		

Butter schmelzen lassen, Mehl dazu geben und glatt rühren. Mit Gemüsebrühe ablöschen und aufkochen lassen. Sahne und Erbsenpüree dazu geben und ganz mild abschmecken.

■ Gemüseeintopf

Menge	Zutaten
50 Gramm	Selleriepüree, feinst ohne Stückchen und Fasern, tiefgekühlt
50 Gramm	Broccolipüree, feinst ohne Stückchen und Fasern, tiefgekühlt
50 Gramm	Blumenkohlpüree, feinst ohne Stückchen und Fasern, tiefgekühlt
50 Gramm	Bohnenpüree, feinst ohne Stückchen und Fasern, tiefgekühlt
25 Gramm	Getreidestandard
150 Milliliter	Trinkmilch 1,5 % Fett
120 Milliliter	Gemüsebrühe
10 Milliliter	Rapsöl
1 Prise	Jodiertes Salz

kcal	342	B1	0,07 mg
kJ	1437,	B2	0,28 mg
EW	15,11 g	B6	0,09 mg
F	19,35 g	Chol	9,20 mg
KH	26,96 g	B12	0,75 µg
GFS	2,47 g	EUFS	6,71 g
MUFS	4,61 g	NiaÄ	1 395,30 µg
Bst	0,53 g		

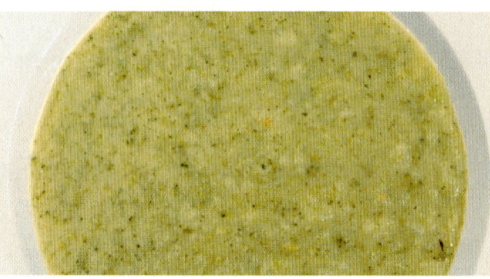

Alle Zutaten in eine Eintopfschale geben. Im Mikrowellenherd bei 600 Watt etwa 5 Minuten bei mehrmaligem umrühren erwärmen.

Bild 1 *Gemüseeintopf*

■ Trinkjoghurt

Menge	Zutaten
150 Gramm	Joghurt 1,5 % Fett
50 Milliliter	Trinkmilch 1,5 % Fett
50 Gramm	Erdbeerpüree, feinst ohne Stückchen und Fasern, tiefgekühlt
25 Gramm	Maltodextrin® 19 (z. B. SHS)

kcal	208	B1	0,06 mg
kJ	872	B2	0,35 mg
EW	7,05 g	B6	0,09 mg
F	3,20 g	Chol	10,50 mg
KH	36,10 g	B12	0,85 µg
GFS	1,84 g	EUFS	0,92 g
MUFS	0,10 g	NiaÄ	1 761,50 µg

Maltodextrin® 19 mit etwas Milch glatt rühren.
Joghurt und alle weiteren Zutaten dazu geben und im Mixer vermischen.

■ Kräutertee

Menge	Zutaten
250 Milliliter	Kräutertee

kcal	3	B1	0,03 mg
kJ	8	B2	0,01 mg
KH	0,50 g		

Spätmahlzeit:

■ Sanddornshake

Menge	Zutaten:
200 Milliliter	Trinkmilch 1,5 % Fett
30 Milliliter	Sanddornbeere Fruchtsaft
25 Gramm	Maltodextrin® 19 (z. B. SHS)
20 Gramm	Quark 0,2 % Fett

kcal	187	B1	0,05 mg
kJ	784	B2	0,29 mg
EW	6,49 g	B6	0,09 mg
F	3,41 g	Chol	6,20 mg
KH	31,58 g	B12	0,70 µg
GFS	1,10 g	EUFS	0,71 g
MUFS	1,14 g	NiaÄ	1 649,60 µg

Quark, Maltodextrin® und Sanddornbeerensaft mit Milch vermischen und im Shaker gut durch schütteln.

Hersteller und Anbieter von Produkten zur Anreicherung mit Kohlenhydraten sowie von hochwertigen tiefgefrorenen Obst-, Gemüse-, Fleisch- oder Fischpellets, s. S. 368, Kap. Diätetische Lebensmittel.

Teil 3
Anhang

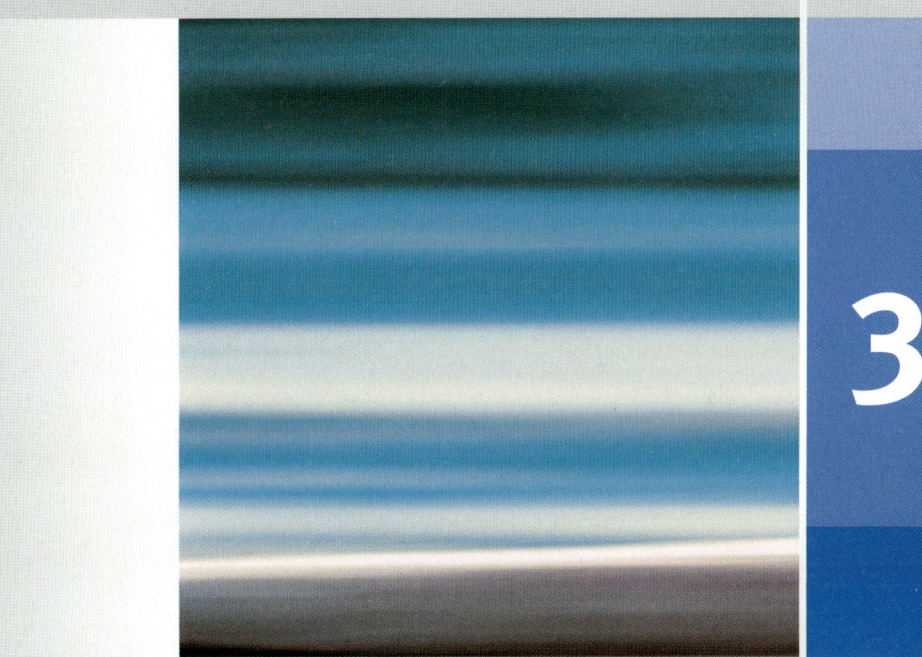

3

1 Speisenzubereitung

Unter „Speisenzubereitung" wird die Verarbeitung von Lebensmitteln oder vorgefertigten Produkten (convenience food) zu verzehrbaren Speisen verstanden. Die Produkte werden entweder mithilfe von Wärme gegart (warme Speisen) oder ohne Wärme durch Kombinieren und Vermischen verschiedener Ingredienzien und meist unter Zuhilfenahme von Würzmitteln (kalte Speisen) hergestellt. Zum Zubereiten zählt auch das Marinieren, Pökeln und Räuchern sowie die biochemischen Zubereitungsverfahren, die im Prinzip auf der Tätigkeit bestimmter Mikroorganismen beruhen, die mithilfe ausgeschiedener Enzyme Inhaltsstoffe der Lebensmittel abbauen bzw. umformen. Beispiele: Milchsäuregärung (Sauerkraut, Salzgurken, Joghurt, Kefir, Sauermilchquark), alkoholische Gärung (Sauerteig, alkoholische Getränke, Most) sowie Käse- und Butterreifung.

Bei fast allen Zubereitungsprozessen, mit Ausnahme der für kalte Speisen, wird das Gefüge der Lebensmittel gelockert oder verändert. Es treten neue Geschmacks-, Geruchs- und Anregungsstoffe auf, denen vielfältige chemisch (stoffliche) Vorgänge, meist gekoppelt mit physikalischen Veränderungen, zu Grunde liegen. Diese können sichtbar werden durch Quellen, Erweichen, Löslichwerden, Erstarren, Farbveränderungen, Krustenbildung.

Die Vorteile des Garens mittels Hitze sind:
- Beim Garen wird ein großer Teil der Zellen, besonders der pflanzlichen Lebensmittel, aufgelockert oder weitgehend aufgeschlossen. Dadurch werden die Nährstoffe freigelegt bzw. den Verdauungsenzymen der Zutritt zu ihnen erleichtert, wodurch der Zellinhalt besser ausgenutzt wird.
- Gewisse Nährstoffe werden in eine leichter verdauliche Form überführt (z.B. Eiweiß) oder überhaupt erst einer Verdauung zugänglich gemacht (z.B. Kartoffelstärke).
- Durch Erhitzen werden unerwünschte Begleitstoffe unwirksam gemacht, wie Enzyme, die wichtige Nahrungsinhaltsstoffe abbauen können (z.B. Oxydasen das Vitamin C), Stoffe, welche die Verdaulichkeit beeinträchtigen (z.B. Phytohämagglutinine der Leguminosen, Avidin des Eies) und giftige Begleitstoffe (z.B. Solanin der Kartoffeln, Glycoside verschiedener Hülsenfrüchte).
- Einige Lebensmittel, wie grüne Bohnen, Holunderbeeren, Kartoffeln, ausgereifte Hülsenfrüchte, eignen sich nicht zum Rohgenuss und werden erst durch Garen genusstauglich.

- Die Zellwandlungen bzw. die das Gerüst pflanzlicher Lebensmittel aufbauenden Ballaststoffe, wie Cellulose und Pektin, werden in eine den Verdauungsweg mechanisch weniger reizende Form gebracht. Damit wird die Bekömmlichkeit oft wesentlich erhöht.
- Durch die Hitzeeinwirkung werden Röst- und andere Aromastoffe entwickelt, die den Speisen oft neue und eigene geschmackliche Noten geben. Dies wirkt sich appetitanregend aus, erhöht die Absonderung von Verdauungssäften und somit den Grad der Ausnutzung der Lebensmittel.
- Mitunter werden durch höhere Temperaturen Stoffe entwickelt oder freigelegt, die anregend auf den Organismus wirken, z.B. die Extraktivstoffe der Fleischbrühe, die eine ähnliche Wirkung haben wie die Alkaloide des Kaffees.
- Die Mehrzahl der Keime oder der ggf. vorhandenen Parasiten und deren Eier auf den Lebensmitteln werden durch die Gartemperaturen vernichtet.

Das Garen hat aber auch negative Auswirkungen auf den Nähr- und Genusswert, wenn der Garprozess nicht optimal geführt wird (Zubereitungsverluste d.h. Masseverlust abhängig von den Garungsarten, Verlust an Nahrungsinhaltsstoffen durch Auslaugung).

Für eine optimale Führung des Garprozesses mittels Hitze kommt es vor allem darauf an, die geeignete Garmethode (z.B. Backen, Backen im Fettbad, Braten, Dämpfen, Dünsten, Garen mit elektro-magnetischer Strahlung, Garziehen, Grillen, Kochen, Schmoren) auszuwählen, die Garzeiten genau einzuhalten und die erforderliche Temperatur zu regulieren.

Die Garzeit ist abhängig von der Art des Lebensmittels, der Größe und der Form des Gargutes, der Wirkungsintensität des Wärme übertragenden Mediums und der Temperaturführung während des Garens.

Eine Unterschreitung der optimalen Garzeit führt zwar zu niedrigen Masseverlusten, aber auch zu unzureichend gegarten Lebensmitteln und somit nicht zur geforderten Erzeugnisqualität.

Ein Überschreiten der optimalen Garzeit hat erhebliche Gebrauchswertminderungen des Gargutes zur Folge, wie überhöhten Verlust an Wirk- und Nährstoffen, unerwünschte Konsistenz-, Geschmacks- und Farbveränderungen, Masseverluste und Einschränkung der Bekömmlichkeit.

2.1 Garen mittels feuchter Wärme

Garziehen

Garziehen oder Pochieren ist Garen in wässriger Flüssigkeit (Brühe, Wasser, Milch) oder im Wasserbad, bei tiefen und genau überwachten Temperaturen, zwischen 70 und 98 °C. Das Garziehen wird angewandt bei Lebensmitteln mit lockerer Struktur, z. B. Gemüse, Fisch, Eier, Farcen. Das Pochieren ist ein ausgesprochen schonender Garprozess, weil das Wasser unter dem Siedepunkt bleibt, kommt es nicht zum Wallen und das Abkochen der jeweils äußeren Schicht wird vermieden.

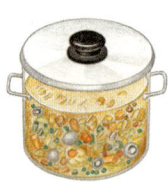

Kochen

Kochen ist Garen in wässriger Flüssigkeit (Brühe, Wasser, Milch), wobei die Kochflüssigkeit das gesamte Gargut bedeckt. Die Temperatur im Gargut steigt nach und nach bis fast 100 Grad. Die Hitze gelangt von allen Seiten an das Gargut, es wird stark ausgelaugt. Die Rohstoffe werden in kochender oder kalter Flüssigkeit zugesetzt. Während des Garens treten folgende Veränderungen ein:

- Wasserlösliche Bestandteile, z. B. Mineralstoffe, Vitamine und Geschmacksstoffe, gehen in die Flüssigkeit über,
- Stärke nimmt Wasser auf und verkleistert, z. B. bei Reis und Teigwaren,
- Eiweiß der Fleischfasern gerinnt, wird locker und leicht kaubar,
- Bindegewebe lagert Wasser an, wird locker und leicht kaubar.

Beim Kochen werden zwei grundlegende Methoden unterschieden:

- Kaltansatz – Ansetzen in kalter Flüssigkeit (Achtung: erhöhte Auslaugung), bei höchster Stufe ankochen und bei niedriger Temperatur fertig garen, z. B. Hülsenfrüchte, Getreide, Knochen.
- Heißansatz – Ansetzen in kochender Flüssigkeit (mindert die Auslaugung). Das jeweilige Lebensmittel in die kochende Flüssigkeit geben und auf kleiner Stufe fertig garen, z. B. Fleisch, Reis, Teigwaren.

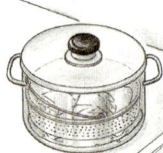

Dämpfen

- Dämpfen ohne Druck
- Dämpfen im Dampfkochtopf
- Dämpfen mit Druck und Trockendampf (Steamer – Hochleistungsdämpfer)

Dämpfen ohne Druck:

Die Lebensmittel liegen beim Dämpfen (Temperatur von ca. 100 °C) in einem Siebeinsatz. Der Boden des Dämpfers ist mit Wasser bedeckt. Bei Wärmezufuhr wird das Wasser zu Dampf, der die Wärme auf die Lebensmittel überträgt. Die Auslaugungsverluste sind gering, weil die Lebensmittel nicht direkt mit dem Wasser in Berührung kommen.

Dämpfen im Dampfkochtopf:

Ist ein Verfahren, bei dem die Lebensmittel unter Druck (zwischen 1 und 2 bar) bei einer Temperatur von ca. 119 °C gegart werden. Der aufsteigende Dampf zieht kleinste Wasserteilchen mit sich. Je mehr Wasser verdampft, desto höher der Druck im Dampfkochtopf.

Dämpfen im Steamer:

Der Dampf bildet sich im Dampferzeuger. Er wird unter Druck in trockenem Zustand in die Kammer mit dem Lebensmittel eingespritzt (Betriebsdruck: 0,4 bis 1,0 bar), um somit eine noch kürzere Garzeit zu erreichen, ca. 2 Minuten bei Gemüse. Vorteil: Energie sparend, kaum Vitamin- und Mineralstoffverlust; immer frisch zubereitete Speisen.

Dünsten

Beim Dünsten werden die Lebensmittel mit etwas Fett angeschwitzt, ohne Farbe anzunehmen. Anschließend muss es bei geschlossenem Deckel bei 100 °C unter Zugabe von wenig Flüssigkeit (Fond, Brühe) gar ziehen, um den Dampf zu kondensieren. Während des Garens muss darauf geachtet werden dass die Flüssigkeitsmenge im rechten Maß ist.

- Zu wenig Flüssigkeit: Dünsten geht in Braten, evtl. Anbrennen über.
- Zu viel Flüssigkeit: Dünsten geht in Kochen über.

2.2 Garen mittels trockener Wärme

Braten

Es gibt zwei Arten von Bratvorgängen; einmal das Braten von größeren Fleischstücken im Ofen, die bei hoher Hitze von über 200 °C anbraten und bei geringerer Temperatur (140–170 °C) unter häufigen Begießen und Wenden im Ofen fertig gebraten werden. Eine weitere Variante ist das Kurzbraten von portionierten Stücken, in der Pfanne bei einer Temperatur bis zu 220 °C. Beim Braten werden wasserfreie Fette verwendet,

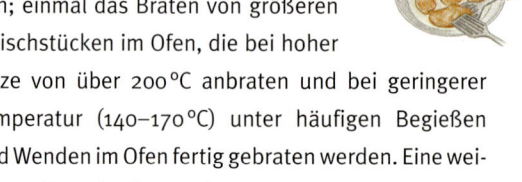

denn wasserhaltige Arten würden spritzen und ließen sich nicht ausreichend erhitzen. Durch die starke Wärmeeinwirkung gerinnt das Eiweiß in den Randschichten sofort; es verhindert, dass Fleischsaft austritt. Kurzbratfleisch muss gewendet werden, weil die Wärme nur vom Pfannenboden wirkt, also einseitig ist.

Grillen

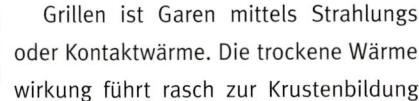

Grillen ist Garen mittels Strahlungs- oder Kontaktwärme. Die trockene Wärmewirkung führt rasch zur Krustenbildung, sodass der Fleischsaft erhalten bleibt. Ähnlich wie beim Kurzbraten wird die Garstufe entsprechend der Fleischart gewählt. Zuerst mit starker Hitze (220 bis 350 °C) Poren schließen, dann mit schwächerer Hitze (150 bis 200 °C) fortrösten. Je dicker das Grillgut, desto schwächer die Hitze.

Frittieren

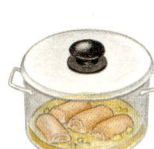

Obwohl das Frittieren „Ausbacken im Fett schwimmend" bedeutet, zählt es zu den trockenen Garmethoden. Bei Temperaturen von 140 bis 170 °C bilden die Röststoffe schnell eine undurchlässige Kruste, durch die Verluste gering gehalten werden. Das heiße Fett umgibt das Gargut meist von allen Seiten, darum wird die Wärme rasch übertragen. Kurze Garzeiten sind die Folge. Zum Frittieren dürfen nur wärmebeständige Spezialfette verwendet werden. Andere Arten würden rasch zersetzen und gesundheitsschädliche Stoffe bilden (Acrylamid).

Schmoren

Schmoren ist Garen durch Anbraten und anschließenden Weitergaren in siedender Flüssigkeit. Das Schmoren erfolgt also stufenweise:

- Anbraten (Krustenbildung): Bei einer Temperatur von 180 bis 220 °C wird das Gargut im Fett rundum angebraten.
- Ablöschen: Mit Flüssigkeit (Beize, Brühe) lösen sich die Röststoffe im Schmortopf. Nach mehrmaligen Reduzieren (Einkochen) und Ablöschen entsteht ein kräftiger, inhaltsvoller Fond.
- Fertig garen: Das Schmorgut wird in diesem Kochansatz zugedeckt im Ofen bei 100 °C fertig gegart.

Backen

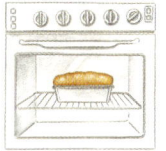

Unter Backen im Ofen versteht man eine thermische Zubereitung bei trockener Hitze (keine Flüssigkeit, kein Fettstoff) auf Blechen oder in Formen bei Temperaturen von 140 bis 240 °C. Im Umluftofen (Konvektomat) ist die Temperatur etwas höher. Je nach Art des Backguts gibt es steigende oder fallende Temperaturen.

Garen mit Mikrowellen

Mikrowellen sind sehr energiereiche elektronische Strahlen, die Lebensmittel, Glas, Porzellan und Kunststoff durchdringen. Die Metallwände des Gerätes reflektieren (zurückstrahlen) die Mikrowellen, sodass sie von allen Seiten an das Gargut gelangen. Wassermolekühle im Gargut geraten dabei stark in Schwingung, das Lebensmittel erwärmt sich von innen her. Mikrowellen eignen sich besonders zum Auftauen und Aufwärmen von gegarten Speisen. Wird mittels des Mikrowellengerätes gegart, so entsprechen die Veränderungen in den Lebensmitteln denen bei feuchten Garverfahren.

367

3 Diätetische Lebensmittel

Maltodextrin 19® ist ein reines Kohlenhydrat mit geringer Süßkraft, ohne Fett- und Eiweißkomponente, das hier sehr gut zur Energieanreicherung geeignet ist. Es wird von der Firma SHS produziert und kann über die Apotheke bezogen werden.

SHS Gesellschaft für klinische Ernährung mbH,
Postfach 3061, 74074 Heilbronn,
Tel: 07131 58300 oder 00800 74773784

MaltoCal19® ist ein leicht lösliches Glukose-Saccharid-Gemisch, ohne Fett- und Eiweißkomponente, das hier sehr gut zur Energieanreicherung geeignet ist. Es wird von der Firma Metax produziert und kann über die Apotheke bezogen werden.

Metax Institut für Diätetik
Am Strassbach 5
61169 Friedberg
Tel: 06031 1667270
Fax: 06031 1667250
Internet: www.metax.org
E-Mail: meta@metax.de
Freecall: 0800 9963829

Malto Plus® ist ein mit Vitamin B1 versetztes reines Kohlenhydrat auf der Basis von Maltodextrin. Es ist von geringer Süßkraft, ohne Fett- und Eiweißkomponente, sodass es hier sehr gut zur Energieanreicherung geeignet ist. Es wird von der Firma Milupa produziert und kann über die Apotheke bezogen werden.

Milupa GmbH, Spezialnahrungen/Metabolics,
Bahnstr. 14–30
61381 Friedrichsdorf,
Tel: 06172 991187
Fax: 06172 991595
www.milupa.de

Küchenpraxis: Was sind MCT Fette?

MCT = middle chain trigclycerids
      = mittelkettige Fettsäuren

Fette mit mittelkettigen Fettsäuren, aus Kokosfett gewonnen, benötigen einen wesentlich geringeren Verdauungsaufwand. Sie können im Darm leicht, ohne Aufspaltung durch Pankreaslipasen, in die Dünndarmschleimhaut gelangen. Von dort werden sie direkt dem Blutkreislauf der Pfortader zugeführt, die die Fettsäuren der Leber zur Verstoffwechselung bringt.

Im Reformhaus erhältlich sind die MCT-Spezialprodukte der Firma

Basis Gesellschaft für Diätetik und Ernährung mbH
Am Auger 3, 82237 Wörthsee
Tel: 08153 984258, Fax: 08153 906788
Internet: www.basisgmbh.com

Die Firma produziert derzeit:
- mct-basis-plus® Diätmargarine
  (1 g mct Margarine = 6,4 kcal)
- mct-basis-plus® Diätspeiseöl
  (1 g mct Öl = 7,5 kcal)
- mct-basis-plus® Diätschmelzecken mit und ohne Kräuter (Käseersatz)
- mct-basis-plus® Schokostreichcreme („Nutella®"-Ersatz)
- mct-basis-plus® Diätputencreme (Streichwurstersatz)
- mct-basis-plus® Mayonnaise
- mct-basis-plus® Remoulade
- CERES® MCT Diätmargarine
- CERES® MCT Diätspeiseöl
- CERES® MCT Diätschmelzecken
- CERES® MCT Diätschokostreichcreme
- CERES® MCT Delikatess Brotaufstriche
- CERES® MCT Salatmayonnaise
- CERES® MCT Salatremoulade ohne Ei

Den mct-basis-plus® Produkten sind lebensnotwendige essentielle Fettsäuren, zugesetzt.

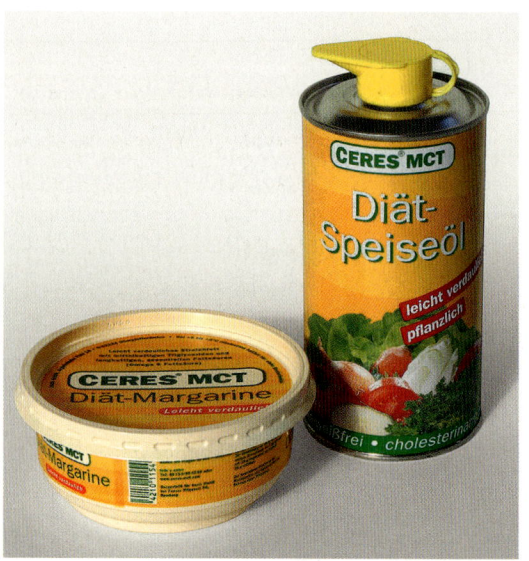

Bild 1   *Beispiele für MCT-Produkte*

368

Quelle: Firma Basis Gesellschaft für Diätetik und Ernährung mbH

Zur Anreicherung mit Kohlenhydraten stehen unter anderem zurzeit folgende Produkte zur Auswahl:

- Maltodextrin 6, Maltodextrin 19 (SHS Gesellschaft für klinische Ernährung mbH)
- MaltoCal 19, MaltoCal 6 (metaX Institut für Diätetik GmbH)
- Maltodextrin DE 19 (Dr. Steudle)
- Malto Plus (Milupa GmbH)
- Resource Maltodextrin (Nestlé Nutrition)

Je nach Produkt und Herstellerangaben kann das Pulver direkt in Flüssigkeiten, Pürees, Cremespeisen, Suppen und Saucen eingerührt, oder vorher in Wasser aufgelöst und dann den Speisen zugefügt werden. Soll eine Lösung hergestellt werden können etwa 50–60 g Pulver in 200 ml Wasser gelöst werden.

Der Sirup kann zwei bis drei Tage in einem Schraubglas oder in einer Flasche im Kühlschrank aufbewahrt und den Getränken und Speisen leicht unter gemischt werden.

Maltodextrine schmecken nicht süß (oder nur in sehr hoher Konzentration leichter Süßgeschmack) und dicken nicht oder kaum an. Sie sollten fertigen Speisen beigefügt werden. Kurzes Erhitzen oder Aufkochen schadet nicht. Je nach Herstellerangaben kann es sinnvoll sein, bei Pürees, Saucen oder Suppen die in der Rezeptur angegebene Flüssigkeitsmenge um circa 1/5 zu reduzieren.

- Lagerung : Kühl und trocken
- Geschmack: neutral (bis leicht süßlich in hoher Konzentration)
- Energie und wichtige Nährwertanalysen: 100 g circa 388/390 kcal (1632 KJ)
- Maximale/empfohlene Tagesdosis: je nach Energiebedarf 60–120 g täglich
- Besonderheiten: Maltodextrine sind blutzuckerwirksam und deshalb für Diabetiker eher ungeeignet. Im Falle der Anreicherung von Speisen für Menschen mit Diabetes mellitus, sollte eine engmaschige Blutzuckerkontrolle erfolgen.
- Anwendung: Leberzirrhose, Ernährung während der Krebstherapie, Kostaufbau nach Dünn- oder Dickdarmoperation, Erkrankungen der Nieren, Konsistenzdefinierte Kostformen

Bei erhöhtem Eiweißbedarf und/oder Eiweißmangel beziehungsweise verminderter Eiweißzufuhr kann der Einsatz von Eiweißkonzentraten sinnvoll sein. Folgend eine Auswahl an derzeitigen Produkten zur Eiweißanreicherung:

- Diaprotein (Dr. Steudle)
- Eiweißkonzentrat (Fresenius, Kabi)
- Resource Protein 88 (Nestlé Nutrition)

In jedem Fall sind die Herstellerangaben zu beachten. Oft ist es sinnvoll, das Pulver in hoher Konzentration in Wasser aufzulösen und in einem verschlossenen Schraubgefäß im Kühlschrank (ein bis zwei Tage) aufzubewahren. In der Zeit kann das aufgelöste Konzentrat Getränken, Milchspeisen, Suppen, Saucen und Pürees untergemischt werden. Einige Produkte sind entmineralisiert und können deshalb auch bei Niereninsuffizienz angewendet werden.

- Lagerung: kühl und trocken
- Geschmack: neutral (färbt allerdings klare Flüssigkeiten milchig

Energie und wichtige Nährwertanalysen nach Herstellerangaben:

- ca. 365–370 cal (1550–1566 KJ)/100 g Pulver
- ca. 60–92 g Eiweiß/100 g Pulver
- Phosphat/Natrium nach Herstellerangaben
- Diaprotein ist praktisch phosphatfrei

Maximale/empfohlene Tagesdosis:
circa 20 g Pulver täglich

Anwendung: Erkrankungen der Niere, Leberzirrhose, Ernährung während der Krebstherapie, Konsistenzdefinierte Kostformen

Neben den oben genannten Möglichkeiten der Anreicherung gibt es noch zahlreiche weitere Produkte und Kombinationspräparate, z.B.:

- Calogen (SHS Gesellschaft für klinische Ernährung mbH) ist eine Emulsion aus langkettigen Fettsäuren (und essentiellen Fettsäuren) und Wasser. 100 ml enthalten 450 kcal (1850 KJ), 50 g Fett. Die Anwendung richtet sich nach den Herstellerangaben entsprechend der Dosierungsangaben des Arztes.
- DuoCal (SHS Gesellschaft für klinische Ernährung mbH) ist ein Gemisch aus Kohlenhydraten und Fetten. 100 g enthalten 492 kcal (2 061 KJ), 71,7 g Kohlenhydrate und 22,3 g Fett.
- BiCal 5 (metaX Institut für Diätetik GmbH) ist ebenfalls ein Gemisch aus Kohlenhydraten und Fetten.
- Energea P (metaX Institut für Diätetik GmbH) enthält neben Kohlenhydraten und Fetten auch hochwertiges Protein
- Resource Meritene complete (Nestlè Nutrition) voll bilanziert mit Eiweiß, Fett und Kohlenhydraten

Produkte für die enterale Ernährung und Ergänzung von Energie und Nährstoffen können in folgende Gruppen unterteilt werden:

Bilanzierte Ergänzungsdiäten dienen dem Ausgleich von Defiziten bei Energie, Nähr- und Wirkstoffen oder helfen einen Mehrbedarf auszugleichen. Sie finden insbesondere bei Anzeichen eines schlechten Ernährungszustandes Einsatz, werden aber auch zur Operationsvorbereitung und Nachsorge (siehe Kapitel 17, S. 288 ff., Ernährung nach Dünn- und Dickdarmoperationen) angewendet. Es gibt Produkte, die, in entsprechender Dosierung, auch zur ausschließlichen Ernährung geeignet sind. Zurzeit sind nur solche Produkte verordnungsfähig. Diese Produkte werden auch voll bilanzierte Diäten genannt. Nicht voll bilanzierte Diäten sind nicht zur ausschließlichen Ernährung geeignet. Der Energiegehalt liegt je nach Bedarf und Produkt zwischen 0,5–2 kcal/ml. Durchschnittlich werden von Patienten als Ergänzungsnahrung zwei, maximal 3 Päckchen mit jeweils 200 ml toleriert. Es gibt ein sehr großes Angebot an Produkten, die jeweils einen anderen Inhaltsstoff betonen, z.B.:

- Hochkalorisch/niederkalorisch
- Eiweißreich/eiweißreduziert
- fettmodifiziert (z.B. mit MCT-Fetten, Omega-3-Fettsäuren)
- mit/ohne Ballaststoffen
- elektrolytdefiniert (z.B. bei Niereninsuffizienz)
- mit verschiedenen Wirkstoffen (Der medizinische Effekt ist oft noch nicht ausreichend nachgewiesen), z.B. Glutamin, Arginin als Immunonutrition

Süße Trinknahrungen sollten wegen des besseren Geschmacks möglichst leicht gekühlt angeboten werden. Bei Durchfällen unklarer Herkunft ist es sinnvoll die Produkte zunächst bei Zimmertemperatur anzubieten. Die pikanten Sorten sind auf angenehm trinkbare Temperatur zu erhitzen. Sämtliche Sorten lassen sich durch das Angebot in einem ansprechenden Gefäß (z.B. Glas oder Suppentasse), Garnitur mit Sahnehaube oder Verfeinerung mit passiertem Obst oder frischen Kräutern aufwerten. Süße Sorten können häufig auch zu Milchshakes verarbeitet werden.

Bedarfsdeckende bilanzierte Diäten dienen der ausschließlichen Versorgung mit enteralen Ernährungsprodukten. Sie sollten zu diesem Zweck individuell dosiert werden, damit alle lebensnotwendigen und auch nicht essentiellen Nährstoffe und Energie in ausreichender Menge zugeführt werden. Sie sind als Trinknahrung in verschiedenen Geschmacksvarianten oder Sondennahrung mit neutralem Geschmack erhältlich. Für die Trinknahrungen gelten die gleichen Tipps zur Verbesserung der Akzeptanz, wie bei den bilanzierten Ergänzungsdiäten. Die Nährstoffrelation und der Gehalt an Vitaminen und Mineralstoffen entspricht den DACH Empfehlungen für die Nährstoffzufuhr.

Die bedarfsdeckenden, bilanzierten Diäten werden unterteilt in:

- **Niedermolekulare, chemisch definierte Diäten** enthalten bereits vorverdaute, zerlegte Nährstoffe, z.B. Oligopeptide (2-10 Aminosäuren aneinander hängend), MCT-Fette und Maltodextrine. Sie vereinfachen den Verdauungs- und Resorptionsvorgang im Körper. Darum finden sie Anwendung bei schwersten Resorptions- und Verdauungsstörungen (z.B. akuter Schub Morbus Crohn, Kurzdarmsyndrom), akuter Pankreatitis, nach langandauernder parenteraler Ernährung und Nahrungskarenz und bei jejunaler Sondenlage. Ihr Energiegehalt liegt immer bei 1 kcal/ml und sie enthalten keine Ballaststoffe. Nach Kostaufbau und Adaption des Darms kann oft ein langsamer Übergang zu hochmolekularer Diät erfolgen. Die chemische Form der enthaltenden Proteine verursacht einen sehr unangenehmen Geschmack und Geruch. Deswegen sind niedermolekulare Diäten nicht als Trinknahrung geeignet. Sie werden auch als Oligopeptiddiät oder Peptiddiät bezeichnet.

- **Hochmolekulare, nährstoffdefinierte Diäten** liefern dem Körper weitgehend intakte Nährstoffe, z.B. Milch- oder Sojaproteine, Polysaccharide und emulgierte Öle. Voraussetzung für den Einsatz hochmolekularer Diäten ist ein intakter Verdauungstrakt. Sie werden z.B. bei Schluckstörungen, traumatischen Verletzungen, Behinderungen der Nahrungspassage, Bewußtlosigkeit und nach Apoplex verordnet. Hochmolekulare Diäten werden niederkalorisch (z.B. 0,75 kcal/ml), normokalorisch (1 kcal/ml) und hochkalorisch (1,5–1,7 kcal/ml) angeboten. Hochkalorische Nahrungssubstrate finden Einsatz z.B. bei Flüssigkeitsbeschränkung, hohem Energiebedarf, geringer Akzeptanz von großen Volumina, ausgeprägte Kachexie und Appetitlosigkeit.
- modifizierter Kohlenhydratanteil bei gestörter Glukosetoleranz und Diabetes mellitus
- Fettmodifiziert mit MCT-Fetten
- Mit/ohne Ballaststoffen
- Elektrolytmodifiziert bei Leber- oder Niereninsuffizienz
- Eiweißmodifiziert bei Leber-Niereninsuffizienz

Zur ausreichenden Flüssigkeitsversorgung muss in den meisten Fällen noch zusätzlich Wasser oder Tee zugeführt werden. Je hochkalorischer ein Nahrungssubstrat ist, desto mehr Flüssigkeit muss ergänzt werden. Zur Berechnung der zusätzlichen Flüssigkeitszu-

370

fuhr gilt die Faustregel, dass Produkte mit ca. 1 kcal/ml etwa 80 % freies Wasser und Produkte mit ca. 1,5 kcal/ml nur etwa 70 % freies Wasser enthalten.

Eine gute Übersicht über das bestehende Angebot kann unter www.prodiaet.de eingesehen werden.

Die oben genannten Diäten, Ergänzungen und Substrate werden unter anderem von folgenden Herstellern angeboten:

Abbott GmbH
Max-Planck-Ring 2
62205 Wiesbaden
Fachtelefon: 06122 58-2088
www.abbott.de

B. Braun Petzold GmbH
Carl-Braun-Str. 1
34212 Melsungen
Fachtelefon: 05661 713596
www.bbraun.de

Fresenius Kabi Deutschland GmbH
Else-Kröner-Str. 1
61352 Bad Homburg
Fachtelefon: 06172 686-8200
www.fresenius.kabi.de

Nestlé Nutrition GmbH
Lyoner Str. 23
60528 Frankfurt
Fachtelefon: 069 66714947
www.nutrinews.de
(Informationen enterale Ernährung)

Pfrimmer Nutricia GmbH
Am Weichselgarten 23
91058 Erlangen
Fachtelefon: 09131 7782-0
www.pfrimmer-nutricia.de

Nephrologische Präparate Dr. Steudle
Gießener Str. 115
35440 Linden
Telefon: 06403 694597
www.dr-steudle.de

SHS Gesellschaft für klinische Ernährung mbH
Happenbacher Str. 5
74074 Heilbronn
Freecall: 00800 74773784
E-Mail: info@shs-heilbronn.de

4.1 Kleieprodukte – Einsatz bei Divertikulose

Weizenkleie kann zur Unterstützung der Ernährungstherapie bei Divertikulose eingesetzt werden. Es ist darauf zu achten, dass die Kleiepartikel von besonders großer Körnung sind und die Betroffenen ausreichend Flüssigkeit zur Kleie trinken. Weizenkleieprodukte können in Reformhäusern, Drogeriemärkten und Apotheken vom Endverbraucher erworben werden. Es stehen zahlreiche Produkte zur Auswahl, z. B.:

- Granolax Weizenkleie (Dr. Grandel; aus dem Reformhaus) besonders großflockig 200 g ca. 2,70 EUR
- Alnatura Weizenkleie (ALNATURA, aus dem Drogeriemarkt) biologischer Anbau, grobe Körnung 250 g ca. 0,75 EUR
- Weizenkleie (Das gesunde Plus, aus dem Drogeriemarkt) grobe Körnung, 250 g 0,45 EUR

4.2 Dickungsmittel – Einsatz bei Schluckstörungen

Bei Schluckstörungen kann es notwendig sein, Flüssigkeiten (z. B. Getränke und Suppen) anzudicken. Der Schluckakt wird für den Patienten leichter kontrollierbar. Die Produkte sind meist auf Basis von modifizierter Maisstärke und Maltodextrin hergestellt. Unter anderem stehen folgende Produkte zur Auswahl:

- Resource Thicken up (Nestlé Nutrition) Energie 356 kcal, 89 g Kohlenhydrate pro 100 g

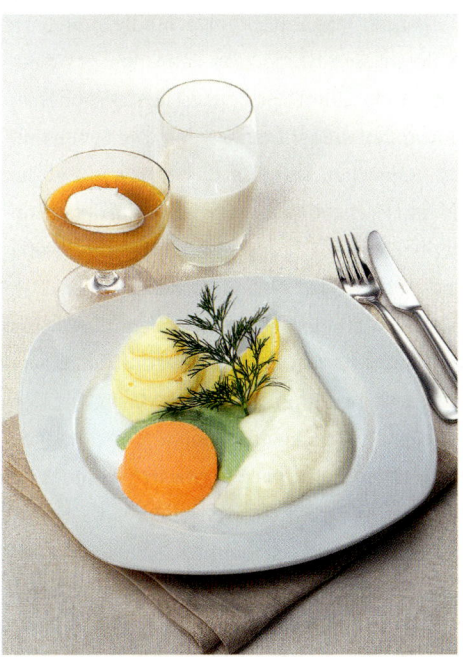

Bild 1   *Appetitliche Darreichung von streng passierter Kost*

■ Nutilis (Pfrimmer Nutricia) Energie 360 kcal, 90 g Kohlenhydrate pro 100 g

■ Thick & Easy (Fresenius Kabi) Energie 373 kcal (1563 KJ), 92,6 g Kohlenhydrate pro 100 g

Die Pulver werden meist unter Rühren in die Flüssigkeit gerührt, bis sie die gewünschte Konsistenz (nach 2–3 Minuten stehen lassen) erreicht hat. Das Andicken sollte zeitnah unmittelbar vor dem Verzehr erfolgen, obwohl die meisten Hersteller ein Nachquellen des Dickungsmittels ausschließen. Insbesondere Ungeübten helfen die Herstellerangaben zur Dosierung. Die Flüssigkeiten können in die drei Konsistenzen sirupartig oder honigartig, cremig und sturzfähig beziehungsweise puddingartig angedickt werden.

Zur Herstellung von Speisen für konsistenzdefinierte Kostformen werden vorbereitete Lebensmittel angeboten. Sie gewährleisten feinste pürierte Speisen, in optisch ansprechender Form. Sogar eine flüssige Kost kann durch Zugabe von entsprechender Menge Flüssigkeit, z.B. Brühe hergestellt werden. Fleisch und sogar Fischmahlzeiten lassen sich mit diesen Produkten appetitlich anrichten.

Folgende Hersteller bieten unter anderen solche Produkte an:

Findus bietet passierte Obst-, Gemüse-, Fleisch- und Fischspeisen an, tiefgefroren in so genannten Pellets, dass bedeutet leicht zu entnehmen und beliebig portionierbar. Nach dem Auftauen und durch Flüssigkeitszugabe sind die Lebensmittel zu flüssiger Kost zu verarbeiten. Unter Verwendung des „Timbal Basis Pürees" im Mischungsverhältnis 1:1 erhält man nach dem Garprozess ein weiches, standfestes Püree, ähnlich dem eines weichen Eierstichs. Das Basispüree besteht als Grundsubstanz aus Ei, Wasser, Margarine, Magermilchpulver und modifizierte Stärke. Nach dem Garprozess kann das gestockte Püree entweder sofort portioniert werden oder erneut portioniert eingefroren werden. Die Lebensmittel sind ungewürzt, lediglich pasteurisiert. Bei den Fleisch- und Fischzubereitungen ist modifizierte Stärke und pflanzliches Öl zugesetzt. Für Fleisch-, Geflügel- und Fischspeisen stehen Lachs- und Kabeljaupüree, Rindfleischpüree, Hähnchenpüree und Kalbfleischpüree zur Auswahl. Bei den Gemüsesorten kann zwischen grünem Spargel, Mais, Blumenkohl, Sellerie, Gemüsemix, Bohnen, Pastinaken, Möhren, Erbsen und Brokkoli gewählt werden. Für die Zubereitung süßer Speisen stehen die Fruchtpürees Aprikose, Ananas, Blaubeer, schwarze Johannisbeere, Erdbeer, Himbeer, Mango und exotisches Fruchtpüree zur Verfügung. Die Pürees können noch mit speziellen Getreideprodukten angereichert werden.

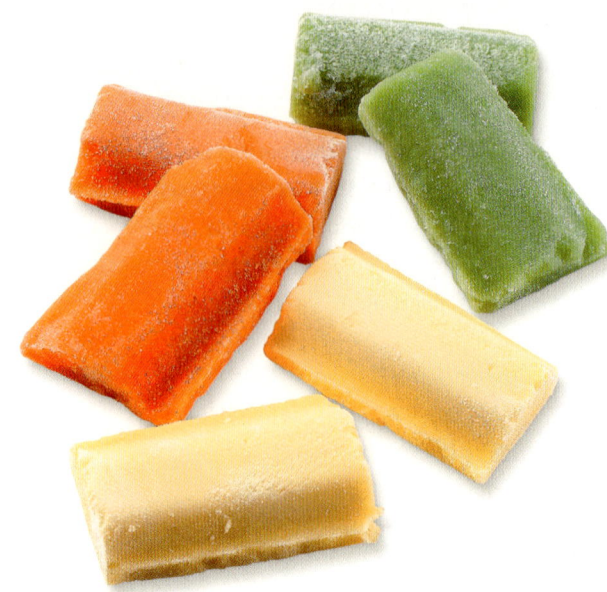

Bild 1 *Pellets zur Herstellung streng passierter Kost*

Findus Deutschland GmbH
Birkenstr. 15
28195 Bremen
Tel.: 04 21 16 94 20
Fax: 04 21 16 94 222
www.bestcon-food.de

Bonduelle bietet feinst passierte, tiefgekühlte Gemüsepürees an. Zur Auswahl stehen Blumenkohl, Brokkoli, Spinat, Kürbis, Karotten, Wurzelgemüse und Sellerie. Die Gemüse sind naturbelassen (mit Ausnahme des Kürbis, dem Paprikapulver und Kartoffelflocken und Wurzelgemüse, dem Reismehl zugesetzt sind) und in 18–30 g Kugeln tiefgefroren. Das erleichtert die Entnahme und die Portionierung. Für Großverbraucher sind die Gemüsepürees in 2,5 kg Beuteln zu jeweils 4 Beuteln in einem Karton abgepackt.

Bonduelle GmbH
Postfach 1057
66401 Homburg (Saar)
Tel.: 06 841 97 11-0
Fax: 06 841 97 11-11
www.bonduelle.com

Die Firma Ardo bietet ebenfalls feinst passierte Gemüsepürees der Sorten Brokkoli, Bohnen, Erbsen, Sellerie, Blumenkohl und Kürbis an. Auch diese Gemüse sind ungewürzt, schonend gegart und in Pellets tiefgefroren.

Ardo GmbH,
Gothaer Str. 4
40880 Ratingen
Tel.: 021 02 20 28-0

5 Rund um den Tageskostplan

5.1 Richtlinien zur Nährwertberechnung

■ Getränke wie Kaffee oder Tee erfolgen in der Regel mit Mengenangaben. Durchschnittlich wird von zwei Tassen zu einer Mahlzeit ausgegangen; pro Tasse Kaffee oder Tee höchstens 5 g Zucker und/oder 7,5 g Kondensmilch pro Tasse geben. Bei Kondensmilch Fettgehaltsstufe mit angeben.

■ Bei Eiern wird in die Mengenspalte 1 Stück eingetragen, in die Spalte „Lebensmittel" kommt die Gewichtsklasse.
Üblich ist die Gewichtsklasse M (1 Ei = 60 g Gesamtinhalt; 20 g Eidotter, 40 g Eiklar)

■ Ein Brötchen hat in der Berechnung ein Standardgewicht von 40 g.
Ein Vollkornbrötchen hat in der Berechnung ein Standardgewicht von 50 g.
Brotmengen werden immer in runden Zahlen angegeben, z. B. 40 g (nicht: 43 g)

■ Bei Milch und Milchprodukten muss der Fettgehalt in Prozent mit angegeben werden, z. B. Trinkmilch 3,5 % Fett, 1,5 % Fett, 0,3 % Fett, Kondensmilch 10 % Fett, 7,5 % Fett, 4 % Fett, Joghurt 3,8 % Fett, 3,5 % Fett, 1,5 % Fett, 0,1 % Fett

■ Bei Käse muss neben dem Fettgehalt in Prozent, z. B. 45 % F. i. Tr. oder absolutem Fettgehalt (z. B. 15 % Fett) auch noch die Sorte näher bezeichnet werden, z. B. Edamer 45 % F. i. Tr., Schmelzkäse 30 % F. i. Tr., Doppelrahmfrischkäse 60 % F. i. Tr., Camembert 15 % Fett absolut (F. a.)

■ Bei Fleisch/Fisch zusätzlich zur Tierart nähere Angaben zum verwendeten Stück machen. Also „Schweinerücken, mager" statt nur „Fleisch, mager" oder „Rinderkeule" statt nur „Fleischkeule" usw.

■ Bei Gemüse angeben, ob Frischware, tiefgekühlte Ware oder Dosenware verwendet werden soll. Zum Beispiel „Karotte, frisch" oder „Karottenscheiben, TK" oder „Fingermöhrchen, Dose".

■ Tageskostplan und Rezepte sauber und übersichtlich schreiben.

■ Nur der Tagesgesamtenergiewert wird in kcal und kJ angegeben.

■ Bei Gewürzen und Kräutern genaue Angaben machen, wie z. B. „Petersilie, frisch, gehackt" oder „Petersilie, Tk. gehackt" und statt „Gewürzmischung" z. B. „Paprika edelsüß, Pfeffer weiß, gemahlen, Jodsalz zu gleichen Teilen gemischt".

■ Bei Eiweiß, Fett und Kohlenhydraten 3 bis 5 % plus oder minus Schwankungsbreite sind in Ordnung.

■ Bei Kuchen, Torten, Gebäck ganzes Rezept und Divisor (wie viele Stücke ergibt ein Rezept) angeben.

■ Bei Nährwerten wie Eiweiß, Fett, Kohlenhydraten eine Nachkommastelle, z. B. 12,5 g Eiweiß oder 8,0 g Fett angeben. Bei kcal/kJ ohne Nachkommastelle angeben, z. B. 223 kcal oder 7066 kJ.

■ Maße und Gewichte beachten (s. S. 376)

■ Aufteilung des Gesamtenergiebedarfs bei Vollkost:
Kohlenhydrate > 50 %
Eiweiß 12 – 15 %
Fett < 35 %

Aufteilung des Tagesbedarfs in %				
	Eiweiß	Fett	Kohlenhydrate	Energiewert
Frühstück	*20 %*	*25 %*	*30 %*	*25 %*
1. Zwischenmahlzeit	*5 %*	*5 %*	*10 %*	*10 %*
Mittagessen	*40 %*	*40 %*	*30 %*	*30 %*
2. Zwischenmahlzeit	*10 %*	*5 %*	*10 %*	*10 %*
Abendessen	*25 %*	*25 %*	*20 %*	*25 %*

5.2 Tageskostplan – Arbeitsblatt

Angaben zur Person

Geschlecht:

Alter:

Beruf:

Körpergröße:

Gewicht:

Diagnose

Laborwerte:

Blutdruck:	mmHg	Harnsäure:	mg/dl
Blutglukose nüchtern:	mg/dl	HDL – Cholesterin:	mg/dl
Triglyceride:	mg/dl	LDL – Cholesterin:	mg/dl
Cholesterin:	mg/dl		

Energiebedarf

Sollgewicht der Referenzperson: _____ (Sollgewicht _____ x _____ Energiebedarf/kg) (PAL)

Tagesbedarf: _____ Kcal _____ kJ (kcal * 4,2/auf 10er runden)

Wünschenswerte Nährstoffzufuhr/Tag

Eiweiß:	%	Kcal	kJ	g
Fett:	%	Kcal	kJ	g
Kohlenhydrate:	%	Kcal	kJ	g
Ballaststoffe:	–	–	–	g
Sonstiges:				

Wünschenswerte Nährstoffzufuhr/Mahlzeit

	% des Tagesbedarfs	Eiweiß in g	Fett in g	Kohlen-hydrate in g	Ballaststoffe in g	Energie in kcal	Energie in kJ
Frühstück							
1. Zwischenmahlzeit							
Mittagessen							
2. Zwischenmahlzeit							
Abendessen							

Erreichte Nährstoffzufuhr

	% des Tagesbedarfs	Eiweiß in g	Fett in g	Kohlen-hydrate in g	Ballaststoffe in g	Energie in kcal	Energie in kJ
Frühstück							
1. Zwischenmahlzeit							
Mittagessen							
2. Zwischenmahlzeit							
Abendessen							
Spätmahlzeit							
Endwert							
in %							

- Die erreichte Eiweißmenge mit ihrem Energie-Wert multiplizieren (1 g Eiweiß = 4 kcal bzw. 17,2 kJ).
- Die erreichte Fettmenge mit ihrem Energie-Wert multiplizieren (1 g Fett = 9 kcal bzw. 39 kJ).
- Die erreichte Kohlenhydratmenge mit ihrem Energie-Wert multiplizieren (1 g Kohlenhydrate = 4 kcal bzw. 17,2 kJ).
- Alle drei Werte addieren; dieses Ergebnis gleich 100 % setzen und dann ausrechnen, wie viel jeweils die erreichte Eiweiß-, Kohlenhydrat- und Fettmenge in % ausmachen.

Menü-Folge

Frühstück _____

Zwischenmahlzeit _____

Mittagessen _____

Zwischenmahlzeit _____

Abendessen _____

Spätmahlzeit _____

5.3 Maße und Gewichte – Wiegen ohne Waage

Lebensmittel	Gewicht
1 EL Mehl	10 g
1 EL Zucker	15 g
1 EL Grieß	10 g
1 EL Semmelmehl, -brösel	10 g
1 EL Haferflocken	10 g
1 EL Stärke	10 g
1 EL Kakaopulver	5 g
1 EL Honig	20 g
1 EL Tomatenmark	15 g
1 EL Wasser	15 g
1 Blatt Gelatine	2 g
1 Päckchen Backpulver	16,5 g
1 Päckchen Vanillezucker	10
1 Päckchen Hefe	42
1 Päckchen Trockenhefe	7 g
1 Päckchen Sahnesteif	9 g
1 Päckchen Tortenguss	11 g
1 Päckchen Puddingpulver	40 g
2 Stück Würfelzucker	5 g
1 Scheibe Toastbrot	25 g
1 Scheibe Knäckebrot	10 g
1 Scheibe Weißbrot	25 g
1 Scheibe Mischbrot, mittel	30 g
1 Scheibe Mischbrot, groß	50 g
1 Zwieback	10 g
1 Löffelbiskuit	5 g
1 Tomate, klein	etwa 50 g
1 Gemüsetomate	200–250 g
1 Salatgurke	etwa 400 g
1 mittelgroße Zwiebel	etwa 50 g
1 Bund Radieschen	etwa 50 g

Lebensmittel	Gewicht
1 kleiner Apfel	100–125 g
1 mittelgroßer Apfel	125–150 g
1 großer Apfel	etwa 200 g
1 kleine Birne/Banane (mit Schale)	100–125 g (250 g)
1 große Birne/Banane (mit Schale)	150–200 g
1 mittelgroße Orange (mit Schale)	etwa 150 g (300 g)
1 große Orange (mit Schale)	etwa 200 g
1 Grapefruit (mit Schale)	300–400 g
1 kleiner Pfirsich	etwa 75 g
1 mittelgroßer Pfirsich	etwa 100 g–120 g
1 großer Pfirsich	150–200 g
1 Kiwi	etwa 50 g
1 Scheibe Käse (dünn)	etwa 20–25 g
1 Scheibe Käse (dick)	etwa 40 g
1 Scheibe Schinken (dünn)	etwa 25 g
1 Scheibe Schinken (dick; gekocht)	40–50 g
1 EL Quark	etwa 30 g
1 EL Quark (gehäuft)	etwa 50 g
1 Scheibe Cornedbeef	25–30 g
1 Scheibe Roastbeef	etwa 30 g
4 Scheiben Salami (dünn)	etwa 20 g
1 TL Butter etwa 4 g	
1 EL Butter etwa 12 g	
1 gehäufter EL Butter	etwa 20–25 g
1 TL Öl	etwa 4 g
1 EL Öl	etwa 10–12 g
1 EL Salz	etwa 15 g
1 TL Salz	etwa 5 g
1 Tasse, die etwa 150 ml fasst, enthält etwa:	180 g Zucker 105 g Mehl 130 g Semmel- brösel 150 g Grieß

375

5.4 Grundmengen pro Portion

Fleisch	
80 g	Hackfleisch für Fleischmasse
100 g	Fleisch, roh, ohne Knochen zum Kochen, Braten, Dünsten usw = 70 g gegart
250 g	Geflügel mit Knochen
200 g	Rehragout mit Knochen
150–180 g	Kotelett mit Knochen vom Kalb oder Schwein

Fisch	
150 g	Fischfilet
250 g	ganzer Fisch mit Gräten
80 g	Fischfilet für Fischhackmasse

Gemüse	Abfall: durchschnittlich 25 %
150 g	Gemüse als Beilage, geputzt gewogen
180 g	Spinat, frisch
100 g	Spinat, tiefgefroren
250–300 g	Gemüse als Hauptgericht
30 g	Kopfsalat, Feldsalat, Novita, Lollo rosso usw.
50 g	Endiviensalat, Chicoreesalat
150 g	Gemüse für gekochte Salate
100 g	Gurken- und Tomatensalat
80–100 g	Gemüse für Rohkost
200 g	Pilze, frisch
20 g	Pilze, getrocknet
150 g	Kartoffeln als Beilage

Teigwaren (Rohgewicht)	
50 g	Nudeln als Beilage
80–100 g	Nudeln als Hauptgericht

Reis (Rohgewicht)	
50 g	Langkornreis als Beilage
80–100 g	Langkornreis als Hauptgericht
70 g	Milchreis für süßen Auflauf
30 g	Milchreis für Reisbrei (250 ml Milch)

Nachspeisen	
100 g	Flüssigkeit für Flammeri, Gelee
150 g	Obst, frisch
100–125 g	Obst für Kompott
100–125 g	Quark

1. Frühstück	
250 ml	Tee oder Kaffee
10 g / 40 ml	Kaffeesahne oder Milch
25 g / 25 g	Marmelade oder Honig
15–20 g	Butter
50 g	1 Scheibe Brot
50 g	1 Brötchen

Verschiedenes	
10 g	Zwiebel zum Dünsten von Gemüse usw.
2–3 g	Petersilie, Dill, Schnittlauch für Gemüse, Salate usw.
5 g	Margarine zum Dünsten
3 g	Öl zum Anbraten von Fleisch usw.
10 g	Öl zum Anbraten von Paniertem

Einfache Salatmarinade	
1 EL	Wasser
1 TL	Essig
1 Prise	Salz
1 Prise	Zucker
2–3 g	Kräuter
2–3 g	Öl

Klare Brühe mit Einlage	
200 ml	Brühe
10 g	Suppeneinlage wie Reis, Nudeln, Grieß, Gerste usw.

Klare Brühe mit Gemüse	
200 ml	Brühe
30 g	Gemüse

Gebundene Suppe	
5 g	Margarine
5 g	Mehl
200 ml	Brühe

Pürreesuppe	
50 g	Gemüse
5 g	Margarine
3 g	Mehl
150 ml	Brühe

Gebundene Sauce	
5 g	Margarine
5 g	Mehl
125 ml	Brühe
5 g	Sahne zum Legieren

Gemüse ungebunden	
5 g	Margarine
150 g	Gemüse

Gemüse gebunden	
5 g	Margarine
150 g	Gemüse
3 g	Mehl

Kartoffelpüree	
150 g	Kartoffeln
30–40 ml	Milch

Quellreis I	
50 g	Parboiled Reis
100 ml	Brühe

Quellreis II	
50 g	Parboiled Reis
5 g	Margarine
100 ml	Brühe

Quellreis III	
50 g	Vollkornreis
125 ml	Brühe

Süße gebundene Sauce	
125 ml	Milch
4–5 g	Stärke oder Puddingpulver
5 g	Zucker

Grießbrei	
250 ml	Milch
20 g	Grieß
10 g	Zucker

Bildquellen

Fachbegriffe

Fachbegriff	Erklärung
abdominell	Zum Bauch, Unterleib gehörend
Absoluter Insulinmangel	Die Bauchspeicheldrüse ist nicht mehr in der Lage genügend Blutzucker senkendes Hormon Insulin zu produzieren oder abzugeben (⟶ Diabetes-Typ-1)
adaptiert	angepasst
Adäquat	Angemessen, angepasst
Aderlass	Künstliche Eröffnung einer Vene mit dem Ziel ca. 500–800 ml Blut zu entnehmen
ADI	acceptable daily intake = täglicher Verzehrshöchstwert bei Süßstoff
Adipös	Massiv übergewichtig
Adipositas	Fettleibigkeit, Fettsucht
Adiuretin (ADH)	Hormon des Hypothalamus und Hypophysenhinterlappen, regelt den Flüssigkeitshaushalts
Adynamie	Kraftlosigkeit, hochgradige Müdigkeit
Akromegalie	Vergrößerung der distalen Teile des Körpers, z. B. Hände, Füße, Nase, Kinn, usw.; nach der Wachstumsphase werden die Gesichtszüge „grob", meist bedingt durch Überproduktion von Somatotropin, einem Wachstumshormon
Akutkomplikationen	Unvermittelt auftretende Begleiterscheinungen
Albumin	Ein in der Leber aufgebautes Protein
alkalisierend	pH-Wert steigernd
Alkoholabusus	Alkoholmissbrauch
Allergenpotenz	Wirksamkeit der Allergie auslösenden Eiweiße
Allergie	Immunologisch, d. h. überempfindlichkeitsbedingte überschießende Reaktion des Immunsystems auf Fremdstoffe, fast immer Eiweißstoffe z. B. aus Nahrungsmitteln, Hausstaubmilben, Tierhaaren, -schuppen oder -speichel, Pollen, Medikamente u. a. Diese übersteigerte Reaktion auf den körperfremden Stoff führt zu verschiedenen allergischen Symptomen.
Amenorrhö	Ausbleiben der Menstruation
Ammoniak	NH_3, farbloses, stechend riechendes, in Wasser lösliches Gas; wird u. a. im Darm von Bakterien beim Abbau von Proteinen gebildet
Amputation, amputiert	Operative Abtrennung eines Körperteils oder Gliedmaßes
anabol	Körperaufbauende Stoffwechsellage
Analog	Gleichwertig, ähnlich
Anämie	Blutarmut, verminderte Erythrozytenzahl und Hämoglobinkonzentration
Anamnese (griech.)	Vorgeschichte einer Krankheit
Anaphylaxie/ Anaphylaktischer Schock	Allergische Reaktion mit Blutdruckabfall und Herzversagen.
Android	Männlich, Mann ähnelnd
Aneurysma	Erweiterung des Blutgefäßes infolge einer Wandveränderung
Angiopathie	Gefäßleiden
Anorexia nervosa	Psychogene Essstörung, Magersucht
Antidepressiva	Medikamente bei Schwermütigkeit, Depressionen
Antigen	Artfremde Eiweißverbindung, die das Immunsystem bei disponierten Personen zur Bildung von Antikörpern gegen diese Substanz veranlasst.
antihypertensiv	(Medikamente) gegen Bluthochdruck
Antikonvulsiv	Zur Verhinderung bzw. Abschächung entralbedingter, epileptiformer Krämpfe
Antikörper	Reaktion auf bestimmte Allergene (Antigene) mit der Bildung eines Immunglobulins (IgE). Das Immunglobulin wird im Blut gebildet und lagert sich an den sogenannten Mastzellen an, wodurch diese sensibilisiert werden.
Antioxidantien, Antioxidans	Verbindungen, die die Oxidation verlangsamen oder verhindern
Anurie	Ausscheidung < 100 ml innerhalb 24 Stunden
Anus praeter	operativ angelegter künstlicher Darmausgang
Aphasie	Sprachstörung durch Gehirnschädigung nach Abschluss der Sprachentwicklung im Kindesalter

Fachbegriff	Erklärung
Apoplex	Hirnschlag, Schlaganfall
Aromatische Aminosäuren (AAS)	Lebensnotwendige Bausteine von Protein: Phenylalanin, Tyrosin, Tryptophan
Arteriosklerose	Gefäßverkalkung
Arteriosklerotisch	Gefäß verschließend
Arthritis urica	Gicht
Arthrose	Gelenkverschleiß
Aspiration	Nahrung gelangt über die Luftröhre in die Lunge
Assessment	Engl. Beurteilung
Asthma cardiale	Besonders nachts auftretende Atemnot auf Grund einer Linksherzinsuffizienz
asymptomatisch	ohne Anzeichen oder Warnsignale
Aszites	Wasseransammlung im Bauchraum
atherogen	Die Gefäßveränderung fördend, eine Atherosklerose hervorrufend
Atopie	Angeborene Überempfindlichkeit von Haut und Schleimhäuten gegenüber bestimmten Stoffen (wie z. B. Lebensmittel). Familiär gehäufte Neigung zu Heuschnupfen, Asthma oder Ekzemen
Azidose	Störung im Säure-Basehaushalt
Atopische Dermatitis	Neurodermitis
Autoimmunerkrankungen	Erkrankungen, bei denen durch Autoimmunisierung gegen körpereigene Substanzen gerichtete Antikörper auftreten
Ballaststoffe	Unverdauliche Nahrungsbestandteile
Barrierefunktion	Fähigkeit der Darmwand, krankmachende Keime und Erreger abzuwehren
Basis-Bolus-Prinzip	ICT, Intensivierte Konventionelle Insulintherapie
BDEM	Bund deutscher Ernährungsmediziner
BE	Berechnungseinheit für blutzuckerwirksame Kohlenhydrate (1 BE = 10–12 g Kohlenhydrate)
Benigne	gutartig
Betazellstimulatoren	Anreger für die Betazellen
Bilanzierte Diäten	Diätetisches Lebensmittel, das alle lebensnotwendigen Makro- und Mikronährstoffe bedarfsdeckend zur ausschließlichen Ernährung enthält und auf das jeweilige Krankheitsbild abgestimmt ist.
Bilirubin	Fällt beim Abbau der Blutbestandteile Hämo- und Myoglobin an
Billroth 1	Spezielle Art der Magen(-teil)resektion
Binge eating disorder	Häufigkeit in der Bevölkerung 2–5 %, circa 30 % der Adipösen leiden immer wieder unter Episoden von Essanfällen. Hierbei fehlen Verhaltenweisen, um sich der aufgenommenen Kalorien wieder zu entledigen, wie dies bei der Bulimie (Bulimia nervosa) der Fall ist.
Bluttransfusion	Übertragung von Vollblut oder Blutbestandteilen meist intravenös durch Infusionen
Blutzuckerspitzen	Schnell ansteigende, hohe Blutzuckerwerte
BMI = Body Mass Index	Körpergewicht in kg geteilt durch die Körpergröße in Quadratmetern, Parameter zur Beurteilung des Körpergewichtes
Bolus	Gekauter zusammengeballter Speisebrei, Klumpen, Bissen
Bulimia nervosa	Ess-Brech-Sucht („Ochsenhunger")
Candidose	Infektion durch Pilze der Candidagattung, z. B. Soormykosen
Carob (Karobe, Carubin)	Johannisbrotkernmehl (aus gemahlenen Samen).
CED	chronisch entzündliche Darmerkrankung
Chemotherapie	Mit Medikamenten werden spezifische Tumorzellen oder Infektionserreger gehemmt
Cholelithiasis	Gallensteinleiden
Cholesterin	Blutfett, Cholesterin als Bezeichnung gebräuchlich
Chronisch	Ständig, andauernd, regelmäßig
Chronisch rezidivierend	Immer wieder auftretend
Cholangitis	Entzündung der Gallenwege
Chymus	Speisebrei im Magen
Clearance	engl. Reinigung, Klärung
CNI	Chronische Niereninsuffizienz

379

Fachbegriff	Erklärung
Colitis	Entzündung des Dickdarms
Colon ascendens	Aufsteigender Dickdarm
Colon descendens	Absteigender Dickdarm
Cortison	Hormon der Nebennierenrinde, wird z. B. bei entzündlichen Erkrankungen ver-ordnet
CT	Konventionelle Insulin-Therapie
Cushing-Syndrom	Verschiedene Symptome bedingt durch Erhöhung des Kortisols im Blutplasma
Cycler	Maschine zum automatischen auswechseln von Dialysebeuteln bei Bauchfell-dialyseformen
Cytokine	Werden bei Infekten, Tumoren und Traumata freigesetzt
Darmflora	bakterielle Besiedlung des Dünndarms und Dickdarms
Darmlumen	Darmschlauch
DBPCFC (double blind placebo controlled food challenge)	Doppelblind- Placebokontrollierte- orale- Lebensmittelprovokation: Methode zum klinischen Nachweis von Lebensmittelunverträglichkeiten.
DDG	Deutsche Diabetesgesellschaft
Defäkation	Stuhlgang
deformieren	Fehlbildung
Degenerativ	Veränderung von Struktur und Funktion von Zellen in Folge einer Schädigung
Dehydration	Austrocknen des Körpers durch zu geringe Trinkmenge
dekompensiert	Organfunktion kann nicht mehr aufrecht erhalten werden, Symptome werden erkennbar
Dekubitus, Dekubiti	Besonders bei bettlägerigen, alten Menschen vorkommende Störung von äuße-rem Gewebe (Wundliegen) durch Druck und mangelnde Blutversorgung (Grad 1 = Rötung bis Grad 4 = sehr tiefer Hautdefekt, mit Knochenbeteilgung)
Demineralisation	Mineralstoffmangel
dermatologisch	die Haut betreffend
Dermatosen	Ekzeme, Hauterkrankungen
Desensibilisierung	Verringerung der Überempfindlichkeit gegen das oder die Allergene.
DHA	Docosahexaensäure – C22:6 langkettige, mehrfachungesättigte Fettsäure der n-3 Familie n-3
Diabetes mellitus	Zuckerkrankheit
Diabetologe	Facharzt für Diabetes
Dialyse	Künstliche Blutwäsche
Diarrhö	Durchfall
Diätcompliance	Verständnis und Akzeptanz der im eigenen Sinne einzuhaltenden umgestellten Ernährung
Diätregime	Diätvorschrift
Diffundieren	Wandern, sich verteilen
Digestion	Verdauung
Dilution	Verdünnung
Disposition	Ererbte Fähigkeit zur Bildung von Antikörpern.
distal	Weiter entfernt liegend
DNA	Desoxyribonukleinsäure
DNS	Desoxyribonukleinsäure
Drainage	Spülkatheter
Ductus choledochus	Gallengang
Dumping	sturzartige (to dump = stürzen, plumpsen) Entleerung des Speisebreies aus dem Magen in den Dünndarm
Duodenaldivertikel	Divertikel (Ausbuchtungen) im Zwölffingerdarm
Duodeno-pankreatektomie	Whipple Operation; Entfernung des Pankreaskopfes, 2/3 des Magens, des Zwölf-fingerdarmes und der Gallenblase
Duodenum	Zwölffingerdarm
Dyslipoproteinämie	Störung des Lipoproteinstoffwechsels
Dystrophie	Ernährungsstörung, Mangelernährung
Elektrolyte	z. B. Natrium, Kalium, Kalzium, Phosphor

Fachbegriff	Erklärung
Eliminationsdiät	Diät mit Ausschluss definierter Lebensmittel
Eliminieren	Entfernen, beseitigen
endokrin	Nach innen absondernd (Gegenteil: exokrin)
endokrine Drüsen	Drüse, die Hormone ans Blutsystem des Körpers abgeben, z. B. die Bauchspeicheldrüse das Insulin
Enterale Ernährung	Bezeichnet die Zufuhr von flüssigen Nährsubstraten als Trink- und Sondennahrung unter Einbeziehung des Magen-Darm-Traktes
EPA	Eicosapentaensäure – C20:5 n-3 langkettige, mehrfachungesättigte Fettsäure der n-3 Familie
EPH-Gestose (Ödeme-Proteinurie-Hypertonie)	Schwangerschaftskomplikation mit Wasseransammlung im Gewebe, Eiweißausscheidung im Urin und Bluthochdruck
Epithelzellen	Zellen, die eine geschlossenen Zellverband bilden, der innere oder äußere Oberflächen bedeckt.
Erektile Dysfuntion	Erektionsstörungen
Erythropoetin	Bewirkt die Bildung roter Blutkörperchen (Erythrozyten) im Knochenmark, auch Erythropoese genannt.
essentiell	Lebensnotwendig, wesentlich
Ethanol	Alkohol
Evidenz	Klarheit (gesicherte klinische Daten)
exkretorische Drüsenfunktion von Organen	Organe, die Flüssigkeit nach außen absondern, hier: Lunge, Pankreas, Gallenblase, Haut
Exokrin	Nach außen (an die Körperoberfläche z. B. auch den Darm) abgebend
Exposition	Intensität und Häufigkeit der Einwirkung von äußeren Krankheitsursachen auf den Organismus.
Extrahepatische	Außerhalb der Leber
fettmodifiziert	der Fettverdauung angepasst, ausgewählte Fette verwenden
Fibromyalgie	Gekennzeichnet durch starke Muskelschmerzen, Schmerzen an der Wirbelsäule, Schultern, Hände, Knie, Erschöpfung, Schlafstörungen und Leistungsabfall
Fistel	Krankhafter röhrenförmiger Gang, z. B. Verbindung Dickdarm
formativ	Gestaltend
Fraktur	Knochenbruch
Fruktosamin	Verzuckert Eiweiße wie zum Beispiel Albumin; Parameter im Blutbild zur Beurteilung des Blutzuckerspiegels der vergangenen zwei bis drei Wochen;
Fruktose	Fruchtzucker
Galaktose	Bestandteil des Milchzuckers (Schleimzucker)
Gangrän	Absterben von Gewebe, beim Diabetiker sind meistens die Füße betroffen
Gastrointestinal	Zum Verdauungstrakt gehörend (Gaster = Magen)
Gastrointestinaltrakt	Bezeichnung für gesamten Verdauungstrakt, Verdauungssystem,
Gastroskopie	Magenspiegelung
Gefäßanomalien	krankhafte Veränderungen der Blutgefäße
Gelenkdestruktion	Zerstörung der Gelenke
Genom	Genetik
Gestation	Schwangerschaft
Gestationsdiabetes	Schwangerschaftsdiabetes
GI	Glykämischer Index
Gingivitis	Zahnfleischentzündung
GL	Glykämische Last
Glomerulus	Gefäß, Knäuel
Glukosetoleranz	Zuckerverträglichkeit; das Maß für die Fähigkeit des Körpers die Blutglukose abzubauen
Glukoneogenese	Glukosebildung aus Nichtkohlenhydratvorstufen, z. B. Aminosäuren
Glukose	Traubenzucker
Glukosetoleranz	Verträglichkeit von Glukose
glykosyliert	Mit Zucker verbunden
Gravidität	Schwangerschaft
Gürtelrose (Zoster)	Bläschenausschlag vorwiegend am Bauch/Taille

381

Fachbegriff	Erklärung
Gynäkologe	Facharzt für Frauenheilkunde, Frauenarzt
gynoid	weiblich
Halluzinationen	Sinnestäuschungen, Wahrnehmung eines nicht realen Objektes
Hämochromatose	Eisenspeicherkrankheit
Hämodialyse	Blutreinigungsverfahren außerhalb des Körpers
Hämoglobin	Roter Blutfarbstoff
hämorrhagisch	blutend
Harn- oder Stuhlinkontinenz	Nachlassendes oder fehlendes Vermögen Harn und/oder Stuhl willentlich zurückzuhalten
HbA1	Glykolysiertes Hämoglobin; Wert, der die durchschnittliche Blutzuckerhöhe über einen längeren Zeitraum kontrollieren lässt
HbA1c Wert	Wert, der die durchschnittliche Blutzuckerhöhe über einen längeren Zeitraum kontrollieren lässt
HDL Cholesterin	high density lipoprotein = „gutes" Cholesterin
hepatisch	die Leber betreffend
Herpes	Bläschenbildung, -ausschlag häufig im Gesicht, viral bedingt (Immunschwäche bei der Infektabwehr).
HIV-Enzephalopathie	Durch den HIV-Erreger ausgelöste Schädigung des Gehirns
Humaninsulin	Normalinsulin
Hydrolyse	Spaltung chemischer Verbindungen unter Wasseraufnahme
Hyperglykämie	Zu hohe Blutzuckerwerte
Hyperinsulinämie	Zu viel Insulin im Blut, Risikofaktor für die Entstehung von Arteriosklerose, Teilkomplex des metabolischen Syndroms
Hyperinsulinismus	Zuviel Insulin im Blut
Hyperlipoproteinämie	Erhöhte Blutfettwerte
Hyperparathyreoidismus	Überfunktion der Nebenschilddrüse
Hyperphosphatämie	Zu viel Phosphat im Blutserum
Hyperrespondern	Personengruppen die bereits bei einer geringen Cholesterinzufuhr eine Erhöhung von Serumcholesterinwerten aufweisen.
Hypertonie	Erhöhter Blutdruck
Hypertriglyceridämie	zu hohe Triglycerid-Werte, erhöhte Neutralfettwerte im Blut
Hypertrophie	griech.: Überernährtheit – Größen- und Gewichtszunahme eines Gewebes
Hyperurikämie	Erhöhte Harnsäurewerte
Hypervolämie	Erhöhtes, zirkulierendes Blutvolumen
Hypoallergen	In unterschiedlichem Ausmaß reduzierter Allergengehalt.
Hypoglykämie	Zu niedrige Blutzuckerwerte, Unterzuckerung
Hypoinsulinämie	Erniedrigte Insulinproduktion bzw. -ausschüttung
Hypokalzämie	Erniedrigte Kalziumwerte
Hypophyse	Hirnanhangdrüse
Hyposensibilisierung	Schrittweise Reduzierung der Empfindlichkeit gegen Allergene durch Impfungen.
Hypothyreose	Unterfunktion der Schilddrüse
Hypovolämie	Verminderung der zirkulierenden Blutmenge
ICT	Intensivierte Konventionelle Insulintherapie, Basis-Bolus-Prinzip
Idiosynkrasie	Widerwillen, Überempfindlichkeit.
IDL	Intermediate density lipoprotein
Ikterus	Gelbsucht
Ileostoma	Künstlicher Darmausgang am unteren Dünndarm
Ileozökalklappe	(auch Bauhin-Klappe), Klappe zwischen Dünndarm und Dickdarm
Ileus	Darmverschluss, ausgelöst durch Passagebehinderung oder Darmlähmung
Imitation	Nachahmung
Immobilisierung	Unbeweglichkeit
Immunglobulin	IgE ist das wichtigste Immunglobulin bei Allergien und ist der Nachweis von Antikörpern im Blut.
immunsupprimiert	Körpereigene Abwehrkräfte sind geschwächt, entweder durch abfallende Leukozytenzahl oder künstlich, medikamentös herabgesetzt bei Transplantation

Fachbegriff	Erklärung
Immunsystem	Gesamtheit der körpereigenen Abwehrkräfte
implantiert	Operativ eingesetztes Gewebe/Organe/Implantate
induziert	Auslösen, bewirken, hervorrufen
Initiation, Initiator	Urheber, Anstifter
Injektion	Einspritzung von Flüssigkeiten in die Vene oder in den Muskel
Inkubationszeit	Zeit zwischen Eindringen des Erregers und Auftreten der ersten Krankheits- erscheinungen
Insuffizienz	Mangelhafte Funktion eines Organes
Insulin	Das einzige, den Blutzucker regulierende, Hormon
Insulindosis	Menge an zu spritzendem Insulin, in internationalen Einheiten (I. E.) gemessen
Insulinresistenz	Insulinunempfindlichkeit
Insulinresistenz, periphere	Wirkt sich besonders in den peripheren Geweben (Muskel- und Fettgewebe) aus, während die Leber noch fast normal auf Insulin reagiert.
Insulinsekretion	Insulinabgabe, Ausschüttung von Insulin
Insulin-Sensitizer	„Insulinempfindlichmacher" wie zum Beispiel Glitazone
Insulinsubstitution	Ersatz von Insulin
interdisziplinär	Fachübergreifend
Intervention	Massnahmen
Intestinum crassum	Dickdarm
intracolisch	im Dickdarm
Intrakutantest	Allergenextraktverdünnung wird mit einer Tuberkulinspritze in die Haut eingebracht
Inzidenz	Häufigkeit des Auftretens einer Erkrankung
Jejunal	Das Jejunum betreffend, im Jejunum endend
Jejunum	Der Dünndarmteil, der auf den Zwölffingerdarm folgt, so genannter Leerdarm
Julienne	Schneiden von Lebensmitteln wie z. B. Gemüse in feine Streifen
Kanzerogenese	Krebsentstehung
Kardioprotektiv	Das Herz schützend, Herz schonend
Kardiovaskulär	Die Herzgefäße betreffend
Karenz	Aussetzen der Nahrungszufuhr für einen begrenzten Zeitraum
Kariesprophylaxe	Vorbeugende Maßnahmen, um Zahnkaries zu vermeiden
karzinogen	Für die Krebsentstehung verantwortlich
Karzinome	Krebserkrankungen
Katabol	Körperabbauende Stoffwechsellage
Katabolismus	Abbaustoffwechsel, vor allem den Abbau körpereigenen Eiweißes betreffend.
Ketoazidose	Azetonbildung bei Insulinmangel
KHE	Kohlenhydrat-Schätzwerteinheit, 10 – 12 g blutzuckerwirksame Kohlenhydrate (auch „BE" als Bezeichnung)
KHK	Koronare Herzkrankheit
Knochenmatrix	Geformte und ungeformte Substanz zwischen den Zellen.
Kohlenhydrate, komplexe	Kohlenhydrate mit Ballaststoffgehalt wie Getreide, -produkte, Kartoffeln, Hülsen- früchte, Gemüse, Salat, Obst
Kolektomie	Entfernung des Dickdarms
Kolik	Krampfartige Leibschmerzen mit Schweißausbruch, Erbrechen und evtl. Kollaps
Koloskopie	umgangsprachlich: Darmspiegelung
Koma	Tiefe Bewusstlosigkeit
kompensiert	Aufrechterhaltung einer Organfunktion
Komplikationen	Begleiterscheinung, zusätzliche Schwierigkeiten
Konditioniert	Einen ursprünglich neutralen Reiz mit einem Reiz koppeln, der einen Reflex aus- löst (Pawlowsche Hunde)
konstant	Gleichmäßig
konsultieren	Aufsuchen, um Rat fragen
kontrahieren, Kontraktion	sich zusammenziehen, Zusammenziehung
Kontraindikation	Diagnose oder Umstand, der einer bestimmte Therapie entgegen steht

383

Fachbegriff	Erklärung
kontraindiziert	Nicht angezeigt, nicht ratsam.
Konvolut	Knäuel
Koordinationsstörungen	Unfähigkeit, Abläufe sei es zeitlich oder örtlich, gezielt zu steuern und auszuführen
Kreatinin	Harnpflichtiges Eiweißstoffwechselendprodukt
Kreatininwert	Höhe des Kreatinins im Blutserum
Kryptogen	Ursache unbekannt
Langerhanssche Inseln	1889 von Paul Langerhans entdeckte Inselzellen im Pankreasgewebe, die für die Insulinproduktion verantwortlich sind
latent	Versteckt, ohne Symptome
Laxantien	Medikamente mit abführender Wirkung
laxierend	Abführend
LDL	Low density lipoprotein
Leberpunktion	Gewebeentnahme aus der Leber
Leukopenie	(vollständig: Leukozytopenie) Mangel an Leukozyten (weißen Blutkörperchen) im Blut
Leukozyten	Weiße Blutkörperchen, u. a. für die Immunabwehr zuständig
Lipoproteine	Große, wasserlösliche Fettmoleküle
Makroangiopathie	Schädigungen an den größeren Gefäßen
Makronährstoffe	Eiweiß, Fett, Kohlenhydrate
Malabsorption	Mangelnde Nährstoffaufnahme durch die Darmwand
Maldigestion	Mangelnde Verdauung / Aufspaltung von Nährstoffen
maligne	bösartig
Malnutrition	Mangelernährung
Manifestation	Erkennbar werden der Erkrankung
MCT-Fette	Aus dem engl.: middle chain triglycerids – mittelkettige Fettsäuren – mittelkettige Triglyceride
Mediatoren	Hormonähnliche Wirkstoffe (Vermittler), die z. B. bei allergischen Reaktionen freigesetzt werden.
Menopause	Zeitpunkt der letzten Menstruation, meist um das 45–50 Lebensjahr
Mesenterialinfarkt	Verschluss der Blugefäße, die das Mesenterium (Dünndarmaufhängungen) versorgen.
metabolisch	den Stoffwechsel betreffend
Meteorismus	Blähungen, Gasbildung im Darm
Mikroalbuminurie	Eiweißausscheidung im Urin
Mikroangiopathie	Schädigungen an den kleineren Gefäßen oder Nerven
Monocyten	Große Blutzellen die zu den Leukozyten gehören
Morbidität	Erkrankungshäufigkeit
Morbiditätsrisiko	Krankheitsrisiko
Morbus	Krankheit
Morbus Crohn	Crohn = Dr. Cyrill B. Crohn, erste wissenschaftliche Beschreibung dieses Krankheitsbildes
Mortalität	Sterblichkeitsrate
Mortalitätsrisiko	Sterblichkeitsrisiko
Mukosa	Schleimhaut
Muskelkontraktion	Zusammenziehung eines Muskels
Nekrosektomie	endoskopisches Absaugen von abgestorbenem Gewebe
nekrotisierend	mit Gewebsuntergang verbunden
nephrogen	die Nieren betreffend
Nephrologe	Nierenfacharzt
Nephron	Nierenkörperchen
Nephropathie	Nierenerkrankung, Schädigung der Nieren bis hin zum Nierenversagen
Neuropathie	Schädigung der Nerven
Not BE	1 BE Lebensmittel mit schnell Blutzucker wirksamen Kohlenhydratgehalt für den Notfall (Unterzuckerung)
NPH-Insulin	Neutrales Protamin Hagedorn

Fachbegriff	Erklärung
Nüchternblutzucker	Wert für nüchtern abgenommenes, auf den Blutzuckergehalt untersuchtes Blut
Nykturie	Vermehrtes nächtliches Wasserlassen
obsolet	veraltet
Obstipation	Verstopfung; unregelmäßige Stuhlentleerung, in der Regel seltener als alle 2–3 Tage
ödematös	geschwollen, mit Ansammlung von Flüssigkeit im Gewebe verbunden
Ödeme	Wassereinlagerung im Gewebe
OGTT	Oraler Glukosetoleranztest
Oligurie	Ausscheidung < 500 ml innerhalb 24 Stunden
Omega-3-Fettsäure	Zum Beispiel Eicosapentaensäure, α-Linolensäure, Docosahexaensäure
Omega-6-Fettsäure	Zum Beispiel Linolsäure, Arachidonsäure
Onkologisch	tumorbedingt
Oral	Durch den Mund
Osmolarität	Menge an gelösten Teilchen in 1 Liter Lösung
Ösophagus	Speiseröhre
Osteomalazie	Erhöhte Weichheit und Verbiegungstendenz der Knochen
Osteopenie	Abnahme an Knochengewebe
Osteoporose	Verminderung der Knochenmasse
Östrogen	Weibliches Sexualhormon
Ovo-lacto-vegetabil	Ernährung ohne Fleisch und Fisch, mit Ei und Milch
Oxalate	Salze der Oxalsäure
Oxalsäure	Nahrungsbestandteil, verhindert durch Komplexsalzbildung die Calciumresorption im Darm
Pancreas annulare	angeborene Fehlbildung mit ringförmiger Umfassung des Zwölffingerdarmes durch Pankreasgewebe
Pandemie	Ausbreitung einer Krankheit über Länder und Kontinente
Pankreas	Bauchspeicheldrüse
Pankreaskarzinom	Bauchspeicheldrüsenkrebs
Pankreopriver	Diabetes mellitus als Folge von bestimmten Bauchspeicheldrüsenoperationen
Papille	Warze, Bläschen
Parenteral	unter Umgehung des Magen-Darm-Kanals, z. B. parenterale Ernährung, direkt in die Vene.
Parkinsonähnliche, Morbus Parkinson	Neurologische Erkrankung, häufig im höheren Lebensalter, mit vielen Krankheitsmerkmalen, z. B. Verlangsamte Bewegung, Sprache, Zittern, gebückte Haltung, schlurfender Gang, auch häufig Schluckstörungen
Parodontitis	Entzündung des Zahnbettes, der Zahnwurzelspitze
Pathologisch	Krankhaft
PE	Phosphat-Einheit
peak-bone-mass	Spitzenknochenmasse
Pellet	Obst-, Gemüse-, Fisch- oder Fleischpüree in unterschiedlichen Portionsgrößen. Sie sind naturbelassen, ungewürzt und ungezuckert.
Pen	Füllfederhalter ähnlicher Injektionsapparat mit Insulinpatrone
Perforation	Durchbruch einer Haut- oder einer Organwand
peripher	Von der Körpermitte entfernt, außen liegend
Peristaltik	Meist wellenförmig fortschreitende Bewegung eines Hohlorgans, hier des Darms
Peritoneal	Am Bauchfell gelegen
Peritoneum	Bauchfell
Peritonitis	Entzündung des Peritoneums = Bauchfell
Phäochromozytom	Besonders im Nebennierenmark vorkommender Tumor, der Adrenalin und Noradrenalin produziert
Phytin	Wasserlöslicher Ballaststoff
Phytinsäure	Kommt vorwiegend in den Randschichten von Getreide vor
Placebo	Scheinmedikament ohne Wirkung.
Pleuraerguss	Wasseransammlung innerhalb des Brustfells
Pneumokokken-Infektion	Lungenentzündung

385

Fachbegriff	Erklärung
Polydipsie	Starker Durst und vermehrte Flüssigkeitsaufnahme
Polyneuropathie	Erkrankung der von der Körpermitte entfernten Nerven, einhergehend mit Miß-empfindungen und Störungen der Haut
Polyphagie	Krankhaft gesteigerter Appetit, Gewichtsabnahme trotz gesteigerter Nahrungs-aufnahme
Polyurie	Große Urinmengen
postoperativ	nach der Operation
postprandial	Nach der Mahlzeit
Prädialyse	Stadium der Erkrankung vor der Dialyse
Prädisposition	Empfänglich für bestimmte Erkrankungen
Prädisposition, genetisch	Erbliche Veranlagung
Prävention	Vorbeugung
Primärprävention	Vorbeugende Maßnahmen zur Vermeidung einer Krankheit (z. B. das Nicht-rauchen zur Vermeidung von Krebs oder Herz-Kreislauf-Erkrankungen)
Progredienz	Fortschreiten, Verschlimmerung einer Erkrankung
Progression	Fortschreiten, Weiterentwicklung
Prophylaxe	Vorbeugende Maßnahmen
Prostata	Vorsteherdrüse
Protamin	Einfacher, schwefelfreier Eiweißkörper
Protein	Eiweiß
protektiv	Vorbeugend
Provokationsdosis	Gabe einer bestimmten Substanz/ Medikament zu Versuchszwecken bei Unter-suchungen, z. B. Traubenzuckerlösung zur Diagnostik bestimmter Erkrankungen
Provokationstest	Künstlicher Herbeiführen von Krankheitserscheinungen unter ärztlicher Aufsicht.
proximal	Zur Mitte hin gelegen
Psoriasis	Schuppenflechte
Prävalenz	Anzahl der Erkrankungsfälle
Reinfarkt	Erneut auftretender Infarkt
relativiert	Verhältnismäßig
Remineralisation	Wiedereinlagerung von Mineralien
Remissionsphase	Zeitabschnitt, während dessen sich der Gesundheitszustand verbessert
Renale Anämie	Blutarmut auf Grund einer Nierenerkrankung
Renale Glucosurie	Glukoseausscheidung über die Nieren (Überschreitung der Nierenschwelle)
Renale Hypertonie	Bluthochdruck auf Grund einer Nierenerkrankung
Renin	Hormon; aktiviert Angiotensin und ist Bestandteil des Renin-Angiotensin-Aldo-steron-Systems (Regulationssystem zur Konstanterhaltung/Normalisierung von Blutdruck, NaCl- und Wasserhaushalt)
repetitiv	Wiederholend
Resektion	operative Entfernung von erkrankten Organen oder Organteilen
resorbiert	Aufgenommen, zurück geholt
respiratorisch	Die Atmung betreffend
respiratorische Aktivität	gemeint ist hier das krankheitsbedingte angestrengte Atmen
Retention	Unvermögen z. B. Körperflüssigkeiten oder Stoffwechselendprodukte auszu-scheiden
Retinopathie	Schädigung der Augennerven, die bis zur Erblindung fortschreiten kann
Rezeptoren	Zellen, die bestimmte Reize aufnehmen
Rezidiv	Erneutes Auftreten, Rückfall
rezidivierend	wieder auftretend
Rigide	Streng, unnachgiebig
Riva-Rocci	Blutdruckmessung mithilfe einer Oberarmmanschette mit Druckmesser
RNS	Ribonukleinsäure
Schlafapnoe	Aussetzender Atem während des Schlafes
Sekret	Absonderung, z. B. Schleim, Verdauungssaft, Schweiß
Sekretion	Vorgang der Produktion und Absonderung von Sekreten durch Drüsen
sekundär	Zweitrangig; hier: in Folge dessen

386

Fachbegriff	Erklärung
sekundäre Gallensäuren	Entstehen durch den bakteriellen Abbau aus, von der Leber sezernierten (primären) Gallensäuren im Darm
Sekundäre Pflanzenstoffe	Bestandteile von Gemüse, Obst, Hülsenfrüchten und Vollkorngetreideprodukten, die nicht den übrigen Nährstoffen zugeordnet werden können. Sie werden in 9 Gruppen unterteilt.
Sekundärprävention	Maßnahmen, die das Widerauftreten einer bereits bestehenden, oder therapierten Krankheit vermeiden, bzw. die eine früstmögliche Diagnose (z.B. durch Früherkennungsmaßnahmen) ermöglichen
Semipermeabel	Halbdurchlässig
Sensibilisierung	Im Allergietest wird eine Antikörperbildung nachgewiesen. „Nicht jeder sensibilisierte Mensch erkrankt".
SFA	Saturated fatty acids, gesättigte Fettsäuren
Sigmoideum	s-förmig gebogener Anteil des Colons
somatisch	körperlich
Somnolenz	Bewusstseinsstörung; schläfriger Zustand, der Patient ist aber noch aufweckbar
Sonographie	Ultraschall-Untersuchung des Bauchraumes
Sorbit	Zuckeralkohol, der als Zuckeraustauschstoff Verwendung findet
Spätschäden	Gefäß- und Organschädigungen, die u. U. erst nach Jahren auftreten und durch jahrelange schlechte Blutzuckereinstellung begründet sind
Sphinkter	Mageneingang, ringförmiger Muskel
Sport BE	Zusätzlich verzehrte Kohlenhydrate, vor, während oder nach dem Sport
Steatorrhö	Fettstuhl, liegt vor, wenn über 6 (7) g/d Stuhlfett ausgeschieden wird
Stenose	Meistens im Rahmen von Entzündung auftretende Engstellung des Darms, die bei lang andauernder Entzündung auch narbig fixiert sein kann
Stickstoffbilanz, ausgewogen	Aufnahme und Ausscheidung von Stickstoff im gleichen Verhältnis
Stickstoffbilanz, negativ	Es wird mehr Stickstoff ausgeschieden als aufgenommen
Stickstoffbilanz, positiv	Liegt die aufgenommene Stickstoffmenge über der ausgeschiedenen Stickstoffmenge, sprechen wir von einer positiven Stickstoffbilanz
Stimulieren	Anregen
Stoma	griech.: Mund, Rachen, Öffnung – in der Chirurgie: hergestellte künstliche Öffnung an einem Hohlorgan, z.B. am Dickdarm, auch künstlicher Ausgang genannt.
Stuhlkontinenz	Fähigkeit den Stuhl mit dem Schließmuskel zurückzuhalten
subkutan	Unter der Haut
suboptimal	Weniger als optimal
Substitution	Ersetzen, Ergänzen
supplementieren	durch Medikamente ersetzen
Supplementierung	Ergänzung, hier durch industriell hergestellte Nahrungen oder Medikamente
Syndrom	Gruppe von Krankheitsanzeichen für ein bestimmtes Krankheitsbild
Tenesmen	Schmerzhafter Stuhl oder Harndrang
Terminales Ileum	Unterer Dünndarmabschnitt
Tertiärprävention	Ist eine Erkrankung bereits eingetreten, so sollen tertiärpräventive Maßnahmen die Entwicklung von Komplikationen verhindern oder hinauszögern bzw. das Wiederauftreten der Erkrankung (z.B. zweiter Herzinfarkt) verhindern.
Testosteron	Männliches Sexualhormon
Thromben	Blutpfropfen
Tonus	Zelldruck
Transplantation	Gewebe- oder Organverpflanzung
Traubenzucker	Glukose
Triggerfaktoren	Allergie auslösender Faktor
Triglyceride	Blutneutralfette
Trimester	Zeitraum von drei Monaten
Tubulus	Röhrchen
Ulcera	Geschwüre
Ulkus Komplikationen	Durch ein Magengeschwür verursachte Komplikationen, z.B. Stenosierung, Perforation, Eindringen in nahegelegen Fremdgewebe

387

Fachbegriff	Erklärung
Ultrafiltration	Wasserentzug über das Bauchfell bei Peritonealdialyseverfahren
Ulzeration	Bildung von Geschwüren
Urämie	Terminale Niereninsuffizienz
Uratnephrolithiasis	Nierensteine aus Natriumurat, der auskristalisierten Harnsäure
Uveitis	Entzündung der Regenbogenhaut des Auges
Varizen	Krampfadern
Verzweigtkettige Amino-säuren (VKAS)	Lebensnotwendige Bausteine von Protein: Leucin, Isoleucin, Valin;
VLDL	Very low density lipoprotein
Xylit	Zuckeralkohol, wird weitgehend ohne Insulin verstoffwechselt
Zellmembran	Nicht erfassbare zarte Haut die jede menschliche und tierische Zelle umgibt
zerebral	Das Gehirn betreffend
Zuckeraustauschstoffe	Zum Beispiel Fruktose oder Zuckeralkohole wie Sorbit
Zyanose	Blaufärbung der Haut, z. B. Gesicht, Lippen und Fingerspitzen
Zysten	Mit Flüssigkeit gefüllte Gewebehohlräume
Zytostatikatherapie	Die Zellteilung von Tumorzellen wird gehemmt oder verzögert
Zytotoxisch	Zellen schädigend/vergiftend.

Rezeptverzeichnis nach Kategorien

Getränke

Frucht- und Gemüsegetränke

Kaffee

Milch und Milch-Mix-Getränke

Mineralwasser, Limonaden und Schorlen

Tee

Kartoffeln, Nudeln, Pizza, Reis, Getreidegerichte

Kartoffeln

Nudeln

Pizza

Reis

Getreidegerichte

Milch und Milchprodukte

Milch

Milchprodukte

Milch-Mix-Getränke

Rezepte mit Milch

Müsli, Cornflakes, Getreide, Getreideprodukte

Müsli

Cornflakes

Getreide und Getreideprodukte

Obst

Salate

Saucen, Dressing, Dips

Süß

Herzhaft

Suppen, Suppeneinlage

Suppen

Suppeneinlage

Süßspeisen, Desserts, Kuchen

Desserts, Süßspeisen

Kuchen, Kekse

Rezeptverzeichnis alphabetisch

401

Sachwortverzeichnis

H

I

J

K

L

M

N

O

407